全国医学院校高职高专系列教材
供护理、助产专业用

外科护理学

主　编　邬贤斌　李钟峰　张　萍　吕　冬

副主编　张纪翠　姚　珺

编　者　（以姓氏笔画为序）

吕　冬　邵阳医学高等专科学校
邬贤斌　怀化医学高等专科学校
刘　黎　常德职业技术学院
刘燕南　怀化医学高等专科学校
孙先越　大庆医学高等专科学校
李　慧　新疆医科大学护理学院
李钟峰　漳州卫生职业学院
张　萍　青海卫生职业技术学院
张纪翠　山东万杰医学院
陈建华　新疆医科大学第二附属医院
岳　琳　怀化医学高等专科学校
赵　玲　南华大学护理学院
胡宝友　大庆医学高等专科学校
姚　珺　怀化医学高等专科学校
梁青松　南华大学附属怀化医院

北京大学医学出版社

WAIKE HULIXUE

图书在版编目（CIP）数据

外科护理学/邬贤斌，李钟峰，张萍，吕冬主编. —北京：北京大学医学出版社，2011.8（2016.7 重印）

全国医学院校高职高专系列教材

ISBN 978-7-5659-0202-4

Ⅰ.①外… Ⅱ.①邬…②李…③张…④吕… Ⅲ.①外科学：护理学—高等职业教育—教材 Ⅳ.①R47

中国版本图书馆 CIP 数据核字（2011）第 140032 号

外科护理学

主　　编：邬贤斌　李钟峰　张　萍　吕　冬

出版发行：北京大学医学出版社

地　　址：（100191）北京市海淀区学院路 38 号　北京大学医学部院内

电　　话：发行部 010-82802230；图书邮购 010-82802495

网　　址：http://www.pumpress.com.cn

E - mail：booksale@bjmu.edu.cn

印　　刷：北京东方圣雅印刷有限公司

经　　销：新华书店

责任编辑：靳新强　赵　爽　　**责任校对**：金彤文　　**责任印制**：张京生

开　　本：787mm×1092mm　1/16　　**印张**：32　　**字数**：823 千字

版　　次：2011 年 8 月第 1 版　2016 年 7 月第 5 次印刷

书　　号：ISBN 978-7-5659-0202-4

定　　价：53.50 元

全国医学院校高职高专系列教材编审委员会
组成名单

序

医药卫生类高职高专教育是我国高等医学教育体系的重要组成部分。目前我国正在积极推进医药卫生体制改革，力争用几年时间基本建成覆盖全国城乡的基本医疗卫生制度，初步实现人人享有基本医疗卫生服务的目标。因此，对基层卫生服务人才的需求在大量增加，同时对其素质要求也在提高。卫生部针对基层人才严重缺乏的问题，指出当前和今后一段时间内还需要培养高等专科水平的医学人才，充实基层卫生服务技术人才队伍。

在新一轮医药卫生体制改革逐步推进的大背景下，为配合教育部“十二五”国家级规划教材建设，中国高等教育学会医学教育专业委员会与北京大学医学出版社共同发起成立全国医学院校高职高专系列教材编审委员会，组织二十余所医学院校启动了全国医学院校高职高专系列教材的编写、出版工作。本系列教材包括4个子系列，即基础课程（14种）、临床专业课程（10种）、全科医学专业课程（5种）和护理专业课程（11种），有些教材还编写了配套实验指导与学习指导。

这套教材编写的指导思想是：符合人才培养规律，体现教学改革成果，确保教材质量。各教材在编写中把握了以下原则：①根据专业培养目标、就业需要及本课程在教学计划中的地位、作用和规定学时数确定编写大纲及内容的深度、广度、重点和字数。②着重于基础理论、基本知识和基本技能的叙述。基础课教材要体现专业特色，要为专业课服务。③保证内容的科学性、启发性、逻辑性、先进性和适用性。应做到概念清楚，定义准确，理论有据，名词术语准确统一；启发学生理解、分析问题，有利于提高学生的学习兴趣和培养他们的钻研探索精神。④恰当处理相关课程内容之间的交叉与衔接，以避免知识点的不必要重复。⑤内容涵盖执业助理医师或护士执业资格考试最新版考试大纲的要求，以利于学生应考和就业。

这套教材的编写、出版和使用，离不开二十余所医学院校领导和教务部门的支持，凝聚了各教材编写组老师们的辛勤劳动和汗水。这套教材的出版时值国家“十二五”规划开局之年，我们会积极努力申报，争取有更多教材入选“十二五”国家级规划教材，为医药卫生类高职高专教育的改革和发展贡献力量！

王德炳

2010年12月

前　言

随着社会的进步、科学技术的发展以及人民生活水平的提高，人们对健康的服务需求不断增加，护理学研究的内容、范畴和任务也在不断地深入和发展，以更好地满足人类的健康需要。外科护理学是护理学的一个重要组成部分，是研究如何对外科患者进行整体护理的临床护理学科。在现代医学模式和现代护理观的指导下，外科护理学研究根据患者身心健康要求、社会家庭文化需求，以人的健康为中心，应用护理程序向各类外科患者提供整体护理，达到促进健康，预防疾病，协助康复，减轻痛苦的目的。

《外科护理学》是高等医学院校护理教育必修课程的教材。本书的编写力求在现代护理观的指导下，结合我国护理岗位需求和专科层次护理教育实践的现状，遵照“三基五性”的编写原则，体现整体护理理念和护理程序的工作要求。“三基”即基本理论、基本知识、基本技能；“五性”即思想性、科学性、先进性、启发性和适用性。同时，注重理论与实践相结合、基本技能与应用相结合、基础知识与临床相结合。力争做到内容简洁、连贯、系统，文字通顺、流畅。

为了系统培养学生的认知思考、分析判断和综合归纳能力，每章前有学习目标，章后有小结，将本章的重点及难点进行归纳和总结，以加深学生的理解和记忆。本书基本内容分为病因、病理、临床表现、辅助检查、治疗原则、护理评估、主要护理诊断、护理措施及健康教育要点。

在本书编写过程中得到各参编院校领导的大力支持以及有关专家的无私帮助，谨在此深表谢意！

由于编写时间紧迫及编者水平有限，在编写过程中难免有不足或不妥之处，恳请各位读者批评指正。

编　者

2011 年 4 月

目　录

第一章　绪　论

学习目标

1. 掌握外科护理学的概念。
2. 熟悉外科护理学的学习方法。
3. 了解外科护理学的发展及外科护士应具备的素质。

第一节　外科护理学的范畴

护理学（nursing）是以自然科学和社会科学为基础的研究维护、促进和恢复人类健康的护理理论、护理知识和护理技能及其发展规律的综合性应用学科。一百多年来，护理学经过不断地实践、完善和充实，形成了自己特有的理论和实践体系，在为人类维持生命、减轻痛苦、促进痊愈、增进健康起着非常重要的作用，成为健康科学中一门独立的学科。

外科护理学是护理学的一个分支，是研究如何对外科疾病患者进行整体护理的临床护理学科。外科护理学与外科学紧密相关，外科护理学的范畴是针对外科疾病（包括创伤、感染、肿瘤、畸形、功能障碍等）患者提供整体护理，在实践中运用基础医学理论、外科学理论、护理学基础和技术操作，以及心理学、护理伦理学、社会学等人文科学知识，在现代医学模式和现代护理观的指导下，根据患者的身心健康要求、社会家庭文化需求，以人的健康为中心，应用护理程序，对接受外科治疗的患者提供全身心的整体护理，以达到去除病痛、促进康复的目的。外科护士为患者提供的整体护理包括：协助患者接受各种诊断性检查，提供有关疾病的预防，治疗护理和营养的咨询，指导和健康教育，协助各项手术和非手术治疗，评估及满足患者的基本需要，协助预防并发症，协助康复锻炼，预防残障。另外，还肩负着护理研究，促进护理实践发展的重任。

第二节　外科护理学的发展

外科护理学是现代护理学的一个重要组成部分，随着护理学的发展，同样经历了三个发展时期。

1. 以疾病为中心的护理阶段（19 世纪 60 年代—20 世纪 40 年代）　这一阶段是现代护理学发展的初期。对健康的认识为："健康就是没有疾病"，消除病灶成为医疗护理的基本目标。虽然形成了一套较规范的疾病护理常规与护理技术操作程序，但护理专业尚未形成自己的理论体系。协助医生诊断和治疗疾病就成为该阶段护理工作的主要内容，护理从属于医疗，护士是医生的助手。

2. 以患者为中心的护理阶段（20 世纪的 40—70 年代）　1948 年世界卫生组织（WHO）提出的健康观是："健康不但是没有疾病和身体缺陷，还要有完整的生理、心理状态和良好的社会适应能力”；1977年美国医学家恩格尔（Engel）提出生物-心理-社会医学模式，护理工作由“以疾病为中心”转向了“以患者为中心”。护理是一门专业，护士按护理程序的工作方法对患者实施护理，医护双方是合作伙伴。护理教育开始摆脱类同医学教学课程模式，建立以患者为中心的护理教育和护理临床实践。

3. 以人的健康为中心的护理阶段（20世纪70年代至今） 随着社会的发展，过去对人类健康威胁较大的急性传染病已得到较好的控制。而与人们生活习惯和生活方式相关的疾病成为威胁人类健康的主要问题，如心脑血管病、恶性肿瘤、意外伤害等。人们对卫生保健、身心素质、健康的需求也越来越高。1977年WHO提出的“2000年人人享有卫生保健”的全球卫生战略目标，“以人的健康为中心的护理”成为必然。护士的工作范围扩展到对所有人的每一生命阶段。护理学已经发展为现代科学体系中综合人文、社会、自然科学的为人类健康服务的应用学科。护理是诊断和处理人类对现成的和潜在的健康问题的反应。护理工作场所从医院扩展到家庭、社区乃至全社会。

自南丁格尔和她的同事在克里米亚战争中成功地应用清洁、消毒、换药、包扎伤口、改善休养环境等护理手段将战伤死亡率从50%降至2.2%时起，就充分显示了护理在外科中的重要作用，为日后外科护理学的发展奠定了基础。在现代外科学的发展过程中，外科护理学不断进步并起着非常重要的作用。手术是治疗外科患者的主要手段。外科护理学的进步，减轻了手术打击，特别是较为系统的术后护理减少了术后并发症的发生，使手术死亡率大为降低。

近几十年来，随着外科学的发展，外科护理学也不断扩充新的技术及理论知识。现代外科学创建于19世纪40年代。随着解剖学的不断完善，病理解剖学、病理组织学的前进，尤其是实验外科的建立，为外科的发展完成了准备工作。麻醉、消毒灭菌、无菌技术、止血输血技术的问世解决了困扰外科多年的手术疼痛、伤口感染、出血的问题，使古老的外科学进入了新的发展阶段。

我国的外科有着悠久的历史，早在公元前14世纪商代的甲骨文中就有“疥”、“疮”的记载。公元前1066—481年的周代，外科已是独立的学科，称为疡科。

新中国成立后，外科学的发展逐渐跟上了国际发展的步伐，专业学科逐渐齐全，如麻醉科、心胸外科、神经外科、骨科、整形外科、泌尿外科、普通外科、移植外科等。在中西结合治疗急腹症、骨折、抢救大面积烧伤、断肢（指）再植、肝癌治疗、肝胆管结石诊治、食管癌治疗等方面在国际上均已达到较高水平。显微外科、微创外科、移植外科技术是当今外科发展的先锋。近年来，随着与国外交流增多，这些技术得到了迅速提高。另外，近年来生物工程技术，日新月异的免疫学、医学分子生物学的发展，特别是对癌基因的研究，已渗透到外科学的各个领域，同样影响到我国的外科学，使它又一次出现质的变化。外科学的发展，给外科护理工作带来了新的技术与内容，极大地拓展了外科护理的范围，对外科护理提出了更高的要求。

随着社会的进步、科学技术的发展、人民群众生活水平的提高、民众的健康需求亦在不断提高。为达到全民健康的目标，要求护理人员不仅对服务对象个体给予帮助照顾，更重要的是应将服务对象扩展到家庭、社区的整个人群。外科护理工作者可协助组织各类社团如移植患者病友会、肿瘤患者病友会，到学校、社会、厂矿开展卫生宣传教育，提高人们防病防伤意识，为全社会的外科患者提供全方位的服务，从而提高人群的健康水平。

第三节　学习外科护理学的方法

21 世纪是外科护理学飞速发展的新时期，要求我们护理工作者努力学习，不断拓展知识领域。努力提高自身的综合素质，迎接新的机遇和挑战，才能赶上时代前进的步伐，成为德才兼备，适应新世纪的新型护理工作者。

一、掌握“三基”

学习外科护理学，首先必须掌握好基本知识、基本理论及基本操作技能。要结合基础医学解剖、生理、病理、生化等知识，理解和系统掌握外科疾病患者的主要临床表现，找到最突出的护理问题，并依此制订针对性的护理措施。规范操作训练，正确掌握外科护理基本技能。

二、理论知识与临床实际结合

在学习过程中，要将外科护理知识与外科护理实践有机结合。在护理实践中，不仅要利用已掌握的理论知识指导实践，更要结合病例印证、强化书本知识，使之成为吸收、总结、提高的过程。用心观察、不仅发现局部问题，还要注意全身反应。作为护士必须具备整体观念，仔细观察、加强护理，及时评价护理效果；通过独立思考或者集体研究，将感性认识与理论知识紧密结合，提高发现问题、分析问题和解决问题的能力。另一方面，在实践中要善于总结归纳，将经验、体会上升到理论。带着实践中的问题，回到书本中重新学习、重新体会。书本中没有答案的，可以通过科学实验、积极探索，找到解决问题的办法。只有这样，才能不断拓展自己的知识范围和提高业务水平。

三、以整体护理观指导学习

当今，护理工作已由疾病为中心转向以患者为中心，进而转向以人的健康为中心。护士是护理的提供者、决策者、管理者、沟通者、研究者及教师和督导。世界卫生组织（WHO）对健康重新下了定义，认为“健康是身体上、精神上和社会适应上均处于完好状态，而不只是没有疾病和不衰弱”。整体护理是伴随“整体”观念的出现而产生的一种护理观，其基本涵义是护理人员视服务对象为一个功能整体，在进行护理服务时，应提供包含对服务对象生理、心理、社会、精神、文化等方面的帮助和照顾。整体护理要求护士以现代护理观为指导，以护理程序为手段，对人们不同的身心需要、社会文化需要提供深入、细致、全面、有针对性的护理照顾，从而解决服务对象存在或潜在的健康问题，达到恢复健康、增进健康的最终目的。外科护士要有灵活的沟通技巧，能建立良好的护患关系，要了解患者，不仅要了解其病情变化做好治疗和护理，还要善于和患者交谈，察言观色，分析其思想动态和心理活动。然后，根据不同年龄、性别、职业及文化采取不同措施给予思想上的帮助和解脱，鼓励患者从被动地接受护理到主动地参与护理，协助他们以坚强的毅力及乐观的情绪调动自身免疫功能，以便重新获得健康。做好外科护理工作，为患者提供全方位的整体护理，除了学好本专业知识，做到理论联系实践外，同时也要学习与护理有关的自然科学和人文科学知识。

护士的工作要以患者为中心，它是整体护理的核心。护士的角色是照顾者、管理者、支持者、教育者和保护者。患者的思想活动比较复杂，而且随着病情的进展而变化。另外，护士在手术前后也应做好患者家庭成员的思想工作，因为家庭及社会上某些因素，也会困扰患者，影响患者情绪。总之，外科疾病的患病和治疗过程对于每个人都是独特的，外科护士要运用所学的外科护理学知识、护理学理论和护理技能，为患者提供整体的护理。工作中，还要不断从临床实践中学习，根据需要翻阅有关书籍、杂志，写学习笔记及摘要卡片，记录护理心得，不断掌握新知识、新技术，以提高护理水平，提高为患者服务的本领。

第四节 外科护士应具备的素质

1. 外科护士应富有爱心、耐心、细心、热心和高度的责任心　护士的责任是治病救人，维护生命、促进健康，所以她们的工作是崇高的。外科护士要具有高尚的职业道德，正确的人生观、世界观，要有健康的体质和乐观的生活态度，要有整洁的仪表，大方的举止，要热爱护理专业，认识自己工作的重要性，具备高度的责任心，全心全意为人民健康服务。

2. 外科护士要具有较强的认知能力、细致的观察能力、灵活的应变能力和熟练的技术操作能力　外科患者发病急、创伤急症多、病情变化快、抢救多，同时多数患者存在躯体移动受限，因此在外科紧急抢救及复杂的术后护理中，需要护士能快速、准确地配合治疗，及时敏锐地观察、发现问题，并能事先有计划地做好各种准备工作，只有这样，才能在紧急情况时忙而不乱，配合默契。

3. 外科护士要具备良好的身体素质　外科护理工作具有节奏快、突击性强、劳动强度大的特点。当发生工伤、交通事故或特发事件时，短时间内可能有大批伤员送达并需立即救治和护理。在这种情况下，工作负荷骤然加大，护士若不具备健康的体魄和饱满的精神状态，就不能保证有效、及时地参与抢救工作，不能坚守工作岗位。

4. 外科护士要具备良好的心理素质　外科患者除了身体上的痛苦之外，精神负担往往很重，他们担心麻醉意外、手术意外、肢体残废，加上难以忍受的痛苦，患者和家属常不能克制自己的情绪。因此，外科护士应具有乐观开朗的性格，能体谅患者的心情，善于向患者和家属做解释，善于自我调节，通过自己积极向上、乐观自信、镇静关切的态度使患者产生安全感，减轻思想负担，增强战胜疾病的信心。

本章小结

本章主要介绍了外科护理学的概念，研究的范畴；外科护理学的发展经历了三个时期；学习外科护理学的方法包括掌握“三基”，理论知识与临床实际结合，以整体护理观指导学习；以及外科护士应具备的素质包括应富有爱心、耐心、细心、热心和高度的责任心，要具有较强的认知能力、细致的观察能力、灵活的应变能力和熟练的技术操作能力，要具备良好的身体素质及心理素质。

（怀化医学高等专科学校　邬贤斌）

第二章　手术室护理工作

学习目标

1. 掌握手术室的物品准备及无菌处理、手术人员和患者的准备、手术中的配合以及手术中的无菌原则。

2. 熟悉手术室的人员、环境、物品的管理要求。

3. 了解手术室的布局。

手术室是为患者实施手术治疗的重要场所，在提供手术所需的无菌环境、物品以及控制伤口感染方面起非常重要的作用。手术室护理工作是医院护理工作的重要组成部分，具有业务面广、技术性高、无菌操作严格等特点。手术室护士不仅要具有爱岗敬业的思想素质和娴熟、严谨的业务素质，还要有敏锐、稳重的心理素质，以及良好的身体素质和科学的管理能力，才能默契地配合手术医师、麻醉医师，保证手术的顺利进行。

第一节　手术室布局和管理

一、手术室的布局

1. 手术室的建筑布局和要求　手术室应安排在医院内空气洁净、自然环境较好的地方。一般位于低层建筑的中上层或顶层，高层建筑不宜设在首层或顶层，可设在单独一端或专用一层。同时靠近手术科室，方便接送患者，与监护室、病理科、放射科、血库、中心化验室等相邻，最好有直接的通道或通讯联系设备。患者和工作人员由各自的通道进入手术室。手术室分内走廊和外走廊，走廊宽度应不少于 2.5 m，以便平车进出及人员走动。内走廊供医护人员、手术患者和洁净物品供应使用；外走廊供术后手术器械、敷料等污物的运送。手术室设有三个出口，即患者出入口、工作人员出入口、污物出口。手术室的布局应符合功能流程和无菌技术要求，应做到分区明确、供应方便、洁污分流、无交叉感染、使用合理等。

2. 手术室的一般要求　手术间数量与外科床位数的比例一般为 1∶20～25，手术间按不同用途设计大小。手术间的面积根据综合手术室和专科手术室而定，普通手术间约 30～40 m^2，特殊手术间（如作体外循环等手术间）因辅助仪器设备较多，可达 60 m^2 左右，小手术间面积为 20～30 m^2。手术间高度以 3 m 左右为宜。室内温度为 22～25℃，相对湿度为 50%～60%。手术间内应设有隔音及空气净化装置，以防止各手术间相互干扰，避免空气交叉污染。门窗应关闭紧密，防止尘埃或飞虫进入。天花板、墙壁、地面应坚实、光滑无孔隙、易清洗、不易受化学消毒剂的侵蚀，用耐湿、防火、不着色、易清洁的材料制成。墙面最好用油漆或瓷砖涂砌，不宜有凹凸。墙角呈弧形，不易蓄积灰尘。地面应有微小倾斜度，并有下水地漏（不用时可封闭）。应采用自动门而非弹簧门，门应宽大，便于平车进出。

3. 手术间的设备　手术间的内部设备可分为三类。①固定手术设备：包括手术床、无影灯、器械桌、药品柜、敷料柜、看片灯、输液导轨等；②净化空调设备：由空气处理器，初、中、高3级过滤器，加压风机，空气加温器，回风口及送风口等组成；③电器设备：包括多功能控制显示屏、电话机、对讲机、摄像机、室内普通照明、应急照明及具有漏电保护功能的电源插座等。每间手术间都应有空调和无影灯。配备万能手术台、器械台、麻醉机，有中心氧气、中心吸引、中心压缩空气、X线摄影、显微外科设备及心电监护仪。墙壁上有足够电源插座且防水、防火。应配备观摩设施供教学和参观使用。

4. 手术间的分级　根据空气的清洁度和细菌浓度可将手术间分为四个级别，包括特别洁净手术间（Ⅰ级）、标准洁净手术间（Ⅱ级）、一般洁净手术间（Ⅲ级）和准洁净手术间（Ⅳ级）。

（1）手术间的净化标准　空气洁净的程度是以含尘浓度衡量。含尘浓度越低洁净度越高，反之则越低（表2-1）。

表2-1　洁净手术间的等级标准

等级	用　途	静态空气洁净度级别		浮游菌浓度（菌落数/立方米）	沉降菌（Φ90 mm，30 min）（菌落/皿）
		级别	≥0.5 μm微粒数（粒/立方米）		
Ⅰ	特别洁净手术间	100	≤3500	≤5	≤1
Ⅱ	标准洁净手术间	1000	≤3.5万	≤25	≤1
		1万	≤35万	≤75	≤2
Ⅲ	一般洁净手术间	10万	≤350万	≤150	≤4
Ⅳ	准洁净手术间和辅助用房	30万	≤1050万	≤175	≤5

根据空气净化的级别，手术间适用的范围有所不同：

Ⅰ级特别洁净手术室（100级）　适用于关节置换手术、器官移植手术及神经外科、心脏外科、眼科等无菌手术。

Ⅱ级标准洁净手术室（1000级和1万级）　适用于胸外科、整形外科、泌尿外科、肝胆胰外科、骨外科、卵巢手术和普通外科中的Ⅰ类无菌手术。

Ⅲ级一般洁净手术室（10万级）　适用于普通外科（除Ⅰ类无菌手术外）和妇产科等Ⅱ类手术。

Ⅳ级准洁净手术室（30万级）　适用于肛肠外科及污染类手术。

（2）手术室的空气净化技术　空气净化技术是指通过过滤进入手术室的空气以控制尘埃含量，可选用不同的气流方式和换气次数，使空气达到净化的一定级别。洁净手术间的净化系统主要由空气处理器，初、中、高效过滤器，加压风机，空气加湿器，回风口及送风口等组成。目前采取的净化措施是在空调技术上采用超净化装置自动调节。手术室的空气净化技术是通过初、中和高效三级过滤控制室内尘埃含量。初效过滤器对空气中直径≥5 μm微粒的滤除率在50%以上；中效过滤器主要阻挡空气中直径在1～10 μm范围内的微粒，清除率在50%～90%；高效过滤器能滤过空气中直径在0.3～0.7 μm范围内的微粒，过滤率在

95%以上，由于细菌、螺旋体、立克次体多附着在直径为 1 μm 左右的尘埃上，高效滤过器过滤细菌的有效率可达 99.95%以上。净化空气的气流组织一般分为 3 种形式，即乱流、水平层流和垂直层流。

1）乱流式气流　气流不平行、方向不单一和流速不均匀，而且有交叉回旋的气流；除尘率较差，可用于 1 万级以下的手术室，适用于污染手术间和急诊手术间。

2）垂直层流　将高效过滤器装在手术室顶棚内，垂直向下送风，两侧墙下部回风。

3）水平层流　在一个送风面上布满过滤器，空气经高效过滤平行流经室内。采用后两种层流方式的洁净室又称为单向流洁净室。恰当流速的层流能使手术室的气流分布均匀，不产生涡流，并能将浮动在空气中的微粒和尘埃通过风口排出手术室，杜绝了手术室内细菌传播的媒介。

二、手术室的管理

手术室应建立严格的规章制度确保环境的洁净，保证患者手术过程中安全，降低患者感染的危险。手术室的规章制度包括环境管理、工作人员管理及物品管理等。

1. 手术室分区管理　按洁净程度将手术室分为三个区域：洁净区、准洁净区和非洁净区。分区的目的是控制无菌手术的区域及卫生程度，减少各区之间的相互干扰，使各区手术间的空气质量达到卫生部颁布的手术室空气净化标准，防止医院内感染。

1）洁净区　包括手术间、洗手间、无菌物品间、手术间内走廊、药品室和麻醉准备室等，洁净要求最为严格，应设在内侧。非手术人员或非在岗人员禁止入内，此区内的一切人员及其活动都须严格遵守无菌原则。

2）准洁净区　包括器械室、敷料室、洗涤室、消毒室、手术间外走廊、复苏室等，设在中间。该区实际是由非洁净区进入洁净区的过渡性区域，凡已作好手臂消毒或已穿无菌手术衣者，切不可再进入此区，以免污染。

3）非洁净区　包括办公室、会议室、实验室、标本室、污物室、资料室、电视教学室、值班室、更衣室、更鞋室、医护人员休息室和手术患者家属等候室。一般设在最外侧。交接患者处应保持安静，核对患者及病历无误后，患者换乘手术室平车进入手术间，以防止外来车轮带入细菌。

2. 人员管理　手术室各级人员应分工明确，认真执行清点、查对及交接班制度，做好清洁、消毒工作，严格保证无菌技术的操作过程。工作人员进入无菌区必须更换手术衣、戴口罩、戴帽子，中途离开需穿外出服、戴鞋套。手术医师应与患者同时到达手术室，充分做好术前准备。非手术人员不得擅自进入手术室。手、上肢患皮肤病、有伤口或感染者不得参加手术。上呼吸道感染者，如必须参加手术，则应戴双层口罩。手术室内人员应保持肃静，尽量避免咳嗽或打喷嚏。术中尽量减少人员走动。

3. 物品管理　手术间内的物品应为手术专用，整齐有序地摆放，且放在固定的位置，用后放回原处，做好消毒、保养工作。手术室内应准备各种急救物品。无菌物品应定期消毒，按消毒日期顺序使用，与有菌物品分开贮藏。已打开或铺置的无菌物品不能再放回无菌容器内，并需在规定时间内使用，超过消毒期限者（不论使用与否）应重新灭菌。手术取下的组织均要妥善保管，大标本放于弯盘或标本盒内，小标本放于纱布内，并用组织钳夹住保存。检查标本与填写的标本单是否一致。手术过程中要对物品做好清点工作，手术前应作清点登记，清点项目一般包括器械、纱布、纱垫、缝针、线轴等。特殊手术时清点项目根据手术不同有所增加；如断指（趾）再植等小血管吻合术应增点血管吻合针、血管夹、缝针。手术开始不需要清点物品数字的手术，术中因各种原因扩大手术范围时，要及时整理清点物品，并按规定清点、核对、登记。术中放在伤口内的纱布、纱垫，护士要提示医生共同记住数目，术后待处理完伤口后，再次清点纱布、纱垫数目，与登记相符后在登记本上做标记并签字。

4. 手术室的清洁和消毒　清洁工作应在每天手术结束后进行。不同级别手术室的清扫工具不得混用。采用湿式打扫，清洁工作完成后，净化空调系统应继续运行，直到恢复规定的洁净级别为止。手术室应每天进行空气消毒，可用紫外线照射消毒 30～60 min。特殊感染手术后用 500 mg/L 有效氯消毒液进行地面及房间物品的擦拭。HBsAg 阳性，尤其是 HBeAg 阳性的患者手术时，建议使用一次性物品，术后手术室空气可用 1 g/m^3 过氧乙酸熏蒸消毒，密闭 30 min；消毒后开排风机将药味排除，净化空调系统同时进行。每月做一次空气洁净度和生物微粒监测。定期对净化系统的设备和设施进行维护保养。

5. 手术室的制度化管理　建立健全的各项规章管理制度，明确各类人员职责。所有人员均应认真执行各项消毒隔离制度，除手术室人员和当日参加手术者外，与手术无关的人员不得擅自进入；患有急性感染性疾病，尤其是上呼吸道感染者不得进入手术室。凡进入手术室的人员必须更换手术室的清洁鞋帽、衣裤和口罩。无菌手术与有菌手术严格分开，若在同一手术间内进行手术，则先安排无菌手术，后作污染或感染手术。加强对消防器材和安全设施的使用管理。

第二节　物品准备和无菌处理

一、物品准备

手术所用物品包括布类物品、敷料类、器械类、缝合针及缝合线、引流物等。

（一）布类物品

手术室的布类用品包括洗手衣、手术衣、手术单等。应选择质地柔软、厚实的棉布，颜色以深绿色或深蓝色为宜。

1. 洗手衣和手术衣　洗手衣一般分大、中、小三号。洗手衣上衣为短袖，衣身须扎入裤带中，裤管有束带；手术衣要求能遮至膝下，胸襟和腹部应为双层布，以防止手术时血水浸透。袖口为松紧口，便于手套腕部套住袖口。折叠时衣面向里，领子在外侧，以防止取用时污染无菌面。

2. 手术单　用于铺盖无菌区或手术区域，包括大单、中单、手术巾、各部位手术单以及各种包布等，均有各自的规格、尺寸，消毒后按要求折叠，以免取用时污染。临床也可根据手术需要，将各种布单做成手术包，如腹部手术包、胸部手术包等，较之分散包裹更能提高工作效率。

（二）敷料类

包括吸水性强的脱脂纱布类或脱脂棉花类，用于术中止血、拭血及压迫、包扎等，均有不同的规格和制作方法。

1. 纱布类　包括不同大小尺寸的纱布垫、纱布块、纱布球及纱布条等。干纱布垫用于遮盖伤口两侧的皮肤；盐水纱布垫用于保护显露的内脏，防止损伤和干燥；碘仿纱布多用于感染创口的引流和止血；纱布块用于拭血；纱布球用于拭血及分离组织；纱布条多用于耳、鼻腔内手术，长纱布条多用于阴道、子宫出血及深部伤口的填塞。

2. 棉花类　常用的有棉垫、带线棉片、棉球及棉签等。棉垫用于胸、腹部及其他大手术后的外层敷料，以吸收渗出及分泌物，起保护伤口的作用；带线棉片用于颅脑或脊椎手术时；棉球用于消毒皮肤、洗涤伤口、涂拭药物；棉签用作采集标本或涂擦药物。

（三）器械类

手术器械是外科手术操作必备物品，包括常用器械和特殊器械。

1. 常用器械　按功能分为五类。

（1）切割及解剖器械　有手术刀、手术剪、剥离器、骨剪等，用于手术切割和分离组织。

（2）夹持及钳制器械　有直的和大、中、小弯止血钳，用于术中止血和分离组织。镊子有有齿和无齿之分，有齿镊用于夹持较坚韧的组织，如皮肤、筋膜、肌腱等；无齿镊用于夹持较柔弱的组织，如肠壁、血管外膜、黏膜等。布巾钳用于钳夹手术巾单。持针器用于夹持缝合针等。

（3）牵拉用器械　有胸、腹腔牵开器和各种形状、大小的拉钩等，用于扩开组织和脏器，暴露深部手术野，以利于手术操作。

（4）探查和扩张器　有尿道探子、胆道探条及各种探针，用于空腔、窦道探查及扩大腔隙等。

（5）取拿异物钳　如胆石钳、膀胱或气管等专用的异物钳及活体组织钳，用于取拿各部位的异物及组织。

2. 特殊器械

（1）内镜类　有腹腔镜、膀胱镜、关节镜、胸腔镜等。

（2）吻合器类　有胃、食管、直肠和血管等吻合器。

（3）其他　包括高频电刀、电钻、手术显微镜及心肺复苏仪器等。

（四）缝针及缝线

1. 缝针　常用有圆针和三角针两种。圆针对组织损伤较小，适用于缝合神经、血管、肌肉及内脏等部位；三角针有带三角的刃缘，适用于缝合韧带、皮肤等坚韧的组织。两类缝针均有弯、直两种，大小、粗细各异，可根据需缝合的组织选择适当的种类。另外有一种针线一体的缝合针，从针到线粗细一致，对组织的损伤小，并可防止缝针在术中操作时脱离。

2. 缝线　缝线类用于手术中缝合各类组织和器官，以促进伤口愈合，也用于结扎血管起到止血作用。常用的缝线粗细以号码标明，有1～10号线，号码越大线越粗。细线则用0表示，0越多线越细。根据材料来源不同，缝线可分为不可吸收性和可吸收性两类，不可吸收缝线指不能被组织酶消化的缝线，如丝线、金属线、尼龙线等，丝线是手术时最常用的缝线和结扎线；可吸收线包括天然和合成两种，天然缝线有肠线和胶原线，肠线用于胃肠、胆道、膀胱等黏膜肌层的吻合；合成缝线有聚乳酸羟基乙酸线（XLG）、聚二氧杂环已酮线（PDS）等，更易吸收、组织反应轻，但价格较高。

（五）引流物

外科引流是指将人体组织间或体腔中积聚的脓、血或其他液体通过引流物导流于体外的方法。外科手术后所需的引流物种类很多，可根据手术部位、创腔深浅、引流液量和性质等选用合适的引流物。常用的有：

1. 乳胶片引流条 一般用于浅部切口和小量渗液的引流。

2. 纱布引流条 包括干纱条、盐水纱条、碘仿纱条、凡士林纱条及浸有抗生素的纱条等，用于浅表部位或感染创口的引流。

3. 烟卷式引流条 将乳胶片卷曲粘合成圆筒状，其中充填网格纱布卷，高压灭菌后备用。常用于腹腔内较短时间的引流。

4. 引流管 是目前品种最多、应用广泛的引流物，由不同的橡胶、硅胶或塑料类制成。有普通引流管、双腔（或三腔）引流套管、T 形引流管、胃管及蕈状引流管等，用途各异。普通的单腔引流管可用于创腔引流；双腔（或三腔）引流套管多用于腹腔脓肿和胃、肠、胆或胰瘘等的引流；T 形引流管用于胆道减压和胆总管引流；胃管用于鼻饲、洗胃或胃肠减压；蕈状引流管用于膀胱及胆囊的引流。此类引流管可按橡胶类物品灭菌或压力蒸汽灭菌处理。

二、物品无菌处理

包括物品的清洗、消毒和灭菌。清洗是指用自来水（可加洗涤剂等去污剂），清除物品表面尘垢及部分细菌，使其达到公共卫生要求。消毒是指用物理或化学的方法杀灭或清除芽胞以外的所有病原微生物。灭菌是指用物理或化学的方法杀灭或清除所有微生物，包括致病菌和非致病微生物以及细菌芽胞，灭菌是彻底的消毒。

（一）清洗

1. 布类物品和敷料类 手术中严重污染的布类物品，用消毒剂溶液浸泡 30 min 后再洗涤。对于感染性手术，尤其是特异性感染手术采用一次性敷料，用后要集中包裹并焚烧。

2. 手术器械 手术器械在术中会沾染脂肪、血液、脓液或组织块等，应先用消毒剂溶液浸泡 30 min 后及时清洗，以免干燥、黏附于器械表面，影响灭菌效果。

（二）消毒、灭菌

手术室常用的消毒、灭菌方法可分为物理方法和化学方法两种。

1. 物理方法 常用的物理方法包括热力、紫外线和放射线等。其中热力可产生高温使细菌或其他微生物的蛋白质变性导致生物膜熔化而死亡；常用的方法有高压蒸汽、煮沸和火焰法三种，以前两种尤以高压蒸汽灭菌最常用，是所有能耐热物品的重要灭菌手段。

（1）高压蒸气灭菌法 该法的特点是穿透力强，灭菌效果可靠，能杀死所有的微生物，适用于耐高温、耐湿的物品，如布类物品、敷料类、搪瓷制品、不锈钢器械、玻璃制品、橡胶制品、塑料制品等。使用高压蒸气灭菌法应注意：①灭菌物品必须先清洗干净，不留有血迹、油渍、污垢等；②需灭菌的各种包裹不宜过大（不超过 40 cm×30 cm×30 cm）、包扎亦不宜过紧和不宜排得过密，以免妨碍蒸气透入，影响灭菌效果；③包内及包外放置专用的灭菌指示纸带以确保灭菌效果，在压力及温度达到灭菌标准条件并维持 15 min 时，指示纸带即出现黑色条纹，表示已达到灭菌的要求；④易燃和易爆物品如碘仿、苯类等，禁用高压蒸气灭菌法；⑤瓶装液体灭菌时，应在瓶塞上插入针头排气以免药瓶破裂；⑥物品灭菌后应标记灭菌有效日期，并需与未灭菌的物品分开放置。

（2）高温干热灭菌法 该法使用电热恒温干燥箱或烤箱进行灭菌，温度为 120～160℃，灭菌时间为 90～120 min，适用于玻璃制品和金属器械（清洗后需晾干）。

（3）煮沸消毒法 是一种简单易行的消毒方法，适用于玻璃制品、塑料和橡胶制品以及金属器械，是紧急消毒的常用方法。为避免水垢等物质沾染到物品上，消毒时应使用开水。

待水温达到100℃之后放入物品（玻璃制品需放入后煮沸），并使物品全部浸泡在水中后开始计时，10～15 min可杀死一般细菌，1 h可杀死带芽胞的细菌。若使用2%的碳酸氢钠溶液进行煮沸，可将沸点提高到105℃，消毒时间缩短至10 min。

注意事项：①为达到灭菌目的，物品必须完全浸没在沸水中；②煮沸器的锅盖应妥为盖好，以保持沸水温度；③缝线和橡胶类的灭菌应于水煮沸后放入，持续煮沸10 min即可取出，煮沸过久会影响物品质量；④玻璃类物品需用纱布包裹，放入冷水中逐渐煮沸，以免其遇骤热而爆裂，其中玻璃注射器应将内芯拔出，分别用纱布包好；⑤灭菌时间应从水煮沸后算起，若中途放入其他物品，则灭菌时间应重新计算。

（4）火烧法　在金属或搪瓷盘中倒入无水酒精，把欲灭菌的物品放入后燃烧便可灭菌。此法虽使用于金属器械消毒，但由于火焰会使锐利器械变钝，表面因被氧化而失去光泽并影响使用，故仅在紧急时使用。

（5）其他　紫外线照射、微波灭菌多用于药物的灭菌，技术还有待完善。

2. 化学方法　适用于不耐高温或高湿的物品，如内镜、导管、精密仪器等。常用的有：

（1）2%戊二醛　适用于刀、剪等锐利器械和膀胱镜等不耐高热物品的消毒，尤其在紧急需用时，浸泡20～30 min便可使用。

（2）甲醛　通常使用40%甲醛溶液，能杀灭包括芽胞在内的各种微生物。多用于熏蒸法空气消毒，但甲醛气体的穿透力不强，消毒时间长，只能起到表面消毒的作用。

（3）70%乙醇溶液　能在数分钟内杀灭细菌，但对芽胞无效。多用于消毒皮肤，浸泡器械时需作用30 min。

（4）碘伏　杀菌作用强于70%乙醇，能杀死芽胞，对皮肤和黏膜无刺激作用，已替代以前临床常用的碘酒溶液。碘伏对光、热敏感，需避光保存。常用于手术区皮肤和黏膜消毒、创面冲洗、器械浸泡消毒及外科洗手等。

（5）1∶1000氯已定（洗必泰）和1∶1000苯扎溴铵溶液　用途同戊二醛，但消毒强度较弱。浸泡时间为30 min。

使用化学消毒剂时应注意：①浸泡前，物品应先洗净；②消毒的物品应全部浸入溶液内；③剪刀等有轴节的器械，消毒时应把轴节张开，管、瓶类物品的内面亦应浸泡在消毒液中；④使用前，需用灭菌生理盐水将消毒药液冲洗干净，因该类药液对机体组织均有损害作用。

第三节　手术人员的准备

手术人员的准备包括一般准备、手的消毒、穿无菌手术衣和戴无菌手套等，是避免患者伤口感染、确保手术成功的关键环节。位于手臂皮肤的细菌可分为暂居菌和常驻菌两大类，暂居菌分布于皮肤表面，易被清除；常驻菌则位于毛囊、汗腺及皮脂腺等处，不易被清除，并且可在手术过程中逐渐移至皮肤表面，故手术人员在进行手臂清洗、消毒后需穿无菌手术衣和戴无菌手套。

一、一般准备

手术人员进入手术室时，首先在手术室入口处的换鞋处更换手术室专用鞋，然后进入更衣室穿好洗手衣、裤，内衣不可露在洗手衣外面；戴好专用的手术帽和口罩，要求遮盖住全部头发及口鼻；检查指甲及手与手臂皮肤，指甲长度适中，甲下无污垢，手与手臂皮肤无破损及化脓性感染，方可进入洗手间进行手的消毒。

二、外科手的洗刷和消毒

是指通过机械性洗刷及化学消毒的方法，尽可能刷除双手及前臂的暂居菌和部分常驻菌，简称外科洗手。传统的常规外科洗手方法有肥皂水刷手法和稀氨溶液洗手法。但随着各种有效消毒剂的产生和推广，新的手消毒法亦随之产生。

（一）肥皂水刷手法

1. 用肥皂和清水洗净双手及前臂，范围从指尖至肘上 10 cm，双手按六步洗手法进行清洗（图 2-1）。

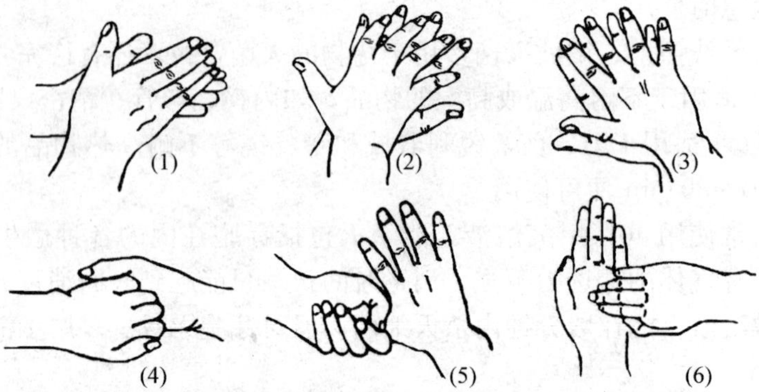

图 2-1 普通洗手六步法

2. 用消毒毛刷蘸取消毒肥皂刷洗双手及前臂，从指尖到肘上 10 cm。刷洗时，把每侧分成从指尖到手腕、从手腕到肘及肘上臂三个区域依次刷洗，每一区域的左、右侧手臂交替进行。特别注意甲缘、甲沟、指蹼等处。刷完一遍后，指尖朝上肘向下，用清水冲洗手臂上的肥皂水。然后，另换一消毒毛刷，同法进行第二、第三遍刷洗，共约 10 min。

3. 用无菌小毛巾从指尖至肘上将水擦干，擦过肘部的毛巾不可再擦手部，以免污染。

4. 将双手及前臂浸泡在 70%乙醇桶内 5 min，浸泡至肘上 6 cm 处。若有乙醇过敏者，可用 0.1%苯扎溴铵溶液浸泡 3 min。

5. 浸泡消毒后保持拱手姿势待干，双手不能下垂，也不能接触未经消毒的物品。

（二）碘伏刷手法

1. 用肥皂或洗手液清洗双手及手臂，流动水冲净。

2. 用无菌刷接取 0.5%碘伏液，自指尖开始向上刷至肘关节上 10 cm，方法与肥皂刷手法相同，共刷手 3 min。

3. 用无菌巾从手至手臂擦干碘伏，不能超过刷手范围区域，不能回擦。

4. 用浸透 0.5%碘伏纱布，从指尖向上涂擦直至肘上 6 cm，同法涂擦另一侧手臂，注意涂满，为时 3 min。换 0.5%碘伏纱布再擦一遍。

5. 保持双手拱手姿势，自然干燥。

（三）灭菌王刷手法

1. 用肥皂和流动水将双手、前臂及肘上 10 cm 处清洗干净。

2. 用无菌刷蘸取灭菌王溶液 3～5 ml，刷洗双手、前臂至肘上 10 cm，时间为 3 min。然后用流动水冲净，取无菌小毛巾擦干。

3. 取吸足灭菌王溶液的纱布涂擦手和前臂至肘上 6 cm 处，待手臂自然干燥。

（四）美逸柔刷手法

1. 用美逸柔 TM4%氯己定外科洗手液清洗双手及手臂至肘上 10 cm，用流动水冲洗。

2. 用美逸柔 TM4%氯己定外科洗手液按顺序刷洗 3 min，刷手的顺序是双手交替、循序渐进、从指尖开始，沿甲缘、指间、手掌、腕部、前臂、肘部至肘上 10 cm。

3. 刷手后将刷手液用流动水彻底冲净，待水略干后无菌巾将双手及手臂擦干。

4. 用美逸柔 TM4%氯己定消毒擦手液涂双手及前臂，搓擦至干。

三、穿无菌手术衣及戴无菌手套

（一）穿无菌手术衣法

无菌手术衣有传统后开襟式和全遮盖式两种。穿手术衣的注意事项：①取手术衣时，双臂应伸直，以免手术衣无菌面与洗手衣接触而被污染；②穿手术衣时应选择宽敞的地方，以免衣服展开时被污染；③穿手术衣之前，应先用双手提起手术衣衣领两端，轻轻向前上方抖开；④穿上手术衣后，双臂举在胸前，未戴手套的手不得触及手术衣。

1. 穿传统后开襟式手术衣（图 2-2）

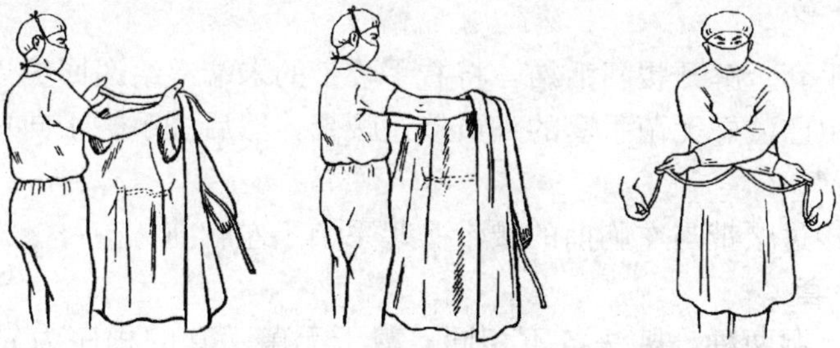

图 2-2　穿后开襟式手术衣

（1）手臂灭菌后，取无菌手术衣，手提衣领，抖开，然后双手提起衣领两端，使衣的内侧面面对自己。

（2）将衣向上轻轻抛起，双手顺势插入衣袖中，双臂向前伸直。注意不可高举过肩，也不可向左右侧撒开，以免碰触污染。

（3）巡回护士从穿衣者身后抓住衣领内面，协助将袖口后拉，系好领口后带。

（4）穿上手术衣后，双手交叉，身体略向前倾，用手指夹起腰带递向后方，由巡回护士从其身后接取腰带并系紧。

（5）穿好手术衣后，双手保持在腰以上、胸前及视线范围内，并注意双手不能触摸衣服外面或其他物品。

2. 穿全遮盖式手术衣　许多大医院目前已使用全遮盖式手术衣，它有三对系带：领口一对系带；左页背部与右页内侧腋下各一系带组成一对；右侧宽大，能包裹术者背部，其上一系带与左胸前方的腰带组成一对。穿戴方法（图 2-3）。

（1）同传统方法穿上无菌手术衣，双手向前插入衣袖，将手术衣展开。

（2）双手向前伸直，伸出衣袖，由巡回护士在身后提拉手术衣，系好领口带和左页背部与右页内侧腋下的一对系带。

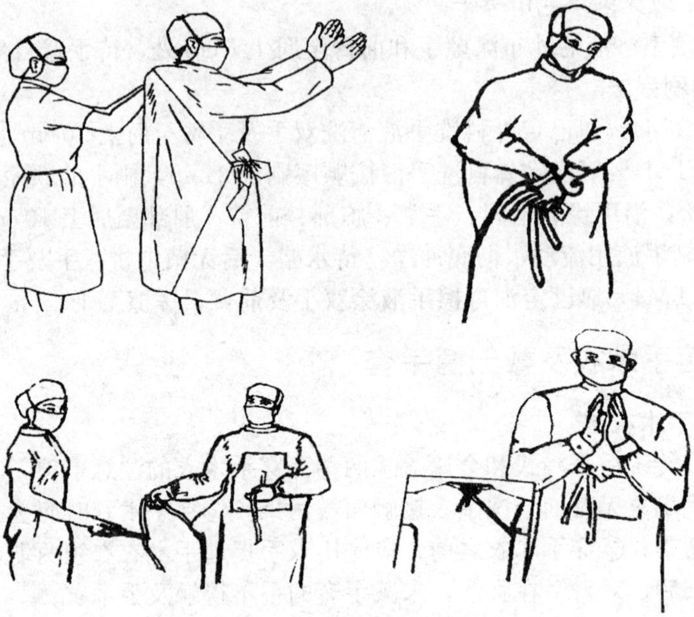

图 2-3 穿全遮盖式手术衣

(3) 戴好无菌手套。解开腰间活结，将右手腰带的末端递给巡回护士，巡回护士持无菌持物钳夹住腰带或由已戴好无菌手套的人员接过腰带，然后洗手护士向左转圈，使手术衣的右页遮盖住左页。

(4) 洗衣护士接过腰带与左胸前的腰带一起系结于左胸前。

(二) 戴无菌手套

无菌手套有干、湿两种，戴法各不相同。戴干无菌手套的程序为先穿手术衣，后戴手套；此法又分闭合式和开放式。戴湿无菌手套的程序是先戴手套，后穿手术衣。目前临床多采用前种方法。

1. 闭合式（图 2-4） 穿手术衣时双手不伸出袖口。右手隔衣袖取左手手套，将手套指端朝向手臂，拇指相对，放于左手衣袖上，两手拇指隔衣袖分开手套口，左手其余四指连同袖口一并插入手套反折部并将之翻转包裹于袖口上，整理衣袖及手套；同法戴右手套。

2. 开放式（图 2-5）

(1) 巡回护士将手套包打开后，穿衣者从手套袋内取出滑石粉袋，轻轻擦于手背、手掌及指间，使之光滑（一次性无菌手套已涂有滑石粉，可省略此步骤）。

(2) 掀开手套袋，捏住手套口的向外翻折部分（即手套的内面），取出手套。分清左、右侧。

(3) 左手捏住并显露右侧手套口，将右手插入手套内，戴好手套，注意未戴手套的手不可触及手套的外面（无菌面）。

(4) 用已戴上手套的右手指插入左手手套口翻折部的内面（即手套的外面），帮助左手插入手套并戴好。

(5) 分别将左、右手套的翻折部翻回，并盖住手术衣的袖口。翻盖时注意已戴手套的手只能接触手套的外面（无菌面）。

(6) 用无菌生理盐水冲净手套外面的滑石粉。

3. 协助他人戴手套　已戴手套者双手拇指外展，其余手指插入手套反折部内面，使手套拇指朝向外上方，小指朝向内下方，撑开手套。被戴手套者手指对准手套，五指稍用力向下伸入手套，已戴手套者将手套同时向上提，并将手套反折部翻转套住袖口。同法戴另一只手套。

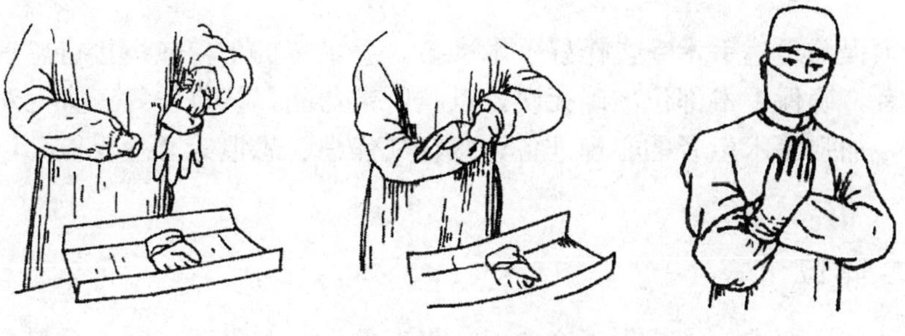

图 2-4　闭合式戴手套法

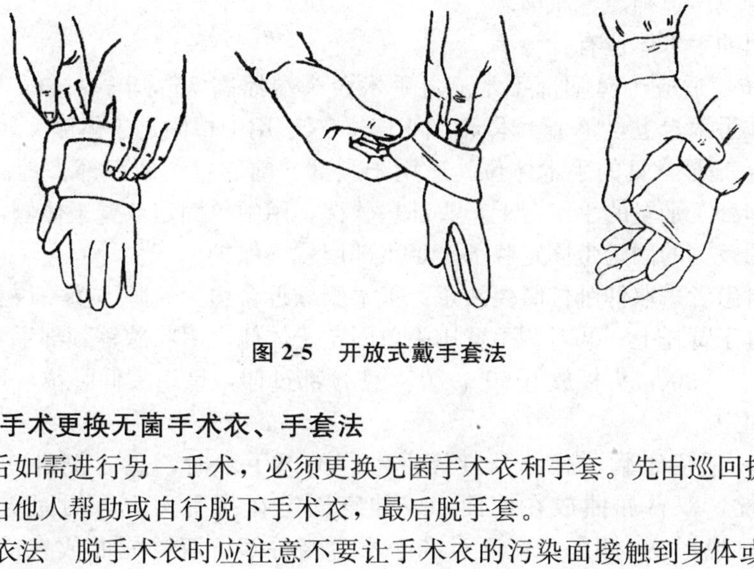

图 2-5　开放式戴手套法

（三）连台手术更换无菌手术衣、手套法

手术结束后如需进行另一手术，必须更换无菌手术衣和手套。先由巡回护士解开腰带及领口系带，再由他人帮助或自行脱下手术衣，最后脱手套。

1. 脱手术衣法　脱手术衣时应注意不要让手术衣的污染面接触到身体或物体，以避免污染。

(1) 他人帮助脱衣法　手术人员双手抱肘，由巡回护士将手术衣肩部向肘部翻转，继而向手的方向拉扯，即可脱下手术衣。此法可将手套一同脱掉。

(2) 个人脱衣法　左手抓住手术衣右肩向下拉，使衣袖翻向外，同法拉下手术衣左肩，脱下手术衣，使衣里外翻。此法可保护手臂及洗手衣裤不被手术衣污染面所污染。

2. 脱手套法　脱手套时应注意不要让手套的污染面接触到已消毒的手臂，否则要重新洗手。方法为：手套对手套脱下第一只手套，即用戴手套的手抓取另一只的手套外面翻转脱下。然后皮肤对皮肤脱下另一只手套，即用已脱手套的拇指伸入另一只手套的里面翻转脱下。

连台手术时，如果前一台术中手套没有破损，则不需重新洗手（污染手术除外）。脱去手套后，用75%乙醇浸泡手 5 min，或用 0.5%的碘伏擦拭手和前臂 3 min。然后穿上无菌手术衣和戴好无菌手套，进行下一台手术。

第四节 患者的准备

一、一般准备

手术患者须提前送达手术室，作好手术准备。手术室护士应热情接待患者，按手术安排表仔细核实患者，确保手术部位准确无误，点收所带药品，认真作好三查七对和麻醉前的准备工作。同时，加强手术患者的心理准备，减轻其焦虑、恐惧等心理反应，以配合手术的顺利进行。

二、手术体位

安置体位的基本要求：①最大限度地保证患者的安全和舒适；②充分暴露手术区域，避免不必要的裸露；③肢体和托垫必须摆放平稳，不能悬空；④保证呼吸和血液循环通畅；⑤妥善固定，避免压迫神经、肌肉。

手术室常用的手术体位有：

1. 半坐卧位　适应于鼻咽部手术。将手术台头端摇高 75°，尾端摇低 45°，双腿半屈，头与躯干依靠在手术台上，整个手术床后仰 15°，双手用中单固定于体侧。

2. 仰卧位　是最常见的手术体位。适用于腹部、前胸壁、颌面部、骨盆及四肢等部位的手术。患者仰卧于平置的手术台上，头部垫软枕，用中单固定双臂于体侧，掌心向下，膝下放一软枕并用较宽的固定带固定膝部。足跟部用软垫保护。

乳腺手术时患者采取仰卧位时要注意：①术侧靠近台边，肩胛下垫一块卷折的中单或软垫，上臂外展置于臂托上；②对侧手臂用中单固定于体侧。甲状腺等颈部手术时，注意将手术床上部抬高 10°～20°，头板放下 60°～70°，使颈部过伸，呈垂头仰卧位，颈后垫软枕，头部两侧用沙袋固定。

3. 侧卧位　适用于胸、腰部及肾等手术。胸部手术时，患者侧卧 90°，腰部、胸、肋下各垫一软枕，双臂屈曲放在前面，或伸直固定在托手架上，用固定带固定髋部和膝部。肾手术时患者 90°侧卧，肾区对准手术台腰桥架，双臂屈曲放在前面，或伸直固定在托手架上，腰部垫软枕，适当摇低手术台头、尾部，使腰部抬高，用固定带固定髋部和膝部。

半侧卧位适用于胸腹联合手术。患者半侧卧于手术床（30°～50°），手术侧在上，肩背部、腰、臀部各放一软枕，术侧上肢固定于托手架上。

4. 俯卧位　适用于脊柱及其他背部手术。患者俯卧于手术台上，头侧向一边，双肘稍屈曲，置于头旁。胸部、耻骨下垫以软枕，使腹肌放松。足背下垫小枕。颈椎部手术时，头面部应置于头架上，口鼻部位于空隙处，稍低于手术台面。腰椎手术时，在患者胸腹部垫一弧形拱桥，足端摇低，使腰椎间隙拉开，暴露手术野。

5. 膀胱截石位　适用于会阴部、尿道和肛门部手术。患者仰卧，臀部位于手术床尾部摇折处，必要时垫一小枕，两腿套上袜套，分别置于两侧搁脚架上，腘窝部垫以软枕，用固定带固定。

三、手术区皮肤消毒

安置好手术体位后，须对已确定的手术切口及周围皮肤消毒，目的是杀灭切口及其周围皮肤上的病原微生物。消毒前先检查手术区皮肤的清洁程度、有无破损及感染，若皮肤表面有较多油脂或胶布粘贴的残迹，先用汽油或松节油拭去，然后用浸透0.5%碘伏的纱球或棉球涂擦一遍，换消毒钳再消毒2次；或用2.5%～3%碘酊消毒1遍，换消毒钳再用70%乙醇脱碘2遍。消毒的范围要包括手术切口周围15～20 cm的区域，若估计有延长切口的可能，则应适当扩大消毒范围。一般皮肤消毒的原则应由手术切口开始向四周涂擦；若为感染伤口或肛门、会阴部手术，则应由外向内涂擦。碘过敏者可选用其他皮肤消毒剂，如灭菌王；对婴儿、面部皮肤、口腔、会阴部消毒可选用1∶1000苯扎溴铵溶液的纱球消毒；供皮区可用75%乙醇消毒2～3次。皮肤消毒一般由第一助手完成，故其手臂消毒后暂不穿手术衣，待消毒、铺巾完毕后，用0.5%碘伏涂擦双手，再穿无菌手术衣及戴无菌手套。

四、手术区铺单

手术区皮肤消毒后，由第一助手和器械护士铺盖无菌手术布单，铺无菌单的目的是建立无菌安全区，显露手术切口所必需的皮肤区域，遮盖切口周围，以避免和减少术中污染。铺单原则是除手术区外，手术区周围及手术托盘要求铺4～6层无菌布单，外周最少2层。以腹部手术为例，一般铺以下三重巾/单（图2-6）。

1. 铺皮肤巾　又称切口巾，即用4块无菌巾遮盖切口周围。

（1）器械护士立于无菌桌边，把无菌巾1/4折边，第一、二、三块无菌巾的折边朝向第一助手，第四块巾的折边朝向器械护士自己，按顺序传递给第一助手。

（2）第一助手接过折边的无菌巾，分别铺于切口下方、上方及对侧，最后铺自身侧。每块巾的内侧缘距切口线3 cm以内，铺下的手术巾若需少许调适，只允许自内向外移动。如果铺巾的医师已穿好无菌手术衣，则铺巾顺序改为：先（患者）足侧方向后头侧方向，再（铺巾者）近侧后对侧。

（3）手术巾的四个交角处分别用布巾钳夹住。现临床多用无菌塑料薄膜粘贴，皮肤切开后薄膜仍黏附在伤口边缘，可防止皮肤上残存的细菌在术中进入伤口。

铺完切口巾后，第一助手应再次消毒手臂并穿无菌手术衣，戴无菌手套后再铺其他层的无菌单。

2. 铺手术中单　将两块无菌中单分别铺于切口的上、下方，铺巾者需注意避免自己的手或手指触及未消毒物品。

3. 铺手术洞单　将有孔洞的剖腹大单正对切口，短端向头部、长端向下肢，先向上方再向下方、分别展开，展开时手卷在剖腹单里面，以免污染。要求短端盖住麻醉架，长端盖住器械托盘，两侧和足端应垂下超过手术床边30 cm。已铺下的无菌单只能由手术区向外拉，不可向内移动，可用组织钳予以固定。

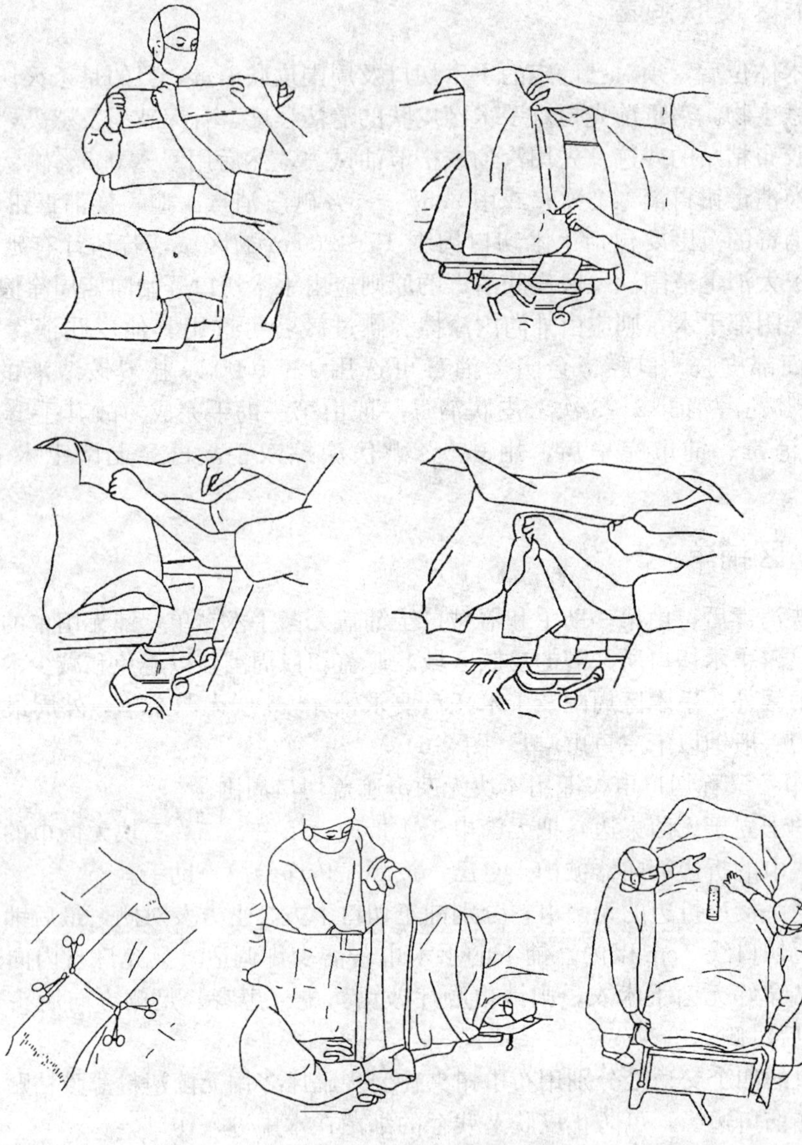

图 2-6 手术区铺单法

第五节 手术室的无菌操作原则及手术配合

一、手术室的无菌操作原则

手术过程中的无菌操作是预防切口感染、保证患者安全的关键，是手术成功的重要因素。所有参加手术的人员都要充分认识到无菌操作的重要性，严格遵守无菌原则，保证手术的顺利进行。

1. 无菌物品的保管 手术所使用一切器械和物品在使用前应经过严格的消毒、灭菌并保持无菌状态。无菌物品的保存期限在夏天的有效期为 1 周，冬天的有效期为 2 周。打开的无菌包、无菌容器可保持无菌 4 个小时，4 个小时后不可再使用，如需使用需重新消毒、灭菌。任何怀疑有被污染可能的物品、坠地的物品、潮湿或灭菌日期不清的物品均应视为污染，需重新消毒灭菌后方可使用。

2. 工作人员　手术人员应保持良好的健康状况。有上呼吸道感染、皮肤感染、手指破损者应避免手术。所有手术人员均应更换洁净的衣裤、鞋帽、口罩，刷手、穿无菌手术衣、戴无菌手套。中途离开再次返回参加手术操作者应重新刷手消毒和更衣。

3. 明确无菌范围　手术人员刷手后手臂不可接触未经消毒的物品。穿好无菌手术衣后，手术衣的无菌范围为身体前面肩部以下腰部以上、双侧腋中线以前及双上肢。肩以上、腰以下和背部均为有菌区。手术人员前臂应保持在腰水平以上，肘部内收，不能下垂。手术人员在操作过程中也要保证手在无菌区内活动。所有手术人员应面对无菌区进行操作，不可在手术人员的背后传递器械及手术用品。并尽量避免咳嗽、打喷嚏，不得已时须将头转离无菌区。请他人擦汗时，头应转向一侧。如需交换位置，应背对背移动。

4. 无菌区的建立　无菌操作时应建立无菌区，无菌台台面以上为无菌区，台边缘以下均视为有菌。所有无菌物品都应放在无菌区内，并注意减少暴露和被污染的机会。未刷手的工作人员应与手术台保持一定距离，不可将手伸入无菌区内。参观手术人员要与手术区域保持 30～40 cm 以上的距离，且不得超过 2 人。

5. 保持物品无菌　手术过程中任何无菌物品不能低于手术人员腰以下或手术台台面以下。手套、手术衣及手术用物（如无菌巾、布单）如疑有污染、破损、浸湿时应立即更换。

6. 无菌物品的使用　一份无菌物品只能用于一个患者，打开后即使未用，也不能留给其他患者使用，需重新包装、灭菌后才能使用。

7. 保护皮肤切口　皮肤虽经消毒，只能达到相对无菌，残存在毛囊中的细菌对开放的切口有一定的潜在威胁。因此，切开皮肤前，一般用无菌聚乙烯薄膜覆盖，再经薄膜切开皮肤，以保护切口不受污染。切开皮肤和皮下脂肪层后，边缘以无菌手术巾单遮盖并固定，仅显露手术野。凡与皮肤接触的刀片和器械不应再用。

8. 污染手术的隔离技术　进行胃肠道、呼吸道或宫颈等污染手术时，切开空腔脏器前，应先用纱布垫保护周围组织，并随时吸尽外流的内容物，被污染的器械和其他物品应放在专放污染器械的盘内，避免和其他器械接触。完成污染手术后，手术人员应用无菌盐水冲洗或更换无菌手套，尽量减少污染机会。

二、手术配合

（一）器械护士的配合

器械护士需要直接参与手术、配合医师共同完成手术的全过程，保障手术所需的器械、物品和敷料的供给，其工作范围仅限于无菌区内，参与手术前必须要洗手、穿无菌手术衣、戴无菌手套，故又称洗手护士。

1. 术前一天访视患者，了解病情和患者的需求，做到心中有数。备齐手术所需的敷料、器械及手术用物，注意查对有效期。

2. 术前 15～20 min 洗手、穿无菌手术衣、戴无菌手套、冲洗手套上的滑石粉、铺无菌桌（器械桌）。检查各种器械、敷料等物品是否齐全，各种器械性能是否良好。根据手术步骤及使用先后将各类物品分类摆放。

3. 协助医师做手术区皮肤消毒及铺无菌手术单，连接并固定电刀、吸引器等。

4. 术前、术中关闭体腔及缝合切口前与巡回护士共同清点各种器械、敷料、缝针等数目，核实后登记。术中需增加器械、缝针等用物时，必须反复核对并记录。术毕再自行清点一次，以防异物遗留在手术区内导致严重后果。

5. 手术开始后，应密切观察手术进程，按手术步骤向手术医师主动、准确、迅速地传递手术器械、敷料、缝针等手术用物。传递任何器械均以柄轻击术者伸出的手掌。传递时，手术的刀锋朝上朝外，弯钳与弯剪类将弯曲部朝上，弯针应以持针器夹住中后 1/3 交界处。

6. 保持手术区域干燥、无菌和整洁，器械分类摆放整齐。器械用后及时取回擦净，做到"快递、快收"，随时清理缝线残端，防止带入创腔，暂时不用的器械放于器械台的一角。接触污染部位（如肠道、阴道等）的器械应分开放置，以防感染扩散。吸引器头每次用后需用无菌生理盐水吸洗，以防堵塞。并且监督参与手术人员的无菌操作，维持手术区的无菌。

7. 密切关注手术进展，若出现大出血、心搏骤停等紧急情况时，应沉着、冷静、果断，备好抢救用物，积极配合医师进行抢救。

8. 妥善保管术中切下的各种标本，按要求及时送检或面交术者。

9. 术毕协助医师处理、包扎伤口并固定各种引流物。术后再次与巡回护士共同清点器械、敷料，核对数目后在登记本上签名。并清洗手术器械，按要求分类处理各种用物和敷料。

（二）巡回护士的配合

巡回护士主要任务是在手术台下负责患者手术全过程所需物品、器械、敷料的准备及供应工作，与器械护士、术者、助手及麻醉师配合，共同完成手术。其工作范围在无菌区以外，在患者、手术人员、麻醉师及其他人员之间巡回，故称巡回护士。

1. 做好术前准备工作　认真检查手术间内各种物品、药物是否齐全，电源、吸引装置及供氧系统等设备是否安全有效。根据手术需要，落实、补充和完善一切物品。调节好室温及光线，准备好无菌桌。危重患者准备急救车及除颤器等。

2. 热情接待手术患者，按手术通知单仔细核对患者病区、床号、姓名、性别、年龄、住院号、诊断、手术名称、手术部位、血型、过敏史等基本情况，对新生儿要核对其手圈。点收随患者带入手术室的病历、CT、MRI 或 X 线片和药物。检查患者皮肤的准备情况，为患者开通静脉并输液。

3. 安置患者体位　根据麻醉要求安置患者体位并注意看护，必要时用约束带，防止坠床。麻醉后，再根据手术要求摆放体位并固定，以确保患者安全。

4. 协助手术人员穿无菌手术衣、戴无菌手套，暴露患者手术区皮肤，对好无影灯，接好电刀、电凝及吸引器等。

5. 术前、术中关闭体腔及缝合切口前与器械护士共同清点各种器械、敷料、缝针等数目，严格执行查对制度，避免造成差错。

6. 手术中的配合　关注手术进展情况，根据手术需要及时调节灯光。术中增加的物品要及时清点登记，并与洗手护士核对。密切观察病情变化，保证静脉输液、输血通路通畅。准确执行术中医嘱，术中用药、输血应 2 人核对，紧急情况下执行的口头医嘱要复诵一遍，并认真核对药名、剂量及用法并签名。

7. 认真填写手术护理记录单，监督手术人员的无菌操作并及时给予纠正。保持手术间的清洁、整齐、安静。关心手术人员，及时帮助解决问题。

8. 术毕协助医师包扎切口，如有引流管，要妥善固定并接上无菌引流袋。术中采取的标本应放在标本容器内，标明患者姓名、病室、床号、病历号、日期等，送至相关科室。整理患者所有物品随患者带回病房。整理手术间，补充手术间内的各种备用药品、物品，并进行日常的清洁和空气消毒等工作。

本章小结

手术室是为患者实施手术治疗的重要场所，其布局要符合要求，并注意人员、物品及环境的管理。根据空气的清洁度和细菌浓度可将手术间分为四个级别，包括特别洁净手术间、标准洁净手术间、一般洁净手术间和准洁净手术间；按洁净程度将手术室分为三个区域：洁净区、准洁净区和非洁净区。手术所需的物品需经过严格的灭菌消毒处理后才能使用；参与手术的人员先更换手术室的鞋、衣、帽、口罩，再经严格的外科洗手，穿好无菌手术衣、戴无菌手套后才能进行手术。手术室护士需对手术患者进行必要的准备工作，包括手术体位的摆放，手术区皮肤消毒，消毒的范围要包括手术切口周围 15～20 cm 的区域和手术区铺单等。在整个手术过程中始终要注意严格的无菌操作及手术人员的密切配合。

（怀化医学高等专科学校　姚　珺）

第三章　水、电解质、酸碱代谢失衡患者的护理

学习目标

1. 掌握三种缺水、低钾血症、高钾血症的定义，临床表现，护理措施，健康教育；代谢性酸中毒的定义，临床表现及酸碱平衡失调的护理措施。

2. 熟悉三种缺水、低钾血症、高钾血症、代谢性酸中毒的病因、治疗原则，护理评估，护理诊断；其他三种酸碱平衡失调、水中毒的定义，临床表现；水中毒的护理要点；体液组成及分布；体液平衡及调节。

3. 了解三种缺水、低钾血症、高钾血症、酸碱平衡失调的病理生理。

第一节　概　述

人体内环境的平衡与稳定是维持细胞、脏器和机体生命活动的基本保证，而内环境的平衡与稳定取决于体液中的水、电解质和酸碱度的平衡。该平衡可因创伤、感染、手术等因素而遭破坏，从而使体液的量和质发生变化，称为体液平衡失调。机体内环境的失衡程度超过了机体的代偿能力，不仅影响原发疾病的转归，严重时可威胁生命。因此，掌握水、电解质、酸碱失衡的基本理论、临床表现及临床监护，对提高护理水平十分重要。

【体液组成及分布】 人体内体液总量因性别、年龄和肥瘦而异。成年男性体液量约占体重的60%；女性因脂肪组织较多，体液约占体重的55%；婴幼儿可高达70%～80%，随年龄增长体液量将有所下降。14岁以后，儿童体液量占体重的比例已接近成人。

体液分细胞内液和细胞外液两部分。细胞内液大部分存在于骨骼肌内。成年男性细胞内液约占体重的40%；女性约占体重的35%。细胞外液均约占体重的20%。细胞外液包括血浆和组织液两部分，其中血浆约占体重的5%，组织液占体重的15%。组织液除不含血细胞和仅含少量蛋白质外，基本成分同血浆，并经常与血浆和细胞内液进行物质交换，保持着动态平衡。

体液的主要成分是水和电解质。细胞外液中的主要阳离子为Na^+，主要阴离子为Cl^-、HCO_3^-和蛋白质。细胞内液中的主要阳离子为K^+和Mg^{2+}，主要阴离子为HPO_4^{2-}和蛋白质。细胞内、外液的渗透压相等，正常为290～310 mmol/L。

体液的分布可以三个间隙的分布来表示。第一间隙液，即细胞内液，是细胞进行物质代谢的场所；第二间隙液，即组织液和血浆，是细胞外液的主体。具有快速平衡水、电解质的作用，属功能性细胞外液；第三间隙液，是存在于体内各腔隙中的一小部分细胞外液，包括胸腔液、腹腔液、心包液、脑脊液、关节液、滑膜液、房水等，仅占体重的1%～2%。其调节体液平衡的作用极小且慢，属非功能性细胞外液。

【体液平衡及调节】

(一) 水平衡

正常成人24 h水的摄入量和排出量各约2500 ml（表3-1），保持着出入量的平衡。如果水的摄入不足或排出过多，就可能发生缺水；反之则可引起体内水潴留。

表3-1 正常人体每天水分摄入量和排出量的平衡

摄入量（ml）		排出量（ml）	
饮水	1500	尿液	1500
食物含水	700	粪便	150
内生水	300	呼吸蒸发	350
		皮肤蒸发	500
总量	2500		2500

(二) 电解质平衡

一般情况下，维持机体电解质平衡的主要是Na^+和K^+，可以随饮食摄入并经消化道吸收，参与体内代谢。

1. 钠 占细胞外液阳离子总数的90%以上，是维持细胞外液渗透压的主要离子。正常血清钠浓度为135～150 mmol/L，钠含量的增减可直接影响细胞外液的量。正常成人对钠盐的日需要量约为5～10g，过剩的钠主要经尿液排出体外，小部分钠随出汗丢失（大量出汗例外）。肾对钠的调节能力很强，体内钠不足时，尿中排出的钠将明显减少。

2. 钾 全身钾总量的98%在细胞内，细胞外液中钾含量仅占总量的2%。正常血清钾浓度为3.5～5.5 mmol/L，但有极为重要的生理作用：参与维持细胞的正常代谢，维持细胞内液的渗透压和酸碱平衡，维持神经肌肉的兴奋性，以及维持心肌的生理特性。正常成人对钾盐的日需要量约为2～3 g，主要随食物摄入，钾主要经尿液排出体外。肾对钾的调节能力很低，在禁食或血钾降低时，经尿中排出的钾不会相应减少，故机体容易产生低钾血症。

(三) 体液平衡的调节

体液的平衡和稳定是由神经-内分泌系统通过肾来调节的。体液失衡时，一般先通过下丘脑-垂体后叶-抗利尿激素系统恢复和维持体液的正常渗透压，然后通过肾素-血管紧张素-醛固酮系统来恢复和维持血容量。

体内水分缺乏或丧失时，细胞外液渗透压增高，刺激下丘脑-垂体后叶-抗利尿激素系统，产生口渴，机体主动增加饮水；同时刺激抗利尿激素分泌增加，使肾远曲小管和集合管上皮细胞加强对水的重吸收，于是尿量减少，水分被保留于体内，从而使细胞外液渗透压降至正常。反之，体内水分增多时，细胞外液渗透压降低，口渴反应被抑制，抗利尿激素的分泌减少，尿量排出增加，使细胞外液的渗透压增至正常。

当循环血量减少和血压下降时，可刺激肾素分泌增加，进而刺激肾上腺皮质分泌醛固酮，后者可促进远曲小管对Na^+的重吸收和K^+、H^+的排泌，水的重吸收增多、尿量减少，使细胞外液增加，循环血量和血压恢复正常。

机体对血容量的变化相比渗透压敏感。在血容量锐减时，机体将以牺牲体液渗透压为代价优先保持和恢复血容量，使生命器官的灌流得到保证，以维护生命。

【酸碱平衡及调节】 机体维持正常的生理活动和代谢功能，需要体液保持适宜的酸碱度。以动脉血 pH 表示，正常范围为 7.35～7.45。人体在代谢过程中不断摄入和产生酸性物质和碱性物质，使体液中的 H^+ 浓度和酸碱度经常发生变动。机体主要通过体液的缓冲系统、肺、肾三条途径进行调节，维持体液中 H^+ 浓度和血液的酸碱度在正常范围。

(一) 缓冲系统

血浆中最重要的缓冲对为 HCO_3^-/H_2CO_3，其比值决定血浆的 pH 值，HCO_3^- 的正常值平均为 24 mmol/L，H_2CO_3 平均值为 1.2 mmol/L。两者的比值保持在 20/1，血浆 pH 值就能维持于 7.40。缓冲系统的作用发生快，但调节能力有限，最终还要依靠肺和肾的强大调节作用。

(二) 肺的调节

肺的呼吸对酸碱平衡的调节作用主要是通过排出 CO_2，从而降低动脉血二氧化碳分压($PaCO_2$)，并调节血浆中 H_2CO_3 的浓度。

(三) 肾的调节

肾通过改变排出固定酸及保留碱性物质的量，来维持正常的血浆 HCO_3^- 浓度，使血浆 pH 值相对稳定。肾对体液的酸碱平衡调节作用强大和持久，主要机制是通过 Na^+-H^+ 交换，排 H^+；HCO_3^- 重吸收；分泌 NH_4^+；排泌有机酸 4 种方式调节体内酸碱平衡。

第二节 水和钠的代谢失调

体内水分丧失称为缺水。在细胞外液中，水和钠的关系非常密切，故失水和失钠常同时存在。不同原因造成水和钠的代谢紊乱，在失水和失钠的程度和比例上也可有不同，引起的细胞外液的渗透压变化和临床表现也各不相同。因此，缺水可分为高渗性缺水（hypertonic dehydration)、低渗性缺水（hypotonic dehydration）和等渗性缺水（isotonic dehydration)。

一、缺水

(一) 高渗性缺水

高渗性缺水又称原发性缺水。水和钠同时丢失，但失水多于失钠，血清钠高于 150 mmol/L，细胞外液呈高渗状态。

【病因】

1. 水分摄入不足 如外伤、昏迷及食管疾病的吞咽困难、危重患者补水不足，鼻饲高浓度的肠内营养液或静脉输注大量高渗液体。

2. 水分丧失过多 如高热大量出汗（汗液为低渗，约含 NaCl 0.25%)、大面积烧伤暴露疗法、糖尿病患者因血糖未得到控制致高渗性利尿等。

【病理生理】 由于细胞外液渗透压增高，细胞内水分向细胞外转移，导致细胞内、外液量都有减少；严重时，脑细胞可因缺水而发生功能障碍。机体对高渗性缺水的代偿机制是：①细胞外液的高渗状态刺激视丘下部的口渴中枢，患者出现口渴感而主动饮水以增加体内水分、降低细胞外液渗透压；②高渗状态刺激 ADH 分泌增加，肾小管对水的重吸收增加，尿量减少，使细胞外液渗透压降低并恢复其容量。

【临床表现】 根据缺水程度和临床症状，一般将高渗性缺水分为三度：

1. 轻度缺水 失水量占体重的 2%～4%，除口渴外，无其他症状。

2. 中度缺水 失水量占体重的 4%～6%，极度口渴，伴乏力、尿少和尿比重增高、皮肤弹性差、眼窝凹陷，常有烦躁现象。

3. 重度缺水 失水量超过体重的6%。除上述症状外，可出现狂躁、幻觉、谵妄甚至昏迷等脑功能障碍的表现。

【治疗原则】 尽快治疗原发病，补充已丧失的液体。鼓励患者饮水及经静脉补充5%葡萄糖溶液或低渗的盐水（0.45%氯化钠）。高渗性缺水实际也有缺钠，输液过程中应观察血清钠的动态变化，补水同时适量补钠以避免低钠血症。补充已丧失液体的量有两种估算方法：①根据临床表现估计失水量占体重的百分比，如中度缺水丧失体重的4%～6%，需补液2.5～3 L。②根据血清钠浓度计算。补水量（ml）＝［测得血钠值（mmol/L）－正常血钠值（mmol/L）］×体重（kg）×4。

此外，还应补给每天正常的需要量约2000 ml。

（二）低渗性缺水

低渗性缺水又称慢性或继发性缺水。系水、钠同时丢失，但失水少于失钠，血清钠低于135 mmol/L，细胞外液呈低渗状态。

【病因】

1. 消化液持续性丢失 如反复呕吐、长期胃肠减压、慢性肠梗阻。

2. 大创面的慢性渗液。

3. 排钠过多 如使用排钠利尿剂依他尼酸（利尿酸）、氯噻酮等，未注意适量补钠。

4. 钠补充不足 如治疗等渗性缺水时补充水分过多。

【病理生理】 细胞外液渗透压降低，首先引起ADH的分泌减少，使水的重吸收减少，尿量增加，以提高细胞外液渗透压，结果使细胞外液的量进一步减少，当造成血容量的明显减少时，机体将不再顾及渗透压，而优先保持和恢复血容量。此时，机体的代偿机制为：①肾素-醛固酮系统兴奋，远曲小管对Na^+和水的重吸收增加。②血容量下降又会刺激垂体后叶，使ADH分泌增加，水重吸收增加，尿量减少。但若循环血量继续减少，以至超过了机体的代偿能力，无法维持血容量时，将出现休克，称为低钠性休克。

【临床表现】 以较早出现周围循环衰竭为特点，一般均无口渴感。根据缺钠程度，低渗性缺水可分为三度：

1. 轻度缺钠 血清钠在130 mmol/L以下，缺钠约0.5 g/kg。表现为疲乏、头晕、软弱无力；尿Na^+减少。

2. 中度缺钠 血清钠在120 mmol/L以下，缺钠约0.5～0.75 g/kg。除上述临床表现外，还伴恶心、呕吐、脉搏细速、视力模糊，血压不稳定或下降，脉压差变小，浅静脉瘪陷，站立性晕倒；尿量减少，尿中几乎不含钠和氯。

3. 重度缺钠 血清钠低于110 mmol/L，缺钠约0.75～1.25 g/kg。患者神志不清，四肢发凉甚至意识模糊、木僵、惊厥或昏迷；肌痉挛性抽搐，腱反射减弱或消失，可出现阳性病理体征；常伴休克。

【治疗原则】 积极治疗原发病，首先补充血容量，静脉输注高渗盐水或含盐溶液以纠正机体低渗状态。静脉输液速度应先快后慢，总输入量分次完成，每8～12小时根据机体情况调整输液计划。轻、中度缺钠患者，一般补充5%葡萄糖盐溶液；重度缺钠患者，先输晶体溶液，如等渗盐水，后输胶体溶液，如羟乙基淀粉、右旋糖酐和血浆等以补足血容量，再静脉滴注高渗盐水，以恢复细胞外液的渗透压。低渗性缺水的补钠量可按下列公式计算：

需补钠量（mmol）＝［正常血钠值（mmol/L）－测得血钠值（mmol/L）］×体重

(kg) ×0.6 (女性为 0.5)

(三) 等渗性缺水

等渗性缺水又称急性缺水或混合性缺水，是外科最常见的缺水类型。系水、钠成比例丢失，血清钠和细胞外液渗透压维持正常。

【病因】

1. 消化液急性丢失　如肠外瘘、大量呕吐等。

2. 体液体内转移　如急性腹膜炎、急性肠梗阻、大面积烧伤早期等。

【病理生理】　因细胞外液量迅速减少，刺激肾入球小动脉壁的压力感受器及肾远曲小管致密斑的钠感受器，引起肾素-血管紧张素-醛固酮系统兴奋，醛固酮分泌增加，促使远曲小管对 Na^+ 和水的重吸收，使细胞外液量得以恢复。由于体液丧失为等渗性，细胞内、外液的渗透压无明显变化，最初细胞内液并不向细胞外间隙转移；但若此类体液失衡持续时间较久，细胞内液将逐渐外移，随细胞外液共同丢失，出现细胞内缺水。

【临床表现】　临床表现特点是既有缺水表现，如口渴（不明显）、尿少；又有缺钠表现，如厌食、恶心、乏力、头昏及血压下降等。

轻度缺水，患者出现口唇干燥、眼窝凹陷、皮肤弹性降低、尿少等症状。当短时间内体液丧失达体重的 5%时，则会出现脉搏细速、肢端湿冷、血压不稳定等血容量不足的症状；当体液继续丧失达体重的 6%～7%时，则有明显的休克表现，常伴代谢性酸中毒；若因大量胃液丧失所致的等渗性缺水，可并发代谢性碱中毒。

【治疗原则】　治疗原发疾病，减少水和钠的继续丢失。积极补液，一般用平衡盐溶液或等渗盐水尽快补充血容量。应注意大量补充等渗盐水时因其氯浓度高于血清氯浓度，有导致高氯性酸中毒的危险。而平衡盐溶液内电解质含量与血浆相似，用于治疗等渗性缺水比较理想。在纠正缺水后，血清 K^+ 浓度因细胞外液量增加而稀释，也因尿量增多钾的排泄有所增加，要预防低钾血症的发生。一般应在尿量达 40 ml/h 后开始补钾。

常用的平衡盐溶液有乳酸钠和复方氯化钠溶液（1.86%乳酸钠溶液和复方氯化钠溶液比值为 1∶2）以及碳酸氢钠和等渗盐水溶液（1.25%碳酸氢钠溶液和等渗盐水比值为 1∶2）两种。

(四) 护理

【护理评估】

1. 缺水的性质与程度（表 3-2、表 3-3）　缺水状态常是继发于多种疾病发展过程中的一种病理状态，预后除与原发病密切相关外，还因失水与失钠程度、速度、时期长短以及自身的代偿能力的不同，差异很大。因此，及时正确地评估患者有无缺水以及缺水的性质与程度，对于采取恰当的治疗和护理措施至关重要。

表 3-2　缺水性质的评估

	病因	发病机制	血清钠浓度	临床特点
高渗性缺水	原发性水的丢失	失水＞失钠	＞150 mmol/L	口渴为最突出的表现
低渗性缺水	体液慢性丢失	失水＜失钠	＜135 mmol/L	较早出现周围循环衰竭
等渗性缺水	体液急性丢失	水、钠等比例丢失	正常	缺水表现：口渴（不明显）、尿少；缺钠表现：厌食、恶心、乏力、头昏、血压下降

表 3-3　缺水程度的评估

	高渗性缺水	低渗性缺水	等渗性缺水
轻度	仅有口渴；缺水占体重的 2%～4%	疲乏、头晕、软弱无力，尿量正常；血钠为 130 mmol/L 左右	口唇干燥、眼窝凹陷、皮肤弹性降低、尿少
中度	明显口渴＋缺水征；缺水占体重的 4%～6%	脉速、血压下降，脉压变小；血钠为 120 mmol/L 左右	除上述症状外，脉搏细速、肢端湿冷、血压不稳定或降低
重度	极度口渴＋缺水征＋中枢神经功能障碍；缺水占体重的 6%以上	尿少，休克，或抽搐、昏迷；血钠低于 110 mmol/L	明显的休克表现，常伴代谢性酸中毒或并发代谢性碱中毒

2. 身体状况

(1) 生命体征

1) 体温　体温下降可能是低血容量所致或已经发生休克；体温升高可使机体大量出汗丢失较多水分和少量 Na^+。

2) 脉搏　脉搏加快和微弱可能是体液不足或血容量下降的表现。

3) 呼吸　呼吸深快可能是伴有酸中毒；输液过快可产生肺水肿时导致呼吸困难。

4) 血压　缺水未纠正时血压下降表示血容量不足。

(2) 出入水量　24 h 出入水量的记录对护理评估有重要价值。入水量包括胃肠道和非胃肠道摄入的液体，出水量包括尿液、汗液、粪便及呼吸道和创面引流、蒸发的液体量。

(3) 皮肤和黏膜　体液不足时，皮肤弹性下降，口腔内颊黏膜干燥。

3. 心理和社会支持状况　评估患者和家属对相关疾病与相关症状的认知程度，如呕吐、腹泻、大面积烧伤、高热、大量出汗、气管切开、胃肠减压等。还要评估患者和家属心理反应和承受能力，便于采取针对性措施。

【主要护理诊断】

1. 体液不足　与高热、呕吐、胃肠减压、肠梗阻、大面积烧伤等导致的体液丢失过多或钠、水摄入不足有关。

2. 潜在并发症：低血容量性休克。

3. 营养失调：低于机体需要　与禁食、呕吐、腹泻、创面感染等导致的摄入不足和分解代谢增加有关。

4. 有便秘的危险　与体液丢失、活动减少、肠蠕动减少有关。

5. 知识缺乏：患者和家属对相关疾病与相关症状以及治疗计划的认知不足。

【护理措施】

1. 积极处理原发疾病　遵医嘱治疗原发疾病，是防治体液继续失衡的根本措施。

2. 维持体液平衡　已发生缺水和缺钠的患者应给予补液，补液计划要考虑：补液量、补液种类、补液方法。补液过程中还需要动态监护病情变化，观察补液效果，必要时调整补液计划。

(1) 补液量　包括累计损失量、继续损失量、生理需要量三个部分。

1) 累计损失量　指从发病到就诊已经累计损失的体液量。高渗及等渗性缺水患者，可按失水占体重的百分比计算。如一位 60 kg 体重的患者，中度高渗性失水，累计失水量约为

60 kg×5%=3 kg（3000 ml）；低渗性缺水患者按缺钠程度估计，如 60 kg 体重中度低渗性失水的患者，失钠量约为 60×0.6=36 g 氯化钠（相当于生理盐水 4000 ml）。

累计损失量的估算只是临床上的粗略估计，再者机体还有调节机制，一般在第一天只补给估算量的 1/2，其余的 1/2 第二天酌情补给。

2）继续损失量　是在治疗过程中又继续丢失的体液量，原则是“丢多少，补多少”。如呕吐、出汗、肠瘘、胃肠减压等，应准确记录排出量。发热患者，体温每升高 1℃，皮肤蒸发水分增加 3～5 ml/kg；如大量出汗，湿透一身衬衣裤约丢失低渗液体 1000 ml；气管切开患者呼吸道蒸发水分是正常的 2～3 倍，24 h 可失水 700～1000 ml。

3）生理需要量　即日需量，一般成人每日需要水分约 2000～2500 ml。

每日生理需水量的简易计算方法：A（kg）×100 ml+B（kg）×50 ml+C（kg）×20 ml（表 3-4）；大于 65 岁或心脏病者 C 项应改为 15 ml/(kg·d)；婴儿及儿童的体液量与体重之比高于成人，故每公斤体重所需的水量也较大，如体重<10 kg 的儿童，日需水量按实际体重（kg）×100 ml 计算；体重<20 kg，按 A（kg）×100 ml+其余体重（kg）×50 ml 计算。

表 3-4　每日水的生理需要量估算

体重	需水量
A（第一个 10 kg）	100 ml/(kg·d)
B（第二个 10 kg）	50 ml/(kg·d)
C（其余体重 kg）	20 ml/(kg·d)

（2）补液种类　补液的性质取决于水、钠失衡的类型。

1）累计损失量　①高渗性缺水以 5%葡萄糖溶液为主，待缺水情况基本改善后，再补适量生理盐水，葡萄糖溶液和生理盐水的比例可粗略按 2∶1 供给。②低渗性缺水以生理盐水为主，中、重度缺钠者补充适量高渗盐溶液。③等渗性缺水补充平衡盐溶液或生理盐水和葡萄糖溶液各半。

2）继续损失量　“丢什么，补什么”，如消化液丢失，一般补充复方氯化钠溶液或平衡盐溶液。

3）生理需要量　一般成人每日需氯化钠 5～10 g，氯化钾 2～3 g，葡萄糖 100～150 g。所以，应补充 500～1000 ml 生理盐水，10%氯化钾 20～30 ml，其余补给 5%～10%葡萄糖溶液。

（3）补液方法　按当日补液内容，安排好先后顺序，一般应遵循以下补液原则：先盐后糖、先晶后胶、先快后慢、交替输入、尿畅补钾。输液速度应考虑各脏器功能，尤其心、肺的功能状态。

1）先盐后糖　一般应先输入无机盐等渗溶液，利于稳定细胞外液渗透压和恢复细胞外液容量，然后再补充葡萄糖溶液。但高渗性缺水患者要先输入 5%葡萄糖溶液，以迅速降低细胞外液高渗状态。酸中毒患者应尽早补给碱性溶液。

2）先晶后胶　一般是先输入一定量的晶体溶液进行扩容，改善血液浓缩状态，有利于改善微循环，常首选平衡盐溶液。然后输入适量胶体溶液以维持血浆胶体渗透压，恢复和稳定血容量。但是，大失血所致的低血容量性休克，在抢救时应尽早补给胶体溶液。

3）先快后慢　明显缺水的患者，初期输液要快，以迅速改善缺水状态。对休克患者可能还需两路液体输入，必要时加压输液或作静脉切开插管输液。待患者一般情况好转后，就应减慢滴注速度，以免加重心、肺负担。

但是，对心、肺等重要器官功能障碍者、静脉滴注高渗盐水或经静脉特殊用药（钾盐、普萘洛尔、血管活性药物等），都要控制滴注速度。成人静脉滴注10%葡萄糖溶液不宜超过250 ml/h，因为机体利用葡萄糖的速率是0.5 g/(kg·h)，超过此值可形成渗透性利尿。

4）交替输入　液体量较多时，对盐类、糖类、胶体类及碱类等各种液体要交替输入，有利于机体发挥代偿调节作用。但是，高渗性缺水初期宜持续补充葡萄糖溶液，低渗性缺水初期宜持续补充盐水。

5）尿畅补钾　缺水、缺钠常伴有缺钾，缺水及酸中毒纠正后，钾随尿排出增多，亦会使血清钾进一步下降，故应及时补钾。注意，必须在尿量正常时（≥40 ml/h）方可补钾，否则有因急性肾衰竭而发生高钾血症的危险。

（4）补液效果的观察

1）记录液体出入量。

2）保持输液通畅。

3）观察治疗反应　①生命体征是否得到改善、是否恢复正常；②精神状态是否好转；③缺水征象有无改善；④尿量、尿比重是否恢复正常；⑤辅助检查指标，如血清电解质、中心静脉压等是否恢复正常。

3. 预防继续失水和便秘

（1）必须充足供给每日生理需要的水分（急性肾衰竭等特殊情况除外），防止体液继续损失，这是维持患者体液平衡的基本措施。

（2）防止便秘要注意膳食纤维的摄入、补充足够水分、适度活动、保持正常排便习惯。

4. 预防营养失调　足量供应机体每日需要的各种营养素。对于禁食或不能进食的患者，必要时提供肠外营养支持。

【健康教育要点】

1. 注意可能导致体液失衡的状况，如呕吐、腹泻、高热、大量出汗等，及时补充、及早诊治。凡能口服者，最好早期口服淡盐水或口服补液盐，必要时静脉输液。

2. 指导患者和家属掌握每日生理需要量、正确判断每日出入水量。

3. 注意补充继续丧失量。

二、水中毒

水中毒（water intoxication）又称水潴留性低钠血症或稀释性低钠血症。指总入水量超过排出量，水潴留体内致血浆渗透压下降和循环血量增多。较少见。

【病因】 常见有：①肾衰竭，不能有效排出多余水分；②因心功能不全等原因引起ADH分泌过多；③大量摄入不含电解质的液体或静脉补充水分过多。

【病理生理】 因入水量过多或排出过少，细胞外液量骤增，血清钠浓度降低、渗透压下降；细胞内液的渗透压相对较高，水向细胞内转移，使细胞内、外液量都增加。细胞外液量的增加抑制醛固酮分泌，使远曲小管和肾小球对Na^+重吸收减少，尿中排Na^+增加，血清钠浓度随之降低，细胞外液渗透压也趋降低。

【临床表现】 分急性水中毒和慢性水中毒。

1. 急性水中毒　发病急，因脑细胞肿胀和脑组织水肿造成颅内压增高，引起神经、精神症状，如：头痛、躁动、谵妄、惊厥甚至昏迷，严重者可发生脑疝。

2. 慢性水中毒　可出现软弱无力、呕吐、嗜睡、泪液和唾液增多等现象。一般无凹陷性水肿。

【治疗原则】　预防重于治疗。限制水分摄入，应用利尿剂促进水分排出，以减少扩张的血容量。静脉滴注3%～5%氯化钠高渗溶液，以缓解细胞肿胀和低渗状态。

【护理要点】

1. 病情观察　每日测量体重，严格记录出入量，以协助判断水潴留情况；注意电解质尤其是血浆 Na^+ 浓度的变化，防止低钾血症等发生。注意脑水肿、肺水肿的发生与发展。

2. 严格控制入水量　每日限制摄入水量在700～1000 ml以下。

3. 使用脱水利尿剂　遵医嘱使用利尿剂，可用20%甘露醇250 ml在15～30 min内快速静脉滴注；也可静脉注射利尿剂，如呋塞米和依他尼酸；静脉缓慢滴注高渗液体（3%～5%氯化钠溶液，一般每千克体重5 ml），成人患者氯化钠的日补充量不超过20 g。

4. 皮肤的护理　注意休息，防止发生皮肤破损。

第三节　钾代谢异常

钾代谢异常有低钾血症和高钾血症两类。钾具有很多重要生理功能：参与和维持细胞代谢、酸碱平衡、神经肌肉组织兴奋性以及心肌的生理功能。临床上以低钾血症较为常见。

一、低钾血症

低钾血症（hypokalemia）是指血清钾浓度低于3.5 mmol/L。

【病因】

1. 钾摄入不足　长期进食不足、禁食或静脉补钾不足。

2. 钾排出过多　如呕吐、腹泻、持续胃肠减压，或长期应用肾上腺皮质激素、利尿剂等。

3. 钾体内分布异常　如大量注射葡萄糖或氨基酸、进行高营养支持及代谢性碱中毒等，钾向细胞内转移。

【临床表现】

1. 肌无力　是最早的表现，先四肢软弱无力，以后延及躯干和呼吸肌。可出现抬头及翻身困难；吞咽困难、呛咳，呼吸困难甚至窒息。严重者可有腱反射减弱、软瘫。

2. 消化道功能障碍　因胃肠平滑肌兴奋性降低，可出现恶心呕吐、腹胀、肠鸣音减弱或消失等肠麻痹表现。

3. 心功能异常　心悸及心动过速、心律不齐、血压下降，严重时可发生心室纤颤或收缩期停搏。

4. 代谢性碱中毒　低血钾时 K^+ 由细胞内代偿性移出细胞外，H^+ 则进入细胞内使细胞外 H^+ 减少导致碱中毒。此时肾为了保存 K^+，远曲小管 K^+-Na^+ 交换减少，H^+-Na^+ 交换增多，排 H^+ 增多，尿液呈酸性，故称反常性酸性尿。

5. 辅助检查

（1）血清钾＜3.5 mmol/L。

（2）典型的心电图改变为　早期出现T波低平、增宽、双向或倒置，随后S-T段降低，Q-T间期延长，出现U波。

【治疗原则】

1. 积极控制原发病因，减少或终止钾继续丢失。

2. 纠正低钾血症 最安全的途径是口服补钾，常用的口服药是10%氯化钾。饮食中含钾丰富，尽早恢复患者的正常饮食是纠正低钾血症最可靠的方法。对不能进食的患者，可采取静脉补钾。

【护理评估】

1. 与低血钾相关的健康史和生活史

(1) 饮食习惯 常用饮食种类，有无偏食、厌食等。

(2) 疾病史 如呕吐、腹泻、肠瘘、昏迷、急性肾衰竭多尿期等

(3) 治疗及用药情况 如手术禁食、胃肠减压、肠造瘘等，长期补液同时补钾不足、应用盐皮质激素过多等。

2. 低钾血症的程度 判断低钾血症以及程度，是否伴有呼吸困难、肠麻痹、心律不齐、软瘫等严重情况。

3. 心理、社会反应及认知程度 患者及家属可能不了解及钾摄入方面的知识以及钾的作用。由于肌无力、腹胀和心律失常使患者产生焦虑不安。

【主要护理诊断】

1. 心输出量减少 与心律异常有关。

2. 低效性呼吸型态 与呼吸肌无力有关。

3. 活动无耐力 与低钾血症骨骼肌无力有关。

4. 有受伤的危险 与骨骼肌无力有关。

5. 舒适的改变 与低钾血症胃肠平滑肌蠕动减少，引起的呕吐、腹胀、肠麻痹有关。

6. 知识缺乏：缺乏与补钾有关的知识。

【护理措施】

1. 控制病因 如及时控制呕吐或腹泻，防止钾的继续丢失等。在病情允许时，给患者介绍含钾量高的食物（表3-5），尽早恢复患者正常饮食。

表3-5 含钾食物表

种类	钾含量	食物名称
奶类	>100 mg/100 ml	全脂牛奶、脱脂牛奶
	>1300 mg/100g	全脂奶粉、脱脂奶粉
蛋类	>100 mg/100 g	各种蛋类
豆类	>600 mg/100 g	毛豆
	>1000 mg/100 g	绿豆、红豆、黄豆
鱼类	>350 mg/100 g	白鲳、鳕鱼、乌龟、龙虾、鲨鱼、河鳗等
肉类	>350 mg/100 g	牛肝、猪肝、猪腰、牛肉、猪肉等
谷类	>70 mg/100 g	大米、糯米、小米、山药、土豆、大麦、小麦等
蔬菜类	>400 mg/100 g	绿菜花、菠菜、空心菜、荸荠、苋菜、干木耳、生海带、榨菜、干紫菜等
水果类	>250 mg/100 g	香蕉、石榴、橘子、橙子、葡萄干、枇杷、龙眼干、干橄榄
其他	>250 mg/100 g	巧克力、酱油、花生、芝麻、胡桃、瓜子、莲子、新鲜果汁

2. 及时补钾 口服补钾能奏效时尽量口服，不能口服者可经静脉滴注补钾。严禁直接静脉推注，以免血钾突然升高，导致心搏骤停。静脉补钾务必遵循以下原则：

①尿畅补钾：每小时尿量在 40 ml 以上时，方可补钾；②浓度不过高：一般不超过 0.3%（40 mmol/L）；③滴速不过快：成人静脉滴注速度不要超过 60～80 滴/分钟（20 mmol/h），严禁直接静脉注射，以免导致心搏骤停；④补钾不过量：细胞内缺钾情况恢复较慢。因此，禁食而无其他额外失钾者，每天可补生理需要量氯化钾 2～3 g；对一般性缺钾患者（临床症状较轻，血钾常为 3～3.5 mmol/L），每日补氯化钾总量 4～5 g；严重缺钾者（血钾多在 3 mmol/L 以下），每日补氯化钾总量也不宜超过 6～8 g。

3. 防治并发症 加强陪护，避免意外损伤。严密观察呼吸、脉搏、血压、尿量，肌力、腱反射、肠鸣音和腹胀情况。及时作血清钾测定和心电图检查，尤其应注意循环功能衰竭或心室纤颤的发生。

【健康教育要点】 给患者介绍钾的作用及钾摄入方面的有关知识，鼓励患者在病情允许的情况下，尽早恢复正常饮食，多进食含钾高的食物。

二、高钾血症

高钾血症（hyperkalemia）是指血清钾浓度高于 5.5 mmol/L。

【病因】

1. 钾摄入过多 如静脉补钾过浓、过快或过量。

2. 钾排出减少 如急性肾衰竭，使用抑制排钾的利尿剂（如螺内酯、氨苯蝶啶等）。

3. 钾在体内分布异常 酸中毒、严重挤压伤、大面积烧伤、输入过多保存较久的库存血等，大量细胞内钾移至细胞外。

【临床表现】 患者有神志淡漠或恍惚、手足麻木、腹胀、腹泻，乏力、四肢软弱无力，严重者软瘫。严重高钾血症有微循环障碍表现，如皮肤苍白、发冷、血压下降等。心搏徐缓或心律不齐，甚至发生舒张期心脏停搏。

【辅助检查】

1. 血清钾＞5.5 mmol/L。

2. 心电图可见 T 波高而尖和 Q-T 间期延长，随后出现 QRS 波增宽和 PR 间期延长。

【治疗原则】 积极治疗原发疾病和改善肾功能。停用含钾的药物及食物，对抗心律失常，促进钾转移到细胞内，排除体内过多的钾，降低血钾浓度。

【护理评估】

1. 与疾病相关的健康史和生活史

（1）治疗与用药史 大量输入库血、输入含钾溶液，应用保钾利尿剂等。

（2）外伤史 严重烧伤、挤压伤等。

（3）疾病史 肾功能不全，胰岛素分泌不足，盐皮质激素分泌不足等。

2. 高钾血症的程度 判断高钾血症以及程度，是否伴有循环障碍、心律不齐、软瘫等严重情况。

3. 心理社会反应及认知程度 患者及家属可能存在对控制钾盐摄入方面的知识缺乏。由于肌无力、心律不齐使患者产生焦虑、紧张、不安情绪。

【主要护理诊断】

1. 活动无耐力　与高钾血症导致软弱无力、神志淡漠有关。

2. 有受伤的危险　与软弱无力、意识恍惚有关。

3. 潜在并发症：心律失常、心输出量减少、心搏骤停等。

【护理措施】

（一）控制病因

积极配合医生处理原发病因。减少血钾增加的因素如：保证患者有足够热量供给，避免体内蛋白质、糖原的大量分解而释放 K^+；严重创伤者，应予彻底清创；避免应用久存的库血。

（二）纠正高钾血症

遵医嘱做好以下处理：

1. 停用一切含钾药物，如青霉素钾盐等；禁输库血；禁食含钾量多的食物。

2. 对抗心律失常　用10%葡萄糖酸钙10～20ml加等量5%葡萄糖溶液稀释后缓慢静脉注射。因 Ca^{2+} 与 K^+ 有对抗作用，能缓解 K^+ 对心肌的毒性作用。

3. 降低血清钾浓度

（1）将 K^+ 转移到细胞内，降低血清钾浓度。静脉滴注5%碳酸氢钠溶液100～200ml，以纠正酸中毒，促使 K^+ 转入细胞内和增加肾小管排 K^+；输入10%葡萄糖溶液500ml或25%葡萄糖溶液200ml，每5g糖加胰岛素1U静脉滴注，通过糖原的合成，促使 K^+ 部分转入细胞内以暂时降低血清钾浓度。

（2）加速钾的排出。呋塞米40mg静脉注射；应用阳离子交换树脂口服或保留灌肠，每克树脂可吸附1mmol钾离子。

4. 腹膜透析或血液透析，适用于肾衰竭患者，是最有效的方法。

（三）防治并发症

加强陪护，避免意外损伤。严密观察脉搏、血压、呼吸及尿量，及时作血清钾测定和心电图检查，尤其应注意心律失常、循环功能衰竭的发生。

【健康教育要点】　给患者介绍高血钾方面的有关知识，配合限制摄入钾盐的措施。鼓励患者克服焦虑、紧张、不安情绪。

第四节　酸碱平衡失调

正常血液的pH为7.35～7.45。在正常情况下，机体尽管不断地摄入及产生酸性和碱性物质，但能通过完善的调节机制使体液的酸碱度可始终维持在正常范围之内。但当体内的酸碱物质过多超过了机体的调节能力，或调节功能发生障碍时，则平衡状态将被打破，形成不同形式的酸碱平衡失调。血浆中pH低于7.35为酸中毒，高于7.45为碱中毒。原发性酸碱平衡失调可分为以下四种类型：

1. 代谢性酸中毒（metabolic acidosis）　由于血浆中［HCO_3^-］原发性下降导致的pH降低。

2. 代谢性碱中毒（metabolic alkalosis）　由于血浆中［HCO_3^-］原发性增高导致的pH升高。

3. 呼吸性酸中毒（respiratory acidosis）　由于血浆中 H_2CO_3 原发性增高导致的pH

降低。

4. 呼吸性碱中毒（respiratory alkalosis） 由于血浆中 H_2CO_3 原发性下降导致的 pH 升高。

有时可同时存在两种以上的原发性酸碱失调，此即为混合性酸碱平衡失调（mixed acid-base imbalance）

临床上以代谢性酸中毒及呼吸性酸中毒最为常见。

不同类型的酸碱平衡失调常表现有特征性的血液生化指标改变。pH、HCO_3^- 及 $PaCO_2$ 是反映机体酸碱平衡的三大基本要素。其中，HCO_3^- 反映代谢因素，$PaCO_2$ 反映呼吸因素。

一、代谢性酸中毒

【病因】

1. 酸性物质产生或摄入过多

（1）休克、抽搐、心搏骤停等引起的缺氧，使葡萄糖无氧酵解增强，致乳酸增加，发生乳酸性酸中毒。

（2）糖尿病、饥饿、酒精中毒等情况下，体内脂肪分解过多，形成大量酮体，引起酮症酸中毒。

（3）大量摄入阿司匹林、氯化铵、盐酸精氨酸等药物，在体内解离出 HCl。

2. 酸性物质排出减少 严重肾衰竭患者，体内固定酸不能由尿排出，特别是硫酸和磷酸在体内蓄积，H^+ 浓度升高导致 HCO_3^- 浓度下降；远曲肾小管性酸中毒系集合管泌 H^+ 功能降低，H^+ 在体内蓄积，导致血中 HCO_3^- 浓度进行性下降。

3. 碱性物质丢失过多 如严重腹泻、肠瘘或肠道引流、胆瘘、胰瘘等使碱性消化液（$NaHCO_3$）大量丢失。

4. 高血钾 高钾血症时，K^+ 与细胞内 H^+ 交换，引起细胞外 H^+ 增加。

【临床表现】 轻症者常被原发病症状所掩盖。重症者可有以下表现。

1. 呼吸加深加快 即 Kussmaul 呼吸，为最突出的表现。呼吸频率有时可高达 40～50 次/分。是由于机体为加速排出 CO_2，以降低血碳酸浓度，肺代偿调节作用加强所致，有时呼气有烂苹果气味，乃因发热、进食不足、糖尿病等使体内酮体生成过多所致。

2. 中枢神经系统 $[H^+]$ 增高使脑细胞代谢障碍，患者可有眩晕、疲乏、嗜睡，甚至昏迷。

3. 循环系统 代谢性酸中毒可致血钾升高、降低心肌收缩力和周围血管对儿茶酚胺的敏感性，因此可出现室性心律失常、心率加快，血压偏低，甚至休克等。

4. 皮肤 $[H^+]$ 增高，刺激毛细血管扩张，患者可有面部潮红，但休克患者因缺氧而发绀。

【辅助检查】 血气分析：血液 pH 低于 7.35、$[HCO_3^-]$ 明显降低、$PaCO_2$ 正常。

【治疗原则】 消除引起代谢性酸中毒的病因为主要措施。由于机体具有代偿机制，只要消除病因和辅以补液纠正缺水，较轻的酸中毒患者常可自行纠正。对血浆 $[HCO_3^-]$ 低于 10 mmol/L 的患者，应立即静脉输液及应用碱性溶液进行治疗。碱性溶液常用 5%碳酸氢钠溶液，输入后可离解出 HCO_3^-，能直接中和体内积聚的酸。用药量计算公式如下：

HCO_3^- 需要量（mmol）＝［HCO_3^- 正常值（mmol/L）－HCO_3^- 测得值（mmol/L）］×体重（kg）×0.4

一般可将应输给量的一半在2～4 h内输入，以后再决定是否继续输给剩下的量的全部或一部分。在使用碱性药物纠正酸中毒后，血中钙离子浓度降低，可出现手足抽搦，应经静脉给予葡萄糖酸钙治疗。

二、代谢性碱中毒

【病因】

1. 酸性物质丢失过多　是外科患者发生代谢性碱中毒最常见的病因。

（1）大量丢失酸性胃液，如剧烈呕吐、长期胃肠减压、幽门梗阻、急性胃扩张等，使胃酸大量丢失，血浆中 HCO_3^- 得不到中和，造成血浆中 HCO_3^- 浓度升高。

（2）应用呋塞米、依他尼酸等利尿剂能抑制近曲小管对 Na^+ 和 Cl^- 的再吸收，不影响远曲小管内 Na^+ 与 H^+ 的交换。结果 H^+ 经肾大量丢失使 HCO_3^- 再吸收增多，以及 Cl^- 排出增多，发生碱中毒。

2. 碱性物质摄入过多　补碱过量，使酸中毒转变成更难处理的碱中毒；长期服用碱性药物；大量输入库血，抗凝剂入血后转化为 HCO_3^-，可致碱中毒。

3. 低血钾　低钾血症时，K^+ 从细胞内移至细胞外。每3个 K^+ 从细胞内释出，就有1个 H^+ 和2个 Na^+ 进入细胞内，引起细胞内酸中毒和细胞外碱中毒。

【临床表现】

1. 呼吸系统　抑制呼吸中枢，患者呼吸浅而慢。

2. 中枢神经系统症状　表现为烦躁不安、精神错乱、谵妄，甚至昏迷。系因抑制性神经介质γ-氨基丁酸生成减少，使中枢神经系统出现兴奋状态。

3. 神经、肌肉症状　肌张力增强、腱反射亢进，手足抽搐等，是由于代谢性碱中毒引起低钾血症及钙离子游离度降低所致。

【辅助检查】　血气分析：血液pH值高于7.45、[HCO_3^-]值明显增高、$PaCO_2$ 正常。

【治疗原则】　代谢性碱中毒的处理较酸中毒困难，应积极治疗原发病，恢复血容量，纠正 Ca^{2+}、K^+ 不足，严重时补充稀盐酸溶液。

三、呼吸性酸中毒

【病因】

1. 呼吸中枢抑制　全身麻醉过深、镇静剂过量、脑损伤、高位脊髓损伤等。

2. 呼吸道梗阻　喉头痉挛和水肿、溺水、气管异物、支气管痉挛等。

3. 胸部活动障碍　胸部创伤、严重气胸等。

4. 肺部疾患　肺不张及肺炎、肺水肿、急性呼吸窘迫综合征等。

5. 呼吸机使用不当　通气量过小。

因通气不足、换气功能障碍及肺泡通气-血流比值失调，体内 CO_2 蓄积，使血浆 H_2CO_3 升高。

【临床表现】　临床表现常为原发疾病掩盖。患者可有胸闷、呼吸困难、发绀；CO_2 潴留可使脑血管扩张，患者躁动不安，持续性头痛；随着酸中毒的加重，可有震颤，精神错乱、谵妄或昏迷，称肺性脑病；H^+ 浓度增加及高血钾还可引起心律失常、心室纤颤等。

【辅助检查】　血气分析：血液pH降低、$PaCO_2$ 增高、血浆[HCO_3^-]正常。

【治疗原则】　应积极治疗原发病，改善通气功能。必要时气管插管或气管切开，使用呼吸机。

四、呼吸性碱中毒

【病因】

1. 低氧血症 外呼吸障碍如肺炎、肺水肿等，以及吸入气氧分压过低，均可因 PaO_2 降低而引起通气过度。

2. 呼吸中枢受到直接刺激 癔病、脑外伤、高热、甲状腺功能亢进等使肺过度通气。

3. 呼吸机使用不当 通气量过大。

肺通气过度是各种原因引起呼吸性碱中毒的基本发病机制。因呼吸过快过深，肺通气过度，使 CO_2 排出过多，血 $PaCO_2$ 明显降低，引起低碳酸血症。

【临床表现】 一般无症状。较重者以神经-肌肉兴奋性增强为其特征，表现为眩晕、手足麻木、针刺感、肌肉震颤，手足抽搐，心率加快。

【辅助检查】 血气分析：血液 pH 增高、$PaCO_2$ 下降。

【治疗原则】 应积极治疗原发病，提高血液 $PaCO_2$；纠正 Ca^{2+} 不足。

五、护理

【护理评估】

1. 与疾病相关的健康史 了解是否有以下病史：严重腹泻、肠瘘；休克；糖尿病、长期禁食、高热；肾功能不全等。长期胃肠减压、幽门梗阻、长期服用碱性药、利尿剂等；是否有影响呼吸功能的病史，如昏迷、哮喘、慢性支气管炎、肺心病、胸部创伤。脑外伤、高热、甲状腺功能亢进症、癔症、呼吸机使用不当等。

2. 患者机体碱失衡 血清 pH 发生改变，机体出现相应症状，血气分析和电解质发生改变。

3. 心理社会反应及认知程度 由于疾病影响心肺功能，呼吸频率加快，可使患者产生恐惧和焦虑。乏力和眩晕可加重患者的不适感。患者及家属不了解疾病发生变化的原因及预后。

【主要护理诊断】

1. 心输出量减少 与酸中毒、血清［H^+］增高，抑制心肌收缩力有关。

2. 低效性呼吸型态 与呼吸深浅或频率改变使呼吸不规则或呼吸道梗阻有关。

3. 有损伤的危险 与中枢神经受抑制导致意识障碍及神经肌肉应激性改变有关。

4. 潜在并发症：心律失常等 与血清酸碱度改变或血钾浓度变化有关。

【护理措施】

（一）代谢性酸中毒

1. 病情观察 密切观察脉搏、呼吸、血压及意识的变化，尤其是呼吸的频率和深度、脉率，了解心血管功能及脑功能的改变。准确记录 24 h 出入水量，及时遵医嘱作血气分析。

2. 消除或控制导致代谢性酸中毒的危险因素 如纠正高热、腹泻、缺水、休克，积极改善肾功能；保证足够热量供应，减少脂肪分解以免生成过多酮体。

3. 使用碱性溶液 常用 5%碳酸氢钠溶液，输入后可离解出 HCO_3^-，能直接中和体内积聚的酸。静脉滴注 5%碳酸氢钠溶液时应注意：

（1）5%碳酸氢钠溶液不必稀释，可直接供静脉注射或滴注。

(2) 碱性溶液宜单独滴入，其中不加入其他药物。

(3) 补给 5%碳酸氢钠溶液时，应从患者补液总量中扣除等量生理盐水，以免补钠过多。

(4) 酸中毒时血 Ca^{2+}、K^+ 均可增多，故常掩盖低钙血症或低钾血症，补充碳酸氢钠溶液后应注意观察缺钙或缺钾症状的发生，并及时予以纠正。

(5) 补碱不宜过速、过量，避免发生医源性碱中毒。

4. 预防并发症　加强陪伴、避免外伤、保证安全。

(二) 代谢性碱中毒

1. 观察精神神经方面的异常表现；监测血气分析及血电解质浓度改变。

2. 配合医疗方案，积极控制原发病。

3. 遵医嘱及时采取纠正碱中毒的措施。对丧失胃液所致的代谢性碱中毒，可输注生理盐水和适量氯化钾。因为生理盐水中 Cl^- 含量较多，有利于纠正低氯性碱中毒，补钾有利于纠正低钾性碱中毒，但患者尿量超过 40 ml/h 时才可开始补钾。

病情严重时（HCO_3^- 45～50 mmol/L，pH＞7.65），为迅速中和细胞外液中过多的 HCO_3^-，可应用 0.1～0.2 mol/L 的盐酸溶液缓慢静脉滴注。具体方法是将 1 mol/L 盐酸 150 ml溶入生理盐水或 5%葡萄糖溶液 1000 ml 中（盐酸浓度为 0.15 mol/L），经中心静脉导管缓慢滴入（25～50 ml/h）。切忌经周围静脉输入，因该溶液一旦渗漏会导致软组织坏死。并根据血 Na^+、K^+ 缺乏情况，同时补入生理盐水和氯化钾。每 4～6 h 重复测定血气分析及血电解质，根据病情随时调整治疗方案。

4. 有手足抽搐者，遵医嘱给 10%葡萄糖酸钙 20 ml，适当稀释后缓慢静脉注射。

(三) 呼吸性酸中毒

1. 密切观察生命体征并记录。注意呼吸的频率与深度的变化，观察心律（率）的变化。

2. 解除呼吸道梗阻　恢复与维持有效的通气功能是治疗与护理的关键。

(1) 鼓励患者深呼吸，改善换气。

(2) 保证抗生素的输入，控制感染。

(3) 吸氧。

(4) 协助患者采取体位引流、雾化吸入等措施促进排痰。

(5) 做好气管插管或气管切开的准备。

3. 防止意外损伤　对意识障碍者，应采取保护措施，提供舒适的环境，协助采取舒适的卧位，促进舒适，避免意外损伤。

(四) 呼吸性碱中毒

1. 控制致病因素　主动与患者沟通，耐心倾听患者的诉说；调整呼吸机的频率、压力和容量等。

2. 提高动脉血二氧化碳分压（$PaCO_2$）　指导患者屏气，必要时用纸筒罩住口鼻以增加 CO_2 的吸入量，也可应用镇静剂，或让患者吸入含 5%CO_2 的氧气。

3. 对症处理　手足抽搐者可给 10%葡萄糖酸钙 10～20 ml 缓慢静脉注射。

本章小结

高渗性缺水是指水和钠同时丢失，但失水多于失钠，血清钠高于 150 mmol/L，细胞外液呈高渗状态；病因主要是水分摄入不足与丧失过多；口渴是其最早、最主要的临床表现。低渗性缺水系水、钠同时丢失，但失水少于失钠，血清钠低于135 mmol/L，细胞外液呈低渗状态；其病因主要是消化液持续性丢失，排钠过多等；临床表现为以周围循环衰竭为特点。等渗性缺水是外科最常见的缺水类型，系水、钠成比例丢失，血清钠和细胞外液渗透压维持正常；其病因主要是消化液急性丢失；临床表现特点是既有缺水表现，又有缺钠表现。低钾血症是指血清钾浓度低于 3.5 mmol/L；病因主要是钾摄入不足，钾排出过多；肌无力是最早的表现，典型的心电图改变出现 T 波低平。高钾血症是指血清钾浓度高于 5.5 mmol/L；病因主要是钾摄入过多，钾排出减少。代谢性酸中毒由于血浆中原发性 HCO_3^- 下降导致的 pH 降低；病因主要是酸性物质产生或摄入过多，酸性物质排出减少；呼吸加深加快为最突出的表现。

（怀化医学高等专科学校　邬贤斌）

第四章　外科休克和多器官功能障碍综合征患者的护理

学习目标

1. 掌握休克的定义、典型表现、护理诊断、护理措施。

2. 熟悉休克的临床分期、处理原则；熟悉急性呼吸窘迫综合征及急性肾衰竭的临床表现、处理原则和护理措施。

3. 了解休克的病因、分类、病理生理、辅助检查。

第一节　休　克

休克（shock）是机体在各种有害因素侵袭下引起的以有效循环血容量骤减，致组织灌注不足，细胞代谢紊乱、受损，微循环障碍为特点的病理过程。

有效循环血容量的维持必须依赖下列三个因素的共同作用：①充足的血容量，是维持全身血液灌注的物质基础；②心脏的收缩作用，产生有效的心排出量；③良好的周围血管张力，以维持血压的相对稳定。

休克发病急，进展快，如果未能及时发现和治疗，则可能导致组织器官的不可逆损害甚至引起死亡。因此，护理人员应了解休克不同阶段的病理生理特点，及时采取有效措施，对防治休克十分重要。

【病因与分类】 休克的分类方法很多，较常见的是根据病因分为低血容量性休克、感染性休克、心源性休克、神经源性休克和过敏性休克五类。其中低血容量性和感染性休克在外科休克中最为常见。

（一）低血容量性休克

低血容量性休克（hypovolemic shock）是外科最常见的休克类型。常由于大量出血或体液丢失，或液体积存于第三间隙，导致有效循环血容量降低所致。包括创伤性休克和失血性休克两类。

1. 失血性休克　常由于急性大量出血所引起，如大血管破裂，肝脾破裂出血，胃、十二指肠出血，门静脉高压所致食管、胃底曲张静脉破裂出血等。出血量达全身血容量的15%～20%时患者可出现轻度休克，在40%以上可出现重度休克，在45%或以上时常会导致患者死亡。

2. 创伤性休克　常见于各种严重创伤，如骨折、挤压伤、大面积撕脱伤、大范围组织挫伤等。

（二）感染性休克

感染性休克（septic shock）是外科多见并且较难以治疗的休克类型。常继发于以革兰阴性杆菌为主的感染，如胆道化脓性感染、急性化脓性腹膜炎、绞窄性肠梗阻、泌尿系感染及败血症等，亦称内毒素性休克。严重感染时，细菌及毒素既可直接导致心肌损害，又可引起血管扩张、血液外渗导致休克。革兰阴性杆菌释放的内毒素与体内的抗原抗体复合物作用，可引起血管痉挛及血管内皮细胞损伤；同时，内毒素可促使体内多种炎性介质释放，引起全身炎症反应综合征（SIRS），最终导致微循环障碍、代谢改变及器官功能衰竭。

（三）心源性休克

由原发性的心排出量急剧减少所致，如急性广泛的心肌梗死引起的休克。

（四）神经源性休克

由神经、精神因素引起血管扩张、血液淤滞，有效循环血容量锐减所致。如麻醉意外、脊髓损伤、剧烈疼痛引起的休克。

（五）过敏性休克

如注射血清制剂或药物过敏引起的休克。

【病理生理】 各类休克的共同病理生理基础是有效循环血量锐减和组织灌注不足及由此导致的微循环、代谢改变及内脏器官继发性损害。

（一）微循环的变化

1. 微循环收缩期 在休克早期，由于人体有效循环血量锐减，血压下降，组织灌注不足和细胞缺氧，刺激主动脉弓和颈动脉窦压力感受器引起血管舒缩中枢加压反射，交感神经-肾上腺轴兴奋，大量儿茶酚胺释放及肾素-血管紧张素分泌增加等，使心跳加快、心排出量增加，选择性地使外周和内脏小血管、微血管平滑肌收缩，以保证心、脑等重要器官的供血。由于毛细血管前括约肌强烈收缩，动静脉短路和直捷通道开放，增加了回心血量。随着毛细血管前括约肌收缩和后括约肌相对开放，毛细血管网内血流减少，压力降低，血管外液进入血管，虽然血容量得到了部分补偿，但组织仍处于低灌注和缺氧状态。此期若能及时去除病因、及时救治，休克较容易纠正。

2. 微循环扩张期 随着休克的继续发展，流经毛细血管的血流继续减少，细胞因严重缺氧处于无氧代谢状态，大量乳酸类酸性代谢产物堆积，组胺等血管活性物质释放。这些物质可使毛细血管前括约肌松弛，毛细血管广泛扩张，而后括约肌由于对酸中毒耐受力较大，仍处于收缩状态，致大量血液淤滞于毛细血管，毛细血管内静水压升高、通透性增加致血浆外渗，血液浓缩，血黏稠度增加，结果使得回心血量及心排出量进一步减少，重要脏器灌注不足，休克加重进入抑制期。此期，患者病情严重，应加强护理，及时救治，让患者尽快脱离危险。

3. 微循环衰竭期 如果病情继续发展，就会进入不可逆性休克。由于微循环内血液浓缩、黏稠度增加和在酸性环境下血液处于高凝状态，红细胞与血小板易发生凝集，在血管内形成微血栓，甚至发生弥散性血管内凝血（DIC）。随着各种凝血因子消耗，激活纤维蛋白溶解系统，临床出现严重出血倾向。由于组织缺少血液灌注，细胞缺氧更加严重；加之酸性代谢产物和内毒素的作用，细胞内溶酶体膜破裂，释放多种水解酶，造成组织细胞自溶、死亡，最终引起广泛的组织损害甚至多器官功能受损。

（二）代谢变化

在组织灌注不足和细胞缺氧时，体内葡萄糖以无氧酵解供能，产生的三磷腺苷（ATP）大大少于有氧代谢。体内葡萄糖的无氧酵解使丙酮酸和乳酸产生过多，加之肝因灌流量减少，处理乳酸的能力减弱，使乳酸在体内的清除率降低及血液内含量增多，致体液酸碱平衡失调，出现代谢性酸中毒。休克时蛋白质分解加速，可使血尿素氮、肌酐、尿酸含量增加。

休克时儿茶酚胺大量释放能促进胰高血糖素生成并抑制胰岛素分泌，以加速肝糖原和肌糖原分解，同时刺激垂体分泌促肾上腺皮质激素，使血糖水平升高。休克时血容量降低，使抗利尿激素和醛固酮增加，通过肾使水、钠潴留，以保证血容量。由于无氧代谢，ATP 产生不足，细胞膜的钠-钾泵功能失常。细胞外钾离子无法进入细胞内，而细胞外液则随钠离子进入细胞内，造成细胞外液减少及细胞过度肿胀、变性、死亡。细胞膜、线粒体膜、溶酶体膜等细胞器受到破坏时可释放出大量引起细胞自溶和组织损伤的水解酶，其中最重要的是组织蛋白酶，可使组织蛋白分解而生成多种活性肽，对机体产生不利影响，进一步加重休克。

（三）内脏器官的继发性损害

由于内脏器官细胞持续处于缺血、缺氧状态，组织细胞可发生变性、出血、坏死，导致脏器功能障碍甚至衰竭。若两个或两个以上的重要器官或系统同时或序贯发生功能障碍或衰竭，称为多系统器官功能障碍或衰竭（MODS or MODF），是休克患者死亡的主要因素。

1. 肺　低灌注和缺氧可损伤肺毛细血管的内皮细胞和肺泡上皮细胞。内皮细胞损伤可致血管壁通透性增加而造成肺间质水肿；肺泡上皮细胞受损可影响表面活性物质的生成，使肺泡表面张力升高，继发肺泡萎陷并出现局限性肺不张。进而出现氧弥散障碍，通气/血流比例失调，临床表现为进行性呼吸困难和缺氧，称为急性呼吸窘迫综合征（acute respiratory distress syndrome，ARDS）。

2. 肾　休克时随着儿茶酚胺、抗利尿激素、醛固酮分泌增加，肾血管收缩，肾血流量减少，肾小球滤过率降低，水、钠潴留，尿量减少。此时，肾内血流重新分布，主要转向髓质，结果致肾皮质血流锐减，肾小管上皮细胞大量坏死，引起急性肾衰竭（acute renal failure，ARF）。

3. 心　由于代偿作用，心率加快、舒张期缩短或舒张压降低，冠状动脉灌流量减少，心肌因缺血缺氧而受损。一旦心肌微循环内血栓形成，可引起局灶性心肌坏死和心功能衰竭。此外，休克时的缺血缺氧、酸中毒，以及高血钾等均可加重心肌功能的损害。

4. 脑　休克晚期，由于持续性的血压下降，使脑灌注压和血流量下降而出现脑缺氧并丧失对脑血流的调节作用，毛细血管周围胶质细胞肿胀，血管壁通透性升高，血浆外渗，出现继发性脑水肿和颅内压增高，患者可表现为意识障碍甚至昏迷。

5. 肝　休克可引起肝细胞缺血、缺氧，肝血窦及中央静脉内微血栓形成，肝小叶中心区坏死。肝灌流障碍使网状内皮细胞受损，肝的解毒及代谢能力减弱，易发生内毒素血症，加重代谢紊乱及酸中毒。患者可出现黄疸、转氨酶升高，严重时出现肝性脑病和肝衰竭。

6. 胃肠道　胃肠道黏膜缺血、缺氧可使正常黏膜上皮细胞屏障功能受损。并发急性胃黏膜糜烂或应激性溃疡，或上消化道出血。肠黏膜缺血缺氧，可致肠的屏障结构和功能受损、肠道内细菌及毒素易位，患者可并发肠源性感染或毒血症。

【临床表现】

（一）低血容量性休克

根据休克的发病过程，将休克分为代偿期和抑制期，或休克早期和休克期（表 4-1）。

1. 休克代偿期　相当于微循环收缩期。患者表现为神志清醒，精神紧张，兴奋或烦躁不安，口渴，面色苍白，手足湿冷，心率和呼吸增快，尿量正常或减少。舒张压可升高，脉压减小；此时若处理得当，休克可很快得到纠正，否则将发展并进入抑制期。

2. 休克抑制期　相当于微循环舒张期或 DIC 期。患者表现为神情淡漠，反应迟钝，甚至出现意识模糊或昏迷，皮肤和黏膜发绀，四肢厥冷，脉搏细数或扪不清，血压下降，脉压缩小；尿量减少甚至无尿。若皮肤黏膜出现紫斑或消化道出血，则表示病情发展至 DIC 阶段。若出现进行性呼吸困难、烦躁、发绀，虽给予吸氧仍不能改善者，应警惕并发呼吸窘迫综合征。此期患者常继发多器官功能衰竭而死亡。

表 4-1 休克的临床表现和程度

分期	程度	神志	皮肤黏膜		脉搏	血压	体表血管	尿量	估计失血量（成人）
			色泽	温度					
休克代偿期	轻度	神志清楚，伴有痛苦表情，精神紧张	面色苍白	正常或发凉	100 次/分以下，尚为有力	收缩压正常或稍升高，舒张压增高，脉压缩小	正常	正常	20%以下（<800 ml）
休克抑制期	中度	神志尚清楚，表情淡漠	苍白	发冷	100～200 次/分	收缩压为 70～90 mmHg，脉压缩小	表浅静脉塌陷，毛细血管充盈迟缓	尿少	20%～40%（800～1600 ml）
	重度	意识模糊，甚至昏迷	面色发绀，肢端青紫	厥冷，肢端更明显	速而细弱或摸不清	收缩压在 70 mmHg 以下或测不到	表浅静脉塌陷，毛细血管充盈非常迟缓	少尿或无尿	40%以上（1600 ml 以上）

（二）感染性休克

根据血流动力学的改变，感染性休克可分为低动力型（低排高阻型）和高动力型（高排低阻型）。前者又称为冷休克，后者为暖休克。

冷休克时，外周血管收缩，阻力增高，微循环淤滞，大量毛细血管内血液渗出，使血容量和心排出量降低。暖休克较少见，常出现于革兰阳性菌感染引起的休克早期，主要为外周血管扩张，阻力降低，心排出量正常或稍高。随血流动力学改变不同而出现不同的临床表现（表 4-2）。

表 4-2 两种感染性休克临床表现的比较

临床表现	低排高阻型（冷休克）	高排低阻型（暖休克）
神志	躁动、淡漠或昏迷	清醒
皮肤色泽	苍白、发绀或花斑样发绀	淡红或潮红
皮肤温度	湿冷或厥冷	比较温暖、干燥
毛细血管充盈时间	延长	1～2 秒
脉搏	细速	缓慢、搏动清晰
脉压（mmHg）	<30	>30
尿量（ml/h）	<25	>30

【辅助检查】 休克是一种动态的过程，患者病情重、变化快，常需利用多种检查方法，观察多项指标，以监测休克病情的演变和对疗效的判断。

1. 实验室检查 红细胞计数、血红蛋白值可提示失血情况，血细胞比容增高反映血浆丢失，白细胞计数和中性粒细胞比例增加常提示有感染存在。

2. 血流动力学监测

（1）动脉压 血压是监测休克患者的重要指标。在休克早期，收缩压无明显改变，但舒张压升高，脉压差缩小，在一定程度上反映了外周血管收缩的情况。通常认为血压低于 90/60 mmHg 可考虑为休克。

（2）中心静脉压（CVP） 中心静脉压代表右心房或者胸腔段静脉内的压力，其变化可反映血容量、右心功能和血管张力情况。正常值为 0.59～1.18 kPa（6～12 cmH_2O）。低于 0.49 kPa（5 cmH_2O）表示血容量不足；高于 1.47 kPa（15 cmH_2O）表示有心功能不全；高于 1.96 kPa（20 cmH_2O）则提示充血性心力衰竭。

（3）肺毛细血管楔压（PCWP） 肺毛细血管楔压反映肺静脉、左心房和右心室压力。应用 Swan-Ganz 漂浮导管测量。正常值为 1.06～1.59 kPa（8～12 mmHg）。小于 0.8 kPa 反映血容量不足；增高提示肺循环阻力增加，大于 4.0 kPa（30 mmHg）提示有肺水肿。

3. 动脉血气分析和电解质测定 有助于了解有无水、电解质和酸碱平衡失调。动脉血氧分压（PaO_2）正常值为 80～100 mmHg，动脉血二氧化碳分压（$PaCO_2$）正常值为 35～45 mmHg。休克时，因肺过度换气，可致 $PaCO_2$ 低于正常；若换气不足，$PaCO_2$ 明显升高，PaO_2 降低；当 PaO_2 低于 60 mmHg，吸入纯氧后仍无改善，应考虑有急性呼吸窘迫综合征的先兆。动脉血 pH 正常值为 7.35～7.45，通过监测 pH 值、碱剩余（BE）、缓冲碱（BB）和标准碳酸氢盐（SB）的动态变化，有助于了解休克酸碱平衡的变化情况。测定血钾、钠、氯等可了解水、电解质失调的程度。

4. 心排出量（CO）和心指数（CI） 通过 Swan-Ganz 漂浮导管、应用热稀释法可测 CO，成人正常值为 4～6 L/min。CI 正常值为 2.5～3.5 L/(min·m^2)。休克时，CO 多见降低，但有些感染性休克时可见增高。

5. DIC 的监测 疑有 DIC 时，应测血小板、出凝血时间、纤维蛋白原、凝血酶原时间及其他凝血因子。血小板低于 80×10^9/L、纤维蛋白原少于 1.5 g/L，凝血酶原时间较正常延长 3 秒以上时应考虑有 DIC。

6. 肾功能的监测 尿量是反映肾血液灌注的重要指标。正常人每小时尿量一般高于 30 ml，低于 17 ml/h 即为少尿。肾功能的监测还包括血肌酐、尿素氮的水平等检查项目。

【处理原则】 关键是尽早去除病因，迅速恢复有效循环血量，纠正微循环障碍，增强心肌功能，恢复人体正常代谢。

（一）一般紧急措施

1. 积极处理引起休克的原发疾病 如对创伤所致大出血的患者，立即采取措施控制大出血，如加压包扎、扎止血带、上血管钳等，必要时可使用抗休克裤。

2. 保持呼吸道通畅 早期以鼻导管或面罩间歇给氧，增加动脉血氧含量，减轻组织缺氧状态。呼吸困难严重者，可作气管插管或气管切开。

3. 采取休克体位 以增加回心血量及减轻呼吸困难。

4. 其他 如注意保暖，尽量减少搬动，骨折处临时固定，必要时应用止痛剂。

（二）补充血容量

是纠正休克的关键。应迅速建立静脉通道，根据监测指标估算输液量及判断补液效果。输液的种类主要有两种：晶体液和胶体液。一般先快速输入扩容作用迅速的晶体液，再输入扩容作用持久的胶体液。近年发现3.0%～7.5%的高渗盐溶液在抗休克治疗中也有良好的扩容和减轻组织细胞肿胀的作用。

（三）积极处理原发病

在治疗休克中，消除引起休克的原发病和恢复有效血容量一样重要，这是抗休克治疗的根本措施。由外科疾病引起的休克，如内脏大出血、消化道穿孔、肠绞窄坏死或梗阻性化脓性胆管炎等，在恢复有效循环血量后，需及时手术治疗原发病。有时则需在抗休克的同时施行手术，才能有效治疗休克。

（四）纠正酸碱平衡失调

休克患者由于组织缺氧，常有不同程度的酸中毒。在休克早期，由于过度换气可引起低碳酸血症及呼吸性碱中毒。经迅速补充血容量，组织灌流改善，轻度酸中毒即可得到缓解；而且扩容治疗时输入的平衡盐溶液，使一定量的碱性物质进入体内，故休克早期轻度酸中毒者无需再应用碱性药物。但休克严重、酸中毒明显、扩容治疗效果不佳时，仍需应用碱性药物纠正，常用的碱性药物为5%碳酸氢钠溶液。

（五）应用血管活性药物

严重休克时，若经补液、纠酸等措施后，仍未纠正休克，应酌情使用下列血管活性药物

1. 血管收缩剂　可使小动脉普遍处于收缩状态，虽可暂时升高血压，但可使组织缺氧更加严重，应慎重选用。临床常用的血管收缩剂有去甲肾上腺素、间羟胺和多巴胺等。

2. 血管扩张剂　可以解除小动脉痉挛，关闭动静脉短路，改善微循环，但可使血管容量相对增加而血压有不同程度的下降，从而影响重要脏器的血液供应，故只有当血容量已基本补足而患者发绀、四肢厥冷、毛细血管充盈不良等循环状态未有好转表现时，才可考虑使用。常用的血管扩张剂有酚妥拉明、酚苄明、阿托品、山莨菪碱等。

3. 强心药　休克发展到一定程度都伴有不同程度的心肌损害，应用强心药可增强心肌收缩力，减慢心率。常用的是强心苷如毛花苷C（快速洋地黄化0.8 mg/d），静脉注射首次剂量0.4 mg，缓慢静脉注射，有效时可间隔4～6 h再给维持量0.2 mg。此外，多巴胺、多巴酚丁胺等也兼有强心作用。

（六）治疗DIC，改善微循环

休克发展至DIC阶段，需用肝素抗凝治疗。DIC晚期，纤维蛋白溶解系统亢进，可使用抗纤维蛋白溶解药，如氨甲苯酸、氨基己酸等；抗血小板黏附和聚集的阿司匹林、双嘧达莫和低分子右旋糖酐。

（七）皮质激素和其他药物的应用

对于严重休克及感染性休克患者可使用皮质激素。主要作用是：扩张血管，改善微循环；防止细胞内溶酶体破坏；增强心肌收缩力，增加心排血量；增进线粒体功能；促进糖异生，减轻酸中毒。一般主张大剂量静脉滴注，一次滴完，只用1～2次，以防引起副作用。其他药物包括三磷腺苷-氯化镁（ATP-$MgCl_2$）、纳洛酮、超氧化物歧化酶（SOD）、前列环素（PGI_2）等也有助对休克的治疗。

【护理评估】

1. 了解与疾病相关的健康史及生活史　患者有无引起休克的各种因素，如有无大量失血、失液、严重烧伤、损伤等导致体液和血液的急剧减少，有无心肌梗死、心律不齐等心功能不良导致的心排出量减少，有无过敏性疾病、脑损伤、感染性疾病等。

2. 心理社会反应 评估患者及家属对疾病的情绪反应，心理承受能力及对治疗和预后的了解程度。休克患者起病急，病情进展快，加之抢救中使用的监测治疗仪器较多，易使患者和家属有病情危重及面临死亡的感受，出现不同程度的紧张、焦虑或恐惧情绪。

【主要护理诊断】

1. 体液不足 与大量失血、失液有关。

2. 心输出量减少 与体液不足、回心血量减少或心功能不全有关。

3. 组织灌注量改变 与大量失血失液引起循环血量不足所致的心、肺、脑、肾及外周组织血流减少有关。

4. 气体交换受损 与心输出量减少、组织缺氧、呼吸型态改变有关。

5. 有感染的危险 与免疫力降低有关。

6. 有受伤的危险 与烦躁不安、神志不清、疲乏无力等有关。

7. 焦虑或恐惧 与脑部缺氧及不适应监护室的气氛，意识到自身有生命危险有关。

【护理措施】

（一）病情监测

严密病情监测不仅可以了解病情变化，同时也为调整治疗和护理提供客观依据。主要观察下列情况：

1. 意识和表情 能反映大脑的血流灌注情况。休克早期患者呈兴奋状态、烦躁不安；休克加重时表情淡漠，意识模糊，反应迟钝，甚至昏迷。若患者意识清楚，对刺激反应正常，表明循环血量已基本补足。

2. 皮肤色泽及温度 是体表灌注情况的标志。评估有无皮肤、口唇黏膜苍白、四肢湿冷，休克晚期可出现发绀，皮肤呈现花斑状征象。补充血容量后，若四肢转暖、皮肤干燥，说明末梢循环恢复，休克有好转。但暖休克时皮肤表现为干燥潮红、手足温暖，应当警惕。

3. 生命体征

（1）血压与脉压 是诊断休克的重要指标。通常认为收缩压常低于 90 mmHg，脉压差小于 20 mmHg 是休克存在的表现。

（2）脉搏 休克早期脉率增快；休克加重时脉细弱，甚至摸不到。临床常用脉率/收缩压（mmHg）计算休克指数，指数为 0.5 表示无休克；＞1.0～1.5 表示休克；＞2.0 为严重休克。

（3）呼吸 注意呼吸次数及节律。休克加重时呼吸急促、变浅、不规则。呼吸增至 30 次/分钟以上或 8 次/分钟以下表示病情危重。

（4）体温 大多偏低，但感染性休克患者有高热，若体温突升至 40℃以上或骤降至 36℃以下，则病情危重。

4. 尿量及尿比重 是反映肾血流灌流情况的重要指标之一。每小时尿量少于 25 ml、尿比重增高，表明肾血管收缩或血容量不足。尿量大于 30 ml/h 时，表明休克有改善。

（二）补充血容量

1. 建立静脉通路 迅速建立 1～2 条静脉输液通道。如周围血管萎陷或肥胖患者静脉穿刺困难时，应立即行中心静脉插管，可同时监测 CVP。

2. 合理补液 一般先快速输入晶体液，如生理盐水、平衡盐溶液、葡萄糖溶液，以增加回心血量和心搏出量。后输胶体液，如全血、血浆、白蛋白等，以减少晶体液渗入血管外第三间隙。根据血压及血流动力学监测情况调整输液速度。血压及中心静脉压低时，应较快补液；高于正常时，应减慢速度，限制补液，以防肺水肿及心功能衰竭。CVP 和 PCWP 超过正常，说明补液过多；CVP 和 PCWP 低于正常，说明血容量不足，可以继续补液。当 PCWP 增高而 CVP 正常时应限制输液，以避免肺水肿的发生。

3. 记录出入水量　输液时，尤其在抢救过程中，应有专人准确记录输入液体的种类、数量、时间、速度等，并详细、准确记录 24 h 出入水量以作为后续治疗的依据。

（三）改善组织灌注

1. 体位　将患者头和躯干抬高 20°～30°，下肢抬高 15°～20°，可防止膈肌及腹腔脏器上移而影响心肺功能，并可增加回心血量及改善脑血流。

2. 使用抗休克裤　抗休克裤充气后在腹部与腿部加压，使血液回流入心脏，改善组织灌流，同时可以控制腹部和下肢出血。当休克纠正后，由腹部开始缓慢放气，每 15 秒测量血压 1 次，若血压下降超过 5 mmHg，应停止放气，并重新注气。

3. 应用血管活性药物　以提升血压，改善微循环。应用过程中，监测血压的变化，及时调整输液速度，预防血压骤降引起不良后果。使用时从低浓度、慢速度开始，每 5～10 分钟测 1 次血压。血压平稳后每 15～30 分钟测 1 次，并按药物浓度严格控制滴速。严防药物外渗。若注射部位出现红肿、疼痛，应立即更换滴注部位，患处用 0.25%普鲁卡因封闭，以免发生皮下组织坏死。血压平稳后，应逐渐降低药物浓度，减慢速度后撤除，以防突然停药引起不良反应。

4. 增强心肌功能　对于有心功能不全的患者，应遵医嘱给予增强心肌功能的药物，如静脉注射毛花苷 C 0.2～0.4 mg 加入 25%葡萄糖溶液 20 ml 内缓慢静脉推注。有效时，可再给维持量。用药过程中，注意观察心律变化及药物的副作用。

（四）维持正常气体交换功能

观察呼吸形态、监测动脉血气、了解缺氧程度。

1. 给氧　协助患者作双上肢运动，促进肺的扩张，改善缺氧状况。遵医嘱给予吸氧，鼻导管给氧时用 40%～50%氧浓度，每分钟 6～8 L 的流量，以提高肺静脉血氧浓度。

2. 保持呼吸道通畅　病情许可时，鼓励患者作深、慢呼吸及有效咳嗽，及时清除气道分泌物。昏迷患者，头应偏向一侧或置入通气管，以免舌后坠或呕吐物误吸而窒息。严重呼吸困难者，可行气管插管或气管切开，并尽早使用呼吸机辅助呼吸。

（五）预防感染

休克时机体免疫功能下降，容易继发感染，应注意预防。包括严格执行无菌技术操作规程，遵医嘱全身应用有效抗生素，预防肺部感染的发生，预防皮肤压疮等。

（六）调节体温

1. 密切观察体温变化。

2. 保暖　休克时体温降低，应予以保暖。可采用盖棉被、毛毯等措施，也可通过调节病室内温度升高体温，一般室内温度以 20℃左右为宜。切忌应用热水袋、电热毯等进行体表加温，以防烫伤及皮肤血管扩张，后者使心、肺、脑、肾等重要脏器的血流灌注进一步减少。此外，加热可增加局部组织耗氧量，加重缺氧，不利于休克的纠正。

3. 库存血的复温　低血容量性休克时，若为补充血容量而快速输入低温保存的大量库存血，易使患者体温降低。因此，输血前应注意将库存血复温后再输入。

4. 降温　感染性休克高热时，应予物理降温；可将冰帽或冰袋置于头部、腋下、腹股沟等处降温；也可用 4℃等渗盐水 100 ml 灌肠；必要时采用药物降温，其他如病室内定时通风以调节室内温度。

（七）预防意外损伤

休克初期患者烦躁甚至神志不清，应加床旁护栏以防坠床；输液肢体宜用夹板固定。必要时，四肢以约束带固定于床旁。

第二节 多器官功能障碍综合征

一、急性呼吸窘迫综合征

急性呼吸窘迫综合征（ARDS）是创伤、感染等危重病症时，因肺实质发生急性弥漫性损伤而导致的急性缺氧性呼吸衰竭，临床上以进行性呼吸困难和顽固性低氧血症为特征，一旦发生，危险很大，死亡率高。

【病因】

1. 直接肺损伤性原因 各种胃内容物误吸、有害气体吸入、肺挫伤、呼吸道烧伤、溺水等。

2. 间接肺损伤性原因 严重创伤、感染、休克、DIC、大手术、急性胰腺炎等。

【病理】 主要病理改变为肺广泛充血、出血，间质和肺泡水肿及透明膜形成，多灶性肺泡萎缩，多发性肺小血管微血栓形成及弥漫性间质炎症。主要的发生机制为肺毛细血管内皮细胞和肺泡上皮细胞的损伤，通透性增加以及肺泡表面活性物质减少。

【临床表现】 ARDS早期，患者主要表现为呼吸频率加快、窘迫，且一般的吸氧法不能缓解；进展期患者出现呼吸困难、发绀，呼吸道分泌物增加，体温升高，两肺可闻及啰音，血白细胞计数和中性粒细胞比例上升。至末期，患者可陷入昏迷、心律失常，心跳变慢乃至停止。

【辅助检查】

1. 呼吸功能监测 动脉血气分析，测定肺容量、肺活量、残气量等。

2. 血流动力学监测 肺动脉压、肺毛细血管楔压等。

3. 肺部X线摄片 发病12～24 h两肺呈现广泛的点、片状阴影，后融合成大片状。

【处理原则】

1. 原发病的治疗 针对病因采取相应的治疗措施。

2. 呼吸支持 应用呼吸机、给氧，施行定容、定压的人工辅助呼吸，纠正低氧血症和改善肺泡换气。

3. 循环支持 输液，纠正低血容量。以输入晶体液为主，适当给予白蛋白或血浆，酌情应用利尿剂、强心和血管活性药物及能量合剂等。

4. 药物治疗 应用有效抗生素，积极治疗脓毒症和继发性肺部感染。其他如肾上腺皮质激素、小分子右旋糖酐等以改善肺的微循环、减轻炎症反应、改善肺微循环和肺泡功能。

【护理措施】

1. 心理护理 采用多种方式加强与患者的交流和沟通，解除患者的焦虑和恐惧感。

2. 病情监测 包括生命体征、血气分析、呼吸功能、血流动力学监测、机械通气的监测等。

3. 生活护理 包括进行营养支持，加强口腔护理、皮肤护理、留置导尿管的护理，准确计算和记录出入水量等。

4. 维持呼吸功能 保持呼吸道通畅，及时清除呼吸道分泌物；根据患者病情采取不同的给氧方法和给氧浓度；对应用呼吸机的患者，做好气管插管、气管切开的护理，加强气道的护理。

5. 预防感染与用药护理 使用机械通气的患者要防止发生呼吸道感染。遵医嘱正确、及时用药，同时观察用药后的治疗作用和不良反应。

二、急性肾衰竭

急性肾衰竭（ARF）是指各种原因引起的肾功能损害，导致血中尿素氮、肌酐水平持续升高，水电解质、酸碱平衡失调及氮质血症等。

【病因与病理】

1. 肾前性 主要是有效循环血量减少，引起肾血流量灌注不足、肾缺血。如严重休克、严重呕吐、腹泻、大面积烧伤等。

2. 肾性 主要是由肾缺血和肾毒素造成的肾实质病变，如大面积深度烧伤、挤压综合征、急性肾小球肾炎、肾血管病变等。

3. 肾后性 主要是尿路梗阻造成肾实质损害，如尿路结石、肿瘤、前列腺增生等。

发生机制尚未完全明了，但主要涉及肾血流动力学改变和肾小管功能障碍。

【临床表现】

1. 少尿或无尿期 一般持续 7～14 天，亦可长达 1 个月。可出现：①尿量减少：成人 24 h 尿量小于 400 ml 时为少尿，不足 100 ml 时为无尿。此期越久，病情越重。②可出现水、电解质、酸碱平衡失调。主要表现有：水中毒，高钾血症，高镁血症，高磷低钙血症，低钠低氯血症，代谢性酸中毒等。③氮质血症和尿毒症：创伤后，大量蛋白质分解代谢的产物不能经肾排泄，积聚于血中，致尿素氮和肌酐剧增。临床表现为恶心、呕吐、食欲减退、乏力、头痛、烦躁、意识模糊，甚至昏迷。④出血征象：因血小板质和量的缺陷、各种凝血因子消耗和毛细血管壁的损伤，患者常发生皮下、口腔黏膜、齿龈或消化道出血，甚至可引发弥散性血管内凝血。

2. 多尿期 2 周左右，前后可有不同表现。可出现：①尿量增多：若患者 24 h 尿量增至 400 ml 以上，甚至超过 3000 ml 时，即进入多尿期。在开始一周虽然尿量增多，但血尿素氮、肌酐和血钾继续上升，尿素氮症状尚未改善，甚至可进一步恶化。②水、电解质、酸碱平衡失调：尿量大幅度增加，可出现低血钾、低血钠、低血钙、低血镁和脱水现象。

【辅助检查】

1. 尿液常规检查 尿液混浊呈酸性，比重固定在 1.010～1.014，尿蛋白阳性，镜下可见管型、红细胞或白细胞等。

2. 肾功能检查 血尿素氮和肌酐升高，若每日血尿素氮升高 3.6～7.1 mmol/L，血肌酐升高 44.2～88.4 mmol/L，则表示有进行性急性肾衰竭，或有高分解代谢存在。

3. 血液检查 测定血清钠、钾、氯、钙、pH 值和二氧化碳结合力，分析电解质及酸碱失衡情况。

4. 影像学检查 主要诊断肾后性 ARF，可采用 B 超、尿路平片、尿路造影、CT 等检查。

【处理原则】

1. 少尿或无尿期的治疗　主要是维持内环境稳定，纠正水、电解质、酸碱平衡失调，控制入水量、预防医源性水中毒，纠正酸中毒，防治高血钾和感染，应用无肾毒性的抗生素。补充能量，减少蛋白质分解。必要时行血液净化治疗。

2. 多尿期的治疗　以抗感染、液体和营养支持治疗为原则。维持水、电解质、酸碱平衡，尤其应注防治严重脱水和低血钾。控制氮质血症，增进营养，补充蛋白质，防止各种并发症。

【护理措施】

1. 心理护理　给患者讲解相关知识，建立良好的护患关系，提高患者的应对能力。

2. 病情观察与监测　严密观察和监测危重症患者的症状、体征和实验室检查的参数，有利于及时发现病情变化、指导治疗。包括生命体征、尿量、24 h 出入液量和体重、肾功能检查、血液检查等。

3. 生活护理　患者卧床休息，做好口腔和皮肤黏膜的护理。给予高热量、高纤维素、高生物效价蛋白饮食，少尿、高血钾时避免高钾饮食。

4. 透析患者的护理　透析疗法可使患者血中的代谢产物、过多的水分、电解质及尿素氮通过透析膜进入透析液而排出体外。透析前做好患者、药品、设备的准备；透析过程中预防、观察并及时处理并发症，如致热原反应、失衡综合征、低血压等。透析结束时，测量生命体征、留取血标本、缓慢回血、称体重等。

本章小结

本章主要介绍了休克的定义，根据病因分为五大类。病理生理改变是有效循环血量锐减和组织灌流不足，导致微循环、代谢改变以及内脏器官继发性损害。典型表现为脉搏细速、血压下降、脉压差变小、尿量减少、四肢厥冷、神志改变。主要护理措施是补充血容量、改善组织灌流、强心、保持呼吸通畅、调节体温、预防感染和意外创伤。重点介绍的是低血容量性休克和感染性休克。

（新疆医科大学护理学院　李　慧）

第五章　麻醉患者的护理

学习目标

1. 掌握麻醉前护理措施、蛛网膜下腔阻滞麻醉、硬脊膜外腔阻滞麻醉、全身麻醉的护理措施。

2. 熟悉常用局麻方法、蛛网膜下腔阻滞麻醉、硬脊膜外腔阻滞麻醉的适应证、禁忌证、方法。

3. 了解麻醉前评估及全身麻醉的方法。

第一节　概　述

麻醉（anesthesia）一词源于希腊语“an”及“aesthesis”，表示“知觉/感觉丧失”。知觉/感觉丧失可以是全身性的，亦可以是身体的某个部位，更应该是暂时的、安全的、可逆的、易于恢复的。简单通俗来讲，麻醉就是知觉/感觉（痛觉）的暂时消失。从医学角度来讲，麻醉即应用药物或其他方法消除患者手术过程中的疼痛和不适感，保障患者安全，并使局部肌肉松弛为手术创造良好条件而采取的各种方法。

一、麻醉的分类

根据麻醉作用部位和使用药物的不同，将临床常用的麻醉方法归纳如下：

1. 局部麻醉　麻醉药物作用于外周神经中的某个部位，使其支配的相应部位的痛觉消失、运动障碍、反射消失，但意识清醒。包括表面麻醉、局部浸润麻醉、区域阻滞麻醉和神经阻滞麻醉。

2. 椎管内麻醉　从广义上讲，也属于局部麻醉。但因其在操作和药物使用方法上存在着特异性，故临床上将其作为专门的麻醉方法来看待。包括蛛网膜下腔阻滞麻醉、硬脊膜外腔阻滞麻醉。

3. 全身麻醉　麻醉药物作用于中枢神经系统，使意识消失，全身痛觉消失、肌肉松弛、反射活动减弱。包括吸入麻醉、静脉麻醉、复合全身麻醉。

二、麻醉前的护理

【护理评估】

（一）麻醉前评估

1. 了解病史　主诉及现病史（就诊的目的，了解疾病发病情况与手术麻醉的关系）。

2. 个人史 了解患者身体情况及特殊嗜好（烟酒嗜好、麻醉药品成瘾）等。

3. 既往史　了解以往所患病史（心、肺、肝、肾、内分泌系统、脊柱四肢疾病）等。

4. 既往手术麻醉史　询问患者以往做过何种手术和采用的麻醉方法及应用何种麻醉药

物，有没有出现麻醉意外、并发症或麻药过敏史等。

5. 用药史 近期是否应用特殊药物（降糖药、降压药、利尿药、皮质激素）等，用药剂量、时间。

（二）体格检查

1. 心、肺、肝、肾和脑等重要脏器功能状况。

2. 水、电解质和酸碱平衡情况。

3. 牙齿有无缺损、修补、松动。

4. 局麻穿刺部位有无感染。

5. 脊柱有无畸形，活动是否受限。

6. 心理状况（包括精神、情绪状态、人格类型等），以了解患者对麻醉的情绪反应及其程度。

（三）实验室检查

1. 实验室检查 血、尿、粪便常规，出、凝血时间，血液电解质，肝、肾功能等。

2. 心电图检查。

3. 胸部X线检查。

4. 特殊病例选择针对性的项目检查。

（四）病情分级

对患者的病情和体格情况的评估，采用美国麻醉医师协会（ASA）的标准将患者分为五级：

Ⅰ级：患者的重要器官、系统功能正常，对麻醉和手术耐受良好。对一般麻醉和手术可以耐受，风险较小。

Ⅱ级：有轻微系统性疾病，重要器官有轻度病变，但代偿功能健全。对一般麻醉和手术可以耐受，风险较小。

Ⅲ级：有严重系统性疾病，重要器官功能受损，但仍在代偿范围内。活动受限，但未丧失工作能力。施行麻醉和手术有一定的顾虑和风险。

Ⅳ级：有严重系统性疾病，重要器官病变严重，功能代偿不全，已丧失工作能力，经常面临对其生命安全的威胁。施行麻醉和手术均有危险，风险很大。

Ⅴ级：病情危重、濒临死亡，施行手术是孤注一掷。麻醉和手术异常危险。

急症手术，在评定前加“急”或“E”即可。

Ⅰ、Ⅱ级患者，麻醉和手术耐受力良好，麻醉经过平稳。Ⅲ级患者麻醉中有一定危险，麻醉前准备要充分，对麻醉期间可能发生的并发症要采取有效措施，积极预防。Ⅳ级患者麻醉危险性极大，Ⅴ级患者病情极危重，麻醉耐受力极差，随时有死亡的威胁，麻醉和手术异常危险，麻醉前准备更属重要，做到充分、细致和周到。

【主要护理诊断】

1. 焦虑/恐惧 与对手术室环境不了解、担心麻醉及预后有关。

2. 知识缺乏：缺乏有关麻醉及麻醉配合知识。

【护理措施】

（一）心理护理

精神紧张的后果会加重应激反应、增加围手术期并发症。麻醉前应对患者进行与麻醉相关事项的解释，安慰并鼓励患者，消除其对麻醉和手术的恐惧心理。并向患者家属交代所采用的麻醉方法、可能出现的意外和并发症，取得家属理解，并请家属签字为据。

（二）提高患者对手术的耐受力

麻醉前应改善患者的营养状况（贫血、低蛋白血症），纠正生理功能紊乱（水电解质平衡、心肺功能、内分泌）等，以增加身体对麻醉和手术的耐受力。

（三）禁食禁饮

成人术前禁食12h、禁饮4h，以防止麻醉后反流、呕吐、误吸。小儿术前禁食（奶）4～8h、禁水2～3h。

（四）局麻药过敏试验

局麻药（普鲁卡因、丁卡因、利多卡因）能与血浆蛋白结合产生抗原或半抗原而发生过敏反应，故使用前常规做皮肤过敏试验。

（五）麻醉前物品准备

麻醉设备（麻醉机、供氧设备、监测仪等）、用具（吸引器、喉镜、气管导管等）、药物（麻醉药、急救药）的准备，防止并发症及意外。

（六）麻醉前用药

1. 用药的目的

（1）稳定情绪，减轻患者紧张焦虑、恐惧等心理应激状态。

（2）抑制呼吸道腺体分泌，保持呼吸道通畅。

（3）对抗某些麻醉药的毒副作用和减少有害的神经反射。

（4）提高痛阈，增强麻醉镇痛效果。

2. 常用药物

（1）安定镇静药　有抗焦虑、抗惊厥和中枢性肌肉松弛等作用，如地西泮、劳拉西泮、硝西泮等。

（2）催眠药　有催眠、抗惊厥和防止局麻药中毒反应等作用。如苯巴比妥钠、司可巴比妥等，于麻醉前半小时肌内注射。

（3）镇痛药　有提高痛阈，强化麻醉效果，减少麻药用量等作用，如吗啡、哌替啶、芬太尼等。吗啡有抑制呼吸中枢的副作用，小儿、老年人应慎用，孕妇、新生儿及呼吸功能障碍者禁用。

（4）抗胆碱能药　抑制腺体分泌，防止迷走神经兴奋等，如阿托品、东莨菪碱等，于麻醉前半小时肌内注射。阿托品因有使心跳加快，提高基础代谢率等副作用，故对甲亢、高热、心动过速等患者不宜使用。

【麻醉期间的监测指标】

1. 体温。

2. 循环系统　包括脉搏、血压、中心静脉压、肺动脉及肺毛细血管嵌楔压、心脏排出量、失血量、血容量及心电图等。

3. 呼吸系统　包括呼吸、脉搏、血氧饱和度、潮气量和每分通气量、动脉血气分析及呼吸末二氧化碳监测等。

4. 肾功能　主要监测尿量。

5. 肌肉松弛度。

6. 中枢神经系统　包括脑电图、脑血流图、脑代谢、脑氧饱和度、颅内压及诱发电位等。

【健康教育要点】

1. 麻醉前向患者讲解麻醉方法，减轻患者对麻醉的焦虑/恐惧感。

2. 指导患者自我调节情绪，保持情绪稳定。

3. 协助患者合理安排休息与活动，促进早日康复。

第二节 局部麻醉

局部麻醉（local anaesthesia）简称局麻，是应用局部麻醉药暂时阻滞身体某一区域的某些神经末梢或神经干（丛、节）传导而产生麻醉作用（感觉、运动消失）。局部麻醉具有使患者神志清醒、对机体重要器官干扰小、并发症少、方法简便等优点，但也存在止痛局限、不完善、不能满足很多手术需要等缺点。

【局部麻醉药】 常用的局麻药有酯类（普鲁卡因、丁卡因）、酰胺类（利多卡因、布比卡因）等，使用时应注意其麻醉效能、使用浓度和最大限量（表 5-1）。

表 5-1 常用局部麻醉药

药名		普鲁卡因	丁卡因	利多卡因	布比卡因
麻醉效能	毒性	1	12	4	10
	强度	1	10	4	16
	显效（min）	5～10	10	<2	3～5
	作用时间（min）	45～60	120～180	60～180	180～360
使用浓度（%）	表面麻醉	不用	1～2 0.5～1（眼）	2～4	不用
	局部浸润麻醉	0.25～1	不用	0.25～0.5	少用
	神经阻滞麻醉	1～2	0.1～0.3	1～2	0.25～0.5
一次最大限量（mg）		1000	40（表面麻醉） 80（神经阻滞麻醉）	100（表面麻醉） 400（局部浸润麻醉、神经阻滞麻醉）	150

【局部麻醉的方法】

1. 表面麻醉 将穿透力强的局麻药施于黏膜表面，使其穿透黏膜而阻滞黏膜下的神经末梢，产生麻醉现象。常用于眼、鼻、咽喉、气管、尿道等处的浅表手术或检查。常用方法有点滴、涂敷、喷雾、灌注等。常用药为丁卡因（0.5%～1%）和利多卡因（2%）。

2. 局部浸润麻醉 将局部麻药由浅入深分层注入手术区，阻滞组织中的神经末梢，产生麻醉现象。常用普鲁卡因（0.25%～1%）和利多卡因（0.25%～0.5%）。

3. 区域阻滞麻醉 将局部麻醉药注入手术区周围和基底部，对手术区形成一包围圈，以阻滞神经纤维的向心传导，产生麻醉现象。常用于囊肿切除，腹股沟疝修补术等。常用普鲁卡因（0.25%～1%）和利多卡因（0.25%～0.5%）。

4. 神经阻滞麻醉 将局麻药注入神经干（丛或节）的周围，阻滞其神经传导，使其支配区域产生麻醉作用。常用颈丛神经阻滞（颈部手术）、臂丛神经阻滞（上肢手术）、肋间神经阻滞（胸壁、腹壁手术）和指（趾）间神经阻滞（指趾末节手术）。常用利多卡因（1%～2%）。

【局麻药的不良反应】

(一) 局麻药毒性反应的护理

1. 原因

(1) 一次用药超过最大限度限量。

(2) 局麻药误注入血管内。

(3) 注射部位血管丰富或局麻药中未加肾上腺素，吸收过快。

(4) 患者体质衰弱，病情严重（恶病质、贫血），对局麻药的耐受性差，或肝功能不良致局麻药代谢障碍，血中浓度升高。

2. 症状

早期：中枢神经系统（眩晕、多语、烦躁不安、眼球震颤）；循环系统（面色潮红、血压升高、脉搏快）；呼吸系统（胸闷、气短）。

中期：中枢神经系统（恶心、呕吐、头痛、视物模糊、肌肉震颤）；循环系统（面色苍白、血压下降、脉搏细弱）；呼吸系统（呼吸困难或呼吸抑制）。

晚期：中枢神经系统（全身肌肉痉挛抽搐、神志模糊或昏迷）；循环系统（心律失常、心力衰竭、心搏骤停）；呼吸系统（呼吸停止、窒息）。

3. 急救处理及护理

(1) 立即停用局麻药。

(2) 尽早吸氧，补液，维持呼吸、循环功能稳定。

(3) 对轻度中毒反应者可用安定 5～10 mg 静注或肌注。

(4) 发生抽搐或惊厥者用 2.5%硫喷妥钠 1～2 mg/kg 静注，效果不佳者行气管插管维持呼吸。

(5) 心率慢、血压低者可用阿托品、麻黄碱纠正。

(6) 呼吸心跳停止，立即行心肺复苏。

(二) 局麻药过敏反应的护理

局麻药过敏反应是部分患者在使用局麻药后出现皮肤黏膜水肿、荨麻疹、哮喘、低血压或休克等症状。一旦出现局麻药过敏反应立即停止用药，进行抗过敏处理；严重者应立即静注肾上腺素 0.2～0.5 mg，并给肾上腺皮质激素和抗组胺药物。

第三节 椎管内麻醉

椎管内麻醉是将麻醉药选择性注入椎管内的某一腔隙，使部分脊神经的传导功能发生可逆性阻滞的麻醉方法。分为蛛网膜下腔阻滞麻醉和硬脊膜外腔阻滞麻醉。

一、蛛网膜下腔阻滞麻醉

蛛网膜下腔阻滞麻醉，简称腰麻。是将局部麻醉药注入蛛网膜下腔，阻滞部分脊神经传导的麻醉方法。

【适应证】 适用于下腹部、下肢及会阴、肛门的手术。

【禁忌证】

1. 中枢神经系统疾病，如脑膜炎、脊髓前角灰白质炎、结核及肿瘤等。

2. 穿刺部位感染或败血症。

3. 心血管功能不全，如严重贫血、休克、心力衰竭、高血压、冠心病等。

4. 腹水或腹腔内巨大肿瘤。

5. 凝血功能障碍。

【常用药物】

1. 6%普鲁卡因含糖溶液（普鲁卡因粉150mg+0.1%肾上腺素0.2ml+5%葡萄糖2.3ml）。

2. 1%丁卡因、10%葡萄糖、3%麻黄碱各1ml混合液。

3. 0.75%布比卡因（含糖）。

【方法】　患者取侧卧位（图5-1），背部与手术台的边缘平齐，头向胸部屈曲，双膝弯曲，两手抱膝，大腿向腹部靠拢，尽量使腰背部后弓，使腰椎棘突间隙加宽，以利穿刺。穿刺点宜选择在腰椎3～4或4～5间隙。消毒皮肤，覆盖消毒巾，在穿刺点用0.5%～1%普鲁卡因作浸润麻醉，选用细腰椎穿刺针（22～26G），正中进行穿刺时，腰穿针应与棘突平行方向刺入，针尖经过皮肤、皮下、棘上韧带、棘间韧带、黄韧带而进入硬膜外腔，再向前推进，刺破硬脊膜和蛛网膜就进入蛛网膜下腔。穿过黄韧带和硬脊膜时常有明显的突破感。拔出针芯有脑脊液流出便可注入局麻药。

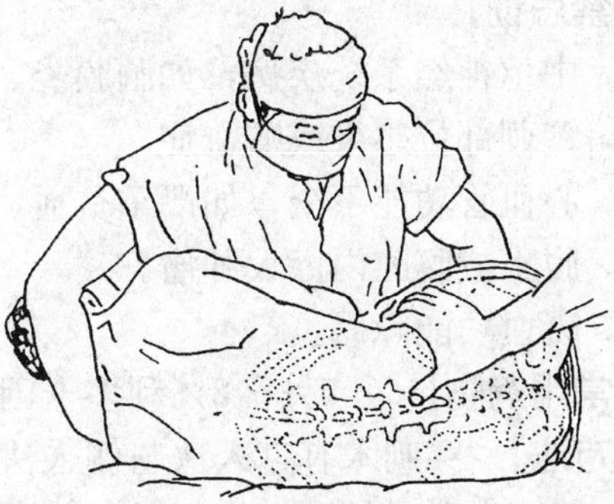

图5-1　腰麻穿刺部位

【护理措施】

（一）一般护理

麻醉前检查脊柱有无畸形和穿刺部位皮肤有无感染灶。麻醉后常规去枕平卧6～8h；监测生命体征直到平稳；吸氧；防止麻醉后并发症的出现。

（二）常见并发症的护理

1. 血压下降　发生在麻醉平面过高和术前准备不足或一般情况较差的患者，麻醉开始后应保留静脉通道，加快输液速度，扩充血容量。必要时应用升压药，以收缩血管，维持血压。

2. 呼吸抑制　高平面腰麻时，呼吸肌运动无力甚至麻痹，或出现严重低血压，使呼吸中枢缺血缺氧，均可导致呼吸抑制，表现为胸闷、气短、咳嗽无力、说话费力等。鼓励患者做深呼吸、吸氧、维持循环，紧急时行气管插管、人工呼吸。

3. 恶心呕吐　麻醉平面过高，造成脑缺血缺氧而兴奋呕吐中枢；迷走神经亢进，胃肠蠕动增强；牵拉腹腔内脏；术中用药的影响。可以吸氧、升压、暂停手术以减少对迷走神经的刺激。

4. 头痛　腰穿后脑脊液不断从穿刺孔漏入硬膜外腔，致脑脊液流失，颅内压下降，颅内血管扩张刺激而引起头痛。多发生于麻醉后6～12h，患者术后第一次抬头或坐起时，疼痛多位于枕部、顶部、颞部，抬头或坐起时加重，平卧后减轻或消失。预防腰麻后头痛应采用26G细腰穿针，避免多次穿刺，术中及术后应注意补液，防止脱水。

5. 尿潴留　主要由于骶神经麻醉后，膀胱功能恢复晚，多见于肛门或会阴部手术后，术中快速输液导致膀胱过早充盈或术后伤口疼痛均可影响排尿。发生尿潴留后应予热敷、理疗、暗示治疗，无效者应行导尿。

二、硬脊膜外阻滞麻醉

将局麻药注入硬脊膜外腔，阻滞脊神经根，使躯干某一节段的脊神经传导受到阻滞的麻醉方法。有单次法和连续法两种。单次法是将局麻药的总量在短时内分次注入硬脊膜外腔，少用（因用药量大，易引起局麻药中毒，危险性大）。连续法是将一塑料导管通过穿刺针留置在硬膜外腔，再通过导管分次注入局麻药。

【适应证】 适用于除头颅以外人体各部位的手术，但最常用于腹部、胸壁及下肢手术。

【禁忌证】

1. 中枢神经系统疾病，如脑膜炎、脊髓前角灰白质炎、结核及肿瘤等。
2. 穿刺部位感染或败血症。
3. 心血管功能不全，如严重贫血、休克、心力衰竭、高血压、冠心病等。
4. 腹水或腹腔内巨大肿瘤。
5. 凝血功能障碍。

【常用药物】 1.5%～2%利多卡因，0.25%～0.33%丁卡因，0.5%～0.75%布比卡因。

【方法】 穿刺术有直入法与侧入法两种。选择好穿刺间隙后，直入法是在穿刺间隙中点进行，穿过皮肤、棘上韧带和棘间韧带而达黄韧带。侧入法是在离棘突中线约 1 厘米处进针，针体与背部皮肤垂直，向前直抵椎板，稍退针使针体与正中线倾斜呈 30°左右角度。腰部穿刺时，针尖向前探索即可抵黄韧带，而胸部穿刺时，针尖应顺着椎板背面逐渐向头端倾斜，以寻找棘突间隙。无论直入法或侧入法，针尖抵黄韧带时均有一种坚实感，阻力增加，突破黄韧带后便有落空感，表明针尖已达硬膜外腔。

判断穿刺针进入硬膜外腔的方法：

1. 穿过黄韧带时阻力突然消失，回抽无脑脊液。
2. 负压试验 拔出针芯，用 2 ml 注射器滴注少量生理盐水到穿刺针内，使液滴悬于针柄上稳持针头，慢慢进针，如已进入硬脊膜外腔时，由于其中是负压，针柄上的液体被吸入。
3. 阻力试验 用 5 ml 注射器，内装少量生理盐水，并保留一小气泡，接上穿刺针。轻轻推动注射器芯，无任何阻力，生理盐水能进入腔内，气泡不被压缩，回抽注射器芯，无脑脊液流出，说明针尖在硬膜外腔。

确定针尖已在硬膜外腔，在针管内插入硬膜外导管，拔针后导管应留置 2～3 cm 于硬膜外腔内。先经导管注射试验剂量，试验剂量指相当于一次腰麻的剂量，5 min 后再注入维持量。

【护理措施】

（一）一般护理

硬脊膜外腔阻滞麻醉穿刺时不穿透蛛网膜，不会引起头痛，但因交感神经阻滞后，血压多受影响，故术后需要平卧 4～6 h，但不必去枕，待血压、脉搏平稳后可按手术本身需要采取适当卧位。

（二）常见并发症的护理

1. 全脊髓麻醉 系是针尖刺破硬脊膜而误将较大量的局麻药注入蛛网膜下腔，引起全脊髓包括脊神经根的阻滞，造成呼吸停止、血压下降、心搏骤停。一旦发生全脊麻后，应立即给氧和气管内插管施行人工呼吸，同时用血管收缩药维持血压，呼吸心跳停止时则需立即行心肺复苏。

2. 神经损伤　穿刺时操作粗暴或导管质地过硬不合格所致，常见脊神经根损伤，出现该神经根分布区疼痛、感觉障碍。治疗包括理疗、给予维生素、激素等对症疗法。

第四节　全身麻醉

全身麻醉简称全麻，是麻醉药经呼吸道、静脉、肌内注射进入机体内，对中枢神经系统产生暂时性抑制，呈现可逆的意识和痛觉消失，反射活动减弱、肌肉松弛等状态。常用有吸入麻醉和静脉麻醉。

【分类】

（一）吸入麻醉

麻醉药经呼吸道吸入进入体内，作用于中枢神经系统而产生麻醉作用者，称为吸入麻醉。

1. 常用的吸入麻醉药　见表5-2。

表5-2　吸入性麻醉药物的作用特点

药物	恩氟烷（安氟醚）	异氟烷（异氟醚）	氟烷	氧化亚氮（笑气）	乙醚
理化性质	新的含卤素不燃烧的吸入麻醉药，化学性能稳定	为恩氟烷的异构体，物理性能稳定	有苹果香味、透明、无色液体、不燃不爆	不燃不爆的气体	易挥发、无色、具刺激性臭味的液体
血/气分布系数	1.8	1.4	2.3	0.47	12.1
脑/血分布系数	1.45	4.0	2.3～3.5	1.06	1.14
诱导用吸入气浓度（%）	2.0～2.5	1.5～3.0	1～4	80	10～30
维持用吸入气浓度（%）	1.5～2.0	1.0～1.5	0.5～2.0	50～70	4～5
MAC（%）	1.68	1.15	0.75	100	1.92
诱导期	快	快	快	快	很慢
骨骼肌松弛	好	好	差	很差	很好
作用特点	麻醉效果好，麻醉期间血压、心律稳定	对肝肾毒性低，对心血管影响小，术后副作用少	用量小，恢复快，对呼吸道无刺激	作用弱，须与其他麻醉药合用	麻醉效果好，作用慢，对肝肾有一定的毒性，并刺激呼吸道腺体分泌，易误吸

2. 适应证　全身各部位手术均有应用。

3. 禁忌证　急性呼吸道疾病，糖尿病，代谢性酸中毒，肝、肾功能严重损害，颅高压者，手术需用电灼止血者禁忌使用吸入麻醉方法。

4. 吸入麻醉方法

(1) 开放点滴麻醉　将患者躯体及四肢固定于手术床上，妥善保护眼睛，免受乙醚刺激，左手将面罩罩于患者口鼻部，同时托起下颌，右手持乙醚滴瓶，向口罩上缓慢点滴乙醚，并安慰患者，取得合作。用于短时间手术、小儿或无气管内麻醉条件者。现临床上少用。

(2) 气管内麻醉 患者平卧位，头后仰，用咽喉镜放入口腔，将舌向左侧推开，以窥镜片前端挑起会厌、显露声门，手持有管芯的气管导管，轻巧地插入声门 3～5 cm 深度进气管，上连呼吸气囊或紧闭式气流循环式麻醉机。

(二) 静脉麻醉

静脉麻醉是将麻醉药注入静脉，作用中枢神经系统而产生全麻状态的麻醉方法。此法具有诱导快，对呼吸道无刺激，无环境污染，使用时无需特殊设备。

1. 适应证 全麻诱导、短小手术、控制痉挛和惊厥、颅脑手术。

2. 禁忌证 婴幼儿，孕妇、剖宫产手术，心力衰竭患者，休克和低血容量患者，有呼吸系统疾病、呼吸道阻塞或狭窄、哮喘、喉水肿者，严重肝、肾功能不全者。

3. 方法分类

(1) 基础麻醉 进入手术室前给予大剂量催眠药，如巴比妥类等，使达深睡状态，在此基础上进行麻醉，可使药量减少，麻醉平稳。常用于小儿。

(2) 诱导麻醉 应用诱导期短的硫喷妥钠或氧化亚氮，使迅速进入外科麻醉期，避免诱导期的不良反应，然后改用他药维持麻醉。

(3) 维持麻醉 静脉麻醉药维持麻醉的方法有单次、分次或连续法三种。可根据手术需要和不同静脉全麻药的药理特性来选择给药方法。

4. 常用的静脉麻醉药 见表 5-3。

表 5-3 常用静脉麻醉药的比较

药物	用量 (mg/kg)	起效时间 (min)	维持时间 (min)	中枢神经	循环系统	呼吸系统	临床应用	副作用	清除率 [ml/(kg·min)]	半衰期 (h)
硫喷妥钠	4～6 (iv)	1	15～20	催眠	心肌抑制(++)，血管扩张	抑制呼吸，痉挛	诱导，控制惊厥	喉痉挛	3.4	3～12
氯胺酮	1～2 (iv) 5～10 (IM)	0.5～1 5～8	10～15	抑制轻，镇痛强	心肌抑制(+) BP↑，HR↑，血管阻力↑	抑制呼吸，呼吸暂停，解痉	诱导，维持，基础麻醉	颅压↑，眼压↑，幻觉，恶梦	16～18	1～2
丙泊酚	1.5～2 (iv)	0.5～0.7	4～5	催眠，无镇痛	心肌抑制(+++)，BP↓，HR↓，血管扩张	抑制呼吸，呼吸暂停	诱导，维持，短小手术	呼吸、循环抑制，局部刺激	30～60	0.5～1.5
依托咪酯	0.3～0.4 (iv)	0.5	3～5	催眠	心肌抑制(+)，轻度扩张血管	无抑制	诱导	肌肉阵挛，抑制肾上腺皮质功能	10～20	2～5
γ-羟丁酸钠	50～80 (iv)	5～10	45～60	催眠	BP↑，HR↓	无抑制	诱导，维持，基础麻醉	锥体外系症状，抑制呼吸	15	3

（三）复合全身麻醉

复合全身麻醉是两种或两种以上的全麻药复合应用，彼此取长补短，最大限度地减少对患者生理功能的不利影响，以达到最佳临床麻醉效果。是当前临床使用最广的一种方法。根据给药的途径不同，复合麻醉可大致分为全静脉复合麻醉和静脉与静吸复合麻醉。

1. 全静脉复合麻醉　全静脉复合麻醉是在静脉麻醉诱导后，采用多种短效静脉麻醉药复合应用，以间断或连续静脉注射法维持麻醉。

（1）常用全静脉复合麻醉药物　①镇静、意识抑制：安定、羟丁酸钠、氟哌利多、异丙嗪等。②镇痛、抑制反射：安氟醚、异氟醚、氧化亚氮、氯胺酮、芬太尼、吗啡、哌替啶等。③肌肉松弛：琥珀胆碱、箭毒、泮库溴铵、阿曲库铵、维库溴胺。

（2）常用全静脉复合麻醉方法　①普鲁卡因静脉复合麻醉；②氯胺酮静脉复合麻醉；③芬太尼静脉复合麻醉；④神经安定镇痛麻醉。

2. 静吸复合麻醉　静吸复合麻醉是在静脉麻醉的基础上，于麻醉减浅时间断吸入挥发性麻醉药物（恩氟烷、异氟烷）。具有麻醉相对稳定，可减少吸入麻醉药的用量，且有利于麻醉后迅速苏醒。

【全身麻醉深度的评估】 麻醉受多种因素影响，主要观察项目为呼吸、血压、脉搏及肌张力。

第一期（诱导期）：从麻醉开始至神志消失。大脑皮层开始抑制。一般不在此期中施行手术。

第二期（兴奋期）：从神志消失至呼吸转为规律。因皮质下中枢释放，患者呈现挣扎、屏气、呕吐、咳嗽、吞咽等兴奋现象，对外界反应增强，不宜进行任何操作。

第三期（手术麻醉期）：从呼吸规律至呼吸麻痹为止。又分为4级，一般手术常维持在第1、2级。在腹腔或盆腔深处操作，为了获得满意的肌肉松弛，可暂时加深至第3级。

第1级：从规律的自主呼吸至眼球运动停止。大脑皮层完全抑制，间脑开始抑制。

第2级：从眼球运动停止至肋间肌开始麻痹。间脑完全抑制，中脑及脊髓自下而上开始抑制。

第3级：从肋间肌开始麻痹至完全麻痹。脑桥开始抑制，脊髓进一步抑制。

第4级：从肋间肌完全麻痹至膈肌麻痹。脑桥、脊髓完全抑制，延髓开始抑制。

第四期（延髓麻痹期）：从膈肌麻痹开始至呼吸、心脏停搏。

全身麻醉深浅的判断标准　见表5-4。

表5-4　全身麻醉深浅的判断标准

麻醉分期	呼吸	循环	眼征	其他
浅麻醉期	不规则呛咳，气道阻力增加，喉痉挛	血压升高，心率加快	睫毛反射（－），眼球运动（＋），眼睑反射（＋），流泪	吞咽反射（＋），出汗分泌物（＋），刺激时体动（＋）
手术麻醉期	规律，气道阻力降低	血压稍低但稳定，手术刺激无改变	眼睑反射（－），眼球固定中央	刺激时无体动，黏膜分泌物消失
深麻醉期	膈肌呼吸，呼吸频率增加	血压下降	对光反射（－），瞳孔散大	各种反射均消失

【护理措施】

(一) 一般护理

1. 麻醉前护理 麻醉前 8 h 禁食，2 h 禁饮，以防麻醉后食物反流所致窒息；常规作普鲁卡因使用前皮肤过敏试验；术前 30 min 常规注射麻醉前用药。

2. 麻醉后护理 术后常规去枕平卧 6～8 h；密切监测生命征（脉搏、呼吸、血压），每 15～30 分钟一次；保持呼吸道通畅，以防发生舌后坠、喉痉挛、呼吸道分泌物堵塞的危险；保护患者或加以约束，防止其苏醒过程中常出现躁动不安和幻觉导致静脉输液管和各种引流导管被患者不自觉地拔除，造成意外。

(二) 常见并发症的防治及护理

1. 呼吸系统

(1) 呼吸暂停

原因：未行气管插管而使用硫喷妥钠、丙泊酚或氯胺酮的静脉全身麻醉者（施行门诊小手术、眼科手术、人工流产及各种内镜检查）；全身麻醉者苏醒拔管后，苏醒不完全，麻醉药、肌松药及镇痛、镇静药的残余作用以致发生于手术刺激结束后呼吸暂停（伤害性刺激本身具有呼吸兴奋作用）。

临床表现：胸腹部无呼吸动作，发绀。

处理措施：立即施行人工呼吸，必要时可在肌松药辅助下气管内插管行人工呼吸。

(2) 上呼吸道梗阻

原因：气管内插管失败、极度肥胖、静脉麻醉未行气管内插管、胃内容物误吸及喉痉挛者。

临床表现：自主呼吸时出现“三凹征”，人工呼吸时呼吸囊阻力大，无胸廓起伏，短期内可致死。

处理措施：置入口咽或鼻咽通气道或立即人工呼吸。舌下坠致梗阻者托起下颌，喉痉挛或反流物所致者，注射肌松药同时行气管内插管。

(3) 急性支气管痉挛

原因：既往有哮喘或对某些麻醉药过敏者，气管内导管插入过深致反复刺激隆突，或诱导期麻醉过浅也可诱发。

临床表现：呼吸阻力极大，两肺下叶或全肺布满哮鸣音，重者气道压异常增高可＞3.92 kPa（40 cmH_2O）。

处理措施：快速加深麻醉，松弛支气管平滑肌；经气管或静脉注入利多卡因、氨茶碱、糖皮质激素、平喘气雾剂等。

(4) 肺不张

原因：胸腔及上腹部术后患者。术后咳痰不力、分泌物阻塞支气管所致，也可与单侧支气管插管、吸入麻醉药所致区域性肺不张有关。

临床表现：持续性低氧血症；听诊肺不张区域呼吸音遥远、减低以至完全消失，X 线检查可见肺影缩小。

处理措施：在完善镇痛的基础上，做深呼吸和用力咳痰。若为痰液阻塞，可在纤维支气管镜下经逐个支气管口吸出痰液。

2. 循环系统

(1) 高血压 是全身麻醉中最常见的并发症。

原因：与麻醉浅、镇痛药用量不足、未能及时控制手术刺激引起的强烈应激反应有关。

表现：患者血压>140/90 mmHg。

处理措施：加深麻醉，应用降压药和其他心血管药物。

（2）低血压

原因：麻醉药引起的血管扩张、术中脏器牵拉所致的迷走反射、大血管破裂引起的大失血，以及术中长时间血容量补充不足或不及时等。

表现：患者血压<80/50 mmHg、有高血压史者以血压下降超过术前血压的30%为低血压的标准。

处理措施：快速输注晶体和胶体液，酌情输血。无效时应及时使用升压药。

（3）室性心律失常

原因：麻醉药对心脏起搏系统的抑制、麻醉和手术造成的全身缺氧、高或低碳酸血症、心肌缺血而诱发。

处理措施：对完全性房室传导阻滞者，应给予阿托品、异丙肾上腺素或安装起搏器治疗；对频发性早搏和室性心动过速者，应给予利多卡因或电击转复治疗；对窦性心动过速或过缓，则应针对病因而不难处理。

3. 术后恶心、呕吐　为最常见的并发症

原因：上消化道手术、吸入麻醉及术后以吗啡为主要镇痛药物的患者。

处理措施：全麻术后发生的恶心、呕吐，可用甲氧氯普胺或丙泊酚治疗。

本章小结

麻醉是应用药物或其他方法消除患者手术过程中的疼痛和不适感，保障患者安全，并使局部肌肉松弛为手术创造良好条件而采取的各种方法。麻醉分为局部麻醉和全身麻醉。局部麻醉是指局麻药应用于身体的局部，使机体某一部位的感觉神经传导功能暂时被阻断、运动神经传导保持完好或者同时也被阻断的状态；常见方法有表面麻醉、局部浸润麻醉、区域阻滞麻醉、神经阻滞麻醉等。椎管内麻醉又称椎管内阻滞麻醉，是指将局麻药注入椎管内的某一腔隙从而使部分脊神经的传导功能发生可逆性阻滞的麻醉方法。可分为蛛网膜下腔阻滞、硬脊膜外阻滞2种方法。蛛网膜下腔阻滞（腰麻），是将局麻药注入蛛网膜下腔，作用于脊神经根，阻滞部分脊神经传导的麻醉方法；常见并发症为头疼。将局麻药注入硬脊膜外腔，使一部分脊神经的传导受到阻滞的麻醉方法，称为硬脊膜外阻滞；最严重的并发症是全脊髓麻醉。全身麻醉是指麻醉药经呼吸道吸入或静脉、肌内注射，产生中枢神经暂时性抑制，使患者呈现意识和痛觉消失，反射活动减弱，肌肉松弛等状态；它的首要目的就是提供遗忘、无痛和最佳手术状态的同时，维持患者的健康和安全；最严重的并发症是心搏骤停。

（漳州卫生职业学院　李钟峰）

第六章　手术前后患者的护理

学习目标

1. 掌握围手术期的概念，手术分类，手术前后患者的护理诊断、护理措施，术后并发症的临床表现、预防及护理。

2. 熟悉手术前患者的护理评估。

3. 了解手术后患者的健康教育。

外科患者绝大多数需要经过手术治疗，因此手术是外科治疗的重要手段。手术虽能治愈疾病，但也可能产生并发症和后遗症。外科患者不仅要忍受躯体疾病的痛楚，还要经历手术、麻醉的创伤和刺激。任何手术对患者都会产生心理和生理负担。因此，围手术期（perioperative period）护理旨在提供身、心整体护理，使患者增加手术耐受性，以最佳状态顺利渡过手术期，预防或减少术后并发症，促进早日康复。

围手术期包括三个阶段（手术前、手术中及手术后期），即从患者进入外科病房至进入手术室接受手术，以及手术后返回病室直至出院。每一个阶段都有各自不同的护理内容，本章着重讨论术前准备、术后处理和术后并发症的防治和护理。

手术分类有两种，一种为按手术时限分类，大致分为三类：

1. 择期手术　手术实施的迟早不影响治疗效果，应做好充分的术前准备，以减少术后并发症。如胃、十二指肠溃疡的胃大部切除术，疝修补术等。

2. 限期手术　手术时间虽然可以选择，但有一定限度，不宜过久延迟，应在一段时间内尽可能做好充分的术前准备。如各种恶性肿瘤根治术等。

3. 急症手术　需在最短的时间内迅速手术，根据病情轻重缓急，重点做好必要的术前准备，情况紧急的应立即手术抢救患者的生命，如脾破裂、肝破裂等。

另一种为按手术目的分类，分为：

1. 诊断性手术　目的是帮助医生确定或证实可疑诊断。如淋巴结活检、乳腺肿物针吸活检、剖腹探查术等。

2. 治疗性手术　是对病变、受损或先天畸形的组织器官修补或切除，以达到治疗或改善外形、增进功能的目的。如乳房癌根治术、阑尾切除术、骨折的复位与内固定术等。

3. 姑息性手术　目的是减轻无法治愈疾病的症状。如交感神经切除术，为晚期癌性疼痛患者减轻疼痛、胃空肠吻合术，为晚期胃癌患者解决进食问题等。

4. 美容性手术　目的是改善外形，患者的要求是其主要的实施理由，如隆胸手术、重睑手术等。

第一节　手术前患者的护理

从患者进入外科病房至进入手术室接受手术这一段时期称为手术前期，这期间所进行的护理称为手术前护理（preoperative nursing care）。完善的术前准备是手术成功的重要步骤。

【护理评估】

（一）一般资料

了解患者的性别、年龄、营养状况、受教育程度、职业背景等可以帮助护士了解患者对手术的认识和耐受能力，以利制定有针对性的护理和健康教育计划。儿童、青壮年人对手术的耐受性较好，新生儿、婴儿和老年人对手术的耐受力相对较差。

（二）身体状况

1. 现病史　患者此次发病的诱因、主要症状和体征、严重程度、睡眠状况等。

2. 健康状况　了解有无可能影响手术的伴随疾病和心、肝、肺、肾等重要脏器的功能以及内分泌、血液生化和凝血功能等，以确定患者对手术的耐受性。

患者对手术的耐受性可归纳为二类：

（1）耐受良好　外科疾病对全身影响较小，全身情况较好，重要脏器无器质性病变或其功能处于代偿状态。对于这一类患者，术前只要进行一般性准备。

（2）耐受不良　外科疾病已对全身影响明显，全身情况欠佳，或重要脏器有器质性病变，功能濒临或已失代偿。对于这一类患者需做积极和全面的特殊准备，待全身情况改善后方可进行手术。

3. 用药史　某些药物可使患者的生理状况发生改变，容易导致手术合并症。因此，必须对患者是否服用药物进行评估。

（1）抗凝血药物　抗凝血药影响血液凝固，可增加手术出血量。

（2）降压药　易导致术中低血压。

（3）皮质激素　长期使用会导致肾上腺皮质功能低下，延迟伤口愈合。

（4）利尿药　可引起血清钾离子过低。

（5）降血糖药物　如胰岛素降低血糖。手术前应考虑减量或停药并对机体进行相应调整。

4. 药物过敏史　有无青霉素、链霉素、普鲁卡因及磺胺药等药物过敏史。

5. 个人史　有无吸烟和饮酒的习惯，有无酒精中毒史。

6. 月经史。

（三）辅助检查

术前患者必须进行详细的检查，以了解全身情况。包括：

1. 实验室检查　血、尿、粪便常规；出凝血功能检查包括出、凝血时间，血小板计数，凝血酶原时间等；血液生化检查包括肝、肾功能、电解质、血糖检查等。

2. 心电图检查　了解有无心率及心律异常，必要时行动态心电图监测。

3. 影像学检查　胸部X线检查可了解肺部有无占位性及渗出性病变；B超、CT、MRI等检查可明确病变部位、大小、范围甚至性质，有助于临床诊断。

4. 肺功能检查等。

（四）心理社会状况

1. 心理状况　包括精神及情绪反应、人格类型、应对能力、信仰等。多数患者在术前会产生紧张、焦虑、恐惧等心理反应。

2. 家庭社会状况　了解亲属对患者的关心程度、心理支持力度、家庭经济状况、医疗费用承受能力等。

【主要护理诊断】

1. 焦虑/恐惧 与不适应住院环境、担心手术意外和麻醉、担忧疾病预后等有关。

2. 知识缺乏：缺乏疾病相关知识及术前准备方面的知识。

3. 营养失调：低于机体需要量 与长期禁食、胃肠功能障碍或紊乱、分解代谢增强等有关。

4. 睡眠型态紊乱 与不适应住院环境、担忧疾病预后有关。

5. 疼痛 与外科疾病有关。

6. 有体液不足的危险 与出血及液体摄入不足有关。

【护理措施】

（一）心理准备

良好的心理状态和积极、健康的情绪，对外科患者的手术治疗和促进术后康复有重要的作用。护理人员应热情、主动迎接患者入院，根据其个体特点，用通俗易懂的语言，解释疾病及手术治疗的必要性和重要性。介绍术前准备、术中配合和术后注意点，必要时可邀请病区中手术成功的同种病例介绍其接受治疗、护理的全过程及主动配合的经验和体会。

导致病人手术前恐惧、焦虑的主要原因有：①对未知的害怕，为自身疾病不了解，害怕术中发现恶性肿瘤，对手术的必要性认识不足或担心手术效果，害怕手术意外及死亡的危险；②担心麻醉，既担心麻醉过浅或麻醉药效消失而引起疼痛，又害怕麻醉过深会一觉不醒而使其有面临死亡的威胁；③害怕丧失器官或造成功能残缺，如乳房切除术会使病人外观改变，截肢术既造成外观形象改变又丧失肢体功能；④过多考虑家庭、子女、配偶及经济等问题；⑤对医护人员不了解或不信任等。

护理人员要经常与患者交流和沟通，鼓励患者说出害怕和担心的问题，让患者及家属对医护人员产生信任感，建立良好的护患关系是缓解和消除患者及家属心理问题的最佳方法。充分评估患者对疾病的认识程度、对手术和社会支持系统的期望值，及时发现引起情绪或心理变化的诱因，对症实施心理疏导。

（二）环境准备

病房温度应保持在18～20℃，湿度为50％～60％，保持安静。护士应协助患者熟悉病房环境。

（三）常规生理准备

目的是使患者在最佳状态下接受手术，安全度过手术治疗的全过程。

1. 完善各项检查 介绍术前各项检查的意义、要求、过程及配合方法等，全面了解身体情况。

2. 胃肠道准备 目的是减少麻醉时由于呕吐引起的窒息或吸入性肺炎；防止术中肛门括约肌松弛后粪便污染手术台；减少肠道细菌数量，降低肠道手术感染率。

（1）饮食 胃肠道手术患者，术前3天开始少渣饮食，术前2天流食，术前1天禁食补液。非胃肠道手术患者应常规术前12 h禁食，4 h禁饮水，以防因麻醉或手术过程中呕吐而致窒息或吸入性肺炎。

（2）灌肠 急诊手术前一般不灌肠。肠道手术术前3天起灌肠或口服泻药，配合使用肠道抗生素，术前晚清洁灌肠，以减少术后感染机会。非肠道手术术前晚用肥皂水灌肠1次。

（3）留置胃管或洗胃 胃肠道手术患者术前常规放置胃管，以吸出胃内容物，降低胃肠内压力。急症手术患者未禁食者可通过胃管吸出胃内容物，防止术中出现呕吐和误吸。幽门梗阻患者术前 3 天每晚以温生理盐水洗胃。

3. 呼吸道准备　目的是改善通气功能，预防术后并发症。

(1) 根据患者不同的手术部位，进行深呼吸和有效排痰法的锻炼，如胸部手术者训练腹式呼吸；腹部手术者，训练胸式呼吸。

(2) 有吸烟嗜好者，术前 2 周戒烟，以免呼吸道黏膜因受尼古丁刺激分泌物过多而阻塞气道。

(3) 已有肺部感染者，术前 3～5 天起应用抗生素；痰液黏稠者，可用抗生素加糜蛋白酶雾化吸入，并配合拍背或体位引流排痰，以减轻支气管黏膜水肿。

4. 手术区皮肤准备　也称"备皮"，是预防切口感染的重要环节。手术前一日，患者应洗头、理发、剪指（趾）甲、沐浴及更换清洁衣裤。手术区皮肤准备重点是充分清洁手术野皮肤和剃除毛发，若切口不涉及头、面部、腋毛、阴毛，且切口周围毛发比较短少时，可不必剃除毛发。目前常用的皮肤准备方法是做好解释工作，将患者接到治疗室（如在病室应用屏风遮挡），注意保暖及照明；铺橡胶单及治疗巾，暴露备皮部位；用持物钳夹取皂球涂擦备皮区域，一手绷紧皮肤，一手持剃毛刀，分区剃净毛发；剃毕仔细检查是否剃净毛发；用毛巾浸热水洗去局部毛发和皂液；腹部手术者需用棉签蘸取乙醚清除脐部污垢和油脂；四肢手术者，入院后应每日用温水浸泡手足 20 min，并用肥皂水刷洗，剪去指（趾）甲和已浸软的胼胝。

不同部位的手术备皮范围不同（图 6-1）。

(1) 一般皮肤准备范围　①乳房手术：上至锁骨上部，下至脐水平，两侧至腋后线，包括同侧上臂 1/3 和腋窝部；②胸部手术：前后胸壁皮肤准备范围均应超过中线 5 cm 以上；③腹部手术：上起乳头连线，两侧至腋中线，下至耻骨联合及会阴部，并剃除阴毛。下腹部及腹股沟区手术应包括大腿上 1/3 的皮肤；④会阴及肛周手术：剃除阴毛；⑤四肢手术：以切口为中心、上下 20 cm 以上，一般多准备患侧整个肢体。

(2) 特殊手术部位的皮肤准备　①颅脑手术：术前 3 天剪短头发，并每日洗头一次（急症例外）。手术前 2 h 剃净头发，剃后用肥皂水洗头，并戴干净帽子；②颜面手术：尽量保留眉毛，不予剃除；③口腔手术：入院后保持口腔清洁卫生，入手术室前用复方硼酸溶液漱口；④骨、关节、肌腱手术：手术前 3 天开始皮肤准备。第 1、2 天先用肥皂水洗净患侧，并用 75%乙醇消毒后再用无菌巾包裹。第 3 天进行剃毛、刷洗，75%乙醇消毒后，用无菌巾包扎手术野，待手术晨重新消毒；⑤阴囊、阴茎部手术：入院后每日温水浸泡，用肥皂水洗净，于术前一日备皮，范围同会阴部手术。

5. 术前特殊练习　术后患者因创伤和麻醉的影响，加之不习惯在床上大小便，易发生尿潴留，尤其老年男性患者，术前应进行床上大小便练习。教会患者练习术中要求的特殊体位，及术后肢体功能锻炼方法等。

6. 增强机体抵抗力　充足的休息对患者的康复起着不容忽视的作用，术前正确评估患者的睡眠型态、时间及质量，鼓励其表达失眠的原因，采取促进睡眠的有效措施。并通过给予高热量、高蛋白、高维生素饮食来增强机体抵抗力。

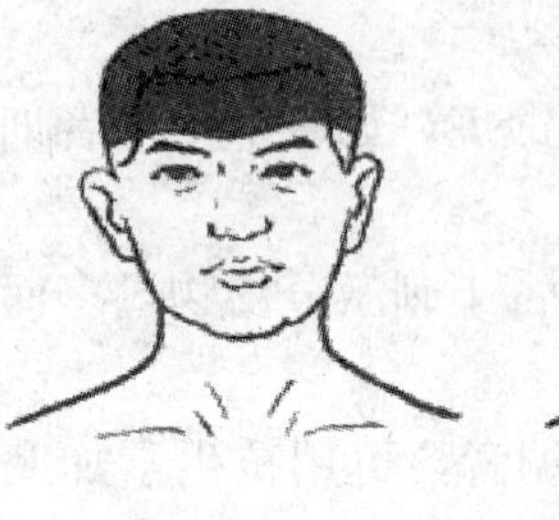

a 颅脑手术

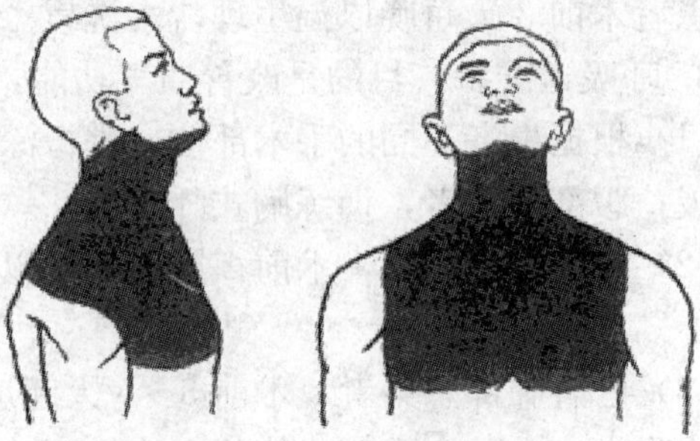

b 颈部手术

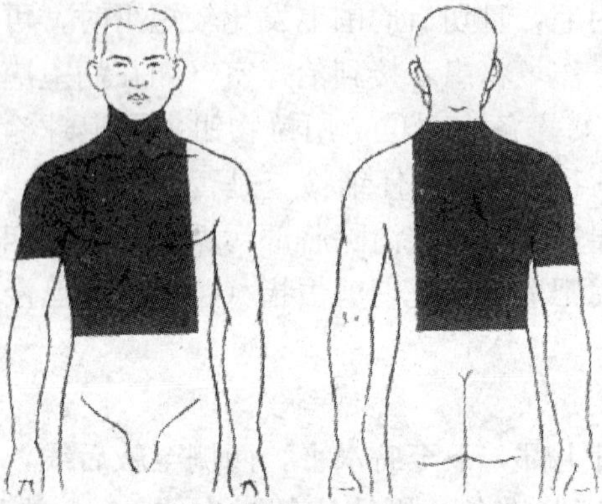

c 胸部手术

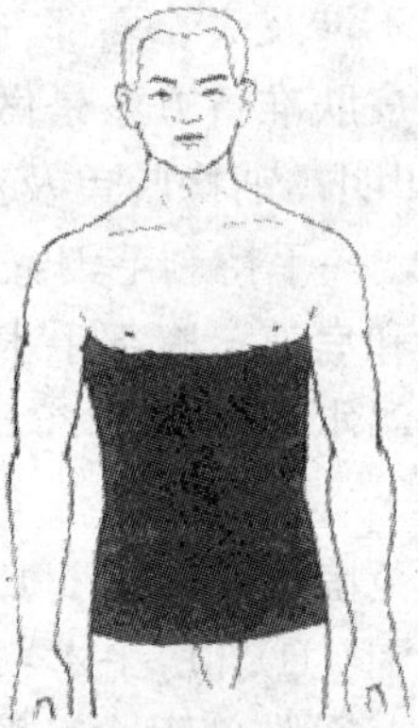

d 腹部手术

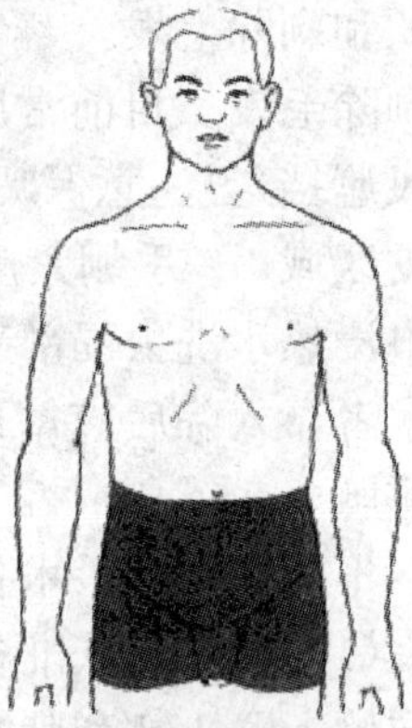

e 腹股沟区手术

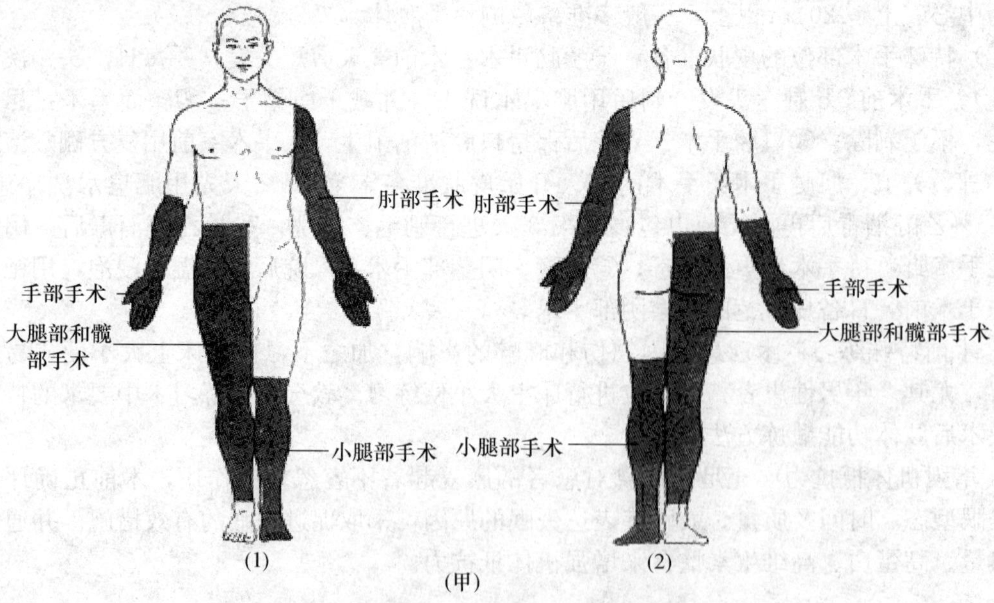

f

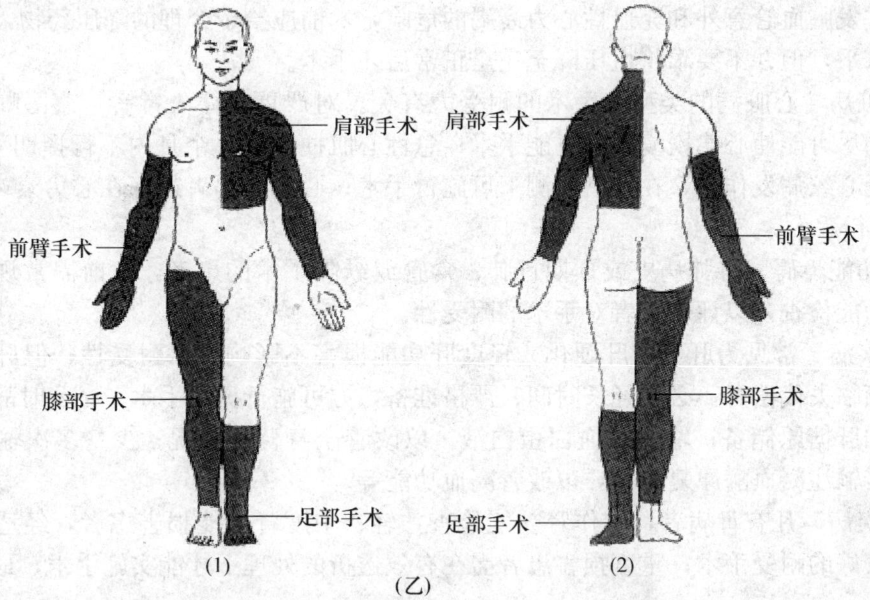

f 四肢手术

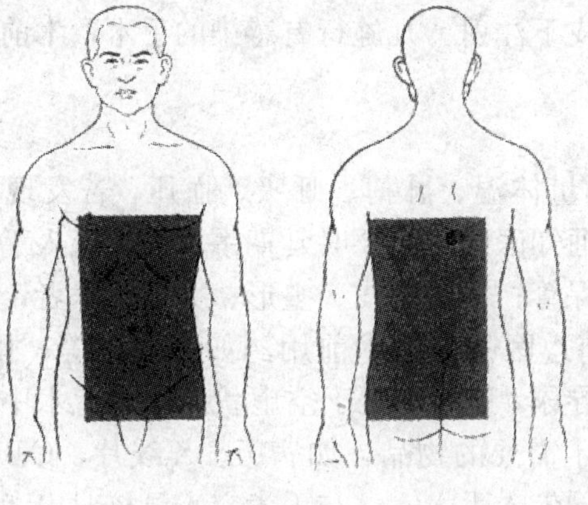

g 肾手术

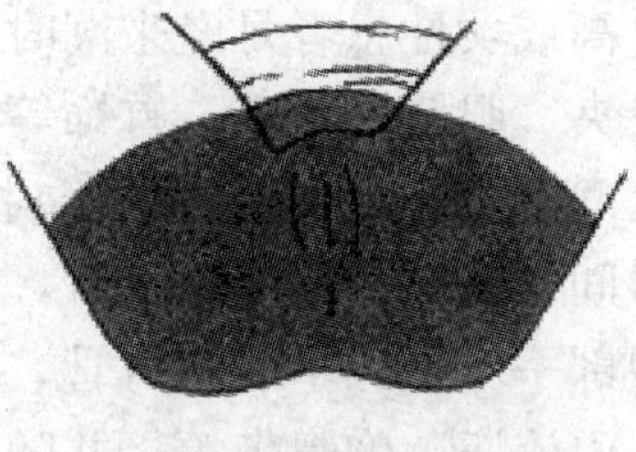

h 会阴部及肛门手术

图 6-1 不同手术部位皮肤准备范围示意图

(四) 特殊患者准备

对手术耐受性不良者，除做好一般准备外，还应根据具体情况做好特殊准备。

1. 营养不良 营养不良者抵抗力低下，易并发严重感染且对休克、失血的耐受性较差；低蛋白血症可引起组织水肿，影响术后切口愈合；故术前应尽量预防或改善营养不良，并作阶段性评估。若血清白蛋白在 30～35 g/L，首先应通过饮食补充。根据病情及饮食习惯，与患者、家属共同商讨制定富含蛋白、热量和维生素的饮食计划。经常变换食谱，提供色、香、味俱全及温度适宜的饮食，以刺激食欲；创造整洁、舒适的就餐环境，减少不良的环境刺激。若血清白蛋白低于 30 g/L 则需静脉输注血浆、人血白蛋白及营养支持。

2. 高血压 血压在160/100 mmHg以下，可不必做特殊准备。血压过高者，麻醉或手术应激有并发脑血管意外和充血性心力衰竭的危险，术前应给予合理的降压药物，使血压稳定在一定水平，但并不要求将血压降至完全正常后才手术。

3. 心脏病 心脏病的类型与手术的耐受力有关。对严重心律失常者，遵医嘱给予抗心律失常药物尽可能使心律恢复正常方能手术；急性心肌梗死者6个月内不行择期手术，6个月以上且无心绞痛发作者，在严密监测下可施行手术；心力衰竭者最好在心力衰竭控制3～4周后再进行手术。

4. 肺功能障碍 有肺病史或预期行肺、食管或纵隔手术的患者，术前需常规进行血气分析和肺功能检查，以评估患者对手术的耐受性。

5. 肝疾病 常见为肝炎和肝硬化。轻度肝功能损害不影响手术耐受性；但肝功能损害较严重或濒临失代偿者，必须经长时间、严格准备，方可施行择期手术。必要时静脉输注葡萄糖以增加肝糖原储备；输注人血白蛋白液，以改善全身营养状况；少量多次输注新鲜血液，或直接输注凝血酶原复合物，以改善凝血功能等。

6. 肾疾病 凡有肾病者，应作肾功能检查，轻、中度肾功能损害患者，经适当内科治疗后均能较好的耐受手术；重度损害患者需在有效透析的处理下才能实施手术，最大程度地改善肾功能。

7. 糖尿病 糖尿病患者对手术耐受性差。术前应控制患者的血糖水平，纠正水、电解质代谢失调和酸中毒，改善营养。手术前应控制血糖于5.6～11.2 mmol/L、尿糖＋～＋＋。原接受口服降糖药治疗者，术前改用胰岛素皮下注射。凡施行有感染的手术，术前都应使用抗菌药。

（五）术日晨准备

手术晨护士全面检查术前准备情况，测量体温、脉搏、呼吸、血压，若发现患者有体温、血压升高或女性患者月经来潮时，及时通知医师，必要时延期手术；患者入手术室前取下义齿、发夹、眼镜、手表、首饰等交家属保管；需作植皮、整形、关节手术者，手术区皮肤用70%乙醇消毒后，用无菌巾包扎；术前遵医嘱注射术前用药如阿托品等；排尽尿液，估计手术时间长或拟行盆腔手术者，应留置导尿，使膀胱处于空虚状态，以免术中误伤；胃肠道及上腹部手术者，术前置胃管；准备手术需要的物品，如病历、X线片、CT片、MRI片、药品、引流瓶、胸腹带等，并随患者一同带入手术室。与手术室人员核对患者姓名、床号等，交接患者。

（六）急症手术准备

急症手术应该根据病情在做好必要的急救和处理的同时，尽快进行必要的术前准备，以赢得手术治疗机会。如患者有水、电解质紊乱和酸碱平衡失调，立即输液予以纠正；如患者处于休克状态，立即建立静脉通路，补充血容量。通知患者立即禁食、做好皮肤准备、过敏试验，急查血、尿常规、出凝血时间、血型、交叉配血试验等，给术前用药，嘱患者排尿，送手术室。

第二节 手术后患者的护理

患者自手术后返回病室直至出院这一阶段的护理，称为手术后护理（postoperative nursing care）。目的是尽快恢复患者的正常生理功能，减少生理和心理的痛苦与不适，预防并发症的发生。

【护理评估】

（一）术中情况

了解患者的麻醉及手术方式，术中情况如出血、用药、补液情况等，安置何种引流管及安放部位、作用等。

（二）身体状况

1. 生理状况　包括生命体征、意识状态，有何不适及潜在并发症先兆等。

2. 切口状况　有无渗血、渗液、感染及切口愈合不良等。

3. 引流管与引流物　术中是否安置引流管及数量、部位，术后引流是否通畅，引流物量、色、性状的观察等。

（三）心理社会状况

手术后是患者心理反应比较集中、强烈的阶段，随原发病的解除和安全渡过麻醉及手术，患者心理上会有一定程度的解脱感，但继之又会有新的心理变化，如手术已致正常生理结构和功能改变者，则担忧手术对今后生活、工作及社交带来的不利影响，出现情绪低下、消极、愤怒、哭泣等情绪反应；切口疼痛、不舒适的折磨或对并发症的担忧，可使患者再次出现焦虑、抑郁等各种不同的心理反应。

【主要护理诊断】

1. 知识缺乏：缺乏有关术后方面的知识。

2. 疼痛　与手术创伤、安置引流管有关。

3. 尿潴留　与麻醉剂残余作用未完全消失、切口疼痛、患者不习惯在床上排尿有关。

4. 自理缺陷　与术后疼痛、虚弱、活动受限有关。

5. 潜在并发症：出血、切口感染、切口裂开、肺部感染、泌尿系感染、下肢静脉血栓形成等。

【护理措施】

（一）一般护理

护士应根据患者术中、术后的具体情况及出现不适的原因做好患者及家属的解释工作，并给予对症护理；避免各种不良刺激，缓解不良心理反应，做好针对性的心理疏导。创造安静、舒适的病区环境，保证患者有足够的休息和睡眠，以利早日康复。

（二）病情观察

根据手术大小，定时监测生命体征。病情不稳定或特殊手术者应送入重症监护病房，随时监测心、肺等生理指标，及时发现呼吸道梗阻、伤口、胸腹腔以及胃肠道出血和休克等的早期表现，并对症处理。

1. 血压　中、小手术后每小时测血压一次，直至平稳；大手术后或有内出血倾向者必要时可每15～30分钟测血压一次，病情稳定后改为每1～2小时一次，并做好记录。

2. 体温　体温变化是人体对各种物理、化学、生物刺激的防御反应。体温升高，常提示某种刺激的存在。术后24h内，每4小时测体温1次，随后每8小时1次，直至体温正常后改为1天1次。

3. 脉搏　随体温而变化。失血、失液导致循环血量不足时，脉搏可增快、细弱、血压下降、脉压变小；但脉搏增快、呼吸急促，也可为心力衰竭的表现。

4. 呼吸　随体温升高而加快，有时可因胸、腹带包扎过紧而受影响。若术后患者出现呼吸困难或急促时，应先检查胸、腹带的松紧度，也应警惕肺部感染和急性呼吸窘迫综合征的发生。

有心、肺疾患的患者应监测中心静脉压、肺动脉压、血氧饱和度等指标。

（三）体位

根据疾病性质、全身状况和麻醉、手术方式，选择利于患者康复、活动及舒适的体位。

1. 全身麻醉尚未清醒者　取平卧位，头转向一侧，避免口腔分泌物或呕吐物误吸入气道。

2. 椎管内麻醉者　腰麻患者应去枕平卧 6～8 h，以防因脑脊液外渗致头痛；硬膜外麻醉患者应平卧 4～6 h，可不去枕。全身麻醉清醒后及局部麻醉者，可视手术和患者需求安置体位。

3. 颅脑手术后　无休克或昏迷，可取 15°～30°头高脚低斜坡卧位。

4. 颈、胸部手术后　多采用高半坐卧位，便于呼吸和有效引流；腹部手术后，多采用低半坐卧位或斜坡卧位，既能降低腹壁张力，减轻切口疼痛，又利于呼吸；腹腔内有感染者，若病情许可，应尽早改为半坐位或头高脚低位，以利有效引流。

5. 脊柱或臀部手术后　可采用俯卧或仰卧位；四肢手术后应抬高患肢。

（四）饮食与补液

营养素及水分的摄入直接关系到患者的代谢功能和术后康复。术后恢复饮食的时间与手术部位、麻醉方式有关，主要依据肠蠕动的恢复情况而定。评估内容有：听诊腹部肠鸣音，询问患者有无肛门排气，是否有腹胀、便秘，有无胃肠功能紊乱现象，如恶心、呕吐等。

1. 非消化道手术　根据手术大小、麻醉方式以及麻醉后的反应决定开始进食的时间。局部麻醉术后，患者很少出现全身性反应，术后即可依患者需求进食；蛛网膜下腔麻醉和硬膜外腔麻醉，术后 6 h，无明显恶心、呕吐等不适时可开始进食。全麻清醒后，如无恶心、呕吐，方可进食。并根据病情、转归及时调整饮食种类。

2. 消化道手术　术后 48～72 h 禁食，待肠蠕动恢复、肛门排气、胃管拔除后，开始进少量流质饮食，逐渐过渡到半流质和普食。还应鼓励患者多进食易消化、高蛋白、高能量、富含维生素和膳食纤维的食物。禁食期间应通过静脉补液补充水、电解质和营养，若禁食时间较长，需提供肠外营养支持，以促进合成代谢。

术后患者因活动受限、生活自理能力下降、禁食期间唾液分泌减少等易致口腔炎症，故应注意口腔卫生，坚持每天二次用漱口水漱口，如口腔黏膜出现糜烂或小白点，及时进行真菌培养或涂片检查。

（五）活动

术后非制动患者原则上应早期下床活动，以促进康复。早期活动可增加肺通气量，有利于肺扩张和分泌物的排出，预防肺部并发症；改善全身血液循环，促进切口愈合，防止下肢静脉血栓形成；促进肠蠕动，增进食欲，防止腹胀和肠粘连；有利于膀胱功能的恢复，预防尿潴留。根据病情轻重和患者的耐受程度循序渐进：术后第 1～2 天，开始床上运动，如深呼吸、足趾和踝关节伸屈、下肢肌肉交替松弛和收缩、间歇翻身等；术后第 2～3 天可试行离床活动，先沿床而坐、再床旁站立、室内慢步行走，最后至户外活动。对于休克、心力衰竭、出血、严重感染、极度衰弱及有制动要求者，不宜早期活动，应根据其耐受程度而定。

（六）切口护理

观察切口有无出血、渗血、渗液、敷料脱落及局部红、肿、热、痛等征象。若切口有渗血、渗液或敷料被尿液、粪便污染，应及时更换，以防切口感染；若腹壁切口裂开，应先用无菌纱布或无菌巾覆盖；四肢切口大出血，先用止血带止血，再通知医师紧急处理。

切口的愈合分为三级，分别用“甲、乙、丙”表示。

1. 甲级愈合　切口愈合优良，无不良反应。

2. 乙级愈合　切口处有炎症反应，如红肿、硬结、血肿、积液等，但未化脓。

3. 丙级愈合　切口化脓需切开引流处理。

缝线拆除时间依据患者年龄、切口部位、局部血液供应情况而决定。头、面、颈部手术后 4～5 天拆线；胸部、上腹部、背部、臀部为 7～9 天；下腹部、会阴部为 6～7 天；四肢为 10～12 天（近关节处可适当延长），减张缝线为 14 天，必要时可间隔拆线。青少年患者因新陈代谢旺盛，愈合快，可缩短拆线时间；年老体弱、营养不良、糖尿病者则宜酌情延迟拆线时间。

（七）引流管护理

种类甚多，多置于体腔（如胸、腹腔等）和空腔脏器（如胃、肠、膀胱等）。定期观察引流是否有效，引流管是否通畅，有无阻塞、扭曲、折叠和脱落，并记录引流物的量、颜色、性状。乳胶引流片一般于术后 1～2 天拔除；单腔或双腔橡皮引流管多用于渗液较多、脓液稠厚者，大多要 2～3 天才能拔除。胃肠减压管一般在胃肠道功能恢复、肛门排气后，即可拔除。

（八）常见不适的护理

1. 疼痛　麻醉作用消失后，患者可出现疼痛。凡增加切口张力的动作，如咳嗽、翻身等都会加剧疼痛。术后 24 h 内疼痛最为剧烈，2～3 天后逐渐缓解。若疼痛呈持续性或减轻后又加剧，需警惕切口感染的可能。疼痛除造成患者痛苦外，还可影响各器官的生理功能，因此必须有效解除。应指导患者在翻身、深呼吸或咳嗽时，用手按压伤口部位，减少因切口张力增加或震动引起的疼痛；根据疼痛原因采取相应措施，如是否膀胱充盈、腹胀、石膏或夹板固定过紧影响血循环等；指导患者利用非药物措施，如听音乐、数数字等分散注意力的方法减轻疼痛；小手术后口服止痛片对皮肤和肌肉性疼痛有较好的效果。大手术后 1～2 日内，常需哌替啶肌内注射（婴儿禁用），必要时可 4～6 h 重复使用或术后使用镇痛泵。

2. 发热　是人体对手术、创伤作出的炎症性反应。手术后 1～2 天患者的体温可略升高，幅度在 0.5～1.0℃，一般不超过 38℃，临床称之为外科热或吸收热。但若术后 3～5 天仍持续发热，则提示存在感染或其他不良反应，手术切口和肺部感染是常见原因；术后留置导尿容易并发尿路感染；若持续高热，应警惕是否存在严重的并发症如腹腔残余脓肿等。

医护人员应根据病情和术后不同阶段可能引起发热的原因加以分析，同时加强观察和监测，如胸部 X 线摄片、伤口分泌物的涂片和培养、血培养、尿液检查等，以明确诊断并对症处理。高热者，物理降温，如冰袋降温、酒精擦浴等；必要时可应用解热镇痛药物；此外，保证患者有足够的液体摄入；及时更换潮湿的床单位或衣裤。

3. 恶心、呕吐　常见原因是麻醉反应，一般于麻醉作用消失后自然消失；其他原因如颅内压增高、糖尿病酮症酸中毒、尿毒症、低钾、低钠等。若腹部手术后患者出现频繁呕吐，应警惕急性胃扩张或肠梗阻。护士应观察患者出现恶心、呕吐的时间及呕吐物的量、颜色、性状并做好记录，以利诊断和鉴别诊断；稳定患者情绪，协助其取合适体位，头偏向一侧，防止发生吸入性肺炎或窒息；清洁呕吐物，加强口腔护理；遵医嘱使用镇静、镇吐药物，如阿托品、奋乃静或氯丙嗪等。

4. 腹胀　常见原因是胃肠道功能受抑制，肠腔内积气过多。随手术应激反应的逐渐消退，胃肠蠕动功能恢复、肛门排气后，症状可自行缓解。若术后数日严重腹胀，肛门未排气，肠鸣音消失，可能为腹膜炎或肠麻痹；若腹胀伴阵发性绞痛，肠鸣音亢进，甚至有气过水音或金属音，警惕机械性肠梗阻。严重腹胀可使膈肌抬高，影响呼吸功能；使下腔静脉受压影响血液回流；影响胃肠吻合口和腹壁切口的愈合，故需及时处理。鼓励患者早期下床活动；持续性胃肠减压、肛管排气及高渗溶液低压性灌肠等；乳糖不耐受者，不宜进食含乳糖的奶制品；非胃肠道手术者，使用促进肠蠕动的药物新斯的明肌内注射，直至肛门排气；已确诊为机械性肠梗阻者，在严密观察下经非手术治疗未缓解者，完善术前准备后再次手术治疗。

5. 呃逆　常见原因可能为神经中枢或膈肌直接受刺激所致，大多为暂时性，亦可为顽固性。手术后早期发生者，可经压迫眶上缘、抽吸胃内积气和积液、给予镇静或解痉药物等措施得以缓解。如果上腹部手术后出现顽固性呃逆，应警惕吻合口或十二指肠残端瘘导致的膈下感染。

6. 尿潴留　术后常见。主要系全身麻醉或蛛网膜下腔麻醉后排尿反射受抑制、切口疼痛引起膀胱和后尿道括约肌反射性痉挛及患者不适应床上排尿体位等所致。若患者术后6～8 h尚未排尿，耻骨上区叩诊有浊音区，基本可确诊为尿潴留。尿潴留可引起患者不适及尿路感染，应及时处理。首先应稳定患者的情绪，因紧张、焦虑会加重括约肌痉挛，加重排尿困难。在取得患者合作，增加其自行排尿信心的前提下，若无禁忌，可协助其坐于床沿或站立排尿。帮助患者建立排尿反射，如听流水声、下腹部热敷、按摩；镇静止痛药解除切口疼痛或肌注卡巴胆碱（氨甲酰胆碱）刺激膀胱逼尿肌收缩，都能促进患者自行排尿。上述措施均无效时，在严格无菌技术下导尿，第一次导尿量超过500 ml者，应留置导尿管1～2天，有利于膀胱逼尿肌收缩功能的恢复。有器质性病变，如骶前神经损伤、前列腺肥大者等也需留置导尿。

（九）术后并发症的预防及护理

手术后并发症分为两大类：一类为多数手术后可能出现的并发症，如出血、感染等，本章重点介绍；另一类则是某些手术后特有的并发症，如胃手术后的倾倒综合征，甲状腺切除术后的甲状腺危象等，这些内容将在后面有关章节内介绍。并发症的发生，不仅增加了患者身心痛苦，延长术后康复时间，重者还可造成手术失败，甚至死亡。因此，了解其发生的原因和临床表现，掌握相应的预防及护理措施是术后护理的重要组成部分。

1. 术后出血　原因可能是术中止血不完善、创面渗血未完全控制、术后结扎线松脱、原痉挛的小动脉断端舒张、凝血机制障碍等。

术后出血多发生于手术切口、空腔脏器及体腔内。如为少量出血，仅表现为伤口敷料被血液渗湿或引流管引出少量血液；出血量大时，短期内出现脉速、血压下降、呼吸急促、面色苍白、皮肤湿冷、烦躁不安等失血性休克表现。如腹部手术后腹腔内出血，若非大血管出血，尤其未放置引流时，局部症状多不明显，只有通过密切观察，必要时行腹腔穿刺方可早期发现。胸腔手术后，胸腔引流管内每小时血性引流液超过100 ml且持续数小时，提示胸腔内有活动性出血。若术后早期患者出现低血容量性休克的各种表现或有大量呕血、黑便；或引流管中不断有大量血性液体流出，中心静脉压低于0.49 kPa（5 cmH_2O）、尿量少于25 ml/h，特别在输给足够液体和血液后，休克征象和检测指标均未改善或继续加重或曾一度好转后又恶化，都提示有术后出血。

防治：手术时严格止血，关腹前确认手术野无活动性出血点，这些都是预防术后出血的要点。一旦确诊为术后出血，迅速建立静脉通道，及时通知医师，完善术前准备，再次手术止血。

2. 切口感染 是指清洁切口和可能污染切口并发感染，常发生于术后3～4天。原因有手术操作无菌技术不严格；切口内遗有血肿、死腔、异物等使局部组织抵抗力低下；全身营养状况差或合并糖尿病、肥胖等导致切口愈合不良，增加切口感染机会。患者主诉切口疼痛加重或减轻后又加重，伴体温升高、脉搏加速、血白细胞计数和中性粒细胞比例增高。切口有红、肿、热、痛或波动感等典型体征。

防治：手术过程中严格遵守无菌技术；注意手术操作技术的精细，严格止血，避免切口渗血、血肿；加强手术前、后处理，改善患者营养状况，增强抗感染能力。切口已出现早期感染症状时，采取有效措施加以控制，如更换敷料、局部理疗、有效应用抗生素等；已形成脓肿者，及时切开引流，争取二期愈合。

3. 切口裂开 多见于腹部及邻近关节处。腹部切口裂开常发生于术后1周左右。原因有营养不良，组织愈合能力差；切口缝合欠佳，如组织对合差或打结不紧等；切口感染；腹腔内压突然增高，如剧烈咳嗽，严重腹胀等。切口裂开分为完全性和部分性两种。前者为切口全层裂开，可有肠管和网膜脱出；后者为深层破裂而皮肤缝线完整，在线脚处可有淡血性液体溢出并渗透敷料。

防治：手术前加强营养支持；必要时用减张缝线，术后延缓拆线时间；在良好麻醉、腹壁松弛条件下缝合切口，避免强行缝合造成腹膜等组织撕裂；切口外适当用腹带或胸带包扎；避免腹内压急骤增高；预防切口感染等。对切口完全裂开者，加强安慰和心理护理，使其保持镇静；禁食、胃肠减压；立即用无菌生理盐水纱布覆盖切口并用腹带包扎；通知医师，护送患者进入手术室重新缝合处理。若有内脏脱出，切勿在床旁还纳内脏，以免造成腹腔内感染。对切口部分裂开者，按具体情况处理，可用蝶形胶布固定切口，并用腹带加压包扎。

4. 肺不张 常发生在胸、腹部大手术后，多见于老年人、长期吸烟和患有急、慢性呼吸道感染者。原因是这类患者肺的弹性回缩功能减弱，呼吸运动受到限制导致分泌物积聚在肺底部、肺泡和支气管内不能排出，堵塞支气管，造成肺不张。表现为术后早期发热、呼吸和心率加快，继发感染时，体温升高明显，血白细胞和中性粒细胞计数增加。患侧的肺底部叩诊呈浊音或实音，听诊有局限性湿啰音，呼吸音减弱、消失或为管样呼吸音。血气分析示动脉氧分压下降和二氧化碳分压升高。胸部X线检查见典型肺不张征象。

防治：术前锻炼深呼吸；有吸烟嗜好者，术前2周停止吸烟；术前积极治疗原有的支气管炎或慢性肺部感染；鼓励患者深呼吸、咳嗽、体位排痰或给予药物化痰，以利支气管内分泌物排出；胸、腹带包扎松紧适宜，避免限制呼吸的固定或绑扎；注意口腔卫生；注意保暖，防止呼吸道感染。并发肺不张时协助患者翻身、拍背及体位排痰，以解除支气管阻塞，使不张的肺重新膨胀；鼓励患者自行咳嗽排痰；若痰液黏稠不易咳出，可使用蒸汽、超声雾化吸入或使用糜蛋白酶等化痰药物，使痰液稀薄，利于咳出；如痰量持续增多又不易咳出，可用支气管镜吸痰，必要时行气管切开；全身或局部抗菌药治疗。

5. 尿路感染 常继发于尿潴留。尿潴留是术后并发尿路感染的基本原因。尿路感染可分为上尿路和下尿路感染。前者主要为肾盂肾炎，后者为膀胱炎。急性肾盂肾炎以女性多见，主要表现为畏寒、发热、肾区疼痛，白细胞计数增高，中段尿镜检有大量白细胞和细菌，细菌培养可明确菌种，大多为革兰染色阴性的肠源性细菌。急性膀胱炎主要表现为尿频、尿急、尿痛，有时有排尿困难，一般无全身症状；尿常规检查有较多红细胞和脓细胞。

防治：术后指导患者尽量自主排尿，预防和及时处理尿潴留是预防尿路感染的主要措施。治疗主要是鼓励患者多饮水，保持尿量在1500 ml/d以上，保持排尿通畅；根据细菌药敏试验结果，合理选用抗菌药；残余尿在 500 ml 以上者，应留置导尿管，并严格遵守无菌技术，防止继发二重感染。

6. 深静脉血栓形成　常发生于术后长期卧床、活动减少的老年人或肥胖者，以下肢深静脉血栓形成为多见。原因与患者卧床过久、活动少，导致下肢血流缓慢，血液凝固性增加处于高凝状态，白细胞积聚损害血管内膜有关。患者主诉小腿轻度疼痛和压痛或腹股沟区疼痛和压痛，体检示患肢凹陷性水肿，腓肠肌挤压试验或足背屈曲试验阳性。

防治：鼓励患者术后早期离床活动；卧床期间进行肢体主动和被动运动，以促进静脉血回流，防止血栓形成；高危患者，下肢用弹性绷带或穿弹力袜以促进血液回流；血液高凝状态者，可口服小剂量阿司匹林、复方丹参片或用小剂量肝素，也可用低分子右旋糖酐静脉滴注，以抑制血小板凝集。下肢深静脉血栓形成后应抬高患肢、制动；忌经患肢静脉输液；严禁局部按摩，以防血栓脱落；抗凝、溶栓治疗期间均需加强出、凝血时间和凝血酶原时间的监测。

【健康教育要点】

1. 饮食　合理进食含有足够能量、蛋白质和丰富维生素的均衡饮食。胃切除术后患者应少量多餐。

2. 休息和活动　注意劳逸结合，适量活动。可进行散步等轻体力活动，以逐渐恢复体力；术后 6 周内不宜举起重物。

3. 服药和治疗　术后继续药物治疗常是手术治疗的延续过程，患者应遵医嘱按时、按量服用。为避免和延迟肿瘤复发、延长生存期，肿瘤患者，应坚持定期接受化疗和放疗。

4. 切口护理

（1）闭合性切口　拆线后用无菌纱布覆盖 1～2 天。

（2）开放性切口　遵医嘱定期到医院复查，更换敷料。

5. 就诊和随访　患者出院后若出现：体温＞38℃、伤口引流物有异味、切口红肿或有异常腹痛、腹胀、肛门停止排便排气等情况，应及时就诊。一般患者于手术后 1～3 个月到门诊随访 1 次，通过系统体检，了解机体的康复程度及切口愈合情况。肿瘤患者应于术后 2～4 周到门诊随访，以制定继续治疗方案。

本章小结

本章着重介绍了手术前、后患者的护理。从患者进入外科病房至进入手术室接受手术这期间所进行的护理称为手术前护理，完善的术前准备是手术成功的重要步骤。手术前的护理措施包括心理准备、环境准备、常规生理准备、特殊患者准备、术日晨准备、急症手术准备等。患者自手术后返回病室直至出院这一阶段的护理，称为手术后护理，目的是尽快恢复患者的正常生理功能，减少生理和心理的痛苦与不适，预防并发症的发生，促进早日康复。手术后的护理措施包括一般护理、病情监测、体位、饮食与补液、切口及引流管的护理，常见不适的护理包括：疼痛、发热、恶心与呕吐、腹胀、呃逆、尿潴留，术后并发症的预防及护理包括：术后出血、切口感染、切口裂开、肺不张、尿路感染、下肢深静脉血栓形成。

（新疆医科大学护理学院　李　慧）

第七章　外科营养支持患者的护理

学习目标

1. 掌握肠内、肠外营养的适应证、输注方法和护理措施。
2. 熟悉营养不良的原因、临床表现以及诊断。
3. 了解营养素及制剂的分类和营养液的配制。

第一节　概　述

生命活动得以正常进行的基本前提，是机体代谢的正常及营养状态良好。任何营养不良和代谢紊乱都可影响组织、器官功能，从而导致疾病的发生、发展。外科患者常由于疾病、创伤、手术应激等原因，可使机体的能量消耗增大，如未采取积极措施予以补充，即可致营养不良，从而使患者手术的耐受力降低，手术的风险性增加，并可诱发相关并发症，影响疾病的治疗和预后。为纠正营养不良状态需要采取营养支持疗法。营养支持（nutritional support，NS）是指医护人员针对患者营养不良的状况采取的为调节机体的代偿力、增强耐受力的一种现代治疗手段。通过建立有效的输入途径（如肠道或非肠道），为患者提供营养物质，满足机体的能量及蛋白质等需要。营养支持治疗是20世纪临床医学中的重大发展之一，我国自1970年将之应用于临床，20世纪80年代以后有了较快的发展与进步。现代的营养支持已经成为较大型手术、多发性创伤、有营养不良倾向以及危重症患者治疗中不可缺少的重要内容。

护理人员在营养支持治疗实施中扮演重要角色。护士首先应该充分了解机体的正常代谢和外科患者的代谢变化。正确评估患者的营养状况，判断其营养不良的程度，对有营养支持治疗适应证的患者，配合医生选择合适的营养支持方法，合理实施相关护理措施，从而改善患者的营养状况，促进其康复。

一、人体基本营养代谢

开展合理的营养支持，首先必须熟悉人体的基本能量代谢和营养物质代谢。

（一）能量代谢

机体的能量代谢，是指生物体内物质在代谢过程中所伴随的能量释放、转移和利用等。机体维持各种生命活动和从事体力活动都需要消耗能量。食物提供人每日所需的能量，主要供能源是糖类和脂肪，其余是蛋白质。糖类储备很有限，只能维持12～24 h的能量需要；体内最大的能源贮存仓库是脂肪，饥饿时人体主要靠消耗脂肪来提供能量；蛋白质是各脏器、组织的主要组成部分，一般情况下不能作为能源来考虑，但在饥饿或应激状态下，能源还可来自于蛋白质的糖异生。

临床实践中根据患者的体重、活动和应激情况等，可以估计出患者总的能量需要量。通常最简易的估算方法是按 25～20 kcal/(kg·d) 计算。

1. 基础能量消耗（basal energy expenditure，BEE） 指用于维持基础代谢（basal metabolism）状态所消耗的能量。BEE 是维持人体最基本生命活动所必需的能量，即在清醒、空腹、静卧于舒适的环境下，无任何体力和脑力负担、全身肌肉松弛、消化系统处于静止状态下，用于维持体温、心跳、呼吸、各器官组织和细胞基本功能等生命活动的能量消耗。可以根据 Harris-Benedict 公式计算得出。

男性 BEE（kcal）＝66.5＋13.7×W＋5.0×H－6.8×A

女性 BEE（kcal）＝655.1＋9.56×W＋1.85×H－4.68×A

公式中：W 为体重（kg）；H 为身高（cm）；A 为年龄（岁）

2. 实际能量消耗（actual energy expenditure，AEE） 患者实际能量的消耗可在 BEE 的基础上用以下公式计算：

AEE＝BEE×AF×IF×TF

公式中：AF（active factor）为活动因素。完全卧床为 1.1，卧床加活动为 1.2，正常活动时为 1.3；IF（injury factor）为手术创伤因素。中等手术为 1.1，脓毒血症为 1.3，腹膜炎为 1.4；TF（thermal factor）为发热因素。正常体温为 1.0，体温每升高 1℃，增加 0.1。

3. 静息能量消耗（resting energy expenditure，REE） 应用近代的代谢仪可直接测得机体实际的 REE。代谢仪检测的结果显示，REE 值比 Harris-Benedict 公式计算出的 BEE 值低 10%左右。因此，若使用 Harris-Benedict 公式间接计算 REE 时，只需将 BEE 值扣去 10%，就是患者实际的 REE 值。

（二）营养物质的代谢

人体所必需的营养物质如糖类、蛋白质、脂肪、无机盐、维生素等均来自于食物。其中糖类、蛋白质、脂肪这三大物质在人体生长、组织修复及宿主防御等方面起着举足轻重的作用，常被称为宏量营养素。其他则被称为微量营养素，主要用于维持生存所必须生理代谢的过程。从营养治疗的角度，宏量营养素的代谢最为重要。

1. 糖类的代谢 糖类是热量的主要来源，占总能量的 50%～60%。可以完全被机体直接利用满足生理需求的是葡萄糖。1g 葡萄糖可以提供 16.7 kJ 的能量，其供能形式主要是有氧氧化和无氧酵解。葡萄糖经消化道吸收后，大部分进入血液循环成为血糖，小部分以肝糖原形式储存在肝内。流经各组织脏器的血糖一部分直接氧化供能，一部分转变成肌糖原。肌糖原和肝糖原即为糖原储备，总重约 500 g，其中仅肝糖原可以转化为葡萄糖为机体所用，且禁食 24 h 肝糖原将全部耗尽，故供能十分有限。

2. 脂肪的代谢 脂肪是人体能量储备的主要形式，贮量约 15 kg。其供能为总能量的 25%～35%。1 g 脂肪可提供的能量是 38.9 kJ，远比葡萄糖多，其供能形式主要是有氧氧化。脂肪在小肠上段经各种酶及胆汁酸盐的作用下消化水解为甘油、脂肪酸等。根据机体能否自行合成脂肪酸分为非必需脂肪酸和必需脂肪酸。在病理或饥饿条件下，储存在脂肪细胞中的脂肪逐渐动员，被脂肪酶水解为游离脂肪酸及甘油并释放入血以供其他组织氧化利用。

3. 蛋白质代谢 蛋白质是机体的主要构成部分，其中 50%为内脏蛋白，另一半为躯体蛋白。正常情况体内蛋白质的合成和分解处于动态平衡状态。成人平均每天蛋白质需要量为 1 g/kg，蛋白质在胃肠道内经多种蛋白酶及肽酶的协同作用水解为氨基酸和小分子肽为机体吸收利用。其主要功能是作为氮源为组织的生长、更新、修复提供物质基础。有时蛋白质也可氧化供能，1 g 蛋白质可产生 18 kJ 能量。

二、外科患者的代谢改变

临床常见的外科疾病（如创伤、感染等）常可以导致患者出现不同程度的代谢改变，根据代谢特征基本可以区分为饥饿时的代谢改变和应激时的代谢改变。

（一）饥饿时的代谢改变

外科患者常因食欲下降、消化吸收障碍或由于治疗需要禁食等原因而使机体的摄入不足，即处于饥饿状态，此时人体必须利用自身组织供应机体的能量需要。葡萄糖是最普遍被利用的能量物质，但储备量有限，饥饿状态 24 h 即可被耗尽。脂肪是饥饿状态下的主要内源性供能物质，饥饿时脂肪动员加速，血中甘油和脂肪酸水平升高，机体利用脂肪酸氧化供能增加。蛋白质是为维持各脏器的功能而存在，并非能源储备，一旦被消耗，脏器功能将紊乱。随着饥饿时间延长，除大量脂肪分解供能外，不可避免地会有一定量的蛋白质被氧化以供能。当脂肪和蛋白质被消耗，机体的功能和结构受到影响，导致患者体重下降、肌肉无力、抵抗力减弱。

（二）应激时的代谢改变

人体在遭受创伤、感染及手术等外周刺激后，刺激会传导至下丘脑，后者随即通过神经—内分泌系统发生一系列应激反应。表现为交感神经系统兴奋，胰岛素分泌减少，肾上腺素、胰高血糖素、去甲肾上腺素、促肾上腺皮质激素、肾上腺皮质激素及抗利尿激素分泌均增加。此时机体处于高分解、高代谢状态，使机体的静息能量消耗（REE）增加，代谢率升高。手术、创伤后机体对糖的利用率下降，有氧氧化障碍，无氧酵解增加，容易发生高血糖，这是机体创伤后应激的一个重要的适应性生化反应。应激时体内脂肪组织动员加速，分解加快，氧化利用率增加，但脂肪分解得不到最大限度的利用，蛋白质的分解也在持续进行。蛋白质分解速率随应激水平增加而显著增加，主要表现为骨骼肌群的进行性消耗，尿氮排出增加，机体出现明显负氮平衡。

三、外科患者营养状态的评估

对患者营养状态的评估，既可判断有无营养不良及营养不良的类型，又为评价营养支持治疗效果提供客观指标。

（一）营养不良的评定

1. 病史　患者的年龄、饮食状况，有无慢性消耗性疾病、大型手术创伤史、严重感染、肿瘤等。

2. 人体测量指标

（1）体重　能反映蛋白质和能量的摄入、利用情况，可作为评价营养状况的重要指标。但应排除脱水或水肿等影响因素。我国常用的标准体重（standard body weight，SBW）计算公式是：

男：SBW（kg）＝身高（cm）－105

女：SBW（kg）＝身高（cm）－107.5

体重低于标准体重的 15％，提示存在营养不良。

（2）三头肌皮褶厚度（TSF）　是测定体脂贮备的指标。患者站立，右臂自然下垂或平卧，右前臂横于胸前，用皮褶计测量尺骨鹰嘴到肩胛骨喙突连线的中点处皮褶厚度，连续测定 3 次，取平均值，（正常值男性为 11.3～13.7 mm，女性为 14.9～18.1 mm），上述测定值若低于标准值的 90%，则提示存在营养不良。

(3) 上臂围、上臂肌肉周径 动态测定该项值可作为肌蛋白增减的指标。上臂围（MAC）是上臂中点的周长，上臂肌肉周径（AMC）则根据公式计算：AMC（cm）＝MAC（cm）－0.314×TSF（mm），上述测定值若低于标准值的 90%，则提示存在营养不良。

3. 实验室指标

(1) 肌酐身高指数（CHI） 肌酐是肌肉蛋白代谢的产物，尿中肌酐排泄量和机体骨骼肌群成正比，CHI＝（实测 24 h 尿肌酐量/标准尿肌酐量）×100%（正常值＞1）。CHI 若低于 80%提示营养不良。

(2) 内脏蛋白测定 包括血清白蛋白、转铁蛋白及前白蛋白浓度测定。是营养评定的重要指标。营养不良时该测定值均有不同程度下降。白蛋白浓度降低是营养不良最明显的生化特征，但其半寿期较长（20 天），只有长时间的摄入不足和营养不良才会显著下降，难以评价短期营养支持的效果。转铁蛋白及前白蛋白的半寿期均较短，分别为 8 天及 2 天，常能反映短期内的营养状态变化。

(3) 氮平衡测定 用公式计算氮平衡＝入氮量－出氮量，能动态反映体内蛋白质的平衡情况。当入氮量＞出氮量为正氮平衡，反之为负氮平衡。

(4) 淋巴细胞计数 周围血淋巴细胞计数可反映机体免疫状态。正常值为 $2000/mm^3$，小于 $1500/mm^3$ 常提示营养不良。

(二) 营养不良的分类

1. 消瘦型营养不良 为能量缺乏型，主要表现为人体各项测定指标下降。

2. 低蛋白质型营养不良 为蛋白质缺乏型又称水肿型，主要表现为血清蛋白水平降低及全身水肿。

3. 混合型营养不良 为慢性能量缺乏和急慢性蛋白质丢失所致，上述两型表现兼而有之。

四、外科营养支持的基本指征

1. 体重 近期体重下降＞正常体重的 10%。

2. 内脏蛋白测定 血清白蛋白＜30 g/L。

3. 饮食状况 不能正常进食连续超过 7 天及以上。

4. 确诊为营养不良者。

5. 可能产生营养不良或手术并发症的高危患者。

五、外科营养支持的方法

1. 肠内营养（enteral nutrition，EN）支持 是指用口服或管饲的方法经胃肠道提供营养物质的方法。凡胃肠道功能正常，或存在部分功能者，营养支持时应首选肠内营养。

2. 肠外营养（parenteral nutrition，PN）支持 是指通过静脉途径，提供机体所需的全部或部分营养，以达到营养治疗目的的一种方法。

第二节 肠内营养支持

临床营养支持的基本原则是：只要胃肠道功能正常或有部分功能者，应尽量采取肠内营养。肠内营养支持几乎没有严重的并发症，营养素经肠道吸收入肝，在肝内合成机体所需的各种成分，整个过程符合生理要求。而且食物的直接刺激有利于维持肠黏膜结构和屏障的完整性。肠内营养相对肠外营养而言价格较低廉也是明显的优点。

一、肠内营养支持的应用

（一）肠内营养的适应证和禁忌证

1. 适应证

（1）胃肠功能正常，但营养物质摄入不足或不能摄入者。如吞咽和咀嚼困难者、意识障碍者、大面积烧伤、复杂大手术后及恶性肿瘤者等。

（2）胃肠道功能不良者，但疾病处于稳定期。例如消化道瘘、短肠综合征等。此类疾病患者采用合理的肠内营养可减轻对消化液分泌的刺激作用。有保护肠屏障功能及防止细菌移位的作用。

2. 禁忌证　胃肠道消化吸收功能不良者，疾病处于活动期。例如肠梗阻、严重肠道感染、腹泻及休克者、消化道活动性出血者等。

（二）肠内营养的营养制剂

1. 多聚膳　包括自制的匀浆膳和混合膳。匀浆膳是指由牛肉、鸡蛋、豆类等天然食物加工而成的营养物。其缺点是粪渣生成多。混合膳是指以乳制品为基础，加有碾碎的天然食物、糖和盐、面粉和水制成糊状的膳食。缺点是黏稠度高，需要较粗的喂养管输入。多聚膳的特点是制作简单、营养全面、价格低廉且溶液的渗透压较低。因含有未经消化的蛋白质、糖和中等量脂肪，接受者需具有良好的消化和吸收功能。

2. 单体膳　又称要素膳。膳食中的营养主要是葡糖糖、氨基酸、水解蛋白、乳化脂肪、维生素等不需要消化或稍消化即可吸收利用的物质形式。其优点是成分明确、营养全面、残渣较少，适于消化功能不全，但吸收功能尚可者。缺点是价格较贵、渗透压高。配置时需要严格遵守操作规程，争取现用现配，一次未用完者，应保存于冰箱中，用前摇匀并复温。

3. 特殊疾病专用配方

（1）高支链氨基酸配方　适于肝功能不全患者防治肝性脑病和提供营养支持。

（2）必需氨基酸配方　适于肾功能不全患者的营养支持。

（三）肠内营养的给予途径

实施肠内营养的患者常不能或不愿口服，或口服量不能达到治疗剂量，因此肠内营养的实施基本上均需经导管输入。导管放置途径可以经鼻插管或手术造口置管于胃、十二指肠或空肠内。

1. 经鼻胃管或胃造瘘　适于需时较长的肠内营养支持。

2. 经鼻肠管或空肠造瘘　适于胃功能不良、误吸危险性大、或消化道术后既需胃肠减压又需肠内营养支持者。

（四）肠内营养的输注方式

营养液的输入应缓慢、匀速经口服或管饲输注。

1. 口服　能经口进食者，每日饮用 6～8 次，每次 200～300 ml，必要时加用调味剂。

2. 管饲　管饲患者，取半卧位，证实喂养管的位置后采取以下几种方式输注：

（1）按时分次输注　将营养液用注射器或漏斗经喂养管缓慢注入，每日 4～6 次，每次 200～400 ml，用时 10～20 min。该方式操作简便但易引起患者误吸或腹胀、腹泻、恶心、呕吐等消化道反应，尽量不采用。

（2）间隙重力滴注 将营养液装于吊瓶内，通过输液管与喂养管相连，利用重力的作用原理缓缓滴注。每日滴注 4～6 次，每次 250～500 ml，30～60 min 滴定。多数患者可以耐受。

（3）连续输注 采用重力滴注装置或输液泵连续 12～24 h 持续输注营养液。其优点是滴速恒定、便于管理、较少发生误吸和胃肠道反应，适于病情危重、肠造瘘管饲的患者。缺点是限制活动、费用较高。

二、肠内营养支持的护理

【护理评估】

1. 健康史 了解患者的年龄、饮食，有无手术创伤、严重感染和消耗性疾病等。

2. 身体状况 了解患者的体重、胃肠道功能，有无活动能力下降、水肿、休克等征象。了解肌酐身高指数、内脏蛋白测定、氮平衡、淋巴细胞计数等辅助检查结果。

3. 心理社会状况 了解患者及家属对营养支持重要性和必要性的认知程度，对营养支持的接受程度和对治疗费用的承受能力。

【主要护理诊断】

1. 营养失调：低于机体需要量 与摄入不足和分解代谢增加有关。

2. 有误吸的危险 与患者的意识、体位、喂养管移位有关。

3. 有感染的危险 与胃肠置管、长期禁食导致肠黏膜屏障受损等有关

4. 腹泻 与营养液的浓度、输注的速度、喂养管的位置和患者对营养液的耐受性等有关。

【护理措施】

（一）一般护理

1. 体位与活动 保证患者的休息和睡眠，病情较重者宜卧床休息，鼓励适当翻身、深呼吸。营养输注时取半卧位，头部抬高 30°。

2. 生活护理 病情允许鼓励多喝水以防口腔感染，生活不能自理者实施口腔护理。卧床患者加强全身皮肤护理，胃肠造瘘者注意造瘘口周围皮肤，有红肿者给予氧化锌软膏。

（二）喂养管的护理

1. 妥善固定 每日定时检查喂养管的胶布是否松动或造瘘管出口处的缝线有否松脱，及时处理。检查喂养管的位置是否确切，及时调整。

2. 保证通畅 为防止堵塞，需定时冲洗管道。间歇输注者每次输注始末都需用 20～30 ml温开水冲洗喂养管；连续输注者每 2～4 h 冲管 1 次。如冲不通者，需重新置管。

（三）常见并发症的观察及护理

1. 误吸 这是较严重的并发症。由于患者年老体弱，昏迷或存在胃潴留，当通过鼻胃管输入营养液时，可因呃逆后误吸而导致吸入性肺炎，患者表现为呼吸困难、呛咳等。护理措施有：①选择合适的输注体位。②输注前确定喂养管的位置。③检查有无胃潴留：每隔 4 h 抽吸并估计胃内残余量，若残余量大于 100～150 ml，需延迟或停止输注。④一旦发生误吸，立即停止输注，吸出误吸的营养液，及时报告医生。

2. 腹泻 腹泻是肠内营养患者最常见的胃肠道并发症。常见原因为：①营养液的渗透压过高；②输注的速度过快；③营养液的温度过低；④细菌污染营养液；⑤某些药物的副作用。护理措施有：①控制营养液的浓度和渗透压：为使肠道适应，初用时可将营养液稀释成

12%浓度，每 8～12 h 后逐次增加浓度，约 3～4 天后达到全浓度即 24%；②控制输注的量和速度：常需用输液泵控制输注速度。从 20 ml/h 速度开始输入，逐渐加快速度，维持 100～200 ml/h，日进液体总量由 500～1000 ml 开始，5～7 天后达到并维持全量 2000 ml；③调节营养液的温度：由冰箱取出的营养液须加温至接近体温方能输注；④避免营养液污染：护理人员在配置营养液和喂养前须洗手，所用容器及时清洗、消毒和更换；⑤某些药物（如含镁的抗酸剂等）可导致肠痉挛和渗透性腹泻，使用前需稀释再经喂养管注入。

3. 胃潴留　由于创伤、大手术后等引起胃排空延迟。停输营养液 30 min 后，若回抽液量＞150 ml，则考虑有胃潴留存在。主要的护理措施有：①患者可采取右侧卧位。②控制每次输入的量和速度。③使用促胃动力药物。④暂停鼻胃管灌注，可改用鼻空肠管输入。

（三）肠内营养的监测

1. 临床指标　记录患者出入水量、体重。

2. 生化指标　每周 1 次测定血常规、肝肾功能、血糖、尿糖、电解质、血浆白蛋白等指标。异常者及时纠正，勤于复查。

（四）心理护理

护理人员应建立良好的护患关系，倾听患者的主诉，理解患者的负性心理情绪，耐心宣讲营养支持的相关知识，取得患者的合作。

【健康教育要点】

1. 告知患者营养不良对机体造成的损害，使之认识到营养支持的临床意义。

2. 病情允许的前提下，鼓励患者经口进食。告知患者肠内营养对维护肠道功能结构和纠正营养不良的重要意义。

第三节　肠外营养支持

肠外营养是指通过静脉输入营养素的方法，又称为静脉营养。与一般的静脉输液不同的是，后者主要输入的是水、电解质和少量的葡萄糖，而肠外营养输注的是氨基酸、葡萄糖、脂肪制剂等营养物质，为机体提供维持代谢需要的营养。当患者不能或不宜进食超过 5～7 天，所需营养素均经静脉途径输注时，称为全胃肠外营养（total parenteral nutrition，TPN）。

一、肠外营养支持的应用

（一）肠外营养的适应证

凡患者有营养支持指征，而胃肠道不能被充分利用或需要休息的时候，可以考虑肠外营养。如营养不良、胃肠功能障碍、无法经胃肠道进食或摄入不足者、高分解代谢状态、抗肿瘤治疗期间等。

（二）肠外营养的营养制剂种类及配置

1. 种类

（1）葡萄糖　是肠外营养的主要能源物质。来源丰富、价格低廉是其优点。用于肠外营养的葡萄糖通常都是高浓度的，输注时对静脉壁的刺激很大；其次是外科患者应激后普遍存在“胰岛素抵抗”，机体利用葡萄糖的能力下降，过量或过快输入可能导致高血糖、糖尿，甚至高渗性非酮性昏迷。因此，目前肠外营养已基本不用单一的葡萄糖能源。

（2）脂肪乳剂　是肠外营养的另一种重要能源。脂肪乳剂安全无毒，但需注意的是输注太快可致胸闷、心悸或发热等反应。

(3) 复方氨基酸溶液　是肠外营养的唯一氮源。是按合理模式（人乳或鸡蛋白）配制的结晶、左旋氨基酸溶液，其配方符合人体合成代谢的需要。复方氨基酸有平衡型及特殊型两类。平衡型符合正常机体代谢的需要，适用于大多数患者。特殊型专用于许多特殊疾病如肝、肾功能不全患者。

(4) 电解质　肠外营养时需补充钾、钠、氯、钙、镁及磷。其中不少是临床常用制剂，例如10%氯化钾、10%氯化钠、10%葡萄糖酸钙及25%硫酸镁等。

(5) 维生素　用于肠外营养的维生素制剂均为复方制剂，每支注射液均包含了正常人每日基本需要的各种维生素。

(6) 微量元素　每支复方注射液含人体每天基本需要的锌、铜、锰、铁、铬、碘等微量元素的量。

2. 配置　肠外营养液的配置，要求严格无菌技术。一般在层流室中的净化台上现配现用，将上述物质混合充入密闭的3L静脉输液袋中备用，暂不用者置于4℃冰箱保存，并在24h内用完。

(三) 肠外营养的给予途径

1. 经周围静脉输注　适于输注时间少于2周，营养液渗透压不高、剂量不大时的营养支持。

2. 经中心静脉输注　如锁骨下静脉、颈内静脉穿刺置管。适于输注时间较长，超过2周者。

(四) 肠外营养的输注

1. 方式　有持续输注法和循环输注法，后者更接近生理要求。

2. 注意事项

(1) 避免单独输注氨基酸溶液：氨基酸若未与葡萄糖同时输注，将不能利用为蛋白质合成而是用于供能。

(2) 控制脂肪乳剂的输注速度：单独输注脂肪乳剂时，要缓慢输注，以防出现脂肪过度综合征。

二、肠外营养支持的护理

【护理评估】

1. 健康史　评估患者的年龄、饮食，有无手术创伤、严重感染和消耗性疾病等。

2. 身体状况　了解患者的营养状况及程度。评估患者周围静脉显露情况，检查穿刺部位皮肤有无破损等影响穿刺或置管的因素。

3. 心理社会状况　了解患者及家属对营养支持重要性和必要性的认知程度，对营养支持的接受程度和对治疗费用的承受能力。

【主要护理诊断】

1. 营养失调：低于机体需要量　与摄入不足和分解代谢增加有关。

2. 有感染的危险　与中心静脉置管有关。

3. 潜在并发症：气胸、空气栓塞、血栓性浅静脉炎。

4. 舒适的改变　与长时间肠外营养输注有关。

【护理措施】

（一）一般护理

1. 体位　保持舒适的方便输液操作的体位，促进患者舒适。

2. 合理输液　保证输液通畅，合理安排输液的种类和顺序，控制输液的速度。

（二）输液导管的护理

1. 周围静脉穿刺　通常使用套管针穿刺。每次输注完毕后用肝素帽封管，可以避免反复穿刺。

2. 中心静脉置管　严格无菌操作技术；穿刺部位每日消毒及隔日更换敷料；禁止自导管取血标本、给药、输血以及监测中心静脉压等操作；检查导管连接是否牢靠，防止出现空气栓塞。

（三）常见并发症的观察及护理

保证肠外营养顺利进行的重要环节，是注意预防和治疗肠外营养可能出现的并发症。

1. 代谢性并发症　可由肠外营养操作本身以及补给不足、机体糖代谢异常引起。

（1）低血糖　肠外营养患者每日输入大量的高浓度葡萄糖，使血内胰岛素可达35～70μg/ml，若因故突然中止葡萄糖的输注，可因胰岛素的延迟作用而导致严重的低血糖。因此在进行肠外营养时应酌情补充胰岛素，随时监测血糖水平，一旦出现低血糖可立即口服或静脉补充葡萄糖。

（2）非酮性高渗性昏迷　是肠外营养最严重的并发症。发生的原因主要是大量的高浓度葡萄糖在短时间内输入引起血糖浓度和血浆渗透压显著升高所致。多见于应激状态下的年老体弱者和隐性糖尿病患者。该症关键在预防，肠外营养的速度应严格控制，酌情使用外源性胰岛素，密切监测血糖、尿糖水平。一旦发生，立即停止营养液输注，改用低渗或等渗盐水加胰岛素纠正血糖水平。

（3）肝功能损害　约1/3肝功能正常的患者在接受肠外营养2～3周后出现肝功能受损现象，表现为丙氨酸氨基转移酶和天冬氨酸氨基转移酶升高、轻度黄疸等。考虑产生的原因主要是由于葡萄糖用量过大。为此肠外营养可采用脂肪和葡萄糖双能源供应模式，减少糖用量，使病情得以控制或逆转。

2. 技术性并发症　这类并发症主要由中心静脉置管操作引起。发生率约为2.4%～3.7%。

（1）气胸、血胸　这是最常见的并发症。由于穿刺损伤胸膜、血管所致。若患者出现胸痛、呼吸困难，立即行胸部X线片，及时处理。

（2）空气栓塞　是罕见但严重的并发症。穿刺置管时、导管接头松脱时空气逸入静脉所致。一旦发生可因心脏空气栓塞致命。预防该症主要是保证导管的连接密闭。

3. 感染性并发症　即导管脓毒症。接受肠外营养患者出现突发的寒战、高热，重者可致感染性休克等脓毒症表现，但体内无其他感染病灶，拔出导管症状可缓解的，即可诊断为导管脓毒症。其发病主要与置管技术、导管护理密切相关。预防该症需要严格无菌置管、加强导管护理。一旦发生，暂停肠外营养，拔出导管，做导管头细菌学培养，并酌情用药。

（四）肠外营养的监测

1. 临床指标　每日准确记录患者出入水量、体重。

2. 生化指标　电解质、血糖及血气分析，肠外营养开始时每日测定1次，3日后情况稳定，可每周测1～2次。每周1～2次测定肝肾功能、血清白蛋白、淋巴细胞计数等指标。

3. 穿刺部位　穿刺部位有无红肿、压痛、渗出，留置导管者每周1次细菌培养。

（五）心理护理

护理人员应耐心解释肠外营养支持的重要性和注意事项，告知患者及家属配合治疗的具体方法。

【健康教育要点】

1. 告知患者肠外营养的注意事项，使患者了解保护导管的相关护理知识。

2. 恢复经口进食是一循序渐进的过程，积极向患者解释，不能一蹴而就，在康复过程中，始终保持饮食均衡。

本章小结

本章介绍了营养不良的病因与进食障碍、高代谢状态、慢性消耗性疾病等有关；其临床表现主要是消瘦、贫血、水肿等。肠内营养的适应证为胃肠有一定功能的，需要营养支持的患者；肠外营养的适应证为胃肠消化吸收功能障碍，腹泻呕吐严重，因治疗需要胃肠道休息的，胃肠内营养不能满足需要的，肿瘤放化疗期间等。肠内营养供给方式是口服，管饲；肠外营养供给方式是静脉输注。强调了肠内营养护理措施要保证操作清洁，保护黏膜、皮肤，预防误吸，喂养管护理，防止并发症；肠外营养护理措施要注意保证操作无菌，防止并发症，导管护理等。

（怀化医学高等专科学校　刘燕南）

第八章　外科感染患者的护理

学习目标

1. 掌握外科感染的概念、特点、分类、临床表现、处理原则、护理措施；浅部软组织的化脓性感染、全身性感染、破伤风的护理措施。

2. 熟悉外科感染的辅助检查；手部急性化脓性感染、气性坏疽的护理措施。

3. 了解外科感染的病因、病理生理。

第一节　概　　述

感染（infection）是指由病毒、细菌、真菌与寄生虫等病原微生物入侵、滞留、繁殖所引起的炎症反应。外科感染（surgical infection）是指需要外科手术治疗的感染，包括创伤、手术、烧伤等并发的感染。外科感染的特点是：①多数为几种细菌引起的混合感染，少数在感染早期为单一细菌所致，以后发展为几种细菌的混合感染；②多有明显而突出的局部症状和体征；③感染常集中在局部，发展后会导致化脓、坏死等，使组织遭到破坏，最终形成瘢痕组织而影响局部功能。

【分类】

（一）按致病菌种类和病变性质分类

1. 非特异性感染　又称化脓性或一般性感染，占外科感染的大多数。常见致病菌有金黄色葡萄球菌、大肠埃希菌、溶血性链球菌、变形杆菌和铜绿假单胞菌等。感染可由一种或几种病菌共同导致，通常先有急性炎症反应，进而可致化脓，如疖、痈、急性淋巴结炎、急性乳腺炎、急性阑尾炎和急性腹膜炎等。

2. 特异性感染　是指由一些特殊致病菌引起的感染。如结核分枝杆菌、破伤风梭菌、产气荚膜梭菌、白色念珠菌等。不同的病菌可分别引起比较独特的病变。

（二）按病变进程分类

1. 急性感染　病变以急性炎症为主，病程多在3周以内。

2. 慢性感染　病程持续超过2个月的感染。

3. 亚急性感染　病程介于急性与慢性感染之间。

【病因】　外科感染的发生与致病微生物的数量和毒力有关，也与人体抗感染的防御机制有关。但原居于人体内的一些非致病菌或致病力较弱的细菌在人体抵抗力下降时就可引起感染。

（一）病菌的致病因素

1. 病菌的黏附因子　能附着于人体组织细胞；有些病菌有荚膜或微荚膜，能抗拒吞噬细胞的吞噬或杀菌作用，在组织内生存繁殖。

2. 病菌毒素　致病菌可释放多种胞外酶、外毒素和内毒素，具有侵蚀组织细胞、引起感染并使之扩散的作用。

3. 病菌数量 是导致感染的重要因素之一，即使致病能力不强的致病菌数量巨大时也会发生感染。

（二）人体的防御机制

1. 固有免疫 包括宿主屏障、吞噬细胞与自然杀伤细胞、补体、干扰素、多种细胞因子等。

2. 适应性免疫 包括细胞免疫和体液免疫。

（三）机体的易感因素

1. 局部原因 ①皮肤或黏膜破损，如开放性创伤、烧伤、胃肠穿孔、手术等；②管腔阻塞使内容物淤积，使细菌繁殖侵袭组织，如乳腺导管阻塞、乳汁淤积后发生急性乳腺炎，阑尾腔内粪石梗阻后发生急性阑尾炎等；③局部组织缺血或血供障碍，丧失抗菌和修复组织的能力，如压疮、下肢静脉曲张溃疡后继发感染；④侵入性诊疗操作，如导尿、胸腔穿刺、引流等。

2. 全身性抗感染能力降低 ①严重损伤、大面积烧伤、休克、糖尿病、尿毒症、肝功能减退等；②长期使用肾上腺皮质激素、免疫抑制剂、抗肿瘤的化学药物和放射治疗；③严重营养不良、贫血、低蛋白血症、白血病或白细胞过少等；④艾滋病患者因免疫缺陷常发生各种感染性疾病。

3. 条件性感染 当人体局部或（和）全身的抗感染能力降低时，人体内常驻的条件致病菌成为致病菌而引起的感染称为条件性或机会性感染。条件性感染除与人体抵抗力低下相关外，亦与致病菌的耐药性相关。在用广谱或联合抗生素治疗某种感染的过程中，原先的致病菌被抑制，但耐药性金黄色葡萄球菌、铜绿假单胞菌、白色念珠菌等则大量繁殖，使病情加重，这种情况称为二重感染或菌群交替症。

【病理生理】

（一）感染后的炎症反应

局部组织的破损成为致病菌入侵的门户。当细菌入侵后，人体随之出现防御性反应，以限制致病菌扩散。如局部组织出现充血、水肿、坏死和功能障碍等，全身则表现为体温升高、血白细胞计数增加等。

（二）感染的转归

感染的病程演变受致病菌毒力、局部抵抗力、全身免疫力及治疗措施等诸多因素影响。

1. 炎症局限 当人体抵抗力占优势、治疗及时或有效，炎症即被局限、吸收或局部化脓。若局部形成小脓肿，可自行吸收；而较大的脓肿可破溃或经手术切开排脓后，逐渐长出肉芽组织、形成瘢痕而痊愈。

2. 炎症扩散 致病菌毒性大、数量多或（和）宿主抵抗力低下时，感染难以控制并向感染灶周围或经淋巴、血液途径迅速扩散，导致全身感染，如脓毒症或菌血症，严重者可危及生命。

3. 转为慢性感染 当人体抵抗力与致病菌毒性处于相持状态，感染灶可被局限，但其内仍有致病菌；组织炎症持续存在，形成慢性感染。一旦人体抵抗力下降，致病菌可再次繁殖，感染可急性发作。

【临床表现】

1. 局部表现 急性感染有红、肿、热、痛和功能障碍的典型表现。一般均有局部疼痛和触（压）痛，靠近体表处的感染，可出现肿胀、肿块或硬结，局部皮色发红、皮温增高。慢性感染可有局部肿胀或硬结肿块，也可有溃疡、窦道，但疼痛和触痛大多不明显。体表感染形成脓肿后，触之有波动感。

2. 全身症状 随感染轻重等因素而表现不一。轻者可无全身表现。较重感染者可出现发热、头痛、乏力、精神不振、焦虑不安、食欲缺乏、心悸出汗等一系列全身不适症状。严重感染者可出现代谢紊乱、营养不良、神志不清、尿少，甚至并发感染性休克。

3. 器官-系统功能障碍 感染直接侵及某一器官时，该器官功能可发生异常或障碍。严重感染导致脓毒症时，可引起 肺、肝、肾、脑、心等器官的功能障碍。

4. 特异性表现 特异性感染的患者可因致病菌不同而出现各自特殊的症状和体征。如破伤风患者可表现为肌肉强直性痉挛；气性坏疽和其他产气菌引起的蜂窝织炎可出现皮下捻发音等。

【辅助检查】

1. 实验室检查 当白细胞计数大于 12×10^9/L 或小于 4×10^9/L 或发现未成熟的白细胞时，提示感染严重。可根据病情选择相应检查，如营养状态欠佳者需检查血清蛋白、肝功能等；疑有泌尿系感染者需检查尿常规、血肌酐、尿素氮等；疑有免疫功能缺陷者需检查细胞和体液免疫系统，如淋巴细胞分类、NK 细胞和免疫球蛋白等。取脓液或病灶渗出液作涂片或细菌培养以鉴定致病菌也可取血、尿或痰作涂片、细菌培养和药物敏感试验，必要时重复培养。

2. 影像学检查 超声波检查用于探测肝、胆、胰、肾、阑尾、乳腺等的病变，了解胸腔、腹腔、关节腔内有无积液。X 线检查适用于检测胸腹部或骨关节病变，如肺部感染、胸腔积液、腹水、积脓等。CT、MRI 可以发现体内多种病变。

【处理原则】 应贯彻局部处理与全身性治疗并重的原则。消除感染因素和毒性物质（脓液、坏死组织），积极控制感染，促进人体抗感染和组织修复能力。

（一）局部处理

1. 患部保护与制动 避免局部受压，适当限制活动或抬高患肢，必要时加以固定，有利于炎症局限和消退。

2. 外用药物 浅表的急性感染在未形成脓肿时可选用鱼石脂软膏、金黄散等外敷或硫酸镁溶液湿敷，以促进局部血循环、肿胀消退和感染局限。

3. 物理治疗 炎症早期可采用超短波、红外线辐射或局部热敷等物理治疗，可以改善局部血液循环，促使炎症吸收、消退或局限。

4. 手术治疗 包括脓肿切开引流和严重感染器官的切除。深部脓肿可在 B 超、X 线引导下作穿刺引流。

（二）全身治疗

主要包括支持疗法和抗菌药物治疗。

1. 支持疗法 保证充分的睡眠和休息；加强营养支持，必要时采用肠内营养支持；补充水分和电解质，以维持体液平衡；严重贫血、低蛋白血症或白细胞减少者，予以适当输血或补充血液成分；体温过高时，可用物理降温或中西药解热，体温过低时应注意保暖；疼痛剧烈者，适当应用止痛剂。

2. 抗菌药物治疗 根据细菌培养及药敏试验结果合理使用抗菌药物，严格掌握应用指证，同时监测药物毒性反应。

第二节 浅部软组织化脓性感染

一、疖

疖（furuncle）是一个毛囊及其所属皮脂腺的急性化脓性感染，常扩散至周围组织。

【病因与病理】 常见致病菌是金黄色葡萄球菌。疖的发生与皮肤不洁、擦伤、局部摩擦、环境温度较高或人体抗感染能力低下相关。疖常发生于毛囊和皮脂腺丰富的部位，如头、面、颈部、背部、腋部等。不同部位同时出现疖或者一段时间反复发生，称为疖病。常发生于糖尿病人或免疫力较低的小儿。

【临床表现】 疖初期，局部皮肤出现红、肿、痛的小结节；数日后逐渐肿大，结节中央组织坏死、软化，肿痛范围扩大，触之稍有波动，继而破溃流脓，并见黄白色脓栓；脓栓脱落、脓液流尽后，局部炎症即可消退愈合。疖一般无全身症状。鼻、上唇及其周围（“危险三角区”）生长的疖被挤压时，致病菌可经内眦静脉、眼静脉进入颅内，引起化脓性海绵状静脉窦炎，可有寒战、发热、头痛、呕吐、意识异常等表现。

【处理原则】

1. 疖初期，可用热敷或物理疗法，亦可外敷金黄散、鱼石脂软膏或玉露散等。
2. 已出现脓头者，在其顶部涂苯酚，以加速脓栓脱落、脓液流出和局部病灶愈合。
3. 脓肿有波动感时，及时切开引流。
4. 对于全身反应严重的疖病者，应用抗生素、注意休息，适当加强营养。

【护理措施】

1. 指导患者注意个人卫生。
2. 遵医嘱局部理疗、热敷，局部或全身用药。
3. 不可挤压面部“危险三角区”的疖，防止出现化脓性海绵状静脉窦炎。
4. 指导糖尿病人控制好血糖。

二、痈

痈（carbuncle）指相邻的毛囊及其所属皮脂腺或汗腺的急性化脓性感染，或由多个疖融合而成。

【病因与病理】 痈的发生与疖相似，与皮肤不洁、擦伤、人体抵抗力不足有关。致病菌以金黄色葡萄球菌为主，常发生在皮肤较厚的颈部和背部。感染常从一个毛囊底部开始，由于皮肤厚，感染只能从阻力较弱的皮下脂肪蔓延到皮下组织、沿深筋膜扩散到深层皮下结缔组织，再向上传入毛囊群而导致具有多个脓头的痈（图 8-1）。

【临床表现】 初起为小片皮肤肿硬、色暗红，界限不清，表面有几个凸出点或脓点，疼痛较轻，随后皮肤肿硬范围增大，脓点增大、增多，中央部为紫褐色凹陷，破溃后呈蜂窝状，如同“火山口”状，其内含坏死组织和脓液。随炎症扩散，逐渐出现全身症状，如头痛、寒战、发热、食欲不佳、乏力、全身不适、区域淋巴结肿大。严重者可致脓毒症或全身性化脓性感染而危及生命。

【处理原则】

1. 全身治疗　及时给予足量、有效的广谱抗生素以控制脓毒症，保证休息，加强营养。

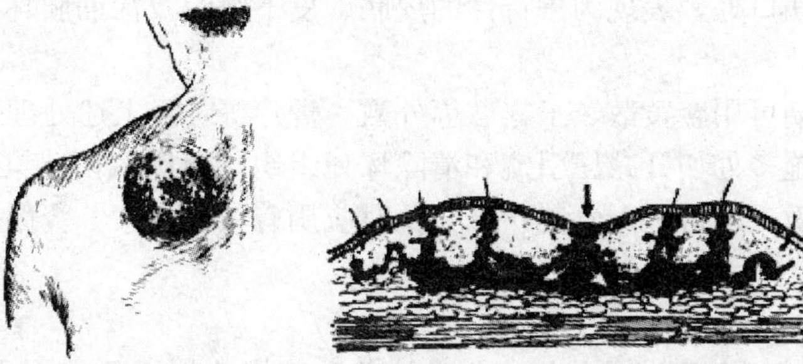

背部痈　　　　痈的切面（黑色代表脓液）

图 8-1　痈

2. 局部处理　初期仅有红肿时，可用硫酸镁湿敷或外敷金黄散、鱼石脂软膏等。痈范围大、中央坏死组织较多者，应及时手术切开排除，清除坏死组织，伤口内填塞碘仿纱布止血。

【护理措施】

1. 保持痈周围皮肤清洁，防止感染扩散。

2. 每日更换敷料，促进肉芽生长。较大创面者需行植皮术治疗以加快修复。

3. 遵医嘱使用抗生素。

4. 对全身反应重的患者要对症治疗、控制体温，注意休息、加强营养。

【健康教育要点】

1. 预防　注意个人卫生；保持皮肤清洁，尤其夏季，应做到勤洗澡、勤更换内衣、洗头、理发、剪指甲，注意消毒剃刀等。

2. 及时治疗疖，以防止感染扩散；免疫力差的老年人和糖尿病患者尤应注意防护。

3. 指导重病者加强营养、注意休息、提高抵抗力。

三、急性蜂窝织炎

急性蜂窝织炎（acute cellulitis）指皮下、筋膜下、肌间隙或深部疏松结缔组织的急性弥漫性化脓性感染。

【病因与病理】　急性蜂窝炎常因皮肤或黏膜损伤而引起，亦可由局部化脓性感染灶直接扩散或经淋巴、血液传播。致病菌多为溶血性链球菌，其次为金黄色葡萄球菌、大肠埃希菌及厌氧菌。由于致病菌能释放毒性强的溶血素、透明质酸酶和链激酶等，加上受侵的组织较疏松而病变发展迅速，不易局限。感染灶附近淋巴结常受累及，可引起脓毒症或菌血症。

【临床表现】　临床表现常因致病菌种类和毒力、病变部位和深浅而不同。

1. 浅表急性蜂窝织炎　表现为局部皮肤和组织红肿、剧痛、向四周蔓延、边界不清，中央部位常出现缺血性坏死；若病变部位的组织疏松则疼痛较轻。

2. 深部组织的急性蜂窝织炎　表面皮肤红肿不明显，但有局部组织肿胀和深压痛；全身症状明显，如寒战、高热、乏力、血白细胞计数增高等。

3. 特殊部位的急性蜂窝织炎　口底、颌下、颈部等处的蜂窝织炎，可致喉头水肿而压迫气管，引起呼吸困难甚至窒息。炎症亦可蔓延至纵隔影响心肺功能，预后较差。厌氧性链球菌、拟杆菌和一些肠道杆菌所致的急性蜂窝织炎常发生在易被肠道或泌尿生殖道排出物污染的会阴部或下腹部伤口处，表现为进行性的皮肤、皮下组织及深筋膜坏死，脓液恶臭，局部有捻发音。

【处理原则】 早期可用金黄散、玉露散等外敷、理疗等。经上述处理仍未能控制炎症脓肿形成者，应尽早实施多处切开减压引流和清除坏死组织。对厌氧菌感染者，用3%过氧化氢溶液冲洗伤口和湿敷。改善全身营养状况，及时应用有效抗生素。警惕并发症的发生，做好急救准备。

【护理措施】

1. 抗菌药物治疗　对创面分泌物进行细菌培养和药物试验，根据医嘱合理应用抗生素。

2. 局部处理　患者患处制动，早期可用药物外敷，脓肿形成者，应尽早实施多处切开减压引流和清除坏死组织。厌氧菌感染者，予以3%过氧化氢溶液冲洗创面和湿敷。

3. 全身支持治疗　对体温较高者，给予物理降温，同时鼓励患者饮水，必要时静脉补液并监测24 h出入水量。应注意休息，加强患者的营养，摄入含丰富蛋白质、能量及维生素的饮食，以增加人体抵抗力，促进愈合。

4. 病情监测　特殊部位，如口底、颌下、颈部等的蜂窝织炎可能影响患者呼吸。应注意观察患者有无呼吸费力、困难、甚至窒息等症状，以便及时发现及时处理；警惕突发喉头痉挛，并做好气管插管等急救准备。

【健康教育要点】

1. 预防　注意个人卫生；保持皮肤清洁，防止皮肤黏膜受损。

2. 及早诊治，以防止感染加重和扩散。

3. 指导重病者加强营养、注意休息、提高抵抗力。

四、急性淋巴管炎和淋巴结炎

急性淋巴管炎（acute lymphangitis）指致病菌经破损的皮肤、黏膜，或其他感染病灶侵入，引起淋巴管及其周围组织的急性炎症。若急性淋巴管炎扩散至局部淋巴结或化脓性感染经淋巴管蔓延至所属区域淋巴结，即为急性淋巴结炎（acute lymphadenitis）。

【病因与病理】 浅部急性淋巴结炎好发部位为颈部、腋窝和腹股沟，或是肘内侧或腘窝部。致病菌常为乙型溶血性链球菌、金黄色葡萄球菌等，可来源于口咽部炎症、足癣、皮肤损伤以及各种皮肤、皮下化脓性感染灶。急性淋巴管炎在皮下结缔组织层内，沿集合淋巴管蔓延。

【临床表现】

1. 局部表现

（1）急性淋巴管炎　分为网状淋巴管炎和管状淋巴管炎。①网状淋巴管炎：即丹毒，好发于下肢和面部。发病急，局部皮肤发红、灼热、肿胀，呈鲜红的片状红疹、中央较淡、边界清楚并略隆起，红肿区可有水泡，局部有烧灼样痛。红肿范围向四周扩散后中央红色可稍退、脱屑，常伴有周围淋巴结肿大、疼痛。感染加重可导致全身脓毒症。若反复发作可引起淋巴水肿，甚至发展为象皮肿。②管状淋巴管炎：常见于四肢，以下肢多见，常因足癣而致。可分浅、深两种。皮下浅层急性淋巴管炎，在病灶表面出现一条或多条“红线”（中医学称红丝疔），触之硬而有压痛。深层急性淋巴管炎无表面红线，但患肢肿胀，有压痛。

（2）急性淋巴结炎　初期，局部淋巴结肿大，有疼痛和触痛，与周围软组织分界清楚，表面皮肤正常。感染加重时多个淋巴结融合形成肿块，疼痛加剧，表面皮肤发红、发热。脓肿形成时有波动感，少数可破溃流脓。

2. 全身反应　因致病菌毒力和原发感染程度而不同。患者常有全身不适、寒战、发热、头痛、乏力和食欲缺乏等症状。

【处理原则】　积极治疗原发感染病灶；及时应用有效抗生素，以促进炎症消退。急性淋巴管炎，可局部外敷黄金散、玉露散或用呋喃西林溶液湿敷；急性淋巴结炎形成脓肿后，应穿刺抽脓或切开减压引流。

【护理措施】

1. 肢体感染者，应卧床休息，抬高患肢，适当被动活动关节。鼓励患者经常翻身，预防血栓性静脉炎。

2. 注意保持个人卫生；积极预防和处理原发病灶，如扁桃体炎、手癣及足癣感染等。

3. 遵医嘱及时、准确应用抗生素。

第三节　手部急性化脓性感染

手部急性化脓性感染包括甲沟炎（paronychia）、脓性指头炎（felon）、手掌侧急性化脓性腱鞘炎（tenovaginitis）、滑囊炎（bursitis）和掌深间隙感染，临床以前两种较多见。

一、甲沟炎

甲沟是指甲的近侧（甲根）与皮肤紧密相连、皮肤沿指甲两侧向远端伸延而形成。甲沟炎是甲沟或其周围组织的感染。常发生在微小刺伤、挫伤、（逆剥）新皮倒刺或指甲剪得过深等损伤后，致病菌主要为金黄色葡萄球菌。

初期，指甲一侧皮肤组织表现为红肿、疼痛，一般无全身症状；有的可自行或经过治疗后消退；有的迅速化脓形成脓肿，红肿区有波动，出现白点，但不易破溃流脓。感染还可由一侧甲沟蔓延至甲根部的皮下及对侧甲沟，形成半环形脓肿。若未及时切开减压引流，感染向甲下蔓延而形成指甲下脓肿或指头炎。若处理不及时，可发展为慢性甲沟炎或慢性指骨骨髓炎。

甲沟炎初期时，局部可用热敷、理疗、外敷鱼石脂软膏、金黄散等。形成脓肿者需切开排脓引流，若甲下积脓，应拔除指甲或剪去脓腔上的指甲。拔甲时，应避免损伤甲床而引起新生指甲畸形。根据病情，酌情应用抗菌药物。

二、脓性指头炎

脓性指头炎是手指末节掌面皮下组织的化脓性感染，常发生于指尖或指末节皮肤受伤后，亦可由甲沟炎加重所致。主要的致病菌为金黄色葡萄球菌。

发病初，指头轻度肿胀、发红、刺痛。继之指头肿胀加重、剧烈跳痛，肢体下垂时更为明显；多伴有全身症状，如寒战、发热、全身不适、血白细胞计数增加等。若感染进一步加重，组织缺血坏死，神经末梢因受压和营养障碍而麻痹，指头疼痛反而减轻，皮色由红转白。若治疗不及时，常可引起指骨缺血性坏死，形成慢性骨髓炎，伤口经久不愈。

指头炎初期，应局部制动，患手和前臂平置，避免下垂而加重疼痛；外敷鱼石脂软膏或金黄散糊剂。一旦出现指头跳痛、明显肿胀，应及时切开减压引流。根据病情，酌情应用抗菌药物。

三、急性化脓性腱鞘炎、化脓性滑囊炎和掌深间隙感染

急性化脓性腱鞘炎、化脓性滑囊炎和掌深间隙感染均为手掌深部的化脓性感染，多因手指掌面受损伤或由邻近组织感染蔓延而引起。致病菌多为金黄色葡萄球菌。由于特殊的解剖关系，掌侧深部的各种感染可能互相传播。拇指、小指的腱鞘分别与桡侧、尺侧的滑液囊相通，桡侧和尺侧的滑液囊有时在腕部经一小孔沟通，感染可能互相传播。而其他三指的腱鞘不与滑液囊相通，因而其他三指的腱鞘感染不侵犯滑液囊。示指损伤或示指腱鞘炎的脓液穿破后，可导致鱼际间隙感染；中指和无名指腱鞘感染，可引起掌中间隙感染。

1. 化脓性腱鞘炎　患指疼痛、肿胀，以中、近指节为明显，皮肤明显紧张，指关节仅能轻微弯曲，勉强伸直或触及肌腱处可加剧疼痛。若治疗不及时，感染可向掌侧深部蔓延，且可能导致肌腱坏死而失去手指功能。

2. 化脓性滑囊炎　桡侧滑囊炎常伴有拇指腱鞘炎，表现为拇指肿胀微屈、不能伸直和外展，拇指中节和大鱼际有压痛。尺侧滑囊炎多伴有小指腱鞘炎，表现为小指肿胀、小指及无名指呈半屈状，小指和小鱼际处有压痛。感染加重时，肿胀向腕部扩展。

3. 掌深间隙感染　掌中间隙感染表现为手掌心正常凹陷消失，呈肿胀、隆起，皮肤紧张、发白；压痛明显，掌背和指蹼肿胀更明显；中指、无名指和小指呈半屈位，被动伸直可引起剧痛。鱼际间隙感染表现为大鱼际和“虎口”（拇指与示指间指蹼）明显肿胀、疼痛和压痛，但掌心凹陷仍存在；示指与拇指微屈、活动受限，拇指不能对掌；被动伸直时引起剧痛。

化脓性腱鞘炎、滑囊炎和掌深间隙感染均能引起病变组织内压力升高；伴有全身症状，如寒战、发热、全身不适、脉搏快、血白细胞计数和中性粒细胞比例增加等，亦可继发肘内或腋淋巴结肿痛。

手掌侧深部的化脓性感染早期局部外敷鱼石脂软膏或金黄散糊剂、理疗，同时平置患肢前臂和手，感染严重时，需切开减压引流，并积极应用有效的抗菌药物。

四、护理

【护理评估】 对手部感染应尽早评估，及时准确处理，才能控制感染、维持手的正常功能。

1. 健康史　了解患者手部创伤的时间、部位及经过。

2. 身体状况

（1）局部症状和体征　了解患指疼痛的部位、性质、肿胀程度、指关节的活动情况、局部皮肤的改变程度和手部功能是否受限及受限程度等。

（2）全身情况　有无寒战、发热、全身不适、脉搏增快等。

（3）辅助检查　评估血常规、脓液培养及X线摄片等检查结果。

3. 心理和社会支持状况　基于手的重要功能及难以忍受的患指疼痛，患者常有焦虑、恐惧等表现；故应了解其心理状态，评估患者对疾病、拟采取的治疗方案和预后的认知程度及对医院环境的适应情况。

【主要护理诊断】

1. 焦虑　与手部感染、疼痛及功能受限等有关。

2. 疼痛　与手部化脓性感染和肿胀有关。

3. 躯体移动障碍（手的功能受限）　与手部的感染、疼痛、肿胀及切开引流等因素有关。

【护理措施】

1. 心理护理　由于手部感染后肿胀及疼痛可影响其正常功能，加之手部疼痛难以忍受，患者常有焦虑、恐惧等表现。护士应主动与患者沟通，了解其心理反应，并向其讲解有关本病的相关知识、治疗措施及预后等，使其积极配合治疗。

2. 病情观察

(1) 观察手部局部症状，尤其对在炎症进展期疼痛反而减轻者，应警惕腱鞘组织坏死或感染扩散的发生。对经久不愈的创面，应定时作脓液细菌培养及X线摄片检查，以警惕骨髓炎的发生。

(2) 严密监测体温、脉搏、血压的变化，及时发现和处理全身性感染。

3. 疼痛护理

(1) 制动并抬高患肢，有利于改善局部血液循环，促进静脉和淋巴回流，减轻炎性充血、水肿，缓解疼痛。

(2) 创面换药时，操作轻柔、仔细，尽量使患者放松。必要时换药前适当应用止痛剂；对敷料贴于创面者，可用无菌生理盐水浸泡患指敷料后换药，以减轻疼痛。

(3) 指导患者自我缓解疼痛的方法以分散其注意力为主，如听音乐、看书等。

(4) 提供安静、舒适的休息环境，按医嘱及时、准确使用镇静止痛剂，保证患者的休息和睡眠。

4. 控制感染

(1) 了解患者药物敏感史，及时、准确应用抗菌药物，并根据细菌培养、药敏试验结果及创面变化，及时调整用药。

(2) 保持有效引流　脓肿切开者，应观察伤口引流情况，引流物的性状，色及量等，敷料湿透时应及时更换。

5. 功能锻炼　炎症开始消退时，指导患者活动患处附近的关节，以尽早恢复手部功能。亦可同时理疗，以免手部固定过久而影响关节功能。

【健康教育】

1. 手部感染愈合后，指导患者进行手部锻炼、按摩理疗，以尽快恢复手的功能。

2. 对于手部的任何微小损伤，如剪甲伤、逆剥伤等，都应用碘酊消毒、无菌纱布包扎等处理，以防发生感染。手部的轻度感染应及早就诊，以免延误。

3. 日常重视手的保护，保证手部清洁，剪指甲不宜过短。

第四节　全身性感染

全身性感染是指致病菌侵入人体血液循环，并在体内生长繁殖或产生毒素而引起的严重的全身性感染或中毒症状，通常指脓毒症（sepsis）和菌血症（bacteremia）。脓毒症是指伴有全身性炎症反应表现，如体温、循环、呼吸等明显改变的外科感染的统称。在此基础上，血培养检出致病菌者，称为菌血症。

【病因与病理】

（一）病因

全身性感染的发生与致病菌的数量、毒力及机体的防御免疫功能有关。全身性感染通常为继发性，常继发于严重创伤后的感染和各种化脓性感染。常见致病菌包括：①革兰染色阴性杆菌：最常见，有大肠埃希菌、拟杆菌、铜绿假单胞菌、变形杆菌，其次为克雷伯菌、肠杆菌等。②革兰染色阳性球菌：常见为金黄色葡萄球菌；其次为表皮葡萄球菌和肠球菌。肠球菌是人体肠道中的常驻菌，是引起肠源性感染的菌种之一。③无芽胞厌氧菌。④真菌：多见的致病菌为白色念珠菌、曲霉菌、毛霉菌、新型隐球菌等，属于条件致病菌。

（二）病理

病原菌及产生的毒素、多种炎症介质都可对机体造成损害，严重时可引起全身脏器受损和功能障碍，甚至发生感染性休克、多器官功能障碍综合征等。

【临床表现】 脓毒症和菌血症的临床表现常有许多共同之处，往往起病急、病情重、发展快。但也可因致病菌的菌种、数量、毒力和机体抵抗力的差异而有不同表现。常见的临床表现为：突发寒战、高热，可达40～41℃，或体温不升。头痛、头晕、恶心、呕吐、腹胀、面色苍白或潮红、出冷汗。神志淡漠或烦躁、谵妄甚至昏迷。心率加快、脉搏细速，呼吸急促甚至困难。出现代谢失调和不同程度的代谢性酸中毒。严重者出现感染性休克、多器官功能障碍；亦可出现黄疸或皮下出血、瘀斑等。

【辅助检查】 血白细胞计数显著增高，常达（20～30）$\times 10^9$/L以上，或降低、核左移、幼稚型增多，出现中毒颗粒。可有不同程度的氮质血症和溶血；尿中出现蛋白、管型和酮体等肝、肾功能受损的表现。寒战、高热时做血液细菌或做真菌培养易找到致病菌。

【处理原则】 包括处理原发感染灶、控制感染和全身支持疗法。

1. 局部处理 寻找和处理原发感染灶，包括清除坏死组织和异物、消灭死腔、充分引流脓肿等，尽早解除与感染相关的因素，如血循环障碍、梗阻等。原发感染灶不甚明确者，应全面检查，尤其注意一些潜在的感染源和感染途径。若疑有静脉导管感染，应尽快拔除导管并做细菌或真菌培养。

2. 应用抗菌药物 在未获得培养结果前，根据原发感染灶的性质，及时、有效地联合应用足够剂量的抗菌药；根据细菌培养及药物敏感试验结果，调整有效抗生素。对于真菌性脓毒症，应尽量停用广谱抗生素，改用有效的、针对性强的抗生素，并全身应用抗真菌药物。

【护理评估】

1. 了解患者发病的时间、经过及发展等。

2. 心理和社会支持状况 全身性感染患者起病急、病情重、发展快，患者和家属常有焦虑、恐惧等表现；故应了解他们的心理状态，评估患者和家属对疾病、拟采取治疗方案和预后的认知程度及患者对医院环境的适应情况。

【主要护理诊断】

1. 焦虑 与突发寒战、高热、头痛及心率、脉搏、呼吸等的改变有关。

2. 体温过高 与全身性感染有关。

3. 潜在并发症：感染性休克等。

【护理措施】

1. 一般护理 关心、体贴患者，给患者及家属心理安慰和支持。严格执行无菌技术，避免继发其他感染。可通过肠内或肠外途径提供足够的营养进行营养支持。卧床休息，提供安静、舒适的环境，保证患者充分休息和睡眠。及时根据医嘱，及时、准确地执行静脉输液和药物治疗，以维持正常血压、心输出量及控制感染。高热患者，给予物理或药物降温，以降低代谢消耗。

2. 严密观察患者病情 监测生命体征，观察患者面色和神志等，及时发现病情变化，防治重要脏器功能障碍。在患者寒战、高热发作时，做血液细菌或真菌培养，以便确定致病菌，为治疗提供可靠依据。

【健康教育】

1. 预防 注意个人卫生，保持皮肤清洁，防止皮肤、黏膜受损。

2. 身体畏寒、发热，或者出现局部感染灶要及早诊治，防止感染加重和扩散。

第五节 特异性感染

一、破伤风

破伤风（tetanus）是指破伤风梭菌侵入人体伤口并生长繁殖、产生毒素而引起的一种特异性感染。常继发于各种创伤后，亦可发生于不洁条件下分娩的产妇和新生儿。

【病因】 破伤风梭菌为革兰染色阳性厌氧芽胞梭菌，广泛存在于泥土和人畜粪便中。破伤风梭菌及其毒素不能侵入正常的皮肤和黏膜，但当皮肤或黏膜出现开放性损伤，如火器伤、开放性骨折、烧伤，甚至细小的木刺或锈钉刺伤等，均可导致破伤风梭菌及其毒素侵入引起破伤风。破伤风的发生除与细菌毒力强、数量多或人体缺乏免疫力等因素有关外，伤口缺氧是一个非常重要的因素。当伤口因狭深、缺血、坏死组织多、血块堵塞或堵塞过紧、引流不畅等因素而形成一个适合该菌生长繁殖的缺氧环境，尤其同时混有其他需氧菌感染而消耗伤口内残留的氧气时，更利于破伤风的发生。

【病理生理】 破伤风梭菌产生的外毒素，即痉挛毒素与溶血毒素，是导致破伤风病理生理改变的重要原因。痉挛毒素引起一系列临床症状和体征，而溶血毒素可引起局部组织坏死和心肌损害。痉挛毒素经血液循环和淋巴系统至脊髓前角灰质或脑干的运动神经核，与中间联络神经细胞的突触相结合，抑制突触释放抑制性传递介质，使 α-运动神经系统因失去抑制而兴奋性增强，导致随意肌紧张与痉挛；痉挛毒素亦可阻断脊髓对交感神经的抑制而致交感神经过度兴奋，引起血压升高、心率增快、体温升高、出汗等。

【临床表现】 破伤风潜伏期平均为6～12日，亦可短于24h或长达20～30日甚至数月。潜伏期越短，预后越差。

1. 前驱症状 表现为乏力、头晕、头痛、咬肌紧张、酸胀、咀嚼无力、烦躁不安、打呵欠等。常持续12～24h。

2. 典型症状和体征 在肌肉紧张性收缩（肌强直、发硬）的基础上，呈阵发性强烈痉挛。最初受影响的肌群是咀嚼肌，以后依次为面肌、颈项肌、背腹肌、四肢肌群、膈肌和肋间肌。表现为咀嚼不便、张口困难（牙关紧闭）、蹙眉、口角下缩、咧嘴“苦笑”、颈部强直；头后仰、腰部前凸、足后屈，形成弓背，而四肢呈屈膝、弯肘、半握拳等痉挛姿态，共同形成“角弓反张”或“侧弓反张”状；强烈的肌肉痉挛可致肌断裂，甚至发生骨折。膀胱括约肌痉挛可引起尿潴留。呼吸肌群和膈肌痉挛可导致面唇青紫，呼吸困难，甚至呼吸暂停，以致危及生命。在肌肉持续紧张收缩的基础上，任何轻微的刺激，如光线、声响、接触、震动或触碰患者身体，均可诱发全身肌群的痉挛和抽搐。每次发作持续时间由数秒至数分钟不等，发作时神志清楚。发作间歇期长短不一；发作越频繁，病情越重。病程一般为3～4周。自第二周后，随着病程的延长，症状逐渐减轻。但肌紧张与反射亢进的现象仍可继续一段时间；恢复期间还可出现一些精神症状，如幻觉、言语、行为错乱等，但多数能自行恢复。

3. 其他症状 少数患者仅有局部肌肉持续性强直，可持续数周或数月，以后逐渐消退。新生儿破伤风，因其肌肉纤弱而症状不典型，常表现为不能啼哭和吸吮乳汁、活动少、呼吸弱甚至呼吸困难。

【预防】 创伤后及时、彻底清理伤口，改善局部血液循环是预防的关键。另外，人工免疫使人体产生稳定的免疫力也是可靠的预防方法，包括主动和被动免疫两种。

1. 主动免疫法 破伤风类毒素无毒性，不引起血清性过敏反应，作用可靠。注射于人体后，可产生相当高的抗体而使人体获得主动免疫。小儿对本病的主动免疫可经与百日咳、白喉等疫苗联合应用获得。方法为：破伤风类毒素 0.5 ml，皮下注射 3 次。第 1 次皮下注射后，间隔 4～8 周，再行第 2 次注射，即可获得“基础免疫力”。若在 6～12 个月后行第 3 次注射，即可获得较稳定的免疫力，以后若每 5 年追加注射一次，便能保持足够的免疫力。有基础免疫力的伤员，伤后只要皮下注射类毒素 0.5 ml 时，便能迅速强化机体的抗破伤风免疫力。

2. 被动免疫法 对未接受过主动免疫的伤员，应及时皮下注射破伤风抗毒素（TAT）1500～3000 U。对清创不彻底或已感染伤口应每隔 7 天追加注射一次，共 2～3 次。TAT 易引起过敏反应，注射前必须作皮内过敏试验。若有过敏反应，应按脱敏法注射。

【处理原则】

1. 清除毒素来源 在良好麻醉、控制痉挛的基础上，进行彻底的清创术。清除坏死组织和异物后，敞开伤口，充分引流，局部可用 3%过氧化氢溶液冲洗。对于伤口已愈合者，必须仔细检查痂下有无窦道或死腔。

2. 中和游离的毒素

(1) 破伤风抗毒素 可中和游离的毒素，但若破伤风毒素已与神经组织结合，则难以起效；故应尽早使用。常规用量是 1 万～6 万 U 加入 5%葡萄糖溶液 500～1000 ml 经静脉缓慢滴入；剂量不宜过大，以免引起血清反应。用药前应作皮内过敏试验。

(2) 破伤风人体免疫球蛋白 早期应用有效，一般只用一次，剂量为 3000～6000 U。

3. 控制和解除痉挛 是治疗的重要环节。根据病情可交替使用镇静及解痉药物，以减少患者的痉挛和痛苦。常用药物：10%水合氯醛 20～40 ml 保留灌肠；0.1～0.2 g 苯巴比妥钠肌内注射；10～20 mg 地西泮肌内注射或静脉滴注，一般每日一次。病情严重者，可用冬眠Ⅰ号合剂经静脉缓慢滴入，但低血容量时忌用。痉挛发作频繁不易控制者，可用 2.5%硫喷妥钠 0.25～0.5 g 缓慢静脉注射，但需警惕发生喉头痉挛和呼吸抑制；对于气管切开者，应用比较安全。另外，新生儿破伤风要慎用镇静解痉药物，应酌情使用洛贝林、尼可刹米等。

4. 防治并发症 补充水和电解质以纠正因消耗、出汗及不能进食等导致的水和电解质代谢失衡。选用合适的抗生素预防其他继发感染，如肺炎等。对于症状严重者，尽早行气管切开术，以便改善通气，有效清除呼吸道分泌物；必要时行人工辅助呼吸。

【护理评估】

1. 健康史 了解患者的发病经过，不能忽视任何轻微的受伤史。尤其注意发病前的创伤史、深部组织感染史、近期分娩史及预防接种史。

2. 心理和社会状况　本病发病比较急、病情严重，患者无心理准备，且本病引起的肌肉痉挛使患者极为痛苦，故应了解患者的紧张、焦虑和恐惧表现和程度。了解患者及家属对本病的认知程度和心理承受能力，患者对医院环境的适应情况。

【主要护理诊断】

1. 有窒息的危险　与持续性喉头痉挛及气道堵塞有关。

2. 有体液不足的危险　与痉挛性消耗和大量出汗有关。

3. 有受伤的危险　与强烈的肌肉痉挛有关。

4. 尿潴留　与膀胱括约肌痉挛有关。

5. 营养失调：低于机体需要量　与痉挛性消耗和不能进食有关。

【护理措施】

1. 一般护理

(1) 环境要求　将患者置于隔离病室，室内遮光、安静，温度为15～20℃，湿度约60%。病室内的急救药品和物品准备齐全，以便及时处理一些严重的并发症，如呼吸困难、窒息等。

(2) 减少外界刺激　医护人员要走路轻、语声低、操作稳、使用器具无噪音；护理治疗安排集中而有序，尽量在痉挛发作控制的一段时间内完成；减少探视，避免干扰患者。

(3) 保持静脉输液通路通畅　在每次抽搐发作后检查静脉通路，防止因抽搐致静脉通路堵塞、脱落而影响治疗。

(4) 严格隔离消毒　严格执行无菌技术；护理人员应穿隔离衣；病人的用品和排泄物均应消毒，更换下的伤口敷料应予焚烧，防止交叉感染。

2. 呼吸道管理

(1) 保持呼吸道通畅，对抽搐频繁、药物不易控制的严重患者，应尽早行气管切开，以便改善通气；及时清除呼吸道分泌物，必要时进行人工辅助呼吸。紧急状态下，在气管切开前，可行环甲膜粗针头穿刺，并给予吸氧，保证通气。

(2) 在痉挛发作控制后的一段时间内，协助患者翻身、叩背，以利排痰；必要时吸痰，防止痰液堵塞；给予雾化吸入，稀释痰液，便于痰咳出或吸出。气管切开患者应给予气道湿化。

(3) 患者进食时注意避免呛咳、误吸。

3. 加强营养　协助患者进食高热量、高蛋白、高维生素的饮食；进食应少量多次，以免引起呛咳、误吸；病情严重者，提供肠内、外营养，以维持人体正常需要。

4. 保护患者，防止受伤

(1) 防止患者坠床　使用带护栏的病床，必要时设专人护理。

(2) 采用保护措施　必要时使用约束带固定患者，防止痉挛发作时患者坠床和自我伤害；关节部位放置软垫保护关节，防止肌腱断裂和骨折；应用合适牙垫，避免痉挛时咬伤舌。

5. 严密观察病情变化　监测生命体征；注意观察痉挛发作前的征兆；记录抽搐的发作时间、次数、症状等，及时报告及时处理。

6. 人工冬眠护理　应用人工冬眠过程中，做好各项监测，随时调整冬眠药物的用量，使患者处于浅睡状态。

7. 对症处理 留置导尿者保持持续导尿并给予会阴部护理，防止感染；高热患者给予物理和药物降温等。

【健康教育要点】

1. 定期接受破伤风类毒素预防注射。

2. 日常不可忽视任何小伤口，如木刺、锈钉刺伤及深部感染（化脓性中耳炎）等的正确处理。伤后及时就诊和注射 TAT。

3. 避免不洁接产，以防止新生儿破伤风及产妇产后破伤风等。

二、气性坏疽

气性坏疽（gas gangrene）通常指由梭状芽胞杆菌引起的一种严重的以肌组织坏死或肌炎为特征的急性特异性感染。此类感染发病急，预后差。

【病因】 气性坏疽属厌氧菌感染，病菌为革兰染色阳性梭状芽胞杆菌，主要是产气荚膜梭菌、水肿杆菌、腐败杆菌和溶组织杆菌等。感染往往是两种以上致病菌的混合感染。此类致病菌在有氧环境下不能生存，但其芽胞抵抗力非常强。此类细菌广泛存在于泥土和人畜粪便中，故容易侵入伤口，但感染发生者不多。气性坏疽的发生除取决于梭状芽胞杆菌的存在外，还决定于人体抵抗力和伤口的缺氧环境。因此，开放性骨折伴有血管损伤、挤压伤伴有深部肌肉损伤、使用止血带时间过长或石膏包扎过紧、肛周、会阴部的严重创伤等容易发生气性坏疽。

【病理生理】 气性坏疽的发生是由上述细菌产生的外毒素与酶所导致。部分酶能通过脱氮、脱氨、发酵作用而产生大量不溶性气体，如硫化氢等，积聚在组织间；有些酶能溶解组织蛋白，引起组织细胞坏死、渗出而产生恶性水肿。组织内因气、水夹杂而急剧膨胀，局部张力迅速增高，皮肤表面变硬如“木板样”；筋膜下张力急剧增加、压迫微血管而加重组织的缺血、缺氧甚至失活，更有利于细菌生长繁殖，形成恶性循环。此类细菌产生的卵磷脂酶、透明质酸酶等使细菌易于穿透组织间隙，加速扩散。感染一旦发生，即可沿肌束或筋膜向上下迅速扩散。病变肌肉为砖红色，外观如熟肉，失去弹性。大量组织坏死和外毒素吸收，可引起严重的脓毒症，并侵犯脏器。

【临床表现】 临床特点是病情发展迅速，可在 12～24 h 引起全身情况迅速恶化。

1. 潜伏期 可短至伤后 8～10 h，长可达 5～6 日，一般在伤后 1～4 日。

2. 局部表现 发病初期，患者自觉伤肢沉重，包扎过紧感或疼痛，此为前驱症状。以后，突然出现伤肢“胀裂样”剧痛，难以忍受，一般止痛剂不能奏效。伤肢肿胀明显、压痛显著。伤口周围皮肤水肿、苍白、发亮、迅速变为紫红色，进而变为紫黑色；伤口处有大小不等的水疱，周围常可扪及捻发音；轻轻挤压，常有气泡从伤口溢出，并有稀薄、恶臭的浆液样血性分泌物流出。

3. 全身表现 患者软弱，烦躁不安，常伴有恐惧或欣快感；皮肤、口唇苍白；大量出汗、脉搏快速、体温逐渐上升；可出现溶血性贫血、黄疸、血红蛋白尿、酸中毒、谵妄甚至昏迷。

【辅助检查】 渗出物涂片染色可发现革兰染色阳性杆菌。X 线摄片检查常显示软组织间有积气。

【处理原则】 一旦确诊，应立即治疗，以挽救患者生命及降低截肢率。

1. 紧急清创 在抗休克和纠正严重并发症的同时行清创术。清创范围应达正常肌组织，切口敞开、不予缝合。肢体病变不能控制时，应施行近端高位截肢，残端不予缝合。术后用氧化剂冲洗、湿敷，经常更换敷料，必要时再次清创。

2. 应用抗菌药 首选大剂量青霉素（1000 万 U/d），可控制化脓性感染并减少伤口处因其他细菌繁殖消耗氧气而形成的缺氧环境。大环内酯类和尼立达唑（硝咪唑）类抗菌药也有一定疗效。

3. 高压氧治疗 通过提高组织间的含氧量造成不适合此类细菌生长繁殖的环境，可提高治愈率，减少伤残率。

4. 全身支持疗法 少量多次输血、纠正水和电解质失调；给予高蛋白、高能量的饮食。

5. 对症处理 包括解热、镇痛等，以改善患者状况。

【护理评估】

1. 健康史 了解患者的发病时间、经过，尤其注意了解创伤史。

2. 心理和社会支持状况 由于发生突然、发展迅速、很快引起全身反应，患者伤肢剧痛，难以忍受，一般止痛药效果不明显，故患者常有焦虑、恐惧等心理反应。了解患者及家属对疾病、治疗及预后的认知程度及心理承受能力，患者对医院环境的适应情况，家庭的经济情况及对治疗本病的经济承受能力和支持程度。对截肢者，应评估其对截肢的接受程度、截肢后适应性训练的了解、接受程度和出院前的心理状态。

【主要护理诊断】

1. 疼痛 与创伤、感染及局部肿胀有关。

2. 组织完整性受损 与组织感染坏死有关。

3. 自我形象紊乱 与失去部分组织和肢体而致形体改变有关。

【护理措施】

1. 严格隔离消毒 患者住隔离病室，患者的一切用品和排泄物都要严格隔离消毒，患者的敷料应予焚烧。

2. 监测病情变化 对严重创伤患者，尤其伤口肿胀明显者，应严密监测伤口肿痛情况，特别是突然发作的伤口“胀裂样”剧痛；准确记录疼痛的性质、特点及与发作相关的情况。

3. 应用抗菌药 遵医嘱及时、准确使用合适的抗菌药。

4. 疼痛护理 及时应用止痛剂；必要时，给予麻醉止痛剂。亦可应用非药物治疗技巧，如谈话、娱乐活动及精神放松等方法，以缓解疼痛。对截肢后出现幻觉疼痛者，应给予耐心解释，解除其忧虑和恐惧。对扩大清创或截肢者，应协助患者变换体位，以减轻因外部压力和肢体疲劳引起的疼痛。

5. 恢复患肢功能 伤口愈合过程，对伤肢实施理疗、按摩及功能锻炼，以恢复患肢功能。

6. 截肢患者的护理 截肢前，向患者及家属解释手术的必要性和可能出现的并发症等情况，使患者及家属能够了解、面对并接受截肢的现实。截肢后，耐心倾听患者诉说，安慰并鼓励患者正视现实；指导患者掌握自我护理技巧，但决不勉强患者，避免增加其痛苦和心理压力。介绍一些已经截肢的患者与之交谈，使其逐渐适应自身形体变化和日常活动。指导患者应用假肢，使其接受并作适应性训练。

【健康教育要点】

1. 指导患者对患肢进行自我按摩及功能锻炼，以便尽快恢复患肢的功能。

2. 对伤残者，指导其正确使用假肢和适当训练。帮助其制订出院后的康复计划，使之逐渐恢复自理能力。

本章小结

本章主要介绍了多种外科感染的特点、分类、病因、病理生理、临床表现、辅助检查及处理原则，重点在于针对各类感染的护理诊断和护理措施。非特异性感染又称化脓性或一般性感染，占外科感染的大多数。浅部软组织的化脓性感染如疖、痈、急性蜂窝织炎、急性淋巴管炎和淋巴结炎，手部急性化脓性感染和全身性感染。特异性感染主要介绍了破伤风和气性坏疽，重点掌握特殊症状和护理措施以及健康教育。

（新疆医科大学护理学院　李　慧）

第九章　损伤患者的护理

学习目标

1. 掌握损伤的临床表现、护理评估、护理措施；烧伤面积、烧伤深度、烧伤程度的评估，烧伤早期的补液方法、护理措施；蛇咬伤、犬咬伤的急救处理及护理要点。

2. 熟悉损伤的分类、辅助检查；熟悉烧伤创面的处理；损伤患者的健康教育。

3. 了解损伤的病理生理。

损伤（injury）是指人体受各种致伤因子作用后，发生的组织结构破坏和生理功能紊乱。引起损伤的原因可分为4类：①机械因素，如重物挤压、钝器打击、锐器切割、跌倒、撞击等；②物理因素，如高温、低温、电流、激光、放射线、冲击波等；③化学因素，如强碱、强酸、毒气、磷等；④生物因素，如蛇咬伤、犬咬伤、猫咬伤、昆虫咬伤等。

第一节　概　述

【病因与分类】　临床上根据受伤原因和程度不同而有不同分类。

（一）按致伤原因分类

导致损伤的原因有多种，常见的锐器所致切割伤、刺伤等；钝器所致的挫伤、挤压伤、挫裂伤、撞击伤、重物挤压伤等；切线暴力可致擦伤、裂伤、撕裂伤等；机械牵拉暴力可致撕脱伤等；子弹、弹片、地雷爆炸片可致火器伤等；高压、高速气浪可致冲击伤。

（二）按受伤部位分类

可分为颅脑伤、颌面部伤、颈部伤、胸部伤、腰腹部伤、骨盆伤、脊柱脊髓伤、四肢伤等。此分法有利于判断脏器的损伤和功能状况。

（三）按伤后皮肤是否完整分类

可分为闭合性损伤和开放性损伤。

1. 闭合性伤（closed injury）　损伤后皮肤、黏膜保持完整，常见以下几种：

（1）挫伤（contusion）　多为钝器或重物打击所致，常为表浅软组织挫伤。

（2）扭伤（sprain）　发生在关节过度伸直、旋转或牵拉所造成的关节囊、韧带、肌腱的损伤或撕裂。多发生在肩、肘、腕、腰、髋、踝等关节部位。局部可出现肿胀、疼痛、功能障碍。

（3）挤压伤（crush injury）　指肌肉丰富部位（如四肢、躯干）受巨大暴力捻挫或长时间挤压所造成的损伤。压力解除后即出现广泛出血、血栓形成、组织坏死和严重的炎症反应。若合并有高钾血症与肌红蛋白尿为特征的急性肾衰竭，称为挤压综合征（crush syndrome）。

（4）爆震伤（concussion）　又称冲击伤，由爆炸产生的冲击波形成的高压及高速气流引起胸腔、腹腔内脏器官及耳鼓膜损伤。

2. 开放性损伤（opened injury） 指损伤部位皮肤、黏膜有破损，有创口、流血，组织与外界相通。常见以下几种

（1）擦伤（abrasion） 伤处可有出血、擦痕、体液渗出及表皮脱落。

（2）刺伤（pricking wound） 多由细小锐利器物所致，伤口小而深，可深入体腔、内脏，容易引起厌氧菌感染。

（3）切割伤（incised wound） 指皮肤、皮下组织或深层组织受到刀、铁片、玻璃片等锐器的划割而发生破损裂伤，创缘平整，易造成血管、神经、肌腱等深部组织的损伤。

（4）裂伤（laceration） 指因较大的钝器打击所致皮肤和深层组织断裂，局部及周围组织损伤严重，创缘多不整齐。

（5）撕脱伤（avulsion） 指高速旋转的外力作用于人体，造成皮肤、皮下组织、筋膜、肌肉、肌腱等剥离性损伤，伤口不规则，周围组织破坏较重，出血多，伴剧痛，易发生休克。

（6）火器伤（firearm wound） 指由弹片或枪弹造成的损伤，多为贯通伤、盲管伤。伤情一般较严重，易发生化脓性感染和破伤风。

（四）按受伤程度分类

1. 轻度受伤 主要伤及局部软组织，大多无妨生活、学习和工作，只需局部处理或小手术治疗即可痊愈。

2. 中度受伤 伤及广泛的软组织，可伴内脏损伤、肢体挤压伤、四肢骨折等合并伤，一般需手术治疗，多无生命危险。

3. 重度受伤 指危及生命或治疗后可能留有严重残疾的损伤。

【病理生理】 机体在致伤因素的作用下，迅速产生局部炎性反应和全身性防御反应，以维持机体自身内环境的稳定。严重的损伤性反应超过机体的调节功能时，可损害机体本身，且容易发生并发症。

（一）局部反应

损伤局部反应是由于组织结构破坏，或细胞变性坏死或病原微生物侵入，及异物存留所致。局部反应的轻重与致伤因素的种类、作用时间、组织损害程度和性质，及污染程度和是否有异物存留有关。损伤后，局部血管通透性增加，血浆外渗，白细胞等趋化因子迅速集聚于伤处以吞噬和清除致病菌或异物，其病理过程与一般炎症相同，一般3～5日后趋于消退；若局部渗出过多、组织严重肿胀，甚至发生血液循环障碍，则组织修复缓慢。

（二）全身反应

致伤因子作用于机体后引起一系列神经内分泌活动增加，并由此引起组织的各种功能和代谢改变过程。是一种非特异性应激反应。严重损伤时，细胞变性、坏死可释放大量炎性介质和细胞因子，造成全身性病理反应。

1. 发热反应 严重损伤时，大量释放的炎性介质和细胞因子，如白介素（IL）、肿瘤坏死因子（TNF）及组织坏死分解产生的其他致热因子等，作用于下丘脑体温调节中枢引起机体发热。

2. 代谢反应 损伤后在多种内分泌激素如肾上腺皮质激素、高血糖素、甲状腺激素等作用下，基础代谢率增高，分解代谢增强，糖、蛋白质、脂肪分解加速；出现高血糖、高乳酸血症、血中游离脂肪酸和酮体增加，尿素氮排出增加，从而导致负氮平衡；水、电解质代

谢紊乱可致水钠潴留等。

3. 局部 损伤后局部充血、渗出，表现红、肿、热、痛。渗出过程中，纤维蛋白原转变为纤维蛋白，可填充组织损伤的裂隙和作为细胞增生的网架；中性粒细胞经过趋化、吞噬作用，可清除组织内的细菌，单核细胞转变为巨噬细胞后可吞噬组织中的坏死组织碎片、异物颗粒。故一般情况下的损伤性炎症有利于损伤修复，但反应强烈或广泛时不利于损伤愈合。

（三）组织修复

损伤愈合的基础是组织的修复。基本方式是由伤后增生的细胞和细胞间质填充、连接和代替损伤后的缺损组织。理想的修复是缺损组织完全由原来性质的组织细胞修复，恢复其原有的结构和功能。由于人体各组织细胞的再生能力不同，各种组织损伤后修复情况差异较大，损伤后的修复方式不完全相同，大多数组织伤后不能由原来性质的细胞修复，而是由其他性质的细胞如成纤维细胞等代替完成。

1. 组织修复的基本过程 以软组织损伤为例，分为3个阶段。

（1）炎症反应阶段 在损伤后立即发生，伤口先由凝血块充填，随后血浆反应蛋白代替凝血块充填伤口并构成网架，达到止血和封闭伤口的目的。此期约持续3～5天。

（2）细胞增殖分化和肉芽组织形成阶段 伤口内成纤维细胞、内皮细胞等增殖、分化、迁移，分别合成、分泌组织基质（主要是胶原纤维）和形成新生血管，并共同构成肉芽组织。随胶原纤维的增多，肉芽组织逐渐变为瘢痕组织，架接于断裂的组织之间充填伤口，形成瘢痕愈合。

（3）组织塑形阶段 主要是胶原纤维交联增加和强度增加，多余的胶原纤维被降解和吸收，过度丰富的毛细血管网逐步消退及伤口的黏蛋白及水分减少等；最终使受伤部位外观和功能得以改善。

2. 损伤愈合的类型分两类

（1）一期愈合 又称原发愈合。伤口组织修复以原来的细胞为主，仅含少量的纤维组织，伤口边缘整齐、严密、呈线状，创缘对合良好，愈合快，组织结构和功能修复良好。多见于损伤程度轻、范围小、无感染的伤口或创面。

（2）二期愈合 又称瘢痕愈合。伤口组织修复以纤维组织为主，需周围上皮逐渐覆盖或植皮后才能愈合。此类愈合对局部结构和功能有不同程度的影响，多见于伤口组织缺损较大、发生化脓性感染或有异物遗留的伤口。

3. 影响伤口愈合的因素

（1）局部因素 细菌感染；创口内异物；血运障碍；伤口的特点，如创口引流不畅或创口位于关节处。

（2）全身因素 年龄，如老年人血液循环差，合成能力减弱等；慢性病，如糖尿病、结核、肿瘤等；营养状况，如营养摄入不足、营养不良或肥胖；大量使用抑制细胞增生类药物（皮质类固醇）；免疫功能低下。

【临床表现】 由于损伤的原因、部位、程度等不同，临床表现各异。但常见的损伤有以下共同表现和并发症。

（一）局部表现

1. 疼痛 依据损伤的程度与部位、性质、范围、炎症反应强弱不同。疼痛于活动时加剧，制动后减轻。伤后2～3天后逐渐缓解。如持续存在，甚至加重，提示可能并发感染；严重损伤并发休克时，患者常不能主诉疼痛；内脏损伤所致的疼痛常定位不准确。

2. 局部肿胀 受伤后因局部出血和损伤性炎症反应所致。局部出现青紫、瘀斑、肿胀或血肿，严重肿胀可致局部组织或远端肢体血供障碍，出现远端苍白、皮温降低等。

3. 功能障碍 因解剖结构破坏、疼痛或炎症反应所致。如骨折、脱位、不正常运动，局部炎症、神经损伤、肌肉损伤、严重的软组织损伤等，均可出现功能障碍。

4. 伤口或创面 是开放性伤口的象征。按伤口的清洁度分3类。

(1) 清洁伤口 指无菌手术切口，也包含经清创术处理的无明显污染的伤口。

(2) 污染伤口 指有细菌污染，但未构成感染的伤口。一般认为伤后8 h内的伤口属污染伤口。适用于清创术。

(3) 感染伤口 伤口有脓液、渗出液、坏死组织，周围皮肤常红、肿、热、痛。

5. 伤口并发症

(1) 伤口出血 指发生在手术或意外伤害性伤口，48 h内的继发性出血，也可发生在修复期任何时段。小动脉破裂可喷射出血，伤口或创面出血随受伤部位和程度而异。

(2) 伤口感染 是最常见的并发症。各种伤口均有发生感染的可能。主要症状是持续的炎症反应，如体温升高、心率增快、白细胞增高；伤口红、肿、热、痛。

(二) 全身表现

1. 体温增高 重度损伤、中度损伤患者常有发热，一般不超过38.5℃，为损伤性炎症反应所致。体温过高除中枢性高热外，一般为并发感染所致，应予重视。可达40℃，伴呼吸和脉搏频率增快。

2. 生命体征变化 伤后释放炎症介质及疼痛、精神紧张、血容量减少等均可引起脉搏、呼吸频率增加，血压稍高或下降，呼吸深快等变化。

3. 其他 因失血、失液，患者可有口渴、尿少、疲倦等，女性出现月经异常。

4. 并发症 常见的并发症有化脓性感染、损伤性休克。窄而深或乏氧的伤口还可能发生破伤风、气性坏疽等特异性感染。严重损伤并发感染、休克后，可发生急性肾功能衰竭、成人呼吸窘迫综合征等严重并发症。此外由于缺血缺氧、毒性产物、炎性介质和细胞因子的作用，还可发生心脏和肝功能损害。

5. 凝血功能障碍 主要由于凝血物质的消耗、缺乏，抗凝系统活跃，易造成出血倾向。

6. 脂肪栓塞综合征 多见于多发性骨折，主要病变部位是肺，造成肺通气功能障碍甚至呼吸功能不全。

【辅助检查】

1. 实验室检查

(1) 血常规和血细胞比容 可判断失血、血液浓缩或感染情况。

(2) 尿常规、尿淀粉酶检查 判断有无泌尿系统和胰腺的损伤。

(3) 血生化检查 疑有肾损伤者进行肾功能检查；疑有胰腺损伤者作血淀粉酶检查；血电解质监测和血气分析有助于了解水、电解质、酸碱平衡紊乱和呼吸功能异常。

2. 影像学检查

(1) X线透视或摄片 可证实有无骨折、脱位、异物存留、胸腹腔内有无游离气体等。

(2) CT和MRI 主要用于颅脑损伤的检查，MRI对脊髓、骨盆底等处损伤的诊断尤具优越性。

（3）B型超声检查　明确有无肝、脾、肾实质性器官损伤和腔内积液等。

3. 诊断性穿刺　有助于判断内脏器官有无破裂、出血，如血气胸、血腹、心包积液或积血等。

4. 置管灌洗检查　诊断性穿刺不能明确诊断，可在穿刺后置入导管进行灌洗，抽吸灌洗液做检查，如腹腔灌洗、导尿管灌注试验，辅助诊断尿道断裂或膀胱的损伤。

5. 中心静脉压检测　可辅助判断血容量和心功能。

【现场急救】

妥善的现场急救是挽救患者生命的重要保证，与患者的预后密切相关。因此，应争分夺秒，判断准确、反应敏捷、动作迅速。对复杂伤情，应优先解除危及生命的紧急情况。在伤情得到基本控制后，再进行其他处理。为转送或后期治疗创造条件。

1. 心肺复苏　一经确诊呼吸、心搏骤停，立即采取人工呼吸及胸外心脏按压。

2. 判断伤情　经紧急处理后迅速进行全面、简略且有重点的检查，注意有无合并伤，并作相应的处理。监测生命体征变化。优先处理危及生命的紧急情况，如窒息、活动性大出血、张力性气胸、休克、腹腔内脏器脱出等，并迅速将患者抢救至安全处，避免再损伤。

3. 呼吸支持　维持呼吸道通畅，立即清理口腔异物，吸氧。

4. 迅速止血　用指压法、压迫法、肢体加压包扎、或使用止血带或器械迅速控制伤口大出血。用止血带止血每隔1小时（上肢或下肢）放松2～3 min，避免结扎时间过久引起肢体缺血坏死。

5. 循环支持　积极抗休克，主要是止痛、止血和扩容。立即开放静脉通路，输入平衡液或血浆代用品。必要时用休克裤。

6. 包扎、封闭伤口　用无菌敷料或干净布料包扎，用敷料或器具保护腹腔脱出的内脏。熟练掌握包扎技术。

7. 妥善固定与制动　骨折、脱位者用夹板或代用品，也可就地取材或用躯体或健肢以中立位固定伤肢，并注意远端血运；较重的软组织损伤局部应固定制动；颈椎骨折者可用沙袋或衣物将头颈部固定；脊柱骨折者应维持脊柱于伸直位，硬板搬运。

8. 安全转运患者　经上述初步处理后，再安全、平稳地转送患者。转运途中持续采取保暖、止血、给氧、补液等措施。密切观察病情变化，发现异常及时处理，以保持病情稳定，预防休克。

【治疗原则】　救治工作的原则是保存生命第一，恢复功能第二，顾全解剖完整性第三。在处理复杂的伤情时，优先抢救生命；明确损伤部位、性质、全身状况及并发症；详细了解受伤史、仔细进行全身检查，借助辅助检查做出正确的诊断。实施相应的治疗措施。包括恢复机体结构与功能的完整性。

1. 手术治疗　轻伤、表浅的擦伤、刺伤、切割伤可做局部处理；较大的开放性损伤或闭合性损伤伴严重的内脏损伤、出血者均需手术处理。

（1）开放性损伤　及早清创缝合，如伤口有明显感染迹象，应积极控制感染，加强换药，促其尽早愈合。

（2）探查术　对严重损伤、复合伤、伴颅内出血、内脏破裂、因出血不能控制而出现休克的患者，须在抗休克的同时做手术探查。

（3）做好手术前的准备　血管、神经严重损伤、开放性骨折、应紧急手术处理，并及时做好手术前的准备。

2. 非手术治疗

(1) 抗感染 有开放性伤口者，在伤后 12 h 内注射破伤风抗毒素 1500 U，感染严重者剂量加倍，可起到预防破伤风的作用。对伤口严重感染的患者应合理使用抗菌药物。

(2) 更换敷料 又称换药，是处理伤口的基本措施。对清洁伤口，换药目的是对伤口施以检查和消毒；感染性伤口及时清除分泌物、异物或坏死组织，保持引流通畅、控制伤口感染，促进肉芽生长和伤口愈合。

【护理评估】

(一) 术前评估

1. 健康史及相关因素

(1) 一般情况 患者年龄、性别、婚姻、文化、职业、饮食、睡眠等。女患者了解月经史等。

(2) 受伤史 了解受伤的原因、时间、地点、部位、伤情、受伤当时和伤后的情况；有无危及生命的损伤，如出现心搏骤停、导致气道不畅或阻塞、大出血或活动性出血的损伤，胸、腹部有无伤口，有无闭合性内脏损伤和颅脑损伤的迹象，现场接受过何种急救措施，效果如何，伤口是否得到妥善处理、输液情况和用药情况。

(3) 既往史 是否有甲状腺功能亢进症、骨质疏松、肿瘤等易致病理性骨折的疾病等；有无高血压、糖尿病、肝硬化、尿毒症、营养不良等慢性病。

2. 身体状况

(1) 局部 受伤处有无青紫、瘀斑、疼痛、功能障碍；有无伤口，其大小、深度、污染程度，有无异物，出血情况，有无合并伤，如骨折、内脏损伤等。

(2) 全身 患者意识是否清醒，有无烦躁、神志淡漠或昏迷；生命体征变化；有无口唇青紫或面色苍白；皮肤温度、是否湿冷；患者能否自述病史、行走或活动。

(3) 辅助检查 血常规、血细胞比容、尿常规，血或尿淀粉酶、血气分析的结果；诊断性穿刺情况；影像学检查情况。

(4) 心理社会支持情况：了解患者的心理反应，患者及家属对疾病的态度和家庭经济状况。

(二) 术后评估

术后观察生命体征的改变，有无伤口出血、感染、挤压综合征等并发症。

【主要护理诊断】

1. 体液不足 与损伤或失血过多有关。
2. 疼痛 与损伤导致局部炎症反应或伤口感染有关。
3. 组织完整性受损 与致伤因子导致皮肤组织结构破坏有关。
4. 潜在并发症：休克、伤口出血、挤压综合征、感染等。

【护理措施】

1. 安置合适体位 血压不平稳者平卧或仰卧中凹位；或根据受伤部位选择合适体位；下肢受伤者抬高患肢，以促进静脉血液回流。颅脑损伤床头抬高 15°～30°卧位。胸腹损伤取半卧位等。

2. 吸氧 保持呼吸道通畅；给予氧气吸入；有器官切开者做好相应的护理。

3. 防治休克 对严重损伤患者立即建立 2～3 条静脉通道，根据医嘱给予输液、输血或应用血管活性药物等，防治休克。

4. 减轻疼痛 肢体受伤者协助其维持有效固定和制动，避免活动加重疼痛。疼痛严重者遵医嘱应用止痛药物，同时观察止痛效果和不良反应。

5. 防治感染 严格执行无菌操作原则；遵医嘱给予抗菌药物和破伤风抗毒素，有变态反应的药物，用前做过敏试验。

6. 支持疗法 提供高蛋白、高热量、高维生素、易消化的饮食，鼓励多饮水，摄入不足者遵医嘱静脉补液；严重营养不良者，遵医嘱行肠内或肠外营养，必要时输注血浆、人血白蛋白或全血。

7. 清创术患者的护理

(1) 清创前的准备 告知患者清创的目的；协助患者采取合适的体位；遵医嘱给予止痛剂、补充血容量、应用抗生素、TAT，以防治感染和破伤风。准备清创用物，如器械、物品、麻醉药等。

(2) 清创后的护理 四肢清创后伤肢抬高、制动，观察远端感觉、运动功能、是否有肿胀、皮肤颜色和温度及脉搏情况。定时更换敷料并观察有无异常。术后 24～48 h 拔出伤口引流物。病情稳定后指导患者进行功能锻炼。

8. 观察病情 观察患者全身情况及局部状况，判断病情是否好转并稳定。注意有无并发症，如损伤性休克或失血性休克，急性肾衰竭、呼吸窘迫综合征。一旦发生上述情况，及时报告医生，并协助处理。

9. 生活护理和心理护理 为患者提供生活照顾，做好针对性的心理护理。

【健康教育要点】

1. 宣传安全知识，加强安全防护意识。

2. 一旦受伤，及时到医院就诊并处理伤口。

3. 强调功能锻炼的重要性，防止并发症。

第二节 清创术与更换敷料

一、清创术

清创术（debridement）指在一定时间内利用局部浸润或全身麻醉方法，通过对污染伤口的处理使之变为清洁伤口，并争取一期愈合的手术。

【清创的目的和时机】

1. 清创的目的 清创术是处理污染伤口的一种方法，又是外科的基本操作技术。是处理开放性损伤的最重要、基本、有效的手段。其目的是清除伤口内异物及坏死组织，防止感染，有利于受伤部位的功能和形态的恢复。伤口初期处理的好坏，对伤口愈合、受伤部位组织的功能和形态的恢复起决定性作用。

2. 清创的时机 清创的时间越早越好，清创的最佳时机是伤后 8 h 以内。在此时间内细菌仅存于创口表面，尚未形成污染伤口。但对污染较轻的伤口、位于头面部的伤口或早期已使用有效抗菌药物的情况下，清创时间可放宽到伤后 12～24 h。对污染严重或已化脓感染的伤口，应在清理伤口和周围皮肤后，敞开引流。

【清创前的准备】

1. 器械准备 消毒钳、持针器、镊子（有齿及无齿镊）、缝合线、剪刀、引流条，外用生理盐水、纱布、棉垫、绷带、胶布、75%乙醇、3%过氧化氢溶液、治疗巾等。

2. 解释 向患者做好相应解释工作，使之消除恐惧心理，取得患者的合作。

3. 手术者洗手，戴手套。

【清创步骤】

1. 麻醉 小而浅的伤口，可采用局部麻醉；较大而复杂的伤口选用全身麻醉；较大的肢体伤口，上肢可用臂丛神经麻醉或腕部神经阻滞，下肢可用硬膜外麻醉。

2. 清洗去污 分清洗皮肤和清洗伤口两步。

(1) 清洗皮肤 用无菌纱布覆盖伤口，剃去伤口周围的体毛，如有油污用3%过氧化氢溶液清洗。

(2) 术者按常规方法 洗手、戴手套，用软毛刷蘸消毒皂水刷洗皮肤，并用生理盐水冲洗，直至伤口周围皮肤清洁为止。然后换另一只毛刷再刷洗一遍，用无菌纱布擦干皮肤。

(3) 清洗伤口 去掉覆盖伤口的纱布，仔细查看伤口，分别以生理盐水、3%过氧化氢反复冲洗伤口，用消毒小纱布球轻轻除去伤口内的污物、血凝块和异物及脱落的组织、组织碎片等。

3. 消毒、铺巾 擦干皮肤，常规用碘酊、酒精或碘伏消毒皮肤周围，铺盖无菌手术巾。

4. 伤口的探查与处理

(1) 术者重新戴手套、换器械后方可清理伤口。

(2) 探查创腔 清除创腔内异物，了解创腔与组织的关系，有无重要的血管、神经、脏器等损伤。

(3) 清理创腔与修复组织 更换用物，重新铺单，实施手术。由浅至深，切除失活组织，清除血肿、凝血块和异物，对损伤的肌肉和神经可酌情进行修复或仅用周围组织掩盖。对浅层伤口，可将伤口周围不平整的皮肤，沿原创口切除创缘皮肤1～2 mm，切除失活组织和明显挫伤的创缘组织，并随时用无菌盐水冲洗。对深层伤口，应彻底切除失活的筋膜和肌肉。为了处理较深部伤口，有时可适当扩大伤口和切开筋膜，清理伤口，直至比较清洁和显露血循环较好的组织。新鲜的伤口按组织层次缝合；污染重或清创不彻底，感染危险大者，可观察1～2日，延期缝合。

(4) 彻底止血 严密观察伤口出血情况，进行彻底止血。

(5) 再次用生理盐水反复冲洗伤口 污染严重的，可用3%过氧化氢溶液冲洗后，再用生理盐水冲洗。

5. 缝合与引流 彻底清创后，伤后时间短和污染轻的伤口可予缝合，注意缝合不宜过紧，以伤口边缘对合为度；伤后时间越长或污染严重的伤口，伤口不予缝合，可放置引流物，妥善固定。行延期缝合。

6. 包扎和固定 清创后创面用敷料覆盖，再用绷带包扎。目的是保护伤口、减少污染，有助于止血和固定敷料。包扎时应注意松紧要适度，便于观察局部或肢体末梢循环。

【清创的术后处理】

1. 手术后抬高患肢，促进静脉回流，以减轻伤部肿胀，注意保持有利于肢体的引流的体位和关节的功能位。

2. 观察患者全身及局部情况，有无合并伤及并发症。

3. 注意伤口的引流情况，如果出血过多应立即检查伤口，及时处理；如伤口有恶臭，全身情况突然恶化，要及时检查有无感染存在。

4. 当伤口的敷料被渗出物浸透后，根据伤口情况选择处理方法。

5. 如果早期清创不彻底出现化脓性感染，并有毒血症表现时，应及时扩大伤口，清除坏死组织，充分进行引流，根据细菌学检查的结果，应用有效的广谱抗生素，以控制感染。

6. 如发生较大量的继发性出血时，应尽快手术止血。

【清创缝合的注意事项】

1. 严格遵守无菌操作原则，重视外科基本操作技术、彻底清洗伤口周围皮肤污垢及异物。

2. 由浅入深、仔细探查、认真操作，识别组织活力及血供，彻底清除伤口内血肿、异物及失去活力的组织，尽可能保留重要的血管、神经等重要组织。

3. 合并神经、血管损伤者应予以妥善修复。

4. 严密止血，逐层缝合，避免残留死腔。

5. 污染严重的伤口应在低位放置橡皮片引流。

二、更换敷料法

更换敷料（dressing exchange）又称换药，是对经过初期治疗的伤口（包括手术切口）做进一步处理的总称。换药的目的是动态观察伤口变化，保持引流通畅，控制局部感染，使肉芽组织健康生长，以利伤口愈合或为植皮做好准备。换药是处理伤口的基本措施，合理的换药方法、引流物的放置、正确更换敷料是提高外科治疗效果的关键措施之一，操作中要求严格遵守无菌原则，防止交叉感染。

（一）换药原则

1. 严格遵守无菌原则，防止发生医院内感染。

2. 换药环境和时间　换药时要求室内空气清洁，光线明亮，温度适宜。以下情况不安排换药，晨间护理时、患者就餐时、患者睡觉时、家属探视时间。

3. 换药顺序　先换清洁伤口，再换污染伤口，最后换感染伤口。特异性伤口应由专人换药。

4. 换药次数　根据伤口和分泌物多少而定。清洁伤口术后 3 日换药 1 次，至伤口愈合拆线时，再度换药；分泌物不多，肉芽生长良好的伤口，每日或隔日换药 1 次；放置引流物的伤口，渗出较多时及时换药；脓肿切开引流术，次日可不换药，以免出血；脓性分泌物多、感染重的伤口每日换药数次，保持敷料外层不被分泌物浸湿。

（二）换药的步骤

1. 换药前的准备　向患者做好解释工作；换药者按无菌操作的原则要求，按伤口情况准备换药的用物。

2. 换药步骤

（1）换药前的准备　①患者的准备：向患者做好解释工作，取得配合；帮助患者取合适体位，注意保暖；严重损伤或大面积烧伤，必要时换药前用止痛剂。②换药者的准备：评估患者的伤口情况，准备换药用物。执行无菌操作的原则，操作前清洁双手，戴口罩、帽子、穿手术衣。③物品的准备：根据伤口情况准备换药用物及用物的数量，如换药碗、器械、纱布、棉球、绷带、探针、引流物及固定物等。

（2）换药的主要步骤　①去除伤口敷料：外层用手揭去，内层用无菌镊除去。动作要轻柔。内层敷料干燥与创面粘贴时，可用生理盐水浸湿软化后再揭除。②处理创面：双手持镊操作。感染伤口先以乙醇棉球由外向内擦拭消毒伤口周围皮肤（清洁伤口消毒顺序则相反），再以生理盐水棉球或其他药物棉球沾拭创面，拭净分泌物、脓液、纤维素膜等。剪除创面坏死组织和痂皮，视伤口情况放置引流物。酌情留取标本送细菌培养和药敏。③包扎固定：用75%乙醇棉球或碘伏再次消毒周围皮肤，无菌敷料覆盖创面及伤口，胶布或绷带固定。

（3）换药后整理　换药完毕，安置好患者，整理床单元。整理用物，妥善处理污物。器械浸泡在消毒液中预处理，再进一步清洗、消毒灭菌。特殊感染的敷料，如破伤风、铜绿假单胞菌感染的敷料应随即焚烧，器械、器皿做特殊灭菌处理，尽量用一次性的，用后焚烧。

（三）不同伤口的处理

1. 缝合伤口的处理　无引流物的缝合伤口，如无感染现象，一般在缝合后 3 日换药 1 次，至伤口愈合或拆线时更换伤口敷料。术中渗血较多或有污染的伤口，伤口内常放置引流物，如渗血、渗液湿透敷料外层，应随时更换。引流物一般术后 24～48 h 取出。局部以消毒液消毒后更换敷料。术后 3～4 天若患者自觉伤口疼痛或发热，应及时查看伤口有无感染发生。如发生针眼周围发红，可用 70%乙醇湿敷或红外线照射，使炎症吸收。线眼处出现脓疱即拆除此缝线并去除脓液，再涂以消毒液。伤口感染初期给予物理疗法，化脓时拆除部分缝线并引流。

2. 肉芽创面的处理　根据创面变化采取不同措施。①生长健康的肉芽鲜红色、较坚实、分泌物少、触之易出血，处理时先以生理盐水棉球蘸吸去分泌物，外敷等渗盐水纱布或凡士林纱布即可。较窄的伤口可用蝶形胶布拉拢创缘，以利早期愈合。面积大的新鲜肉芽创面，应尽早植皮覆盖，增强伤口表面强度。②肉芽生长过度高于创面，阻碍周围上皮生长，可将其剪平，以棉球压迫止血。③肉芽水肿者，创面淡红、表面光滑，质地松软，触之不易出血，宜用 3%～5%的高渗氯化钠液湿敷。并注意患者全身营养状况。④创面脓液多而稀薄时，可用抗菌溶液的纱布湿敷，促使水肿消退。⑤创面脓液稠厚、坏死组织多、有臭味者，应用含氯石灰硼酸溶液（优琐）等湿敷。

3. 脓肿伤口的处理　伤口深而脓液多者，换药时必须保持引流通畅，必要时冲洗脓腔。可向脓腔插管，用生理盐水等进行有效的脓腔冲洗。根据创面、伤口情况选用引流物，浅伤口常用凡士林油纱布；伤口小而深时，应将凡士林油纱条送达创口底部。但不可堵塞外口，个别小的引流口需切开扩大。由于肉芽组织有一定的抗感染能力，一般不需在局部使用抗菌药物。

（四）拆线

只有皮肤缝线需要拆除，所以外科拆线尤指在缝合的皮肤切口愈合以后或手术切口发生某些并发症时（如切口化脓性感染、皮下血肿压迫重要器官等）拆除缝线的操作过程。拆线时应注意不使原来显露在皮肤外面的线段经过皮下组织，以免导致细菌污染。缝线的拆除时间应根据切口部位、局部血液供应情况、患者的年龄及营养状况、切口的大小与张力等因素综合考虑来决定。

1. 拆线的时间　一般头、面、颈部切口在术后 4～5 日拆线；下腹部、会阴部 6～7 日；胸、上腹、背、臀部 7～9 日；四肢 10～12 日（近关节处还可适当延长拆线时间）；减张缝合 14 日。有时可先采用间隔拆线；已化脓伤口应立即拆线；青少年患者可适当缩短拆线时间；年老、营养不良、糖尿病患者可延迟拆线时间。

2. 拆线的方法

(1) 首先按换药的方法常规去除敷料，消毒切口区域（注意线结下面的消毒)。

(2) 左手持镊子将线结轻轻提起，右手持拆线剪，将微微张开的拆线剪尖端插入线结与皮肤之间的间隙，平贴针眼处的皮肤将线剪断（图 9-1)。

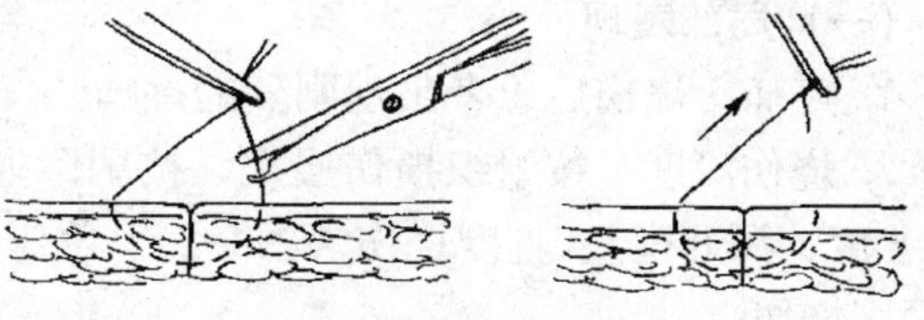

图 9-1　外科拆线方法

(3) 左手快速轻巧地将缝线朝剪断侧拉出，可避免拉开切口、患者不适及皮下污染。

(4) 用酒精棉球消毒切口及切口周围皮肤，再盖以无菌纱布、胶布固定。

第三节　烧　伤

烧伤（burn）是指由热力、光源、化学物质、放射线等因素所致，始于皮肤，由表及里的一种损伤。通常烧伤多指因热力，如火焰、热液、热蒸气、热金属物体等所致的组织损伤。严重烧伤可致残，甚至危及生命。

【病理生理】 根据烧伤后的病理生理反应及临床表现特点，一般将烧伤的临床过程分为三期，但并非所有烧伤患者都经过该三期。三期之间可相互重叠和相互影响。分期的目的是为了突出不同时期临床治疗和护理的重点。

1. 急性渗出期（休克期）　大面积烧伤后迅速发生的反应为体液渗出和各类炎性介质的释放。小面积浅度烧伤，体液渗出量较少，主要表现为局部水肿。烧伤面积大而深的，由于体液渗出量大，机体不足以代偿而迅速发生的体液丢失，使有效循环血量明显下降，烧伤后体液渗出可在伤后数分钟开始，2～3 h 最快，8 h 达高峰，12～36 h 减缓，48 h 后趋于稳定并开始回吸收。因此，烧伤后 48 h 内最大的危险是发生低血容量性休克，故又称为休克期。

2. 急性感染期　烧伤水肿回吸收一开始，感染就上升为主要矛盾。①烧伤后皮肤完整性和生理屏障被损坏，创面的坏死组织和富含蛋白的渗出液成为致病菌的良好培养基；烧伤后皮肤生理屏障被损坏，失去防御功能，污染创面的细菌易在坏死组织中生长繁殖产生毒素；②深度烧伤区周围还因血栓形成导致局部组织发生缺血和代谢障碍，使机体抗感染因子如白细胞、抗体和抗感染药物难以达到控制创面细菌的繁殖；严重烧伤后，机体的免疫功能降低，对细菌的易感性增加；③创面从渗出逐渐转变为吸收为主，创面及组织中的毒素和坏死组织分解产物吸收入血，引起中毒症状；④烧伤程度越深、面积越大，感染的机会越多、感染越重。

此外，深度烧伤形成的凝固性坏死和焦痂，在伤后 2～3 周即进入组织溶解期，此期也极易导致细菌侵入机体引起感染，故为烧伤并发全身感染的又一高峰期。再者，若创面处理不当或患者抵抗力极低，大量致病菌侵入创面邻近组织引起侵入性感染，痂下组织的细菌增多，可形成创面脓毒症。

3. 修复期　组织烧伤后在炎症反应的同时，创面开始了修复过程。包括创面修复和功能修复过程。浅度烧伤多能自行修复，Ⅰ度烧伤 1 周愈合，脱屑，无瘢痕；浅Ⅱ度烧伤 2 周左右愈合，不留瘢痕；深Ⅱ度烧伤 3～4 周愈合，可产生瘢痕；Ⅲ度烧伤或深Ⅱ度烧伤，因皮肤及其附件已全部烧毁，无上皮再生的来源，可形成瘢痕挛缩，导致肢体畸形和功能障碍。均需经过功能锻炼恢复功能，有些患者靠皮肤移植、整形方可修复。

【临床表现】 烧伤的临床表现取决于烧伤面积、烧伤深度、烧伤部位。

（一）局部表现

1. 疼痛 烧伤后患者出现剧烈的疼痛。

2. 烧伤深度 按组织损伤层次，按国际通用的三度四分法，将烧伤分为：Ⅰ度、Ⅱ度（浅Ⅱ度、深Ⅱ度）、Ⅲ度烧伤（图9-2）。临床常称Ⅰ度和浅Ⅱ度为浅度烧伤；深Ⅱ度和Ⅲ度为深度烧伤。

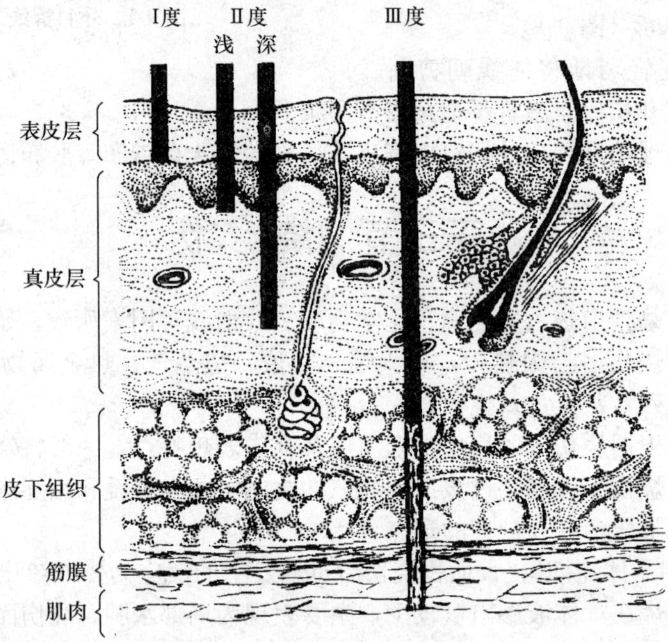

图9-2 烧伤深度分度示意图

（1）Ⅰ度烧伤 又称红斑烧伤，仅伤及表皮浅层。表现皮肤红斑，轻度红肿，干燥、烧灼痛、无水疱，局部温度稍高，2～3天内症状消失。

（2）Ⅱ度烧伤 又称水疱烧伤，分为浅Ⅱ度和深Ⅱ度烧伤。

1）浅Ⅱ度烧伤 伤及表皮的生发层甚至真皮乳头层，局部肿胀，有大小不一的水疱形成，疱壁薄，内含淡黄色澄清液体或含有蛋白凝固的胶状物。去皮后创面基底潮红、湿润、水肿明显，剧烈疼痛，局部温度增高。若无感染等可于2周内痊愈，无瘢痕形成，可有暂时性色素沉着。

2）深Ⅱ度烧伤 伤及真皮深层，表皮下积薄液或有小水疱，疱壁较厚。将坏死表皮去除后，基底红白相间，水肿明显。感觉迟钝，温度降低，有拔毛痛。如无感染可于3～4周内痊愈。愈后留有瘢痕，但皮肤功能基本保存。

3）Ⅲ度烧伤（焦痂烧伤） 伤及皮肤全层，可达皮下脂肪、肌肉、骨或内脏器官。创面蜡白或焦黄炭化，感觉及痛觉消失，无水疱、无弹性、质韧、痂下水肿，痂下创面可见树枝状栓塞的血管。3～4周焦痂脱落后遗留肉芽组织创面，愈后留瘢痕，皮肤功能丧失，造成畸形。

（二）全身表现

可因烧伤的面积、严重程度不同而全身的表现不同。

1. 发热 大面积烧伤可出现体温升高。

2. 可有口渴、唇干、尿少、脉率增快、血压偏低、血细胞比容增高等。

3. 休克 严重烧伤患者因大量的体液渗出，致有效循环血量减少，出现低血容量休克。表现烦躁不安或表情淡漠、反应迟钝、出冷汗或肢端凉湿、面色苍白、呼吸急促、脉搏细弱或触不清、血压明显降低或测不到、尿量甚少等，严重者可并发多器官功能障碍综合征等。

4. 感染 烧伤容易并发感染，如创面化脓感染，焦痂下感染和全身性感染。此时患者体温明显上升、白细胞及中性粒细胞百分率明显增多；但危重患者的体温反可降低、白细胞可不增多或减少。应取创面分泌物和血液，作细菌培养和药敏试验。

（三）吸入性烧伤的表现

吸入性烧伤也称呼吸道烧伤，是指吸入浓烟、火焰、蒸气、热气或吸入有毒、刺激性气体所引起的呼吸系统损伤。表现特点有：

1. 头面部常有深度烧伤，鼻毛烧掉、口鼻有黑色分泌物。
2. 有呼吸道刺激症状，咳出炭末样痰，声音嘶哑、吞咽困难、呼吸困难。
3. 有的患者可无体表烧伤，因呼吸道烧伤当场死于吸入性窒息。
4. 肺部可闻及哮鸣音。

（四）烧伤面积的估计

烧伤面积通常以烧伤面积占体表面积的百分比进行估计，但Ⅰ度烧伤面积排除在外。

常用的估计方法有以下两种：中国新九分法和手掌法。

1. 中国新九分法 根据实测人体体表面积而获得的估计方法。适用于较大面积烧伤的评估。将全身面积划分为 11 个 9%和 1 个 1%，构成 100%。

即头颈部＝1×9%；两上肢＝2×9%；躯干＝3×9%；双下肢＝5×9%＋1%；共为 11×9%＋1%。

儿童头大、下肢短，评估烧伤面积应予注意，按下列公式计算：头颈部面积%＝9%＋(12－年龄)%，双下肢面积%＝ 46%－ (12－年龄)%（图 9-3，表 9-1）。

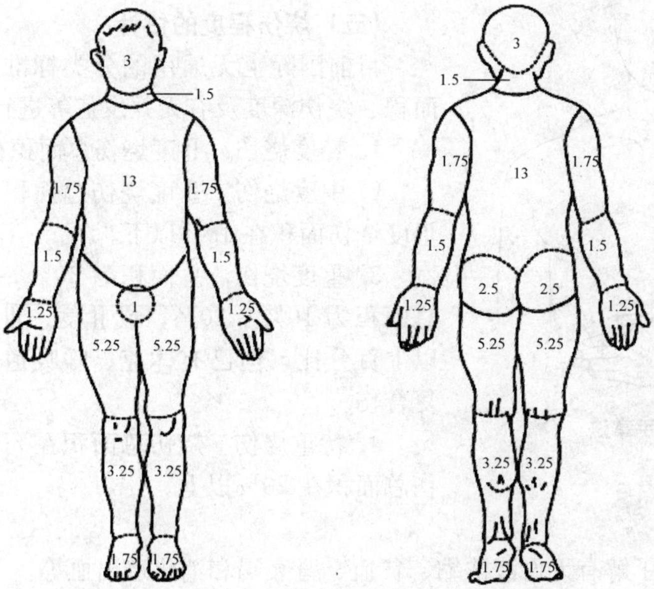

图 9-3 中国新九分法成人部位体表面积百分数（%）

表 9-1 中国新九分法

部位		成人体表面积百分数（%）	小儿体表面积百分数（%）
头颈	发部 3 面部 3 颈部 3	1×9=9	9+（12－年龄）
双上肢	手 5 双前臂 6 双上臂 7	2×9=18	9×2=18
躯干	躯干前面 13 躯干后面 13 会阴 1	3×9=27	9×3=27
双下肢	双臀 5※ 双足 7※ 双小腿 13 双大腿 21	5×9+1=46	46－（12－年龄）

*以成年男性为标准，成年女性双臀、双足各占6%

2. 手掌法　以患者自己的手为尺度，即患者五指并拢后的手掌面积约为体表面积的1%（图9-4）。此法适用于小面积烧伤估计和辅助九分法评估烧伤面积。例：某患者大面积烧伤，仅余面部、颈部和前胸7掌面积未烧伤，则烧伤面积为100%－（2×3%）－7%=87%。

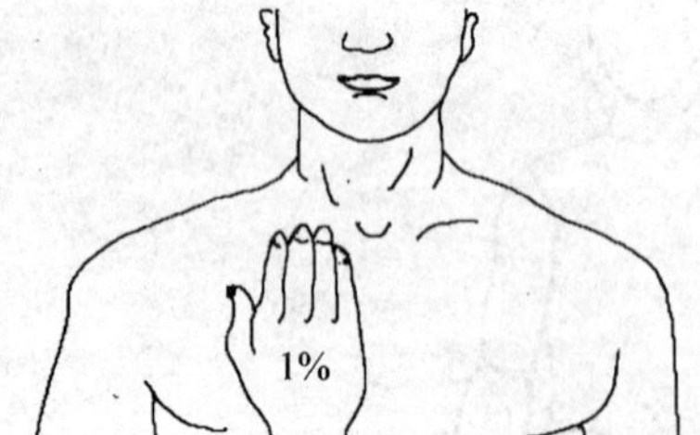

图 9-4　手掌法

（五）烧伤程度的估计

目前国际上无通用的分类标准，国内多依据烧伤面积、烧伤深度及有无并发症等进行综合估计。

1. 轻度烧伤　Ⅱ度烧伤总面积在9%以下。

2. 中度烧伤　Ⅱ度烧伤总面积为10%～29%，或Ⅲ度烧伤面积在10%以下。

3. 重度烧伤　总面积为30%～50%，或Ⅲ度烧伤总面积为10%～20%；或Ⅱ度、Ⅲ度总烧伤面积不足以上百分比，但已有休克、呼吸道烧伤或合并严重的复合伤。

4. 特重烧伤　烧伤总面积在50%以上，或Ⅲ度烧伤总面积在20%以上。

【辅助检查】

1. 常规检查　了解有无血液浓缩、贫血、肾衰竭和消化道出血等。

2. 血生化、动脉血气分析　了解有无电解质、酸碱失衡、急性肾衰竭、呼吸窘迫综合征等。

3. 细菌培养和药物敏感实验　了解致病菌的种类和敏感的抗菌药物。

【现场急救】 现场急救原则是使患者尽快消除致伤原因，脱离现场，处理危及生命的紧急情况。对轻症进行妥善的创面处理，对重症做好转运前的准备并及时转运。

1. 迅速脱离热源 如火焰烧伤应尽快灭火，脱去燃烧衣物，就地翻滚或跳入水池。切忌用手扑打火焰、奔跑呼叫，以免增加损伤。热液浸渍的衣物，可冷水冲淋后剪开取下，以免强力剥脱而撕脱水疱皮。小面积烧伤立即用清水冲洗或浸泡，即可止痛。酸、碱烧伤，即脱去或剪开沾有酸、碱的衣服，以大量的清水冲洗。电击伤时迅速使患者脱离电源，呼吸心跳停止者，立即行心肺复苏措施。

2. 抢救生命 配合医生首先处理窒息、心搏骤停、大出血、开放性气胸等紧急情况。有呼吸道烧伤时，保持呼吸道通畅，及时行气管切开和吸入氧气。持续监测生命体征。

3. 预防休克 轻者口服淡盐水或烧伤饮料（100 ml 液体中含食盐 0.3 g、小苏打 0.15 g、苯巴比妥 5 mg，糖适量）。中度以上烧伤需转运者，需建立静脉通道、快速静脉输入平衡盐液 1000～1500 ml 及右旋糖酐 500 ml，途中持续输液并观察效果。

4. 保护创面和保暖 暴露的肢体和创面立即用无菌敷料或布单覆盖，避免创面受压。寒冷环境用冷水处理创面时，易发生寒战反应，应注意保暖。

5. 尽快安全转运 大面积烧伤早期避免长途转运，最好就近抗休克治疗，待病情平稳后转运。途中保持静脉输液通道、呼吸道通畅，观察生命体征变化，并详细记录处理内容，利于医生后续的诊治。

【处理原则】 小面积浅表烧伤按外科原则，清创、保护创面，防治感染，促进愈合。大面积、深度、全身性反应重的烧伤，处理原则为：

（一）防治休克

液体疗法是防治休克的关键措施。

1. 估计补液总量 根据烧伤早期体液渗出的规律估计补液总量。国内通用按烧伤面积和体重计算补液量和补液方案。

(1) 伤后第一个 24 小时 每 1%烧伤面积（Ⅱ度、Ⅲ度）每千克体重应补充液体1.5 ml（小儿为 2.0 ml），另加每日生理需要量 2000 ml（小儿按年龄或体重计算）。

(2) 伤后第二个 24 小时：为第一个 24 小时创面丢失量的一半，日需量不变。

2. 补液的种类 电解质和胶体溶液比例一般为 1∶0.5；特重度烧伤改为 0.75∶0.75。电解质溶液首选平衡盐液、林格液等，并适当补充碳酸氢钠溶液；胶体液首选血浆，也可给全血或血浆代用品，用量不宜超过 1000 ml。Ⅲ度烧伤患者应输全血；生理需要量多用5%～10%葡萄糖液。

3. 补液速度 根据烧伤后体液渗出的规律安排补液速度，遵循先快后慢的原则。伤后第 1 个 24 小时输入补液总量，按三个时段输注，第一个 8 小时输入创面丢失量的 1/2，剩余 1/2 在后两个 8 小时内均匀输入；生理需要量三个 8 小时平均输入。第二、第三个 24 小时输入液体总量，全天平均输入即可。

例如，某患者体重为 60 kg，烧伤面积为 50%（Ⅱ度、Ⅲ度），伤后第 1 个 24 小时输入补液总量为 $50\times60\times1.5+2000=6500$（ml），其中胶体液 $50\times60\times0.5=1500$（ml），电解质液 $50\times60\times1=3000$（ml），水分为 2000（ml）。输液总量的一半于第一个 8 小时内输入，另一半于后 16 小时均匀输入。第 2 个 24 小时补液总量为 4250 ml，其中胶体液 $1500/2=750$（ml），电解质液 $3000/2=1500$（ml），生理需要量 2000（ml）。全天平均输入。

（二）创面的处理

主要目的是保护创面，减轻疼痛；防治感染，促进创面愈合。

1. 初期清创　在良好的麻醉和无菌条件下进行清创。

2. 包扎疗法　适用于四肢浅度烧伤、小面积烧伤或病房条件较差时。清创后凡士林纱布覆盖创面，再用多层纱布包裹，厚度为 3～5 cm，范围超过创面边缘 5 cm。

3. 暴露疗法　适用于头面、臀、会阴及大面积烧伤或创面严重感染时。将患者暴露在清洁、温暖、干燥的空气中，创面涂 1%磺胺嘧啶银霜或聚维酮碘等。对躯干环形烧伤的患者，需用翻身床（图 9-5），防创面持续受压。

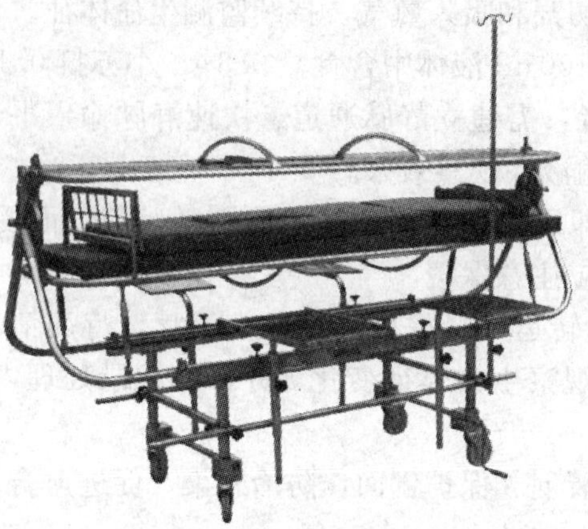

图 9-5　翻身床

4. 手术疗法　深度烧伤的创面，可及早实施手术切痂或削痂，行植皮术。减少感染机会。

（三）防治感染

防治感染是治疗烧伤中的突出问题。感染可为创面感染，也可为全身感染，应及时应用抗菌药物和破伤风抗毒素。

（四）维护重要器官功能

防治多系统器官功能衰竭。

（五）支持疗法

应当增加热量及蛋白质的摄入，必要时给予肠内、肠外营养支持。

【护理评估】

1. 健康史

（1）一般情况　患者年龄、职业、饮食及睡眠等。

（2）受伤史　了解烧伤的原因、热源种类、受伤时间、现场处理情况、途中运送情况；评估有无合并危及生命的损伤，如呼吸道损伤、头面部及全身合并伤（软组织、颅脑、胸腔和腹腔内脏器损伤）等。途中运送情况。

（3）既往史　有无慢性病。

2. 身体状况　通过对烧伤面积、烧伤深度的评估，判断烧伤程度、可能发生的并发症、病情严重性和预后，全面了解患者的身体状况。

3. 辅助检查　了解辅助检查的各项结果，以对病情作出较准确的评估。

4. 心理和社会状况　大面积烧伤可能会给患者造成畸形、功能障碍、严重的并发症、毁容，患者会产生害怕、恐惧、焦虑、绝望等不良情绪；故需评估患者及家属的心理承受能力和对治疗、康复训练的方法的掌握情况。

【主要护理诊断】

1. 有窒息的危险　与头面部、呼吸道、胸部烧伤有关。

2. 体液不足　与伤后体液大量渗出、血容量丢失有关。

3. 皮肤完整性受损　与创面烧伤、导致组织破坏有关。

4. 疼痛　与组织损伤、感染、创面有关。

5. 有感染的危险　与烧伤时皮肤、组织受伤、创面污染、免疫力低下有关。

6. 营养失调：低于机体需要量　与渗出液多、能量消耗增加、摄入障碍有关。

7. 潜在并发症：低血容量休克、感染、急性肾衰竭、急性呼吸窘迫综合征、应激性溃疡、畸形等。

【护理措施】

（一）病室要求

病室温度维持在28～32℃，相对湿度为40%～60%。室内空气、地面、物体表面等，定时消毒。室内急救设备齐全；严重烧伤患者应住隔离病房，并严格执行消毒隔离制度。接触患者时戴无菌手套；患者用物应进行无菌处理。

（二）休克的护理

主要采取及时、合理输液，观察输液效果。

1. 开放静脉通路　迅速建立2～3条静脉通路，保证快速输液的顺利进行。

2. 合理安排输液　合理安排输液的种类、顺序、速度，应遵循先快后慢、先盐后糖、先晶后胶、液种交替等原则，合理输液。

3. 观察补液效果　根据尿量、心率、末梢循环、精神状态及中心静脉压监测等指标判断液体复苏的效果。

（1）尿量　如肾功能正常，尿量是判断血容量是否充足的简单而可靠的指标。大面积烧伤患者补液应常规留导尿管，进行尿量、颜色的观察。成人每小时尿量维持在30～40 ml，小儿每小时尿量大于20 ml。吸入性烧伤合并脑损伤的患者，每小时尿量维持在20 ml左右，尿量过少说明有效循环不足，反之则应减慢输液速度。如有血红蛋白尿或肌红蛋白尿时，应输入5%碳酸氢钠溶液碱化尿液，防止肾小管阻塞而致急性肾衰竭。儿童、老年人、心血管疾病患者，输液应适当限量。

（2）周围循环情况　毛细血管充盈时间正常，手足温暖，口唇和甲床颜色红润。

（3）意识　意识清楚、安静，口渴症状消失。

（4）其他　成人脉搏120次/分，小儿140次/分以下；肢端温暖；收缩压在90 mmHg以上；中心静脉压维持在0.59～1.18 kPa（6～12 cmH_2O）。

（三）创面的护理

1. 抬高患肢　肢体烧伤者抬高患肢，保持功能位。观察末梢循环、皮温、动脉搏动。

2. 保持敷料清洁干燥　敷料被渗液浸湿、污染、有异味及时更换。包扎时用力均匀。

3. 配合早期清创　小面积的烧伤可在门诊清创。大面积的烧伤清创前应尽快输液，纠正休克；遵医嘱应用抗菌药物，注射破伤风抗毒素、镇静止痛药物；准备清创用药物，如3%过氧化氢溶液、生理盐水、1%新洁而灭溶液、碘伏、无菌敷料、1%磺胺嘧啶银霜等。

4. 包扎疗法的护理　适用于四肢烧伤。采用敷料对烧伤创面包扎封闭固定的方法，目的是减轻创面疼痛，预防创面感染，同时一定的压力可部分减少创面渗出、减轻创面水肿。

5. 暴露疗法的护理　适用于烧伤特殊部位（头面部、颈部或会阴部）及特殊感染（如铜绿假单胞菌、真菌）的创面、大面积创面。

暴露疗法的病房应具备以下条件：室内清洁，有必要的消毒和隔离条件；室温控制在28～32℃，湿度在70%左右；便于抢救治疗。

翻身床是烧伤病房治疗大面积烧伤的设备，使用前向患者说明使用翻身床的意义、方法和安全性，消除患者的恐惧和疑虑，首次俯卧者应注意防止窒息并严密观察。

6. 去痂、植皮护理　深度烧伤创面愈合慢或难以愈合，且瘢痕增生可造成畸形并引起功能障碍，因此，烧伤创面应早期采取切痂、削痂和植皮，做好植皮手术前后的护理。

7. 感染创面的处理　加强烧伤创面的护理，及时清除脓液及坏死组织。

（四）特殊部位烧伤的护理

1. 吸入性损伤　呼吸道烧伤可引起气管、支气管黏膜充血、水肿，严重者影响通气功能，甚至发生窒息。应及时做好急救的准备：①床旁备急救物品，如气管切开包、吸痰器、气管镜等；②保持呼吸道通畅，如气管切开者，做好气管造口护理；③及时吸氧；④密切观察，并积极预防呼吸道感染。

2. 头颈部烧伤　多采取暴露疗法，取半坐位，观察有无呼吸道烧伤；做好五官的护理，如及时清除分泌物，防止损伤部位受压，预防口腔黏膜溃疡和感染。

3. 会阴部烧伤　保持局部干燥，将大腿外展、创面暴露；避免尿液、粪便污染，排便后使用生理盐水清洗肛门、会阴部，注意保持创面周围的清洁。

（五）防治感染的护理

1. 密切观察病情变化　观察生命体征、意识变化、胃肠道反应。同时注意创面局部情况，如创面水肿、渗出液情况、肉芽生长状况等。

2. 合理应用抗生素　做创面细菌培养和药敏试验，合理选用抗生素，注意不良反应及二重感染。

3. 加强营养　补充高蛋白、高热量、多种维生素食物，提高免疫力。

4. 做好消毒隔离工作　严格无菌原则。病房用具专用，工作人员出入病室更换隔离衣、口罩、鞋帽，接触患者前后要洗手。采取保护性隔离措施预防交叉感染。

（六）营养支持

烧伤患者代谢率高出正常人 2 倍以上，故应给予高热量、高蛋白、高维生素饮食；经口摄入不足者，遵医嘱给予肠内外营养支持。

（七）预防并发症

1. 休克　合理补液以维持有效血容量。成人浅度烧伤面积小于 15%，小儿小于 10%（非头部烧伤），可口服烧伤饮料补充液体的丢失，一般不需静脉补液；大面积烧伤患者必须采用静脉补液，根据烧伤的面积做出输液计划，观察补液的效果。

2. 感染　严格消毒隔离制度，防止交叉感染；加强创面的观察；防压疮；加强营养支持。

3. 应激性溃疡　观察呕吐物、粪便、胃肠减压引出液体的性状。

【健康教育要点】

1. 提供防火、灭火和自救安全教育知识。
2. 预防感染，包括保护伤口、环境清洁。
3. 制定早期康复训练计划，指导患者进行正确的功能锻炼。
4. 鼓励患者参与一定的家庭和社会活动，提高其自理性。

第四节　咬　　伤

引起咬伤的因素很多，有犬、蜂、蝎、蛇、猫等，最常见的是蛇和犬咬伤。

一、蛇咬伤

全世界共有蛇类 2500 种，其中毒蛇约 650 余种。估计每年被毒蛇咬伤的人数在 30 万以上，死亡率约为10%。我国广州、广西地区蛇害严重，每年蛇咬伤的发病率约为万分之二十五。我国蛇毒蛇约有50余种，有剧毒、危害巨大的有10种。以蝮蛇、银环蛇、金环蛇、眼镜蛇、竹叶青蛇、五步蛇、眼镜王蛇等常见，毒蛇咬伤后，其蛇毒可引起严重的全身中毒症状而危及生命。

蛇咬伤（snakebite）指被通过蛇牙或在蛇牙附近分泌毒液的蛇咬入后所造成的损伤。预后与咬伤的部位、蛇毒注入的量、蛇毒吸收到患者血循环的速度以及被咬后有效治疗有关。

【病因与病理】 蛇咬伤后的病理生理过程按蛇毒的性质及对机体的作用可分是三类：神经毒素、血液毒素、混合毒素。神经毒素以银环蛇、金环蛇等为代表，对中枢神经和神经肌肉节点有选择性毒性作用；血液毒素以竹叶青蛇、五步蛇等为代表，对细胞、血管内皮细胞及组织有破坏作用，引起出血、溶血、休克或心力衰竭等；混合毒素以眼镜蛇、蝮蛇、眼镜王蛇等的蛇毒为代表，兼有神经毒素、血液毒素特点，其中眼镜蛇蛇毒以神经毒素为主，蝮蛇蛇毒以血液毒素为主。蛇毒从局部进入淋巴和血液循环后必须进行急救治疗。

毒蛇咬伤后，伤口局部常留有一对或3～4个毒牙痕迹。且伤口周围有明显肿胀及疼痛或麻木感，局部有瘀斑、水疱或血疱，全身症状也较明显。无毒蛇咬伤后，局部可留两排锯齿形牙痕或有血液流出。

【临床表现】 毒蛇咬伤其表现取决于蛇毒种类、吸收量和患者的年龄及健康状况，儿童、老年人、体弱者反应较严重。

1. 神经类毒蛇咬伤　伤口局部出现麻木，知觉丧失，或仅有轻微痒感。伤口红肿不明显，出血不多，约在伤后半小时，觉头昏、嗜睡、恶心、呕吐及乏力。重者出现吞咽困难、声嘶、失语、视物模糊。最后可出现呼吸困难、血压下降及休克，致使机体缺氧、发绀、全身瘫痪。如抢救不及时则最后出现呼吸及循环衰竭，患者可迅速死亡。

2. 血液毒类毒蛇咬伤　咬伤的局部迅速肿胀，并向近侧发展，伤口剧痛，流血不止。伤口周围的皮肤常伴有水疱或血疱，皮下瘀斑，组织坏死。严重时全身广泛性出血，如结膜下瘀血、鼻出血、呕血、咯血及尿血等。个别患者还会出现胸腔、腹腔出血及颅内出血，最后导致出血性休克。患者伴恶心、呕吐及腹泻，关节疼痛及高热。由于症状出现较早，一般救治较为及时，故死亡率可低于神经毒致伤的患者。但由于发病急，病程较持久，所以危险期也较长，治疗过晚则后果严重。治愈后常留有局部及内脏的后遗症。

3. 混合毒类毒蛇咬伤　兼有神经毒和血液毒的症状。从局部伤口看类似血液毒致伤，如局部红肿、瘀斑、血疱、组织坏死及淋巴结炎等。全身表现似神经毒，又类似神经毒致伤。此类伤员死亡原因仍以神经毒为主。

【辅助检查】 尿常规，肝、肾功能、凝血功能等检查，以了解咬伤后身体的功能状况。

【处理原则】 尽早自救或互救，挤出毒液，减慢毒素吸收。毒蛇咬伤后现场急救很重要，应采取各种措施，迅速排出毒液并防止毒液的吸收与扩散。到有条件的医疗站后，应继续采取综合措施，如彻底清创，内服及外敷有效的蛇药片，抗蛇毒血清的应用及全身的支持疗法。

1. 阻止毒液吸收　被咬伤后，蛇毒在3～5 min内就迅速进入体内，应尽早地采取有效措施，防止毒液的吸收。

（1）绑扎法　是一种简便而有效的方法，也是现场的一种自救和互救的方法。即在被毒蛇咬伤后，立即用布条类、手巾或绷带等物，在伤肢近侧5～10 cm处或在伤指（趾）根部绑扎，以减少静脉及淋巴液的回流，从而达到暂时阻止蛇毒吸收的目的。在护送途中应每隔

20分钟松绑一次，每次1～2分钟，以防伤肢淤血及组织坏死。待伤口得到彻底清创处理和服用蛇药片3～4小时后，才能解除绑带。

(2) 冰敷法 有条件时，在绑扎的同时用冰块敷于伤肢，使血管及淋巴管收缩，减慢蛇毒的吸收。也可将伤肢（指）浸入4～7℃的冷水中，3～4小时后再改用冰袋冷敷，持续24～36小时即可，但局部降温的同时要注意全身的保暖。

(3) 伤肢制动 受伤后走动要缓慢，不能奔跑，以减少毒素的吸收，最好是将伤肢临时制动后放于低位，送往医疗站。必要时可给适量的镇静，使患者保持安静。

2. 促进蛇毒的排出 存留在伤口局部的蛇毒，应采取相应措施，促使其排出。最简单的方法是用嘴吸吮，每吸一次后要作清水漱口，吸吮者腔黏膜及唇部应无溃破之处。也可用吸乳器、拔火罐等方法，吸出伤口内之蛇毒，效果也较满意。

(1) 伤口较深并有污染者，应彻底清创。消毒后应以牙痕为中心，将伤口作“+”或“++”形切开，使残存的蛇毒便于流出，但切口不宜过深以免伤及血管。咬伤的部位在手或足部时，由近向远轻轻按摩，加速蛇毒的排出。伤口扩大后，还可用各种药物作局部的湿敷或冲洗，以达到破坏或中和蛇毒的目的。常用的外敷药有30%盐水或明矾水，用于伤口冲洗的外用药有1∶5000的高锰酸钾溶液及5%～10%的盐水。

(2) 胰蛋白酶局部注射有一定作用，它能分解和破坏蛇毒，从而减轻或抑制患者的中毒症状，用法是用生理盐水2～4 ml溶解胰蛋白酶后，在伤口基底层及周围进行注射，12～24小时后可重复注射。注射呋塞米、依他尼酸钠或甘露醇等，可加速蛇毒从泌尿系统的排出。

3. 抑制蛇毒作用 主要是内服和外敷有效的中草药和蛇药片，达到解毒、消炎、止血、强心和利尿作用。抗蛇毒血清已广泛用于临床，对同种毒蛇咬伤效果较好。

(1) 各种蛇药片 目前用于临床的蛇药片已有十余种，使用时首先要弄清所用的药物对哪种毒蛇有效，用药要早，剂量要大，疗程要长。最后，必须有针对性地采用其他中西医的辅助治疗。临床上用得最广的是南通蛇药片（又称季德胜蛇药片），伤后应立即服20片，以后每隔6 h服10片，持续到中毒症状明显减轻为止。同时将药片加温开水调成糊状，涂在伤口的周围及肢体胀肿的上端3～4 cm处，广州蛇药片（何晓生蛇药片），伤后立即服5片，以后每3小时服5片，重症者药量加倍。另外，上海蛇药片主治蝮蛇咬伤，蛇三满蛇药片主治金环蛇和银环蛇咬伤。

(2) 血清治疗 抗蛇毒血清对毒蛇咬伤有一定的疗效，单价血清疗效可高达90%，但多价血清疗效仅为50%。目前已试用成功的血清有抗蝮蛇毒血清、抗眼镜蛇毒血清、抗五步蛇毒血清和抗银环蛇毒血清等。使用抗蛇毒血清之前应先做皮肤过敏试验，阴性者可注射。

【护理措施】

1. 现场急救

(1) 稳定患者情绪 做好病情解释，安静休息。伤肢放低送医院。严禁走路或跑步，以免加速毒液的扩散。

(2) 减少蛇毒的吸收 在咬伤肢体近侧关节以上或距创口5～10 cm处缚扎，松紧适宜。

(3) 伤口排毒 用大量的清水、肥皂水冲洗伤口及周围皮肤，再用3%过氧化氢、1∶5000高锰酸钾反复冲洗伤口。通过抽吸促使毒液流出，方法有挤压、用拔火罐、吸奶器吸引，注射器吸引等。

(4) 局部降温 将伤肢浸入4～7℃水中3～4小时后用冰袋；1∶5000高锰酸钾溶液浸

泡或冲洗，以减轻疼痛和减少毒素的吸收。

（5）转运患者　转运途中保持伤口与心脏持平，忌抬高伤肢。

2. 病情观察　密切观察生命体征、神志、尿量改变，注意观察有无发生中毒性休克，重要脏器功能衰竭，内脏出血等，及时与医生联系。

3. 加强伤口的护理　病情严重者彻底清创，及时清除变性和坏死组织。伤口湿敷，遵医嘱用胰蛋白酶 2000 U 加入 0.05%普鲁卡因或注射用水 20 ml，在伤口近侧、外周作封闭，间隔 12～24 小时可重复注射。也可用 0.25%普鲁卡因 10 ml 加地塞米松 5 mg 在肿胀上方作环形注射，有止痛、抗炎、消肿和减轻过敏的作用。

4. 减轻机体中毒症状　告知患者多饮水，遵医嘱快速输液，促进蛇毒排泄。

5. 健康教育

（1）强化自我防范意识，宣传毒蛇咬伤的相关知识。

（2）自救和互救，一旦毒蛇咬伤，伤肢下垂，立即取卧位或坐位，勿奔跑，早期处理伤口、绑扎、冲洗、排毒。

二、犬咬伤

随着生活水平的提高，养宠物的人越来越多，被犬咬伤的发生率也相应增加。咬伤人的犬若感染狂犬病毒，则可发生狂犬病，又叫恐水症。被病犬咬伤后狂犬病的发病率约为 15%～20%。

【病因与病理】　狂犬病是人畜共患的急性传染病，病原体是狂犬病毒，传染动物主要是病犬。狂犬病毒主要存在于病犬的脑组织及脊髓中，其唾液腺和唾液中也含有大量的病毒，并随唾液向体外排除，故被病犬咬、抓、舔等，狂犬病毒均可经唾液经伤口进入人体，导致人体感染。狂犬病毒对神经组织有较强的亲和力，入侵后在伤口及附近的组织细胞内停留 1～2 周，并生长繁殖，若未被及时灭活，则沿周围传入神经上行至中枢神经系统，引起狂犬病发病。

【临床表现】　受染者是否发病与潜伏期的长短、受伤部位、伤后处理及机体抵抗力有关。潜伏期短者约 10 天，个别可长达数月或数年，平均 30～60 天。咬伤越深、部位越接近头部，潜伏期越短、发病率越高。

1. 症状　发病初期，伤口周围麻木、疼痛，逐渐扩散到整个肢体，继之出现发热、烦躁、恐水、怕风、咽喉痉挛、进行性瘫痪，最后昏迷、循环衰竭死亡。

2. 体征　有利齿造成的深而窄的伤口，出血，伤口周围组织水肿。

【处理原则】

1. 局部处理

（1）清创术　伤口小而浅者，仅用碘酊、酒精消毒后包扎；其余均应立即清创，大量生理盐水、3%过氧化氢溶液反复冲洗伤口，必要时扩大伤口，并挤压周围软组织，伤口不予缝合以利引流。

（2）用狂犬病免疫球蛋白（20 U/kg）伤口周围浸润注射。

（3）伤口的延迟处理：若咬伤 1～2 天或更长时间，或伤口已结痂，也必须去痂后按上述方法处理。

2. 全身处理

（1）免疫治疗　伤后及早注射狂犬疫苗进行主动免疫。方法：伤后第 1、3、7、14、28

日各注射一次，共5剂。抗狂犬病血清或狂犬病免疫球蛋白能中和体液中游离的狂犬病毒。

（2）防治感染 常规注射破伤风抗毒素，预防破伤风的发生，应用抗菌药物防止伤口感染。

【护理诊断】

1. 有窒息的危险 与咽喉肌痉挛有关。
2. 营养失调：低于机体需要量 与咽喉肌痉挛有关。
3. 有感染的危险 与伤口污染严重有关。

【护理措施】

1. 预防和控制痉挛 安置单间，保持病室环境安静，避免光、水声等刺激，护理操作集中进行，痉挛发作时遵医嘱给予苯巴比妥钠、氯丙嗪、地西泮等镇静剂。
2. 保持呼吸道通畅 及时清除呼吸道分泌物；做好急救准备如准备急救药品、物品、气管切开包、吸痰器、呼吸机等。
3. 做好消毒隔离 严格遵守消毒隔离制度，专人护理，患者换药、治疗等物品专用，用过的污染敷料及时焚烧，器械经特殊处理后才能高压灭菌。
4. 补充水分和能量 食用容易吞咽的饮食，供给足够的热量、蛋白质、维生素。不能喝水的患者，需静脉输液，必要时遵医嘱行肠内或肠外营养。
5. 免疫治疗 遵医嘱注射狂犬疫苗、抗狂犬病血清、狂犬病免疫球蛋白等。成人注射狂犬疫苗在三角肌区。观察各种注射剂注射后有无不良反应。
6. 抗感染治疗 遵医嘱使用抗菌药物和破伤风抗毒素。
7. 伤口的护理 观察敷料的渗液、渗血情况，及时更换敷料。

【健康教育要点】

1. 教育养犬的主人，按规定给犬注射狂犬疫苗，不能随意放养，以防伤人。
2. 教育儿童不要接近、抚摸犬等动物，以防咬伤。
3. 犬咬伤后尽早处理伤口，及时注射狂犬疫苗。

（1）先在咬伤处近端扎止血带。

（2）立即、就地、彻底冲洗伤口，是预防狂犬病的关键。用大量的清水反复、彻底冲洗伤口，并用力挤压周围软组织，设法将沾染在伤口的犬的唾液和血液挤出并冲洗干净。

（3）及时到医院继续处理伤口和注射狂犬疫苗，常规注射破伤风抗毒素。

本章小结

损伤是指机体受到机械、化学、物理或生物等因素造成的损伤。其修复分三个阶段即炎症反应阶段，肉芽形成阶段，组织塑型阶段。现场急救应优先处理危及生命的紧急问题。做初步处理后迅速专人护送到医院，进行专科治疗。护理措施包括安置合适的体位，保持呼吸道通畅，补充血容量，防治感染；开放性损伤，及时清创；应用抗菌药物等 。

烧伤深度评估分为三度四分法；烧伤面积评估分中国新九分法和手掌法；烧伤严重程度分轻度烧伤、中度烧伤、重度烧伤、特重度烧伤。烧伤的急救包括迅速脱离热源，抢救生命、保护创面、镇静、止痛、补充体液、安全转送。观察病情，包括生命体征、有无休克的表现、吸入性损伤和复合伤。主要护理措施：安排患者住烧伤病房，及时补液预防或纠正休克，做好创面的护理，给予营养支持，观察和处理并发症。

犬咬伤的处理原则是立即清创；用狂犬病免疫球蛋白伤口周围浸润注射；及早注射狂犬疫苗进行主动免疫；常规注射破伤风抗毒素等。蛇咬伤现场急救包括伤肢放低；在咬伤肢体近侧缚扎；转运患者不得抬高伤肢。密切观察生命体征、神志、尿量，加强伤口的护理等。

（山东万杰医学院　张纪翠）

第十章　肿瘤患者的护理

学习目标

1. 掌握肿瘤患者的心理特点、手术、放疗、化疗患者的护理。
2. 熟悉肿瘤的分类、病理、临床表现、诊断以及治疗要点。
3. 了解肿瘤的病因和分期。

第一节　概　　述

肿瘤（tumor）是机体的正常细胞在各种始动与促进因素长期作用下产生的增生与异常分化所形成的新生物。其基本特征是即使病因消除，新生物仍不断生长，并不受正常机体的生理调节，且破坏正常的组织器官。

随着疾病谱的改变，肿瘤已成为人类目前常见的死亡原因之一。其中恶性肿瘤的威胁日益凸显，跃居为男性第二位死因，女性第三位死因。全世界每年约 760 万人死于恶性肿瘤。全球范围内引起死亡的前五位恶性肿瘤是：肺癌、胃癌、大肠癌、肝癌与乳癌。近年来肺癌、肝癌、乳癌的发病率明显上升，且趋向年轻化。

【分类】　分类的目的在于明确肿瘤性质、组织来源，有助于选择治疗方案并能提示预后。根据肿瘤的形态学及对机体的影响程度，肿瘤可分为：

1. 良性肿瘤　一般称为“瘤”。肿瘤细胞分化程度高，呈膨胀性生长，速度较慢，与正常组织分界较清楚。如皮肤的脂肪瘤、甲状腺腺瘤、乳房纤维瘤等。

2. 恶性肿瘤　来自上皮组织者称“癌”；来源于间叶组织者称“肉瘤”；胚胎性肿瘤常称“母细胞瘤”。瘤细胞分化程度低，呈浸润性生长，速度较快，与正常组织分界不清。如肺癌、肝癌等。但仍有些恶性肿瘤目前习惯使用传统名称，如恶性淋巴瘤、霍奇金病等。

3. 交界性肿瘤　又称临界性肿瘤。在临床上除良性与恶性肿瘤两大类以外，少数肿瘤形态上属良性，但常浸润性生长，切除后易复发，甚至可出现转移，从生物行为上显示良性与恶性之间的类型，故称交界性肿瘤。诸如黏膜乳头状瘤、唾液腺混合瘤等。

【病因】　肿瘤的病因迄今尚未完全明确。目前认为肿瘤的病因不外乎致癌与促癌两大因素，肿瘤的形成其实就是环境与宿主内外使动与促进因素交互作用的结果，从来源上看，病因则可分为环境因素和机体因素两大类。

（一）环境因素

1. 化学因素

（1）烷化剂　其生物学作用类似 X 射线，可致癌变、突变和畸形。如有机农药、硫芥等，可致肺癌及造血器官肿瘤等。

（2）多环芳香烃类化合物　如煤焦油中的 3，4-苯并芘。与煤焦油、沥青等经常接触的工人易患皮肤癌与肺癌。

(3) 氨基偶氮类 为染料类，易诱发膀胱癌、肝癌。

(4) 亚硝胺类 与食管癌、胃癌和肝癌的发生有关。

(5) 真菌毒素和植物毒素 如黄曲霉素易污染的粮食可致肝癌、胃癌。

(6) 其他 金属（镍、铬、砷）可致肺癌等。氯乙烯能诱发人肝血管肉瘤。

2. 物理因素

(1) 电离辐射 由于X线防护不当所致的皮肤癌、白血病等。

(2) 紫外线 可引起皮肤癌，尤对易感性个体（着色性干皮病）作用明显。

3. 生物因素 主要为病毒，如EB病毒与鼻咽癌、伯基特淋巴瘤相关；单纯疱疹病毒、乳头瘤病毒反复感染与宫颈癌有关；乙型肝炎病毒与肝癌有关。此外，寄生虫病如血吸虫对大肠癌有促癌作用。

（二）机体因素

1. 遗传因素 癌症具有遗传易感性，相当数量的食管癌、肝癌、鼻咽癌者有家族史。遗传易感者在外界环境因素的影响下易发生肿瘤。

2. 内分泌因素 某些激素与肿瘤发生有关，例如雌激素与乳癌、子宫内膜癌有关。

3. 免疫因素 免疫缺陷者易发生恶性肿瘤，如先天性丙种球蛋白缺乏症患者易患白血病和淋巴造血系统肿瘤，获得性免疫缺陷综合征（AIDS，艾滋病）患者易患恶性肿瘤。

4. 其他因素 ①生活方式：如吸烟与肺癌、膀胱癌有关；②心理、社会因素：大量流行病学调查证实经历重大精神刺激者较之其他人群易患肿瘤。③机体慢性炎症或疾病：慢性溃疡性结肠炎患大肠癌几率为正常人的5～10倍，胆囊结石可能继发胆囊癌。

【病理】 肿瘤的分裂增生不受机体正常的生理调控，从而构成其独特的生物学行为。除生长方式独特外，其功能和结构也异于正常细胞。

（一）生长方式与速度

1. 良性肿瘤 一般生长速度较慢，病程较长。多为膨胀性生长，可挤压周围组织，形成较完整的纤维性包膜，与正常组织分界较清楚。彻底治疗后少有复发，对机体危害性较小。

2. 恶性肿瘤 一般生长速度较快，发展迅速，病程较短。多为浸润性生长，初期可能有不完整的包膜，后期瘤细胞沿组织间隙、神经纤维间隙或毛细血管扩展，边界不清。恶性肿瘤具有浸润和转移能力，对机体危害大，患者常因复发、转移而导致死亡。

（二）细胞分化

1. 良性肿瘤 肿瘤细胞分化成熟，细胞形态接近正常。只是瘤体的结构与功能与正常细胞组织有区别。

2. 恶性肿瘤 肿瘤细胞与正常细胞区别较大，细胞分化程度有差异。恶性肿瘤细胞分化一般分为高分化、中分化和低（未）分化或称Ⅰ、Ⅱ、Ⅲ级，分化程度不同，其恶性程度和预后亦不一。高分化（Ⅰ级）的肿瘤细胞形态接近正常细胞，恶性程度低；低（未）分化（Ⅲ级）的细胞核分裂象较多，高度恶性，预后差；中分化（Ⅱ级）性质介于上述两者之间。

（三）转移途径

恶性肿瘤易发生转移，途径有4种：

1. 直接蔓延 肿瘤细胞向与原发灶相连接的组织扩散。如直肠癌、子宫颈癌侵及骨盆壁。

2. 淋巴转移 肿瘤细胞经淋巴道引流到各级淋巴结内生长，是最常见的转移途径。多数为临近区域淋巴结转移，也可以出现“跳跃式”越级转移。

3. 血行转移 肿瘤细胞经血液循环播撒到原发灶以外的部位生长。如腹内肿瘤可以经门静脉转移至肝。

4. 种植性转移 肿瘤细胞脱落后在体腔或空腔脏器内发生的转移。最多见是胃癌种植转移到盆腔。

【分期】 恶性肿瘤的分期有助于制订合理的治疗计划，在一定程度上提供预后指标和协助评价治疗效果。目前大多数肿瘤分期法采用的是国际抗癌联盟（UICC）提出的 TNM 分期法。T 指原发肿瘤（tumor）的大小/范围、N 指区域淋巴结（lymphnode）的侵及情况、M 指有无远处转移（metastasis）。再分别在各字母下角标以数字 0～4，表明肿块的发展程度。T 后接 0 表示无肿块，1 表示肿块小，2、3 表示肿块较大，4 表示肿块大。无法判断原发肿瘤体积时用 T_X 表示；M_0表示无远处转移，M_1 表示有远处转移。根据 TNM 的不同组合将各种肿瘤分为Ⅰ、Ⅱ、Ⅲ、Ⅳ四期，各类肿瘤的 TNM 分类的具体标准由各专业会议协定。

【临床表现】 肿瘤的临床表现决定于肿瘤性质、所在部位以及发展程度。尽管不同肿瘤表现不一，但有其共同的特点，无外乎局部和全身表现。

（一）局部表现

1. 肿块 位于体表或浅在的肿瘤，肿块常是第一症状。因肿瘤性质而具不同硬度、移动度及有无包膜。良性者多生长慢、质地软、边界清，恶性者生长则快、质地硬、不光滑、边界模糊。

2. 疼痛 肿瘤患者早期疼痛不明显，多半到了中晚期肿块的膨胀性生长、破溃或感染等使末梢神经或神经干受刺激或压迫，可出现局部刺痛、跳痛、灼热痛、隐痛或放射痛，常难以忍受，尤以夜间更明显。晚期癌性疼痛是一种持续性的顽固疼痛，一般止痛剂难以控制。

3. 溃疡 体表或空腔脏器的肿瘤，若生长过快，血供不足而继发坏死，或因继发感染可致溃烂。恶性者常呈菜花状，或肿块表面有溃疡，可有恶臭及血性分泌物。

4. 出血 体表及与体外相交通的肿瘤生长过程中发生破溃或侵及血管使之破裂可出现不同程度的出血。在上消化道者可有呕血或黑便；在下消化道者可有血便或黏液血便；子宫颈癌可有血性白带或阴道出血。

5. 梗阻 空腔脏器或邻近器官的肿瘤，随着生长压迫或侵犯空腔脏器可致阻塞。而随部位不同可出现不同症状。如胰头癌压迫胆总管可出现黄疸，肠肿瘤阻塞肠腔可致肠梗阻。

6. 浸润与转移症状 由于肿瘤细胞的转移导致受累部位出现某些症状。可表现为区域淋巴结转移肿大；若骨转移可有疼痛或触及硬结，甚至发生病理性骨折。

（二）全身表现

肿瘤早期一般无明显全身症状，但仍有一些肿瘤患者是以全身症状为主诉就医的。因此，必须重视和深入检查原因一时不明的全身症状的患者。良性及早期恶性肿瘤，多无明显的全身症状，或仅有非特异性的全身症状，如贫血、低热、消瘦、乏力等。如肿瘤影响营养摄入（如消化道梗阻）或并发感染出血等，则可出现明显的全身症状，恶病质常是恶性肿瘤晚期全身衰竭的表现。

【治疗原则】 治疗肿瘤有手术、放疗、化疗等许多方法，主要根据肿瘤性质、发展程度和全身状态而选择。良性肿瘤及临界性肿瘤以手术切除为主，并可达到治愈的目的；恶性肿瘤常伴浸润与转移，仅局部治疗不易根治，必须从整体考虑，拟订局部与整体相结合的综合治疗方案，在控制原发病灶后进行转移灶的治疗。治疗方案根据 TNM 分期选择：①Ⅰ期以手术治疗为主；②Ⅱ期原发肿瘤以手术切除或放疗为主，化疗为辅；Ⅲ期采取综合治疗，手术前、中、后放疗或化疗；③Ⅳ期者以全身治疗为主，辅以局部治疗。

（一）手术疗法

手术切除瘤体是最有效的治疗方法。良性肿瘤需尽早切除，恶性肿瘤的早期，手术仍然是首选方法。

1. 根治手术　适合于早期和部分中期恶性肿瘤的治疗。为达到彻底治愈的目的，需切除包括原发癌所在器官的部分或全部、连同周围正常组织和区域淋巴结整块。例如：典型的乳癌根治术应切除全乳腺、腋下、锁骨下淋巴结、胸大肌和胸小肌及乳房邻近的软组织。

2. 扩大根治术　在原根治范围基础上适当切除附近器官及区域淋巴结。例如：乳癌扩大根治包括内乳区淋巴清扫。

3. 对症手术或姑息手术　手术的主要目的是解除或减轻症状。适于病期较晚、有广泛或远处转移，不能行根治性手术者。例如：晚期胃癌伴幽门梗阻者行胃空肠吻合术。对症手术后可减轻痛苦，延长生命，进而可争取综合治疗机会，改进生存质量。

4. 其他手术　激光手术快速简便，出血少，对正常组织损伤少；超声手术现已较成功地应用于颅内肿瘤及肝叶切除等手术；冷冻手术为应用液氮汽化后降温原理，应用于脑肿瘤、血管瘤，具有出血少、安全、组织反应较轻的特点。

（二）化学疗法（化疗）

是指使用特殊化学药物作用于全身的一种治疗肿瘤的方法。是中晚期肿瘤患者的综合治疗中的重要手段。半个世纪来肿瘤化疗有了迅速发展，目前已能单独应用化疗治愈绒毛膜上皮癌、睾丸精原细胞瘤、Burkitt 淋巴瘤、急性淋巴细胞白血病等。对某些肿瘤可获得长期缓解，如颗粒细胞白血病、霍奇金病、肾母细胞瘤、乳癌等。临床化疗药物众多，需根据肿瘤的部位、细胞的性质选择药物，单一或联合用药，或与手术、放疗配合。

1. 常用的抗癌药物

（1）细胞毒素类　如烷化剂类（氮芥、白消安等）。

（2）抗代谢类　此类药物可影响与阻断核酸的合成，如 5-氟尿嘧啶、甲氨蝶呤、阿糖胞苷等。

（3）抗生素类　如丝裂霉素、放线菌素 D、博来霉素等。

（4）生物碱类　主要干扰细胞内纺锤体的形成，使细胞停留在有丝分裂中期。常用的有长春新碱等。

（5）激素类　能改变内环境进而影响肿瘤生长，有的还能增强机体对肿瘤侵害的抵抗力。常用的有己烯雌酚、丙酸睾酮、泼尼松等。

（6）其他　顺铂、羟基脲等。

2. 禁忌证

（1）年老体弱、营养状况差及恶病质患者。

（2）肝功能障碍或严重心血管疾病者。

（3）骨髓转移者。

（4）贫血及血浆蛋白下降者。

（5）白细胞计数低于 $3.0\times10^9/L$，血小板计数低于 $80\times10^9/L$ 或有出血倾向者。

（三）放射疗法（放疗）

利用放射线的电离辐射作用，破坏或杀灭肿瘤细胞的一种方法。是目前恶性肿瘤的主要治疗手段之一。一般认为，分化低的肿瘤对放射治疗敏感，而分化高者则相反。

1. 放射源分类

（1）光子类　如包括深度X线、γ射线、各种同位素等。

（2）粒子类　有电子束、中子束等。

2. 方法

（1）外照射　用各种治疗机。

（2）内照射　如组织内插植镭针。

3. 禁忌证

（1）晚期肿瘤，伴贫血、恶病质的患者。

（2）出现严重并发症者。

（3）有严重肝肾功能障碍及心血管疾病者。

（4）接受放疗后的组织器官出现放射性损伤者。

（5）白细胞计数低于3.0×10^9/L，血小板计数低于80×10^9/L或有出血倾向者。

（四）生物治疗

应用生物学技术改善个体对肿瘤的应答反应及直接效应的治疗方法。生物治疗包括免疫治疗与基因治疗两大类。

1. 免疫治疗　有非特异性免疫疗法和特异性免疫疗法两种。非特异性免疫疗法如接种卡介苗、短棒状杆菌、麻疹疫苗等（主动免疫），还可用转移因子、干扰素等。特异性免疫疗法有接种自身或异体的瘤苗、肿瘤免疫核糖核酸等。免疫治疗目的在于调动人体防御系统、提高免疫功能，达到抗肿瘤效果。

2. 基因治疗　是应用基因工程技术，干预存在于靶细胞的相关基因的表达水平以达到治疗目的，包括直接或间接地抑制或杀伤肿瘤细胞为目的的肿瘤治疗。

归纳为细胞因子、肿瘤疫苗及调整细胞遗传系统的基因疗法，但大部分仍处于临床及实验研究阶段。

（五）中医中药治疗

临床经验证实，恶性肿瘤治疗中医中药有一定的效果。应用祛邪、扶正、化瘀、软坚、散结、清热解毒、化痰、祛湿及通经活络、以毒攻毒等原理。以中药补益气血、调理脏腑，配合化学治疗、放射治疗或手术治疗，促进肿瘤患者康复。

（六）内分泌治疗

体内某些激素水平与某种肿瘤的发生发展密切相关，可采用内分泌治疗，如增加激素或内分泌去势治疗等。

【预防】 肿瘤是由环境、营养和饮食、遗传、病毒感染和生活方式的选择等多种不同的因素相互作用而引起的。40%的肿瘤是可以预防的，33%的肿瘤如能早期诊断是可以治疗的，27%的肿瘤患者经治疗可以减轻痛苦、延长寿命。因此在人群中加强健康教育、知识宣传能有效预防肿瘤发生及改善预后。恶性肿瘤的预防可以分成三级预防措施：

一级预防：为病因预防。消除或减少致癌性暴露，降低发病率。实现一级预防的措施一方面要防止大气、水源与土壤、食物、工作环境的致癌剂，另一方面改善生活习惯如戒烟、戒酒等。

二级预防：筛检癌前病变或早期癌症病例，做到早期发现、早期诊断与早期治疗，以提高生存率、降低死亡率。对高发区及高危人群定期检查是较确切可行的方法。如切除胃肠道腺瘤或息肉，及时治疗子宫颈慢性炎症伴不典型增生病变。

三级预防：是指对症性治疗以改善生存质量、减轻痛苦、延长生命。如对癌症的治疗，世界卫生组织提出癌症疼痛三阶梯治疗方案，有效提高晚期癌症患者的生存质量。

第二节 护 理

【护理评估】

1. 治疗前评估

（1）健康史 评估患者的健康史、既往史、家族史、生活习惯以及生活和工作环境，特别注意有无患肿瘤的高危因素。①有无不健康的生活方式，如长期大量吸烟；②是否遭受重大生活事件，如丧偶、下岗等精神创伤；③有无慢性炎性病变，溃疡等疾病史；④有无癌前病变，如黏膜白斑、慢性子宫颈炎伴宫颈糜烂、纤维囊性乳腺病、结肠和直肠的腺瘤性肉瘤、慢性萎缩性胃炎及胃溃疡、慢性溃疡性结肠炎、皮肤的慢性溃疡等；⑤评估生活和工作环境，是否长期接触与致癌相关的化学物质；⑥是否长期进食霉变食物、腌制食品等；⑦胃癌、大肠癌、食管癌、乳癌、鼻咽癌等，应注意其家族史。

（2）身体状况 评估局部情况及全身表现。如肿块的部位、大小、硬度、界限、活动度、有无溃疡、出血、压迫症状、有无转移等以及患者是否出现消瘦、乏力、贫血甚至是恶病质表现；了解肿瘤的分期以及各项辅助检查结果。

2. 治疗后评估 评估患者的手术方式；化疗、放疗效果；是否出现放化疗毒副作用；术后康复情况等。

3. 心理、社会状况 整个诊疗过程中肿瘤患者的心理反应都是复杂而强烈的，对疾病的治疗起着举足轻重的影响，因此正确评估患者的心理状况及时采取干预势在必行。

（1）疾病的认知度 评估患者及家属对肿瘤的诱因、常见症状、拟采取的治疗方式及预后的认知程度。

（2）心理反应 肿瘤患者的情绪多变，一般可经历以下一系列的心理变化：

1）震惊否认期（shock and denial stage） 患者刚获知病情，通常表现眼神呆滞、知觉淡漠甚至昏厥，继之以极力否认事实，怀疑诊断的真实性，遂辗转多家医院求确诊。此为患者的保护性心理反应，时间一长易耽误治疗时机。

2）愤怒期（anger stage） 确诊后，患者会出现愤怒、烦躁、抵制治疗等负性情绪，他们会产生“为什么这么不公平，偏偏让我患上癌症”等偏执的想法。这实际属于适应性心理反应，但若长期存在，势必导致心理异常。

3）磋商期（bargaining stage） 患者接受疾病事实后，开始心存幻想，遍访名医、寻求偏方，祈求延长生命。此时患者常产生诸如“只要让我多活几天，我吃什么药做什么治疗都愿意”等假设。这个时期其实在某种意义上支持着患者树立战胜疾病的信心。

4）抑郁期（depression stage） 当治疗效果不理想、病情恶化、癌肿复发，患者往往会感到绝望无助、丧失治疗的信心，表现为沮丧悲伤、黯然泪下、拒绝治疗，甚至有自杀倾向。

5）接受期（acceptance stage） 经过激烈的思想挣扎，患者逐渐接受事实，心境变得平和，可积极配合治疗。晚期患者常处于消极被动的应付状态。

以上心理变化可同时或反复交替出现，各期持续时间和出现顺序也不尽相同。

3. 支持系统 评估患者的家庭及社会支持系统．如经济承受能力、家庭关系、社会保障体系等。

4. 辅助检查

（1）影像学检查 有X线、B超、CT、MRI、同位素扫描等，可明确有无肿块及大小、性质。

（2）内镜检查 可以直接观察空腔脏器、胸、腹腔等部位的病变，并能取活组织进行病理学检查，对于肿瘤诊断具有重要意义。

（3）病理学检查 包括细胞学和组织学检查，是目前确诊肿瘤的主要方法。

（4）实验室检查 血、尿常规可以提供诊断线索；血清学检查多用于辅助诊断；某些特异性的免疫学检查对于肿瘤的筛查、诊断和预后监测都有很重要的意义。

【主要护理诊断】

1. 营养失调：低于机体需要量 与摄入不足和肿瘤的高分解代谢有关。

2. 疼痛 与肿块的生长、破溃或感染，以及手术创伤等有关。

3. 潜在并发症：感染、术后出血、骨髓抑制等。

4. 焦虑与恐惧 与担心肿瘤的预后（治疗效果）、经济负担加重有关。

5. 知识缺乏：缺乏肿瘤相关的知识。

【护理措施】

（一）心理护理

不同文化背景、心理特征的患者对疾病的认知程度不同，反应亦各异。护理人员应耐心听取患者倾诉，深入了解患者的心理和情感的变化，动员家庭、社会等多方面的力量，有针对性地进行心理疏导，减轻不良情绪反应，增强患者战胜疾病的信心。对震惊期患者，应鼓励家属参与情感支持，给予安全感；对于愤怒期的患者，应加强护患交流，纠正患者的错误感知，请成功病例现身说法；针对磋商期的患者，应维护患者的隐私，维护患者尊严；抑郁期患者，护士应该给予更多的关爱，鼓励患者发泄不满；如患者进入接受期，应尊重患者意愿，尽可能提高患者的生存质量。治疗过程中，护士应仔细讲述如治疗程序及副作用的应对等肿瘤的相关知识，以取得患者的配合，取得较好的疗效。

（二）饮食和营养支持护理

肿瘤患者因疾病消耗可出现营养不良甚至恶病质，将影响患者的预后，导致术后并发症的发生。故应补充不足、纠正营养失调，提高患者对手术、放化疗的耐受性。护士应鼓励患者进高蛋白质、高热量和高维生素的食物，放化疗患者宜少食多餐，注意水分、水果的补给。伴疼痛或恶心不适者可适当用药控制症状；不能经口进食者，可采取肠内、外营养支持。

（三）疼痛护理

1. 非药物止痛 护理人员应为患者创造安静舒适的环境，使患者处于舒适体位，采用按摩、更换体位等方法常能缓解疼痛。鼓励患者参与适当的娱乐活动以分散注意力，如松弛疗法、音乐疗法等。

2. 药物止痛 遵医嘱及时使用药物止痛。癌性疼痛的给药关键点是：口服、按时、按阶梯、个体化给药。晚期肿瘤疼痛难以控制者，可按“三阶梯止痛”方案用药。一级止痛：疼痛较轻者，可用非阿片类药物，如阿司匹林等解热镇痛药；二级止痛：适用于中度持续性疼痛者，使用弱阿片类药，如可卡因等；三级止痛：强烈持续性疼痛、上述药物无效者。改用强阿片类药物，如吗啡等。镇痛药物剂量主要是根据患者的疼痛程度和需要从小到大直至患者疼痛消失为止，不应限制过严。

（四）预防和控制感染

肿瘤患者因全身营养状况差，免疫力下降，故对治疗耐受差。且需要进行手术，动、静脉插管化疗，安置引流管等侵入性治疗，易并发切口、呼吸道、泌尿道感染等。护士应加强预防措施，减少感染的发生促进患者的康复，保持病室环境清洁；增进患者营养；鼓励早期下床活动；进行有效术前锻炼如翻身、深呼吸、咳嗽活动；加强伤口、引流管、皮肤、口腔护理；护理操作严格无菌，避免交叉感染，必要时遵医嘱使用有效抗生素。

（五）手术治疗患者的护理

肿瘤患者的围手术期护理至关重要。

1. 术前护理　为减少术后并发症的发生率，促进患者康复，除手术前常规准备外，还应加强适应性锻炼，如练习床上大小便、深呼吸运动、有效咳嗽排痰及关节功能锻炼。

2. 术后护理　根据病情需要，安置适当舒适卧位。病情允许者鼓励进食，保证足够营养摄入。严密观察病情变化，定时测量和记录生命体征；观察切口情况，若有出血或感染及时通知医生并协助处理。遵医嘱补液，维持患者水、电解质及酸碱平衡；指导患者尽早进行各种功能锻炼、重建器官或残疾的自理训练。

（六）放射治疗患者的护理

1. 放疗前的准备　治疗前需要正确评估患者情况，解释治疗作用和副作用，争取患者的主动配合。手术后的患者进行放疗一定要待伤口痊愈，全身情况基本恢复。放疗前 30 min 患者静卧休息，避免不必要操作的干扰影响。

2. 常见副作用的观察和处理　放疗过程中放射线既对肿瘤有杀灭作用，又对正常组织有一定损害，是一种无选择的损伤治疗，护理人员须重视放疗的副作用。

(1) 骨髓抑制　放射线能抑制骨髓。放疗期间常规每周查血象 1 次，如白细胞计数低于 $3.0\times10^9/L$，血小板计数低于 $80\times10^9/L$ 时暂停放疗。血小板计数低于 $50\times10^9/L$ 时避免外出，血小板计数低于 $20\times10^9/L$ 时要绝对卧床休息，限制活动。

(2) 胃肠道反应　癌细胞的破坏和毒素的吸收，可使患者产生胃肠道反应。表现为厌食、恶心、呕吐等。为减少反应，嘱咐患者照射前后 30 min 内禁食。应保证患者食物色香味具佳、营养丰富、易消化；改善进食环境；鼓励患者多饮水，补充大量 B 族维生素和维生素 C；必要时营养支持。

(3) 皮肤反应　放射线可引起局部皮肤损伤。皮肤出现红斑、灼痛、刺痒感、脱屑等反应，严重者可发生溃疡，经久不愈。因此放疗前要保持局部皮肤干燥，禁穿粗糙衣服避免摩擦皮肤；放疗区域禁止抓挠或用肥皂水、热水、粗毛巾用力擦洗；切勿撕扯脱皮，外出时避免阳光直晒。

(4) 脱发　放射线可引起暂时性脱发，患者应注意洗发的次数和水温，建议患者使用假发，维护自我形象。

3. 放疗后的指导　协助患者循序渐进地恢复日常活动；制订合理科学的饮食计划，保证营养的摄取；提高患者的自我护理能力，如口腔护理、皮肤护理等；增强患者的自我保护意识，减少在公共场所的活动，避免与有感染人群的接触；指导定期复查：复查时间为第一年每隔 2 个月复查 1 次，第二年每 3 个月复查 1 次，以后每半年复查 1 次。

（七）化学治疗患者的护理

1. 化疗前的准备 向患者耐心解释化疗方案、化疗药物的作用和毒副作用，使患者有效配合。

2. 化疗药物的给予途径 一般通过口服、静脉、肌注、肿瘤内注射、腔内注射或动、静脉插管等途径。化学治疗药物的特异性不高，对正常组织也有杀伤作用，且易发生白细胞、血小板减少等不良反应，应让患者对化疗的毒性反应有一定的心理准备。

3. 常见副作用的观察和处理 化疗在抑制肿瘤生长的同时，对于机体正常组织特别是代谢旺盛的器官组织亦有不同程度的损害。

（1）药液渗漏 化疗药液有血管渗漏可引起局部疼痛、肿胀、组织坏死。有效预防措施是确保针头或插管在血管内。一旦出现渗漏应立即停止输药，并注射解毒剂封闭，切忌热敷，以免加重组织的损害。

（2）骨髓抑制 化疗药物对骨髓有一定抑制作用。表现为白细胞和血小板减少。故常规每周1～2次查血象，同时严密观察有无皮肤淤斑、牙龈出血、血尿等，如白细胞计数低于3.0×10^9/L，血小板计数低于80×10^9/L时必须暂停化疗，可使用提升白细胞的药物，如骨髓干细胞刺激因子（CSF）及鲨肝醇、利血生等药物，或益气补肾的中药。白细胞低于1.0×10^9/L，需进行保护性隔离。

（3）消化道反应 可出现恶心、呕吐、腹泻、食欲缺乏、口腔炎等。应保持患者口腔卫生；恶心、呕吐严重者，遵医嘱给予镇静止吐、黏膜保护药物等。

（4）暂时脱发 注药前后10～30 min用冰水布包头可较好地预防脱发。化疗停止后3～6个月，头发可再生。

【健康教育要点】

1. 纠正不良的生活习惯，养成健康的生活方式；向患者普及防癌知识。逐步建立健全多层次的肿瘤防治网络。

2. 注意营养，鼓励肿瘤患者均衡饮食，进食高蛋白、高热量、高维生素、清淡易消化饮食。

3. 保持心情舒畅，良好的心态有利于病情的控制和恢复。

4. 继续治疗，加强康复锻炼。鼓励患者面对现实，克服放化疗的不良反应，接受阶段性治疗。帮助患者进行康复锻炼，增强抵抗力，加强术后器官、残肢的锻炼，尽快适应新的生活。

5. 加强随访，注意复查。宣讲肿瘤复发的征象，强调及时就诊的重要性，肿瘤患者应该终身随访，术后3年内至少3个月随访一次。

本章小结

本章介绍了肿瘤的病因与外界因素、内因有关；其分类分为良性、恶性、交界性三种；另外还介绍了其病理、临床表现、肿瘤的分期，讲述了肿瘤的治疗原则和预防。重点强调了相关的护理。

（怀化医学高等专科学校 刘燕南）

第十一章　移植患者的护理

学习目标

1. 掌握器官移植的概念与分类，排斥反应的概念与分类，常见的排斥反应的免疫移植治疗的基本原则及常用免疫抑制剂。

2. 熟悉移植前的准备、常用的免疫抑制治疗及皮肤移植、断肢（指）移植及肾移植患者的护理评估、常见护理诊断。

3. 了解皮肤移植、断肢（指）移植及肾移植患者的护理及健康教育要点。

第一节　概　述

移植（transplantation）是将一个体的细胞、组织或器官，用手术或其他方法移植到自体或另一个体的某一部位。移植的细胞、组织或器官称为移植物（transplant）；提供移植物的个体称为供体或供者（donor）；接受移植物的个体称为受体、受者或宿主（recipient）。

人类移植学科的发展是20世纪医学最杰出的成就之一。输全血就是较早开展的细胞移植。1954年美国Murray在同卵双生姐妹之间进行肾移植获得成功，标志器官移植进入临床应用阶段。20世纪60年代第一代免疫抑制剂硫唑嘌呤、泼尼松和抗淋巴细胞血清的问世，使器官移植获得稳步发展。随着对植入器官免疫排斥反应和器官缺血、保存及再灌注损伤的进一步认识和技术改进，大大提高了移植器官和受者的存活率。20世纪70年代末，新一代免疫抑制剂环孢素A问世，使植入器官的存活率提高了15%～30%。20世纪80年代初，新型器官保存液的成功研制与应用，延长了供体器官的保存时间，增加了器官移植手术的安全性，有利于供体器官的远距离运送。20世纪90年代后，移植技术及移植免疫学、药理学、遗传学和基因工程技术不断发展，推动了器官移植医学的全面发展。如今，各种器官移植，如肾、肝、心脏、肺、胰腺、小肠、骨髓移植、联合移植等已成为终末期病变的重要手段。器官移植对社会的影响已远远超过了医学领域的范畴，带动了医学基础学科如免疫学、遗传学、分子生物学、病理生理学、生物工程学等相关学科的发展，对传统的社会学、法律学、伦理学观念提出了新的课题与挑战。事实上，作为现代医学的集合成果，器官移植水平已成为衡量一个国家、地区整体医学实力的重要标志。

【分类】

（一）按供者与受者的遗传学关系分类

1. 自体移植　指供、受者为同一个体，移植后不引起排斥反应，如自体皮肤移植。

2. 同质移植　指相同基因的不同个体间的移植，移植后不会发生排斥反应，如同卵双生同胞之间的器官移植。

3. 同种异体移植　指供、受者属于同一种族，如人与人之间的器官移植，是目前临床应用最广泛的移植方法。按供者情况可分为活体移植和尸体移植。由于供、受者的抗原结果不同，移植后会发生排斥反应。

4. 异种移植 为不同种族之间的组织或器官移植，移植后会引起强烈的排斥反应，如人与狒狒之间的移植。

（二）按移植物类型分类

1. 细胞移植 是将大量游离的某种具有活力的细胞，输注到受者的血管、体腔和组织器官内的方法。其主要适应证是补充受者体内该种细胞数量的缺少或其功能的降低，例如输注全血或浓缩红细胞治疗失血或贫血；输注骨髓和造血干细胞治疗遗传性联合免疫缺陷病、再生障碍性贫血、白血病等；胰岛移植治疗胰岛素依赖型糖尿病；肝细胞移植治疗重症肝炎肝昏迷；脾细胞移植治疗重症血友病甲以及睾丸 Leydig 细胞移植治疗男性性功能低下（低睾酮血症）等。

2. 组织移植 是将某一组织如皮肤、筋膜、肌腱、软骨、骨、血管等，或整体联合的几种组织如皮肌瓣等的移植术。一般采用游离移植或血管吻合移植以修复组织的缺损，多数为结构移植（支架移植）。

3. 器官移植 是指移植脏器的全部或部分，保留其解剖学的外形轮廓和内部解剖的结构框架，带有主要血供和主干管道。器官移植属活体移植，在移植过程中始终保持活力，并在移植后较快地恢复其原有生理功能。

（三）按移植物植入的部位分类

1. 原位移植 移植物移植到受者该器官原来的解剖位置。

2. 异位移植或辅助移植 移植物移植到非该器官的解剖位置。

3. 原位旁移植 移植到该器官解剖位置旁边。

（四）按移植物的活力分类

1. 活体移植 按移植后功能，移植物保持活力，移植后能恢复其原有功能。临床上大部分移植均为活体移植。

2. 结构移植或支架移植 移植物已失去活力或经过人工处理灭活，移植后仅能起到支持性基质和机械解剖结构的作用，使受者的同类细胞得以生长存活，术后不会发生排斥反应，如冻干血管、库存骨等的移植。

（五）按移植器官的数量分类

1. 单一或单独移植 每次仅移植单个器官，如肾、肝或心脏移植。

2. 联合移植 两个器官同时移植到 1 个个体的体内，如胰肾、肝肾、心肺联合移植等。

3. 多器官移植 同时移植 3 个或更多的器官到 1 个个体的体内。

【移植前准备】

（一）供者的选择

1. 免疫学检测 同种异体器官移植的最大障碍是移植后供、受体之间的免疫排斥反应，其本质是受体免疫系统识别具有抗原特异性的供体器官的免疫应答反应，主要由主要组织相容性（抗原）复合物（major histocompatibility complex，MHC）引起，此类抗原在临床为人类白细胞抗原（human leucocyte antigen，HLA），具有明显个体特征性。其他组织相容性抗原，如次要组织相容性（抗原）复合物（minor histocompatibility complex，mHC）、ABO 血型抗原等亦在移植免疫中起一定作用。供、受者间组织相容性抗原的差异越小，则排斥反应发生的概率越小，移植物生存率越高；反之则排斥反应发生率增高，不利于移植物存活。为了预防超急性排斥反应的发生，提高移植效果，在器官移植前必须进行相关的免疫学检测，以选择与受者组织相容性抗原无差异或差异小的供者作为移植物。临床常用的检测方法有以下几种：

(1) ABO血型相容试验 检测供者与受者的红细胞血型抗原是否相同或相容。同种异体移植时要求供、受者血型相同，至少要符合输血的原则。若供、受者ABO血型不合，移植后可发生不可逆的血管内排斥反应而影响移植物的功能、甚至移植器官功能衰竭而导致移植失败。

(2) 人类白细胞抗原（HLA）配型 按照国际标准的六抗原相配原则进行配型，包括MCH-Ⅰ类分子抗原HLA-A、B、C及MCH-Ⅱ类分子抗原HLA-DR、DP、DQ。临床主要检测HLA-A、B、DR等3个位点。HLA六抗原配型与肾移植、骨髓移植的存活率密切相关，配型相容程度越好，移植器官存活率越高，但与移植肝的存活率无密切关系。

(3) 预存抗体的检测 淋巴细胞毒交叉配合试验：是检测受者血清中针对供体特异性抗体反应性的最直接方法。若淋巴细胞毒交叉配合试验阳性（>10%），提示移植后有超急性排斥反应或血管排斥反应的风险。肾移植要求淋巴细胞毒交叉配合试验必须<10%，肝移植可相对放宽，但仍以<10%为佳。

群体反应性抗体检测：是通过检测受者体内同种异体抗体对随机细胞群体反应的细胞筛查试验来测定其被致敏的程度，用群体反应性抗体（PRA）百分率表示。检测方法主要有三种，即ELISA法、流式细胞仪技术、微量CDC方法。PRA高的患者交叉配型的阳性率高，提示不容易找到合适的供体。

(4) 混合淋巴液培养 将受者与供者的淋巴细胞混合在一起培养，观察其转化率，若转化率超过20%～30%，提示供、受者的淋巴细胞抗原不同，不宜进行移植手术。混合淋巴液培养是一种较可靠的组织配型试验，但由于此法观察结果所需时间（5～6日）过久，因而临床实际应用价值不大。

2. 非免疫学要求 移植器官功能正常，供者无血液病、结核病、恶性肿瘤、严重全身心感染和人类免疫缺陷病毒感染等疾病。供者年龄以小于50岁为佳，但随着移植技术的提高和经验的积累，年龄界限已放宽，如供肺、胰者不超过55岁，供心、肾、肝者分别不超过60岁、65岁、70岁。活体移植以同卵孪生间最佳，然后依次是异卵孪生、同胞兄弟姐妹、父母子女、血缘相关的亲属及无血缘关系者之间。

(二) 器官保存

安全有效的器官保存是移植成功的先决条件，目的是保持移植器官的最大活力。离体缺血器官在35～37℃常温下（称热缺血）短时间内即趋于失去活力。为延长供体器官的存活时间，器官保存应遵循低温、预防细胞肿胀和避免生化损伤的原则。在低温状态下，虽然细胞新陈代谢和能量储备的消耗减慢，但作为细胞代谢主要能量来源的三磷腺苷和二磷腺苷仍不断被消耗；且低温下维持细胞内高钾低钠状态的钠钾泵失活，可致细胞肿胀。因此，保存液的成分是保存器官功能的又一重要因素。

目前，供体器官的处理和保存方法是采用特制的器官灌洗液（0～4℃）快速灌洗，使被灌洗器官的温度迅速而又均匀地降到10℃以下，并尽可能将其内血液洗净；然后保存于2～4℃保存液中直至移植（称冷缺血）。目前国际上应用最广泛的器官保持液是1988年美国威斯康辛大学Belzer研制的UW液，其中的乳糖盐、绵糖及羟乙基淀粉等成分可维持渗透压，减轻供体器官冷藏时细胞发生肿胀；谷胱甘肽和腺苷通过减少氧自由基的产生而发挥保护细胞的作用。UW液理论上可保存胰腺、肾长达72h，保存肝30h或更长。临床上多数外科医生将供体器官保存时限定为：心脏5h内，肝12h内，胰腺和肾分别为20h和24h内。新近开发的HTK液和celsior液也有较好的器官保存效果。而中药保存液已在国内多家移植单位进行有成效的研究与探索。

（三）受者的准备

1. 心理准备 在等待供体期间，即开始为患者提供术前指导，让患者了解器官移植相关知识，解除思想顾虑，减轻对移植的恐惧和不安，增强对移植手术的信心，以良好的心理状态接受手术。

2. 完善相关检查 除一般术前常规检查外，还要检查肝、肾、心、肺和神经系统功能；肝炎病毒相关指标、HIV及电解质水平；尿及咽拭子细菌培养。此外，应根据不同的移植器官进行相关免疫学检测，如血型、HLA配型等。

3. 免疫抑制剂的应用 手术前或术中即开始用药，具体药物及其剂量、用法及用药时间可根据移植器官的种类和受者情况决定。

4. 预防感染 及时治疗咽喉部和泌尿道等潜伏病灶；遵医嘱预防性使用抗菌药。

5. 其他准备

（1）保持皮肤清洁卫生 预防皮肤感染；注意防寒保暖，防止呼吸道感染。

（2）饮食和肠道准备 术前1日进少渣饮食，术前晚给予生理盐水或肥皂水灌肠1次。

（3）保证足够的睡眠 术前晚可遵医嘱予以口服适量的地西泮或阿普唑仑。

（4）术晨测体重并记录。

（5）加强营养 保证足够的热量及氮量，以增强抵抗力；纠正水、电解质及酸碱平衡失调。

（四）病室准备

1. 病室设施 光线及照明充足，通风良好。室内备空调、空气层流设备或其他空气消毒设施。有条件的医院可配置闭路电视监视系统、电视机、电冰箱和电话等。

2. 物品准备

（1）灭菌物品 被套、枕套、大单、中单和患者服等。

（2）仪器 体温计、血压计、听诊器、吸引器、输液泵和监护仪等。

（3）其他 体外引流袋、量杯、便器和磅秤等。在隔离病房的外间准备隔离衣、帽、鞋等，方便更换。

3. 专用药柜 根据移植器官的种类准备相关药品，如止血药、抗生素、免疫抑制剂、降压药、利尿剂及急救药等。

4. 消毒与隔离

（1）消毒 术前一日用0.5%过氧乙酸或其他消毒液擦拭病室内一切物品和门窗，然后用乳酸熏蒸或其他方法进行空气消毒。手术日再次用消毒液擦拭病室地板及室内的其他物品，并进行室内空气消毒。有条件的医院术后可将患者安置在有空气层流设备的洁净病室。

（2）隔离 医护人员或患者家属进入移植隔离病房前应洗手，穿戴隔离衣、帽、口罩和鞋等。

【免疫抑制治疗】

（一）免疫抑制治疗的基本原则

器官移植的免疫治疗可分为基础治疗和挽救治疗。基础治疗是指应用免疫抑制剂预防排斥反应的发生；挽救治疗即当排斥反应发生时，加大免疫抑制剂的应用剂量或调整免疫抑制剂的应用方案，以逆转排斥反应。理想的免疫抑制治疗应既保证移植物不被排斥，又尽可能使其毒副作用对受者免疫系统的影响减至最小程度。免疫移植治疗应根据不同的器官和不同受者制订个体化的治疗方案，其基本原则是联合用药，即选择数种作用途径不同的药物组成免疫抑制治疗方案，以增加药物的协同作用，减少单一药物的剂量，从而达到减轻其毒副作用的目的。临床一般以环孢素或他克莫司加皮质类固醇，或者环孢素或他克莫司加硫唑嘌呤或吗替麦考酚酯作为免疫抑制的基本药物，在此基础上可根据不同的个体加用其他免疫抑制药物。

（二）常用免疫抑制剂

1. 硫唑嘌呤（azathioprine） 抑制嘌呤、DNA 和 RNA 合成，进而抑制 T 淋巴细胞和 B 淋巴细胞的分化和繁殖。常用剂量为 2～5 mg/(kg·d)，维持量 0.5～3 mg/(kg·d)。主要副作用是骨髓抑制、肝炎、胆汁淤积、肝静脉血栓形成、胰腺炎、皮炎、脱发和促进感染。

2. 吗替麦考酚酯（mycophenolate mofetil，MMF） 抑制 T 淋巴细胞和 B 淋巴细胞增殖及抗体生成，制止细胞毒性 T 细胞繁殖。常用剂量为 2 g/d。主要副作用是腹泻、白细胞减少、关节痛和胃肠出血。

3. 环磷酰胺（cyclophosphamide） 是一种烷化剂，对 B 细胞和 T 细胞均有抑制作用。常用剂量为 1.5～3 mg/(kg·d)。主要副作用是白细胞减少、血小板减少、出血性膀胱炎、恶心、呕吐、脱发。

4. 皮质类固醇（corticosteroids） 是预防和治疗同种异体移植所致排斥反应的一线药，常与其他免疫抑制剂联合应用。主要是对 T 细胞和巨噬细胞起作用，类固醇受体复合物结合 DNA，改变细胞因子合成相关基因的转录和翻译，阻止混合淋巴细胞反应和细胞毒性 T 淋巴细胞的生长，抑制白介素 1 和 6 的合成。常用的药有琥珀酸钠氢化可的松、甲基泼尼松龙琥珀酸钠、泼尼松、泼尼松龙和地塞米松等。此类药物常在术前、术中开始应用。术后急性排斥危象时，短期冲击疗法静脉滴注琥珀酸钠氢化可的松，用量可达 3 g 以上。泼尼松龙，常用剂量 1～2 mg/(kg·d)。主要副作用是促进感染、应激性溃疡、糖尿病、高血压、库欣征面容。

5. 环孢素（cyclosporine） 是一种新型的免疫抑制剂，环孢素的临床应用，极大地提高了移植的成功率。主要是阻止数种早期 T 淋巴细胞激活因子的转录，抑制巨噬细胞产生白介素 1。常用剂量 6～10 mg/(kg·d)。主要副作用是肾和肝毒性作用、多毛症、牙龈肥大、高血压、促进感染、高尿酸血症、痛风和糖尿病。

6. 他克莫司（tacrolimus，FK506） 类似环孢素，阻止受异常刺激的 T 淋巴细胞白介素 2 受体表达。常用剂量 0.15 mg/(kg·d)。主要副作用是糖尿病、肾毒性作用、头痛、失眠、震颤、皮肤感觉异常、促进感染。

7. 抗淋巴细胞球蛋白（antilymphocyte globulin，ALG）或抗胸腺细胞球蛋白（anti-thymocyte globulin，ATG） 多克隆血清，来自马、羊、兔。能清除 T 细胞和 B 细胞。常用剂量为 10～20 mg/(kg·d)。主要副作用是发热、寒战、白细胞减少、血小板减少、恶心、呕吐、腹泻、头痛、皮疹、胸痛、瘙痒、静脉炎、荨麻疹，甚至过敏性休克等反应。

8. 莫罗莫那-CD_3（OKT_3） 为鼠 IgG_2 的免疫球蛋白。抑制 T 细胞活性和多种细胞因子的产生与表达。常用剂量为 5 mg/(kg·d)。主要副作用是发热、寒战、腹泻、头痛、恶心、呕吐、呼吸困难、气促、肺水肿、脑膜炎、昏迷。

9. 其他免疫抑制新药 Leflunomide（arava）是嘧啶拮抗剂，已批准用来治疗风湿性关节炎，仅在某些移植受者试用过。一般 20 mg/d。实验表明对预防和逆转慢性排斥反应可能有帮助，且具有抗细胞病毒和单纯疱疹病毒活性。不良反应有贫血、胃肠综合征、皮疹、过敏反应、体重减轻和可逆性脱发。

西罗莫司（rapamycin）可推迟首次急性排斥反应发作时间，减少中度到重度排斥反应发作的次数。抗体对抗共刺激分子，包括白细胞功能关联抗原、细胞间黏附分子 1、CD4 和 CD52，与环孢素有免疫抑制协同作用。有可能是抗慢性排斥反应的免疫抑制剂。主要不良反应有头痛、头晕、恶心、血糖水平改变、鼻出血、感染、血小板和白细胞减少等。

（三）排斥反应与抗排斥治疗

1. 排斥反应　是受者对移植器官抗原的特异性免疫应答反应。临床上把排斥反应分为超急性排斥反应、加速血管排斥反应、急性排斥反应和慢性排斥反应四类。

（1）超急性排斥反应　是由于受者的血液循环中预先存在抗供体组织抗原的抗体，这种抗体黏着内皮抗原，激活补体系统，立即引起内皮激活，导致细胞分离（出血和液体外渗），释放促凝血因子（血管内凝血），出现超急性排斥反应。可能发生于受者、供者血型不合，再次移植，反复输血，多次妊娠，长期血液透析的个体。多发生在移植器官中血管吻合接通后 24 h，甚至数分钟、数小时内移植物损伤甚至失活，移植器官切面可见严重的弥漫性出血。临床上，移植器官迅速衰竭，如移植肾立即终止排尿。肾、心、肺和胰腺的同种异体移植都可发生超急性排斥反应，然而肝对超急性排斥反应具有良好的耐受性。预防器官移植中超急性排斥反应的关键在于供者与受者血型必须相同，并且禁忌抗淋巴细胞抗体强阳性、交叉配型阳性者作器官移植。超急性排斥反应唯一的治疗措施是再移植。

（2）加速血管排斥反应　亦称血管排斥反应或延迟性超急性排斥反应。由体液介导，且依赖新的、发展迅速的抗移植物抗体而发生的免疫反应。通常发生在移植后 1 周内，病程进展快，移植物功能逐渐恶化并最终衰竭。其特点是小动脉纤维蛋白样坏死，伴有明显的血管内血栓形成；细胞浸润相对较少；由新一代抗供者抗体引起的交叉配型阳性。经激素冲击治疗结合血浆置换去除血液中的抗体，有可能逆转此反应。

（3）急性排斥反应　为临床常见的典型的移植免疫反应，主要由 T 淋巴细胞免疫反应所致，一般在移植后 4 天至 2 周左右出现，80%～90%发生于移植后 1 个月内，并往往在几周乃至术后一年内多次重复出现。主要为 T、B 淋巴细胞介导、以特异性细胞免疫为主并有体液免疫参与的免疫应答所致。以急性血管病变为主要特征，表现为免疫球蛋白、补体及纤维蛋白沉积、血管内壁淋巴细胞和中性粒细胞浸润等。患者可突然发生寒战、高热、移植物肿大引起局部胀痛，一般情况变差，移植器官功能减退，如肾移植时出现尿量减少、血肌酐和尿素氮增高；肝移植则有明显的黄疸加深，血清转氨酶、胆红素迅速上升；肝移植患者出现胆汁量减少、黄疸加深、血清转氨酶及胆红素迅速升高；心脏移植患者发生心律失常及右心衰竭。若能及时诊断和治疗，急性排斥反应可得到逆转。

（4）慢性排斥反应　是移植物功能丧失的常见原因。由体液免疫和细胞免疫共同介导和参与的慢性进行性免疫损伤过程，可发生在移植术后数月及数年，临床以移植器官功能逐渐丧失为主要表现。病理特征则因植入器官不同而各具特点：移植肾表现为进行性间质纤维化、肾小球病变和少量细胞浸润；移植心表现为迅速进展的动脉粥样硬化；移植肺表现为细支气管炎性闭塞；移植肝表现为小胆管消失。目前认为慢性排斥反应除免疫学因素外，与缺血再灌注、病毒感染等非免疫因素也明显相关。慢性排斥反应所致的移植器官功能丧失的唯有一有效治疗方法是再次移植。

2. 抗排斥反应治疗　急性排斥反应经治疗可得到逆转；加速血管排斥反应也可治疗；大多数急性排斥反应是可以预防的。对急性排斥反应的治疗，目前尚无统一的最佳方案，关键是及时诊断和处理。治疗方案的选择取决于急性排斥反应的程度及植入器官的种类。轻度排斥反应可采用大剂量皮质类固醇激素冲击治疗，对肝移植后的轻度排斥反应，常需要加用他克莫司联合用药；中度以上或耐激素治疗的排斥反应可采用抗胸腺细胞球蛋白或莫罗莫那-CD（OKT3），亦可调整基本的免疫抑制方案。急性排斥反应治疗不彻底或反复发生，可导致慢性排斥反应和移植器官功能丧失。

第二节 皮肤移植

皮肤移植又称植皮术（dermoplasty），是将自体的一部分皮肤移植到另一部位，使创面愈合或为整形需要再造体表，从而达到恢复功能或改善形态的目的，是治疗修复因烧伤、外伤、感染及肿瘤切除等所致的皮肤缺损的常用方法。移植所需的皮肤来源于自体皮、同种异体皮和人工皮等。

【分类】 根据遗传学分类，可分为自体植皮、同种异体植皮和异种异体植皮。根据植皮方法的不同，可分为游离移植、带蒂移植和吻合移植。根据皮片的厚度，分为表层皮片移植、中厚皮片移植和全厚皮片移植。

1. 表层皮片移植　仅含表层和少许真皮乳头层，成人厚约 0.2～0.25 mm。其优点为易成活，供皮区很快自愈不留瘢痕。但色素沉着明显、不耐磨、易挛缩、功能差，移植后常有收缩，留有瘢痕。常用于大面积烧伤创面和不易愈合的肉芽创面；面、颈部、关节活动部位、肌肉肌腱创面不宜使用此种移值，以免引起挛缩畸形，影响功能、外观。

2. 中厚皮片移植　含表皮层和部分真皮层，成人厚约 0.3～0.7 mm。因其质地柔软结实，能耐受一般的摩擦和挤压，收缩少，抗挛缩好，易于生长，应用最广。多用于肉芽创面、黏膜缺损和新鲜创面，如皮肤撕脱伤、体表瘢痕组织切除、清创术后。面部、足底、手掌及深部有重要组织器官（如周围神经、血管、肌腱和骨）的部位禁用中厚皮片移值。

3. 全厚皮片移植　含皮肤全层，但不含皮下组织，厚约 0.8 mm。成活后挛缩最少、耐摩擦、挤压，质地柔软，活动度好，色泽变化不大，多用于面部五官畸形矫正瘢痕切除、肿瘤切除术后创面、手掌和足底。肉芽创面禁用。

【护理评估】

（一）术前评估

1. 身体状况

（1）全身情况　全身状况，如重要脏器功能情况、有无感冒等。

（2）局部情况　局部手术区及供皮区有无感染、化脓、疖肿和皮疹等。

（3）辅助检查　免疫学检查主要有血型、人类白细胞抗原血清学的测定（HLA 配型）、交叉配型和细胞毒性实验、混合淋巴细胞培养等。其他常规检查包括血清电解质浓度测定，以及肝、肾、心、肺和神经系统的功能检查，尿、咽拭子培养等。

2. 心理和社会支持状况

（1）对疾病的认知度　评估患者对皮肤移植相关知识的了解程度。

（2）心理反应　皮肤移植的患者多经历过严重的损伤，强烈心理反应过后，常出现焦虑不安、不知所措，同时表现出对移植的强烈渴望伴担心。

（3）社会支持系统　评估家庭及社会支持系统对移植的承受能力。

【主要护理诊断】

1. 焦虑　与陌生的医院环境、担心移植效果等有关。

2. 疼痛　与手术创伤有关。

3. 潜在并发症：排斥反应、皮下积液、皮瓣坏死等。

4. 知识缺乏：缺乏皮肤移植的相关知识。

【护理措施】

（一）术前护理

1. 供皮区按照常规做好备皮准备，备皮时防止破损表皮。肉芽创面脓液较多时应用盐水纱布换药，每天2次，肉芽创面组织水肿时，可部分剪除，用3%NaCl溶液换药。对瘢痕挛缩积垢多者应用温肥皂水浸泡后用小镊子或棉签清除内陷污垢。

2. 受皮区准备，受皮区如为肉芽创面，术前应增加换药次数，用抗生素溶液湿敷，使分泌物减少，彻底消灭创面的溶血性链球菌；如瘢痕挛缩积垢多处，应用温肥皂水浸泡，再用小镊子或棉签清除内陷污垢。

（二）术后护理

1. 供皮区护理

（1）切口护理　正确护理手术切口，有助于切口的愈合和减少并发症的发生。护理人员应防止敷料的脱落，保持敷料清洁干燥，密切观察敷料的渗液、渗血情况，如有异常，及时处理。①如切口外露或松动，用消毒棉垫及时加压包扎；②如外敷料有渗血，用笔画出渗血范围，观察有无扩大；③如供皮区创面外敷料渗血、渗液，早期可用棉垫加压包扎，术后7天渗出多者应打开外敷料，用红外线烤灯照射，促使干燥；④如外敷料潮湿，患者主诉疼痛，应及时将外敷料打开，剪除部分感染创面的油纱布，更换抗生素纱布；⑤一般术后10日左右打开外敷料，但切忌将油纱布撕脱，应保留油纱布至自行愈合脱落。

（2）早期制动　术后卧床休息制动。如供皮区在大腿或下腹部时应在膝下放软枕；保持膝关节屈曲位；如在胸部，1周后可适当下床活动。

（3）健康教育　创面愈合时伴有瘙痒，切忌用手抓挠；下肢取皮区患者，嘱咐其在愈合的早期仍须卧床休息，防止下肢充血或表皮破溃而感染；完全愈合后，穿弹力袜或用弹性绷带护腿包扎，防止供皮区皮肤增生。

2. 受皮区护理

（1）切口护理　注意保持敷料的清洁和干燥，如有污染应立即更换。通常肉芽创面植皮后3～4 h、新鲜创面植皮后6～8 h第1次换药，以后2～3日换药1次，3周左右去除敷料。①如发现皮片下积脓或积血，应立即剪一小口引流，但切忌挤压；②如皮片灰白、卷缩、脱落，说明皮片已经坏死，应及时剪除坏死部分；③已存活的皮片呈紫红色，但此时尚未长牢，更换敷料时勿使其移动滑脱。

（2）制动　植皮的肢体要制动，以防皮片移动影响存活。

（3）健康教育　嘱患者不可抓搔创面，酌情约束小儿双手；口周植皮的患者，应避免作吸吮动作，每次进食可采用针筒或吊瓶慢慢注入，进食后用温开水清洁口腔。

第三节　断肢（指）再植

对完全离断或不完全断离的肢体，采取清创、血管吻合、骨骼固定、肌腱和神经修复等一系列外科手术，将肢体再重新缝合回机体原位，加之术后各方面的综合处理，使其完全存活并最大程度地恢复功能，即称为断肢（指）再植。断肢（指）再植手术是一种综合性的创伤外科手术技术。它是一种自体器官的再植，不存在任何排斥反应，但是手术结束并不等于再植成功，术后患者不但全身和再植肢体随时可发生病情恶化，如血管痉挛、血栓形成、感染等问题，稍有疏忽即有丧失肢体甚至失去生命的危险，而且即使是再植肢体成活，如不能恢复功能，也无助于患者，因此，必须进行精心护理及功能锻炼。

【病理生理改变】

1. 肢体断离后，血液循环虽然中断，但是因为断离的肢体内各种组织仍在利用存留的氧气和营养物质进行着新陈代谢，组织仍可保存活性。

2. 随着新陈代谢的进行，存留的氧气逐渐消耗，即渐进入无氧酵解阶段，此时能量消耗较大，由于缺氧，新陈代谢过程中的三羧酸循环不能完全进行，乳酸滞留过多。再加上在有氧分解时生成的二氧化碳也无法排出，致二氧化碳分压升高，结果造成细胞内酸中毒，进而细胞和细胞膜的结构受损，细胞膜的蛋白质和离子的正常透过性发生障碍，最后组织细胞死亡。

3. 肌肉组织对缺血缺氧的反应较敏感，肌细胞在常温下缺血 6～7 h，即可发生死亡，并释出钾离子、肌红蛋白、肽类有毒物质。如果在此时进行断肢再植，接通血管后，由于断离肢体内的大量有毒物质由静脉回流入全身，即刻引起全身中毒表现，如心搏骤停、肾小管阻塞、肝功受损、脑细胞损伤、酸中毒等症状，患者会突然出现血压下降、脉搏加快、心搏骤停、血红蛋白尿、无尿、中毒性昏迷等。

4. 离断肢体的病理生理变化与气温有密切关系。组织的病理变化随气温的高低而变化，即气温越高，组织坏死时间越快，反之气温越低，组织坏死时间越慢。

由此可见，断肢再植的成功与否，与断离肢体的断离时间长短和断离肢体的保存有直接的关系。因此，临床上对断肢再植要采取分秒必争的态度。断离肢体要及时采取有效的冷藏保护，力争在断离肢体尚未发生不可逆的病理改变前，进行断肢（指）再植术，才能取得更大的成功。

【分类】 根据断离肢体损伤的原因和性质，可分为以下三大类：

1. 切割性断肢 是由锐利的刀具切割断的，因其断面比较整齐，周围组织损伤较轻，再植术成功率高。

2. 碾压性断肢 是由冲压（工厂的冲床）和碾压（火车轮）而致肢体断离的，因损失部位的组织损害较严重，但是比较局限，经清创处理后，即可成为切割性断肢，所以再植术的成功率仍较高。

3. 撕裂性断肢 是由被滚动的轮带或离心机等将肢体撕断，由于组织对牵拉力受力不均，致血管、神经、肌腱的断离水平不在同一断面，造成肢体较广泛的撕裂伤，再植时需要较复杂的血管、神经、肌腱的修复，所以再植术的成功率和功能恢复程度都较差。

【护理评估】

（一）健康史

造成肢体断离主要是意外损伤所致，除了断肢的原因外，还要注意以下几个方面：

1. 了解外伤的原因，时间，大体经过情况。

2. 外伤以后现场的急救情况，有无合并性损伤，如有无休克、脑部损伤等，尤其是对断离肢体的保存方法和时间的了解。

3. 了解患者既往身体健康状况，特别是高血压、糖尿病、冠心病等。

（二）身心状况

1. 全身情况 患者的精神状态，营养状况，生命体征是否有改变，休克是否存在，有无其他部位伴发性损伤，各重要器官，如心、肝、肾、肺、脑的功能有无改变。

2. 局部情况 外伤所致肢体断离，没有任何组织相连或虽有残存的损伤组织相连，但在清创时必须切除的，称完全性断肢；肢体骨折或脱位伴 2/3 以上软组织断离、主要血管破裂，不修复血管远端肢体将发生坏死的称不完全性断肢。注意严重的开放性骨折相连的软组织较多，远端肢体无血运障碍，此种情况不能视为肢体断离。不完全性断离的肢体要特别注意其血运情况，将断肢置于正常体位，观察血循环情况，如远端肢体苍白、冰凉、感觉消失、指（趾）甲无毛细血管反应，指（趾）腹萎陷，桡动脉和足背动脉搏动消失等均表示肢体缺血；近端创面可有不同程度的渗血。完全性肢体断离断端组织损伤的情况，主要是在手术中进行检查，以断定组织损伤的程度及再植术的可能性和成功性。主要探查血管、神经、肌腱、肌肉、骨与关节及周围软组织和皮肤的损伤情况。

（三）诊断检查

肢体断离的患者，需紧急手术处理，辅助检查要有针对性地采用，有时要在手术过程中进行，以便了解患者的情况，如X线检查，血液的实验室检查，重要器官功能的检测等。

【主要护理诊断】

1. 焦虑　与肢体断离及手术成功与否有关。
2. 体液不足　与术前失血和术中渗血、失液有关。
3. 组织灌注量改变　与血管断离或血管吻合处栓塞有关。
4. 有感染的危险　与开放性损伤和长时间手术有关。
5. 潜在性休克　与毒素吸收再植失败有关。
6. 躯体移动障碍　与再植肢体功能不全有关。
7. 功能障碍性悲哀　与再植术失败或对长期功能锻炼缺乏信心有关。

【护理措施】

（一）现场急救护理

1. 注意伤员的全身情况　根据神态、脉搏、呼吸、血压等来判断伤员有无休克及其他危及生命的合并性损伤，如有异常，应迅速抢救。昏迷患者要注意保持其呼吸道的通畅。

2. 伤员残肢急救　医务人员应保持镇静、清醒、忙而不乱的抢救措施。首先控制残端出血，因血管完全断裂后，发生痉挛加之凝血块常使之闭塞，一般采用敷料局部加压包扎即可，尽量少用或不用止血带，如有活动性出血，可考虑用止血带，但注意记录应用的时间、部位，每小时放松一次，放松时准备好敷料按压肢体近心端主干血管，以减少创口出血，每次放松观察出血情况，一般放松时间持续1～2 min，如需要再在近心端另位止血带结扎止血。如无活动性出血要及时去除止血带，改用局部加压包扎法。如果离断部位较高，如在肩下或髋下，无法使用止血带，而加压包扎又不能控制出血时，则可用钳夹止血，但应注意切勿钳夹过多，以免影响血管吻合。保护好残肢，必要时固定制动，避免继发损伤。

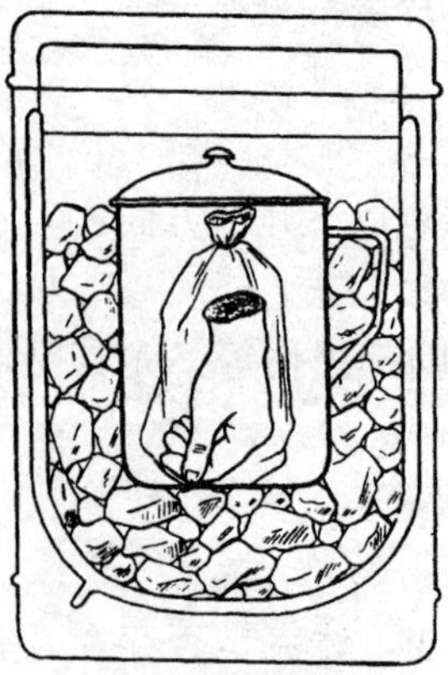

图 11-1　断离肢（指）体保存法

3. 离体肢的处理　如果断肢（指）仍在机器中，切勿将其强行拉出，更不要倒转机器取出，以免加重断肢（指）的损伤，应立即停机，将机器拆卸开取出离体肢（指）。离体组织在常温下缺血数小时后，即可发生坏死，所以应尽快用无菌或清洁敷料包裹断离的肢体，立即用干冻冷藏的方法保存（图 11-1），方法是先将包裹好的离体肢放入干净的塑料袋或其他容器中，周围放入冰块，保持在4℃左右，这样离体肢不与冰块直接接触，防止冻伤，切忌将断离肢体浸泡在任何液体中。离体肢现场冷藏措施得当，如手、足断离后36 h仍可再植成功，而指（趾）时间可更长。

4. 经现场处理后，迅速送往医院，记录受伤和到达医院时间。送达医院后，迅速将断肢（指）送手术室用肝素盐水灌注，冲洗后用无菌湿纱布包好，外层再用干纱布包裹，放在无菌碗、盘上，放入2～4℃的冰箱内冷藏，不能放入冰冻层内，以免冻坏肢体。如为多指离断，应分别包好，标记好指别，尤其是左右手的标记，再放入冰箱冷藏。按手术次序，逐指取出进行再植，以利延长其他断指的冷缺血时限，而缩短热缺血时限，从而提高再植的成活率。

（二）手术前护理

1. 尽快详细地了解伤员的受伤史、现场急救情况、断离肢体的保存方法等情况，注意伤员有无伴发性损伤，如休克、急性肾衰竭等。

2. 全身支持疗法，提高伤员对再植术的耐受能力，根据具体情况，给予及时、足量的输血、输液，有呼吸困难者，给予吸氧。预防性地应用抗生素。

3. 做好术前一般准备，手术部位的皮肤准备，急查血常规、血型及配血，留置导尿管，并取尿标本送检。

4. 通知手术室、麻醉师做好术前准备。

5. 严密观察患者的生命体征及尿量，若有异常，配合处理。

（三）手术后护理

1. 了解手术情况，如手术是否顺利，进行了什么骨折内固定，血管、神经、肌腱、肌肉等修复的情况。

2. 观察生命体征，定时测体温、脉搏、呼吸、血压，记录24 h液体出入量，注意血容量有无不足，当发现血容量不足时应给予输血、输液，切忌使用升压药物。注意观察皮肤、黏膜有无发（紫）绀或苍白等末梢循环不良情况，如发现异常，给予吸氧和输新鲜血液。保持体液平衡，防止水、电解质、酸碱平衡失调。密切观察记录尿量、尿比重、有无水肿，防止急性肾衰竭（急性肾衰竭是断肢后严重的并发症，也是死亡的主要原因之一）。

3. 消毒隔离和预防感染，患者术后最好住单间病房，室内空气和器物每天消毒一次，地面定时用消毒液擦拭。术后1～2周室温要求控制在20～25℃，避免因低温引起血管痉挛，室内的湿度为50%～60%为宜，有专人护理，限制入室及探视人员。应用抗生素预防感染，尽量经肌内注射用药，减少静脉用药，以防静脉血栓及炎症。

4. 再植肢体局部观察与护理　①患肢适当限制活动，抬高患肢，使再植肢体抬高至略高于心脏的位置，以利于静脉回流，但位置勿过高，以免影响血运。②局部皮温的测定是再植术后较为重要的监测，可用半导体皮温计测量，要求在术后10天内，每1～2小时测皮温1次，做好记录。一般术后24 h，再植肢体皮温高于正常侧1～2℃。如皮温突然下降，相差3℃以上时，则提示为静脉栓塞。注意双侧测温部位应固定，时间要恒定，避免外界因素影响，如局部应用烤灯时，因再植肢体为失神经组织，无温度调节功能，极易受外界温度的影响。③严密观察再植肢体的颜色、肿胀情况及毛细血管回流情况，并做好记录。再植术后的肢体血液循环正常时，皮肤和指（趾）甲色泽红润，皱纹明显，指（趾）腹饱满，毛细血管充盈时间正常，肢体远端扪及动脉搏动。皮肤颜色由红润变为苍白，皱纹加深、皮温降低，指（趾）腹塌陷、毛细血管充盈时间延长（超过2秒以上）、动脉搏动减弱或消失，提示动脉危象，即动脉痉挛或栓塞；若皮肤颜色紫暗、皮纹变浅或消失、皮温下降、指（趾）腹膨胀、毛细血管充盈时间缩短（少于1秒）、动脉搏动存在，提示静脉危象，即静脉回流障碍。如肢体有肿胀，应定位、定时测肢体周径，做好记录，以观察肿胀是否加重。毛细血管充盈时间及肢体肿胀的观察很少受外界因素的干扰，能客观地反映肢体血循环情况，要求术后3

天内每小时观察记录1次。

血管危象多发生在术后72 h内，一旦发现血管危象的迹象，应立即通知医生，协助处理：首先解除血管外的压迫因素，完全松解外包扎，如血循环无好转，再拆除部分缝线，清除积血，降低局部张力，并加强保暖，可同时使用低分子右旋糖酐，妥拉唑啉等抗凝解痉药物，必要时应及早进行手术探查，以免失去血液循环的机会。

5. 根据医嘱，及时适量地应用抗凝剂和扩张血管的药物，以保证血液循环畅通。常用的抗凝药物有右旋糖酐、阿司匹林、双嘧达莫等，使用肝素时，应严密观察是否有皮下出血、尿血、便血等，应按时测定凝血时间，一般维持在延长至正常人的2倍左右，如肝素使用过量，可用等量鱼精蛋白中和。常用的扩张血管药物有妥拉唑啉、双嘧达莫、利多卡因等，使用时要密切注意血压的变化。

6. 做好基础护理，断肢再植术后一般要求卧床2～3周，还要适当限制活动，因此要注意受压部位的护理，防止压疮发生。在调整或变换体位时，应特别注意再植肢体的血供情况。做好生活护理。

7. 功能锻炼，促进再植肢体的功能恢复。术后3周内主要为软组织愈合创造条件，可作适当的按摩、理疗、轻微伸屈未制动的关节。4～6周以主动活动为主，可作关节伸屈、握拳等活动，以防关节僵直、肌肉粘连和萎缩，注意被动活动要轻柔。6～8周以促进神经功能恢复、瘢痕软化为主，此时骨折已愈合，可加强受累关节各方向的主动活动，配合使用理疗、中药熏洗等，以促进肢体的活动和感觉功能恢复。

【健康教育要点】

1. 注意生产安全，加强劳动保护。
2. 患者家属应科学地照顾患者，并给予心理支持。
3. 进行健康教育，解释早期活动的重要性。
4. 为患者制订功能锻炼计划，定期复查。
5. 需作二期手术者，如肌腱、神经的修复，可在2个月后进行。

第四节 肾移植

肾移植（renal transplantation）是将供肾者的一个肾植入受肾者体内的肾替代疗法，是治疗终末肾疾病最主要的手段。肾移植是临床各类器官移植中疗效最稳定和最显著的。1954年，人类医学史上首例肾移植手术在美国一对孪生兄弟间成功进行，至今，世界上肾移植已达500多万例。我国每年进行肾移植术已超过5000例，居亚洲首位。

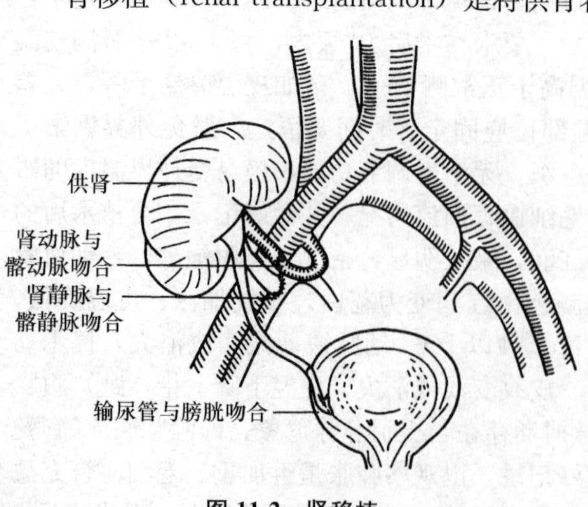

图 11-2 肾移植

肾移植适用于经一般治疗无明显效果的肾病如慢性肾小球肾炎、慢性肾盂肾炎、多囊肾病、糖尿病性肾小球硬化等发展到慢性肾衰竭终末阶段的治疗。

肾移植手术基本采用异位移植，将移植肾放在腹膜后的髂窝，肾动脉与髂动脉吻合，肾静脉与髂静脉吻合，输尿管经过一段膀胱浆肌层形成的短隧道与膀胱黏膜对黏膜吻合，以防止尿液回流（图 11-2）。

【护理评估】

（一）术前评估

1. 健康史和相关因素

（1）肾病情况　了解患者肾病的原因、病程及诊疗情况；出现肾衰竭的时间及药物治疗的经过，行血液透析治疗的频率和效果等。

（2）其他器官功能状况　包括心、肝、肺等器官功能情况，有无功能受损或不全的表现。

（3）既往史　有无心血管、呼吸、泌尿系统及糖尿病等病史；有无手术史及药物过敏史。

2. 身体状况

（1）全身　患者的生命体征、营养状况、有无水肿、贫血或皮肤溃疡等；患者的排尿情况，有无其他合并症或伴随症状。

（2）局部　肾区有无疼痛及疼痛的性质、范围、程度等。

（3）辅助检查　血型是否相符、HLA 配型相容程度，淋巴细胞毒交叉配合试验及群体反应性抗体检测结果等。

3. 心理和社会支持状况

（1）心理状态　肾移植患者在术前普遍存在复杂的心理反应，可归纳为三类：

迫切型：由于病情迁延不愈甚至威胁生命，长期忍受疾病折磨，手术势在必行，对手术期望值过高，而对手术可能出现的问题考虑较少。

迟疑型：因担心手术的安全性及效果、术后治疗及终身服药等问题，患者常表现出犹豫不决、情绪萎靡不振、不安和失眠。

恐惧型：恐惧手术、担心手术失败及移植后与供者的性格、意志和思维有相关性。

（2）认知程度　患者及其家属对肾移植手术、术后治疗、康复相关知识点了解及接受程度。

（3）社会支持系统　家属及社会支持系统对肾移植手术的风险、肾移植所需高额医药费用的承受能力。

（二）术后评估

1. 术中情况　了解术中血管吻合、出血、补液及尿量情况，是否输血及输血量；移植肾植入的部位、是否切除病肾等。

2. 术后情况　了解生命体征、切口及引流等情况；移植肾的排泄功能及体液变化；有无并发症的发生。

3. 心理和认知状况　移植后患者对移植肾的认同程度；患者及家属对肾移植后治疗、康复、保健知识的了解和掌握情况。

【主要护理诊断】

1. 焦虑与恐惧　与担心手术及其效果有关。

2. 疼痛　与手术创伤有关。

3. 营养失调：低于机体需要量　与食欲减退、胃肠道吸收不良及低蛋白饮食有关。

4. 有体液不足的危险　与术前透析过度或术后多尿期体液排出过多有关。

5. 潜在并发症：出血、感染、急性排斥反应。

【护理措施】

（一）术前护理

根据患者的心理反应，针对性地给予相应的心理护理，如介绍手术及相关的治疗方案，使之对肾移植及其治疗有科学的认识，减少对手术的恐惧和担心，以积极的心态接受和配合手术。评估患者的营养状况，根据病情指导并鼓励患者进食低钠优质蛋白、高碳水化合物、高维生素饮食，必要时遵医嘱通过肠内、外途径补充营养，以改善患者的营养状况，提高患者对手术的耐受性。

（二）术后护理

1. 保护性隔离　肾移植术后的患者需保护性隔离 7～10 天。患者入隔离病房，有专职护士护理，医护人员进出病室应穿隔离衣帽，戴好口罩，换鞋。

2. 监测生命体征　术后每小时测体温、脉搏、呼吸、血压及中心静脉压一次，至平稳后第 2 天可根据患者情况逐步延长测量间隔时间，如依次改为每 4 小时 1 次、每天 2 次等；要求术后血压高于术前，但也不能过于降低，以保证移植肾的有效血液灌注量。

3. 维持体液和内环境平衡

（1）保持出入量平衡　详细记录出入水量，尤其应严密监测每小时尿量，并根据尿量及时调整输液速度和补液量，保持出入水量平衡。

1）监测尿量　术后 24 h 内应监测每小时尿量，术后第 1 天尿量宜维持在 300 ml/h 以上，不少于 100 ml/h。由于术前尿毒症，患者可存在不同程度的水钠潴留，因而多数患者术后早期出现多尿的现象，尿量可达 1000 ml/h 以上，称多尿期，易发生在术后 24 h 内；部分患者术后未出现多尿期，而是表现为少尿或无尿，其可能原因多为术前血液透析过度、术中失血造成血容量不足、术后发生急性肾小管坏死或急性排斥反应等；应仔细分析和查找原因，为补液提供依据。

2）监测引流量　应随时观察记录引流情况，注意引流量和色泽变化，观察伤口有无出血、淋巴瘘和（或）尿外渗等，并估计和记录其总量，以指导补液。

3）合理静脉输液　静脉输液应遵循“量出为入”的原则。每小时出量包括尿量、引流量和不显性失水，当尿量小于 500 ml/h 时，输液量为出量的全量；当尿量为 500～1000 ml/h 时，输液量为出量的 80%；当尿量超过 1000 ml/h 时，输液量为出量的 70%，并合理安排输液顺序及速度。为保证静脉通路的通畅，原则上不在手术侧下肢及作血液透析用的动静脉造瘘肢体选择静脉穿刺点。术后第一天应保证两路静脉通道，且保证有一路能供输血或快速输液用，确保输液通畅。

4）指导饮食　术后第 2 天，待患者胃肠功能恢复后，可给予少量饮食，以后逐渐加量，并严格记录饮食和饮水量，以维持出、入量平衡。

4. 并发症的预防和护理

（1）出血

1）防止血管吻合口破裂　①采取适当体位：术后平卧 24 h，要求移植肾侧下肢髋、膝关节水平屈曲 15°～25°，禁忌突然改变体位，以减少血管吻合口的张力。②指导活动：术后第 2 天指导患者进行床上活动；术后第 3 天可根据病情协助其下床活动，活动量以逐渐增大为原则，以防血管吻合口破裂。③避免腹压增高：告知患者注意保持大便通畅，避免排便时因屏气引起腹压增高而致血管吻合口处张力增加。

2）应用止血药　术后遵医嘱预防性应用止血药。

3）加强观察　观察手术切口有无渗血及引流液情况，移植肾区有无肿胀，生命体征有无异常等，以及时发现患者可能出现的手术伤口或其他部位的出血。

4）及时处理出血　一旦发现出血的征象，如伤口大量渗血、肿胀和（或）心率加快、血压及 CVP 降低等，应及时报告医师，并配合进行相应的处理。

（2）感染

1）口腔护理　每日进行口腔护理，保持口腔清洁；根据患者口腔 pH 值选择适当的漱口液，预防口腔感染。

2）伤口护理　严格按照无菌技术原则护理伤口，定期更换患者伤口及各种引流管周围的敷料；遵医嘱预防性应用抗菌药，防止伤口感染。

3）严格病房管理　确保病室符合器官移植病房的感染控制规范要求。

4）预防交叉感染　术后早期，患者不宜外出。若必须外出进行检查或治疗，应注意保暖，并戴好口罩、帽子，以防止交叉感染。

5）加强观察　肾移植术后常见感染部位有手术切口、肺部、尿道、口腔和皮肤等，应密切观察，若患者体温逐渐升高，但无尿量减少和血肌酐水平上升等改变，常提示感染的存在。

6）及时处理感染病灶　一旦出现疑似感染的症状，应结合患者的临床表现、实验室及其他相关检查结果，查明感染的部位及病原体，遵医嘱应用敏感抗菌药或抗病毒药物治疗，以便及时、有效地控制感染。

（3）急性排斥反应

1）准确应用免疫抑制剂　遵医嘱应用免疫抑制药物，定期监测患者的血药浓度，以了解免疫治疗情况，防止因血药浓度不足而引起排斥反应。每日测量患者空腹体重，并根据体重调整免疫抑制剂的用量。

2）加强观察　密切观察患者的生命体征、尿量、肾功能及移植肾区局部情况。若患者体位突然升高且持续高热，伴血压升高、尿量减少、血肌酐上升、移植肾区闷胀感、压痛及情绪改变等，应考虑患者发生急性排斥反应的可能。

3）及时处理排斥反应　根据排斥反应的轻重程度，遵医嘱应用抗排斥反应的药物，如甲泼尼龙、抗淋巴细胞球蛋白（ALG）、抗胸腺细胞球蛋白（ATG）或莫罗莫那 CD_3（OKT_3）等，及时观察用药效果。在应用 ALG 或 ATG 前应进行过敏试验，试验结果阴性时方可使用。对于过敏试验阳性而又必须使用者，可在密切观察下采取脱敏疗法。第 1 天用 ALG 5 mg＋生理盐水 500 ml 静脉滴注，输注的速度为 20 滴/分，之后，再将 ALG 200 mg＋生理盐水 500 ml 静脉滴注，速度为 20 滴/分；第 2 天后按常规方法给药。甲泼尼龙（MP）冲击治疗期间应注意观察患者腹部及粪便色泽等情况，警惕应激性消化性溃疡的发生。

【健康教育】

1. 合理安排生活和活动

（1）合理安排作息时间，保持心情愉悦，做力所能及的事，术后半年可恢复正常工作。

（2）准确对待肾移植手术，消除躯体和心理的差异感。

（3）避免不良情绪刺激，采取适当方式宣泄抑郁情绪，保持心理平衡。

（4）根据身体恢复情况进行适当的体育锻炼，其强度和运动幅度以渐进为宜，同时注意保护移植肾不被硬物挤压或碰撞。

2. 正确服药 指导患者严格遵医嘱服用免疫抑制剂及其他药物，不能自行增减药物的剂量或服用替代药物；不宜服用对免疫抑制剂有拮抗作用的药品和食品。

3. 自我监测 指导患者自我检测体温、血压和尿量等指标，以随时判断自身的健康状况，为进一步检查和治疗提供依据。监测内容和方法如下：

（1）每日晨起和下午各测量体温一次并记录。

（2）每日早晨测空腹体重并记录。

（3）记录 24 h 总尿量。

（4）指导患者自我检查的方法，如轻压移植肾区，了解移植肾的大小和硬度，是否有压痛及肿胀等。

4. 预防感染的主要措施

（1）避免交叉感染 术后 1 个月内外出时应戴口罩，尽量不到公共场所或人多嘈杂的环境。

（2）注意保暖 预防感冒。

（3）注意个人卫生 保持衣裤、被褥清洁干燥，居室保持通风。

（4）注意饮食卫生 不食冷、硬和不洁食物。

5. 定时复查 复查时间一般为

（1）出院后第 1 个月每周 1 次。

（2）出院后第 2 个月每 2 周 1 次。

（3）出院半年后每个月 1 次。

（4）若病情有变化，应及时就诊。告知患者与医护人员保持联系，以便及时获得医务人员的健康指导。

本章小结

本章介绍了移植的分类、移植前的准备、皮肤移植、断肢（指）移植及肾移植。移植是将一个体的细胞、组织或器官，用手术或其他方法移植到自体或另一个体的某一部位。按供者与受者的遗传学关系、移植物的类型、移植物植入的部位、移植物的活力及移植物器官的数量可分为不同的类型。移植前的准备主要包括供者的选择、器官保存、受者的准备及病室的准备四个方面。临床上把排斥反应分为超急性排斥反应、加速血管排斥反应、急性排斥反应和慢性排斥反应四类。皮肤移植可分为游离移植、带蒂移植和吻合移植，皮肤移植的术后护理主要包括供皮区护理和受皮区护理。断肢（指）移植的护理评估主要包括健康史、身心状况及诊断检查。护理措施主要分为现场急救的护理、手术前护理和手术后护理。肾移植适用于经一般治疗无明显效果的肾病如慢性肾小球肾炎、慢性肾盂肾炎、多囊肾病、糖尿病性肾小球硬化等发展到慢性肾衰竭终末阶段，多采用异位移植。术前评估包括健康史和相关因素、身体状况和心理和社会支持状况；术后评估主要评估术中、术后、心理和认知状况。术后护理措施包括保护性隔离、监测生命体征、维持体液和内环境平衡及出血、感染和急性排斥反应等并发症的预防和护理。健康教育要点主要有合理安排生活和活动、正确服药、自我监测、预防感染和定时复查。

（南华大学护理学院 赵 玲）

第十二章　颅脑疾病患者的护理

学习目标

1. 掌握颅脑外科疾病的临床表现，诊断及治疗原则，护理措施。

2. 熟悉颅内压增高的病理，脑疝形成机理，颅骨骨折、脑肿瘤、脑血管疾病的护理评估及护理诊断。

3. 了解颅脑疾病的解剖特点，颅脑损伤的发病机理。

第一节　颅内压增高

颅内压增高是神经外科常见临床病理综合征，是颅脑损伤、脑肿瘤、脑出血、脑积水和颅内炎症等所共有征象，由于上述疾病使颅腔内容物体积增加，导致颅内压持续在 2.0 kPa（200 mmH_2O）以上，从而引起相应的综合征，称为颅内压增高。当颅内分腔有占位性病变时，该分腔的压力大于邻近分腔的压力，脑组织从高压力区向低压力区移位，导致脑组织、血管及颅神经等重要结构受压和移位，有时被挤入硬脑膜的间隙或孔道中，从而出现一系列严重临床症状和体征，称为脑疝。

【解剖】 儿童颅缝闭合后或成人颅腔的容积是固定不变的，约为 1400～1500 ml，颅腔容纳着脑组织、脑脊液和血液三种内容物，使颅内保持一定的压力，称为颅内压。由于颅内的脑脊液介于颅腔壁与脑组织之间，一般以脑脊液的静水压代表颅内压力，通过侧卧位腰椎穿刺或直接脑室穿刺测量来获得该压力数值，成人正常颅内压为 0.7～2.0 kPa（70～200 mmH_2O），儿童的正常颅内压为 0.5～1.0 kPa（50～100 mmH_2O）。正常颅内压可有小范围的波动，它与血压和呼吸关系密切。颅内压的调节除部分依靠将颅内的静脉血排挤到颅外血液循环外，主要是通过脑脊液量的变化来维持。

当颅内压降低时，脑脊液的分泌增加，吸收减少，当颅内压增高时，一部分脑脊液被挤入脊髓蛛网膜下腔，同时，脑脊液的分泌减少而吸收增多，以代偿增加的颅内压。脑脊液的总量占颅腔总容积的 10%，一般而言允许颅内增加的临界容积约为 5%，超过此范围，颅内压开始增高。

颅腔被大脑镰、小脑幕分隔为三个彼此相通的分腔。小脑幕以上为幕上腔，幕上腔又被大脑镰分左、右两个分腔，容纳左、右大脑半球，两侧大脑半球活动度较大。小脑幕以下为幕下腔，内容小脑、脑桥和延髓。中脑在小脑幕切迹裂孔中通过，其外侧面与颞叶的钩回、海马回相邻。发自大脑脚内侧的动眼神经越过小脑幕切迹走行在海绵窦的外侧壁直至眶上裂。颅腔与脊髓腔相连处的出口称为枕骨大孔。延髓下端通过此孔与脊髓相连。小脑蚓锥体下部两侧的小脑扁桃体位于延髓下端的背面，其下缘与枕骨大孔后缘相对。

【病因病理】

（一）病因

引起颅内压增高的原因可分为三大类：

1. 颅腔内容物的体积增大，如脑组织体积增大（脑水肿）、脑脊液增多（脑积水）、颅内静脉回流受阻或过度灌注，脑血流量增加，颅内血量增多。

2. 颅内占位性病变使颅内空间相对变小，如颅内血肿、肿瘤、脓肿等。

3. 先天性畸形使颅腔的容积变小，如狭颅症、颅底凹陷症等。

（二）病理生理

影响颅内压增高代偿功能的常见因素有年龄、病变的进展速度及部位、伴发脑水肿的程度及全身性疾病。随着病变的不断变化，代偿功能逐渐耗竭，当颅内容物的体积达到一个临界点时，代偿功能丧失，超过临界点后，颅内压急剧上升，则病情迅速发展，往往在短期内即出现颅内高压危象或脑疝。

颅内压持续增高，可引起一系列中枢神经系统功能紊乱和病理变化，主要病理改变是脑血流量的减少和脑疝。脑血流量的减少造成脑组织缺血缺氧，加重脑水肿，使颅内压增高；发生脑疝时，移位的脑组织在小脑幕切迹或枕骨大孔处挤压脑干，使脑干受压移位导致其实质内血管受到牵拉、破裂出血，导致脑干功能衰竭；同侧的大脑脚受到挤压造成病变对侧偏瘫；同侧动眼神经受到挤压可产生动眼神经麻痹症状。脑疝是颅内压增高的危象和引起死亡的主要原因。

【临床表现】

1. 颅内压增高表现

（1）头痛 这是颅内压增高最常见的症状之一，以早晨或晚间较重，多位于额、颞部，程度随颅内压的增高而进行性加重，当用力、咳嗽、弯腰或低头活动时常使头痛加重，以胀痛和撕裂痛为多见。

（2）呕吐 当头痛剧烈时，呈喷射性呕吐，一般与饮食无关。

（3）视神经乳头水肿 这是颅内压增高的重要客观体征之一。表现为视神经乳头充血，边缘模糊不清，中央凹陷消失，视盘隆起，静脉怒张。若视神经乳头水肿长期存在，则视盘颜色苍白，视力减退，视野向心缩小，称为视神经继发性萎缩。此时颅内压增高得到解除，视力恢复并不理想，甚至继续恶化和失明。

以上三者是颅内压增高的典型表现，称之为颅内压增高“三主征”，在颅内压增高时，三主征各自出现的时间和程度并不一致。

（4）意识障碍及生命体征变化 疾病初期意识障碍可出现嗜睡，反应迟钝。严重病例，可出现昏睡、昏迷，伴有瞳孔散大，对光反应消失，发生脑疝，去大脑强直。生命体征变化为血压升高，脉搏徐缓，呼吸不规则，体温升高等病危状态甚至呼吸停止，终因呼吸循环衰竭而死亡。

（5）其他 可出现头晕、猝倒、头皮静脉怒张。在小儿患者可有头颅增大，颅缝增宽或分裂、前囟饱满隆起等。

2. 脑疝表现

（1）小脑幕切迹疝表现 是因一侧幕上压力增多，使位于该侧小脑幕切迹缘颞叶的海马回、钩回疝入小脑幕裂孔下方，故又称颞叶钩回疝，表现为：颅内压增高引起剧烈头痛且进行性加重，伴躁动不安，频繁呕吐；由于脑干内网状上行激动系统受累，患者出现嗜睡、浅昏迷至深昏迷；患侧动眼神经麻痹，瞳孔逐渐散大，直接和间接对光反射均消失，并伴有上睑下垂及眼球外斜；钩回直接压迫大脑脚，锥体束受累后，病变对侧肢体肌力减弱或麻痹，病理征阳性；病情发展到晚期，生命征紊乱，血压下降，脉搏细速，呼吸浅而不规则，最终因呼吸循环衰竭而致呼吸停止，血压下降，心脏停搏。

（2）枕骨大孔疝　是小脑扁桃体及延髓经枕骨大孔被挤向椎管中，又称小脑扁桃体疝。表现为头痛剧烈，呕吐频繁，颈项强直或强迫头位；较早出现生命体征紊乱，意识障碍，瞳孔改变出现较晚，由于位于延髓的呼吸中枢受损严重，患者早期即可突发呼吸骤停而死亡。

【辅助检查】

1. CT 检查　目前 CT 是诊断颅内占位性病变的首选辅助检查措施。对绝大多占位病变的定位、定性的诊断均有意义，CT 血管造影结合三维重建技术对颅内血管病变的诊断有意义。属无创性检查，易被患者接受。

2. 磁共振成像（MRI）检查　在 CT 不能确诊的情况下，可进一步行 MRI 检查，具有无创、无辐射、无骨伪迹和分辨率高的特点。磁共振血管造影（MRA）结合三维重建技术对颅内动脉瘤等病变的诊断有意义。

3. 脑血管造影　主要用于疑有脑血管畸形，脑动脉瘤等血管性疾病的检查，数字减影血管造影（DSA），不仅使脑血管造影术的安全性提高，而且图像清晰，使疾病检出率明显提高。

4. 头颅 X 线摄片　颅内压增高时，可见颅骨骨缝分离，指状压迹增多，鞍背骨质稀疏，蝶鞍扩大，颅骨骨折，听神经瘤引起内听道孔扩大等。

5. 放射性核素扫描　用于脑肿瘤、脑血管疾病、脑炎性病患、脑外伤、脑死亡、脑积水、脑脊液漏等疾病的筛选与定位，亦可用于脑代谢、脑血流量及脑血管通透性的观察。

6. 腰椎穿刺　主要目的是采集脑脊液标本做化验，同时测定颅内压，对判断有无颅内压增高及确定颅内病变的性质有重要意义。但有加重病情，诱发脑疝的危险，应慎重进行。

【治疗原则】

（一）颅内压增高

1. 处理原发病因　根本的治疗方法是去除颅内压增高的原因，如切除颅内肿瘤、消除血肿、控制颅内感染。

2. 降低颅内压　病因未查明或一时不能解除病因可作如下对症治疗：

（1）脱水治疗　使用脱水药物以减少脑组织中的水分，从而缩小脑体积，同时限制水钠输入量，降低颅内压。

（2）激素治疗　肾上腺皮质激素能改善毛细血管通透性，防治脑水肿。

（3）冬眠低温疗法或亚低温疗法　有利于降低脑的新陈代谢，减少脑组织的氧耗量，防止脑水肿的发生与发展，对降低颅内压亦起一定作用。

（4）脑脊液体外引流　脑室穿刺引流缓慢放出脑脊液少许，以缓解颅内压增高。

（5）巴比妥治疗　大剂量异戊巴比妥或硫喷妥钠注射可降低脑的代谢，减少氧耗及增加脑对缺氧的耐受力，使颅内压降低。

（6）辅助过度换气　目的是使体内 CO_2 排出，动脉血 CO_2 分压下降，可使脑血流量减少，从而使颅内压相应下降。

（7）抗生素治疗　控制颅内感染或预防感染。

（8）症状治疗　对患者的主要症状进行治疗，疼痛者可给予镇痛剂，有抽搐发作者给予抗癫痫药物治疗，烦躁患者给予镇静剂。

（二）脑疝

关键在于及时发现和处理。患者一旦出现典型的脑疝症状，应立即给予降颅内压治疗，以缓解病情，争取时间，确诊后，尽快手术，去除病因。若难以确诊或确诊但病变无法切除者，可通过脑脊液分流术、侧脑室外引流术或病变颞肌下、枕肌下减压术等降低颅内压。

【护理评估】

1. 了解有无脑外伤、颅内炎症、脑肿瘤及高血压、脑动脉硬化病史，初步判断颅内压增高的病因；有无合并其他疾病；有无呼吸道梗阻、便秘、剧烈咳嗽、癫痫等导致颅内压骤升的因素。

2. 评估颅内压增高患者有无因头痛、呕吐等不适引起的烦躁不安、焦虑、紧张等心理反应。一旦出现脑疝，病情危重，可能危及生命，患者及家属出现恐惧心理，焦急万分，了解患者及家属对疾病的认知程度，家庭经济状况和社会支持情况。

【主要护理诊断】

1. 疼痛 与颅内压增高有关。

2. 脑组织灌注量改变 与脑血流量持续增加有关。

3. 有体液不足的危险 与颅内压增高引起剧烈呕吐及应用脱水剂有关。

4. 清理呼吸无效 与意识障碍，反射活动减弱有关。

5. 潜在并发症：脑疝。

【护理措施】

（一）一般护理

1. 体位 抬高床头15°～30°，以利于颅内静脉回流，可减轻脑水肿，降低颅内压。昏迷者交替两侧卧位，以利于口腔分泌物排出，保持呼吸道通畅。

2. 吸氧 持续或间断给氧，改善脑缺氧，使脑血管收缩，降低脑血流量，减轻脑水肿。

3. 控制液体摄入量 补液量以能维持出入量的平衡为度，成人一般每天不超过2000 ml，注意补充电解质并调节酸碱平衡，防止水、电解质紊乱。

4. 观察病情变化 密切观察患者意识状态、生命体征、瞳孔变化、头痛、呕吐及视力障碍、肢体活动和癫痫发作情况，警惕脑疝的发生，有条件的可作颅内压监测。

5. 生活护理 做好口腔、皮肤的护理工作，注意饮食调整，适当限制钠盐，保护患者防止受伤。避免髋关节长期屈曲。

（二）防止颅内压骤然升高

1. 保持安静 绝对卧床休息，尽量减少搬运患者次数，必须搬运时，动作要轻，头部相对固定，起时勿用力过猛。限制患者家属探视，劝慰患者安心休养，避免情绪激动，以免血压骤升而增加颅内压。

2. 避免胸内压或腹内压上升 胸内压或腹内压上升会间接导致脑血回流受阻而产生颅内压增高。

（1）保持排便通畅 颅内压增高引起的头痛致自主神经功能紊乱，抑制规律性排便活动，恶心、呕吐及脱水药物的应用，导致患者不同程度的脱水，引起便秘，尽可能地预防患者采用屏气动作，应保持大便通畅，鼓励患者多吃蔬菜与水果，预防便秘，对已形成便秘者予以开塞露，或用少量高渗液行少量低压灌肠，禁止大量灌肠，以免颅内压骤然增高。

（2）保持呼吸道通畅和避免剧烈咳嗽 及时清除呼吸道分泌物和呕吐物，舌根后坠者可托起下颌或放置口咽通气道，意识不清或咳痰困难者，应及早行气管切开术，痰液黏稠者可行超声雾化吸入。重视基础护理，给患者按时翻身拍背，避免并及时治疗感冒、咳嗽。

3. 及时控制癫痫发作 癫痫发作可加重脑缺氧及脑水肿，应遵医嘱定时定量给予抗癫痫药物。

（三）症状护理

1. 头痛 适当应用止痛剂，但禁用吗啡、哌替啶，以免抑制呼吸中枢，防止咳嗽、低头及用力活动，以免加重头痛。

2. 呕吐 呕吐时预防呕吐物呛入气管，应将头部偏向一侧，及时清理口腔呕吐物，防止误吸。

3. 高热 及时给予有效降温措施，应采取一些降低体温的护理措施：①定时测量体温；②减少盖被；③在表浅的大血管处直接用冰袋；④使用低温毯等，必要时用冬眠低温疗法。

4. 躁动 寻找原因给予及时处理，切忌强制约束，以免患者挣扎使颅内压增高。

5. 尿潴留 尿潴留者经诱导、刺激排尿无效方可导尿。必要时留置导尿管引流尿液，置管时应加强会阴部护理，避免发生泌尿系统感染。

（四）脱水治疗的护理

应用高渗性和利尿性脱水剂，增加水分排除，达到降低颅内压的目的，常用20%甘露醇、甘油果糖、呋塞米、人血白蛋白等，脱水治疗期间，准确记录24 h出入水量。

（五）激素治疗的护理

常选用地塞米松、氢化可的松等静脉注射，由于激素有引起消化道急性溃疡出血、增加感染机会等不良反应，按医嘱用药时注意观察。

（六）辅助过度换气的护理

过度换气持续时间不宜过长，一般不超过24 h，应定时进行血气分析检查，维持患者PaO_2于12～13.33 kPa（90～100 mmHg），$PaCO_2$于3.33～4.0 kPa（25～30 mmHg）水平为宜。

（七）冬眠低温治疗的护理

1. 降温 根据医嘱给予足量冬眠药物，待自主神经被充分阻滞，患者御寒反应消失，进入昏睡状态后，再加以物理降温。为增强冬眠效果，减轻御寒反应，可酌情使用苯巴比妥或水合氯醛。降温速度以每小时降1℃为宜，体温以控制肛温于32～34℃较合适。

2. 病情观察 冬眠过程中必须密切观察并记录生命体征、意识状态、瞳孔和神经系统病征。若脉搏超过100次/分，收缩压低于13.3 kPa（100 mmHg），呼吸次数减少或不规则时，应及时通知医师，停止冬眠疗法或更换冬眠药物。

3. 预防并发症 加强基础护理，避免肺部并发症、皮肤冻伤、压疮等并发症，在搬动患者或为其翻身时，动作要缓慢、轻稳，以防发生体位性低血压。

4. 复温 停用冬眠低温治疗时，应先停物理降温，再逐步减少药物剂量和延长相同剂量的药物维持时间直至停用，复温不可过快。

（八）脑室引流的护理

1. 引流管开口需高于侧脑室平面10～15 cm，以维持正常的颅内压。需要搬动患者时应将引流暂时关闭，防止脑脊液反流引起逆行性感染。

2. 术后严密观察脑脊液的引流速度、颜色，记录每日引流量，每日引流量以不超过500 ml为宜，如脑脊液由清亮变浑浊，出现絮状物则为感染征象，注意补液，以避免水电解质失衡。

3. 保持引流通畅，引流管不可受压、扭曲、成角、折叠，适当限制患者头部活动范围，活动及翻身时避免牵拉引流管，及时调整引流管开口高度，注意观察引流管是否通畅，若引流管内不断有脑脊液流出，管内的液面随患者呼吸、脉搏等上下波动表明引流管通畅；若引流管无脑脊液流出或引流液明显减少，多由于血凝块及破碎脑组织堵塞或引流管脱出，应查明原因，给予相应处理，必要时更换引流管。但禁止向脑室内冲洗。

4. 引流过程中应注意患者神志、瞳孔、体温的变化，以及有无头、颈项疼痛、颈部抵抗感，如出现精神不振、高热、头痛、颈项疼痛、颈部抵抗感，则高度怀疑脑室感染。若有头痛，同时引流管内的液面过低，则可能出现了过度引流脑脊液。

5. 严格遵守无菌操作原则，定期更换引流瓶（袋），脑室引流一般保持 3～7 天，可考虑拔除，拔管前应试行抬高引流管（袋）或夹闭引流管 24 h，以便了解脑脊液循环是否通畅及颅内压是否有再次升高。夹管后应密切观察，如患者出现头痛、呕吐等颅内压增高症状，应立即开放夹闭的引流管，拔管时避免引流管内液体逆流入脑室引起感染。拔管前后切口处若有脑脊液漏出，应及时告知医师妥为处理，以免引起颅内感染。

（九）脑疝急救处理

颅内压增高有脑疝征象者，应争分夺秒进行有效抢救，快速静脉注入甘露醇、呋塞米等强力脱水剂；保持呼吸道通畅、吸氧；准备气管插管盘及呼吸机，对呼吸功能障碍者，行人工辅助呼吸；密切观察生命体征、瞳孔的变化；紧急做好术前特殊检查及术前准备。

【健康教育要点】 主要是防止颅内压骤然增高。

1. 避免呼吸道梗阻。

2. 避免剧烈咳嗽及用力排便，避免并及时治疗感冒、咳嗽。

3. 及时控制癫痫发作。

第二节 颅脑损伤

颅脑损伤多见于交通、工矿等事故，自然灾害、爆炸、火器伤、坠落、跌倒以及各种锐器、钝器对头部伤害；常与身体其他部位的损伤复合存在，颅脑损伤可分为头皮损伤、颅骨损伤与脑损伤，三者皆可单独发生，但须警惕其合并存在；其中，对预后起决定作用的是脑损伤的程度及其处理效果。

一、头皮损伤

头皮损伤是颅脑损伤中最常见的损伤，其重要性并不在于头皮本身的损伤，头皮损伤的部位提示着头部受力的方向和位置，有助于伤情的判断；头皮损伤可以合并不同程度的颅骨骨折和脑损伤。

【解剖】 头皮分为五层。由外及里依次为皮肤、皮下组织、帽状腱膜、帽状腱膜下层、骨膜层。皮肤层厚而致密，含有大量毛囊、皮脂腺、汗腺及丰富的血管及淋巴管。皮下组织层由脂肪和粗大而垂直的纤维束构成，内有血管、神经穿行。帽状腱膜层前连额肌，后连枕肌，两侧达颞肌筋膜，坚韧且富有张力。帽状腱膜下层是位于帽状腱膜与骨膜之间的疏松结缔组织层，前至眶上缘，后达上项线，其间隙内的静脉经导静脉与颅内静脉窦相通，是颅内感染和静脉窦栓塞的途径之一。骨膜层是由致密结缔组织构成，在颅缝处贴附紧密，其余部位贴附疏松，故骨膜下血肿易被局限。

头皮血液供应丰富，且动、静脉伴行，由颈内、外动脉的分支供血，左右各五支在颅顶汇集，各分支间有广泛的吻合支，其抗感染及愈合能力较强。

【病因及分类】

1. 头皮血肿　多为钝器伤所致，按照血肿出现在头皮的层次分为皮下血肿、帽状腱膜下血肿、骨膜下血肿。

2. 头皮裂伤　为锐器或钝器伤所致。

3. 头皮撕脱伤　多为发辫受机械力牵拉，使大块头皮自帽状腱膜下层或连同骨膜一起被撕脱所致。

【临床表现】

1. 头皮血肿

(1) 头皮下血肿　血肿位于皮肤表层与帽状腱膜之间，一般体积较小、张力高、压痛明显，有时因周围组织肿胀隆起，中央反而凹陷，易被误认为凹陷性颅骨骨折，需用颅骨 X 线摄片或 CT 检查鉴别。

(2) 帽状腱膜下血肿　头部受到斜向暴力，撕裂该层面的导血管所致，因该层组织疏松，血肿可蔓延至全头部，小儿及体弱者可导致休克或贫血。

(3) 骨膜下血肿　血肿因受到骨缝处骨膜牢固粘连的限制，多局限于某一颅骨范围内，多由颅骨骨折或产伤引起。

2. 头皮裂伤　因断裂血管受头皮纤维隔的牵拉，断端不能收缩，出血较多，可引起失血性休克。处理时须着重检查有无骨折或脑损伤。

3. 头皮撕脱伤　大片头皮自帽状腱膜下层或连同颅骨骨膜被撕脱，可导致剧烈疼痛或失血性休克。

【治疗原则】

1. 头皮血肿　较小的血肿一般在 1～2 周左右可自行吸收，无需特殊处理，可行头部物理治疗，促进血肿吸收。帽状腱膜下血肿，在确定患者凝血功能正常后，可在严密无菌的条件下分次穿刺抽吸后加压包扎。

2. 头皮裂伤　现场急救时采用局部加压包扎止血法。缝合前应剃净伤处头发，清除伤口内异物，冲洗消毒伤口，检查伤口有无骨碎片及有无脑脊液或脑组织外溢，实施清创缝合后，注射破伤风抗毒素，并给予抗生素预防感染。由于头皮血运丰富，愈合能力及抗感染能力强，即使超过 72 h，若无明显感染仍可清创缝合。

3. 头皮撕脱伤　急救时加压包扎止血、防止休克，保留撕脱的头皮，避免污染。将撕脱的头皮用干净敷料包裹，放置于有冰块的容器内，随患者一同送往医院。手术应争取在伤后 6～8 h 内进行清创植皮，条件允许者采用显微外科技术进行小血管吻合。对于骨膜已撕脱者，在颅骨外板上多处钻孔达板障，待骨孔内肉芽组织生成后再行植皮。

【护理评估】

1. 了解既往疾病史及健康状况。

2. 了解受伤经过、暴力类型、大小、方向等。

3. 由于头皮完整性受到破坏，以及疼痛和出血，患者及家属可能出现焦虑、紧张心理。

【主要护理诊断】

1. 疼痛　与头皮损伤有关。

2. 恐惧　与外伤刺激及对疾病知识缺乏有关。

3. 潜在并发症：感染、出血性休克。

【护理措施】

1. 病情观察 密切监测生命体征、尿量和神志变化，注意有无休克、颅脑损伤的发生。观察头皮裂伤创口有无渗血渗液；头皮撕脱伤缝合后有无皮瓣坏死、感染。

2. 预防感染和镇静 头皮裂伤、头皮撕脱伤的患者常规给予抗生素治疗，预防创面感染；头皮血肿应严格掌握处理原则及无菌操作规则，观察有无全身感染症状及局部感染表现。患者出现剧烈疼痛、焦虑、恐惧时，可给予镇静剂、镇痛剂治疗，以减轻疼痛，缓解焦虑和恐惧。

3. 稳定患者情绪，鼓励并帮助患者，给予精神和心理支持，同患者一起寻求最有效的应付紧张、恐惧的方法。

二、颅骨骨折

颅骨骨折指颅骨受暴力作用致颅骨结构和形态改变。其临床意义不在于骨折本身，而在于颅骨骨折提示伤者受暴力较重，合并脑损伤的几率较高。尤其是骨折线跨越脑膜血管或静脉窦时，应警惕颅内血肿的发生。颅骨骨折不一定合并严重的脑损伤，没有骨折也可能合并脑损伤。

【解剖概要】 颅骨可分为颅盖和颅底两部分。颅盖骨由内、外骨板和中间疏松的板障构成，外板厚，内板薄，内、外骨板表面均有骨膜覆盖，内骨膜为硬脑膜外层，在颅骨的穹隆部，内骨膜与颅骨板结合不紧密，故颅顶部骨折易形成硬膜外血肿；颅底骨凹凸不平，厚薄不一，有两侧对称、大小不等的骨孔和裂隙，脑神经、血管由此出入颅脑。颅底分为颅前窝、颅中窝和颅后窝。颅骨的气窦、如额窦、筛窦、蝶窦及乳窦气房等，均贴近颅底，气窦内壁与脑膜紧贴，颅骨骨折越过气窦时，相邻硬脑膜常被撕裂，形成脑脊液漏，也可导致颅内感染。

【病因与分类】 颅脑近似球体，颅骨有一定的弹性，有相当的抗压缩和抗牵张能力，颅骨骨折是由直接暴力或间接暴力作用颅骨所致，其致伤因素主要取决于外伤和颅骨结构两方面，当受到强大的外力作用时，轻者只引起头颅变形，重者造成颅骨骨折。

颅骨骨折按骨折部位分为颅盖骨骨折和颅底骨折；按骨折形态分为线性骨折和凹陷性骨折；按骨折是否与外界相通分为开放性骨折和闭合性骨折。

【临床表现】

1. 颅盖骨骨折 分为线性骨折和凹陷性骨折。线性骨折发生率较高，局部有压痛、肿胀，本身无需特殊治疗；凹陷性骨折时局部可扪及局限性下陷区，可造成局部脑压迫，若凹陷骨折位于脑重要功能区浅面，可出现偏瘫、失语、癫痫等病征。

2. 颅底骨折 常为强烈的间接暴力所致，常为线性骨折。依骨折的部位不同可分为颅前窝、颅中窝和颅后窝骨折，临床表现各异。

（1）颅前窝骨折 骨折累及眶顶和筛骨，可有鼻出血、眶周及球结膜下淤血斑（“熊猫眼”征）；若脑膜、骨膜均破裂，则合并脑脊液鼻漏；若筛板或视神经管骨折，可合并嗅神经或视神经损伤。

（2）颅中窝骨折 骨折累及蝶骨，也可有鼻出血或合并脑脊液鼻漏；若累及颞骨岩部，且脑膜、骨膜破裂时，合并脑脊液耳漏；颅中窝骨折常合并第Ⅶ、Ⅷ脑神经损伤；若累及蝶骨和颞骨的内侧部，还可能损伤垂体或第Ⅱ、Ⅲ、Ⅳ、Ⅴ、Ⅵ脑神经；若骨折伤及颈动脉海绵窦段，可因动静脉瘘的形成出现搏动性突眼及颅内杂音；破裂孔或颈内动脉管处的破裂，可发生致命性的鼻出血或耳出血。

（3）颅后窝骨折　骨折累及颞骨岩部后外侧时，一般在伤后1～2天出现乳突部皮下瘀血（Battle征）。若累及枕骨基底部，可在伤后数小时出现枕下部肿块及皮下瘀血斑；枕骨大孔或岩尖后缘附近的骨折，可合并后组脑神经损伤。

【辅助检查】

1. X线摄片　对颅盖骨的骨折可进行确诊，可显示骨折陷入颅内的深度及凹陷的面积。颅底骨折采用X线摄片检查，仅有30%～50%显示骨折线，主要靠临床表现加以诊断。

2. CT检查　有助于骨折情况的诊断，尤其是对眼眶及视神经管骨折的诊断，还可了解有无脑损伤。

3. 尿糖试纸测定　以鉴别是否为脑脊液。

【治疗原则】　颅骨线性骨折一般不需特殊处理，若合并脑脊液外漏时，需预防颅内感染，如超过1个月仍未停止漏液，应考虑手术修补硬脑膜。对疑为碎骨片压迫视神经，导致伤后视力减退者，争取在12 h内行视神经探查减压术。

凹陷性骨折如位于脑重要功能区表面，有碎骨片插入脑组织、脑受压或凹陷直径大于5 cm，深度达1 cm者，应予以手术整复，或摘除碎骨片。

开放性颅骨骨折应及时手术清创，并给予抗生素预防感染。颅骨缺损，可在伤后3个月至半年左右做颅骨成形术。

【护理评估】

1. 了解患者既往病史。

2. 了解受伤过程，如暴力大小、方向、受伤时有无意识障碍及口鼻出血情况，初步判断是否有脑损伤。

3. 了解患者可因头部外伤而出现的焦虑、害怕、恐惧等心理反应，以及对骨折能否恢复正常而担心的程度，同时应了解家属对疾病的认识及心理反应。

【主要护理诊断】

1. 疼痛　与损伤有关。

2. 有感染的危险　与脑脊液漏有关。

3. 潜在并发症：颅内出血、颅内压增高、颅内低压综合征。

【护理措施】

1. 病情观察　有无继发性损伤，如脑组织、脑膜、血管损伤引起的癫痫、颅内出血、继发性脑水肿、颅内压增高等。脑脊液外漏可推迟颅内压增高症状的出现，应严密观察患者的意识、生命体征、瞳孔及肢体活动情况，及时发现颅内压增高及脑疝的早期迹象；注意颅内低压综合征，脑脊液外漏多，可使颅内压过低而导致颅内血管扩张，出现剧烈头痛、眩晕、呕吐、畏食、反应迟钝，脉搏细弱，血压偏低等。

2. 脑脊液漏的护理

（1）抬高头部　维持特定体位至漏液停止后3～5天，借重力作用使脑组织移至颅底硬脑膜裂缝处，促使局部粘连而封闭漏口。

（2）保持外耳道、鼻腔和口腔清洁　每日两次清洁、消毒鼻前庭或外耳道，禁止挖耳、抠鼻、堵塞、冲洗耳鼻腔及耳鼻腔滴药。

（3）避免用力咳嗽、打喷嚏、擤鼻涕及用力排便，以免颅内压骤然升降导致脑脊液逆流。

(4) 禁忌从鼻腔吸痰或插胃管。禁止作腰椎穿刺。

(5) 加强口腔护理，密切观察有无颅内感染征象。根据医嘱预防性应用抗菌药物及破伤风抗毒素，适当应用镇静剂、镇痛剂。

三、脑损伤

脑损伤是指由于暴力作用使脑膜、脑组织、脑血管以及脑神经损伤。

【解剖概要】 脑的被膜自外向内依次为硬脑膜、蛛网膜和软脑膜。硬脑膜坚韧且有光泽，有两层合成，外层兼具颅骨内膜的作用，内层较坚厚，两层之前有丰富的血管和神经。蛛网膜薄而透明，缺乏血管和神经，与硬脑膜之间有硬膜下腔，与软脑膜之间有蛛网膜下腔，充满脑脊液。脑脊液为无色透明液体，内含有各种浓度不等的无机盐、葡萄糖、微量蛋白和淋巴细胞，对中枢神经系统起缓冲、保护、运输代谢产物及调节颅内压等作用。软脑膜薄且富有血管，覆盖于脑的表面并深入沟裂内。

【分类】

1. 根据伤后脑组织与外界是否相通　将脑损伤分为开放性和闭合性两类。前者多由锐器或火器直接造成，有头皮裂伤、颅骨骨折和硬脑膜破裂，常伴有脑脊液漏；后者由头部接触较钝物体或间接暴力造成，脑膜完整，无脑脊液漏。

2. 根据脑损伤机制及病理改变　分为原发性脑损伤和继发性脑损伤。前者指暴力作用于头部时立即发生的脑损伤，且不再继续加重，主要有脑震荡、脑挫裂伤及原发性脑干损伤等。后者指受伤一定时间后出现的脑受损病变，主要有脑水肿和颅内血肿。

【损伤机制】 颅脑损伤的程度和类型多种多样，造成闭合性脑损伤的机制甚为复杂。物体与头部直接碰撞，由于冲击、凹陷骨折或颅骨的急速内凹或弹回，而导致局部脑损伤；来源于受伤瞬间头部的减速或加速运动，使脑在颅内急速移位，与颅壁相撞，与颅底摩擦以及受大脑镰、小脑幕牵扯，而导致多处或弥散性脑损伤；受伤时头部若为固定不动状态，则仅受接触力影响，运动中的头部突然受阻于固定物体，除有接触力作用外，尚有因减速引起的惯性力起作用。惯性力引起的脑损伤分散和广泛，常有早期昏迷的表现。通常将受力侧的脑损伤称为冲击伤，其对侧者称为对冲伤。由于颅前窝与颅中窝的凹凸不平，各种不同部位和方式的头部外伤，均易在额极、颞极及其底面发生惯性力的脑损伤。当暴力过大并伴有旋转力时，可使脑组织在颅腔内产生旋转运动，不仅使脑组织表面在颅脑内摩擦、撞击引起损伤，而且在脑组织内不同结构间产生剪应力，引起更为严重的损伤。

【临床表现】

1. 脑震荡　是最常见的轻度原发性脑损伤，为一过性脑功能障碍，受伤后立即出现短暂的意识障碍，可为神志不清或完全昏迷，持续数秒或数分钟，一般不超过 30 min。清醒后大多不能回忆受伤当时及至伤前一段时间内的情况，称为逆行性遗忘。较重者在意识障碍期间可有皮肤苍白、出汗、血压下降、心动徐缓、呼吸浅慢、肌张力降低、各生理反射迟钝或消失等表现，但随着意识的恢复很快趋于正常。此后可能出现头痛、头昏、恶心、呕吐等症状，短期内可自行好转。神经系统检查无阳性体征，脑脊液检查无红细胞，CT 检查颅内无异常发现。

2. 脑挫裂伤　主要发生于大脑皮层的损伤，可为单发，亦可多发，好发于额极、颞极及其底面。脑挫伤指脑组织遭受破坏较轻，软脑膜尚完整者；脑裂伤指软脑膜、血管和脑组织同时有破裂，伴有外伤性蛛网膜下腔出血，两者常同时存在，临床上又不易区别，故常合称为脑挫裂伤。脑挫裂伤的继发性改变脑水肿和血肿形成具有更为重要的临床意义。前者通常属于血管源性水肿，可于伤后早期发生，一般3～7天内发展到高峰，在此期间易发生颅内压增高，甚至脑疝。伤情较轻者，脑水肿可逐渐消退，伤灶日后可形成瘢痕、囊肿或与硬脑膜粘连，成为外伤性癫痫的原因之一。如蛛网膜与软脑膜粘连，影响脑脊液吸收，可形成外伤性脑积水。广泛的脑挫裂伤可在数周以后形成外伤性脑萎缩。

（1）意识障碍　是脑挫裂伤最突出的临床表现。伤后立即出现，其程度和持续时间与脑挫裂伤程度、范围直接相关。多数患者在半小时以上，重症者可长期持续昏迷。

（2）局灶症状和体征　受伤当时立即出现与伤灶相应的神经功能障碍或体征，如运动区损伤出现锥体束征、肢体抽搐或偏瘫，语言中枢损伤出现失语等，发生于“哑区”的损伤，则无局灶症状或体征出现。

（3）头痛、恶心、呕吐　可能与颅内压增高，自主神经功能紊乱或外伤性蛛网膜下腔出血等有关，后者尚可有脑膜刺激征、脑脊液检查有红细胞等表现。

（4）颅内压增高与脑疝　为继发性脑水肿或颅内血肿所致，使早期的意识障碍或瘫痪程度有所加重，或意识好转，清醒后又变为模糊，同时有血压升高，心率减慢，瞳孔不等大以及锥体束征等表现。CT、MRI检查可显示脑损伤的部位、范围、脑水肿的程度及有无脑室受压及中线结构移位等。

3. 原发性脑干损伤　症状与体征在受伤当时即已出现，不伴有颅内压增高表现。单独的原发性脑干损伤较少见，常与弥散性脑损伤并存。主要表现为受伤当时立即昏迷，昏迷程度较深，持续时间较长。其昏迷原因与脑干网状结构受损，上行激活系统功能障碍有关。瞳孔不等大、极度缩小或大小多变，对光反射无常；眼球位置不正或同向凝视；出现病理反射、肌张力增高、中枢性瘫痪等锥体束征以及去大脑强直等。累及延髓时，则出现严重的呼吸循环功能紊乱。MRI检查有助于明确诊断，了解伤灶的具体部位和范围。

4. 弥散性轴突损伤　属于惯性力所致的弥散性脑损伤。由于脑的扭曲变形，脑内产生剪切或牵引作用，造成脑白质广泛性轴突损伤。病变可分布于大脑半球、胼胝体、小脑或脑干。显微镜下所见为轴突断裂的结构改变。可与脑挫裂伤合并存在或继发脑水肿，使病情加重。主要表现为受伤当时当即出现的昏迷时间较长，昏迷原因主要是广泛的轴索损害，使皮层与皮层下中枢失去联系。若累及脑干，患者可有一侧或双侧瞳孔散大，对光反射消失，或眼球同向凝视等。可因继发脑水肿而再次昏迷。CT扫描可见大脑皮质与髓质交界处、胼胝体、脑干、内囊区域或第三脑室周围有多个点状或小片状出血灶，MRI能提高小出血灶的检出率。

5. 下丘脑损伤　常与弥散性脑损伤并存。主要表现为受伤早期的意识或睡眠障碍、高热或低温、尿崩症、水与电解质紊乱、消化道出血或穿孔以及急性肺水肿等。这些表现如出现在伤后晚期，则为继发生脑损伤所致。

6. 颅内血肿　是颅脑损伤中最多见、最危险、却又是可逆的继发性病变。其严重性在于引起颅内压增高导致脑疝危及生命，早期发现和及时处理，可在很大程度上改善预后。按血肿的来源和部位可分为硬脑膜外血肿、硬脑膜下血肿及脑内血肿等。按血肿引起颅内压增高或早期脑疝症状所需时间，将其分为三型：72h以内者为急性型，3日以后到3周以内为亚急性型，超过3周为慢性型。

（1）硬脑膜外血肿　是指出血积聚在颅骨与硬脑膜之间，与颅骨损伤有密切关系，症状取决于血肿的部位及扩展的速度。出血来源以脑膜中动脉最常见，其主干或前支的出血速度快，可在 6～12 h 或更短时间内出现症状，血肿最常发生颞区。①意识障碍：可以是原发性脑损伤直接所致，也可以由血肿本身导致颅内压增高，脑疝引起。前者较轻，最初的昏迷时间很短，与脑疝引起的昏迷有一段意识清醒时间，称为“中间清醒期”，后者常发生于伤后数小时至 1～2 日，经过中间清醒期，再度出现意识障碍，并逐渐加重。如果原发性脑损伤较严重或血肿形成迅速，也可能不出现中间清醒期。少数患者可无原发性昏迷，而在血肿形成后出现昏迷。②颅内压增高及脑疝表现：出现头痛、恶心呕吐剧烈，烦躁不安、淡漠、嗜睡、定向障碍等症状。一般成人幕上血肿达 20 ml、幕下血肿达 10 ml，即可引起颅内压增高症状。幕上血肿者大多先经历小脑幕切迹疝，然后合并枕骨大孔疝，故严重的呼吸循环障碍常发生在意识障碍和瞳孔改变之后。幕下血肿者可直接发生枕骨大孔疝，瞳孔改变、呼吸骤停几乎同时发生。CT 检查表现为颅骨内板与脑表面之间有双凸镜形或弓形密度增高影，可明确定位、计算出血量、了解脑室受压及中线结构移位，以及脑挫裂伤、脑水肿、多个或多种血肿并存等情况，常伴颅骨骨折和颅内积气。

（2）硬脑膜下血肿　是指出血积聚在硬脑膜下腔，是最常见的颅内血肿。急性硬脑膜下血肿症状类似硬脑膜外血肿，脑实质损伤较重，原发性昏迷时间长，中间清醒期不明显，颅内压增高与脑疝的其他征象在 1～3 日内进行性加重。慢性硬脑膜下血肿好发于老年人，大多有轻微头部外伤史，有的患者伴有脑萎缩、血管性或出血性疾病，由于致伤外力小，出血缓慢，患者可有慢性颅内压增高表现，如头痛、恶心、呕吐和视神经乳头水肿等，血肿压迫症状，如偏瘫、失语和局限性癫痫等。有时有智力下降、记忆力减退和精神失常。CT 检查示颅骨内板下与脑表面之间出现不同密度的新月形、半月形影。

（3）脑内血肿　有两种类型：浅部血肿出血均来自脑挫裂伤灶，多数与脑挫裂伤的部位一致，少数与凹陷性骨折的部位相应，深部血肿多见于老年人，血肿位于白质深部，脑表面可无明显挫伤。临床表现以进行性意识障碍加重为主，若血肿累及重要脑功能区，可出现偏瘫、失语、癫痫等局灶症状。CT 检查在脑挫裂伤附近或脑深部白质内可见圆形或不规则血肿影，周围有低密度水肿区。

【辅助检查】

1. 颅骨 X 线平片　了解颅骨骨折部位、类型及颅内异物等情况。

2. CT 和 MRI 检查　是目前常用的检查技术。CT 检查已普遍应用，对各种颅脑损伤均有意义。

3. 腰椎穿刺　了解脑脊液压力和成分改变，对部分病因进行治疗，但对已有脑疝表现或疑有颅后窝血肿者应视为禁忌。

【处理原则】

1. 脑震荡　通常无需特殊治疗。一般卧床休息 1～2 周，可完全恢复，适当给予镇痛、镇静对症处理，可给予活血化瘀的中成药治疗。

2. 脑挫裂伤　以非手术治疗为主

（1）一般处理　静卧、休息、床头抬高，宜取侧卧位；保持呼吸道通畅；维持水电解质、酸碱平衡；必要时应用抗生素预防感染，对症处理，严密观察病情变化。

（2）防止脑水肿　可采用脱水、过度换气等治疗对抗脑水肿、降低颅内压；吸氧、限制液体入量；冬眠低温疗法降低脑代谢率等。

（3）促进脑功能恢复　应用营养神经药物，以供应能量，改善细胞代谢，促进脑细胞功能恢复。

(4) 手术治疗 重度脑挫裂伤经非手术治疗无效，颅内压增高明显甚至出现脑疝迹象时，应做脑减压术或局部病灶清除术。

3. 颅内血肿 一经确诊，有明确手术指征，应立即手术，清除血肿。

【护理评估】

1. 了解患者既往健康状况和其他基础病史。

2. 了解受伤过程，伤时有无意识障碍，其程度及持续时间，有无中间清醒期、逆行性遗忘，受伤当时有无口鼻、外耳道出血或脑脊液漏发生，是否出现头痛、恶心、呕吐等情况，初步判断是颅伤、脑伤或是复合损伤。

3. 了解患者及家属对颅脑损伤及其后功能恢复的心理反应，常见心理反应有焦虑、恐惧等，了解家属对患者的支持能力和程度。

【主要护理诊断】

1. 疼痛 与颅脑外伤和颅内压增高有关。

2. 清理呼吸道无效 与意识障碍有关。

3. 有受伤的危险 与意识障碍有关。

4. 水电解质紊乱、营养失调 与伤后高分解代谢，呕吐、高热、脱水、限制水钠摄入有关。

5. 潜在并发症：脑疝、急性肾衰竭，应激性溃疡，癫痫发作。

【护理措施】

(一) 现场急救

1. 保持呼吸道通畅 所有抢救措施中保证正常的气体交换放在首位。颅脑损伤患者常有不同程度的意识障碍，失去正常的咳嗽反射和吞咽功能，呼吸道分泌物不能有效排除，舌根后坠可引起严重呼吸道梗阻。应及时清除口咽部分泌物、呕吐物，将患者侧卧或放置口咽通气道，必要时行气管切开，保持呼吸道通畅。

2. 妥善处理伤口 单独头皮出血，清创后加压包扎止血；开放性颅脑损伤应剪短伤口周围头发，伤口局部不冲洗，不用药；外露的脑组织周围可用消毒纱布卷保护，外加干纱布适当包扎，避免局部受压，若伤情许可宜抬高头部15°以减少出血。尽早进行全身抗感染治疗及破伤风抗毒素预防注射。

3. 防治休克 有休克征象者，应查明有无颅外部位损伤，如多发性骨折，内脏破裂等。患者平卧，注意保暖，及时补充血容量。

4. 做好护理记录 准确记录受伤经过，初期检查发现，急救处理经过及生命体征、意识、瞳孔、肢体活动等病情，为进一步处理提供依据。

(二) 病情观察

动态的病情观察是鉴别原发性与继发性脑损伤的主要手段，观察的主要内容包括意识、瞳孔、生命体征、神经系统的体征等。其中，意识观察最为重要。

1. 意识状态 意识障碍是脑损伤患者最常见的变化之一。通过意识障碍的程度可判断颅脑损伤的轻重，意识障碍出现的迟早和有无继续加重可作为区别原发性和继发性脑损伤的重要依据。观察患者意识状态，不仅应了解意识障碍，还应注意意识障碍程度及变化。

Glasgow 昏迷评分法以其简单易行已广泛应用于临床。从睁眼、语言和运动三个方面分别订出具体评分标准，以三者的积分表示意识障碍程度，以此比较。最高为15分，表示意识清楚；8分以下为昏迷，最低3分（表12-1）。

表12-1 Glasgow昏迷评分法

睁眼反应	言语反应	运动反应
能自行睁眼4分	能对答，定向正确5分	能按吩咐完成动作6分
呼之能睁眼3分	能对答，定向有误4分	刺痛时能定位，手举向疼痛部位5分
刺痛能睁眼2分	胡言乱语，不能对答3分	刺痛时肢体能回缩4分
不能睁眼1分	仅能发音，无语言2分	刺痛上肢呈过度屈曲3分
	不能发音1分	刺痛时四肢呈过度伸展2分
		刺痛时肢体松弛，无动作1分

Glasgow昏迷分级评分法缺乏瞳孔、生命体征的观察，对有动眼神经损伤或语言中枢损伤的患者，应作鉴别分析。

2. 生命体征　生命体征紊乱为脑干受损征象。受伤早期出现的呼吸、循环改变，常为原发性脑干损伤所致；伤后，与意识障碍和瞳孔变化同时出现的进行性心率减慢和血压升高，为小脑幕切迹疝所致；枕骨大孔疝可未经明显的意识障碍和瞳孔变化阶段而突然发生呼吸停止。开放性脑损伤的早期可因出血休克而有血压、脉搏改变。脑损伤时可因颅内压增高等原因而引起某些心电图异常变化，如窦性心动过缓、期前收缩、室性心动过速及T波低平等。

3. 瞳孔　瞳孔变化可因动眼神经、视神经以及脑干等部位的损伤引起，应用某些药物或剧痛、惊骇时也会影响瞳孔。小脑幕切迹疝的瞳孔进行性扩大变化，是最常见引起关注的。瞳孔变化出现的迟早、有无继续加剧以及有无意识障碍同时加剧等，可将脑疝区别于因颅底骨折产生的原发性动眼神经损伤，有无间接对光反射可将视神经损伤区别于动眼神经损伤。

4. 其他　观察期间出现剧烈头痛或烦躁不安症状，可能为颅内压增高或脑疝的预兆；原为意识清楚的患者发生睡眠中遗尿，应视为已有意识障碍；患者躁动时，脉率未见相应增快，可能已有脑疝存在；意识障碍的患者由能够自行改变卧位或能够在呕吐时自行改变头位到不能变动，为病情加重表现。观察有无脑脊液漏、呕吐及呕吐物的性质。注意CT和MRI扫描结果及颅内压监测情况。

（三）一般护理

1. 体位　抬高床头15°～30°，以利脑静脉回流，减轻脑水肿。深昏迷患者取俯侧卧位或侧卧位，以利于口腔内分泌物排出。保持头与脊柱在同一直线上。头部过伸或过屈均会影响呼吸道通畅以及颈静脉回流，不利于降低颅内压。给氧气吸入，做好气管插管、气管切开准备。

2. 营养与补液　及时有效补充能量和蛋白质以减轻机体损耗。不能进食者在伤后48 h后可行全胃肠外营养。定期评估患者营养状况，如体重、氮平衡、血浆蛋白、血糖、电解质等，以便及时调整营养素供给量和配方。

3. 加强基础护理　注意皮肤护理、口腔护理、排尿排便等生活护理，尤其是意识不清、昏迷患者预防各种并发症的发生。

4. 根据病情做好康复护理　重型颅脑损伤患者生命体征平稳后要及早进行功能锻炼，

可减少日后的并发症和后遗症，主要通过姿势治疗、按摩、被动运动、主动运动等。

【健康教育要点】

1. 指导患者保持情绪稳定，避免颅内压增高。

2. 注意安全，防止意外。

3. 住院期间及出院后活动计划。

4. 指导家属适时给予患者协助及支持，并时常给予鼓励。

5. 定期复查。

第三节 颅内肿瘤

颅内肿瘤是神经外科中最常见的疾病之一，可分为原发性和继发性肿瘤两大类。原发性颅内肿瘤发生于脑组织、脑膜、脑神经、垂体、血管及残余胚胎组织等，而继发性肿瘤则是指身体其他部位恶性肿瘤转移或侵入颅内的肿瘤。原发性颅内肿瘤的年发病率为 7.8～12.5/10 万人。颅内肿瘤可发生于任何年龄，以 20～50 岁年龄组多见。儿童及少年患者以后颅窝及中线部位的肿瘤为多，如髓母细胞瘤、颅咽管瘤及松果体区肿瘤等。成年患者多为胶质细胞瘤，其次为脑膜瘤、垂体瘤及听神经瘤等。颅内肿瘤在 40 岁左右成年人为发病高峰期。老年患者胶质细胞瘤及脑转移瘤多见。男性患者可能略多于女性。发病部位以大脑半球最多，其次为鞍区，脑桥小脑角、小脑、脑室及脑干，其发病部位在小脑幕上与幕下比例约为 2∶1。

【病因分类】 颅内肿瘤的发病原因与身体其他部位的肿瘤一样，目前尚不完全清楚。大量研究表明，细胞染色体上存在着癌基因加上各种后天诱因可使其发生。诱发肿瘤的可能因素有：遗传因素、物理和化学因素以及生物因素等。

颅内肿瘤的分类曾提出多种多样的方法，在此参照 1992 年 WHO 分类和 1998 年北京神经外科研究所分类介绍如下：

1. 神经上皮组织肿瘤 包括星形细胞瘤、少突胶质细胞瘤、室管膜肿瘤、脉络丛肿瘤、松果体肿瘤、神经节细胞肿瘤、胶质母细胞瘤、髓母细胞瘤。

2. 脑膜的肿瘤 包括各类脑膜瘤、脑膜肉瘤。

3. 神经鞘细胞瘤 包括神经鞘瘤、恶性神经鞘瘤、神经纤维瘤、恶性神经纤维瘤。

4. 垂体前叶肿瘤 包括嫌色性腺瘤、嗜酸性腺瘤、嗜碱性腺瘤、混合性腺瘤。根据有无内分泌功能分为功能性和非功能性肿瘤。

5. 先天性肿瘤 包括颅咽管瘤，上皮样囊肿、第三脑室黏液囊肿、畸胎瘤、肠源性囊肿、神经错构瘤等。

6. 血管性肿瘤 包括血管网状细胞瘤（又称血管母细胞瘤）。

7. 转移性肿瘤。

8. 邻近组织侵入到颅内的肿瘤 包括颈静脉球瘤、圆柱细胞瘤、软骨及软骨肉瘤、鼻咽癌、中耳癌等侵入颅内的肿瘤。

9. 未分类的肿瘤。

【临床表现】

1. 颅内压增高的症状和体征 主要为头痛、呕吐和视神经乳头水肿。头痛程度随病情进展逐渐加剧，颅后窝肿瘤可致枕颈部疼痛并向眼眶放射；视神经乳头水肿是颅内压增高重要的客观体征；中线部位及幕下的肿瘤视神经乳头水肿出现较早；呕吐呈喷射状，多伴有恶心，幕下肿瘤由于呕吐中枢、前庭、迷走神经受到刺激，呕吐出现较早且严重；还可出现视力减退、黑矇、复视、头晕、猝倒、淡漠、意识障碍、排尿失禁、排便失禁、脉搏徐缓及血压增高等征象，症状常呈进行性加重。当脑肿瘤囊性变或瘤内卒中时，可出现急性颅内压增高症状。

2. 局灶性症状和体征　局灶症状是指脑肿瘤引起的局部神经功能紊乱。有两种类型，一是刺激性症状，如癫痫、疼痛、肌肉抽搐等。另一类型是正常神经组织受到挤压和破坏而导致的功能丧失，即麻痹性症状，如偏瘫、失语、感觉障碍等。最早出现的局灶性症状具有定位意义，不同部位的脑肿瘤具有许多局灶性的特异性症状和体征。

（1）大脑半球肿瘤的临床表现　精神症状常见于额叶肿瘤，表现为痴呆和个性改变；癫痫发作常见于额叶、颞叶、顶叶肿瘤，可为全身阵挛性大发作或局限性发作；感觉障碍常见于顶叶肿瘤，表现为两点辨别觉、实体觉及对侧肢体的位置觉障碍；运动障碍表现为肿瘤对侧肢体肌力减弱或呈上运动神经元完全性瘫痪；失语症见于优势大脑半球肿瘤，可分为运动性失语、感觉性失语、混合性失语和命名性失语等；枕叶及颞叶深部肿瘤因累及视辐射，从而引起对侧同象限性视野缺损或对侧同向性偏盲。

（2）鞍区肿瘤的临床表现　鞍区肿瘤早期就出现内分泌功能紊乱及视力视野改变，颅内压增高症状较少见。鞍区肿瘤因压迫视神经及视交叉出现视力减退和视野缺损；眼底检查可显示原发性视神经萎缩。内分泌功能紊乱，泌乳素分泌过多，女性以停经、泌乳和不育为主要表现；男性则出现性功能减退。生长激素分泌过高，在成人表现为肢端肥大症，在儿童表现为巨人症。促肾上腺皮质激素分泌过多导致 Cushing 综合征。

（3）松果体区肿瘤的临床表现　肿瘤位于中脑导水管附近，易引起脑脊液循环障碍，较早出现颅内压增高。肿瘤向周围扩张压迫四叠体、中脑、小脑及丘脑，从而出现相应局灶性症状，如眼球上视困难等，松果体肿瘤发生在儿童期可出现性早熟现象。

（4）颅后窝肿瘤的临床表现　小脑半球肿瘤主要表现为患侧肢体协调动作障碍，爆破性语言，眼球震颤，同侧肌张力减低，腱反射迟钝，易向患侧倾倒等；小脑蚓部肿瘤主要表现为步态不稳，行走不能，站立时向后倾倒，肿瘤易阻塞第四脑室，早期即出现脑积水及颅内压增高表现；脑桥小脑角肿瘤主要表现为眩晕、患侧耳鸣及进行性听力减退。

【辅助检查】

1. CT 检查　目前应用最广的无损伤脑成像技术，对诊断颅内肿瘤有很高的应用价值，CT 诊断颅内肿瘤主要通过直接征象即肿瘤组织形成的异常密度区及间接征象即脑室脑池的变形移位来判断，静脉滴注造影剂后可使颅内结构的密度反差更为明显，从而明显增强它的分辨力，图像更清晰。三维 CT 的问世，使颅内病变定位诊断更加精确。

2. MRI 检查　其对不同神经组织和结构的细微分辨能力远胜于 CT 检查，具有无 X 线辐射，对比度高，可多层面扫描重建等优点，并可用于由于碘过敏不能作 CT 检查及颅骨伪影所致 CT 检查受限者。磁共振血管成像技术（MRA）可清楚显示颅内血管情况，已部分地取代 DSA 及脑血管造影检查。

3. X 线检查　包括头颅平片、脑室脑池造影、脑血管造影等，头颅平片对垂体瘤、颅咽管瘤、听神经瘤等具有一定辅助诊断价值。数字减影脑血管造影（DSA）广泛用于诊断颅内动脉瘤或动静脉畸形（AVM）。

4. 脑电图及脑电地形图检查　对大脑半球凸面肿瘤或病灶具有较高的定位价值。

5. 脑电诱发电位记录　视觉诱发电位用于诊断视觉传导通路上的病变或肿瘤；脑干听

觉诱发电位用来记录脑桥小脑角及脑干的病变或肿瘤的异常电位；体感诱发电位用于颅内肿瘤患者的脑功能评定。

6. 正电子发射断层扫描（PET） PET所提供的信息基于组织代谢变化，即关于组织和细胞的功能成像。通过测定组织的糖酵解程度可区分正常组织和肿瘤组织，从而了解肿瘤的恶性程度，选择活检或毁损靶点，评估手术、放疗、化疗的效果，动态监测肿瘤的恶变与复发。

【治疗原则】

1. 降低颅内压 降低颅内压的根本方法是切除肿瘤。为了争取治疗时机采取降低颅内压的措施十分必要。常采取脱水治疗、脑脊液引流及为防止颅内压增高采取的综合治疗措施。

2. 手术治疗 手术是治疗颅内肿瘤最直接、最有效的方法。近代显微外科、内镜、电子计算机导航及微创技术的应用，使手术更加精细、疗效提高。治疗方法有：肿瘤切除技术、内减压手术、外减压手术、脑脊液分流术等。

3. 放射治疗及放射外科 当颅内肿瘤位于重要功能区或部位深在不宜手术者，或患者全身情况不允许手术切除及对放射治疗较敏感的颅内肿瘤患者，可采用放射治疗以推迟肿瘤复发或抑制肿瘤生长，延长患者生命。放射治疗分为内照射法（间质内放疗）和外照射法。外照射法常采用普通放射治疗、伽玛刀放射治疗、等中心直线加速器治疗等。

4. 化学治疗 化学治疗在颅内肿瘤的综合治疗中已成为重要的治疗方法之一。中枢神经系统肿瘤的生长环境与生物学行为与颅外肿瘤差异较大，在化疗方面有特殊的药物和用药原则与方法。

5. 基因药物治疗 目前正处临床研究或实验研究阶段。

【护理评估】

1. 了解婚育史、月经史、既往疾病史，通过详细询问病史，初步判断发病原因。

2. 注意有无进行性颅内压增高及脑疝症状。

3. 注意了解是否患有其他部位肿瘤，如腺癌、鳞癌等发生癌细胞的颅内转移。

4. 肿瘤诊断对患者是一种沉重的心理打击，患者会产生焦虑和恐惧、抑郁或敌意等情绪反应，严重者可产生自杀动机和行为。评估患者及家属的心理状况，患者及家属对疾病及其手术治疗方法、目的和结果有无充分了解，对手术及预后的心理反应。

【主要护理诊断】

1. 疼痛 与颅内压升高有关。

2. 有受伤的危险 与意识障碍、视力、肢体感觉运动、语言功能障碍有关。

3. 潜在并发症：颅内压增高及脑疝、颅内出血、感染、中枢性高热、尿崩症、上消化道出血、顽固性呃逆、癫痫发作等。

【护理措施】

（一）术前护理

1. 心理护理 给予适当的心理支持，使患者及家属能面对现实，接受疾病的挑战，帮助患者度过悲伤期。告知患者及家属疾病类型，可能采用的治疗计划及如何配合，帮助家属学会对患者的特殊照料方法和技巧。

2. 加强生活护理，防止意外发生 防止进食时误入气管导致肺部感染；防止坠床或跌碰伤；加强对语言、视力、听力障碍患者的生活护理。

3. 对症治疗提高手术耐受力 注意补充营养，纠正水、电解质紊乱和酸碱失衡；降颅内压处理。

4. 术前常规准备 术前1日剃去头皮、清洁、消毒头发；经口鼻蝶窦入路手术的患者，需剃胡须、剪鼻毛、加强口、鼻腔护理；保持排便通畅，防止便秘。

（二）术后护理

1. 密切观察患者生命体征、意识状态的变化；抬高床头15°～30°；及时清除呼吸道分泌物并保持通畅。

2. 注意营养和补液，定期监测电解质、血气分析，准确记录24 h出入水量。

3. 注意了解和分析头痛的原因、性质和程度，切口疼痛引起患者躁动，可给予止痛、镇静药物治疗。

4. 保持伤口的干燥、无菌，密切注意引流情况，包括引流袋的位置、引流的速度、引流量及引流液的性质。

5. 密切观察术后并发症 术后常见的并发症有颅内出血、感染、中枢性高热、尿崩症、胃出血、顽固性呃逆、癫痫发作等，一旦出现，及时按医嘱处理。

【健康教育要点】

1. 鼓励患者正确面对疾病，积极配合治疗。

2. 嘱咐患者及家属术后早期配合康复治疗和锻炼，提高自理能力。

3. 术后化疗及放疗应注意的问题。

第四节 脑血管疾病

脑血管疾病的发病率和死亡率都很高，严重威胁人类健康，与恶性肿瘤、冠心病构成导致人类死亡的三大疾病。需要外科治疗的脑血管疾病主要有颅内动脉瘤、颅内动静脉畸形和脑卒中等。

一、颅内动脉瘤

颅内动脉瘤是颅内动脉壁的囊性膨出，是造成自发性蛛网膜下腔出血（SAH）的首要原因，好发于40～60岁中年人，在脑血管意外中，仅次于脑血栓和高血压脑出血，位居第三。

【病因与分类】 动脉瘤的发病原因尚不十分清楚。颅内Willis环的动脉分叉处的动脉壁先天性平滑肌缺乏、颅内动脉粥样硬化和高血压，使动脉内弹力板发生破坏、脑动脉壁受炎性侵蚀等原因均可导致动脉瘤的发生。

依据动脉瘤位置将其分为：颈内动脉系统动脉瘤，约占颅内动脑瘤的90%，包括颈内动脉-后交通动脉瘤、前动脉-前交通动脉瘤、中动脉动脉瘤；椎基底动脉系统动脉瘤，约占颅内动脉瘤的10%，包括椎动脉瘤、基底动脉瘤和大脑后动脉瘤等。根据直径大小分：①直径小于0.5 cm者为小型；②直径在0.6～1.5 cm者为一般型；③直径在1.6～2.5 cm者属大型；④直径大于2.5 cm者为巨大型。直径小的动脉瘤出血几率较大。

【临床表现】 未发生破裂出血的小动脉可无症状，较大的动脉瘤，可压迫邻近结构出现相应的局灶症状，如颈内动脉-后交通动脉瘤和大脑后动脉瘤，表现为病侧眼睑下垂、瞳孔散大，眼球内敛，上视、下视不能，直接和对光反射消失。动脉瘤破裂表现为严重的蛛网膜下腔出血，发病急剧，剧烈头痛，频繁呕吐，颈强直，克氏征阳性。可能出现意识障碍，甚至昏迷。

动脉瘤出血后，常采用 Hunt 五级分类法，判断病情，选择造影和手术时机、评价疗效。一级：无症状，或有轻微头痛或颈强直；二级：头痛较重，颈强直，除动眼神经等脑神经麻痹外，无其他神经症状；三级：轻度意识障碍，躁动不安和轻度脑症状；四级：半昏迷、偏瘫，早期去大脑强直和自主神经功能障碍；五级有：深昏迷、去大脑强直，濒危状态。

【辅助检查】 CT 确诊自发性蛛网膜下腔出血阳性率极高；CT 和 MRI 血管成像技术结合三维重建技术，可提示不同部位动脉瘤，常用于颅内动脉瘤筛选；数字减影脑血造影（DSA）是确诊颅内动脉瘤必需的方法，对判明动脉瘤的位置、形态、内径、数目、血管痉挛和确定手术方案十分重要，可避免遗漏多发性动脉瘤。

【治疗原则】

1. 非手术治疗　患者绝对卧床休息，尽量减少不良的声、光刺激，便秘者给予缓泻剂，维持正常血压，适当给予止痛、镇静治疗。患者脑血管痉挛时，早期可试用钙离子拮抗剂等扩血管治疗，使用抗纤维蛋白的溶解剂，抑制纤溶酶原的形成，预防再次出血。

2. 手术治疗　开颅夹闭动脉瘤是首选方法，在特殊情况下，可谨慎选用动脉瘤孤立术和动脉瘤壁加固术。临床不宜手术，且导管技术可达部位的动脉瘤，可选气囊、弹簧圈栓塞的介入治疗。病情一、二级患者，应尽量早造影，争取在 1 周内手术；病情属三、四级，待病情好转后，再进行手术。

【主要护理诊断】

1. 疼痛　与自发性视网膜下腔出血有关。

2. 知识缺乏：缺乏颅内动脉瘤破裂的诱因及表现的知识。

3. 潜在并发症：颅内出血、颅内压增高，脑疝、脑缺血。

【护理措施】

1. 应绝对卧位休息，保持安静，避免情绪激动，保持大便通畅。

2. 遵医嘱给予脱水剂、镇静剂、止痛剂，维护血压稳定，降低颅内压。

3. 发现动脉瘤出血表现，如头痛、呕吐、意识障碍、偏瘫时，及时通知医师，给予处理。

4. 手术后密切观察生命体征、神志、瞳孔、伤口及引流等变化，注意有无颅内压增高迹象，遵医嘱使用抗生素预防感染。

二、颅内动、静脉畸形

颅内动、静脉畸形是一团发育异常的病态脑血管。其体积可随人体发育而生长。由一支或几支弯曲扩张的动脉供血和静脉引流而形成的一个血管团，其间无毛细血管网，畸形血管团内有脑组织，其周围脑组织因缺血而萎缩，呈胶质增生带，有时伴有陈旧性出血。

【临床表现】

1. 出血　是常见的首发症状。畸形血管破裂可导致脑内、脑室内或蛛网膜下腔出血，出现意识障碍、头痛、呕吐等症状。

2. 抽搐　是常见的首发症状。多见于额、颞部脑内动静脉畸形。发生抽搐与脑缺血、病变周围进行性胶质增生，以及出血后的含铁血黄素刺激大脑皮层有关。

3. 头痛 可能与供血动脉、引流静脉及窦的扩张有关，有时与小量出血、脑积水及颅内压增高有关。

4. 神经功能缺损 脑内出血可致急性神经功能缺损，动静脉畸形盗血作用或合并脑积水，患者神经功能缺损呈进行性，表现为视野缺损、运动、感觉、以及语言功能障碍。

【辅助检查】 CT、MRI 血管成像及三维重建技术有助于诊断，数字减影脑血管造影可以确诊。

【治疗原则】 手术切除为治疗的最根本方法，对手术切除后残存的病灶直径小于 3 cm 或位于脑深部重要功能区的病灶，可采用伽马刀治疗。对体积巨大的动静脉畸形可行介入神经放射治疗，令其体积缩小，为手术提供条件，也可治愈某些小型动静脉畸形。

【主要护理诊断】

1. 意识障碍 与颅内出血有关。

2. 潜在并发症：颅内出血、颅内压增高、脑疝、癫痫发作、术后血肿。

【护理评估】

1. 了解既往病史，了解有关头痛、抽搐、意识障碍等情况。

2. 了解患者及家属对颅内动静脉畸形及其术后功能恢复的心理反应，了解家属对患者的支持能力和程度。

【护理措施】 避免用力、激动、暴饮暴食和酗酒，对高血压和癫痫发作者，遵医嘱按时按量服用降血压药及抗癫痫药物。

三、脑卒中

脑卒中是指各种原因引起的脑血管疾病急性发作，造成脑的供血动脉狭窄或闭塞以及非外伤性的脑实质内出血，并引起相应临床症状及体征。包括缺血性脑卒中及出血性脑卒中，部分脑卒中需要外科治疗。

【病因及发病机制】

1. 缺血性脑卒中 发病率约占脑卒中总数的 60%～70%，颈内动脉和椎动脉都可能出现闭塞，主要原因是动脉粥样硬化。动脉闭塞后，该动脉供血区的脑组织可发生缺血性坏死，同时出现相应的神经功能障碍及意识改变，年龄多在 40 岁以上，男性较女性高。

2. 出血性脑卒中 多发生于 50 岁以上的高血压动脉粥样硬化患者，男多于女，是高血压患者死亡的主要原因，常因剧烈活动或情绪激动而引发，出血是因粟粒状微动脉瘤破裂所致，多位于基底节壳部，可向内扩展至内囊部。随着出血量的增多而形成血肿，破坏脑组织，其周围脑组织水肿再压迫邻近组织，甚至发生脑疝。血肿沿神经束扩散使其分离，导致神经纤维的生理性传导中断，这种功能障碍在超早期清除血肿后可以得到恢复。脑干内出血或血肿破入脑室，则病情严重。

【临床表现】

1. 缺血性脑卒中 根据脑动脉狭窄和闭塞后神经功能障碍的轻重和症状的持续时间分三种类型。

(1) 短暂性脑缺血发作（transient ischemic attack，TIA） 颈内动脉缺血表现为突然肢体运动和感觉障碍，失语、单眼短暂失明等；椎动脉缺血表现为：眩晕、耳鸣、听力障碍、复视、步态不稳和吞咽困难等，症状持续时间短，可反复发作，可自行缓解，不留后遗症。

(2) 可逆性缺血性神经功能障碍（reversible ischemic neurological deficit，RIND） 发

病与 TIA 基本相同，神经功能障碍持续时间超过 24 h，最后逐渐完全恢复，脑部可有小的梗死灶，大部分为可逆性病变。

(3) 完全性卒中（complete stroke，CS） 症状较 TIA 和 RIND 严重，不断恶化，常有意识障碍。脑部出现明显的梗死灶。神经功能障碍长期不能恢复，完全性卒中又可分为轻、中、重三型。

2. 出血性脑卒中 突然出现意识障碍、偏瘫。分为三级：Ⅰ级，轻微，患者意识尚清或浅昏迷，轻偏瘫；Ⅱ级，中型，完全昏迷，完全性偏瘫，两瞳孔等大或仅轻度不等；Ⅲ级，重型，深昏迷，完全性偏瘫及去大脑强直，双侧瞳孔散大，生命体征明显紊乱。

【辅助检查】

1. CT 检查 可以鉴别脑出血或脑梗死，定位准确，脑出血表现为高密度影区，脑梗死可表现为低密度影区。

2. 脑血管造影 MRI 血管造影，颈动脉 B 型超声检查、经颅多普勒超声探测、脑血流量测定等均可作为缺血性脑卒中的诊断、复查方法。

【治疗原则】

1. 缺血性脑卒中 一般先行非手术治疗，包括卧床休息、扩血管、抗凝、血液稀释疗法及扩容治疗等，脑动脉完全闭塞者，发病后超早期可考虑溶栓治疗，24 h 内及时考虑手术治疗，可行颈动脉内膜切除术、颅外-颅内动脉吻合术等，以改善病变区的血供情况。

2. 出血性脑卒中 手术方法以微骨窗入路清除血肿和定位穿刺血肿碎吸为主，术后向血肿腔注入药物溶解残留血肿。清除血肿、解除脑疝、降低病死率和病残率。

【护理评估】

1. 术前评估

(1) 健康史及相关因素 患者的年龄、性格和工作。有无高血压病，本次发病的特点和经过。

(2) 身体状况 ①评估患者的生命体征、意识状态、瞳孔、肌力及肌张力、感觉功能、深浅反射及病理反射等。注意患者有无进行性颅内压增高及脑疝症状；有无神经系统功能障碍，是否影响患者的自理能力，有无发生意外伤害的危险；是否有水电解质及酸碱平衡失调；②了解 CT、MRI 等影像检查的结果。

(3) 心理和社会支持状况 评估患者及家属的心理状况，患者及家属对疾病及其手术治疗方法、目的和结果有无充分了解，对手术的心理反应或急诊手术有无思想准备，有何要求和顾虑。

2. 术后评估 评估手术方式、麻醉方式及术中情况，了解引流管放置的位置、目的及引流情况，观察有关并发症的迹象。

【主要护理诊断】

1. 躯体移动障碍 与脑出血或脑缺血有关。

2. 疼痛 与颅内压增高、手术有关。

3. 潜在并发症：颅内压增高及脑疝、脑脊液漏、颅内出血、感染、中枢性高热、顽固性呃逆、癫痫发作等。

【护理措施】

1. 加强生活护理，防止意外发生。

(1) 语言、视力、听力障碍的患者，应及时了解患者的需求，并给予满足。

(2) 肢体无力或瘫痪者需加强生活照料，防止坠床或跌、碰伤。

(3) 吞咽困难者应防止进食误入气管，面瘫者加强口腔护理。

(4) 意识障碍者加强翻身、拍背、促进痰液排出，必要时行气管切开。

(5) 及早进行肢体功能锻炼。

2. 有效缓解或解除头痛 术后患者的头痛，应了解和分析头痛的原因、性质和程度，然后对症处理和护理。切口疼痛，给予止痛药；颅内压增高引起的头痛，给予脱水降低颅内压；血性脑脊液刺激脑膜引起的头痛，需术后早期行腰椎穿刺引流血性脑脊液。

3. 及时发现和处理并发症

(1) 脑脊液漏 注意观察伤口敷料及引流情况。一旦发现脑脊液漏，应及时通知医师妥善处理。患者取半卧位，抬高头部减少漏液，使用无菌敷料包扎头部，并经常更换。

(2) 颅内压增高、脑疝 适当控制输液量，成人每日以 1500～2000 ml 为宜；脑水肿期使用强力脱水剂；注意水电解质的平衡，观察生命体征、意识状态、瞳孔、肢体活动状况等。

(3) 出血 是脑手术最危险的并发症，多发生于术后 24～48 h。往往有意识改变，表现为意识清楚后又逐渐嗜睡、反应迟钝甚至昏迷。主要原因是术中止血不彻底或电凝止血痂脱落；术后患者呼吸道不通畅、二氧化碳蓄积、躁动不安，用力挣扎等引起颅内压骤然升高也可造成再次出血，一旦发现患者有颅内出血征象，及时报告医师并作好再次手术止血的准备。

(4) 感染 常见的感染有切口感染、脑膜脑炎和肺部感染。①切口感染：表现为患者切口疼痛缓解后再次疼痛，局部有明显的红肿、压痛及皮下积液，严重的切口感染可波及骨膜，甚至发生颅骨骨髓炎。②脑膜脑炎：表现术后 3～4 日外科热消退之后，再次出现高热，或术后体温持续升高，伴头痛、呕吐、意识障碍，甚至出现谵妄和抽搐，脑膜刺激征阳性。腰椎穿刺见脑脊液混浊、脓性、白细胞数增加。③肺部感染：多发生于术后 1 周左右、意识障碍、全身情况差的患者，若未能及时控制，可因高热及呼吸功能障碍或加重脑水肿，甚至发生脑疝。

(5) 中枢性高热 以躯体高热多见，常伴有意识障碍，瞳孔缩小、脉搏快速、呼吸急促等自主神经功能紊乱，化学药物退热效果差，需及时采用物理降温，必要时给予冬眠低温治疗。

(6) 癫痫发作 多发生在术后 2～4 日脑水肿高峰期，术后常规给予抗癫痫药物治疗，观察发作时表现并详细记录。

【健康教育要点】

1. 加强功能锻炼，康复训练尽早进行，包括肢体的被动和主动练习、语言能力及记忆力；教会患者及家属自我护理方法，加强练习，尽早最大程度地恢复功能，以恢复自理及工作能力，尽早回归社会。

2. 出血性脑卒患者有再出血的危险，应尽量避免再出血的诱发因素。高血压患者应特别注意气候变化，规律用药，将血压控制在适当水平。

3. 控制不良情绪，保持心态平稳，避免情绪波动。

本章小结

本章介绍了颅内压增高和脑疝，其是颅脑损伤、颅内肿瘤及脑血管病变等疾病所共有的征象，脑疝是颅内压增高的危象和引起死亡的主要原因。颅内压增高的典型表现为头痛、呕吐、视神经乳头水肿。颅脑损伤常与身体其他部位的损伤复合存在，决定预后的是脑损伤的程度及其处理结果。颅内肿瘤分为原发性和继发性，常引起颅内压增高和局部神经功能紊乱，手术切除肿瘤是最有效的方法。脑血管疾病的发生率和死亡率都很高，动脉瘤、动静脉畸形、脑卒中等都需要外科治疗，手术夹闭动脉瘤、切除动静脉畸形血管团、颈动脉内膜切除和清除血肿是治疗相关疾病的有效手段。CT、MRI 等无创性检查方法，对颅内疾病的定位、定性有重要意义。颅内疾病处理原则是积极去除颅内疾病，给予脱水等治疗降低颅内压。护理要点主要为保持呼吸道通畅，吸氧，维持、水电解质、酸碱平衡，严密观察病情，尤其要注意患者的意识、生命体征等的变化，加强对头痛、呕吐、高热、抽搐等症状的护理。

（南华大学附属怀化医院　梁青松）

第十三章　颈部疾病患者的护理

学习目标

1. 掌握甲状腺功能亢进的临床表现，辅助检查及护理措施。

2. 熟悉甲状腺功能亢进的分类，治疗原则以及甲状腺肿瘤的临床表现。

3. 了解甲状腺的解剖生理特点，甲状腺功能亢进的病因病理及甲状腺癌的病理类型和治疗。

第一节　解剖和生理概要

一、解剖

甲状腺位于甲状软骨的下方、气管的两旁，由中央的峡部和左右两侧叶构成。两侧叶的上极通常平甲状软骨，下极多数位于第5～6气管环。成人甲状腺重约30 g，由两层被膜包裹着：内层被膜为甲状腺固有被膜，外层被膜又称甲状腺外科被膜，两层被膜间隙内有动脉、静脉及甲状旁腺。手术分离甲状腺时，应在此两层被膜之间进行。甲状腺借外层被膜固定于气管和环状软骨，并借左右两侧叶上极内侧的悬韧带悬吊于环状软骨上。因此吞咽时，甲状腺可随之上下移动。

甲状腺的血液供应十分丰富，主要由甲状腺上动脉和甲状腺下动脉供应，两条动脉的分支间及分支与喉部、气管、食管的动脉分支有广泛吻合和沟通，故手术时结扎甲状腺上、下动脉后，甲状腺残留部分仍有血液供应。甲状腺有三条主要静脉即甲状腺上、中、下静脉。甲状腺上、中静脉血液注入颈内静脉，甲状腺下静脉血液注入无名静脉。

声带的运动由喉返神经支配，喉返神经穿行于甲状腺下动脉的分支之间。多在甲状腺下动脉的分支间穿行（图13-1）。喉上神经也来自迷走神经，分内支和外支。内支为感觉支，分布于喉黏膜上；外支为运动支，与甲状腺上动脉贴近、同行，支配环甲肌（图13-2）。

二、生理

甲状腺的主要功能是合成、贮存和分泌甲状腺素（T_3、T_4）。甲状腺激素的主要作用包括：①增加全身组织细胞的耗氧率和产热量；②促进蛋白质、糖和脂肪的分解；③维持机体的生长与发育。

甲状旁腺分泌甲状旁腺激素，调节机体内钙、磷代谢，起保钙排磷的作用。

甲状腺的功能受下丘脑-垂体-甲状腺轴的调控，同时又受血液中甲状腺激素水平的反馈调节。

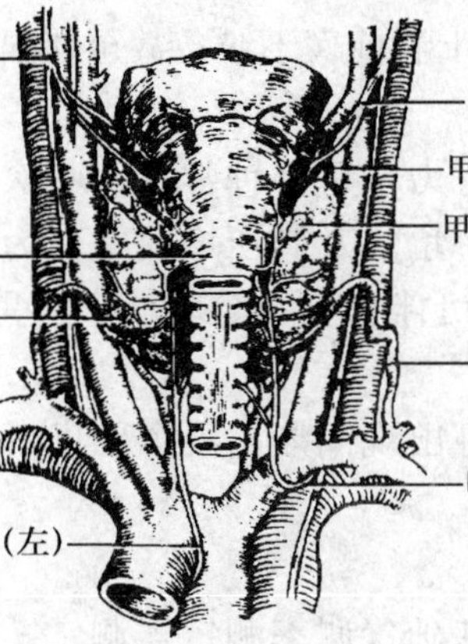

图 13-1　甲状腺下动脉和喉返神经的解剖关系

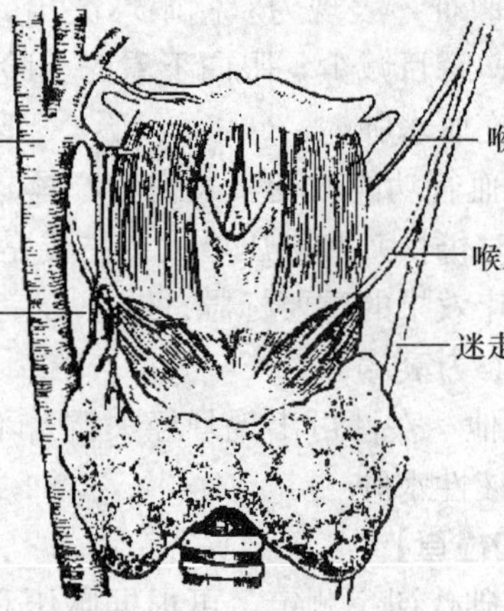

图 13-2　甲状腺上动脉和喉上神经的解剖关系

第二节　甲状腺功能亢进症

甲状腺功能亢进（hyperthyroidism）简称甲亢，是由各种原因导致的甲状腺激素分泌过多而出现的以全身代谢亢进为主要特征的疾病总称。本病多见于女性。男女之比为 1∶4。

【分类】 按引起甲亢的原因可分为三类。

1. 原发性甲亢　最常见，多见于 20～40 岁的女性。是指在甲状腺肿大的同时伴有功能亢进症状，腺体呈弥漫性肿大，两侧对称，常伴有眼球突出。故又称“突眼性甲状腺肿”。

2. 继发性甲亢　较少见，发病年龄多在 40 岁以上。患者先有结节性甲状腺肿多年，以后才出现功能亢进症状。腺体呈结节状肿大，两侧多不对称，无眼球突出，容易发生心肌损害。

3. 高功能腺瘤　少见，甲状腺内有单发的自主性高功能结节，结节周围的甲状腺组织呈萎缩改变。患者无眼球突出。

【病因与病理】 原发性甲亢的病因迄今未明，但可以确定原发性甲亢是一种自身免疫性疾病，其血液中有两类刺激甲状腺的自身抗体，一类是能刺激甲状腺功能活动、作用与 TSH 相似，但作用时间较 TSH 持久的物质，因此称为“长效甲状腺激素”；另一类为“甲状腺刺激免疫球蛋白”，两类物质都属于 IgG 类免疫球蛋白，都能抑制 TSH，而与 TSH 受体结合，从而加强甲状腺细胞功能，分泌大量甲状腺素。至于继发性甲亢和高功能腺瘤的病因，未完全清楚。患者血液中长效甲状腺刺激激素等的浓度不高，或许与结节本身自主性分泌紊乱有关。

甲亢患者的甲状腺病理改变为腺体内血管增多、扩张、淋巴细胞浸润；滤泡壁细胞多呈高柱状并增生，形成乳头状突起伸入滤泡腔内，腔内胶质减少。

【临床表现】

1. 甲状腺肿大　多数患者出现不同程度的弥漫性、对称性甲状腺肿大，大多无局部压迫症状。由于腺体内血管扩张、血流加速，在甲状腺左、右叶上、下极处可扪及震颤和听到血管杂音。

2. 交感神经功能亢进　包括多语、性情急躁、容易激动、失眠、双手常有细速颤动、多汗、怕热、皮肤潮湿、食欲亢进但体重减轻、易疲乏、肠蠕动亢进、腹泻等症状。

3. 突眼征　表现为双侧眼球突出、眼裂增宽。严重时上、下眼睑闭合困难，甚至不能盖住角膜；瞬目减少，眼向下看时上睑不随眼球下闭，向上看前额不皱；甚至伴眼睑肿胀肥厚、结膜充血水肿。

4. 心血管功能改变　表现为心悸，胸部不适；脉搏有力（每分钟常在100次以上，休息和睡眠时仍快）和脉压增大（主要是收缩压升高）。脉率增快及脉压增大常作为判断病情程度和治疗效果的重要标志。若左心室逐渐扩张和肥大，可伴有收缩期杂音，严重者出现心律失常、心力衰竭。

5. 其他　女性可出现月经失调、不孕、早产，男性可出现阳痿，极个别患者伴有局限性胫前黏液性水肿。

【辅助检查】

1. 基础代谢率测定　可根据脉压和脉率计算，或用基础代谢率测定器测定。后者较可靠，但前者简便。常用计算公式为：基础代谢率＝（脉率＋脉压）－111。正常值为±10%；＋20%～＋30%为轻度甲亢，＋30%～＋60%为中度甲亢，＋60%以上为重度甲亢。

测定前停服可能影响甲状腺功能的药物，测定日的前晚要充分睡眠，不服用安眠药。测定基础代谢率必须在清晨、静卧、空腹时进行。如果是采用测定器测定，测定前患者应在检测室静卧1h后进行。

2. 甲状腺摄^{131}碘率的测定　正常甲状腺24h内摄取的^{131}碘量为人体总量的30%～40%。若在2h内甲状腺摄取^{131}碘量超过人体总量的25%，或在24h内超过人体总量的50%，且吸^{131}碘高峰提前出现，均可诊断为甲亢。

3. 血清中T_3和T_4含量的测定　甲亢时，血清T_3可高于正常4倍左右，而T_4仅为正常的2.5倍，因此T_3测定对甲亢的诊断具有较高的敏感性。诊断困难时，可作促甲状腺激素释放激素兴奋试验。

【治疗原则】　甲状腺大部分切除术对中度以上的甲亢仍是目前最常用而有效的疗法，能使90%～95%的患者获得痊愈，手术死亡率低于1%。主要缺点是有一定的并发症，约4%～5%的患者术后甲亢复发，也有少数患者术后发生甲状腺功能减退。

手术治疗指征为：①中度以上的原发性甲亢；②继发性甲亢或高功能腺瘤；③腺体较大，伴有压迫症状，或胸骨后甲状腺肿等类型的甲亢；④抗甲状腺药物或^{131}碘治疗后复发者或坚持长期用药有困难者。此外，鉴于甲亢对妊娠可造成流产、早产等，而妊娠又可能加重甲亢，因此，妊娠中期的甲亢患者凡具有上述指征者，仍应考虑手术治疗。

手术禁忌证为：①青少年患者；②症状较轻者；③老年患者或有严重器质性疾病不能耐受手术者。

【护理评估】

（一）术前评估

1. 健康史　了解发病的过程及治疗经过；是否有甲亢家族史；近期有无感染、劳累、精神刺激等因素，如有无其他自身免疫性疾病；有无用药及手术史等。

2. 身体状况　了解甲状腺肿块的大小、质地、活动度；扪诊有无震颤感；是否出现眼球突出；听诊是否可闻及杂音。了解患者有无交感神经功能亢进的表现及其程度；是否出现心血管功能改变的表现；基础代谢率，血清T_3、T_4，甲状腺摄^{131}碘率等结果是否正常。

3. 心理社会状况　了解患者的情绪是否稳定；对甲状腺疾病相关知识的了解程度，是否接受手术治疗，能否掌握康复知识；家属的关心程度，了解家庭经济承受能力。

（二）术后评估

1. 手术情况 了解麻醉方式，手术方法，术中出血量，麻醉及手术经过是否顺利。

2. 术后情况 了解生命体征、切口及引流等情况；了解有无并发症发生。

3. 心理和社会状况 患者是否出现不适的心理反应，患者和家属对术后康复过程及出院健康知识的掌握程度。

【主要护理诊断】

1. 焦虑 与环境改变、担心手术及预后有关。

2. 营养失调：低于机体需要量 与基础代谢率增高有关

3. 切口疼痛 与肿块压迫及手术创伤有关。

4. 清理呼吸道无效 与咽喉部及气管受刺激、分泌物增多有关。

5. 潜在并发症：呼吸困难、窒息、甲状腺危象、喉返神经损伤、喉上神经损伤或手足抽搐等。

【护理措施】

（一）术前护理

1. 完善术前检查 除常规检查和必要的化验检查外，还应包括：①颈部透视或摄片，了解有无气管受压或移位；②作心电图检查，以了解心脏有无扩大、杂音或心律不齐等；③喉镜检查确定声带功能；④测定基础代谢率，了解甲亢程度；⑤测定血钙、血磷含量，了解甲状旁腺功能状况。

2. 药物准备 是术前用于降低基础代谢率的重要环节。有两种方法：①可先用硫脲类药物，通过降低甲状腺素的合成，并抑制体内淋巴细胞产生自身抗体从而控制因甲状腺素升高引起的甲亢症状，待甲亢症状得到基本控制后，即改服 2 周碘剂，再进行手术。由于硫脲类药物能使甲状腺肿大充血，手术时极易发生出血，增加了手术的困难和危险，因此，服用硫脲类药物后必须加用碘剂 2 周，待甲状腺腺体缩小变硬后再行手术。②开始即服碘剂，2～3 周后甲亢症状得到基本控制（患者情绪稳定，睡眠好转，体重增加，脉率＜90 次/分以下，基础代谢率＜＋20%），便可进行手术。碘剂的作用在于抑制蛋白水解酶，减少甲状腺球蛋白的分解，从而抑制甲状腺素的释放；碘剂还能减少甲状腺的血流量，使腺体充血减少，因而缩小变硬。常用的碘剂是复方碘化钾溶液，每日 3 次口服；第一日每次 3 滴，第二日每次 4 滴，以后逐日每次增加一滴，至每次 16 滴为止，然后维持此剂量。但由于碘剂只抑制甲状腺素释放，而不抑制其合成，因此一旦停服碘剂后，贮存于甲状腺滤泡内的甲状腺球蛋白大量分解，甲亢症状可重新出现，甚至比原来更为严重。因此，凡不准备施行手术者，不要服用碘剂。少数患者，服用碘剂 2 周后，症状减轻不明显，此时，可在继续服用碘剂的同时，加用硫氧嘧啶类药物，直至症状基本控制，停用硫氧嘧啶类药物后，继续单独服用碘剂 1～2 周，再进行手术。

对于常规应用碘剂或合并应用硫氧嘧啶类药物不能耐受或无效者，主张单用普萘洛尔或与碘剂合用作术前准备。普萘洛尔是一种肾上腺素 β 受体阻滞剂，能选择性地阻断各种靶器官组织上的 β 受体对儿茶酚胺的敏感性，抑制肾上腺素的效应而改善甲亢的症状。剂量为每 6 小时口服给药 1 次，每次 20～60 mg，一般服用 4～7 日后脉率降至正常水平时，便可施行手术。由于普萘洛尔的有效半衰期不到 8 h，故最末一次口服普萘洛尔要在术前 1～2 h；术后继续口服普萘洛尔 4～7 日。此外，术前不用阿托品，以免引起心动过速。

3. 眼部护理 对于突眼患者注意保护眼睛，睡前抬高头部，以减轻眼部肿胀。经常滴眼药水，防止干燥和感染。眼睑不能闭合者，可用抗生素眼膏敷眼，并戴眼罩或用油纱布遮盖，预防角膜炎和结膜炎。

4. 一般准备 为了保证术前营养状态良好，给予高热量、高蛋白质和富含维生素的食物，并给予足够的液体摄入。禁用对中枢神经有兴奋作用的浓茶、咖啡等刺激性饮料，戒烟酒。教会患者正确深呼吸、有效咳嗽及咳痰的方法以及头低肩高体位，每日练习用软枕垫高肩部数次，以适应术中颈过伸的体位。术日晨准备麻醉床时，床旁应另备无菌手套、拆线包、气管切开包及引流装置等物品。术前 12 h 禁食，4～6 h 禁饮。

5. 心理护理 了解患者的心理状态，做好有效沟通，消除患者的焦虑和恐惧心理，避免情绪激动；保证病室内环境安静、通风，保证患者睡眠充足；患者应减少活动，适当卧床。对于精神过度紧张或失眠者，适当应用镇静剂或安眠药物。心率过快者遵医嘱给予普萘洛尔 10 mg，每日 3 次口服。

（二）术后护理

1. 一般护理

（1）体位 患者麻醉清醒后，血压平稳取半坐卧位。在床上变换体位、咳嗽时，指导患者保持头颈部的固定，以减少震动引起疼痛。

（2）饮食与营养 患者清醒后，即可饮用少量温水或凉水，若无呛咳、误咽等不适，可逐渐给予便于吞咽的微温流质饮食。注意勿给过热饮食，以免引起手术部位血管扩张，加重创口渗血。以后逐步过渡到普食。甲状腺手术对胃肠道功能影响很小，只是在吞咽时感觉疼痛不适，应鼓励患者少量多餐，加强营养，促进切口愈合。

（3）保持呼吸道通畅 鼓励患者深呼吸、有效咳嗽，必要时行雾化吸入，帮助患者及时排出痰液，预防肺部并发症。

2. 病情观察 加强巡视，密切注意患者的体温、脉搏、呼吸、血压的变化，定时监测生命体征，及时发现并发症的先兆。注意切口及引流情况，并做好记录。若切口疼痛，可遵医嘱及时应用止痛药，保证患者充足休息和睡眠。

3. 用药护理 术后继续服用复方碘化钾溶液，每日 3 次，每次 10 滴，共 1 周左右；或每日 3 次，从每次 16 滴开始，逐日每次减少 1 滴，至病情稳定。年轻患者术后常口服甲状腺素，每日 30～60 mg，连服 6～12 个月，抑制促甲状腺激素的分泌，预防复发。

4. 并发症的观察与护理

（1）术后呼吸困难和窒息 多发生于术后 48 h 内，是术后最危急的并发症。常见原因为：①切口内出血压迫气管，主要是手术时止血不完善，或血管结扎线脱落所致。②喉头水肿，主要是由于手术创伤或气管插管引起。③气管塌陷，是气管壁长期受肿大的甲状腺压迫而发生软化，在切除大部分甲状腺腺体后，软化气管壁失去支撑所致。④双侧喉返神经损伤。

表现为进行性呼吸困难、烦躁、发绀，甚至窒息；颈部肿胀，切口渗出鲜血等。若出现上述情况，立即行床旁抢救，及时剪开缝线，敞开切口，迅速除去血肿。若呼吸仍无改善则行气管切开、吸氧。待患者情况好转，再送手术室作进一步止血处理。喉头水肿者应用大剂量激素，如地塞米松 30 mg 静脉滴入，呼吸困难无好转时可行气管切开或环甲膜穿刺。

（2）喉返神经损伤 发生率约 0.5%。主要是手术损伤，如切断、缝扎或钳夹、牵拉造成损伤所致。少数也可由血肿或瘢痕组织压迫而发生。损伤的表现与损伤的性质（永久性或暂时性）和范围（单侧或双侧）密切相关。一侧喉返神经损伤，可引起声音嘶哑，术后虽可由健侧声带代偿性地向患侧过度内收而恢复发音，但不能恢复其原有的音色。双侧喉返神经损伤，可导致失音或严重的呼吸困难，甚至窒息，需立即做气管切开。由于手术切断、缝扎、挫夹、牵拉等直接损伤喉返神经者，术中立即出现症状。而血肿压迫者则可在术后数日才出现症状。切断、缝扎引起者属永久性损伤，挫夹、牵拉、血肿压迫所致则为暂时性，一般可能在3～6个月内逐渐恢复。

（3）喉上神经损伤　多发生于处理甲状腺上极时，离腺体太远，分离不仔细将神经与周围组织一同大束结扎所引起。若损伤外支会使环甲肌瘫痪，引起声带松弛、音调降低。内支损伤，则喉部黏膜感觉丧失，进食特别是饮水时，容易误咽发生呛咳。一般经理疗后可自行恢复。

（4）手足抽搐　因手术时误伤甲状旁腺或其血液供给受累所致，血钙浓度下降，神经肌肉的应激性显著增高所致。多在术后1～3天出现面部、唇部或手足部的针刺样麻木或强直感。多数患者为暂时性，经过2～3周后，未受损伤的甲状旁腺增大，起到代偿作用，症状便可消失。严重者可出现面肌和手足伴有疼痛的持续性痉挛，每天发作多次，甚至发生喉和膈肌痉挛，引起窒息死亡。

发生手足抽搐后，应限食肉类、乳品和蛋类等（因含磷较高，影响钙的吸收）。症状轻者可口服葡萄糖酸钙或乳酸钙2～4 g，每日3次。抽搐发作时，立即静脉注射10%葡萄糖酸钙或氯化钙10～20 ml。长期不能恢复者，可加服维生素D_3，每日5万～10万U，以促进钙在肠道内的吸收。口服二氢速固醇（双氢速变固醇，DT10）油剂能明显提高血中钙含量，降低神经肌肉的应激性。

（5）甲状腺危象　多发生于术后12～36 h内，是术后最严重的并发症。危象发生与术前准备不够、甲亢症状未能很好控制及手术应激有关。主要表现为：高热（>39℃）、大汗、脉快而弱（>120次/分）、烦躁、谵妄甚至昏迷，常伴呕吐、水样泻等。本病是因甲状腺素过量释放引起的暴发性肾上腺素能兴奋现象，处理不及时或不当，常很快死亡。

治疗包括：①碘剂：口服复方碘化钾溶液3～5 ml，紧急时用10%碘化钠5～10 ml加入10%葡萄糖溶液500 ml中静脉滴注，以降低血中甲状腺激素水平。②肾上腺素能阻滞剂：利血平1～2 mg肌注或胍乙啶10～20 mg口服，还可用普萘洛尔5 mg加入5%～10%葡萄糖溶液100 ml中静脉滴注，以降低周围组织对肾上腺素的反应。③氢化可的松：每日200～400 mg，分次静脉滴注，可拮抗过多甲状腺激素的反应。④镇静剂：常用苯巴比妥钠100 mg，肌内注射6～8 h 1次。⑤降温：使用物理降温、药物降温或冬眠治疗等，使患者体温维持在37℃左右。⑥静脉输入大量葡萄糖溶液补充能量，吸氧，以减轻组织的缺氧。⑦有心力衰竭者，加用洋地黄制剂，有肺水肿可给予呋塞米。

【健康教育要点】

1. 休息与活动　指导术后患者早期下床活动，注意保护头颈部。拆线后教会患者练习颈部活动，促进功能恢复。对于声音嘶哑者，指导患者练习发音。

2. 饮食与营养　加强营养，多食高热量、高蛋白质和富含维生素的食物，以利切口愈合和维持机体代谢需要。

3. 用药指导　说明甲亢术后继续服药的重要性并督促执行。教会患者正确服用碘剂的方法，如将碘剂滴在饼干、面包等固体食物上同服，既保证剂量准确，又能避免口腔黏膜损伤。

4. 心理指导　指导患者自我控制情绪，保持精神愉快、情绪稳定。

5. 定期复查 指导患者出院后定期到门诊复查，以了解甲状腺的功能。若出现心悸、手足震颤、抽搐等情况时及时就诊。

第三节 甲状腺肿瘤

一、甲状腺腺瘤

甲状腺腺瘤（thyroid adenoma）是最常见的甲状腺良性肿瘤。按形态学可分为滤泡状和乳头状囊性腺瘤两种。本病多见于40岁以下的妇女，多数为单结节性，少数呈多结节性。

【临床表现】 颈部出现圆形或椭圆形结节，多为单发。稍硬，表面光滑，无压痛，随吞咽上下移动。大部分患者无任何症状。腺瘤生长缓慢。当乳头状囊性腺瘤因囊壁血管破裂发生囊内出血时，肿瘤可在短期内迅速增大，局部出现胀痛。

【辅助检查】

1. B超检查 能发现甲状腺肿块；若有囊内出血，提示有囊性病变。

2. 放射性^{131}I或^{99m}Tc扫描 多呈温结节，如有囊内出血时则为冷结节或凉结节，边缘一般较清晰。

【治疗原则】 根据临床表现，结合辅助检查结果可明确诊断。因甲状腺瘤有引起甲亢（发生率约为20%）和恶变（发生率约为10%）的可能，故应早期行包括腺瘤的患侧甲状腺大部或部分（腺瘤小）切除。切除标本必须立即行冰冻切片检查，以判定有无恶变。

二、甲状腺癌

甲状腺癌（thyroid carcinoma）是最常见的甲状腺恶性肿瘤，约占全身恶性肿瘤的1%。女性发病率高于男性。除髓样癌外，绝大部分甲状腺癌起源于滤泡上皮细胞。按肿瘤的病理类型可分为：

1. 乳头状癌 约占成人甲状腺癌总数的60%和儿童甲状腺癌的全部。常见于30～45岁女性，恶性度低，生长缓慢，较早便出现颈淋巴结转移，预后较好。

2. 滤泡状腺癌 约占20%，多见于50岁左右中年人，此型发展较快，属中度恶性，可经血行转移至肺、肝、骨及中枢神经系统。颈淋巴结转移仅占10%，故预后不如乳头状癌。

3. 未分化癌 约占15%，多见于老年人。发展迅速，高度恶性，且50%早期则有颈淋巴结转移，或侵犯喉返神经、气管或食管，常经血运转移向肺、骨。预后很差。

4. 髓样癌 约占7%。发生于滤泡旁分泌细胞（C细胞）。细胞排列呈巢状或囊状，无乳头或滤泡结构，其间质内有淀粉样沉着，呈未分化状，恶性程度中等，可经颈淋巴结转移和血行转移。预后不如乳头状瘤，但较未分化癌好。

【临床表现】 甲状腺内发现肿块，质地硬而固定，表面不平滑是各型癌的共同表现。乳头状癌和滤泡状癌的初期多无明显症状，前者有时可因颈淋巴结肿大而就医。随着病程进展，肿块逐渐增大，质硬，吞咽时肿块移动度减低。未分化癌上述症状发展迅速，并侵犯周围组织。晚期可产生声音嘶哑、呼吸困难、吞咽困难。颈交感神经节受压，可产生Horner综合征，侵犯颈丛时出现耳、枕、肩等处疼痛。可有颈淋巴结转移及远处脏器转移。髓样癌除有颈部肿块外，患者可出现腹泻、心悸、脸面潮红和血钙降低等症状。

【辅助检查】

1. 放射性^{131}碘或^{99m}锝扫描　甲状腺癌为冷结节，边缘一般较模糊。

2. 细针穿刺细胞学检查　用直径为0.7～0.9 mm的细针直接刺入结节，从多个方向抽吸、涂片。此诊断正确率可达80%以上。

3. B超检查　测定甲状腺大小，探测结节的位置、大小、数目及与邻近组织的关系。结节若为实质性并呈不规则反射，则恶性可能大。

4. X线检查　颈部X线检查可了解有无气管移位、狭窄、肿块钙化及上纵隔增宽。甲状腺部位若出现细小的絮状钙化影，可能为癌。另外胸部及骨摄片可了解有无肺及骨转移。

【治疗原则】　根据临床表现，结合辅助检查结果可明确诊断。手术是除未分化癌以外各型甲状腺癌的基本治疗方法，并辅助应用核素、甲状腺激素及放射外照射等治疗。手术治疗包括甲状腺切除，颈部淋巴结清扫等。

【主要护理诊断】

1. 焦虑　与环境改变、担心手术及预后有关。

2. 疼痛　与肿块压迫及手术创伤有关。

3. 清理呼吸道无效　与咽喉部及气管受刺激、分泌物增多有关。

4. 潜在并发症：呼吸困难、窒息、神经损伤或手足抽搐等。

【护理措施】

（一）术前护理

了解患者及其家属对甲状腺肿瘤的认识程度，有针对性地讲解甲状腺肿瘤相关知识，说明手术的必要性、手术的方法、术后恢复及预后情况。指导并督促患者练习颈过伸位。保证患者足够的休息和睡眠，术前晚给予镇静安眠类药物。如患者行颈部淋巴结清扫术，术前一天剃除其耳后毛发，并清洗干净。

（二）术后护理

1. 一般护理

（1）体位　患者回病房后，取平卧位，血压平稳改半坐卧位，鼓励患者床上活动。

（2）饮食与营养　患者清醒后，即可少量饮水，若无不适，鼓励其进食或经吸管吸入流质饮食，逐步过渡为半流质饮食及软食。

2. 病情观察　包括监测生命体征，尤其注意患者的呼吸、脉搏变化。及时发现处理创面敷料渗湿，并估计渗血量。了解患者的发音及吞咽情况，判断有无声音嘶哑或音调降低、误咽及饮水呛咳等症状。注意引流液的量、颜色及性状，如有异常，及时通知医生。

3. 床旁备气管切开包　对于甲状腺手术，尤其是癌肿较大或需行颈淋巴结清扫术的患者，床旁必须备气管切开包，密切观察呼吸情况，一旦出现窒息，立即配合医生行气管切开及床旁急救。

【健康教育要点】

1. 功能锻炼　为了促进颈部功能恢复，在切口愈合后可指导患者逐渐地进行颈部活动。颈淋巴结清扫术者，因斜方肌不同程度受损，功能锻炼尤为重要，故在切口愈合后即应开始行肩关节和颈部的功能锻炼，并随时保持患侧上肢高于健侧，以防肩下垂。持续时间至出院后3个月。

2. 用药指导　甲状腺全切除者应遵医嘱坚持服用甲状腺素制剂，以补充生理需要及预防肿瘤复发。并指导服用方法及注意事项。

3. 心理指导 甲状腺肿瘤手术后存有不同程度的心理问题，指导患者调整心态，正确面对现实，配合治疗及护理。

4. 定期复查 指导患者自行检查颈部，出院后须定期复诊，检查颈部、肺部和甲状腺功能等。若发现结节、肿块或异常应及时就诊。

本章小结

本章介绍了甲状腺的解剖生理特点、甲状腺功能亢进症及甲状腺肿瘤。甲状腺功能亢进症是体内甲状腺激素分泌过多引起的以全身代谢亢进为主要特征的疾病，主要表现为甲状腺肿大，突眼，脉率增快、脉压增大，怕热多汗、易激动等；检查时基础代谢率增高，血清中 T_3、T_4 含量增高等；对中度以上原发性甲亢等常采用甲状腺大部切除术；通过药物治疗降低基础代谢率是术前准备的重要环节，当患者情绪稳定，睡眠好转，体重增加，脉率＜90 次/分，脉压正常，基础代谢率＜20%即可手术；手术后护理要点主要为选择正确的体位和饮食以及用药指导，重点是密切观察病情，及时发现和处理并发症。甲状腺腺瘤是最常见的甲状腺良性肿瘤，主要表现为颈部出现圆形或椭圆形结节，多为单发，稍硬，表面光滑，无压痛，可随吞咽上下移动。甲状腺癌是最常见的甲状腺恶性肿瘤，甲状腺内发现肿块，质地硬而固定，表面不平滑是甲状腺各型癌的共同表现，晚期可产生声音嘶哑、呼吸困难、吞咽困难。手术是甲状腺肿瘤的主要治疗方法。

（邵阳医学高等专科学校 吕 冬）

第十四章　乳腺疾病患者的护理

学习目标

1. 掌握急性乳腺炎、乳腺癌的临床表现，辅助检查和护理措施。

2. 熟悉急性乳腺炎、乳腺癌的治疗原则，护理评估，主要护理诊断，健康教育要点。乳腺癌术后上肢功能锻炼方法。

3. 了解乳房解剖生理特点。急性乳腺炎、乳腺癌、乳腺囊性增生和乳腺纤维瘤的病因病理和临床表现。乳腺癌的病理分型和转移途径。

成年女性乳房是两个半球形的性征器官，位于胸大肌浅面，约在前胸第 2 至第 6 肋骨水平浅筋膜的浅、深层之间。乳头位于乳房中心，周围色素沉着区称为乳晕。乳房的外上方形成腋尾部呈角状向腋窝延伸。

乳房由皮肤、皮下组织、乳腺腺体组织构成。每侧乳房腺体有 15～20 个腺叶，每个腺叶分成若干个腺小叶，腺小叶是乳腺的基本单位，它由许多腺泡和小乳管构成。乳汁由腺体组织中的腺泡分泌。每个腺叶有各自单独的导管（大乳管），腺叶和导管均呈放射状向乳晕集中，开口于乳头。大乳管靠近开口的 1/3 段略为膨大，是乳管内乳头状瘤的好发部位。

乳房的腺叶、腺小叶和腺泡有结缔组织间隔，腺叶之间还有许多与皮肤垂直的纤维束，上连皮肤及浅筋膜浅层，下连浅筋膜深层，称 Cooper 韧带，起支持、固定乳房的作用。

乳腺的生理活动受垂体前叶、卵巢及肾上腺皮质等激素的影响。妊娠和哺乳期乳腺明显增生，腺管伸长、腺泡分泌乳汁。非哺乳期，乳腺处于相对静止状态。在月经周期的不同阶段，乳腺的生理状态在各激素影响下，呈现周期性变化。绝经后乳腺逐渐萎缩，由脂肪组织替代。

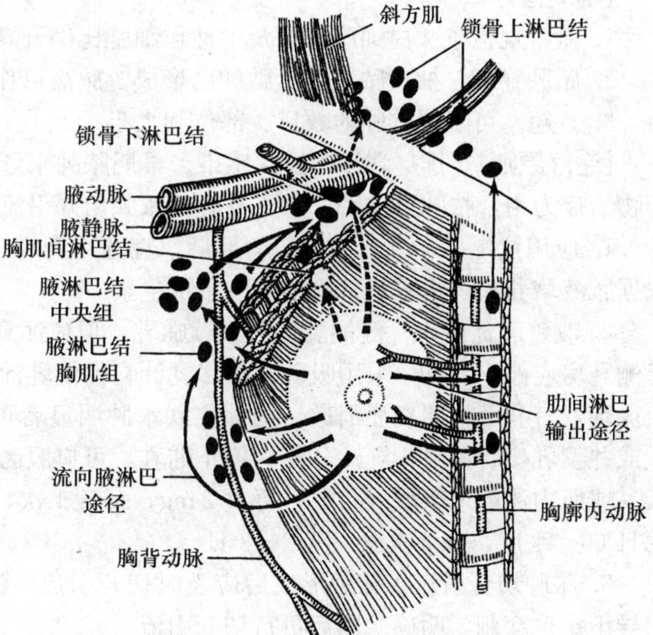

图 14-1　乳房淋巴输出途径

乳房淋巴液输出主要有四条途径（图 14-1）：①大部分乳房淋巴液经胸大肌外缘淋巴管流至腋淋巴结，再流向锁骨下淋巴结，最后到达锁骨上淋巴结；②部分乳房内侧的淋巴液，沿肋间隙淋巴管流向胸骨旁淋巴结；③乳房深部淋巴液沿腹直肌鞘和肝镰状韧带流向肝；④两侧乳房间皮下有交通淋巴网，一侧乳房淋巴液可流向对侧乳房，并与胸壁、颈部、腹壁的皮下淋巴网有广泛联系，甚至可到达双侧腹股沟淋巴结。

第一节 急性乳腺炎

急性乳腺炎（acute mastitis）是乳腺的急性化脓性感染。好发于产后哺乳期，以初产妇，产后3～6周多见，也称产后乳腺炎。最常见的致病菌是金黄色葡萄球菌，链球菌次之。

【病因】

1. 乳汁淤积 乳汁淤积有利于入侵细菌的生长繁殖。积乳的主要原因：

（1）乳头发育不良（过小或凹陷），影响乳汁排出，妨碍正常哺乳。

（2）乳汁过多或婴儿吸乳过少，加之授乳经验不足，乳汁不能完全排空而淤积在乳房内。

（3）乳管不通畅影响排乳。

2. 细菌入侵

（1）乳头破损或皲裂、皮肤擦伤，使细菌沿淋巴管入侵是感染的主要途径。

（2）若婴儿患有口腔炎，细菌直接经乳头入侵乳管发生感染。

【临床表现】 患者感觉患侧乳房局部或全部胀痛，局部红、肿、热、有压痛，随着炎症的发展，出现高热、寒战、脉搏加快等全身症状。若得不到控制，患侧乳房可单一出现或同时存在数个炎性病灶，进一步形成脓肿。脓肿可以是单房性或多房性。表浅脓肿可自行向外溃破，亦可穿破乳腺管自乳头排出脓液。深部脓肿除可缓慢向外溃破外，也可穿至乳房与胸肌间的疏松组织中，形成乳房后脓肿。常伴患侧腋淋巴结肿大、压痛。感染严重者可并发脓毒症。

【辅助检查】

1. 血常规检查 白细胞计数及中性粒细胞比例升高。

2. 脓肿穿刺 抽出脓液表示脓肿已形成。脓液可作细菌培养及药物敏感试验。

3. B超 可了解脓肿的数目、部位和大小。

【治疗原则】 排空乳汁，控制感染。早期脓肿未形成，呈蜂窝织炎表现时，主要以抗菌药物治疗为主，脓肿形成后，需要及时行脓肿切开引流。

1. 应用抗生素 原则为早期、足量。宜选用青霉素类药物或用耐青霉素酶的药物，或根据脓液培养和药物敏感试验结果应用抗生素。

2. 改善乳汁淤积 健侧乳房可继续哺乳，但应注意避免药物通过乳汁对乳儿造成影响。患侧乳房应停止哺乳，采用吸乳器吸尽乳汁，促使乳汁通畅排出。局部热敷或理疗，促进血液循环，有利于早期炎症消散。局部皮肤水肿明显者可用25％硫酸镁溶液湿热敷。感染严重或并发乳瘘者需终止乳汁分泌，停止哺乳。可口服己烯雌酚1～2mg，每日3次，共2～3天。或肌内注射苯甲酸雌二醇，每次2mg，每日1次，至乳汁停止分泌为止。中药炒麦芽，每日60g水煎，分2次服，共2～3日。

3. 脓肿切开引流 脓肿形成后应及时切开引流。深部脓肿波动感不明显，可在超声波引导下定位穿刺，明确诊断后再行切开引流。

脓肿切开引流应注意：

（1）切口呈放射状至乳晕处，以避免损伤乳管发生乳瘘。乳晕部脓肿可沿乳晕边缘作弧形切口（图 14-2）。乳房深部或乳房后脓肿可在乳房下缘作弓形切口。

（2）分离多房脓肿的房间隔膜以利引流。

（3）为保证引流通畅，引流条应放在脓腔最低部位，必要时另加切口作对口引流（图 14-3）。

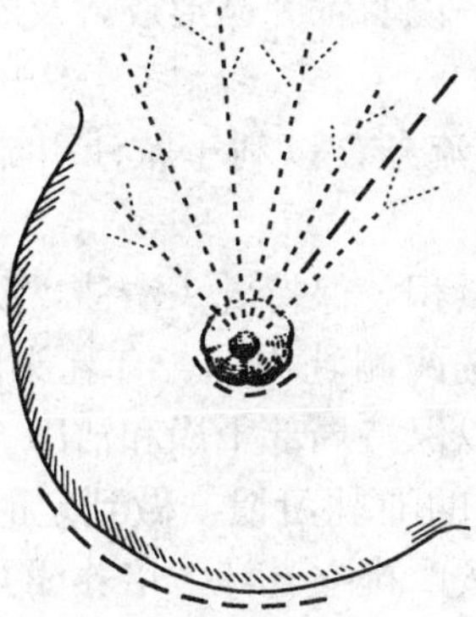

图 14-2　乳房脓肿切开

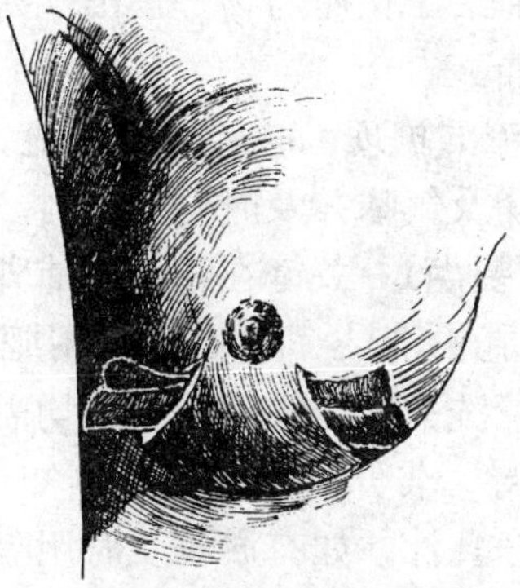

图 14-3　乳房脓肿对口引流

【护理评估】

1. 健康史　了解患者是否为初产妇，此次分娩时间，既往乳房发育情况，乳头是否有破损，有无乳腺炎病史，有无乳房肿块、乳头异常溢液史。

2. 身体状况　了解生命体征情况，观察乳房局部炎症进展状况，脓肿是否形成，是否有乳汁淤积，了解发热、出汗程度、疼痛情况等，有无应用镇痛药物及止痛效果等。

3. 婴儿口腔及哺乳　观察哺乳方法是否正确，了解婴儿口腔的卫生状况，有无口腔炎症。

4. 心理社会状况　观察患者的情绪变化，是否担心婴儿的喂养与发育，乳房的功能及形态改变等。了解家庭经济状况，家庭其他成员对患者生活的照顾和情绪的影响。

【主要护理诊断】

1. 体温过高　与细菌或细菌毒素入血有关。

2. 疼痛　与乳汁淤积、炎症肿胀有关。

3. 知识缺乏：缺乏哺乳卫生和预防乳腺炎的知识。

4. 焦虑　与担心婴儿喂养及乳房功能、形态改变有关。

5. 舒适改变　与乳腺炎症致肿胀疼痛有关。

【护理措施】

1. 一般护理

（1）营养与饮食　给予高热量、高蛋白、高维生素的普通饮食，注意休息，适当活动。

（2）个人卫生　协助做好产褥期的个人卫生，了解患者阴道分泌物的情况，预防产褥感染等。

（3）指导正确哺乳，哺乳前后清洁乳头。

2. 病情观察　监测体温、脉搏、呼吸，了解白细胞计数及分类，必要时遵医嘱做血培养和药物敏感试验。

3. 积乳的处理　一般不停止哺乳，但患侧乳房应停止哺乳。协助和教会患者使用吸乳器，定时吸空乳汁，促使乳汁通畅排出。哺乳时，观察乳汁的颜色，保持乳头清洁，必要时检测乳汁内是否存在细菌，以避免婴儿患胃肠炎。

4. 控制乳腺炎症 炎症早期可行湿热敷，避免挤压，遵医嘱及时准确应用抗生素。

5. 高热护理 行物理降温或遵医嘱药物降温。多饮水，出汗多时，勤换内衣。

6. 疼痛的护理 穿戴宽松的胸罩托起两侧乳房，以减轻疼痛。日常护理中，避免碰撞乳房。疼痛明显给予止痛药物。当出现搏动性疼痛时，说明脓肿已形成，及时行脓肿切开引流，以减轻疼痛。

7. 伤口引流的护理 脓肿切开引流，常需放置引流条，以利于脓汁引流。应注意观察脓汁的量、色泽及气味并及时更换敷料。

【健康教育要点】 关键在于正确哺乳，避免乳汁淤积，保持乳头清洁，防止乳头损伤。

1. 乳头和乳晕清洁 孕妇定期用肥皂和温水清洗两侧乳头，若有乳头内陷更应注意。妊娠后期每天清洗一次，哺乳前、后均需清洗乳头，以保持局部干燥和洁净。

2. 哺乳指导 告知产妇婴儿喂养知识，养成良好的哺乳习惯，做到定时哺乳。每次哺乳时让婴儿吸净乳汁，如有淤积及时用吸乳器或手法按摩排空乳汁。培养婴儿养成不含乳头睡眠的好习惯。注意婴儿口腔卫生，及时治疗婴儿口腔炎症。

3. 纠正乳头内陷 乳头内陷者在妊娠期每天挤捏、提拉乳头。

4. 乳头、乳晕破损或皲裂者要暂停哺乳，用吸乳器吸出乳汁哺育婴儿。局部用温水清洗后涂以抗生素软膏，待愈合后再行哺乳。症状严重时应及时就诊。

5. 告知患者及家属，炎症消退后乳房的形态和功能不会受到明显影响。如果再次怀孕，产前应做好预防工作，以避免乳腺炎的再次发生。

第二节 乳腺囊性增生

乳腺囊性增生也称慢性囊性乳腺病［简称乳腺病（mastopathy）］，是乳腺实质的良性增生，也是女性的多发病，常见于中年女性。

【病因病理】 乳腺囊性增生的发生是由于体内女性激素代谢障碍，特别是雌、孕激素比例失调。部分乳腺组织中女性激素受体的质和量异常，使乳房各部分的增生程度不一。增生可发生于腺管周围并伴有大小不等的囊肿，或腺管内出现不同程度的乳头状增生，伴乳管囊性扩张。发生在小叶实质者，表现为乳管及腺泡上皮增生。过度紧张、忧郁、烦躁等精神因素可加重病情，而妊娠、哺乳则可能会减轻病情。

【临床表现】 好发于25～40岁的女性，主要表现为乳房胀痛和乳房肿块，部分患者具有周期性。胀痛与月经周期有关，表现为月经来潮前发生或加重，月经过后疼痛减轻或消失，有时整个月经期都有疼痛。体检或自己无意间发现一侧或双侧乳房内有弥漫性增厚，局限于乳房的一部分，或分散于整个乳房，肿块呈颗粒状、结节状或片状，大小不一，质韧而不硬，增厚区与周围组织分界不明显。本病病程较长，发展缓慢。

【治疗原则】

1. 非手术治疗 主要是观察和对症治疗。可用中药或中成药调理，症状严重时也可应用抗雌激素治疗。观察期间嘱患者每隔2～3个月到医院复查，若有对侧乳房癌或有乳房癌家族史者更应密切随访。

2. 手术治疗 怀疑局部病灶有恶性病变可能者，考虑手术并作病理学检查。

【主要护理诊断】

1. 焦虑　与担心发生乳房癌有关。

2. 知识缺乏：缺乏乳房自我检查知识。

3. 疼痛　与内分泌失调致乳腺实质过度增生有关。

【护理措施】

1. 教会乳房自我检查方法（检查方法详见本章第五节）。注意乳房的变化，发现异常肿块尽早去医院诊治。

2. 遵医嘱服用舒肝理气的中药调理或使用其他对症药物。告知患者疼痛发生的原因，消除思想顾虑，保持愉快心态。

第三节　乳腺纤维腺瘤

乳腺纤维腺瘤（breast fibroadenoma）是乳腺小叶内纤维细胞的良性增生。

【病因病理】　发病原因是乳腺小叶内纤维细胞对雌激素的敏感性异常增高，可能与纤维细胞所含雌激素受体的量或质的异常有关。雌激素是本病发生的刺激因子，所以纤维瘤发生于卵巢功能期。

【临床表现】　乳腺纤维腺瘤是女性常见的乳腺肿瘤，高发年龄为 20～25 岁的女性。好发于乳房外上象限，主要表现为乳房肿块，多为单发、无痛，质地坚韧，表面光滑，边界清楚，极易推动。肿块增大缓慢，大小与月经周期无关，一般生长缓慢，但在妊娠期和哺乳期纤维肿瘤可加速生长。

【治疗原则】　手术切除是唯一有效的治疗方法，手术后多可治愈，很少复发。妊娠和哺乳可使纤维瘤增大，因此妊娠前后发现的纤维腺瘤一般都应手术切除，切除的肿块必须常规做病理学检查。

【主要护理诊断】

1. 知识缺乏：缺乏乳房自我检查知识及乳腺纤维腺瘤诊治的相关知识。

2. 疼痛　与手术有关。

【护理措施】

1. 告知患者乳腺纤维腺瘤的病因及治疗方法，暂不作手术者学会乳房自我检查方法，密切观察肿块的变化，明显增大时应及时就诊。

2. 手术后局部肿痛可进行局部热敷、采用理疗等物理方法治疗，或遵医嘱应用镇痛药物。

第四节　乳 腺 癌

乳腺癌（breast cancer）是女性最常见的恶性肿瘤。占全身各种恶性肿瘤的 7%～10%，并有逐年上升的趋势。已成为我国女性发病率最高的恶性肿瘤。多发生于 45～50 岁绝经期前后的妇女。男性很少见。

【病因】　病因尚不清楚。目前认为雌激素与乳腺癌的发生密切相关，雌酮和雌二醇与乳腺癌的发生有直接关系。乳腺癌发生的危险因素：

1. 有乳腺癌家族史，如生母或同胞姊妹患有乳腺癌，其发病率比正常人群高 2～3 倍。

2. 月经初潮早于12岁、绝经期迟于52岁者。

3. 未生育、晚生育或未哺乳者。

4. 营养过剩、肥胖、高脂肪饮食。

5. 环境因素和生活方式，北美、北欧地区乳腺癌的发病率约为亚、非、拉美地区的4倍。

6. 乳腺良性疾病。

【病理】

1. 病理分型 乳腺癌分类方法较多，目前我国多采用以下病理分型。

(1) 非浸润性癌 又称原位癌，是指癌细胞生长局限于末梢乳管或腺泡基底膜内，无间质浸润的癌。包括导管内癌（癌细胞未突破导管壁基底膜）、小叶原位癌（癌细胞未突破末梢乳管）及乳头湿疹样乳腺癌（除外伴发浸润性癌者）。属早期，预后较好。

(2) 早期浸润性癌 是指癌细胞穿破基底膜开始向间质浸润的癌。包括早期浸润性导管癌（癌细胞突破管壁基底膜，向间质浸润）及早期浸润性小叶癌（癌细胞突破末梢乳管或腺泡基底膜向间质浸润，但未超过小叶范围），仍属早期，预后较好。

(3) 浸润性特殊癌 包括乳头状癌、髓样癌（伴大量淋巴细胞浸润）、小管癌（高分化腺癌）、腺样囊性癌、黏液腺癌、大汗腺样癌、鳞状细胞癌等。此型癌细胞一般分化程度高，预后尚好。

(4) 浸润性非特殊癌 包括浸润性小叶癌、浸润性导管癌、硬癌、髓样癌（无大量淋巴细胞浸润）、单纯癌、腺癌等。此类型乳腺癌最常见，占乳腺癌的80%。分化低，预后较上述类型差。

(5) 其他罕见癌 分泌型癌。

2. 病理分期 目前多采用国际抗癌协会（UICC）建议的T（原发癌瘤）、N（区域淋巴结）、M（远处转移）分期法（1988年修订）。将乳腺癌分0、Ⅰ、Ⅱ、Ⅲ、Ⅳ期。

【转移途径】

1. 局部浸润 癌细胞沿导管或筋膜间隙直接浸润，向外累及皮肤，向内侵犯胸肌、胸壁组织。

2. 淋巴转移 可沿乳房淋巴液的四条输出途径转移。转移部位与乳腺癌细胞原发部位有一定关系。原发癌灶位于乳头、乳晕者，癌细胞经胸大肌外侧淋巴结向同侧腋淋巴结转移。发生腋淋巴结转移者约60%。位于乳房内侧者，发生胸骨旁淋巴结转移者约20%～30%。

3. 血运转移 乳腺癌细胞可经淋巴进入静脉，也可直接进入血循环而发生远处转移。远处转移最常见的部位依次是肺、骨、肝。

【临床表现】

1. 乳房肿块 无痛性单发乳房肿块是最常见的症状。患者多在无意间（洗澡、更衣或体检时）发现乳房外上象限乳头、乳晕处或内上象限有无痛性、单发的小肿块。肿块质硬，外形不规则，表面不光滑，与周围组织分界不清且不易推动。

2. 乳房外形改变

(1) 随着肿瘤增大，引起乳房局部隆起。

(2) 若癌肿侵犯Cooper韧带（乳房悬韧带），表面皮肤凹陷，呈“酒窝征”。

(3) 癌肿表面皮肤因皮内和皮下淋巴管被癌细胞阻塞，皮肤出现“橘皮样”改变。

(4) 邻近乳头或乳晕的癌肿因侵犯乳管使之缩短，可将乳头牵向癌肿侧。乳头深部癌块侵犯乳管可使乳头内陷。

(5) 炎性乳腺癌较少见，表现为患侧乳房皮肤红、肿、热且硬好似急性炎症，但无明显肿块。癌肿迅速浸润整个乳房，常累及对侧乳房。

(6) 乳头湿疹样癌表现为乳头和乳晕皮肤发红、糜烂、潮湿，呈湿疹样改变，继续发展可扪及肿块。

3. 乳头溢液　少数患者出现乳头溢液症状，液体以血性分泌物为主。

4. 转移征象

(1) 淋巴转移　常见部位为患侧腋淋巴结。肿大的淋巴结早期为散在、质硬、无痛、可推动的结节，后期相互粘连、融合成团。

(2) 血运转移　转移到肺、骨、肝时，受累器官可出现相应的症状。

【辅助检查】

1. X线检查　钼靶X线摄片是早期发现乳腺癌的最有效的方法，能清晰观察乳房结构和形态。乳腺癌呈现密度增高阴影，边缘呈针状、蟹状改变，肿块内或旁出现微小钙化灶，局部皮肤增厚。

2. B超　对鉴别乳腺肿块的囊性或实性具有很高的价值。B超（高频）显示肿瘤边缘不光滑，凸凹不平，无明显包膜，其周围组织或皮肤呈蟹足样浸润等。

3. 病理学检查　是确定肿块良性或恶性的最佳检查方法。局部麻醉下，将肿瘤及周围组织完整切除，送冰冻切片检查，根据病理结果决定手术方式。

4. 细胞学检查　可采用细针穿刺肿块抽吸活体组织细胞，涂片观察。有乳头溢液者可行溢液涂片行细胞学检查。该方法诊断迅速。

【治疗原则】 以手术治疗为主，辅以化学药物、放射、内分泌等综合治疗。

1. 手术治疗　手术方式的选择应根据病理分型、疾病分期及辅助治疗的条件而定。对可切除的乳腺癌，手术应达到使局部及区域淋巴结能最大程度地清除，以提高患者的生存率，然后再考虑外观及功能。目前应用的有五种治疗性手术方式。

(1) 保留乳房的乳腺癌切除术　手术包括完整切除肿块及腋淋巴结清扫。术后必须辅以放疗、化疗。适用于Ⅰ、Ⅱ期乳腺癌的患者。

(2) 乳腺癌改良根治术　手术方式有两种，一是保留胸大肌，切除胸小肌。二是保留胸大、小肌。由于保留了胸肌，术后外观好，术后并发症也明显低于根治术。目前已成为常用的手术方式。适用于Ⅰ、Ⅱ期乳腺癌的患者。

(3) 乳腺癌根治术　手术整块切除整个乳房、胸大肌、胸小肌、腋淋巴结及锁骨下淋巴结。适用于局部晚期乳腺癌，中、高位腋淋巴结转移或肿瘤浸润胸大、小肌的患者。术后常伴有上肢水肿、胸部畸形及皮瓣坏死影响伤口的愈合。

(4) 乳腺癌扩大根治术　在传统根治术的基础上，同时切除胸廓内动、静脉及其周围的淋巴结。该手术方式目前已很少用。

(5) 乳房单纯切除术　手术切除整个乳房，包括腋尾部及胸大肌筋膜。适用于原位癌、微小癌及年老体弱不宜做根治术或晚期乳腺癌只能局部切除者。

2. 化学药物治疗　是一种必要的全身性辅助治疗，术后使用化学抗癌药物，杀灭体内残存的肿瘤细胞，减少癌症复发和转移，提高生存率。应在手术后早期（1周内）开始用药，联合化疗的效果优于单药化疗。治疗期以6个月左右为宜。常用的有CMF方案（环磷酰胺、甲氨蝶呤、氟尿嘧啶）和 CEF 方案（环磷酰胺、表柔比星、氟尿嘧啶）。化疗前患者应无明显骨髓抑制，化疗期间应定期检查肝、肾功能，每次化疗前要查白细胞计数，若白细胞计数$<3\times10^9/L$，应延长用药间隔时间。

3. 放射治疗　是局部治疗手段。用于乳腺癌手术保留乳房，肿块局部广泛切除后给予较高剂量放射治疗。可降低Ⅱ期以上患者的局部复发率。放疗指征：

(1) 病理证实有腋中或腋上淋巴结转移者。

(2) 阳性淋巴结占淋巴结总数 1/2 以上或有 4 个以上淋巴结阳性者。

(3) 病理证实胸骨旁淋巴结阳性者。

(4) 原位癌灶位于乳房中央或内侧并作根治术后，尤其是腋淋巴结阳性者。

4. 内分泌治疗

(1) 雌激素拮抗剂　常用药物为他莫昔芬（TAM）。它的应用是近年来的重要进展。临床应用表明，能减少乳腺癌术后复发及转移，同时减少对侧乳腺癌的发生率。适用于雌激素受体（ER）、孕酮受体（PR）阳性的绝经妇女。用量为每日 20 mg，至少服用 3 年，一般为 5 年。主要的副作用是潮热、恶心、呕吐、静脉血栓形成、眼部不良反应、阴道干燥或分泌物多。

(2) 芳香化酶抑制剂（如来曲唑等）　能抑制肾上腺分泌的雄激素转变为雌激素过程中的芳香化环节，从而降低雌二醇，达到治疗乳腺癌的目的。适用于受体阳性的绝经后妇女。

【护理评估】

（一）术前评估

1. 健康史　了解患者的年龄、月经史、妊娠史、生育史、哺乳情况、饮食习惯及生活环境，有无乳腺癌手术、长期应用雌激素病史，家族中有无乳腺癌或其他肿瘤患者。

2. 身体状况　了解两侧乳房的形状、大小，是否对称，有无乳头内陷。乳房皮肤有无红、肿及橘皮样改变，乳头有无溢液，乳头和乳晕有无糜烂。确认肿瘤部位、大小、质地和活动度。有无腋窝或其他部位淋巴结转移及肺、骨和肝转移的征象。了解患侧胸部皮肤、胸肌及肩关节的活动状况，了解患者对手术治疗的耐受力及辅助检查结果。有无其他伴随疾病，如：心血管疾病、糖尿病等。重要脏器功能状态及营养状况等。

3. 心理社会状况　了解患者对疾病预后、拟采取手术方案以及手术后康复锻炼知识的了解和掌握程度。了解患者对手术方式及手术可能导致的并发症、乳房缺失致外形受损、各种复杂而痛苦的治疗（手术、放疗、化疗、内分泌治疗等）、婚姻生活可能受影响所产生的恐惧、焦虑等心理承受能力及情绪的变化。了解患者的工作、家庭经济状况和角色关系等。了解家属尤其是配偶对本病及其治疗方法、预后的认知程度及心理承受能力等。

（二）术后评估

了解手术、麻醉方式，术中患者情况，生命体征的变化。观察伤口引流，敷料的包扎固定。患侧上肢有无水肿，末梢循环状况。皮瓣和切口愈合情况，有无皮下积液。患者术侧上肢功能锻炼实施情况和功能康复状况。了解患者及家属对乳腺癌术后化疗、放疗知识的掌握程度。

【主要护理诊断】

1. 恐惧、焦虑　与对癌症的恐惧、担心手术造成身体外观改变和预后有关。

2. 自我形象紊乱　与乳房切除及化疗致脱发等有关。

3. 知识缺乏：缺乏有关术后患侧上肢功能锻炼的相关知识。

4. 生活自理能力下降　与手术影响手臂和肩关节的活动有关。

5. 潜在并发症：皮下积液、皮瓣坏死和患侧上肢水肿等。

【护理措施】

（一）术前护理

1. 心理护理　乳腺癌对女性而言除了癌症带来的恐惧外，切除乳房意味着将失去部分女性性征。术前患者复杂的心理变化主要表现为对癌症的否认、对手术的害怕、对预后的恐惧及对根治术后胸部形态改变的担忧。要多与患者沟通，加强心理疏导，向患者和家属耐心解释手术的必要性及重要性，解除其思想顾虑，取得亲属的理解、关心和支持。介绍患者与曾接受过类似手术且已痊愈的女性联系，通过成功者的现身说法帮助患者度过心理调适期，使其相信一侧乳房切除将不影响正常的家庭生活、工作和社交。告知患者切除的乳房可以再重建，鼓励其树立战胜疾病的信心，以良好的心态面对疾病和治疗。对已婚患者的丈夫进行心理开导，让其认识到手术的必要性和重要性以及手术对患者的影响，取得丈夫的理解、关心和支持，并能接受妻子手术后身体形象的改变。

2. 妊娠及哺乳　妊娠期及哺乳期的乳腺癌患者应立即终止妊娠或停止哺乳，以免因激素作用活跃而加快乳腺癌的发展。

3. 营养与饮食　鼓励患者进食高蛋白、高能量、富含维生素和膳食纤维的食物，增强体质，为术后创面愈合创造有利条件。

4. 控制感染　晚期乳腺癌患者术前注意保持病灶局部清洁，应用抗生素控制感染，注意观察身体有无转移病灶。

5. 术前准备

（1）准备合适的义乳。

（2）乳房皮肤溃疡者，术前每天换药至创面好转，乳头凹陷者应注意清洁局部。

（3）手术前一日备皮，对切除范围大、考虑植皮的患者，需做好供皮区皮肤准备。

（4）术前 12 h 禁食，术前 4 h 禁饮。

（二）术后护理

1. 一般护理

（1）体位　术后患者清醒、血压平稳后可取半卧位，以利呼吸和引流。患侧肢体抬高，肩下垫一软枕，避免患肢外展，以利于静脉和淋巴液的回流，减少肢体肿胀，促进皮瓣愈合。

（2）活动　由于乳腺癌手术切除范围大，包括胸部肌肉、筋膜和皮肤，使患侧肩关节活动明显受限。为了减少和避免术后肩关节挛缩，应鼓励和协助患者早期开始患侧上肢的功能锻炼。功能锻炼要循序渐进，活动内容逐渐增加。锻炼的内容和活动量，要根据患者的具体情况来决定，一般每日 3～4 次，每次 20～30 min。

术后 24 h 活动手指、腕部，做伸指、握拳、腕部的屈曲运动，避免上臂外展。术后 2～3 天进行上肢肌肉的等长收缩。可用健侧上肢或他人协助患侧上肢进行屈肘、伸臂运动。术后 3～5 天鼓励患者用患侧手洗脸、刷牙、进食等并进行以患侧手触摸对侧肩部及同侧耳朵的锻炼。术后 7～10 天内不外展肩关节，不要以患侧肢体支撑身体，以防皮瓣移动而影响创面愈合。术后 1～2 周，待皮瓣基本愈合后可进行肩部活动、手指爬墙运动（幅度逐渐递增）、转绳运动、举杠运动或滑绳运动等。①爬墙运动：面对墙站立，脚趾尽量靠近墙，双脚分开，肘弯曲，手掌贴近墙上与肩同高，手指弯曲渐往墙上移动，直到手臂完全伸展为止，然后手臂再往下移至原来位置。②转绳运动：面向门站立，绳子一端绑至门上，另一端由术侧手抓住，手臂伸展与地面平行，采用顺时针或逆时针方向，以画圈方式转动绳子。③举杠运动：由两手伸直握住杆子，相距 60 cm，再将杆子举高过头顶，弯曲肘部将杆子放在头后方；反方向将杆子举至头顶，再回到原来位置。④滑绳运动：双手握住挂在悬于头顶上方的挂钩上绳子的两端。轮流拉扯两边绳端，使患侧手臂抬高至疼痛为止。逐渐缩短绳子，直到患侧手臂能抬至额头高度。

(3) 饮食　术后 6 h 无恶心、呕吐等麻醉反应者，可正常饮食。要保证足够热量和维生素。

(4) 心理护理　术后继续给予患者及家属心理上的支持。鼓励夫妻双方坦诚相待，引导正向观念，正确面对现状。鼓励患者表述手术创伤对自己今后角色的影响，表达对其同情和提供改善自我形象的措施或方法。注意保护患者隐私，操作时可使用屏风遮挡，避免过度暴露手术部位。

2. 病情观察

(1) 密切观察生命体征变化并记录。乳腺癌扩大根治术有损伤胸膜的可能，应密切观察呼吸变化，注意有无气胸发生。若患者感胸闷、呼吸困难，应及时报告医师，并协助处理。

(2) 观察术侧上肢远端血液循环，若出现皮肤青紫、皮温降低、动脉搏动不能扪及，提示腋窝部血管受压，应及时调整胸带或绷带的松紧度。

(3) 观察皮瓣颜色及创面愈合情况并记录。正常皮瓣的温度较健侧略低，颜色红润与胸壁紧贴。若皮瓣颜色暗红，则表示血循环不良，有可能坏死。

(4) 观察切口敷料渗血、渗液情况，及时更换，保持干燥。

3. 用药护理

(1) 放疗期间应指导患者做好皮肤护理。出现放射性皮炎如鳞屑、脱皮、干裂、痒、红斑等症状时，可用温和的肥皂水清洗照射部位并保持干燥。不要戴胸罩，穿柔软的纯棉内衣，以减少对局部皮肤的摩擦。避免冷、热刺激。

(2) 化学药物治疗时患者常出现恶心、呕吐、食欲减低、脱发、白细胞、血小板降低等副作用，应定期复查血象，采取预防措施并进行对症治疗。

4. 伤口及引流管的护理

(1) 手术部位常用胸带加压包扎使皮瓣紧贴创面，加压包扎松紧度要适宜。若压迫过紧可引起皮瓣、术侧上肢的血运障碍。包扎过松，易出现皮瓣下积液，致使皮瓣或植皮片与胸壁分离不利愈合。要及时调整好胸带的松紧度，以能容一手指，不影响患者的呼吸，能维持正常血运为宜。

(2) 绷带持续加压包扎一般 7～10 日，包扎期间告诉患者不能自行松解绷带，瘙痒时不能将手指伸入敷料下抓搔。若绷带松脱，应及时重新加压包扎。

(3) 引流护理　皮瓣下引流管应妥善固定，患者卧床时固定于床旁，起床时固定于上身衣服。保证有效的负压吸引，负压吸引的压力要适宜，每小时逆向挤压引流管或负压吸引器。观察引流液色泽、性质、量并记录。术后 1～2 天，每日引流血性液约 50～100 ml，以后量逐渐减少，颜色逐渐变淡。

(4) 拔管　术后 4～5 天，皮瓣下无积液、创面与皮肤紧贴即可拔管。若拔管后仍有皮下积液，可在严格消毒后抽液并局部加压包扎。

5. 并发症的观察和护理

(1) 患侧上肢水肿：由于患侧腋淋巴结切除后上肢淋巴回流不畅或头静脉被结扎、腋静脉栓塞、局部积液或感染等因素导致回流障碍所致。预防：①术后避免在患侧上肢测量血压、抽血、静脉穿刺或皮下注射等操作；②指导患者自我保护患侧上肢。平卧时用方枕垫于患肢下方使之抬高 10°～15°，肘关节轻度屈曲。半卧位时肘关节屈曲 90°放于胸腹部。下床活动时用吊带托扶。需他人扶持时只能扶健侧，以防腋窝皮瓣滑动而影响愈合；③按摩患侧上肢或进行握拳，屈、伸肘运动，以促进淋巴回流。肢体肿胀严重者，可戴弹力袖促进淋巴回流。局部感染者，及时应用抗生素治疗。

(2) 皮下积液　乳腺癌术后皮下积液发生率在 10%～20%，较常见。除手术原因外，特别注意要保持引流通畅，包扎松紧适宜，避免患侧上肢过早外展。积液及早发现，及时穿刺或引流排出，并加压包扎，防止皮瓣再度飘起。

(3) 皮瓣坏死　乳腺癌术后皮瓣坏死发生率在 10%～30%。主要原因是皮瓣缝合张力大。初期皮瓣边缘出现表皮积液，继之全层皮肤变黑、变硬。预防皮瓣坏死的措施是观察创面，加压包扎勿过紧，及时处理皮瓣下积液。

【健康教育要点】

1. 活动　术后早期应避免用患侧上肢搬动或提取重物，避免在患侧上肢测量血压、静脉穿刺等操作。

2. 避孕　术后 5 年内应避免妊娠，以免促使乳腺癌的复发。

3. 坚持患侧上肢的功能锻炼。

4. 放疗或化疗　放疗或化疗期间身体抵抗力差，应加强营养，多食高蛋白、高热量、高维生素的食物，以增强机体抵抗力。少到公共场合，减少感染的机会。放疗时注意皮肤的护理。化疗时应定期复查肝、肾功能和白细胞计数。

5. 乳腺癌大多数是自己或在体检时发现的，所以要大力宣传、指导、普及妇女乳房自查技能。术后自查健侧乳房每月 1 次，每年 X 摄片检查 1 次，以便早期发现复发、转移病灶，及时治疗。乳腺癌患者的姐妹和女儿是乳腺癌发生的高危人群。应自乳房发育后，乳房自我检查每月一次，并定期到医院体检。

自查方法：每个月定期施行乳房的自我检查。停经前的妇女在月经结束后 4～7 天进行检查（图 14-4）。

(1) 视诊　站在镜前两臂放松垂于身侧，向前弯腰或双手高举枕于头后比较双侧乳房是否对称，乳头有无内陷及皮肤颜色。

(2) 触诊　仰卧床上，被查侧的手臂分别放于身侧或枕于头后，将对侧手的四指并拢平放于乳房，从乳房外周开始，以圆圈状触诊方式向内移动直至乳头处或将乳房分为四个象限，在每一个象限内，以并拢的四指移动触诊。再检查两侧腋窝有无肿大的淋巴结。最后用拇指及示指轻轻挤压乳头查有无溢液。

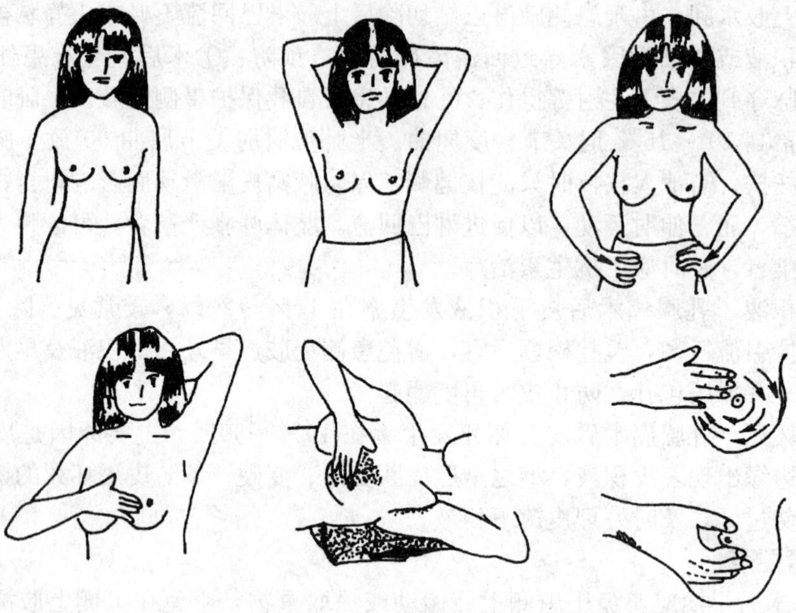

图 14-4 乳房自我检查

本章小结

急性乳腺炎多数是由金黄色葡萄球菌引起的乳腺急性化脓性感染。临床表现为患侧乳房胀痛，局部红、肿、热、痛，白细胞计数升高。通过排空积乳，控制感染，脓肿形成后切开引流来治疗。护理重点是教会患者处理积乳的方法，保持乳头、乳晕的清洁，注重病情观察，脓肿引流的护理。

乳腺囊性增生主要表现为周期性乳房胀痛和肿块，由于体内雌、孕激素比例失调引起。应教会患者乳房自我检查的方法，经常注意乳房的变化。乳腺纤维腺瘤主要表现为单发、无痛性肿块，手术切除是治疗的主要手段。

乳腺癌最常见的症状是无痛性、单发的乳房肿块，伴随乳房皮肤、外形的改变及患侧腋淋巴结肿大。以手术治疗为主，辅以化学药物、放射等治疗手段。手术后护理的重点是严密观察病情，防止并发症的发生，选择正确的体位和饮食，注意伤口的护理，加强患者的心理护理，坚持术侧上肢功能锻炼。

（新疆医科大学第二附属医院 陈建华）

第十五章 胸部疾病患者的护理

学习目标

1. 掌握肋骨骨折、气胸、血胸、心脏损伤、脓胸、食管癌及肺癌的临床表现，辅助检查及护理措施。

2. 熟悉肋骨骨折、气胸、血胸、心脏损伤、脓胸、食管癌及肺癌的治疗原则，护理评估，护理诊断。食管癌和肺癌的转移途径。

3. 了解胸部解剖和生理，肋骨骨折、气胸、血胸、心脏损伤、脓胸、食管癌及肺癌的病因、病理，食管癌和肺癌的病理分型。

第一节 胸部损伤

一、概述

【解剖与生理】 胸部是由胸壁、胸膜和胸腔内各种脏器组成。胸壁由胸椎、肋骨、胸骨和锁骨组成的骨性胸廓及附着在外面的肌群、软组织、皮肤组成。骨性胸廓具有支撑、保护胸内器官和参与呼吸的作用。胸腔内有心、肺、大血管、气管、食管、胸导管等重要器官。位于胸部的食管、主动脉、下腔静脉、奇静脉、胸导管和迷走神经等分别穿过各自裂孔进入腹腔。胸骨上缘和第一肋骨构成胸部上口，胸部下口由横膈封闭。

膈肌分隔两个压力不同的体腔，胸腔压力低于腹腔。膈肌破裂时，腹腔内脏器或积液会疝入或流入胸腔。

纵隔为两肺间的胸内空隙，前为胸骨，后为胸椎，两侧为左右胸膜。除两肺外，胸内器官均居于纵隔。

胸膜是由包裹肺并深入肺叶间隙的脏层胸膜和遮盖胸壁、横膈及纵隔的壁层胸膜组成。胸膜腔是一个密封的腔隙，左右各一，有少量浆液。胸膜腔内压力约为$-8\sim-10\ cmH_2O$，吸气时负压增加，呼气时减低。稳定的负压既能维持呼吸正常，又能防止肺萎缩，促进静脉血向心回流并均衡维持纵隔位置居中。两侧胸膜腔压力的平衡是纵隔位置恒定居中的根本保证。当一侧胸腔积气或积液时会导致纵隔移位，健侧肺受压，腔静脉回流受到影响。胸骨上窝气管的位置有助于判断纵隔移位。

【病因分类】 胸部占人体的比例大，暴露面积多，容易受到来自外界的损伤。无论在战时还是在平时，胸部损伤（chest trauma）发生率约占全身创伤的1/4。根据损伤是否造成胸膜腔与外界相通，胸部损伤分为闭合性胸部损伤和开放性胸部损伤。

1. 闭合性胸部损伤　多由于暴力挤压、冲撞或钝器碰击胸部所引起的钝挫伤，未造成胸膜腔与外界相通。轻重程度决定临床表现。轻者可局限于胸壁，只有胸壁软组织挫伤或单纯肋骨骨折。重者多伴有胸膜腔内器官或血管损伤，导致气胸或（和）血胸，甚至心脏挫裂伤产生心包积血，出现急性心包压塞征象。强大暴力挤压胸部时，胸腔内静脉压力骤升，静脉血回心受阻，可使静脉压骤升，导致头、颈、肩和胸部毛细血管破裂。表现为上半身皮肤出现散在针尖大小的紫蓝色瘀斑，口腔黏膜及眼结膜明显淤血。高压水浪或气浪冲击胸部可致肺爆震伤。

2. 开放性胸部损伤　分为胸部穿透伤和非穿透伤，造成胸膜腔与外界相通。平时多因各种锐器伤所致，如刀、锥等。战时以锐器、子弹、弹片等穿破胸壁所致。伤情严重，可导致开放性气胸或（和）血胸，影响呼吸和循环功能。组织器官裂伤所致的进行性出血是伤情进展快、患者死亡的主要原因。

无论膈肌是否穿破，同时累及胸和腹部的多发性损伤称为胸腹联合伤。

【临床表现】

1. 胸痛　是胸部损伤的主要症状，多位于受伤部位，呼吸、咳嗽时加重。

2. 呼吸困难　由于胸痛使胸廓活动受限；分泌物或血液堵塞呼吸道；肺挫伤导致出血、淤血，肺水肿、血胸、气胸导致肺膨胀不全等引起。多根多处肋骨骨折时可导致呼吸困难加重。严重的胸部损伤引起急性呼吸窘迫综合征。

3. 咯血　肺和支气管损伤者可表现为痰中带血或咯血。大支气管损伤时咯血出现早且量多。而小支气管、肺泡破裂或毛细血管出血则多咳泡沫样血痰。

4. 循环障碍　损伤导致胸膜腔内大出血，使循环血容量骤降；胸腔内大量积气，特别是张力性气胸时阻碍静脉血回流；心包腔内出血导致心包压塞或严重疼痛等而出现休克症状。患者表现为心率加快、血压下降和皮肤湿冷等。

5. 胸部体征　胸部可见胸壁挫伤，胸廓畸形，反常呼吸运动，皮下气肿。局部压痛，叩诊气胸呈鼓音，血胸呈浊音或实音。听诊呼吸音减弱或消失。

【辅助检查】

1. 实验室检查　血常规显示血红蛋白和血细胞比容下降，若继发感染，血白细胞计数增高。

2. X线检查　胸部X线检查可明确有无肋骨骨折及其骨折部位、性质，有无气胸、血胸或肺萎缩。

3. 诊断性穿刺　胸膜腔或心包腔穿刺，可判断有无气胸、血胸或心包腔积血。

【治疗原则】

1. 现场急救　原则是：给氧，维持呼吸通畅，补充血容量，镇痛，固定骨折处，保护脊柱并迅速转运。威胁生命的严重胸外伤需要在现场实施特殊急救措施。如张力性气胸需放置具有单向活瓣作用的胸腔穿刺针或胸腔闭式引流。开放性气胸需迅速封闭胸部伤口和包扎，放置上述同样的穿刺针或胸腔闭式引流管。对大面积胸壁软化的连枷胸有呼吸困难者，给予人工辅助呼吸。

2. 保守治疗

（1）改善呼吸困难　协助排痰，及时清除呼吸道分泌物和呕吐物，给氧并保持呼吸道通畅，改善呼吸。

（2）纠正休克　根据病情及时补液、输血，维持有效血容量，防止休克。适当使用血管活性药物，纠正休克，改善循环状况。

（3）镇痛和预防感染。

（4）处理气胸和血胸　按损伤部位、范围和性质给予相应的处理，如：封闭伤口、胸腔穿刺和胸膜腔引流等。

3. 手术治疗　主要是行开胸探查，明确诊断，止血，修补损伤的脏器。

手术指征：①胸腔内进行性出血；②严重肺裂伤或气管、支气管损伤；③心脏大血管损伤；④食管裂伤；⑤胸壁大块缺损；⑥胸内存留较大的异物；⑦胸腹联合损伤。

二、肋骨骨折

肋骨骨折（rib fracture）在胸部损伤中最为常见。按肋骨损伤的程度和范围，分为单根单处肋骨骨折、单根多处肋骨骨折、多根多处肋骨骨折。第 4～7 对肋骨长而薄且固定最易骨折。第 1～3 对肋骨较短，且有锁骨、肩胛骨和肌肉保护，较少发生骨折。第 8～10 对肋骨虽较长，但前端与胸骨连成肋弓，较有弹性，不易骨折。第 11～12 对肋骨前端游离不固定，故不易骨折。儿童肋骨富有韧性不易骨折。中、老年人肋骨骨质疏松，脆性较大易骨折。

【病因与病理】

1. 直接暴力　暴力或钝器撞击胸部，直接作用于肋骨，可使肋骨向内弯曲折断。

2. 间接暴力　胸部前后挤压的间接暴力，使肋骨向外过度弯曲折断。

3. 病理因素　骨质严重疏松或肋骨已有病变如肋骨肿瘤、肋骨结核者。此类患者可因轻微外力如跌倒、咳嗽等致肋骨骨折。

单根肋骨骨折时，如未伤及胸膜腔脏器或血管，一般对伤者全身无严重影响。骨折断端向内刺破肋间血管、胸膜、肺组织引起出血、气胸、血胸导致呼吸困难。相邻的多根、多处肋骨骨折，该处胸壁失去完整肋骨支撑而软化引起反常呼吸运动，即吸气时软化的胸壁内陷，呼气时外突，这类胸壁称为连枷胸（图 15-1）。胸壁软化广泛，反常呼吸时间较长，两侧胸膜腔压力不平衡，出现纵隔左右扑动，影响肺通气，导致体内缺氧和二氧化碳潴留，严重者可出现呼吸和循环功能衰竭。

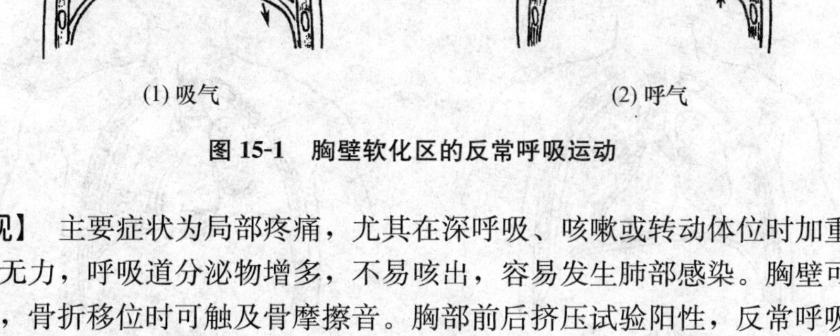

(1) 吸气　　(2) 呼气

图 15-1　胸壁软化区的反常呼吸运动

【临床表现】　主要症状为局部疼痛，尤其在深呼吸、咳嗽或转动体位时加重。疼痛使呼吸变浅，咳嗽无力，呼吸道分泌物增多，不易咳出，容易发生肺部感染。胸壁可有畸形，局部肿胀、压痛，骨折移位时可触及骨摩擦音。胸部前后挤压试验阳性，反常呼吸运动。伴有皮下气肿、气胸、血胸并发症的患者还有相应的体征。

【辅助检查】

1. X 线检查　胸片显示骨折断裂线和断端错位。并发血、气胸时提示胸膜腔积气、积液。前胸肋软骨骨折不能显示骨折端征象。

2. 实验室检查 肋骨骨折伴血管损伤导致大量出血时，血红蛋白和血细胞比容下降。

【治疗原则】 治疗的重点是止痛、固定胸廓、清理呼吸道分泌物和防治肺部并发症。

1. 闭合性单处肋骨骨折 可不做局部处理，多能自行愈合。必要时使用多头胸带或宽胶布固定胸部。疼痛时采用止痛药或肋间神经阻滞镇痛。鼓励患者咳嗽排痰，早期下床活动，以减少肺部感染。

2. 闭合性多根多处肋骨骨折 小范围胸壁软化者，仅须局部压迫包扎、止痛。大范围胸壁软化或两侧有多根多处肋骨骨折时，应及时采用牵引固定或手术固定来减轻或消除胸壁的反常呼吸运动，促进患侧肺复张，以改善呼吸循环功能。

3. 开放性肋骨骨折 对单根肋骨骨折患者的胸壁伤口需彻底清创，修齐骨折断端，分层缝合固定包扎。如胸膜已破，需做胸膜腔引流术。多根多处肋骨骨折者，清创后用不锈钢丝对肋骨断端做内固定术。手术后应用有效的抗生素预防感染。

三、气胸

气胸（pneumothorax）是指胸膜腔内积气。气胸的发生率在胸部损伤中仅次于肋骨骨折。

【病因与病理】 多由于肺组织、气管、支气管、食管破裂后，空气进入胸膜腔。或因胸壁伤口穿破胸膜，胸膜腔与外界相通，外界空气进入所致。按气胸形成后的性质分为三类：闭合性气胸、开放性气胸和张力性气胸。

1. 闭合性气胸 在胸部损伤中最常见，多并发于肋骨骨折。空气通过胸壁或肺的伤口进入胸膜腔后，气胸形成。随着胸膜腔内积气与肺萎缩程度增加，肺表面裂口缩小、封闭，吸气时也不开放，气胸趋于稳定。胸膜腔内压仍低于大气压。肺萎陷的程度与胸膜腔内压改变相一致。一般不会导致呼吸和循环功能的明显障碍。

2. 开放性气胸 多为锐器或子弹所伤，患侧伤口与胸膜腔相通，空气可随呼吸进出胸膜腔。当体表伤口大于气管口径时，空气入量多，胸膜腔内压几乎等于大气压，患侧肺完全萎陷致呼吸功能障碍。两侧胸膜腔内压不平衡，患侧胸腔压力高于健侧，纵隔向健侧移位，使健侧肺扩张受限。出现吸气时，纵隔进一步向健侧移动，呼气时，纵隔又移回患侧，导致纵隔的位置随呼吸左右摆动（图 15-2），称为纵隔扑动。纵隔扑动和移位可影响静脉血液回流，最终造成严重的呼吸和循环功能障碍。

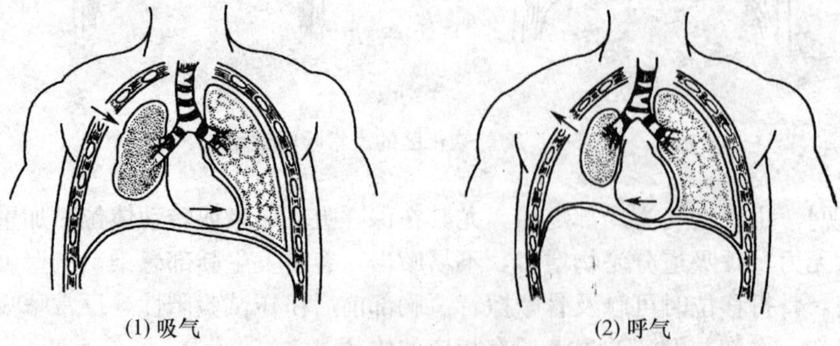

图 15-2 开放性气胸的纵隔扑动

3. 张力性气胸　也称高压性气胸。由于气管、支气管或肺损伤裂口呈活瓣状与胸膜腔相通，吸气时空气可以从裂口进入胸膜腔内，而呼气时活瓣关闭，不让胸膜腔内空气回入气道排出。如此，进入胸膜腔的空气不断增多，压力逐渐升高，超过大气压。患侧肺严重萎陷，纵隔显著向健侧移位，健侧肺受压，影响腔静脉回流，产生呼吸、循环功能的严重障碍。胸膜腔内的高压气体经支气管、气管周围疏松结缔组织扩散到面部、颈部、胸部等处皮下形成皮下气肿。或被挤入纵隔，形成纵隔气肿。

【临床表现】

1. 闭合性气胸

（1）胸痛　由于积气对壁层胸膜的直接刺激和肺萎陷造成的脏层胸膜张力的改变，可引起突发的或缓慢发生的胸痛，疼痛常牵涉同侧肩部。

（2）胸闷和气促　胸膜腔内有少量积气，伤侧肺萎陷小于30%者，多无明显症状。胸膜腔内有大量积气，伤侧肺萎陷大于30%时，患者有明显的呼吸困难，胸闷、气促、胸痛等症状。气管向健侧移位，伤侧胸部叩诊呈鼓音，听诊呼吸音减弱或消失。

2. 开放性气胸　患者有明显的呼吸困难、口唇发绀、鼻翼扇动、烦躁不安，严重者休克。胸壁伤口处可听到空气出入胸膜腔的响声。伤侧胸部叩诊呈鼓音，听诊呼吸音减弱或消失。

3. 张力性气胸　表现为严重或极度呼吸困难。患者端坐呼吸、烦躁不安、大汗淋漓、发绀、昏迷或窒息。气管明显移向健侧，颈静脉怒张，伤侧胸部饱满，颈、胸部常触及皮下气肿，叩诊呈高度鼓音，听诊呼吸音消失。

【辅助检查】

1. X线检查　可显示气管、心脏和纵隔等明显向健侧移位。

2. 诊断性穿刺　胸膜腔穿刺抽出气体可确诊。气体抽出后，患者的症状得到暂时缓解。

【治疗原则】　以抢救生命为首要原则。清创缝合，封闭胸壁开放性伤口，放置胸腔闭式引流，应用抗生素防止感染。

1. 胸膜腔闭式引流术　又称水封闭式引流，是将引流管插入胸膜腔内，管的下方置于引流瓶水中，利用水的作用，维持引流单一方向，避免逆流，以重建胸膜腔负压。

（1）目的　①排除胸腔内积液、积气和积血，消灭残腔；②重建胸膜腔正常负压，促使患侧肺膨胀；③平衡左右胸膜腔的压力，保持纵隔的正常位置。

（2）适应证　①外伤性或自发性气胸、血胸、脓胸。②胸部手术切开胸膜腔者。③乳糜胸。

（3）置管位置　根据体征和胸部X线检查，明确胸膜腔内气体、液体的部位。①气体大部分积聚在胸膜腔上部，引流气体一般选在锁骨中线第2肋间隙。②液体大部分位于胸膜腔下部，引流液体选在腋中线和腋后线之间第6～8肋间。③脓胸引流常选择脓液积聚的最低点置管。④包裹性积气（液）或巨大肺（气）囊肿时，可在B超引导下确定置管位置。

（4）置管方法　通常在手术室置管，紧急情况时可在急诊室或患者床旁进行。置管时患者取坐位或半卧位，局部消毒后，在定位处局麻胸壁各层。作一长约2 cm切口，用血管钳逐层分离直到胸膜腔，经切口将有侧孔的橡胶管或塑料管，插入胸膜腔内4～5 cm，其外端连接无菌水封瓶。缝合切口，固定引流管（图15-3）。

（5）胸膜腔引流管种类　①用于排液的引流管选择质地较硬、不易折叠和堵塞、利于通畅引流、管径为1.5～2 cm的橡胶管。②排气的引流管可选用质地较软，既能达到引流的目的，又可减少局部刺激和减轻疼痛、管径为1 cm的塑胶管。

(6) 胸膜腔引流装置 传统的、较常用的胸膜腔闭式引流装置有单瓶和双瓶。目前临床广泛应用的是各种一次性胸膜腔引流装置。①单瓶水封闭式引流：1 个广口无菌的集液瓶，内装 500 ml 无菌盐水，橡胶塞上面有两个孔，分别插入两根中空的、长短不一的玻璃管。短管为空气通路，下口远离液面，长管的下口插至液平面下 3～4 cm，另一端与患者的胸腔引流管连接［图 15-4 (1)］。接通后即可见长管内水柱升高，高出液面 8～10 cm，并随着患者的呼吸上下移动。若不动，则提示引流管道不通畅，有阻塞。②双瓶水封闭式引流：一个空瓶收集引流液，而另一个瓶则是水封瓶。空引流瓶介于患者和水封瓶之间，引流瓶的橡皮塞上插入两根短管，一根管子与患者胸腔引流管连接，另一根管子用一短橡皮管连接到水封瓶的长管上［图 15-4 (2)］。③一次性胸膜腔引流装置。

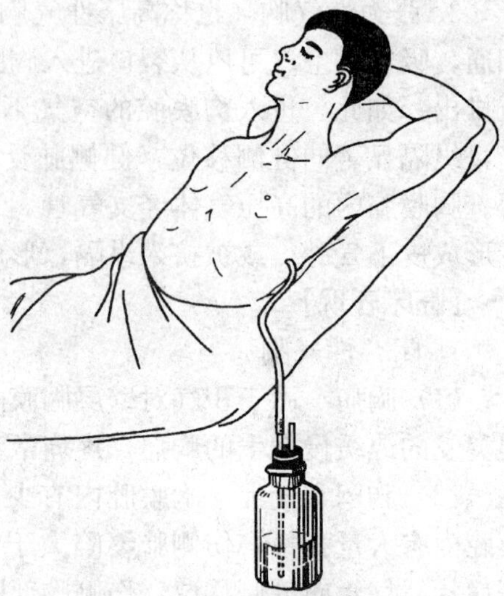

图 15-3 闭式胸膜腔引流术

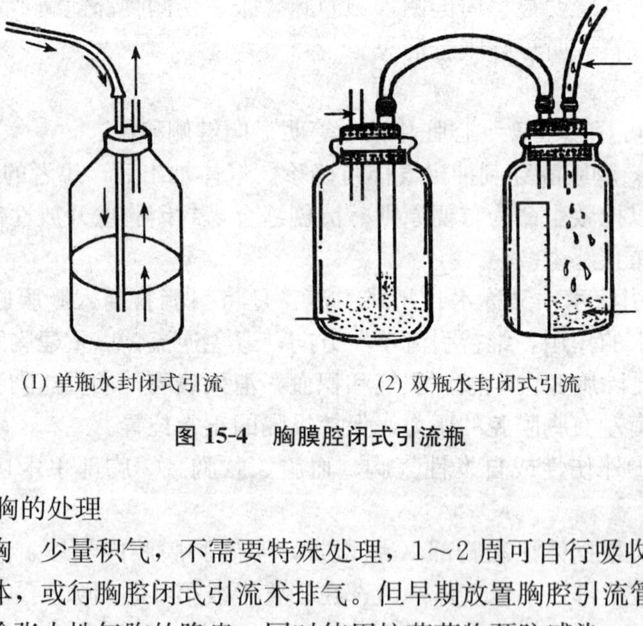

(1) 单瓶水封闭式引流　　(2) 双瓶水封闭式引流

图 15-4 胸膜腔闭式引流瓶

2. 不同类型气胸的处理

(1) 闭合性气胸 少量积气，不需要特殊处理，1～2 周可自行吸收。大量气胸应行胸膜腔穿刺，抽净气体，或行胸腔闭式引流术排气。但早期放置胸腔引流管排气比胸腔穿刺抽气优越，可尽早排除张力性气胸的隐患。同时使用抗菌药物预防感染。

(2) 开放性气胸 急救要点是立即封闭伤口，尽早将开放性气胸变为闭合性气胸，然后穿刺胸膜腔，抽气减压或行胸腔闭式引流。①立即用无菌敷料如大块凡士林纱布、加厚层纱布，在伤员用力呼气末封闭胸壁伤口并加压包扎。在院外可利用身边干净的物品制成不透气的敷料或用手掌紧密封填伤口。②封闭伤口后，放置具有单向活瓣作用的胸膜腔穿刺针减压，减轻呼吸困难。③在转运途中如患者呼吸困难加重或有张力性气胸表现，应在患者呼气末暂时打开敷料，排出高压气体。④到医院后，应采取半卧位、吸氧、补充血容量、清创缝合胸壁伤口、胸腔闭式引流、应用抗生素预防感染等治疗措施。如有胸腔内器官损伤或进行性出血，需开胸探查。

(3) 张力性气胸　为可迅速致死的危急重症，抢救要争分夺秒。①立即使用粗针头在伤侧锁骨中线第2肋间连线处，穿刺胸膜腔排气减压，并外接单向活瓣装置。使胸腔内高压气体易于排出，而外界空气不能进入胸腔。②伤侧行胸膜腔闭式引流术，排除积气，促使萎缩的肺膨胀。③若插管排气后仍有严重漏气，呼吸困难，提示肺、支气管损伤严重，应及早开胸探查并修补裂口。④应用抗菌药物预防感染。

四、血胸

血胸（hemothorax）是指胸部损伤引起胸膜腔内积血。若血胸同时伴有胸膜腔积气者称为血气胸。

【病因与病理】　大多数因胸部损伤所致。胸腔积血来自：

1. 肺组织裂伤出血。

2. 肋间血管或胸廓内血管破损。

3. 心脏和胸内大血管损伤。

肺组织裂伤出血最常见，出血量少且较缓慢，常可自行停止。心脏、大血管损伤，出血量多而急，往往来不及救治，短时间内因失血性休克而死亡。血胸可使血容量减少，并使肺受压萎陷，影响呼吸和循环功能。少量血胸时由于心包、肺、膈肌的运动具有去纤维蛋白作用，血液不易凝固。当胸腔内短期内迅速积聚大量血液，去纤维作用不完善，可形成凝固性血胸，凝血块机化后，形成纤维组织覆盖在肺表面，限制肺的呼吸运动。血胸如合并感染可形成脓血胸。大量持续性出血导致的胸膜腔积血称为进行性出血。

【临床表现】　血胸的主要临床表现是失血征象和积血压迫肺影响呼吸功能。少量血胸（成人500 ml以下），无明显症状。中量血胸（500～1000 ml）和大量血胸（1000 ml以上），尤其急性失血时，可出现气促、脉搏增快、血压下降等低血容量性休克症状。气管向健侧移位，伤侧胸部叩诊浊音，呼吸音减弱。胸腔内进行性出血的症状：① 脉搏逐渐增快、血压降低。经抗休克治疗血压仍不稳定。②胸膜腔闭式引流出的血液色鲜红并迅速凝固，引流血量大于200 ml/h，持续3 h或24 h引流血液量＞1000 ml。③血红蛋白、红细胞计数、血细胞比容测定持续下降。④X线检查胸膜腔内阴影不断增大。

【辅助检查】

1. X线检查　小量血胸，胸片显示肋膈角消失。大量血胸时，胸片显示伤侧胸膜腔内有积液阴影，气管和纵隔移向健侧。血气胸时见气液平面。

2. 诊断性穿刺　胸膜腔穿刺抽出血性液体可确诊。

【治疗原则】

1. 非进行性血胸　小量血性胸腔积液可自行吸收，不需作特殊处理，但要严密观察有无进行性出血。若积血量较多，应早期进行胸膜腔穿刺，抽出积血，促使肺膨胀，以改善呼吸功能。抽血后向胸膜腔注入抗生素，以预防感染。中等量以上血胸需尽早行胸膜腔闭式引流术。

2. 进行性血胸　在抗休克的同时，及早剖胸探查，寻找出血点止血。

3. 凝固性血胸　在出血停止数日内手术，清除积血和血块，以防止感染和机化。对机化血块，在病情稳定后早期行血块和纤维组织剥除术。感染性血胸应及时行胸腔闭式引流。近年来应用电视胸腔镜处理凝固性血胸和感染性血胸，具有创伤小、疗效好、住院时间短、费用低等优点。

五、心脏损伤

心脏损伤（heart injury）包括心脏挫伤和心脏裂伤。按损伤性质分为闭合性心脏损伤和穿透性心脏损伤。

【病因与病理】

1. 心脏挫伤（cardiac contusion） 在闭合性损伤中较常见，也是较易忽略的一种创伤，有时可合并胸骨骨折。多由于胸部撞击、挤压、高处坠落等暴力导致心脏猛烈震荡。腹部和下肢突然遭受挤压，大量血液涌入心脏及大血管，使腔内压力骤升。轻者心外膜或心内膜下出血，少量心肌纤维断裂。重者大面积心肌出血，甚至坏死，导致心功能紊乱衰竭。

2. 心脏裂伤（cardiac rupture） 多由刃器、锐器或子弹和弹片等穿透胸壁所致，少数见于钝性暴力伤。严重的心脏破裂可引起急性大量失血和（或）急性心脏压塞很快死亡。

【临床表现】

1. 心脏挫伤 轻者多无明显症状，主要表现为窦性心动过速和期前收缩。中度损伤表现为心悸、气短或一过性心绞痛。严重者出现严重的心率失常和心力衰竭。

2. 心脏裂伤 临床症状取决于心包、心脏损伤程度和心包引流情况。

（1）心脏裂伤伴随的心包裂口大，并保持通畅时，心脏出血外溢，从前胸伤口涌出或流入胸膜腔。患者表现为面色苍白、呼吸浅快、脉搏细速、血压下降。很快休克，甚至死亡。

（2）心包无裂口或裂口较小血流不畅时，血液积聚心包腔内。心包短时间积血 120～150 ml，引起压迫症状称为心包压塞。心包压塞的压迫致使静脉和心房受压，减少回心血量和心排出量，致使静脉压升高，动脉压下降，产生急性循环衰竭。表现为心前区闷胀、疼痛、呼吸困难、烦躁不安并出现 Beck 三联征：静脉压升高、动脉压降低、心音遥远。

【辅助检查】

1. 心电图检查 心脏挫伤出现 ST 段抬高、T 波低平或倒置等。

2. 二维超声心动图 心脏挫伤显示心脏结构和功能的变化。心脏破裂可明确有无心包积血和积血量。

3. 实验室检查 乳酸脱氢酶同工酶（LDH_1 和 LDH_2）和磷酸肌酸激酶（CPK）值升高。

4. 心包穿刺 抽出血液可确诊。

【治疗原则】

1. 心脏挫伤 主要是卧床休息、严密监护、吸氧、镇痛等。针对并发症如心律失常、心力衰竭等进行相应的对症处理。

2. 心脏裂伤 病情进展迅速，应立即抗休克和手术抢救。关键是尽早开胸手术探查和止血。

六、护理

【护理评估】

（一）术前评估

1. 健康史 向患者或目击者询问受伤原因、经过和受伤时间。了解伤后情况，有无昏迷、恶心呕吐、咯血等。采取了哪些急救措施。患者既往有无心肺疾病，特别是慢性支气管炎、肺气肿、哮喘、冠心病、风湿性心脏病等。

2. 身体状况　测量生命体征，观察有无意识障碍、肢体活动受限等情况，特别注意呼吸、循环功能的变化。胸部闭合性损伤观察判断有无伴随胸、腹部内脏损伤，是否存在活动性内出血。开放性损伤注意损伤的部位、胸壁缺损、损伤通道等，有无异物存留，是否有胸、腹腔器官损伤等。

3. 心理社会状况　了解患者胸部损伤后有无焦虑、恐惧等心理问题及其程度。患者和家属对损伤及其预后的认知程度，家庭经济、亲属及朋友的支持情况等。

（二）术后评估

1. 术中情况　了解手术及麻醉方式与效果，病变组织切除情况，术中出血、补液、输血情况和术后诊断。

2. 生命体征　观察生命体征是否平稳，术后麻醉是否清醒，末梢循环、呼吸状态，有无血容量不足、胸闷、呼吸浅快、发绀及肺部痰鸣音等。

3. 伤口及各种引流管　伤口敷料是否干燥，有无渗液、渗血。胸腔闭式引流管是否通畅，引流物的量、性质与颜色等。

4. 心理状态　了解患者术后关心的问题，有无焦虑、紧张等心理反应。

【主要护理诊断】

1. 气体交换受损　与肺萎陷、肺损伤及胸廓活动受限有关。

2. 体液不足　与外伤后失血、摄入量减少有关。

3. 疼痛　与损伤、手术有关。

4. 焦虑/恐惧　与突然遭受强大的意外伤、担心预后有关。

5. 潜在并发症：肺不张、肺部感染。

【护理措施】

1. 一般护理

（1）体位　胸部损伤合并昏迷或休克时取平卧位。生命体征平稳后采用半卧位，使膈肌下移，有利于呼吸和引流。带有引流管的患者躺向插管侧时，可在引流管两旁垫砂袋或折叠的毛巾，以免压迫引流管。

（2）饮食与营养　①胸腹联合伤患者诊断未明确前应禁饮禁食，或留置胃管行胃肠减压。②禁食期间遵医嘱输血、输液，维持有效的血液循环。③能经口进食时，给予高能量、高蛋白、高维生素饮食。

（3）心理护理　因突然遭受较大的胸部损伤，患者易产生紧张、焦虑情绪，心肺损伤严重时患者常表现出极度窘迫感。此时要尽量使之保持镇静，给予关心，树立信心，使其能积极配合治疗。

（4）吸氧　根据病情给予鼻导管或面罩吸氧；气管插管或气管切开给氧并严密观察血氧饱和度。

（5）排痰　指导患者有效深呼吸，协助其翻身、拍背、咳嗽、咳痰，及时排除呼吸道分泌物，保持呼吸道通畅。由于疼痛限制患者深呼吸及有效咳痰，影响气体交换，需要给予止痛药物进行有效的止痛。对咳嗽无力，不能有效排痰者，给予人工吸痰。

（6）减轻疼痛　及时处理伤口，遵医嘱用胸带固定，诊断明确给予止痛药。当患者咳嗽时，协助和指导患者用双手按压患侧胸壁，以减轻咳嗽引起的伤口疼痛。

2. 病情观察　胸腔内脏器损伤后病情变化快，常需紧急处理，必须严密观察病情变化。

（1）密切观察并记录患者神志、生命体征、末梢血氧饱和度、尿量等。

（2）观察胸腹部活动及气促、发绀、呼吸困难和缺氧等症状。

（3）注意呼吸的型态、频率、节律和幅度，有无反常呼吸运动。及时清除呼吸道血液、呕吐物、异物。咯血或咳大量泡沫样血痰，常提示肺、支气管严重损伤。首先要稳定患者情绪，鼓励咳出支气管内积血，以减少肺不张的发生。大量咯血时，行体位引流以防止窒息，并作好剖胸探查的准备。

（4）观察气管移位或皮下气肿有无改善。

（5）人工呼吸机辅助呼吸时，观察呼吸机工作状态和各项参数，根据病情及时调整参数。

（6）观察有无心脏压塞症状。疑有心脏压塞的患者，迅速配合医师在急诊室或手术室剖胸探查。

（7）动态观察病情变化，发生低血容量性休克时，迅速建立静脉通路，积极补充血容量和抗休克。按医嘱，合理输入晶体液和胶体液。进行性血胸的患者在补液、输血的同时，作好剖胸手术的准备。

3. 用药的护理　遵医嘱合理使用抗菌药物。

4. 胸膜腔闭式引流的护理

（1）保持管道密闭　用油纱布严密包盖胸腔引流管周围并妥善固定，水封瓶挂于床旁。随时检查引流装置是否密闭、引流管有无脱落。保持水封瓶内长玻璃管浸入水中 3～4 cm 并直立。玻璃管浸入水中长度太长则妨碍胸腔内气体排出和液体引流，太短则较易发生封闭不严导致漏气。搬运患者或更换引流瓶时，应用两把止血钳双重夹闭引流管近端，防止空气进入。搬运或更换后，先把引流瓶放于低于胸腔的位置，再松止血钳。引流管脱落，应立即用手捏闭伤口处皮肤，消毒处理后，用凡士林纱布封闭伤口，再作进一步处理。

（2）严格无菌技术操作，防止逆行感染　按常规每 24 小时更换一次引流瓶，更换时注意严格遵守无菌技术操作规程。保持胸壁引流口敷料清洁、干燥，若有渗湿及时更换。引流瓶放置位置应低于胸壁引流口平面 60 cm，下地活动时应在膝盖以下，防止瓶内液体逆行入胸腔造成感染。

（3）维持引流的有效性　引流管长度约为 100 cm，不宜过长。过长引流液积聚环圈处而使引流中断，阻碍引流。定时挤压胸腔引流管，防止阻塞、扭曲和受压。指导并鼓励患者深呼吸并进行有效咳嗽，使胸腔内气体和液体排出，以促进肺扩张。患者采用半坐卧位，依靠重力引流并经常改变体位。

（4）观察　密切观察并准确记录引流液的颜色、性质和量，若每小时引流量超过 200 ml 并持续 3 h 及以上，引流出的血液很快凝固，说明有活动性出血的可能。密切观察引流瓶长玻璃管中水柱波动情况，有无波动是提示引流管是否通畅的重要标志。一般情况下，水柱随呼吸上下波动的范围约为 4～6 cm，表示引流管通畅。如水柱随呼吸上下不波动，表示引流管有不通畅的可能，应及时挤压引流管，以保持引流管通畅。

（5）拔管　24 h 引流量少于 50 ml，脓液少于 10 ml，无气体溢出并持续两天。患者无呼吸困难，听诊呼吸音恢复，X 线检查肺膨胀良好，可考虑拔管。方法：患者坐在床边缘或躺向健侧，嘱患者深吸一口气后屏气拔管，并迅速用凡士林纱布和厚敷料封闭伤口包扎固定。拔管后 24 h 内应观察患者有无呼吸困难、胸闷、发绀等症状，引流管口处有无渗液、漏气、出血和皮下气肿等。

5. 并发症的观察及护理　主要的并发症是肺不张、肺部感染。

（1）卧床期间，鼓励并协助患者深呼吸及有效咳痰，以促进肺膨胀，减少感染的发生。呼吸困难者作气管切开，定时吸痰，改善低氧血症。

（2）密切观察体温、局部伤口和全身情况的变化。

（3）在进行胸腔闭式引流护理过程中，严格无菌操作，保持引流通畅，防止感染。

（4）保持胸壁伤口敷料清洁、干燥。

（5）加强气管插管或气管切开的护理。

【健康教育要点】

1. 作胸膜腔穿刺、胸腔闭式引流前，需向患者或家属说明目的和意义，以取得配合。

2. 说明深呼吸、有效咳嗽的意义和方法。鼓励并指导患者能积极配合治疗，防止并发症的发生。

3. 告知肋骨骨折患者3个月后应行胸部X线复查，了解骨折愈合情况。肋骨骨折恢复期间胸部仍有轻微疼痛，活动时疼痛可能会加重，但不影响患侧肩关节锻炼及活动。

4. 胸部损伤后出现肺容积显著减少或严重肺纤维化的患者，活动后可能会出现气短症状，嘱患者戒烟并减少或避免刺激物的吸入。

5. 心肺损伤严重者半年内定期来院复诊，了解心肺功能恢复情况。

第二节 脓 胸

脓胸（empyema）是指脓性渗出液积聚在胸膜腔内的化脓性感染。近年来由于抗生素的广泛应用，脓胸的发生率明显下降。

【分类】

1. 按致病菌可分为化脓性、结核性和特异病原性脓胸。

2. 按病变波及的范围分为全脓胸和局限脓胸。

3. 按病理发展过程分为急性和慢性脓胸。

【病因】 常见的致病菌为金黄色葡萄球菌、肺炎双球菌、链球菌、大肠埃希菌、铜绿假单胞菌和真菌等，近年来致病菌以耐药的金黄色葡萄球菌为主。

1. 急性脓胸多为继发性感染，最常见的原发感染灶来自于肺。致病菌进入胸膜腔的途径有：

（1）直接侵入 肺内化脓病灶侵入或破入胸膜腔，或因外伤、手术感染胸膜腔。

（2）经淋巴侵入 邻近器官的病菌，如：膈下脓肿、肝脓肿、化脓性心包炎等经淋巴管侵入胸膜腔。

（3）血源性播散 败血症或脓毒血症时，致病菌经血液循环侵入胸膜腔。

2. 慢性脓胸是由于

（1）急性脓胸未及时治疗或处理不当。

（2）脓腔内存留异物。

（3）相邻器官的感染灶未去除，细菌反复进入胸膜腔。如食管漏、膈下脓肿、支气管胸膜瘘等。

（4）有特异性病原菌感染，如结核分枝杆菌、真菌感染。

【病理生理】 感染侵犯胸膜后，引起大量炎性胸水渗出。早期脓液稀薄，含有白细胞和纤维蛋白，呈浆液性。随着病程进展，渗出液转为脓性，脓细胞和纤维蛋白增多，纤维蛋白沉积在脏、壁胸膜表面。初期纤维素膜附着不牢固，易脱落。以后随着纤维素膜增厚，易于粘连，有使脓液局限化倾向，肺膨胀受到限制。伴有气管、食管瘘时，脓腔内存留有气体，出现液平面，称为脓气胸。

在急性脓胸的基础上，随着病情发展，毛细血管及炎性细胞形成肉芽组织，纤维蛋白沉积在脏层、壁层胸膜上形成纤维板，构成脓腔壁。腔内有脓性沉淀物和肉芽组织，纤维板束缚肺组织，限制肺膨胀，胸廓受牵拉而内陷，纵隔向患侧移位。

【临床表现】

1. 急性脓胸多数有急性肺炎病史，常见高热、脉快、呼吸急促、胸闷、咳嗽、痰多、胸痛、全身乏力、食欲缺乏等症状。严重者出现发绀和休克。患侧触觉语颤减弱、叩诊呈浊音，呼吸音减弱或消失，气管移向健侧。

2. 慢性脓胸多有长期低热、咳嗽、胸闷、食欲缺乏、消瘦、贫血、低蛋白血症等慢性全身中毒症状，可有气促、咳脓痰等表现。胸廓内陷，肋间隙变窄，呼吸音减弱或消失，少数患者脊柱侧弯。

【辅助检查】

1. X线检查 急性期显示胸腔有积液所致的大片密度增高阴影；慢性期显示患侧胸壁及肺表面均有增厚阴影或钙化，也可见气液平面，纵隔移向患侧。

2. 实验室检查 急性期患者白细胞计数和中性粒细胞比例升高；慢性期患者红细胞计数、血细胞比容和血清蛋白水平降低。

3. B超 显示胸腔积液的部位和积液量。

4. 诊断性穿刺 胸膜腔穿刺抽出脓液可确诊。

【治疗原则】

1. 急性脓胸

(1) 控制感染 根据脓液细菌培养和药物敏感试验，选用有效抗生素。

(2) 彻底排尽脓液，促进肺早日扩张 尽早、反复实施胸膜腔穿刺抽脓并注入抗生素。若脓液黏稠、量多或脓气胸者，应及早行胸腔闭式引流术。

(3) 全身支持治疗 加强营养，充分休息。必要时输血。

2. 慢性脓胸

(1) 手术治疗，消灭脓腔，恢复肺功能。常用手术有：胸膜纤维板剥脱术、胸廓成形术、胸膜肺切除术等。

(2) 胸腔引流，促进肺复张，有效地控制感染。

(3) 改善全身情况，消除中毒症状，纠正营养不良。

【护理评估】

(一) 术前评估

1. 健康史 既往有无肺部疾病，有无肺炎久治不愈或反复感染病史。了解患者发病情况及诊治经过，以判断发病原因。

2. 身体状况

(1) 急性期了解患者有无外伤史、手术史以及既往健康状况。有无发热、胸痛。胸膜腔积液对呼吸和循环的影响，有无气促、胸闷、咳嗽、咳痰症状。抗感染治疗、胸腔引流的效果等。

(2) 慢性期了解疾病发展过程及诊治情况。患者营养状态，有无贫血、消瘦等慢性感染中毒症状。心肺功能状况，有无气促、胸闷。胸廓内陷程度，有无脊柱侧弯、上肢运动障碍等。

3. 心理社会状况 了解患者对所患疾病及手术可能带来的胸廓畸形的认知程度，有无焦虑等不良心理反应。亲属的关心照顾，家庭、社会经济支持等情况。

（二）术后评估

了解手术、麻醉方式，术中出血、输血、补液情况。观察有无血容量不足、呼吸功能障碍、反常呼吸运动，胸带是否固定良好等。生命体征是否平稳，伤口敷料有无渗血，各种管道是否通畅和脓液引流情况。

【主要护理诊断】

1. 气体交换受损 与胸腔积液压迫肺、胸廓活动受限有关。

2. 体温过高 与感染有关。

3. 营养失调：低于机体需要量 与营养摄入不足，消耗增加有关。

4. 疼痛 与炎症刺激、手术、引流有关

【护理措施】

（一）术前护理

1. 一般护理

（1）体位 常取半卧位，以利于呼吸和脓液引流。有支气管胸膜瘘者，根据脓腔部位采取体位，一般取患侧卧位，避免脓液流向健侧或发生窒息。

（2）饮食与营养 指导营养差的患者合理调配饮食，鼓励进食高蛋白、高热量和富含维生素的食物，多饮水。必要时给予少量多次输血或肠内、外营养支持，纠正贫血、低蛋白血症。

（3）心理护理 急性期的患者发病急，病情重，在严密观察病情变化的同时，注意消除患者的紧张情绪。慢性期的患者一般情况较差，常表现情绪低落、顾虑重重，应使患者了解手术的作用和意义，建立战胜疾病的信心。

2. 病情观察 密切观察病情变化，及时发现和处理并发症。若持续高热、谵妄或意识不清，注意有无感染中毒性休克。

3. 降温 高热者采用温水擦浴、冰敷等物理措施或遵医嘱药物降温并多饮水。

4. 呼吸功能锻炼

（1）鼻导管或面罩给氧并监测血氧饱和度。

（2）协助患者翻身、拍背，雾化吸入。

（3）指导患者有效深呼吸和咳嗽排痰。

（4）痰液较多者采用体位引流排痰，以保持呼吸道通畅。

（5）鼓励患者吹气球或使用深呼吸功能训练器，促使肺充分膨胀，增加通气容量。

5. 减轻疼痛 指导患者作腹式呼吸，减少胸廓运动。术后遵医嘱给予镇痛药物。

6. 预防压疮 卧床患者定时翻身，按摩骨突出部位。保持皮肤、衣服清洁，床铺平整、干燥。

（二）术后护理

1. 一般护理

（1）体位与活动 术后麻醉清醒，血压平稳后取半卧位，以利于呼吸和引流。胸廓成形术者取术侧向下卧位，术后第一日，上肢可开始运动。如：上肢屈伸、抬高上举、旋转等。

循序渐进，逐渐恢复到正常活动水平。指导患者，在生活中注意保持直立姿势，练习头部前后左右回转运动，上半身前屈及左右弯曲运动，减少脊柱侧弯和术侧肩下垂的发生。

（2）饮食与营养　指导患者根据自己的口味合理调配饮食，鼓励进食高蛋白、高热量和富含维生素的食物。

（3）减轻疼痛　指导患者减少胸廓运动，做腹式呼吸以减轻疼痛。必要时给予镇痛、镇静药物应用。

2. 病情观察

（1）严密观察生命体征，特别注意观察呼吸和循环功能变化。

（2）胸廓成形术者，术后定时检查、调整胸带，保持胸带松紧度适宜。根据肋骨切除范围，在胸壁垫一硬枕或加沙袋 1～3 kg 压迫，以控制反常呼吸。

（3）胸膜纤维板剥脱术者，术后易发生大量渗血，应严密观察生命体征及引流液的性状和量。

（4）急性脓胸行胸膜腔穿刺抽脓，脓液多时，应分次抽吸，每次抽脓量不超过 1000 ml，穿刺过程中及穿刺后应注意观察患者有无不良反应。

3. 呼吸功能锻炼

（1）协助患者翻身、拍背，雾化吸入。

（2）指导患者有效咳嗽、排痰。

（3）术后第 2 日指导患者深呼吸、吹气球、使用深呼吸功能训练器等方法进行肺功能训练，促使肺充分膨胀，以增加肺通气容量。

4. 用药护理　遵医嘱正确使用抗菌药物。

5. 伤口及引流管的护理　保持胸腔引流管通畅，定时更换敷料，保持引流管周围清洁。急性脓胸大量积液引流时，脓液应缓慢引出，同时观察呼吸和循环功能变化。

【健康教育要点】

1. 教会急、慢性脓胸患者自我保健的知识和方法，合理安排休息、活动、饮食等，预防上呼吸道感染。

2. 教会患者呼吸功能锻炼的方法，出院后应继续进行呼吸功能锻炼。

3. 胸廓成形术者，术后第一日起开始上肢运动。出院后坚持锻炼，减少脊柱侧弯和术侧肩下垂的发生。

4. 急性脓胸应积极有效地治疗，防止延误形成慢性脓胸。

第三节　食管癌

食管癌（carcinoma of the esophagus）是指发生在食管黏膜的恶性肿瘤。是我国较常见的一种消化道恶性肿瘤。男性多于女性，发病年龄多在 40 岁以上。全世界每年约有 30 万人死于食管癌。其发病率和死亡率各国差异很大，我国食管癌发病率在消化道恶性肿瘤中仅次于胃癌，占各部位癌死亡的第二位，是世界上食管癌高发地区之一，以河南省林县为最高，此外江苏、山西、河北、福建、陕西、安徽、湖北、山东、广东、新疆等省、自治区均为高发区。国外食管癌以亚、非、拉某些地区的黑人、中国人、印度人和日本人以及巴西、智利等地的居民发病率较高，而欧洲、北美和大洋洲地区居民发病率很低。

【解剖生理】　食管长约 25 cm，约起于第 6 颈椎的平面，上连咽部，下端在膈下与贲门相连接。是输送饮食的肌性管道。临床上将食管分成颈段和胸段和腹段。①颈段：自食管入口至胸骨柄上沿的胸廓入口处。②胸段：又分为上、中、下三段。胸上段自胸廓上口至气管分叉平面；胸中段自气管分叉平面至贲门口全长度的上一半；胸下段自气管分叉平面至贲门口全长度的下一半。通常将食管腹段包括在胸下段内（图 15-5）。

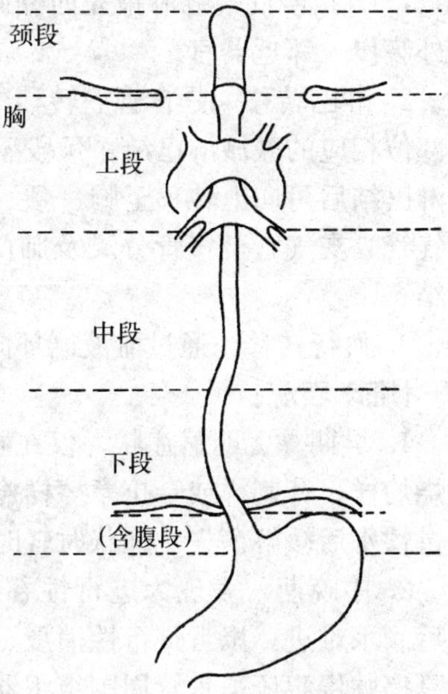

图 15-5 食管的分段

食管有黏膜层、黏膜下层、肌层和外膜层构成。食管无浆膜层，是术后易发生吻合口瘘的因素之一。

食管的血液供应来自不同的动脉，上端有甲状腺下动脉的降支，气管分叉处有支气管动脉的分支。虽然这些动脉间有交通支，但不丰富，特别是主动脉弓以上的部位血液供应差，所以食管术后的愈合差。

食管有三处生理狭窄。第一处是食管入口处，即环状软骨下缘平面。第二处在主动脉弓水平，有主动脉和左支气管横跨食管。第三处在食管下端，即食管穿过膈肌裂孔处。三处狭窄常为瘢痕性狭窄、憩室、肿瘤等病变所在的区域。

胸导管起始于腹主动脉右侧的乳糜池，向上经主动脉裂孔进入胸腔，位于椎体和食管之间。胸导管接受膈以下所有器官和组织的淋巴液，左上肢、头和颈的左半以及胸壁、纵隔器官、左肺和左膈的一部分淋巴液也流入胸导管。胸导管较粗，接受乳糜，破裂后形成乳糜胸，将损失大量的血浆蛋白和营养物质。

【病因】 病因至今尚不明确，可能与下列因素有关：

1. 化学因素 亚硝胺是一种致癌性强的物质。长期进食含亚硝胺高的食物、蔬菜和水可致癌。

2. 生物性因素 如某些真菌有致癌作用，有些真菌能促使亚硝胺及其前体形成而促进癌肿的发生。

3. 缺乏某些微量元素 食管癌高发地区的调查显示，食物和水中的钼、铁、锌、氟、硒的含量低，缺乏维生素 A、B_2、C。

4. 慢性刺激 长期吸烟、饮酒，饮食过烫和过硬，进食过快，口腔不洁、炎症、龋齿等对局部黏膜的慢性刺激。贲门失弛缓症患者的晚期常并发食管癌。长期反流性食管炎引起柱状上皮化生已是公认的癌前病变。

5. 遗传易感因素 60％的食管癌病例有家族史。

【病理分型】 食管癌好发于食管的胸中段，下段次之，上段较少。绝大部分的食管癌属鳞状上皮细胞癌，其次是腺癌。贲门部腺癌可向上延伸累及食管下段。按病理形态，食管癌可分为四型：

1. 髓质型 最常见，约占 70％。食管壁明显增厚并向腔内外扩展，癌瘤的上下端边缘呈坡状隆起，多数累及食管全层。恶性程度高，预后差。

2. 蕈伞型 约占 10％，瘤体呈卵圆形扁平肿块状，向腔内呈蘑菇样突出故被称之蕈伞。隆起的边缘与其周围的黏膜境界清楚。此型手术切除率高，放射敏感性较高，预后较好。

3. 溃疡型 约占 10％，瘤体的黏膜面深陷入肌层，呈边缘清楚的溃疡。一般不堵塞管腔。

4. 缩窄型（硬化型） 约占10%，肿瘤形成明显的环状狭窄，累及食管全层，较早出现梗阻症状。预后较好。

【转移途径】

1. 直接浸润 癌肿最先向黏膜下层扩散，继而向上、下及全层浸润，很容易穿过疏松的外膜侵入邻近器官。

2. 淋巴转移 是食管癌转移的主要途径。癌细胞经黏膜下淋巴管，通过肌层到达与肿瘤部位相应的区域淋巴结。颈段癌可转移至喉后、颈深和锁骨上淋巴结；胸段癌转移至食管旁淋巴结后可向上转移至胸、颈、纵隔淋巴结，向下累及贲门周围的膈下及胃周淋巴结，或沿气管、支气管至气管分叉及肺门。中、下段癌亦可向远处转移至锁骨上和腹主动脉旁淋巴结。

3. 血行转移 通过血液循环向远处器官转移，发生较晚。最常转移至肝和肺。

【临床表现】

1. 早期 无明显症状，仅在吞咽粗硬食物时有不同程度的不适感觉。如哽噎感，胸骨后烧灼样、针刺样或牵拉摩擦样疼痛。食物通过缓慢，并有停滞感或异物感。哽噎停滞感常通过饮水后缓解消失。症状时轻时重，常被忽略。

2. 中晚期 表现为进行性吞咽困难。先是难咽干硬食物，继而只能进半流质、流质，最后滴水难进。患者进行性消瘦、贫血、无力、脱水、营养不良及疲倦乏力。持续胸痛或背痛是癌肿侵犯压迫食管周围组织器官所致，可同时出现受累器官的相应症状。若癌肿侵犯喉返神经，可发生声音嘶哑；侵犯主动脉，溃烂破裂，可引起大量呕血；侵犯气管，可形成食管气管瘘；高度阻塞可致食物反流，引起进食时剧烈呛咳及肺部感染。最后出现恶病质。淋巴转移者可有锁骨上淋巴结肿大，肝转移者可触及肝肿块。

【辅助检查】

1. 食管吞钡X线检查 早期可见食管黏膜破坏，小的龛影或溃疡。中晚期可见充盈缺损、管腔明显的不规则狭窄和梗阻。

2. 纤维食管镜检查 是最常用的诊断方法。直视下更容易观察到食管黏膜病变，肿块部位、大小并钳取多块活体组织作病理组织学检查。

3. 脱落细胞学检查 带网气囊食管脱落细胞涂片染色检查，是我国首创的一种用于普查筛选早期食管癌的检查方法，简便易行。早期病变阳性率较高。

4. CT、超声、内镜检查 可用于判断食管癌的浸润层次、向外扩展程度以及有无纵隔、淋巴结或腹腔内脏器转移等。

【治疗原则】 以手术治疗为主，辅以放疗、化学药物等综合治疗。应强调早发现、早诊断、早治疗。

1. 手术治疗 是治疗食管癌的首选方法。适用于全身情况和心肺功能良好，无明显远处转移征象的患者。一般以颈段癌长度小于3 cm、胸上段癌长度小于4 cm、胸下段癌长度小于5 cm者切除的机会较大。对较大的鳞癌估计切除可能性不大，而全身情况良好者，可先术前放疗，待瘤体缩小后再行手术。对晚期食管癌，不能行根治术或放射治疗并进食有困难者，可作姑息性减张手术。如食管腔内置管术、食管胃转流吻合术、食管结肠转流吻合术或胃造瘘术等，以改善营养、延长患者生命。

2. 放射疗法

（1）放射联合手术治疗 可增加手术切除率，也能提高远期生存率。术前放疗后，间隔2～3周再作手术。手术时不能完全切除的残留癌组织处作金属标记，一般在术后3～6周开始术后放疗。

（2）单纯放射疗法 适用于颈段、胸上段食管癌，因手术难度大，并发症多，手术疗效常不满意。也可用于有手术禁忌证而病变长度不长，尚可耐受放疗的患者。

3. 化学药物疗法 采用化疗与手术治疗相结合或与放疗、中医中药相结合的综合治疗，有时可提高疗效，或使食管癌患者症状缓解，延长生命。

【护理评估】

（一）术前评估

1. 健康史 了解患者的病史、家族史、饮食及生活习惯、居住地的发病情况，有无长期吸烟、酗酒行为，既往有无食管疾患，如慢性食管炎等。

2. 身体状况 肿瘤的部位、有无扩散或转移征象。有无吞咽困难或呕吐，目前能否正常进食，饮食性质。有无发生食物反流及吸入性肺炎。患者的营养状况，有无体重下降、贫血、低蛋白血症等。有无伴随疾病，如糖尿病、冠心病、高血压等。是否存在水、电解质紊乱。有无疼痛，疼痛的部位、性质，是否影响睡眠。

3. 心理社会状况 患者对疾病的认知程度，情绪是否稳定，对解决进食障碍的要求。亲属对患者的关心程度，支持力度及家庭经济承受能力等。

（二）术后评估

1. 了解手术和麻醉方式，病变组织是否切除及病理检查情况，术中出血、输血、补液情况。生命体征是否平稳，气管插管位置是否正确，患者呼吸状况，有无血容量不足或并发症发生。

2. 伤口敷料有无渗血，各管道是否通畅，胸腔闭式引流及胃肠减压引流的有效性，引流的量、性状和颜色。对术后禁食禁饮能否理解并掌握饮食调理的原则。有无吻合口瘘、乳糜胸、出血、感染等并发症。

3. 患者的情绪是否稳定，能否配合各种治疗护理操作，有无焦虑、紧张和恐惧等不良心理反应。

【主要护理诊断】

1. 营养失调：低于机体需要量 与进食量减少或不能进食和癌肿消耗有关。

2. 清理呼吸道无效 与疼痛、害怕伤口裂开有关。

3. 焦虑和恐惧 与对癌症的恐惧，担心疾病预后及术后能否正常进食有关。

4. 潜在并发症：肺不张、肺部感染、吻合口瘘、乳糜胸等。

【护理措施】

（一）术前护理

1. 心理支持 患者一旦被确诊为食管癌常表现出焦虑，明显的情绪低落、失眠甚至恐惧。希望能通过手术切除病灶，恢复进食。应加强与患者和家属的沟通，了解他们的心理状况及对疾病和手术的认知程度。讲解手术和各种治疗护理的意义、方法、过程和注意事项。对患者实施个性化的心理疏导。与晚期癌症患者共同商讨解决进食的方法。争取亲属在心理和经济方面的积极支持和配合，解除患者的后顾之忧。

2. 营养支持 大多数食管癌患者因有不同程度吞咽困难、癌肿消耗，身体出现营养不良。使机体对手术的耐受力下降。根据患者情况指导合理进食高热量、高蛋白质和高维生素的饮食。对不能进食且营养状况较差的患者，可采用静脉高营养疗法或空肠造瘘进食，以改善全身营养状况。

3. 口腔护理

（1）指导患者积极治疗口腔疾病。

（2）进食或呕吐后立即漱口或清洁口腔。

（3）不能进食和（或）留置胃管的患者每天检查口腔黏膜有无破损，定时清洗口腔。

4. 术前准备

（1）呼吸道准备 对吸烟者，劝其戒烟。患有慢性支气管炎、肺气肿的患者，应用抗生素、支气管扩张剂以改善肺功能。指导并训练患者学会有效咳痰和腹式呼吸。

（2）胃肠道准备 ①对梗阻明显和有炎症的患者，术前1周遵医嘱分次口服抗生素，可起到局部消炎抗感染作用。②术前3日改为流质饮食，术前1日禁食。③对进食后有滞留或反流者，术前3日每晚遵医嘱给予生理盐水100 ml加抗生素经鼻胃管冲洗食管及胃，可减轻局部充血水肿，减少术中污染，防止吻合口瘘。④结肠代食管手术者，术前3～5日口服抗生素。术前2日进食无渣流质，术前晚行清洁灌肠或全肠道灌洗后禁饮禁食。⑤术日晨常规置胃管，通过梗阻部位时不能强行插入，以免戳破食管。胃管留在梗阻部位上方食管内，待手术中再置于胃中。

（二）术后护理

1. 一般护理

（1）体位 术后麻醉清醒，生命体征平稳给予半卧位，以利于呼吸和引流。

（2）饮食指导 术后禁食禁饮一般要4～6天或以上。停止胃肠减压24 h后，若无呼吸困难、胸内剧痛、患侧呼吸音减弱及高热等吻合口瘘的症状时，可开始进食。先试饮少量水，术后6～7日可给予全清流质，每2小时给100 ml，每日6次。术后8～10日可进半流质饮食。术后3周患者若无不适可进普食，但短期内要注意少食多餐，细嚼慢咽，防止进食量过多、速度过快，避免进食生、冷、硬、大块食物。如：质硬的药片和带骨、刺的肉类、花生、豆类等，以免导致晚期吻合口瘘。食管胃吻合术后患者，可能进食后有胸闷、呼吸困难，应告知患者是由于胸腔胃进食后扩张，肺受压有关。建议患者少食多餐，1～2个月后此症状可缓解。食管癌术后，可发生胃液反流至食管、反酸、呕吐等症状，平卧时加重。应嘱患者饭后2 h内采用半卧位，睡眠时将枕头垫高。

（3）呼吸道护理 ①密切观察呼吸状态、频率和节律，听诊双肺呼吸音是否清晰，有无缺氧征兆；②术后第2日每1～2小时鼓励患者深呼吸、吹气球、使用深呼吸训练器，促使肺膨胀；③保持气道通畅，及时清除呼吸道分泌物。痰多、咳痰无力的患者若出现呼吸浅快、发绀、呼吸音减弱等痰阻塞现象时，应立即行鼻导管深部吸痰，必要时行纤维支气管镜吸痰或气管切开吸痰。气管插管者，随时吸痰；④气管切开者按气管切开常规护理；⑤给氧，雾化吸入。

（4）口腔护理 ①患者禁食和留置胃管期间每日口腔护理1～2次；②结肠代食管的患者，常嗅到粪便气味，是由于结肠液逆流入口腔，此情况一般半年后能逐步缓解。在此期间应做好口腔卫生，消除口腔异味。

2. 病情观察 食管癌术后早期食管与胃或肠的吻合处渗液多，胸腔胃或肠对心肺功能影响大。应严密监测生命体征并记录，每30分钟测1次，平稳后可每1～2小时测1次。

3. 用药护理 放疗化疗期间向患者解释治疗目的。放疗化疗后患者会出现倦怠感、食欲缺乏、恶心等症状，应充分休息，避免体力消耗，注意合理调配饮食，以增进食欲。有恶心、呕吐者，给予对症治疗，以缓解症状。放疗、化疗可致造血系统受抑制，血白细胞计数减少，易发生感染，应限制会客，注意口腔卫生，预防上呼吸道感染。

4. 伤口与引流的护理

（1）胸腔闭式引流的护理　维持胸腔闭式引流的有效性，密切观察引流液的颜色、量、性状并记录。若术后 3 h 内胸腔闭式引流量为每小时 100 ml，呈鲜红色并有较多血凝块，患者出现烦躁不安、血压下降、脉搏增快、尿少等症状，应考虑有活动性出血。若引流液中有食物残渣，提示有食管吻合口瘘。若引流液量多，由清亮逐渐转浑浊，则提示有乳糜胸的可能。拔管后注意伤口有无渗出，观察患者有无胸闷、气促症状，胸腔内是否有较多残留积液的征象。

（2）胃肠减压的护理　①妥善固定胃管，防止脱出。胃管脱出后应严密观察病情，不应再盲目插入，以免戳穿吻合口，造成吻合口瘘。②保持胃管通畅。经常挤压胃管，勿使管腔堵塞，胃管不通畅时，可用 10～20 ml 生理盐水低压冲洗并及时回抽，避免胃扩张增加吻合口张力并发吻合口瘘。③严密观察引流的颜色、量、性状、气味并准确记录。术后 6～12 h 内可从胃管内抽吸出少量血性液或咖啡色液，以后引流液颜色逐渐变浅。若引流出大量鲜血或血性液，患者出现烦躁、血压下降、脉搏增快、尿量减少等，应考虑吻合口出血，应减小吸引力，立即通知医生并配合处理。

（3）胃肠造瘘术后的护理　观察造瘘管周围有无渗出液或胃液漏出。胃肠液对皮肤刺激较大，应及时更换渗湿的敷料并在瘘口周围涂氧化锌软膏或放置凡士林纱布保护皮肤，防止发生皮炎。暂时性或用于管饲的永久性胃造瘘管均应妥善固定，防止脱出或阻塞。

（4）结肠代食管术后要保持置于结肠袢内的减压管通畅。若从减压管内吸出大量血性液或呕吐大量咖啡样液并伴全身中毒症状，应考虑代食管的结肠袢坏死。应立即通知医生并配合抢救。

5. 并发症的预防与护理

（1）肺不张、肺部感染　术前戒烟，控制肺内感染。术后加强呼吸道管理，协助患者翻身叩背、有效咳嗽和深呼吸。及时应用支气管扩张剂和有效的抗生素。

（2）吻合口瘘　是食管癌手术后极为严重的并发症，死亡率高达 50%。多发生在术后 5～10 日，临床表现为呼吸困难、胸腔积液、全身中毒症状、高热、血白细胞计数升高、休克甚至脓毒血症。护理措施包括：①嘱患者立即禁食水，直至吻合口瘘愈合；②行胸腔闭式引流并常规护理；③加强抗感染治疗及肠外营养支持；④严密观察生命体征，若出现休克症状，应积极抗休克治疗；⑤需再次手术者，应积极配合医生完善术前准备；⑥同时应注意预防肺炎、腮腺炎、压疮等其他并发症的发生。

（3）乳糜胸　多因术中伤及胸导管所致。常发生在术后 2～10 日，少数发生在术后 2～3 周。术后早期由于禁食，乳糜液含脂肪甚少，胸腔闭式引流可为淡血性或淡黄色液，但量较多。恢复进食后，乳糜液漏出量增多，大量积聚在胸腔内，可压迫肺及纵隔并使之向健侧移位。患者表现为胸闷、气急、心悸，甚至血压下降。由于乳糜液中 95%以上是水，并含有大量脂肪、蛋白质、胆固醇、酶、抗体和电解质，若未及时治疗，可在短时期内造成全身消耗、衰竭而死亡。一旦确诊，应迅速处理。立即置胸腔闭式引流管，及时引流胸腔内乳糜液，使肺膨胀。可用 2.5 kPa 负压持续吸引，有利于胸膜形成粘连。一般主张行胸导管结扎术，同时给予肠外营养支持治疗，进低脂或无脂饮食。

【健康教育要点】

1. 向患者及家属说明手术治疗的必要性，术前呼吸道和胃肠道准备的目的、意义和方法。

2. 饮食指导 说明术前禁食的目的；术后进食要掌握少量多餐，由稀到干，逐渐增加食量的原则。注意摄入高营养饮食，观察进食后的反应，避免刺激性食物和碳酸饮料，避免进食过快、过量及带骨刺或硬的食物，质硬的药片可碾碎后服用。术后反流症状严重者，睡眠时最好取半卧位，并服用抑制胃酸分泌的药物。

3. 保持口腔卫生。结肠代食管的患者可能闻到粪便气味，该症状与结肠液逆流入口腔有关，半年后症状可逐渐缓解。

4. 术后麻醉清醒，可开始作肩臂被动运动。术后第一日作肩臂主动运动，即伸臂、内收和前屈上肢及内收肩胛骨。活动时注意掌握活动量，避免疲劳。

5. 术后 3～4 周若再次出现吞咽困难，可能为吻合口狭窄，应及时就诊。

6. 出院后坚持治疗，定期复查。

第四节 肺 癌

肺癌（lung cancer）是指起源于支气管或肺泡上皮的恶性肿瘤。多数起源于支气管黏膜上皮，也称为支气管肺癌（bronchopulmonary carcinoma）。近 50 年来，全世界肺癌的发病率明显增高，目前我国肺癌的发病率是增长最快的恶性肿瘤之一。在欧美某些国家和我国大城市中，已跃居男性各种肿瘤的首位，发病年龄大多在 40 岁以上，男女之比约 3～5：1。但近年来，女性肺癌的发病率也明显增加。

【病因】 肺癌的病因尚不清楚，可能与下列因素有关：

1. 吸烟 烟草燃烧可产生 50 多种致癌物，特别是其中的苯丙芘可通过多种途径诱导肺癌的发生。资料表明，多年吸烟，每日 40 支以上者，肺鳞癌和小细胞癌的发病率比不吸烟者高 4～10 倍。

2. 大气污染 长期接触石棉、铬、镍、铜、锡、砷、氡等含放射性物质的工厂和矿区职工及居住在用花岗岩装饰的居室内的人员，肺癌的发病率增高。城市居民肺癌的发病率高于农村，可能与城市的大气污染和烟尘中致癌物质含量较高有关。

3. 人体内在因素 如免疫状态、代谢活动、遗传因素、肺部慢性感染等，也可能对肺癌的发生产生影响。

4. 其他因素 近年来，在肺癌分子生物学方面的研究表明，P53 基因、转化生长因子 β_1 基因、nm23-H_1 基因等表达的变化及基因突变与肺癌的发病有密切的联系。

【病理与分类】 肺癌起源于支气管黏膜上皮，可向支气管腔内或（和）邻近肺组织生长，并可通过淋巴、血液或支气管转移扩散。

肺癌的分布以右肺多于左肺，上叶多于下叶。起源于主支气管、肺叶支气管的肿瘤，位置靠近肺门者称为中心型肺癌。起源于肺段支气管以下的肿瘤，位置在肺周围者称周围型肺癌。

1998 年国际肺癌研究协会（LASLC）与世界卫生组织（WHO）对肺癌病理分类进行了修订，按细胞类型将肺癌分为 9 种：①鳞状细胞癌；②小细胞癌；③腺癌；④大细胞癌；⑤腺鳞癌；⑥多型性，肉瘤样或含肉瘤成分癌；⑦类癌；⑧涎腺型癌；⑨未分类癌。临床上最常见的肺癌为下列四种类型：

1. 鳞状细胞癌（鳞癌） 在肺癌中最常见，约占50%。50岁以上的男性占大多数。大多起源于较大的支气管，常为中心型肺癌。生长速度缓慢，病程较长，通常先经淋巴转移，血行转移发生较晚，对放射和化学药物治疗较敏感。

2. 小细胞癌（未分化小细胞癌） 发病率比鳞癌低，发病年龄较轻，多见于男性。一般起源于较大支气管，多为中心型肺癌。恶性程度高，生长快，较早出现淋巴和血行广泛转移，对放射和化学药物治疗虽较敏感，但在各型肺癌中预后最差。

3. 腺癌 发病年龄较小，女性相对多见。多数起源于较小的支气管上皮，多为周围型肺癌，少数起源于大支气管，生长较慢。少数在早期即发生血行转移，淋巴转移则较晚发生。

细支气管肺泡癌是腺癌的一种类型，起源于细支气管黏膜上皮或肺泡上皮，故又称细支气管肺泡细胞癌。发病率低，以女性多见，位于肺叶周围部分。一般分化程度较高，生长较慢。癌细胞沿细支气管、肺泡管和肺泡壁生长。淋巴和血行转移发生较晚，可侵犯胸膜或经支气管播散到其他肺叶。在X线形态上可表现弥漫型和结节型两类，前者类似支气管肺炎，后者可以是单个或多个结节。

4. 大细胞癌 少见，半数起源于大支气管。癌细胞分化程度低，常在发生脑转移后才被发现，预后很差。

少数肺癌病例同时存在不同类型的癌肿组织，此类癌统称为混合型肺癌。如腺癌内有鳞癌组织，鳞癌内有腺癌组织或鳞癌与小细胞癌并存。

【转移途径】

1. 直接扩散 肺癌形成后，癌肿沿支气管壁并向支气管腔内生长，造成支气管腔部分或全部阻塞。癌肿亦可直接扩散侵入邻近肺组织，并穿越肺叶间裂侵入相邻的其他肺叶。还可侵犯胸膜、胸壁、胸内其他组织和器官。

2. 淋巴转移 是常见的扩散途径。癌细胞经支气管和肺血管周围的淋巴管，先侵入邻近的肺段或肺叶支气管周围的淋巴结。然后到达肺门或气管隆凸下淋巴结，或侵入纵隔和气管旁淋巴结，最后累及锁骨上前斜角肌淋巴结和颈部淋巴结。纵隔和气管旁以及颈部淋巴结转移，一般发生在肺癌同侧，但也可以在对侧，即所谓交叉转移。肺癌侵入胸壁或膈肌后，可自腋下或主动脉旁淋巴结转移。小细胞癌在早期阶段就经淋巴转移。

3. 血行转移 是肺癌的晚期表现。通常癌细胞直接侵入肺静脉，然后经左心随大循环转移到身体各处器官和组织，常见有肝、骨骼、脑、肾上腺等。小细胞癌和腺癌的血行转移较鳞癌常见。

【临床表现】 临床症状与癌肿的部位、大小，是否压迫、侵犯邻近器官以及有无转移等密切相关。

1. 早期 周围型肺癌多无症状。癌肿增大后可出现：

（1）咳嗽 是肺癌最常见的首发症状，约占55%。癌肿在较大的支气管内增大后，常出现刺激性咳嗽，常被误认为伤风感冒。抗感染、止咳治疗效果不佳。

（2）咯血 常见痰中带血、血痰或少量咯血，间断或持续发生。大量咯血则很少见。

（3）胸痛 当肺内肿块较大，突出，使脏层胸膜与壁层胸膜发生摩擦而引起胸痛。胸痛随着呼吸发生。若肺癌侵犯胸膜或胸壁则可发生持续性的胸背或肩背疼痛。

（4）支气管阻塞症状 轻度阻塞可引起咳嗽、少痰、刺激性干咳。阻塞加重引起支气管狭窄，发生肺气肿。出现胸闷、气短、哮鸣音等症状。严重时继发阻塞性肺不张和肺炎。

2. 晚期

(1) 出现食欲缺乏、体重减轻、倦怠、乏力等全身症状。

(2) 肺癌压迫和转移征象 ①压迫或侵犯膈神经：同侧膈肌麻痹；②压迫或侵犯喉返神经：声带麻痹、声音嘶哑；③压迫上腔静脉：面部、颈部、上肢和上胸部静脉怒张，皮下组织水肿，上肢静脉压升高；④侵犯胸膜：胸膜腔积液，常为血性液。大量积液可引起气促；⑤侵犯胸膜及胸壁，有时可引起持续性剧烈胸痛；⑥侵犯纵隔，压迫食管，引起吞咽困难；⑦颈交感神经受压，出现患侧上睑下垂、瞳孔缩小、眼球内陷、同侧面部及胸部少汗或无汗等颈交感神经综合征（或 Horner 综合征）。

少数肺癌组织可自主性产生内分泌物质，出现非转移性的全身症状，如骨关节综合征（杵状指、骨关节痛、骨膜增生等）、Cushing 综合征、重症肌无力，男性乳腺增大、多发性肌肉神经痛等。

【辅助检查】

1. X 线检查 是诊断肺癌的一个重要手段。胸部 X 线摄片可见肺部块状阴影，边缘不清或呈分叶状，周围有毛刺。若有支气管梗阻，可见肺不张。若肿瘤坏死液化可见空洞。

2. CT 清晰显示肺野中直径在 1cm 以下的肿块阴影，显示肿物与周围肺组织和器官的关系以及肺门纵隔淋巴结有无肿大。能发现一般 X 线检查隐藏区（肺尖、膈上、脊柱旁等）的早期癌变。

3. 脱落细胞学检查 方法简单、易行，临床较常用。

(1) 痰细胞学检查 由于肺癌细胞脱落并随痰液咳出，所以连续 3 天收集清晨肺深部咳出的痰液，进行痰细胞学检查，常能找到癌细胞。阳性率为 80%。临床上高度怀疑肺癌者，应连续数日重复送痰液进行检查，若痰中找到癌细胞即可明确诊断。起源于较大支气管的中央型肺癌，特别是伴有血痰的病例，痰中找到癌细胞的可能性很大。

(2) 胸腔积液细胞学检查 抽取胸腔积液做细胞学检查。文献报道，癌细胞的阳性检出率为 38%～80%。

4. 原发病灶活体组织检查 是目前诊断肺癌最重要方法。

(1) 纤维支气管镜活检 中心型肺癌诊断的阳性率较高。能直接看到肿瘤大小、部位及范围，可取肿瘤表面组织或支气管内分泌物进行病理学或细胞学检查。

(2) 经胸壁穿刺活检 多在 X 线透视、CT 或 B 超引导下进行。周围型肺癌阳性率达 80%。

(3) 经胸腔镜或经小开胸切口肺肿物切除活检 不但能完成肺楔形切除术，还能完成肺叶切除术，并且具有创伤小、并发症少、恢复快的优点。将发现的肺肿块全部切除行组织学检查，疾病诊断准确率可高达 100%。目前开始应用这种方法直接切除发现的肺部肿块，以便及时诊断和治疗肺癌。

5. 转移病灶活体组织学检查 可穿刺或切除锁骨上、颈部、腋下等处肿大的淋巴结或肝、骨或皮下等处可疑的转移病灶行组织学或细胞学检查。

【治疗原则】 手术治疗为主，结合放射、化学药物、中医中药以及免疫治疗等。

1. 手术治疗 目的是彻底切除肺部原发癌肿病灶、局部和纵隔淋巴结，并尽可能保留健康的肺组织。

肺切除术的范围取决于病变的部位和大小。周围型肺癌一般施行肺叶切除术。中心型肺癌，多施行肺叶或一侧全肺切除术。若癌肿位于一个肺叶内，但已侵犯局部主支气管或中间支气管，为保留正常的邻近肺叶，避免作患侧全肺切除术，可以切除病变的肺叶及一段受累的支气管，再吻合支气管上、下切端，临床称之为支气管袖状肺叶切除术。

2. 放射治疗 目的是杀伤或消灭局部肿瘤病灶。在各类型肺癌中，小细胞癌对放射疗法敏感性较高，鳞癌次之，肺癌和细支气管肺泡癌最低。通常将放射、手术与药物疗法综合应用，以提高治愈率。一般在术后1个月左右，患者健康情况改善后开始放射疗法，剂量约为40～60Gy，疗程约6周。晚期病例可经姑息性放射疗法减轻症状。放射疗法可引起倦乏、胃纳减退、低热、骨髓造血功能抑制、放射性肺炎、肺纤维化和癌肿坏死液化空洞形成等放射反应和并发症，应给予相应处理。

3. 化学治疗 许多化学药物有抑制和杀伤癌细胞的作用。分化程度低的癌肿，特别是小细胞癌，疗效较好。可单独用于晚期肺癌，以缓解症状，更多的是与手术、放射方法联合应用。

4. 中医中药治疗 应用辨证论治法则治疗，部分患者的症状得到改善而延长生命。

5. 免疫治疗

(1) 特异性免疫疗法 用经过处理的自体肿瘤细胞提取抗原或制成疫苗，加用佐剂作皮下接种。

(2) 非特异性免疫疗法 用卡介苗、短小棒状杆菌、转移因子、干扰素、胸腺素等生物制品，或左旋咪唑等药物激发人体免疫功能。

【护理评估】

(一) 术前评估

1. 健康史 了解患者的年龄，居住和工作环境。有无吸烟习惯（或被动吸烟），吸烟的时间和数量等。家庭中有无肺部疾患特别是肺癌或其他肿瘤患者。有无其他部位肿瘤病史或手术治疗史。有无其他伴随疾病，如糖尿病、冠心病、高血压、慢性支气管炎病史等。

2. 身体状况 有无发热、咳嗽、咳痰，痰量及性状。有无咯血，咯血的量、次数。疼痛部位、性质，有无放射痛，牵拉痛。有无呼吸困难、发绀、杵状指（趾）等。了解营养状况，有无贫血，低蛋白血症。了解X线胸片检查、CT检查、各种内镜检查结果。了解患者的心肺功能，手术耐受能力。

3. 心理社会状况 患者对疾病的认知程度，对手术有无顾虑。亲属对患者的关心、支持程度，家庭的经济承受能力等。

(二) 术后评估

1. 术中情况 了解手术及麻醉方式，病变组织切除情况，术中出血、补液、输血情况和术后诊断。

2. 生命体征 生命体征是否平稳，麻醉是否清醒，末梢循环、呼吸状态，有无血容量不足，有无胸闷、呼吸浅快、发绀及肺部痰鸣音等。

3. 伤口及各种引流管 伤口敷料是否干燥，有无渗液、渗血。胸腔闭式引流管是否通畅，观察引流液的颜色、性质和量。

4. 心理状态 了解患者术后关心的问题，有无紧张、焦虑等心理不良反应。

【主要护理诊断】

1. 气体交换受损 与肺不张、手术切除肺组织、胸腔积液有关。

2. 清理呼吸道无效 与术后疼痛、痰液黏稠不易咳出有关。

3. 低效性呼吸型态　与肺功能减低有关。

4. 焦虑、恐惧　与久咳不愈、咯血、手术、担心疾病的预后等有关。

5. 知识缺乏：缺乏肺癌治疗、护理、康复知识。

6. 潜在并发症：出血、肺炎、肺不张、急性肺水肿、支气管胸膜瘘。

【护理措施】

（一）术前护理

1. 稳定情绪，减轻焦虑

（1）多与患者交流沟通，认真倾听并耐心回答患者提出的问题，动员亲属给患者在心理和经济方面全力支持，打消顾虑，减轻焦虑情绪。

（2）向患者及家属详细说明手术方案，术后可能出现的并发症。各种治疗护理的目的、方法、流程、配合要点及注意事项等，让患者有充分的心理准备并能积极配合治疗。

2. 营养　给予高热量、高蛋白、高维生素的食物或经肠外途径补充，以改善患者的营养状况。

3. 保持呼吸道通畅

（1）吸烟的患者术前2周禁烟。

（2）有呼吸道感染者，遵医嘱给予抗感染、祛痰治疗。痰液黏稠不易咳出时，可行雾化吸入稀释痰液利于排出。分泌物较多时，可行体位引流。必要时可行支气管镜吸痰。

4. 术前准备

（1）教会患者腹式呼吸和有效咳嗽的方法。①腹式呼吸：是以膈肌运动为主的呼吸。患者采用鼻吸气，吸气时将腹部向外膨起并保持胸部不动，屏气1～2秒，使肺泡张开，呼气时让气体从口中慢慢呼出。开始训练时，护士可同患者一起练习。方法：护士将双手放在腹部肋弓之下，患者吸气时将双手顶起，呼气时双手轻轻施加压力，使膈肌尽量上升，以达到最大呼气量。学会后，让患者自己练习，并逐渐去除手的辅助作用。术前每天坚持训练数次。②有效咳嗽：患者尽可能坐直，进行深而慢的腹式呼吸。咳嗽时，口型呈半开状态，吸气后屏气3～5秒后，用力从肺部深处咳嗽。不要从口腔后面或咽喉部咳嗽，用两次短而有力的咳嗽将痰咳出。对术后胸痛，呼吸肌疲劳的患者，可先轻轻地进行肺深处咳嗽，将痰引至大气管时，再用力咳出。咳嗽后要休息片刻以恢复体力。

（2）练习使用深呼吸训练器，使术后能有效配合康复，预防肺部并发症的发生。

（3）介绍胸腔闭式引流的目的及注意事项。

5. 纤维支气管镜检查的护理

（1）告知患者及家属检查的目的和方法。教导使用腹式呼吸及放松肌肉的技巧以消除紧张情绪。

（2）检查前6 h禁饮食。

（3）检查前按医嘱给予镇静剂，抗胆碱药等。

（4）检查前刷牙、漱口，检查时取下活动义齿，不抹口红。

（5）协助医师施行咽喉部麻醉。麻醉过程中观察患者面色是否苍白、发绀、呼吸及脉搏急促等现象。检查过程中协助操作者固定患者头部，观察呼吸、脉搏变化。

（6）检查后取卧位或半卧位。密切观察患者，若出现严重的呼吸道并发症，如胸闷、呼吸短促、吞咽困难、声音嘶哑、咯血等症状，立即报告医师处理。

（7）检查后禁食2～4 h，待吞咽反射恢复后可以进食。

(8) 检查后休息 2 h，若无异常可起床活动。

(二) 术后护理

1. 一般护理

(1) 体位 麻醉未清醒取平卧位，头偏向一侧。麻醉清醒、血压稳定后改半坐卧位，以促进肺扩张和胸腔积液排出。肺叶切除者，可采用平卧或左右侧卧位。避免采用头低足高仰卧式，防止因膈肌上升而妨碍通气。侧卧时，最好选择健侧卧位，避免术侧卧位，有利于患侧肺组织扩张。一侧肺全切除者，应避免完全侧卧，可采取 1/4 侧卧位，以防止纵隔移位压迫健侧肺，心血管扭曲引起休克。若有血痰或支气管瘘，应取患侧卧位。

(2) 活动 早期活动可促进呼吸运动、防止肺不张和术侧肩关节僵硬及手臂挛缩。

床上活动：手术当晚，协助患者进行臂部、躯干和四肢的轻度被动活动，每 4 小时 1 次。术后第 1 天生命体征平稳，开始做主动运动，如肩关节的上举、后伸、外展、内收、内旋、外旋活动。肩胛骨进行上升、内缩、外移、旋转等活动。肘关节做屈伸、旋转活动。三个部位的活动往往同时进行，活动的范围逐步增加。也可协助患者坐起，活动下肢关节。

离床活动：术后第 2 日起，鼓励患者逐步下床活动。开始时坐在床边，两足下垂。进一步扶床站立，扶持患者围绕病床在室内行走 3～5 min。根据患者情况逐渐增加活动量。活动过程中，要严密观察患者病情变化，出现头晕、气促、心动过速、心悸和出汗等症状时，应立即停止活动。

肺切除术后的患者，鼓励取直立的功能位，以恢复正常姿势。

(3) 呼吸道护理 ①吸氧并监测血氧饱和度；②协助患者深呼吸和有效咳嗽，每 1～2 小时一次；③定时给患者翻身叩背，使存在于肺叶、肺段处的分泌物松动流到支气管后咳出；④若患者呼吸道分泌物黏稠，可行超声雾化，使痰液稀释易于咳出。⑤机械通气时，要及时清除呼吸道分泌物。插管拔管后协助患者排痰，应用地塞米松雾化吸入，以防止喉头水肿。

(4) 饮食 患者意识恢复无恶心，气管插管拔出后即可开始饮水。肠蠕动恢复后，先进清淡流质、半流质饮食，若进食后无不良反应，逐渐改为普食。饮食应为高蛋白、高热量、富含维生素、易消化的食物。

(5) 减轻疼痛 ①术后可用镇痛药物止痛；②患者咳嗽时，指导并协助患者固定伤口，减轻疼痛。方法：一是护士站在患者术侧，一手放在术侧肩膀上并向下压，另一手置于伤口下支托胸部。当患者咳嗽时，护士头转向患者身后，避免被咳出的分泌物溅到。二是护士站在患者健侧，双手紧托伤口部位。固定胸部时，手掌张开，手指并拢。③活动时，适当保护胸腔引流管，避免牵拉造成疼痛。

(6) 口腔护理 呕吐后及时漱口。

2. 病情观察

(1) 严密监测生命体征 术后 2～3 h，每 15 分钟测量血压、脉搏和呼吸一次。稳定后改为 1 h 测量一次。术后 24～36 h 血压常会有波动，需严密观察。若血压持续下降提示心功能不全或有出血的可能。

(2) 术后带气管插管返回病房的患者，应严密观察导管的位置，防止滑出，造成通气量不足。

(3) 观察胸廓呼吸运动是否对称，呼吸型态、深度、频率，有无气促、发绀等缺氧症状，有无呼吸窘迫的现象。

3. 用药护理 遵医嘱及时正确使用抗生素和化疗药物。

4. 伤口及引流管的护理

(1) 保持伤口敷料清洁干燥。

(2) 胸腔闭式引流的护理 ①维持胸腔引流通畅；②密切观察胸腔闭式引流液的量、色、性状。当引流出大量血性液时（每小时 100～200 ml），应考虑有活动性出血，需立即通知医师并协助处理；③对全肺切除术后所置的胸腔引流管一般呈钳闭状态，以保证术后患侧胸腔内有一定的渗液，以减轻或纠正明显的纵隔移位。可酌情放出适量的气体或引流液，以维持气管、纵隔在中间位置。每次放液量不宜超过 100 ml，速度宜慢，避免快速大量放液引起纵隔突然移位，导致心搏骤停。术后 24～72 h 患者病情平稳，无气体及液体引流后，可拔除胸膜腔引流管。

5. 并发症的观察及护理

(1) 肺不张与肺炎 多发生于手术后 48 h 内，预防的主要措施是术前 2 周患者戒烟，有气管炎者雾化吸入和使用抗生素治疗。术后早期协助患者深呼吸、咳痰及床上运动，给予吸氧。发生肺不张或感染后，患者痰液黏稠不易咳出，应用雾化吸入并协助排痰，或用支气管镜吸痰，同时给予抗生素。

(2) 急性肺水肿 肺切除术后特别是伴有心、肾功能不全的患者，避免补液过快、过多，以减少急性肺水肿的发生。一旦出现急性肺水肿，应立即减慢输液速度，迅速采取利尿、强心等治疗措施。

(3) 支气管胸膜瘘 多发生在术后 1 周。空气经瘘管进入胸膜腔，造成张力性气胸、皮下气肿。支气管分泌物流入胸腔，继发感染形成脓胸。若胸腔已有大量积液，可经瘘口吸入支气管内，引起窒息。一旦出现症状，立即报告医师并协助处理。将患者置于患侧卧位，防止漏出液流向健侧。胸腔引流管已拔出者，立即重新行胸腔闭式引流术，必要时开胸修补瘘口。

【健康教育要点】

1. 40 岁以上的成年人，应定期进行胸部 X 线普查，出现久咳不愈或血痰，应作进一步的检查，以便早发现、早治疗。

2. 告知患者吸烟的危害，鼓励戒烟。

3. 指导患者进行康复锻炼

(1) 练习腹式深呼吸及有效咳嗽，可减轻疼痛，促进肺扩张，增加肺通气量。

(2) 练习使用深呼吸训练器，吹气球等促使肺膨胀。

(3) 坚持进行抬肩、抬臂、举手过头或拉床带等肩部活动，预防术侧肩关节强直。

4. 告知患者放疗、化疗治疗的意义，使之能接受并按时治疗。

5. 指导患者出院后继续对术侧肩关节、手臂做进一步大幅度锻炼，以恢复正常的活动功能。活动量应逐渐增加，以不出现心悸、气短、乏力等症状为标准。继续进行呼吸运动及有效的咳嗽。

6. 告知患者预防呼吸道感染的重要性。术后一段时间内避免出入公共场所或与上呼吸道感染者接触，避免与烟雾化学刺激物接触，一旦发生呼吸道感染，应尽早来院就诊。

7. 若出现伤口疼痛、剧烈咳嗽及咯血等症状，或有进行性倦怠时，应到医院治疗。

本章小结

单根单处肋骨骨折多表现局部疼痛，治疗重点是止痛，固定胸部。相邻多根多处肋骨骨折引起反常呼吸运动，这类胸壁称为连枷胸。气胸分为闭合性、开放性和张力性气胸。开放性气胸患者有明显的呼吸困难、发绀、烦躁不安的症状。张力性气胸患者表现为严重或极度呼吸困难。清创缝合封闭胸壁开放性伤口，放置胸膜腔闭式引流，应用抗生素防止感染。心脏损伤包括心脏挫伤和心脏裂伤。轻的心脏挫伤多无明显症状。心脏裂伤出现颈静脉怒张和心包压塞征。心脏破裂关键是尽早开胸手术。

脓胸分为急性和慢性脓胸。常见的致病菌为金黄色葡萄球菌等。急性脓胸常见高热、脉快、呼吸急促、胸闷、咳嗽、胸痛、全身乏力、食欲缺乏等症状。治疗原则是手术消除脓腔，控制感染。引流彻底排尽脓液。

食管癌主要表现为进行性吞咽困难。以手术治疗为主。做好相应的护理。

肺癌临床症状与癌肿的部位、大小，是否压迫、侵犯邻近器官以及有无转移等密切相关。以手术治疗为主。做好相应的护理。

（新疆医科大学第二附属医院　陈建华）

第十六章　心脏疾病患者的护理

学习目标

1. 掌握心脏瓣膜疾病、冠状动脉粥样硬化性心脏病、先天性心脏病的临床表现与护理措施。

2. 熟悉心脏疾病的分类、治疗原则。

3. 了解心脏疾病的病理生理。

心脏是一个不知疲倦的强力泵。一旦心脏停止跳动而通过抢救不能复跳，那就意味着一个人生命的终止。心脏病是人类健康的头号杀手。全世界1/3人口的死亡是因心脏病引起的，而我国每年有一百多万人死于心脏病。心脏病是指可导致心脏功能出现障碍的所有生理状况。包括心脏瓣膜疾病、冠状动脉粥样硬化性心脏病、先天性心脏病等各种心脏病。

第一节　心脏瓣膜疾病

心脏瓣膜疾病是指心瓣膜由于先天发育异常或后天性疾病造成的器质性病变。常因炎症（风湿性心脏病、亚急性细菌性心内膜炎等）、黏液样变性、退行性改变、先天性畸形、缺血性坏死、创伤、强直性脊柱炎（AS）、梅毒、钙化、发育异常等原因引起的单个或多个瓣膜结构的功能或结构异常，导致瓣口狭窄和（或）关闭不全。

一、二尖瓣狭窄

【病因】

1. 风湿性　二尖瓣狭窄最常见的病因为风湿热，早期二尖瓣以瓣膜交界处及其基底部水肿、炎症及赘生物（渗出物）形成为主，后期在愈合过程中由于纤维蛋白的沉积和纤维性变，逐渐形成前后瓣叶交界处粘连、融合，瓣膜增厚、粗糙、硬化、钙化以及腱索缩短和相互粘连，限制瓣膜活动能力和开放，致瓣口狭窄。

2. 老年二尖瓣环或瓣下区钙化。

3. 其他。

【病理分型】

1. 隔膜型　主要为二尖瓣交界处粘连，瓣膜本身可不增厚或轻度增厚，瓣膜弹性和活动度良好，偶有腱索轻度粘连，病情多较轻。

2. 增厚型　隔膜型的进一步发展，除交界处粘连外，前后瓣增厚，但前瓣弹性和活动度仍良好，后瓣活动度往往发生障碍甚至丧失活动能力，腱索可有轻度粘连和钙化。

3. 漏斗型　二尖瓣前后叶均明显纤维化、钙化，瓣膜活动度明显受限，弹性差，腱索和乳头肌粘连、挛缩和融合，使瓣膜僵硬而呈漏斗状，多伴有二尖瓣关闭不全。

【病理生理】　正常二尖瓣瓣口面积（MVA）约为4～6 cm^2，MVA小于2.5 cm^2 才能引起相应临床表现。一般 MVA< $2.0cm^2$ 为中度狭窄，< $1.0cm^2$ 为重度狭窄。

二尖瓣病变主要表现为瓣叶及瓣缘呈弥漫性纤维增厚，伴有不同程度钙化沉着，瓣叶交界粘连，腱索增粗、缩短及融合，结果使二尖瓣活动受限，瓣口面积减小。舒张期左心房回流至左心室血流受阻，左心房发生代偿性增大及肥厚以增强收缩力，使舒张晚期心房主动排血量增加，左房压力增高，左房扩大，影响肺静脉回流，导致肺静脉淤血、压力增高和肺毛细血管扩张，引起肺顺应性下降，影响肺泡换气功能和反射性引起肺小动脉痉挛、收缩，血浆甚至血细胞渗出毛细血管外，当淋巴引流不及时，血浆和血细胞渗入肺泡内，导致肺动脉高压，引起急性肺水肿，出现急性左心房衰竭的征象。同时增加右心室后负荷，使右心室壁增厚和右心腔增大，最终引起右心衰竭。

【临床表现】

(一) 症状

1. 呼吸困难　最早出现的症状，早期在重度体力劳动或剧烈运动时出现气促，稍休息可以缓解，常不引起患者注意；随着二尖瓣狭窄程度加重，以后日常生活甚至静息时也感气促，甚至夜间出现阵发性呼吸困难发作，严重者不能平卧，采取半卧位或端坐呼吸。

2. 咯血

(1) 突然大量咯血　妊娠或剧烈运动诱发肺静脉压突然升高，传至支气管小静脉，使支气管静脉扩张破裂出血，出血量可达数百毫升，出血后肺静脉压下降常自行终止，极少发生出血性休克，须警惕咯血所致窒息；在二尖瓣狭窄持续存在时，曲张的支气管静脉壁逐渐增厚，大咯血反而少见。

(2) 咳血性痰　因支气管内膜微血管或肺泡间毛细血管破裂所致，为痰中带血丝，常在夜间阵发性呼吸困难时发生。

(3) 粉红色泡沫样痰　是急性肺水肿合并肺泡毛细血管破裂的特征性表现。

(4) 肺梗死性咯血　二尖瓣狭窄尤其长期卧床和心房颤动者，因静脉或右心房内血栓脱落，可引起肺动脉栓塞而产生咯血，常呈胶稠暗红色痰。

(5) 伴有肺部感染时可有痰中带血　二尖瓣狭窄患者支气管黏膜常水肿，易引起慢性支气管炎。

3. 咳嗽　为干咳，见于夜间或劳动后，静脉回流增加，加重肺淤血引起咳嗽反射；有时由于明显扩大的左心房压迫左支气管引起刺激性干咳。肺淤血和支气管黏膜水肿和渗出，加上支气管黏膜上皮细胞纤毛功能减退，易引起支气管和肺部感染，此时可有咳痰。

4. 声音嘶哑　左心房扩大、支气管淋巴结肿大和肺动脉扩张均可压迫左侧喉返神经，引起声音嘶哑。

5. 心悸　因心房颤动等心律失常所致。

6. 胸痛　二尖瓣狭窄并重度肺动脉高压患者可出现胸骨后或心前区压迫感或胸闷痛，历时常较心绞痛持久，硝酸甘油多无效，其胸痛机制未明，二尖瓣狭窄手术后胸痛可消失。

(二) 体征

重度二尖瓣狭窄患者呈面颊发红及口唇轻度发绀的“二尖瓣面容”。

1. 二尖瓣狭窄的心脏体征

(1) 心尖搏动正常或不明显。

(2) 瓣叶钙化僵硬时在心尖区可闻第一心音减弱，开瓣音消失。

(3) 心尖区有低调的隆隆样舒张中晚期杂音，局限、不传导，可触及舒张期震颤。

2. 肺动脉高压和右室扩大的心脏体征 右心室扩大时可见心前区心尖搏动弥散，叩诊心界可呈梨形改变，右心室扩大时心界向左扩大。肺动脉高压时肺动脉瓣区第二心音亢进或伴分裂；当发生肺淤血和肺水肿时肺部可闻及干、湿啰音；右心衰竭时则有大循环淤血体征。

【辅助检查】

1. X线检查 轻度二尖瓣狭窄，心影可正常。中度以上狭窄，在检查时可发现左心房增大，肺动脉段突出，左支气管抬高，并可有右心室增大等。后前位见左心缘变直，右心缘有双心房影如梨状，称为“二尖瓣型心”，主动脉结略小；右前斜位吞钡检查可发现扩张的左心房压迫食管下段后移；左前斜位检查易发现右心室增大，见左心房使左主支气管上抬。其他X线表现包括主动脉结缩小、肺动脉干和次级肺动脉扩张、肺淤血、间质性肺水肿和在肺野内可见含铁血黄素沉积的点状影等征象。

2. 心电图 轻度二尖瓣狭窄，心电图可正常。中、重度二尖瓣狭窄，其最早的心电图变化为具特征性的左心房增大的P波，即P波增宽且呈双峰型，称之为“二尖瓣型P波”（$P_{II}>0.12s$，$V_1Ptf<-0.3mm\cdot s$，P波电轴为$+45°\sim-30°$）。随着病情进展，当合并肺动脉高压累及右心时，可有电轴右偏和右心室肥大的心电图表现。心律失常在二尖瓣狭窄患者十分常见，早期可表现为房性期前收缩，频发和多源房性期前收缩往往是心房颤动的先兆，当左心房明显增大时往往出现心房颤动。

3. 超声心动图 为明确和量化诊断二尖瓣狭窄的可靠方法。M型超声显示二尖瓣“城垛样”改变（EF斜率降低，A峰消失），后叶向前移动及瓣叶增厚。二维超声心动图可显示狭窄瓣膜的形态和活动度，方便测量二尖瓣口面积。典型者为舒张期前叶呈圆拱状，后叶活动度减少，交界处粘连融合，瓣叶增厚和瓣口面积缩小。

4. 心导管检查 在症状、体征与超声心动图测定和计算二尖瓣口面积不一致，考虑介入或手术治疗时，应经心导管检查同步测定肺毛细血管压和左心室压以确定跨瓣压差和计算瓣口面积，正确判断狭窄程度。

【诊断】 典型二尖瓣狭窄，根据其临床表现、心脏听诊即可作出定性诊断，准确的定量诊断需依靠实验室检查。目前确诊二尖瓣狭窄最有效的辅助检查是超声心动图，其次是X线检查，心电图仅作辅助诊断，侵入性的心导管检查目前极少应用。

【并发症】

1. 心房颤动 由于左心房压力增高及风湿性心房肌炎症后左心房壁纤维化，致左心房肌束排列混乱，引起心房肌、心房传导束在不应期长短及传导速度上的显著不一致，从而产生折返激动所致。心房颤动发生可降低心排血量，可诱发或加重心力衰竭。慢性心房颤动减少心房肌血供，久之可致心肌弥漫性萎缩，使心房颤动难以转复为窦性心律。

2. 急性肺水肿 是中、重度二尖瓣狭窄的严重而紧急的并发症，病死率较高。往往由于剧烈体力活动、情绪激动、感染、妊娠或分娩、快速心房颤动等情况而诱发。上述情况均可导致左心室舒张充盈期缩短和左心房压升高，使肺毛细血管压力增高，血浆易渗透到组织间隙或肺泡内，引起急性肺水肿。症状为急剧发展的气促、不能平卧、发绀、咳粉红色泡沫样痰，两肺满布湿啰音，有时伴喘鸣，患者有濒死感，可迅速发展至缺氧性昏迷及死亡。

3. 血栓栓塞 窦性心律的患者发生血栓栓塞，应考虑一过性心房颤动及潜在感染性心内膜炎的可能性。血栓形成的发生与瓣口面积无关。实际上，栓塞可以是二尖瓣狭窄的首发症状，也可发生于轻度二尖瓣狭窄，甚至出现在呼吸困难发生之前。35岁以上的患者合并心房颤动，尤其伴有心排血量降低和左心耳扩张是形成栓子的最危险时期，故应接受预防性抗凝治疗。

4. 心力衰竭 右心室衰竭是本病后期常见并发症及主要死亡原因。病程晚期大约有50%～75%患者发生充血性心力衰竭，呼吸道感染为诱发心力衰竭的常见原因，但在年轻女性患者，妊娠和分娩常为主要诱因。

【治疗原则】

1. 一般治疗 避免心脏负担过重，防止链球菌感染和风湿活动。

2. 治疗并发症 如大咯血、急性肺水肿、心房颤动。

3. 机械缓解二尖瓣狭窄 经皮二尖瓣球囊扩张成形术、二尖瓣分离术、人工瓣膜替换术。

4. 外科治疗

(1) 二尖瓣分离术：①适应证：粘连性狭窄。合并妊娠而需手术者宜在孕期6个月以前进行。②闭式二尖瓣交界分离术：通常采用左侧第4或第5肋间切口进胸，纵行切开心包，在左心耳基部作一荷包缝线，术者示指经左心耳切口进入左心房探查二尖瓣。在左心室心尖部无血管区插入二尖瓣扩张器，在示指引导下，扩张器通过二尖瓣口，逐次扩张。每次扩张后，应将扩张器闭合后退至左心室，示指探查二尖瓣交界分离情况，有无关闭不全。目前已经很少施行闭式二尖瓣分离术。③直视二尖瓣交界分离术：适用于左心耳细小或左心房内有血栓者。手术应在体外循环下进行，经房间沟或左心房切口，进入心左房，显露二尖瓣，切开融合交界，分离粘连及融合的腱索。

(2) 人造心脏瓣膜置换术 ①适应证：瓣膜病变严重，心功能3～4级，瓣叶钙化、僵硬、腱索粘连挛缩或二尖瓣交界扩张后伴有严重创伤性二尖瓣关闭不全者。②机械瓣膜：由钛合金或热解碳为瓣架，装上活动灵便的各相同性热解碳的瓣片。它具有耐磨、耐酸、耐碱、耐高温的特点。不会引起机体排异反应，不致钙化或感染。缺点是需终身抗凝，伴有消化性溃疡或出血性疾病者忌用。以后接受其他手术治疗有困难，有发生出血性并发症的危险。③生物瓣膜：由合金不锈钢或高级塑料制成瓣架，其间缝制上经过复杂化学处理的生物组织膜（如牛心包，人或猪的主动脉瓣等）作为瓣膜。柔韧，开闭灵活，近似于心脏内天然瓣膜的工作状态。优点是术后不需长期抗凝，极少排异反应；缺点是可因感染性心内膜炎或在若干年后因钙化和（或）机械损伤而失效。

二、二尖瓣关闭不全

【病因】

1. 慢性二尖瓣关闭不全

(1) 风湿性心脏病最多见，占全部二尖瓣关闭不全患者的1/3。

(2) 冠状动脉粥样硬化性心脏病（冠心病） 心肌梗死后以及慢性心肌缺血累及乳头肌及其邻近室壁心肌，引起乳头肌纤维化伴功能障碍。

(3) 先天性畸形 二尖瓣裂缺，最常见于心内膜垫缺损或纠正型心脏转位、心内膜弹力纤维增生症、降落伞型二尖瓣畸形。

(4) 二尖瓣环及瓣下区钙化：为特发性退行性病变，多见于老年女性患者。

(5) 左心室扩大 任何病因引起的明显左心室扩大，均可使二尖瓣环扩张和乳头肌侧移，影响瓣叶的闭合，从而导致二尖瓣关闭不全。

(6) 二尖瓣脱垂综合征。

（7）其他少见病因 结缔组织病如系统性红斑狼疮、类风湿性关节炎等，肥厚梗阻型心肌病、强直性脊柱炎。

2. 急性二尖瓣关闭不全

（1）感染性心膜炎所致的瓣膜损害或腱索断裂。

（2）急性心肌梗死所致的乳头坏死或断裂。

（3）人工瓣膜替换术后的人工瓣膜损坏。

（4）自发性腱索断裂。

（5）穿通性或闭合性胸外伤。

【病理生理】 二尖瓣反流使得左心房负荷和左心室舒张期负荷加重。左心室收缩时，血流由左心室注入主动脉和阻力较小的左心房，左心房除接受肺静脉回流的血液外，还接受左心室反流的血液，因此左心房压力的升高可引起肺静脉和肺毛细血管压力的升高，继而扩张和淤血，左心房代偿性扩大或肥厚，舒张期左心室血量增多，左心室逐渐扩大和肥厚，左心的扩大加重二尖瓣关闭不全，失代偿时心搏量和射血分数下降，左心室舒张期末容量和压力明显增加，可出现左心衰竭。使肺静脉淤血，肺静脉压力和左心房压力急剧增高，最后引起右心衰。

【临床表现】

1. 症状

（1）急性 轻度二尖瓣关闭不全者仅有轻微的劳力性呼吸困难；严重者可很快发生急性左心衰竭或肺水肿、心源性休克。

（2）慢性 轻度二尖瓣关闭不全者可无明显症状或仅有轻度不适感；严重反流有心排血量减少，出现劳力性呼吸困难、疲乏、端坐呼吸等，活动耐力显著下降。晚期右心衰竭时可出现肝淤血肿大，有触痛、踝部水肿、胸腔积液或腹水。

2. 体征

（1）心界向左下扩大，心尖搏动向左下移位，说明左心室肥厚和扩大。

（2）心尖区第一心音减弱，导致第二心音分裂。严重二尖瓣关闭不全者可出现低调的第三心音。肺动脉高压时，肺动脉瓣区第二心音亢进。

（3）心尖区收缩期吹风样杂音，响度在 3/6 级以上，多向左腋传播，吸气时减弱，反流量大时音调高，瓣膜增厚者杂音粗糙。前叶损害为主时，杂音向左腋下或左肩胛下传导；后叶损害为主者，杂音向心底部传导。可伴有收缩期震颤。

（4）肺动脉高压和右心衰竭时，可有颈静脉怒张、肝大、下肢水肿。

【辅助检查】

1. X 线检查 急性二尖瓣关闭不全者，心影可正常或左心房轻度增大，有明显肺淤血或肺水肿表现；慢性严重者左心房和左心室明显增大，明显增大的左心房可推移和压迫食管；肺动脉高压或右心衰竭时，右心室增大。

2. 心电图检查 急性二尖瓣关闭不全者心电图可正常。慢性严重者可有左心室肥大和劳损；肺动脉高压时可出现左、右心室肥大的表现。

3. 超声心动图检查 是检测和定量二尖瓣反流的最准确的无创性诊断方法，二维超声心动图上可见二尖瓣前后叶反射增强、变厚，瓣口在收缩期关闭对合不佳；腱索断裂时，二尖瓣可呈连枷样改变，在左心室长轴面上可见瓣叶在收缩期呈鹅颈样钩向左心房，舒张期呈挥鞭样漂向左心室。

4. 放射性核素检查　测定左心室收缩、舒张末容量和静息、运动时射血分数，以判断左心室收缩功能。通过左心室与右心室心搏量比值评估反流程度，大于2.5提示严重反流。

【诊断】　急性发病者，突然出现呼吸困难，心尖部收缩期杂音，X线心影不大，而肺淤血明显，有明确的病因（感染性心内膜炎、急性心肌梗死、人工瓣膜替换术后开裂等），可诊断。慢性者，心尖区有典型的杂音，左心房室增大，可诊断。

【治疗原则】

1. 非手术治疗

（1）处理原发病（治疗链球菌感染与风湿活动以及感染性心内膜炎）。

（2）避免过度的体力劳动及剧烈运动，限制钠盐摄入，保护心功能。

（3）适当使用利尿剂。

（4）适当使用强心剂（洋地黄类药物宜用于出现心力衰竭的患者）。

（5）使用减轻后负荷的血管扩张剂（慢性患者可用血管紧张素转化酶抑制剂；急性者可用硝普钠、硝酸甘油或酚妥拉明），降低左心室射血阻力，减少反流量，增加心排血量。

（6）晚期的心力衰竭患者可用抗凝药物防止血栓栓塞。

2. 手术治疗

（1）手术指征　①急性二尖瓣关闭不全；②心功能Ⅲ～Ⅳ级，经内科积极治疗后；③无明显临床症状或心功能在Ⅱ级或Ⅱ级以下，辅助检查表明心脏进行性增大，左心室射血分数下降。超声心动图检查左心室收缩期末内径达50 mm或舒张期末内径达70 mm，射血分数≤50%时即应尽早手术治疗。

（2）二尖瓣修复成形术　适用于二尖瓣松弛所致的脱垂；腱索过长或断裂；风湿性二尖瓣病变局限，前叶柔软无皱缩且腱索虽有纤维化或钙化但无挛缩；感染性心内膜炎二尖瓣赘生物或穿孔病变局限，前叶无或仅轻微损害者。

（3）二尖瓣人工瓣膜置换术　置换的瓣膜有机械瓣（球瓣、浮动碟瓣和倾斜碟瓣）和生物瓣（猪主动脉瓣、牛心包瓣和同种硬脑膜瓣）。年轻患者和有心房颤动或血栓栓塞高危需抗凝治疗者，宜选用机械瓣；有出血倾向或抗凝禁忌者，以及年轻女性，换瓣术后拟妊娠生育者，宜用生物瓣。

三、主动脉瓣狭窄

【病因】

1. 风湿性心脏病，主瓣瓣狭窄多伴关闭不全和二尖瓣损害。

2. 退行性老年钙化性主动脉瓣狭窄，常伴二尖瓣钙化。

3. 先天性畸形　先天性二叶瓣钙化性主动脉瓣狭窄；先天性主动脉瓣狭窄。

4. 其他　大的赘生物阻塞瓣口（真菌性感染性心内膜炎和系统性红斑狼疮；类风湿关节炎伴瓣叶结节样增厚等）。

【病理生理】　左心室排血受阻，左心室收缩压明显增高，排血时间延长，主动脉瓣闭合时间亦延迟，左室壁肥厚使其顺应性降低，引起左室舒张末期压进行性升高，从而使左房的后负荷增加，跨瓣压差显著。失代偿时，导致左心衰竭，主动脉平均压下降，使冠状动脉血流量减少，心肌缺血。

【临床表现】

（一）症状

出现晚，呼吸困难、心绞痛和晕厥为典型主动脉狭窄常见的三联征。

1. 呼吸困难 劳力性呼吸困难为晚期肺淤血引起的常见首发症状，进而可发生阵发性夜间呼吸困难、端坐呼吸和急性肺水肿。

2. 心绞痛 运动诱发，休息后缓解。

3. 晕厥或接近晕厥 直立、运动中或运动后即刻发生晕厥或接近晕厥，多因脑缺血引起。

（二）体征

1. 第一心音正常，严重狭窄者第二心音呈逆分裂，肥厚的左心房强有力收缩产生明显的第四心音。

2. 全收缩期喷射性杂音在第一心音稍后或紧随喷射音开始，止于第二心音前，为吹风样、粗糙、递增-递减型，在胸骨右缘第 2 或左缘第 3 肋间最响，向颈动脉、胸骨左下缘和心尖区传导，常伴震颤。

3. 动脉脉搏上升缓慢、细小而持续。

4. 晚期，收缩压和脉压均下降。

【辅助检查】

1. X 线检查 心影正常或左心室轻度增大，左心房可能轻度增大，升主动脉根部常见狭窄后扩张。在侧位透视下可见主动脉瓣钙化。晚期可有肺淤血征象。

2. 心电图 重度狭窄者有左心室肥厚伴 ST-T 继发性改变和左心房增大。可有房室阻滞、室内阻滞（左束支阻滞或左前分支阻滞）、心房颤动或室性心律失常。

3. 超声心动图 二维超声心动图探测主动脉瓣异常十分敏感，有助于显示瓣叶数目、大小、增厚、钙化，收缩期呈圆拱状的活动度、交界处融合、瓣口大小和形状及瓣环大小等瓣膜结构，有助于确定狭窄的病因，但不能准确定量狭窄程度。用连续多普勒测定通过主动脉瓣的最大血流速度，可计算出平均和峰跨膜压差以及瓣口面积，所得结果与心导管检查相关性良好。

4. 心导管检查 最常用的方法是通过左心双腔导管同步测定左心室和主动脉压，或用单腔导管从左心室缓慢外撤至主动脉连续记录压力曲线；计算左心室—主动脉收缩期峰值压差，根据所得压差可计算出瓣口面积。

【诊断】 主要根据体征（全收缩期杂音）、必要时结合其他检查（超声心动图）作出诊断。

【并发症】

1. 心律失常 本病患者可发生心房颤动，致左心房压升高和心排血量明显减少，临床上迅速恶化，可致严重低血压、晕厥或肺水肿。还可发生房室阻滞和室性心律失常，可引起晕厥和猝死。

2. 心脏性猝死 少见。

3. 感染性心内膜炎 少见，年轻人危险性比老年人大。

4. 体循环栓塞 少见。

【治疗原则】

（一）非手术治疗

1. 预防感染性心内膜炎。

2. 无症状的轻度狭窄患者每 2 年复查一次，应包括超声心动图定量测定。中、重度狭窄的患者应避免剧烈体力活动，每 6～12 个月复查一次。

3. 有频发房性期前收缩，应给予抗心律失常药物，预防心房颤动。一旦出现，应及时转复为窦性心律。

4. 心绞痛可试用硝酸酯类药物。

5. 心力衰竭者应限制钠盐摄入，可用洋地黄类药物和小心应用利尿剂。

6. 扩张小动脉的血管扩张剂慎用，以防血压过低。

（二）手术治疗

1. 人工主动脉瓣膜的置换术　重度狭窄瓣口面积＜0.75 cm^2 或左心室与主动脉收缩压均压差＞6.7 kPa 伴心绞痛、晕厥或心力衰竭症状为手术的主要适应证。

2. 经皮球囊主动脉瓣成形术　单纯性主动脉瓣狭窄、严重主动脉狭窄的妊娠妇女、瓣膜无钙化又不适合手术者或拒绝手术者为该手术的适应证。

四、主动脉瓣关闭不全

【病因】

1. 急性

（1）感染性心内膜炎致主动脉瓣瓣膜穿孔或瓣周脓肿。

（2）穿透性伤或钝性胸部创伤致升主动脉根部、瓣叶支持结构和瓣叶破损、瓣叶急性脱垂。

（3）主动脉夹层血肿使主动脉瓣环扩大；瓣叶被夹层血肿压迫向下；瓣环或瓣叶被夹层血肿撕裂，使主动脉夹层分离。

（4）人工瓣膜破裂。

2. 慢性

（1）主动脉瓣疾病　①风心病，多伴二尖瓣病变，为风心病所致。由于瓣叶纤维化、增厚和缩短，影响舒张期瓣叶边缘对合；②感染性心内膜炎，感染性赘生物致瓣叶破损或穿孔，瓣叶因支持结构受损而脱垂或赘生物介于瓣叶间妨碍其闭合而引起关闭不全，为单纯性主动脉瓣关闭不全常见病因；③先天性畸形、二叶主动脉瓣、室间隔缺损伴一瓣叶脱垂、先天性主动脉瓣穿孔等；④主动脉瓣黏液样变性，致瓣叶舒张期垂入左心室；⑤强直性脊柱炎，瓣叶基底部和远端边缘增厚伴瓣叶缩短。

（2）主动脉根部扩张　① 梅毒性主动脉炎，可致主动脉根部扩张；② Marfan 综合征，是一种遗传性结缔组织病，累及骨、关节、心脏和血管；③ 强直性脊柱炎，升主动脉弥漫性扩张；④ 特发性升主动脉扩张；⑤ 严重高血压或动脉粥样硬化导致升主动脉瘤。

【病理生理】　舒张期血流从主动脉反流入左心室，使左心室舒张期充盈过度，左心室舒张压急剧上升，导致左心房压升高和肺淤血，甚至肺水肿。失代偿时心室收缩功能降低，出现左心衰。左心室扩大、肥厚使心肌氧耗增多，主动脉舒张压低使冠状动脉血流灌注量减少，引起心肌供血不足，促使左心室心肌功能恶化。

【临床表现】

（一）症状

1. 急性轻者可无症状，重者出现急性左心衰竭和低血压。

2. 慢性可多年无症状，最先的主诉为与心搏量增多有关的心悸、心前区不适、头部强烈搏动感等症状。晚期始出现左心衰竭表现。心肌缺血所致心绞痛少见，常有体位性头晕。

（二）体征

1. 急性 收缩压、舒张压和脉压正常或舒张压稍低，脉压稍增大。无明显周围血管征。心尖搏动正常。心动过速常见。第一心音减低或消失。第二心音肺动脉瓣成分增强。第三心音常见。主动脉瓣舒张期杂音较慢性者短且调低，是由于左心室舒张压上升使主动脉与左心室间压差很快下降所致。如出现 Austin Flint 杂音（心尖区舒张中期杂音），舒张晚期成分消失。

2. 慢性

（1）血管收缩压升高，舒张压降低，脉压差增大。

（2）周围血管征常见，包括随心脏搏动的点头征（De Musset 征）、颈动脉和桡动脉扪及水冲脉或陷落脉、股动脉枪击音（Traube 征）、听诊器轻压股动脉闻及双期杂音（Duroziez 征）和毛细血管搏动征等，主动脉根部扩大者，胸骨旁左第 2、第 3 肋间扪及收缩期搏动。

（3）心尖搏动向左下移位，呈心尖抬举性搏动。

（4）第一心音减弱，由于收缩期前二尖瓣部分关闭引起，第二心音主动脉瓣成分减弱或缺如，但梅毒性主动脉炎时常亢进呈击鼓音。第二心音多为单一音。心底部可闻及收缩期喷射音，心尖区常有第三心音。

（5）心脏杂音为与第二心音同时开始的高调哈气样递减型舒张早期杂音，坐位前倾和深呼气时易听到，杂音为乐音性时，提示瓣叶脱垂、撕裂或穿孔。心底部常有主动脉瓣收缩期喷射性杂音，较粗糙，强度 2/6～4/6 级，可伴有震颤。

【辅助检查】

1. X 线检查

（1）急性 心脏大小正常。除原有主动脉根部扩大或主动脉夹层外，无主动脉扩大。常有肺淤血或肺水肿征。

（2）慢性 左心室增大，可有左心房增大。即使为主动脉瓣膜的病变造成的关闭不全，由于左心室心搏量增加，升主动脉继发性扩张仍比主动脉狭窄时明显，并可累及整个主动脉弓。严重的瘤样扩张提示为 Marfan 综合征或中层囊性坏死。左心衰竭时有肺淤血征。

2. 心电图 急性者常见窦性心动过速和非特异性 ST-T 改变。慢性者常见左心室肥厚劳损。

3. 超声心动图 脉冲式多普勒和彩色多普勒血流显像在主动脉瓣的心室侧可探及全舒张期反流束，为最敏感的确定主动脉瓣反流方法，并可通过计算反流血量与搏出血量的比例，判断其严重程度。二维超声可显示瓣膜和主动脉根部的形态改变，有助于确定病因。经食管超声有利于主动脉夹层和感染性心内膜炎的诊断。

4. 放射性核素心室造影 可测定左心室收缩、舒张末容量和静息、运动的射血分数，判断左心室功能。根据左心室和右心室心搏量比值估测反流程度。

【诊断】 根据典型主动脉瓣区舒张期杂音伴周围血管征，可诊断为主动脉瓣关闭不全。超声心动图可助确诊。

【并发症】

1. 左心功能不全。

2. 感染性心内膜炎。

3. 心律失常。

【治疗原则】

(一) 急性

手术治疗（人工瓣膜置换术或主动脉瓣修复术）为根本措施。

(二) 慢性

1. 非手术治疗

(1) 预防感染性心内膜炎，预防风湿热。

(2) 梅毒性主动脉炎应给予一个疗程青霉素治疗。

(3) 舒张压＞90 mmHg者应用降压药。

(4) 无症状的轻或中度反流者，应限制重体力活动，并每1～2年随访一次，应包括超声心动图检查。在有严重主动脉瓣关闭不全和左心室扩张者，即使无症状，亦可使用洋地黄类药物和钙通道阻滞剂如硝苯地平扩张动脉。

(5) 心力衰竭时应用血管扩张药（尤其是血管紧张素转换酶抑制剂）、利尿剂和洋地黄类药物。

(6) 心绞痛可试用硝酸酯类药物。

(7) 积极纠正心房颤动和缓慢性心律失常。

(8) 有感染应及早积极应用敏感抗生素。

2. 手术治疗　进行人工瓣膜替换。病情进展快者应及早进行，进展慢、无症状者定期复查，适时进行。

五、护理

【主要护理诊断】

1. 活动无耐力　与心瓣膜病致使心排出量减少有关。

2. 有感染的危险　与肺淤血及风湿活动有关。

3. 潜在并发症：心力衰竭、栓塞等。

【护理措施】

1. 饮食　少量多餐，高热量、高蛋白、高维生素、易消化饮食，提高机体抵抗力。

2. 活动与休息　适当的活动可防止静脉血栓的形成，增加侧支循环，保持肌肉功能，防止便秘；风湿活动时应限制活动，甚至卧床休息；心功能Ⅰ级，不限制活动，但应免重体力活动；心功能Ⅱ级，中度限制；心功能Ⅲ级，应严格限制体力活动；心功能Ⅳ级，应绝对卧床休息。

3. 病情观察　生命征、精神意识、风湿活动（皮肤环形红斑、皮下结节、关节红肿及疼痛等）的观察。

4. 对症护理　对高热者进行物理降温的护理。

5. 用药护理　苄星青霉素、阿司匹林、华法林。

6. 避免诱因　积极预防和控制感染，纠正心律失常，避免劳累，情绪激动。

7. 心力衰竭的观察　严格控制入量及输液滴速，预防呼吸道感染及风湿活动，保持排便顺畅，监测生命体征，有无呼吸困难、乏力、食欲减退、少尿等，检查有无肺部湿啰音、肝大、下肢水肿等体征。

【健康教育要点】

1. 反复扁桃体炎者，手术切除。

2. 指导患者避免长时间盘腿或蹲坐，避免穿高弹袜裤，勤换体位，肢体保持功能位。

第二节 冠状动脉粥样硬化性心脏病

冠状动脉粥样硬化性心脏病是冠状动脉粥样硬化，使管腔狭窄或阻塞，或冠状动脉功能性改变（痉挛）导致心肌缺血、缺氧或坏死而引起的心脏病，是动脉粥样硬化导致器官病变的最常见类型。

【病因】 引起动脉粥样硬化的原因是多方面的，可能与下列因素有关：

1. 高龄 多见于40岁以上人群，49岁以后进展较快；男∶女＝2∶1；女性绝经期后与男性发病率接近，可能与雌激素分泌水平、HDL（即脂蛋白）下降有关。

2. 高血脂 血胆固醇、甘油三酯、低密度脂蛋白（LDL）或极低密度脂蛋白（VLDL）增高；高密度脂蛋白（HDL）减低等血脂异常易患动脉粥样硬化。

3. 高血压 血压持续升高，动脉粥样硬化的发生率明显增高。冠状动脉粥样硬化患者60%～70%有高血压。高血压患者患本病者为血压正常者的4倍，且收缩压和舒张压都增高。

4. 糖尿病 糖尿病患者血糖水平高，血管内皮受损、脆性增加、弹性下降。且多伴有高脂血症、血Ⅷ因子增高及血小板活力增高，使动脉粥样硬化的发病率明显增加。糖尿病患者心肌梗死发病率比正常人高2倍。

5. 抽烟 抽烟造成动脉壁氧含量不足，加速动脉粥样硬化的形成。动脉粥样硬化的发病率和病死率，抽烟者比不抽烟者高2～6倍，且与每日抽烟的支数呈正比，抽烟者戒烟后发病危险可减少。

6. 肥胖 肥胖者（超标准体重10%为轻度，20%为中度，30%为重度肥胖）易患本病，体重迅速增加者尤其如此。

7. 职业 脑力活动紧张而体力活动少，经常有紧迫感工作的人患冠心病发病率较高，而经常体力锻炼者血脂常较低，较少发生动脉粥样硬化。

8. 遗传 家族中有在较年轻时患本病者，其近亲得病的机会可5倍于无家族史者。常染色体显性遗传所致的高脂血症常是这些家族成员易患本病的因素。

9. 其他 常进食热量高、动物性脂肪高、胆固醇高、糖和钠盐多而抗氧化剂（维生素E、A等）少；微量元素铬（Cr）、锰、锌、硒摄入减少，铅、镉（Cd）、钴的摄入增多；性情急躁，竞争性过强，工作专心而不注意休息，强制自己为成就而奋斗的A型性格者均易患冠心病。

【病理生理】 冠状动脉粥样硬化的主要病变为粥样斑块多分布在动脉内膜，早期位于一侧，呈新月形，晚期才累及内膜全周。以左前降支受累最为多见，病变也最重，然后依次为右冠状动脉、左回旋支和左冠状动脉主干。血管腔明显的狭窄阻塞但可无闭塞，冠状动脉粥样硬化发展到冠脉血流量不能随心肌需求而增加，将影响心肌的血供，造成心肌血供不足、缺氧，出现心肌细胞损伤、坏死、萎缩、变性、纤维组织增生，心脏扩大，心肌酶的活性丧失，临床上呈现心绞痛、心律失常和心力衰竭等症状。粥样硬化斑块的破裂或出血，粥样硬化的冠状动脉（亦可无粥样硬化病变）发生痉挛或病变动脉内血栓形成，均可使动脉腔迅速并严重地狭窄或堵塞，引起心肌急性缺血或坏死。

【临床表现】

（一）隐匿性（无症状性冠心病）

包括症状不典型以及有冠心病史但无症状者。患者无自觉症状，但静息或负荷试验后心电图有心肌缺血性改变（ST 段压低、T 波低平或倒置）或放射性核素心肌显像改变，心肌无明显组织形态改变。

（二）心绞痛型

发作性心前区疼痛，心肌无组织形态改变。心绞痛的分级：Ⅰ级，日常活动，如步行、爬梯，无心绞痛发作；Ⅱ级，日常活动因心绞痛而轻度受限；Ⅲ级，日常活动因心绞痛发作而明显受限；Ⅳ级，任何体力活动均可导致心绞痛发作。

1. 典型心绞痛　体力活动、情绪激动或其他增加心肌耗氧量时诱发，突感心前区疼痛，多为发作性绞痛或压榨痛。疼痛从胸骨后或从心尖开始，向上放射至左肩、臂，甚至小指和无名指，休息或舌下含服硝酸甘油可缓解。

2. 变异型心绞痛　无明显诱因而发作，多为在原有的狭窄基础上继发痉挛所致。

3. 不稳定心绞痛（中间型心绞痛）　为新近出现的进行性心绞痛，痛阈逐步下降，以至稍事体力活动或情绪激动甚至休息或熟睡时亦可发作。疼痛逐渐加剧、变频，持续时间延长，祛除诱因或含服硝酸甘油不能缓解。

（三）心肌梗死型

冠脉粥样斑块破裂、出血，血管痉挛，血小板黏附、聚集，凝血因子参与，血栓形成，冠脉闭塞以致心肌急性缺血坏死，症状严重，表现有持久的心前区剧烈疼痛，有典型心电图（持久的病理性 Q 波或 QS 波以及 ST 段线性弓背向上抬高；或无病理性 Q 波但有 ST 段抬高或压低和 T 波倒置）和血清酶浓度序列改变。伴有心力衰竭、心律失常、心源性休克、猝死等严重并发症。

（四）缺血性心肌病

心肌坏死或长期供血不足，使纤维组织增生所致；表现为心脏逐渐增大，发生心力衰竭和心律失常。

（五）猝死型

指自然发生、出乎意料的死亡。在动脉粥样硬化基础上，发生冠状动脉痉挛或冠状循环阻塞，导致急性心肌缺血，造成局部心电紊乱或起搏、传导功能发生障碍引起严重心律失常所致。猝死型冠心病好发于冬季，患者年龄一般不大，可在多种场合突然发病。

【并发症】

1. 心脏性猝死　心脏性猝死由冠心病引起者最多，占 3/4 以上，在所有冠心病死亡者中 50%～70%为猝死。

2. 心律失常　出现各种快速和缓慢性心律失常。有期前收缩（房性和室性）、心房扑动与心房颤动、非持续性室性心动过速及传导系统障碍导致的病态窦房结综合征、不同程度的房室传导阻滞和束支传导阻滞。

3. 心力衰竭　患者大多有心肌梗死病史或心绞痛史，逐渐发生心力衰竭，大多先发生左室衰竭，然后继以右心衰竭和全心衰竭出现相应的临床症状。

4. 缺血性心肌病　表现为心室收缩期或舒张期功能失常。常由于冠状动脉粥样硬化狭窄造成的散在或弥漫性心肌纤维化所引起。

5. 二尖瓣脱垂　二尖瓣脱垂综合征在冠心病中的发病率中较高。主要由于供应前外乳头肌或后内乳头肌的动脉狭窄后，产生前外或后内乳头肌供血不足及收缩无力引起。

【辅助检查】

1. 心肌酶学检查 是急性心肌梗死的诊断和鉴别诊断的重要手段之一。血清高脂蛋白血症的表现（胆固醇、甘油三酯、LDL-C增高）、血糖增高等；出现心肌梗死，可出现血清心肌酶检查的异常（肌酸激酶、乳酸脱氢酶、天冬氨酸氨基转移酶增高，尤其是CK-MB增高；$LDH_1/LDH_2>1$等）有诊断价值；心肌梗死时血清肌红蛋白、肌钙蛋白都可增高。

2. 心电图检查 诊断冠心病是发现心肌缺血、有无心律失常的常用方法。包括静息时心电图、心绞痛发作时心电图、心电图负荷试验、心电图连续监测（Holter）等检查。典型心绞痛发作时ST段异常压低，变异型多出现ST段抬高。不稳定型多有明显的ST段压低和T波倒置。心电图负荷试验多为阳性。

3. 放射性核素检查 了解心肌灌注扫描的情况；心血池的扫描，主要是观察心脏功能；代谢扫描，主要是了解心肌有没无存活。

4. 超声心动图 了解心室壁的活动，有无室壁瘤，心脏瓣膜活动情况和左心功能；还可以做负荷超声心动图，从不同的角度来观察判断有无冠心病的室壁运动异常。

5. 心肌酶学检查 肌钙蛋白、CK-MB等以了解心肌损伤程度和恢复过程。

6. 冠状动脉造影 为诊断冠心病的“金标准”。可明确病变范围、程度，并为选择治疗方法（手术、介入、药物）提供依据并可评估风险，同时可行左室造影确定左室收缩功能和有无室壁瘤。

【治疗原则】

（一）非手术治疗

1. 尽量消除诱发因素，如避免激动和过度体力活动，戒烟、控制高血压和体重等。

2. 服用抗心绞痛药物

（1）硝酸酯类药物：硝酸甘油、硝酸异山梨酯（消心痛）、5-单硝酸异山梨酯、长效硝酸甘油制剂（硝酸甘油油膏或橡皮膏贴片）等。心绞痛发作时可以舌下含服硝酸甘油或使用硝酸甘油气雾剂。

（2）β-受体阻滞剂：美托洛尔50～100 mg/d、阿替洛尔25～50 mg/d，比索洛尔（康可）2.5～5 mg/d和兼有α受体阻滞作用的卡维地洛6.125～12.5 mg/d，阿罗洛尔（阿尔马尔）10 mg/d等。

（3）钙离子拮抗剂：维拉帕米40 mg，2次/d；硝苯地平10 mg，3次/d；硝苯地平控释剂（拜新同）30 mg/d、缓释剂（氨氯地平）5 mg/d；地尔硫䓬（硫氮䓬酮、合心爽）30 mg，3次/d等。

3. 调脂治疗 洛伐他汀20 mg/d、普伐他汀10 mg/d、辛伐他汀20 mg/d、氟伐他汀20 mg/d、阿托伐他汀10 mg/d、吉非贝齐、烟酸等。

4. 应用扩血管药 依那普利10 mg/d、贝那普利10 mg/d、雷米普利2.5～5 mg/d、副辛普利10 mg/d等。

5. 溶栓治疗分为抗凝治疗和抗血小板治疗。

（1）抗凝药物有肝素和低分子肝素、水蛭素、华法林等，主要用于不稳定型心绞痛和急性心肌梗死；溶血栓药（链激酶、尿激酶、组织型纤溶酶原激活剂等），可溶解冠状动脉闭塞处已形成的血栓，用于急性心肌梗死发作时的及时治疗。

（2）抗血小板药物有阿司匹林、氯吡格雷（波立维）、阿昔单抗、前列环素、前列腺素

E_1 等，主要用于稳定型和不稳定型心绞痛，可以抑制血小板聚集，避免血栓形成而堵塞血管。阿司匹林为首选药物，维持量为每天 50～100 mg 顿服。阿司匹林的副作用是对胃肠道的刺激，因此需晚餐后立即服下，胃溃疡患者要慎用。冠心病患者应坚持长期服用。

6. 体外反搏。

7. 主动脉内气囊反搏（IABP）。

8. 激光心肌打孔。

9. 激光冠状动脉腔内成形术。

（二）冠状动脉旁路移植术（外科搭桥手术）

1. 适应证

（1）心绞痛严重而丧失工作能力，经内科系统治疗无效者。

（2）经冠状动脉造影，冠状动脉主支狭窄超过 50%或分支的管腔狭窄超过直径 75%，狭窄远段动脉通畅，且其管径在 1.5 mm 以上者。

（3）心肌梗死后，经冠状动脉造影显示冠状动脉主支有明显狭窄者。

（4）心绞痛并发左心室壁瘤，或伴有室间隔缺损或瓣膜损害者。

2. 禁忌证

（1）左心室功能低下，左心室射血分数小于 0.2，左心室舒张末压大于3 kPa（20 mmHg）者。

（2）慢性心力衰竭，心肌病变严重，呈不可逆改变者。

（3）全身性疾病如严重糖尿病、高血压、肾功能或肺功能不全者。

（4）一般年过 65 岁者应慎重考虑。

3. 搭桥手术方法　冠状动脉搭桥术是将取下的自身血管（桥板，即桥血管），一端与主动脉（桥墩）缝合，另一端逢接在冠状动脉狭窄病变的远端（桥墩）。手术成功后，主动脉血流经过桥血管直接到达冠状动脉的远端，灌注心肌，消除心肌缺血，缓解心绞痛症状。

（1）动脉搭桥　主动脉-冠状动脉旁路移植术、乳房内动脉—冠状动脉旁路移植术、胃网膜动脉—冠状动脉旁路移植术、上肢的桡动脉—冠状动脉旁路移植术等。

（2）静脉搭桥　大隐静脉—冠状动脉旁路移植术。

（三）介入治疗

冠状动脉介入术，简称 PCI，只需在皮肤作一小切口，将带有球囊扩张器的导管插入腿部或手部的动脉送至狭窄的冠状动脉进行扩张，使心肌的供血得到改善。选用股动脉、肱动脉、桡动脉作为穿刺部位，消毒，铺手术巾，局部注射麻醉剂，穿刺后将鞘管插入所选的动脉，指引导管通过此鞘管到达要治疗的冠状动脉。通过指引导管，将导丝送过冠脉梗阻部位，再通过此导丝，将带有球囊扩张器的导管送到梗阻部位，然后气囊充气进行扩张，然后用一个支架（微小的不锈钢网状合金管）紧贴在球囊扩张器上送入血管内，当球囊充气时，使支架沿冠脉壁打开，然后支架固定在撑开部位，使动脉扩张起到保持血管通畅的作用。

【主要护理诊断】

1. 疼痛　与心肌坏死有关。

2. 恐惧　与剧烈疼痛造成的濒死感有关。

3. 有便秘的危险　与长时间卧床和排便习惯改变有关。

【护理措施】

1. 一般护理

（1）休息　第 1 周，绝对卧床休息；第 2、3 周，可扶患者坐起，在床上做四肢活动；

第4、第5周，可逐步离床在室内缓慢活动。

（2）饮食 同心绞痛，第1周流质或半流质饮食。

（3）防止便秘 缓泻剂、低压灌肠，强调预防便秘的重要性。

（4）缓解疼痛 停止活动、服药、吸氧，观察疼痛性质、避免诱因。

2. 心电监护 监护病房CCU监护5～7 d，监测心电图、血压。

3. 病情观察

（1）心肌梗死先兆表现。

（2）并发症的观察 ①心律失常（特别是室性心律失常和严重的房室传导阻滞）及时处理；②心源性休克；③心力衰竭。

【健康教育要点】 按时服药、定期复查、戒烟、锻炼、减肥。

第三节 先天性心脏病

先天性心脏病是在人胚胎发育时期（怀孕初期2～3个月内），由于心脏及大血管的形成障碍而引起的局部解剖结构异常，或出生后应自动关闭的通道未能闭合（在胎儿属正常）的心脏。是危害儿童特别是婴幼儿健康与生命的残酷“杀手”。临床上以心功能不全、发绀以及发育不良等为主要表现。

一、动脉导管未闭

动脉导管未闭（PDA）是先天性心脏病的一种，占15%～20%。女多于男。

【分型】 根据动脉导管的大小、长短和形态不一分为6型：

1. 管型 导管长度多在1 cm左右，直径粗细不等。

2. 漏斗型 最窄处在肺动脉端。

3. 反漏斗型 最窄处在主动脉端。

4. 不规则型 有两个狭窄处。

5. 不定型 长或不规则的壶腹状。

6. 窗型。

【病理生理】 小儿出生以后主动脉压升高，肺动脉压降低，主动脉收缩压和舒张压始终超过肺动脉压，动脉导管未闭使主动脉血持续流向肺动脉，形成左向右分流。分流量大小与导管粗细及主、肺动脉之间的压力阶差有关。左向右分流血量增加肺循环血量，使左心容量负荷增加，导致左心室肥大，甚至左心衰竭。肺循环血量增加使肺动脉压力升高，并引发肺小动脉反应性痉挛，长期痉挛导致肺小动脉壁增厚和纤维化，造成右心阻力负荷加重和右心室肥大。随着肺循环阻力的进行性增高，当肺动脉压力接近或超过主动脉压力时，呈现双向或逆向分流，患者出现发绀，形成Eisenmenger综合征，最终导致右心衰竭而死亡。

【临床表现】

（一）症状

1. 分流量小者无症状，分流量大者，由于肺部充血，易患呼吸道感染、发育差、消瘦、苍白、无力、多汗。

2. 当肺血管发生器质性病变致双向分流或右向左分流时，患者轻度活动即可出现左心衰竭而死亡。

3. 发绀以双下肢、左上肢明显。

4. 严重时因左心房扩大，压迫喉返神经导致声音嘶哑。

（二）体征

1. 肺动脉瓣区第二心音亢进。

2. 胸骨左缘第二肋间明显，在婴儿期仅有收缩期震颤，以后收缩期与舒张期均有。

3. 肺动脉区听诊粗糙连续性机器样杂音，婴儿期和新生儿期或重度肺高压时，有收缩期杂音，大分流时心尖区有舒张期杂音。

【并发症】

1. 支气管肺炎。

2. 细菌性心内膜炎。

3. 重者可致充血性心力衰竭。

【辅助检查】

1. X线

(1) 肺门阴影　扩大，常见肺门舞蹈征。

(2) 心脏扩大　左心房、左心室增大，主动脉结扩大，肺动脉高压时，左心室扩大。

(3) 肺野　充血，肺动脉高压时，肺野变为清晰。

2. 心电图　电轴正常，左心房、心室扩大。

3. 心导管检查

(1) 肺动脉血氧含量比右心室高 0.5Vol%。

(2) 肺动脉压高于右心室。

(3) 导管可从肺动脉通过动脉导管进入降主动脉。

【治疗原则】

一般在1岁以内关闭，故1岁后一旦确诊宜手术结扎或切断治疗，以及封堵治疗。

1. 在早产儿期未闭者可口服抑制前列腺素合成的药物吲哚美辛。

2. 在学龄前期　可行结扎或切断。

3. 非开胸治疗

(1) Porstman 海绵塞法　最早用，但并发症多，已不用。

(2) Rashkind 双面伞堵闭器法　由于残余分流率高，现已少用。

(3) Sieleris 纽扣式补片法　效果差。

(4) Anplatza 蘑菇伞堵闭塞装置法　效果好、分流率小，现常用。

(5) 弹簧圈堵塞法　多用，费用低，操作简便，安全。

4. 手术治疗

(1) 动脉导管结扎术。

(2) 动脉导管切断缝合术。

(3) 经肺动脉切口缝闭动脉导管内口。

(4) 经心导管动脉导管堵塞术。

(5) 胸腔镜钳闭导管术。

二、房间隔缺损

房间隔缺损是左、右心房间隔上的缺损，约占先天性心脏病的5%～10%，女性多于男性，有家族遗传倾向。

【分型】 根据缺损部位不同，房间隔缺损可分为四型：

1. 继发孔型房间隔缺损（中心型缺损），最常见，占76%。

2. 原发孔型房间隔缺损（下腔型缺损），仅次于继发孔型房间隔缺损，占12%。

3. 静脉窦型房间隔缺损（上腔型缺损），较少见，占4%。

4. 混合型房间隔缺损，为兼有上述两种以上的缺损，约占8%。

【病理生理】 右心房接受由上、下腔静脉回流的血液，房缺还接受由左心房流入的血液，导致右心室舒张期负荷过重，右心房、右心室增大，室壁增厚，肺动脉不同程度扩张，肺循环血流增多，肺动脉压升高，晚期可导致肺小动脉肌层及内膜增厚，管腔狭窄，左向右分流减少，甚至出现右向左分流，临床出现发绀。

【临床表现】

（一）症状

1. 房间隔缺损的症状随缺损大小而有区别，缺损大者，症状出现较早；缺损小者，可长期没有症状，一直潜伏到老年。

2. 劳累后心悸、气喘、乏力、咳嗽，活动性呼吸困难为主要表现；严重者可出现发绀，发生室上性心律失常，进而右心衰竭。

3. 肺部充血，容易反复发作严重的肺部感染，表现为多咳、气急，甚至肺炎症状。

4. 当右心房压力超过左心房时，可出现暂时性右向左分流而出现青紫。

（二）体征

1. 心前区较饱满，右心搏动增强，心浊音界扩大。

2. 最典型的体征为肺动脉瓣区第二心音亢进呈固定性分裂，并可闻及收缩期喷射性杂音。

3. 晚期病例发生右心衰竭时，则有颈静脉怒张、肝大和坠积性水肿等体征。

【并发症】

1. 频发呼吸道感染，甚至发育障碍。

2. 肺动脉高压、房性心律失常、心力衰竭。

3. 感染性心内膜炎，少见。

【辅助检查】

1. 心电图检查 右心室肥大，不完全性或完全性右束支传导阻滞。心电轴右偏。P波增高或增大，P-R间期延长。

2. X线检查 X线检查显示右心房、右心室增大，肺动脉段突出及两侧肺门区血管增大，搏动增强，在透视下有时可见到肺门舞蹈、肺野血管纹理增粗。主动脉弓影缩小。

3. 超声心动图 超声心动图检查显示肺动脉增宽，右心房、右心室增大，房间隔缺损的部位及大小。

4. 心导管检查 典型病例不需要进行此项检查，当疑有其他疾病或合并畸形需测定肺血管阻力以判断手术治疗及预后时，应进行右心导管检查。右心导管检查是诊断心房间隔缺损的可靠方法。右心房、右心室和肺动脉的血液氧含量高于腔静脉的平均血液氧含量达1.9Vol%以上，说明心房水平有左向右血液分流。

【诊断】 患者出现上述症状、体征，心电图示右心室肥大、P波增高、心电轴右偏，超声心动图检查出房间隔缺损部位，可确诊。

【治疗原则】 诊断明确者宜早期手术，有明显临床症状，均应在 2～6 岁行手术修补治疗；症状明显或并发心力衰竭者早期施行手术治疗。

1. 手术治疗适应证

（1）具有气急、心悸症状或曾发生心力衰竭者。

（2）虽无症状，但有右心扩大和肺充血现象者。

（3）手术不应该受到年龄限制，最好争取早日手术。

（4）根据心导管检查的结果，可作为手术的依据。

2. 手术治疗禁忌证　出现不可逆性肺动脉高压，伴右向左分流，平息时出现发绀者。

3. 手术方法

（1）体外循环下心内直视闭合术　采用经右腋下纵切口第 4 肋间进胸，间断或连续缝合缺损。中央型房间隔缺损闭合术；上腔型房间隔缺损闭合术；下腔型房间隔缺损闭合术。

（2）微创外科封堵术：不需要开胸，而是在右胸前部胸骨切 2～3 cm 的小口，在心脏超声的引导下，释放封堵器将缺口堵住。手术时间短，切口小，术后无需置引流管。

三、室间隔缺损

室间隔缺损是室间隔在胚胎发育不全，形成异常交通，在心室水平产生左向右分流，它可单独存在，也可是某种复杂心脏畸形的组成部分，是先天性心脏病中最常见类型，约占总数的 25%～40%。

【分型】

1. 室上嵴上缺损　位于右心室流出道，室上嵴上方和主、肺动脉瓣之下。

2. 室上嵴下缺损　位于室间隔膜部，此型最多见，约占 60%～70%。

3. 隔瓣后缺损　位于右心室流入道，三尖瓣隔瓣后方，约占 20%。

4. 肌部缺损　位于心尖部肌性室间隔处。

5. 共同心室　室间隔膜部及肌部均未发育，或为多个缺损，较少见。

【病理生理】 室间隔缺损必然导致心室水平的左向右分流，肺血流量增加，经肺静脉回至左心房的血量亦增加，引起左心房扩大及左心房压升高，流经二尖瓣孔的血量增加，可产生相对性二尖瓣狭窄，心尖区可听到舒张期杂音。左心室容量负荷增大、左心室扩大、左心房压升高可导致肺间质充血，易患肺部或上呼吸道感染。大量的左向右分流，肺循环血流量明显增加可达体循环的 3～5 倍，肺动脉压力增高，早期肺血管阻力呈功能性增高，随着时间推移，肺血管发生痉挛、内膜增生和中层肥厚，形成肺血管梗阻性病变，可使右心压力逐步升高超过左心压力，而转变为右向左分流，形成艾森曼格（Eisenmenger）综合征。

【临床表现】

（一）症状

1. 缺损小可无明显症状，一般活动不受限制，生长发育不受影响，往往在体检时在胸骨左缘第 3、第 4 肋间听到响亮粗糙的全收缩期杂音伴震颤，肺动脉瓣第二音稍增强（Roger 病）。

2. 缺损大有体循环供血不足的表现，生长发育落后、呼吸急促，吃奶费劲常要间歇，消瘦、苍白、乏力，劳动后气急和心悸，易患肺部感染甚至发生充血性心力衰竭。

（二）体征

1. 心尖搏动增强并向左下移位，心界向左下扩大。

2. 胸骨左缘下方响亮粗糙的全收缩期吹风样杂音，向心前区及后背传导，伴收缩期细震颤。

3. 心尖部可有功能性舒张期隆隆样杂音。

4. 肺动脉瓣区第二心音亢进及分裂。

【并发症】

1. 支气管肺炎。

2. 充血性心力衰竭。

3. 肺水肿。

4. 感染性心内膜炎。

【辅助检查】

1. 心电图 室间隔缺损小，心电图属正常范围；缺损大则呈左心室肥厚或双室肥厚的心电图改变，胸导联双相QRS波；症状严重者，多伴有心肌劳损。

2. X线 肺动脉段突出，室间隔缺损小，心肺X线检查无明显改变；缺损大则心影呈中度或中度以上增大，肺动脉段明显突出，肺充血；左心室肥厚或双室肥厚，左心房也大，主动脉影正常或较小，肺动脉高压者以右心室增大为主。

3. 超声心动图 准确地探查室间隔缺损的部位、大小和数目；显示室间隔缺损及左心室、左心房及右心室内径增大。

4. 心导管检查 单纯性室间隔缺损者不需施行创伤性心导管检查；合并重度肺动脉高压、主动脉瓣脱垂或合并其他心脏畸形时，需做此检查；右心导管检查可发现右心室血氧含量高于右心房。

【诊断】 自幼存在心脏杂音；胸骨左侧的全收缩期杂音，向右放射；左房、左室或双室增大；彩色多普勒显示血流通过室间隔缺损；肺血流速增加，可确诊。

【治疗原则】

（一）非手术治疗

缺损小而无症状或进行性闭合缺损，症状逐渐减轻者无须治疗；发生心力衰竭时，应用洋地黄（地高辛）、利尿剂（螺内酯）及扩血管药物（依那普利、卡托普利）等治疗。

（二）手术治疗

1. 手术适应证 对于不伴其他畸形的单纯室间隔缺损，药物不能控制心力衰竭；肺动脉高压，肺、体循环比例大于2∶1等；间隔缺损有继发感染性心内膜炎的危险者。

2. 手术方式 在体外循环下直视室间隔修补术，对边缘有纤维组织的较小缺损，可直接缝合，室间隔缺损＞1cm者，则用涤纶织片缝补。

（三）经导管介入治疗

1. 主要采用Amplatzer室缺填塞装置经导管封堵闭合室间隔缺损。

2. 适应证 年龄＞3岁，膜周部室缺直径＞3 mm，肌部室缺直径＞5 mm，室缺上缘距主动脉右冠瓣＞2 mm，无主动脉右冠瓣脱垂及主动脉瓣关闭不全，外科手术后残余分流。

四、法洛四联症

法洛四联症是存活婴儿中最常见的发绀型先天性心脏病，发病率占所有先天性心脏病的10%～15%。由肺动脉口狭窄、室间隔缺损、主动脉骑跨和右心室肥大的联合心脏畸形所组成的复杂、发绀型先天性心脏病。

【病理生理】 肺动脉口狭窄使右心室排血受阻，右心室的代偿性肥厚，右心室压力上升超过左心室，迫使血液经室间隔缺损由右向左分流，右心室血液大部分进入主动脉；由于主动脉骑跨于两心室之上，主动脉除接受左心室的血液外，还直接接受一部分来自右心室的静脉血，输送到全身各部，出现青紫。随着动脉导管的关闭和漏斗部狭窄的逐渐加重，青紫日益明显，并出现杵状指，红细胞代偿增多。

【临床症状】

（一）症状

轻者活动后才出现发绀（青紫），常逐渐加重；严重的在出生时即有发绀，常见于毛细血管丰富的浅表部位［唇、指（趾）甲床及球结膜］，哭闹、情绪激动、体力活动或喂食时出现呼吸急促与发绀加重，晕厥发作，喜蹲踞（每行走一段距离或游戏时，喜欢下蹲片刻）；严重发绀的成年患者可发生大咯血，少数患者发生心衰或偏瘫。

（二）体征

患者发育差，有不同程度地发绀，较大儿童或成年患者可见杵状指（长期缺氧，导致指趾末端毛细血管增生扩张，局部软组织及骨组织也增生肥大）；左缘第 2～4 肋间能扪及震颤并闻及Ⅱ～Ⅲ级喷射性杂音。肺动脉瓣区第二音减弱或消失，严重肺动脉狭窄者，杂音很轻或无杂音。

【辅助检查】

1. X 线胸片　心影大小属正常范围，肺动脉段凹陷，心尖上翘，右心室肥厚，外形似“靴形”；肺血减少，侧支循环丰富者两肺呈网状肺纹理；主动脉弓可能位于右侧，升主动脉通常扩大。

2. 心电图　电轴右偏，右心室肥厚，其次右心房肥大，右心室收缩期负荷加重。

3. 超声心动图　右心室肥厚，右室流出道狭窄，主动脉骑跨于室间隔之上。多普勒血流显示右室血液注入主动脉。

4. 心导管造影　左、右心室压力和主动脉收缩压基本相等；主动脉血氧饱和度降低；左、右心室造影显示解剖畸形和肺动脉狭窄和肺动脉分支发育情况。

【治疗】

（一）非手术治疗

主要是缺氧发作处理，包括吸氧、镇静、纠正酸中毒、注意纠正贫血、防止感染、避免情绪激动等。

（二）外科治疗

1. 根治术　室间隔缺损修补。

2. 姑息术　解除肺动脉狭窄。

五、护理

【主要护理诊断】

1. 活动无耐力　与氧的供需失调有关。

2. 有感染的危险　与机体免疫力低下有关。

3. 营养失调　与心脏结构缺损导致体循环血流量减少、组织氧及营养缺乏有关。

4. 潜在并发症

（1）脑血栓　与红细胞增多、血液黏稠度增高有关。

（2）心力衰竭　与心脏结构缺损、肺充血有关。

(3) 感染性心内膜炎 与心内膜损伤及感染有关。

(5) 恐惧 与疾病的威胁及陌生环境有关。

【护理措施】

(一) 术前护理

1. 一般护理 轻型无症状者应与正常儿童一样生活；有症状患儿应限制活动量，避免情绪激动和剧哭，以免加重心脏负担；重型患儿应卧床休息，给予妥善的生活照顾。

2. 预防和控制感染 向患儿及家长介绍自我保护，防止感染的知识，应避免与感染性疾病患者接触。病室要空气新鲜，穿着衣服冷热要适中，防止受凉。一旦发生感染应积极治疗。

3. 饮食与营养支持 给予高蛋白、高热量、高维生素饮食，以增强体质。适当限制食盐摄入，还要给予适量的蔬菜类粗纤维食品，以保证大便通畅，重型患儿喂养困难，应特别细心、耐心、少食多餐，以免导致呛咳、气促、呼吸困难等，必要时从静脉补充营养。

4. 控制病情，预防并发症 注意心率、心律、脉搏、呼吸、血压及心杂音变化，必要时使用监护仪监测；防止法洛四联症患儿因哭闹、进食、活动排便等引起缺氧发作，一旦发生可立即置于膝胸卧位，吸氧，通知医师，并做好应用普萘洛尔、吗啡和纠正酸中毒等准备；合并贫血者，可加重缺氧，导致心力衰竭，须及时纠正，饮食中宜补充含铁丰富的食物。

5. 心理护理 了解患儿的生活习惯，关心患儿，建立良好护患关系，介绍疾病的有关知识、诊疗计划、检查过程、病室环境，消除紧张、恐惧心理，说服家长和患儿主动配合各项检查和治疗，使诊疗工作顺利进行。

6. 作好心导管及造影等特殊检查时的护理。

7. 交叉配血、药物过敏试验，并测量身高、体重，准确计算各种用药量，如麻醉药、镇静剂、抗生素等。

8. 检查各种实验室资料 血、尿常规，出凝血时间、血小板计数、血型，凝血酶原时间、肝肾功能、血细胞比容、胸部X线片；3个月以内的心电图资料；心导管造影和心脏造影片；多普勒超声心动图资料等；青紫型先心病，尤其是法洛四联症术前往往有凝血时间延长，需给予维生素 K_1 10 mg，每日1次，肌内注射，连续3日，以增加凝血功能，防止术中和术后出血。

9. 备皮 手术日晨注意保持手术部位皮肤清洁，预防切口感染。

(二) 术后护理

1. 生命体征观察 体温、脉搏、呼吸、血压的监测，每15分钟观察1次直至平稳。

2. 管道的护理及观察 各种导管的妥善固定，各种特殊药物输入管均需在连接处理做好标记；保证各管道通畅无阻；做好各种引流液的颜色、性质、数量的记录；护理和更换各种管道时注意遵守无菌操作原则。

3. 术后要预防感染 遵医嘱按时服药，不可随意停药，增减药物用量。

4. 褥疮护理 睡海绵床或水床，保持局部的轻软，舒适；定期翻身，减少局部受压时间；受压部位予以乙醇按摩。

5. 皮肤护理 晨间护理揩洗时应注意头颈部、腋窝、会阴部、骶尾部等处皮肤的清洁，是否完整，遇破损或红臀时可用1%红汞涂抹并保持局部的干燥。

6. 口腔护理 对鼻插管或留置胃管的需每天2次进行口腔护理，不给或少给甜性的饮料。已有真菌感染的，可用制霉菌素 10 万 U，每天 3 次涂口腔。

7. 饮食护理 以普食、半流质高蛋白低盐高纤维素饮食为主，少量多餐，勿暴饮暴食。

【健康教育要点】 术后 3～6 个月内可以上学，但要限制剧烈活动和重体力劳动。心功能较好者可按时预防种。定期到医院就诊检查，使患儿能安全达到适合手术的年龄。

本章小结

本章重点讲述了心脏瓣膜疾病、冠状动脉粥样硬化性心脏病、先天性心脏病等心脏疾病。二尖瓣狭窄主要原因为风湿病；心功能Ⅱ级以上者均应手术治疗。二尖瓣关闭不全主要病因是风湿热、细菌性心内膜炎所致的二尖瓣叶赘生物或穿孔等；二尖瓣关闭不全症状明显、心功能受影响、心脏扩大患者，应及时在体外循环下行直视手术。主动脉瓣狭窄主要病因是风湿热累及主动脉瓣，使瓣叶增厚粘连，瓣口狭窄，极少数为先天发育畸形；对于出现心绞痛、晕厥或心力衰竭等临床症状且狭窄较严重者，需尽早施行人工主动脉瓣置换术；对单纯性主动脉瓣狭窄、瓣无钙化又不适合手术者可选用经皮穿刺气囊导管扩张分离术。主动脉关闭不全可由风湿热、主动脉夹层动脉瘤等引起；临床上出现症状，如心绞痛、左心室衰竭或心脏逐渐扩大，则可在数年内死亡，应尽早施行人工瓣膜替换术。冠状动脉粥样硬化性心脏病简称冠心病，是由于冠状动脉粥样硬化，引起冠状动脉管腔狭窄或阻塞，导致心肌供血不足和缺氧引起的心脏病；治疗上包括内科药物治疗、介入治疗和外科手术治疗三类；应根据患者机体情况选择单种或多种方法联合治疗，以提高疗效。先天性心脏病是儿童常见的心血管疾病，其中以动脉导管未闭、房间隔缺损、室间隔缺损和法洛四联症常见；动脉导管未闭是指胎儿期的肺动脉至主动脉间的通道在出生后未能自行闭合的一种先天性心脏病，目前主要采用手术治疗，年满 2 岁后可尽早手术。房间隔缺损是左、右心房之间的间隔发育不良、遗留缺损造成两房间存在通路的先天性畸形，诊断明确，即使无症状者也应在低温或常温体外循环下行心内直视修补术。室间隔缺损小者，特别是 3 岁以前患儿，可暂行观察；缺损大应早日在低温体外循环下行心内直视修补术。法洛四联症是一种常见的、复杂的、青紫型先天性心脏病，约占先天性心脏病的 1/3，占青紫型心脏病的 50%，手术是唯一治疗方法。

（漳州卫生职业学院 李钟峰）

第十七章　急性化脓性腹膜炎患者的护理

学习目标

1. 掌握腹膜炎的临床表现、护理评估、护理措施；腹腔脓肿的临床意义、护理措施。

2. 熟悉腹膜炎的辅助检查、病因、健康教育；腹腔脓肿的插图、辅助检查、护理评估。

3. 了解腹膜炎的病理生理、护理诊断；腹腔脓肿的治疗。

第一节　腹膜解剖与生理概要

腹膜是一层薄而光滑的浆膜，分为互相连续的壁腹膜和脏腹膜两部分。壁腹膜贴衬于腹壁，脏腹膜覆盖在脏器的表面（图 17-1）。覆盖于横结肠的腹膜下垂成大网膜，能移至病灶处起包裹和局限炎症的作用。腹膜腔是壁腹膜和脏腹膜之间的潜在腔隙，是人体最大的体腔。腹膜腔分为大、小两部分，即腹腔和网膜囊，经网膜孔相通（图 17-2）。正常腹膜腔内只有少量液体，起着润滑作用，但在病理状态下却可容纳数千毫升液体（如腹水、血液、脓液）或气体。

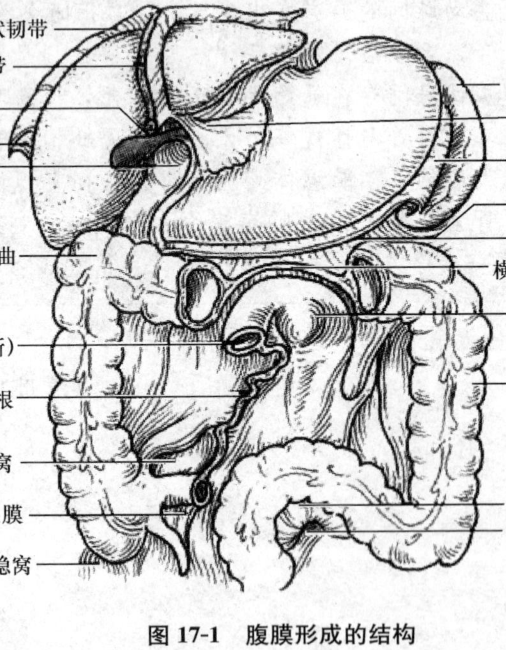

图 17-1　腹膜形成的结构

腹膜的动脉来自肋间动脉和腹主动脉的分支，静脉血则回流到门静脉和下腔静脉。当门静脉或下腔静脉循环受阻时，腹腔内可聚集大量液体。壁腹膜的神经支配来自肋间神经和腰神经的分支，属体神经系统，对各种刺激敏感，痛觉敏感，定位准确。因此，腹前壁腹膜受炎症或化学性刺激后可引起局部疼痛、压痛、腹壁肌肉反射性收缩，产生腹肌紧张。是判断腹膜炎的主要依据。膈肌中间部分的腹膜受刺激后，通过膈神经反射引起肩部放射性疼痛或呃逆。脏腹膜神经的支配来自交感神经和迷走神经末梢，对牵拉、胃肠压力增高及炎症、压迫等刺激较敏感。表现为钝痛，定位较差，感觉多集中于脐周腹中部；严重刺激可引起心率减慢、血压下降和肠麻痹。

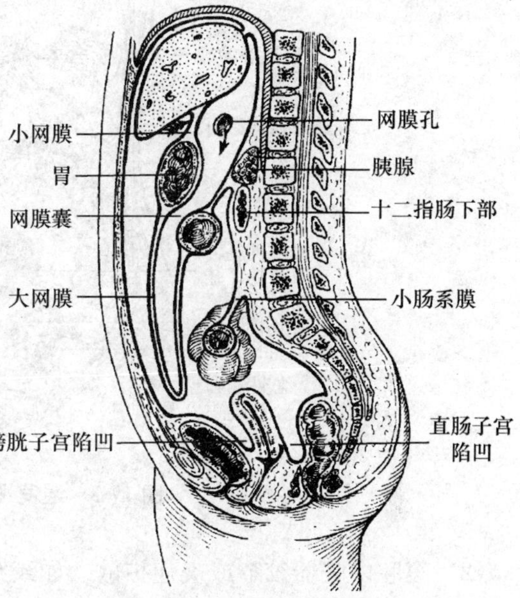

图 17-2　腹膜解剖模式图

腹膜具有滑润、吸收、渗出、防御和修复等生理功能。①滑润作用：腹膜表面渗出的少量液体，能减少胃肠道蠕动时或与其他脏器接触时的摩擦。②防御作用：腹膜是人体浆膜中抗感染作用最强的一部分，当细菌和异物侵入腹腔时，腹腔渗出液中的大量吞噬细胞将其吞噬包围和吸收，大网膜的防御作用尤为显著，可将感染局限，防止感染扩散。③吸收作用：腹腔的强大吸收能力不但能将腹腔内积液、血液、空气微小颗粒和细菌、电解质、尿素等很快吸收，也可以吸收毒素以减轻对腹膜的刺激，但大量毒素被吸收时可导致中毒性休克。腹腔上部腹膜的吸收能力比盆腔腹膜的吸收能力强。④ 渗出与修复作用：腹膜炎时，腹膜可渗出大量液体、蛋白质和电解质，起到稀释毒素和减少对腹膜刺激的作用，但渗出量太大时可引起水与电解质平衡失调。渗出液中的纤维蛋白沉积，可在病变周围产生粘连，影响器官功能，导致粘连性肠梗阻。

第二节　急性化脓性腹膜炎

急性化脓性腹膜炎（acute suppurative peritonitis）是指由化脓性细菌包括需氧菌和厌氧菌或两者混合引起的腹膜急性炎症。

【分类】　按发病机制腹膜炎分为原发性与继发性；按病因分为细菌性和非细菌性；按病程过程分为急性、亚急性和慢性；按累计范围分为局限性和弥漫性。各类型间可以转化。

【病因】

1. 继发性腹膜炎（secondary peritonitis）　原发病灶位于腹膜腔。如腹腔内脏器的炎症、穿孔、外伤血运障碍以及医源性创伤等所引致的腹膜急性化脓性炎症，是严重的腹膜腔感染，占腹膜炎的98%，如不早期诊断和正确的治疗，病死率极高。病原菌以大肠埃希菌最多见，其次为厌氧类杆菌、肠球菌、链球菌、变形杆菌等，多为混合感染，毒性强。临床常见的原因如下图（图 17-3）。

（1）腹腔内脏器穿孔或破裂　是继发性腹膜炎最常见的原因。如胃、十二指肠溃疡穿孔；外伤造成的内脏破裂（胃肠、肝胆、胰腺、膀胱、肾、输卵管妊娠破裂等），其腔内容物及血液溢入腹腔迅速形成急性腹膜炎。

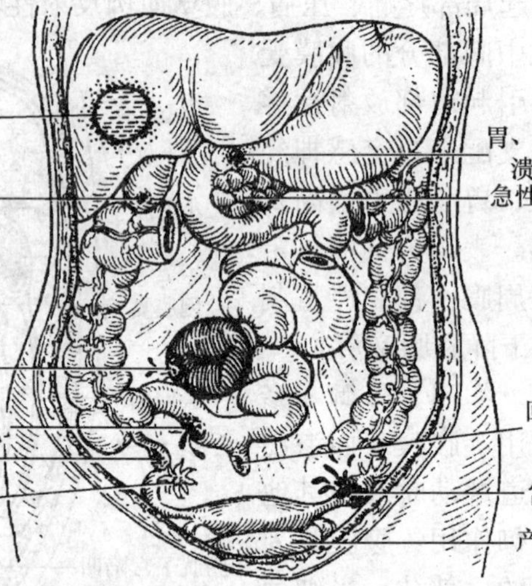

图 17-3 继发性腹膜炎的常见原因

(2) 腹腔内脏器绞窄或炎症扩散 如绞窄性肠梗阻、急性阑尾炎、急性胰腺炎、急性胆囊炎。急性输卵管炎、产后感染等，含有细菌的渗液进入腹腔，均可引起腹膜炎。

(3) 其他 腹腔手术时污染腹腔，胃肠吻合口瘘，腹前壁、腹后壁的严重感染等均可引起腹膜炎。

2. 原发性腹膜炎（primary peritonitis） 又称自发性腹膜炎，指腹腔内没有原发病灶症。较少见，占腹膜炎的2%。细菌进入腹腔的途径一般为：血行播散、上行性感染、直接扩散、透壁性感染。细菌经血液循环、淋巴、泌尿道或生殖道等途径扩散至腹腔引起的腹膜炎。如肝硬化、肾病或营养不良机体免疫力低下者，肠腔内细菌即可通过肠壁进入腹腔引起腹膜炎。原发性腹膜炎早期症状不明显，全身中毒症状轻，易造成误诊。因此疑为原发性腹膜炎而又难以排除继发性腹膜炎或其他腹腔疾患时，可行诊断性腹腔穿刺或剖腹探查。

【病理生理】

1. 局部和全身反应 腹膜受细菌或化学性物质的刺激后，迅速产生炎症反应，发生充血、水肿、渗出，并失去固有光泽。随之产生大量浆液性渗出液，以稀释腹腔内的毒素；渗出液中大量的吞噬细胞、中性粒细胞及坏死组织、细菌和渗出纤维蛋白不断增加，使渗出液变浑浊成为脓液。以大肠埃希菌为主的脓液多呈黄绿色，稠厚，有粪臭味。腹膜炎引起大量渗液、呕吐、麻痹性肠梗阻等，可致水、电解质及酸碱平衡失调，血容量减少，甚至休克；细菌及毒素作用，可引起高热、脉快、呼吸急促等感染中毒症状，甚至出现感染性休克和多器官功能障碍综合征。

2. 腹膜炎的转归 腹膜炎的转归取决于患者全身和腹膜局部的防御能力，致病菌的性质、数量和时间及治疗和护理措施的及时性和有效性等多方面因素。

(1) 炎症吸收或局限 若患者抵抗力较强，腹膜炎较轻，治疗及时、有效，炎症可完全吸收，腹腔内可遗留不同程度的纤维粘连；若局部脓液聚集则形成腹腔脓肿，如膈下脓肿、肠间脓肿、盆腔脓肿等。

(2) 炎症扩散 若患者抵抗力弱、腹膜炎症状重、治疗不得力，腹膜炎加重并扩散。由于大量渗液和感染中毒，可引起脱水、电解质紊乱、代谢性酸中毒、贫血、低蛋白血症，甚至发生低血容量休克或感染性休克。

(3) 肠粘连 腹膜炎治愈后，易造成不同程度的纤维性粘连；若粘连带压迫肠管或粘连后肠管形成锐角、过度扭曲等，可造成机械性肠梗阻。

【临床表现】 早期主要临床表现为腹膜刺激症状，随后因感染和毒素吸收，主要表现为全身感染中毒症状、盆腔脓肿。

1. 腹痛 腹痛是最主要的症状。其程度随炎症的程度而异，但一般持续、剧烈，深呼吸、咳嗽、转动身体时都可加剧疼痛，故患者不愿变动体位。疼痛多自原发灶开始，炎症扩散后蔓延及全腹，但仍以原发病变部位较为显著。

2. 恶心、呕吐等消化道症状 是早期出现的常见症状。早期因腹膜受刺激引起反射性的恶心、呕吐，呕吐物为胃内容物；后期出现麻痹性肠梗阻时，为溢出性大量呕吐，呕吐物转为黄绿色，内含胆汁液，甚至为棕褐色粪样肠内容物。由于呕吐频繁，可呈现严重脱水和电解质紊乱。

3. 脱水和感染中毒症状 初期脱水和感染中毒症状不明显，体温、脉搏正常。随病情发展，出现高热、寒战、呼吸急促、大汗、口渴等症状严重者，出现虚弱、面色苍白、眼窝深陷、皮肤干燥、四肢发凉、呼吸微弱、口唇发绀、舌干苔厚、脉搏细弱、体温骤升或下降、血压下降、尿量减少、神志不清等脱水和感染性休克症状。若病情继续恶化，终因肝、肾衰竭及呼吸、循环衰竭而死亡。

4. 腹部体征

(1) 视诊 腹式呼吸减弱或消失，并伴明显腹胀。腹胀加重常是判断病情发展的一个重要标志。

(2) 触诊 腹肌紧张、压痛、反跳痛是腹膜炎的重要体征，称腹膜刺激征；以原发病灶部位最明显。如胃肠穿孔时腹肌呈“木板样”强直；儿童、极度衰弱的患者腹肌紧张不明显。

(3) 叩诊 腹部叩诊可因胃肠胀气而呈鼓音。胃肠道穿孔时，叩诊常发现心、肝浊音界缩小或消失。腹腔内积液过多时，可以叩出移动性浊音。

(4) 听诊 出现肠鸣音减弱或消失。

【辅助检查】

1. 血常规 白细胞计数及中性粒细胞比例增高，但病情严重或机体反应低下时，白细胞计数并不高，仅有中性粒细胞比例增高。

2. X线 腹部立位透视或摄片：可见小肠普遍胀气并有多个小液平面的肠麻痹征象，胃肠穿孔时多数可见膈下游离气体；这在诊断上具有重要意义。体质衰弱的患者，或因有休克而不能站立透视的患者，可以行侧卧拍片也能显示有无游离气体存在。左膈下脓肿可见胃受压移位。

3. B超 B超可明确显示腹腔的脓腔及部位、大小，又可在B超引导下做抽脓穿刺或将穿刺点标于体表做诊断性穿刺。

4. CT 可行定性、定位诊断。显示腹腔内的液体量、有无腹腔脓肿及部位和大小等。

5. 诊断性腹腔穿刺或腹腔灌洗 根据抽出液的性质、气味、浑浊度，涂片、细菌培养及淀粉酶测定等有助于判断。

【治疗原则】 积极消除引起腹膜炎的病因，并彻底清洗、吸尽腹腔内的脓液和渗出液，为了达到上述目的，要根据不同的病因、不同的病变阶段、不同的患者体质，采取不同的治疗措施。腹膜炎的治疗可分为非手术治疗和手术治疗两种。

1. 非手术治疗 适应证：① 原发性腹膜炎或盆腔感染引起的腹膜炎；② 腹膜炎早期尚未遍及全腹，或机体抵抗力强，炎症已局限，症状已减轻；③ 腹膜炎原因不明，症状体征不重，全身情况较好者。常用的治疗方法有以下措施：

（1）体位 无休克时，患者应取半卧位，有利于腹内的渗出液积聚在盆腔，便于引流。半卧位时要经常活动两下肢，改换受压部位，以防发生静脉血栓形成和压疮。

（2）禁食、胃肠减压 对胃肠道穿孔患者必须绝对禁食，以减少胃肠道内容物继续漏出，减少肠管内积气、积液，减轻腹胀，改善腹膜血液循环，促进炎症吸收和局限。

（3）静脉输液 纠正水、电解质紊乱；补充热量或提供营养支持。

（4）合理应用抗菌药物 应选用大量广谱抗生素，给药途径以静脉滴注较好。

（5）物理治疗 盆腔脓肿未完全形成或较小时，可辅以热水坐浴、温盐水保留灌肠等治疗。

2. 手术治疗 多数继发性腹膜炎患者需手术治疗。适应证有：① 经非手术治疗 6～8 h（不超过 12 h），病情未缓解反而加重者；②腹腔内原发病情严重，如胃肠穿孔、胆囊坏死穿孔、绞窄性肠梗阻、腹腔脏器破损、手术后吻合口漏等；③ 腹腔内炎症较重，出现严重的肠麻痹、感染中毒症状或合并休克；④ 腹膜炎病因不明，且无局限趋势者。主要进行以下处理：

（1）病灶处理 清除腹膜炎的病因是手术治疗的主要目的。感染源消除得越早，则预后愈好。如探查腹膜腔，明确病因，处理原发病灶。

（2）清理腹腔 在消除病因后，应尽可能地吸尽腹腔内脓汁、清除腹腔内的食物和残渣、粪便、异物等，最好的办法是负压吸引。

（3）引流腹腔 引流的目的是使腹腔内继续产生的渗液通过引流物排出体外，以便残存的炎症得到控制，使炎症局限和消失，防止腹腔脓肿的发生。弥漫性腹膜炎手术后，只要清洗干净，一般不需引流。

【护理评估】

1. 术前评估

（1）健康史和相关因素 既往史，有无胃、十二指肠溃疡史，阑尾炎急性发作史及内脏器官疾病和手术史。近期有无腹部受伤史、儿童呼吸道、泌尿道感染病史、营养不良等。

（2）身体状况 了解腹痛的时间、部位、性质、程度、范围等；了解有无腹膜炎的症状和体征，精神状态、饮食、生命体征的变化，有无水、电解质、酸碱失衡的表现。了解辅助检查的结果。

（3）心理社会状况 了解患者的心理反应、对疾病的认知程度、家属的态度、经济承受能力等。

2. 术后评估 了解麻醉、手术方式，腹腔内炎症情况，原发病的情况。腹腔引流管的放置部位、引流状况、切口愈合情况。

【主要护理诊断】

1. 腹痛、腹胀 与腹膜炎刺激，毒素吸收有关。

2. 体温过高 与腹膜炎毒素吸收有关。

3. 组织灌注量改变 与炎症渗出、有效血容量降低有关。

4. 有体液不足的危险 与腹腔渗液、高热、体液丢失有关。

5. 焦虑、恐惧 与病情严重、担心预后有关。

6. 潜在并发症 感染性休克、腹腔脓肿、肠梗阻。

【护理措施】

（一）非手术治疗的护理

1. 体位与休息 病情平稳时半卧位，利于引流；少搬动和按压腹部，以减轻疼痛；减轻腹胀对呼吸和循环的影响；指导患者进行双下肢活动，变换体位，预防下肢静脉血栓形成。

2. 禁饮食，胃肠减压 胃肠穿孔患者必须禁食、禁饮，留置胃管持续胃肠减压。抽出胃肠道内容物和气体。以减少腹胀和疼痛，有利于炎症的局限和吸收。待肠蠕动恢复、肛门排气后拔出胃管。给予流质饮食，若无不适逐渐过渡到半流质、软食、普食。

3. 补液与营养支持 遵医嘱给予静脉输液，以防治休克。合理安排输液量、输液速度和补液的种类。肠外营养患者，按要求做好相应的护理。

4. 控制感染 遵医嘱给予抗菌药物，联合用药时注意药物配伍禁忌，注意观察疗效和不良反应。

5. 对症护理 遵医嘱给予止痛药物、降温疗法。盆腔脓肿者遵医嘱给予热水坐浴、温盐水保留灌肠或物理疗法。

6. 病情观察 观察生命体征，监测尿量、中心静脉压及血气分析等指标。记录 24 h 液体出入量；动态观察腹部症状、体征；观察有无并发症出现。若发现异常、病情恶化及时做好手术前的准备。

7. 心理护理 做好患者的解释和安慰工作，减轻焦虑、恐惧程度，以平静的心态配合治疗和护理。

（二）手术后护理

1. 体位与活动 病情平稳后半卧位。卧床期间指导患者深呼吸、有效咳嗽、协助翻身和活动肢体等；病情允许，早下床活动，促进肠蠕动，预防肠粘连。

2. 病情观察 密切监测生命体征变化，了解有无腹腔脓肿的表现。

3. 禁饮食，胃肠减压 术后持续禁食、胃肠减压 2～3 天，肠蠕动恢复、肛门排气后可拔管，逐渐恢复经口饮食。禁食期间做好口腔护理。

4. 补液与营养支持 遵医嘱补充水、电解质、维生素、血浆等，维持水、电解质及酸碱平衡，继续做好肠外营养支持的护理。

5. 应用抗菌药物 遵医嘱应用足量、有效的抗菌药物，控制感染。

6. 切口护理 观察切口敷料，有渗血、渗液及时更换；观察切口愈合情况和有无切口感染的征象。

7. 引流管护理

（1）连接和固定 正确连接引流装置，妥善固定，防止脱出或受压。有多根引流管时，标明各管位置，以免混淆。

（2）有效引流 及时调整负压，保持有效引流。

（3）观察并记录 观察引流量、颜色和性状，保持引流通畅，并记录。

（4）拔管 当引流量减少、引流颜色澄清、患者体温及白细胞正常后，考虑拔管。

8. 其他护理 遵医嘱给予止痛剂减轻患者疼痛；保证充分休息；预防压疮；做好心理护理。

【健康教育要点】

1. 提供疾病治疗护理知识 向患者说明禁食、胃肠减压、半卧位的重要性。

2. 饮食指导 指导患者术后饮食恢复知识，从流质开始、再半流质、软食，最后过渡到普食，少量多餐。

3. 活动指导 若病情允许，术后应尽早活动，以防肠粘连的发生。

4. 做好出院患者的健康指导，发现异常及时复诊。

第三节 腹腔脓肿

腹腔脓肿是指腹腔内某一间隙或部位因组织坏死液化，被肠袢、内脏、腹壁、网膜或肠系膜等包裹，脓液积聚形成腹腔脓肿（图 17-4）。

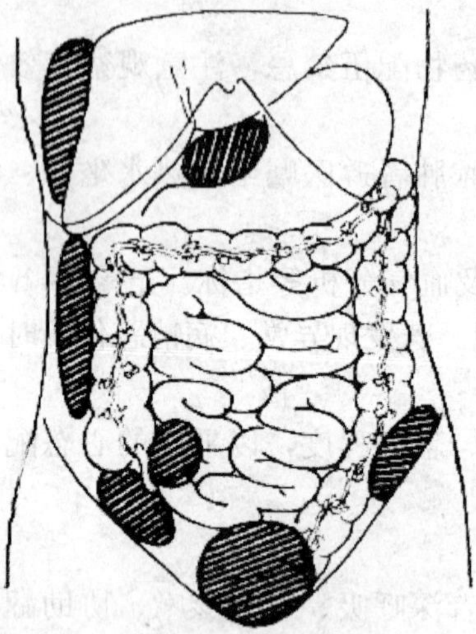

图 17-4 腹腔脓肿的好发部位

包括膈下脓肿、盆腔脓肿和肠间脓肿。引起继发性腹膜炎的各种疾病、腹部手术和外伤后均可引起本病。

【病因与病理】

1. 膈下脓肿 凡是脓液积聚在横膈下的任何一处均称为膈下脓肿。膈下脓肿是腹腔内脓肿最为严重的一种。膈下腹膜淋巴网丰富，故感染易被引向膈下，膈下脓肿可以因体内任何部位的感染而继发。大部分为腹腔化脓性感染的并发症。常见于急性阑尾炎穿孔、胃十二指肠溃疡穿孔及肝胆等的急性炎症，常并发右膈下感染。腹膜外的膈下脓肿，多来自肝脓肿的破裂，据统计约 25%～30%的膈下感染会发展成为脓肿。引起脓肿的病原菌多数来自胃肠道，其中大肠埃希菌、厌氧菌的感染约占 40%，链球菌的感染占 40%，葡萄球菌感染约占 20%。但多数是混合性感染。

2. 盆腔脓肿 盆腔位于腹膜最低部位，腹腔内炎性渗出物易积于此，为腹腔内感染最常见的并发症。因盆腔面积较小，吸收能力有限，所以盆腔脓肿时全身中毒症状较轻。腹部手术后或腹膜炎等患者取半卧位，利于引流，使感染局限，减轻中毒症状。

【临床表现】

1. 膈下脓肿 凡是脓液积聚在膈肌以下、横结肠及其系膜以上的间隙内，称膈下脓肿。是腹膜炎的严重并发症。全身表现为发热、脉搏增快、乏力、厌食、消瘦等；局部出现肋缘下或剑突下持续钝痛，深呼吸时加重。脓肿刺激可引起呃逆。

2. 盆腔脓肿 盆腔位于腹膜最低部位，腹腔内炎性渗出物易积于此，形成盆腔脓肿。为腹腔内感染最常见的并发症。多发生在急性腹膜炎后期、阑尾炎穿孔及结肠手术后等，表现为体温下降后又升高，脉搏增快；出现典型的直肠刺激症状如里急后重，排便次数多而量少，黏液便或膀胱刺激征如尿频、尿急、尿痛。

【辅助检查】

1. 血常规 白细胞计数及中性粒细胞比例增高，但病情严重或机体反应低下时，白细胞计数并不高，仅有中性粒细胞比例增高。

2. X线 可见患侧膈肌升高，肋膈角模糊，或有胸腔积液，可见胃受压移位。

3. B超、CT 可明确显示腹腔脓腔及部位、大小，又可在B超引导下做抽脓穿刺或将穿刺点标于体表做诊断性穿刺。

【处理原则】

1. 膈下脓肿 膈下脓肿形成的早期，通过抗生素和支持疗法，炎症也可能消退吸收。脓肿形成，需定位引流，取半卧位，B超定位下穿刺引流对位置较深、脓腔较小、脓液稀薄的膈下脓肿是一种简单而有效的治疗方法。关键在于选择合适的穿刺途径及需置管冲洗引流。对脓腔较大、脓壁较厚或呈多房性者仍宜行手术引流。

手术路径：经腹前壁路径（最常用）；经后腰部路径；经胸壁切口路径。

2. 盆腔脓肿 盆腔脓肿早期多采用非手术治疗，应用抗生素、热水坐浴、会阴部理疗等治疗措施，促使炎症消退吸收。若脓肿形成，经直肠前壁或阴道后穹窿（已婚者）切开，放置软硅胶管引流，术后3～4天拔除导管。

【主要护理诊断】

1. 腹痛 与腹膜炎有关。

2. 体温过高 与腹膜炎毒素吸收有关。

3. 焦虑/恐惧 与病情严重、担心预后有关。

【护理措施】

1. 观察病情 定时监测生命体征；动态观察局部及全身症状和体征变化、切口敷料等，判断预后，为治疗提供依据。记录引流液性状及变化。

2. 用药的护理 遵医嘱给予抗菌药物，实施支持疗法。

3. 物理治疗 物理治疗可促进炎症消散，给予坐浴、温盐水保留灌肠。

附：胃肠减压与护理措施

胃肠减压是腹部外科常用的一项治疗技术，即经鼻将胃肠减压管的头端置入胃腔或肠腔内，减压管的末端连接胃肠减压器，利用负压吸引原理，将胃肠内的气体或液体抽吸出来，以达到相应的治疗目的。

【适应证】

1. 胃肠穿孔或破裂 减少消化液外漏，防止继发感染和减轻腹痛。

2. 胃肠手术前 保持胃肠道空虚，防止术中呕吐，提高手术的安全性。

3. 腹腔手术后 降低胃肠道的张力，促进肠蠕动恢复，减轻腹胀，增进舒适，防止发生吻合口裂开。

4. 肠梗阻 减轻胃肠道的压力，改善胃肠壁的血液循环，减轻腹胀、腹痛等症状。

5. 胰腺炎 抽出胃液，减轻胃液对肠道的刺激，促胰液素释放减少，进而使胰液分泌减少，以达到控制炎症，减轻腹痛，减少胰肠吻合口漏的目的。

【引流装置】 胃肠减压器的种类较多，有电动胃肠减压器、手动胃肠减压器、一次性胃肠减压器等。电动胃肠减压器可根据需要调节负压值，并带有满液自动停机和报警装置。手动胃肠减压器，通过挤压气球调节负压，轻便、携带方便。一次性胃肠减压器，方便、简单，目前临床上最常用。

【护理措施】

1. 正确连接胃肠减压装置 将胃肠减压管的末端连接于胃肠减压器，保证各连接部位紧密不漏气，根据患者需要调节负压。

2. 胃肠减压的护理

(1) 观察胃肠减压管是否固定牢固。

(2) 保持有效的负压。

(3) 保持引流通畅，管道勿扭曲、受压或堵塞。

(4) 观察引流液的量、性质、颜色，术后患者有无大量鲜血流出。

(5) 做好口腔护理，指导用清水或温盐水漱口。

(6) 胃肠减压期间少说话、少做吞咽动作。

3. 停止胃肠减压 胃肠道手术、腹腔手术、肠梗阻患者，待肠蠕动恢复、肛门排气后，可停止胃肠减压。停止胃肠减压时先夹闭胃肠减压管末端，或将其与吸引器分离，再拔出胃肠减压管，清除胶布痕迹。

4. 清水漱口，根据患者情况指导进食。

本章小结

化脓性腹膜炎是一种常见的外科急腹症。腹膜炎的不同阶段其临床表现有所不同，早期仅有腹膜炎的表现，后期可因并发症的不同而出现不同的临床表现。早期主要的临床表现为持续性、剧烈腹痛，常难以忍受，伴消化道症状和全身感染中毒症状；典型的体征是腹膜刺激征，即腹部压痛、反跳痛、腹肌紧张，是诊断腹膜炎的重要依据；腹痛的特点是疼痛自原发部位开始，随炎症扩散可波及全腹，但仍以原发病灶处最显著。大多数继发性腹膜炎需剖腹探查术，手术包括清除病因、清理腹腔和腹腔引流等。术后护理包括半卧位；禁食 2～3 天，肠蠕动恢复，肛门排气拔出胃肠减压管；指导患者早下床活动，防止肠粘连；补充血容量；营养支持；应用有效的抗菌药物；严密观察病情变化，监测生命体征；做好切口的护理和引流管的护理。

腹腔脓肿是腹膜炎常见的并发症。如膈下脓肿、盆腔脓肿、肠间脓肿。应观察患者的生命体征变化，结合症状、体征和影像学的检查，及时发现并采取有效的治疗措施。

（山东万杰医学院 张纪翠）

第十八章　腹部损伤患者的护理

学习目标

1. 掌握腹部损伤患者的护理措施。实质性脏器（脾、肝、胰）和空腔脏器（小肠、胃、结肠）损伤的临床表现、辅助检查和治疗原则。

2. 熟悉腹部损伤患者的护理评估、护理诊断和健康教育要点。

3. 了解腹部损伤的病因病理及分类。

第一节　概　述

腹部损伤（abdominal injury）是指各种原因造成腹壁和（或）腹部脏器的损伤，是一种常见的急腹症。在平时和战时都较多见，平时发生率约占各种损伤的0.4%～2%。战时发生率约占各种损伤的50%。近年来随着我国交通运输事业的发展，交通事故增多，腹部损伤也在增多。由于腹部损伤多数伴有内脏的损伤，实质性脏器或大血管损伤，可引起大出血。空腔脏器损伤引起严重的腹膜炎，威胁患者生命。腹部损伤的死亡率与救治时间，内脏损伤的部位、数量、类型、有无合并伤以及救治技术等有关。早期正确诊断与及时妥当的处理是降低腹部损伤死亡率的关键。

【病因与病理】

1. 开放性损伤的致伤物常为各种锐器，如刀、锥、弹片等。

2. 闭合性损伤的致伤因素常为钝性暴力，如撞击、挤压，坠落、冲击、拳打脚踢等。

无论是开放性损伤还是闭合性损伤，都可能导致腹部内脏损伤。若肝、脾、胰、肾或大血管破裂时，腹痛一般不剧烈，临床症状以内出血为主要表现。出血量大，短时间内导致患者失血性休克。若胃、肠、胆道破裂或穿孔时，空腔内的消化液和气体进入腹腔内，引起严重的化学性或细菌性腹膜炎和气腹征，出现压痛、反跳痛、腹肌紧张等典型的腹膜刺激征。随着病情的发展，肠麻痹产生并引起腹胀，严重者出现感染性中毒性休克。

腹部损伤的严重程度，是否涉及内脏损伤，涉及哪一内脏损伤，很大程度上取决于暴力的强度、速度、着力部位和作用方向等外在因素，以及受损器官的解剖特点、原有病理情况和功能状态等内在因素的影响。

【分类】

1. 根据腹壁有无伤口分类

(1) 开放性腹部损伤　体表有伤口。根据腹壁伤口是否穿破腹膜分为穿透伤（多伴内脏损伤）和非穿透伤（偶伴内脏损伤）。穿透伤既有入口又有出口者为贯通伤，仅有入口而无出口者为非贯通伤。闭合性损伤可能仅局限于腹壁，也可同时兼有内脏损伤。此外，临床上行腹部穿刺、内镜、刮宫等诊治措施引起的腹部损伤，称为医源性损伤。

(2) 闭合性腹部损伤　损伤可单纯累及腹壁，也可同时伴有腹腔内器官的损伤，但体表无伤口。

2. 根据损伤的腹内脏器性质分类

(1) 实质性脏器损伤 肝、脾组织结构脆弱，血供丰富，位置比较固定，在受到暴力打击后，比其他器官更容易破裂。实质性脏器损伤排序依次为脾、肾、肝、胰。

(2) 空腔脏器损伤 上腹受到暴力碰撞、挤压时，胃窦、十二指肠水平部或胰腺可被压在脊柱上而断裂。肠道的固定部分如空肠上段、回肠末段、粘连的肠管比活动部分更易受损。充盈的空腔器官如饱餐后的胃、充盈的膀胱等比排空者更易破裂。空腔脏器损伤排序依次为小肠、胃、结肠、膀胱等。

【临床表现】

1. 肝、脾、肾、胰等实质性器官损伤时主要表现为腹腔内或腹膜后出血。出现面色苍白、脉搏细速、血压不稳、脉压变小、尿量减少、神情淡漠等休克症状。腹痛和腹膜刺激征不明显。若腹部挫伤严重时，局部的压痛、肌紧张较明显。肝破裂伴有肝内或肝外胆管破裂时，胆汁刺激引起的腹膜炎可表现出严重的腹痛和腹膜刺激征。胰腺损伤如伴有胰管断裂，胰液对腹膜的刺激可产生强烈的腹膜刺激征。

2. 胃肠道、胆道、膀胱等空腔脏器破裂后主要表现是弥漫性腹膜炎。除胃肠道症状（恶心、呕吐、便血、呕血等）及稍后出现的全身性感染的表现外，最突出的是腹膜刺激征，其程度因空腔脏器的内容物不同而异。通常胃液、胆汁、胰液的刺激最强，肠液次之，血液最轻。空腔器官破裂穿孔时腹腔内可有游离气体，表现为肝浊音界缩小或消失。继而可因肠麻痹出现腹胀，严重时可发生感染性休克。若空腔脏器破裂合并邻近实质性脏器或大血管损伤，则出血性表现和腹膜炎症状可同时出现。

【辅助检查】

1. 诊断性腹腔穿刺术或腹腔灌洗术 诊断准确率高达 90%。可判断腹腔内脏器有无损伤和损伤的情况。

(1) 诊断性腹腔穿刺术 腹腔穿刺术的穿刺点多选于脐和髂前上棘连线的中、外 1/3 交界处或经脐水平与腋前线相交处（图 18-1）。穿刺前，让患者向穿刺侧侧卧 5 min。抽出液体后，先肉眼观察其性状，推断哪类脏器受损。若抽出不凝固的血液，提示实质性器官破裂所致内出血，因腹膜的去纤维作用而使血液不凝；若抽出的血液很快凝固，多系误穿血管或刺入血肿所致；若抽出混浊液或胃肠内容物，提示空腔脏器破裂；抽不到液体也不能完全排除内脏损伤的可能性，应严密观察，必要时重复穿刺或改行腹腔灌洗术。

(2) 诊断性腹腔灌洗术 穿刺方法与诊断性腹腔穿刺相同。经穿刺针置入尾端连接一输液瓶的细塑料管，向腹腔内缓慢灌入 500～1000 ml 无菌生理盐水，然后借虹吸作用使腹内灌洗液流回输液瓶中（图 18-2）。取瓶中液体进行肉眼或显微镜下检查，必要时涂片、培养或测定淀粉酶含量。检查结果符合下列一项，为阳性：①灌洗液肉眼可见血液、胆汁、胃肠内容物或证明是尿液；②显微镜下红细胞计数 $>100\times10^9/L$ 或白细胞计数 $>0.5\times10^9/L$；③淀粉酶 >100 U/L（Somogyi 法）；④灌洗液涂片发现细菌。

2. X 线检查 最常用的是胸部 X 线片和腹部平片。可显示有无气胸、膈下积气、腹腔内积液及脏器的大小、形态和位置的改变。胃肠道穿孔时，立位腹部平片可表现出膈下新月形阴影（有游离气体）。腹膜后积气提示腹膜后十二指肠或结、直肠穿孔。有时需要拍正侧位骨盆片，骨折的存在提示可能存在相关脏器的损伤。肝正常外形改变及右下胸肋骨骨折提示有肝破裂的可能。

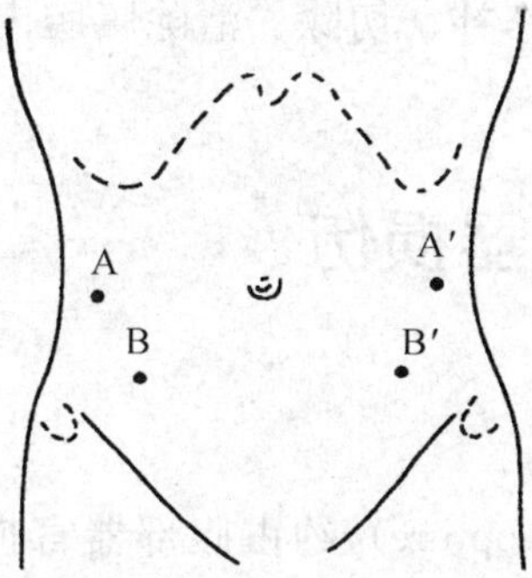

图 18-1 诊断性腹腔穿刺术进针点

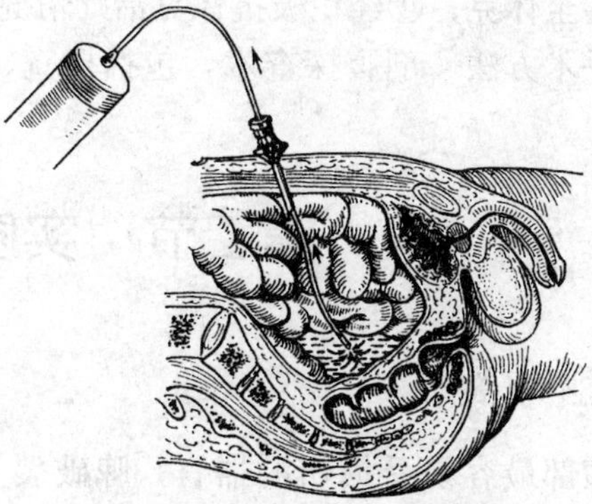

图 18-2 诊断性腹腔穿刺灌洗

3. B超 对实质性器官损伤（肝、脾、胰、肾）和腹腔积液具有很高的诊断价值。能根据脏器的形状、大小提示损伤的部位和程度，且可发现实质性器官内直径为 1 cm 以上的血肿，以及脏器周围积血、积液情况，损伤确诊率为 90%。

4. CT 观察肝、脾的包膜是否完整，大小及形态结构有无异常，可较为准确地判断这些实质器官有无损伤及其严重程度，还有助于判断腹腔内的出血量以及腹膜后的损伤情况。

5. 实验室检查 实质性器官破裂大量失血时，红细胞、血红蛋白及血细胞比容明显下降；胰腺损伤时可有血、尿和腹腔穿刺液中淀粉酶升高。空腔脏器破裂时，白细胞计数和中性粒细胞计数明显增高。

6. 腹腔镜检查 用于怀疑有腹内脏器损伤而临床上又难以确诊者。可直接观察损伤的部位、性质及程度。

【治疗原则】

1. 现场急救与转运 急救时应分清轻重缓急，判断有无合并颅脑、胸部、躯干、四肢等部位的损伤。首先处理威胁生命的因素，如窒息、开放性气胸、明显的出血等，并保持呼吸道通畅。开放性腹部损伤已脱出的肠管、网膜，应用大块敷料严加遮盖，外用无菌碗或类似物覆盖、包扎，迅速转运。切忌将脱出的内脏器官强行还纳腹腔，以免加重腹腔污染。有休克表现者应立即建立静脉通路，快速输液。转运途中应严密监测生命体征的变化，让患者平卧屈膝，使腹部放松以减轻腹壁张力，从而减轻疼痛。

2. 非手术治疗

（1）适应证 ①不能确定有无内脏损伤；②诊断明确，但为轻度单纯实质性脏器损伤，生命体征平稳者。

（2）治疗措施 ①输血、输液维持有效循环，有出血者应用止血药；②联合应用广谱抗菌药物，预防或治疗可能出现的腹腔内感染；③禁食和胃肠减压；④禁食期间，静脉补充能量给予营养支持；⑤开放性损伤注射破伤风抗毒素；⑥诊断不明确者，禁止使用止痛剂。诊断明确，腹痛剧烈者，可给予镇痛药物；⑦对腹部损伤较严重的患者，在非手术治疗的同时要做好手术前的准备。

3. 手术治疗

（1）手术指征 已确诊为腹腔脏器破裂者应及时手术。非手术治疗观察期间出现下列情况要终止观察，转为手术治疗。①腹痛和腹膜刺激征有进行性加重或范围扩大者；②肠鸣音逐渐减少、消失或出现明显的腹胀；③全身情况有恶化趋势，出现口渴、烦躁、脉搏细速、血压不稳甚至休克；④经积极抗休克治疗情况不见好转或继续恶化者。

（2）手术方法 剖腹探查术，包括探查、止血、修补、切除、清除腹腔内残留液和引流等。

第二节 实质性脏器损伤

一、脾破裂

脾是腹部最容易受损伤的器官，脾破裂（splenic rupture）约占腹部器官损伤的20%～40%，位居首位。

【病因】 脾血运丰富，组织结构脆弱，易受钝性打击、剧烈震荡、挤压和术中牵拉而发生破裂。有慢性病理性改变的脾更易发生损伤。脾破裂按病理解剖可分为中央型破裂、被膜下破裂和真性破裂三型。前两型脾包膜完整，出血限于脾实质内或包膜下，出血量较小，无明显内出血征象，不做影像学检查不易被发现，最终形成血肿被吸收。临床上绝大多数（约占85%）脾损伤为真性脾破裂，伤口穿过脾包膜达脾实质，导致不易自行停止的腹腔内出血。尤其应注意，无突出临床表现的中央型破裂和被膜下破裂均有可能在外伤后1～2周内因某些轻微外力影响而致包膜破裂，出现大出血，使得诊治措手不及。

【临床表现】 腹痛始于左上腹部，逐步扩散到左下腹、全腹。持续疼痛，但不剧烈。内出血淤积导致有腹胀感。腹部压痛、肌紧张与反跳痛不如空腔脏器破裂明显。随血容量丢失逐步出现面色苍白、烦躁不安、呼吸增快、脉快速无力等休克表现。

【辅助检查】

1. 诊断性腹腔穿刺 可抽出不凝血液。

2. B超或CT 可显示脾被膜不连续以及左上腹的血肿和积血。

【治疗原则】

1. 手术治疗 真性脾破裂，原则上应在抗休克的同时行手术治疗，方法包括脾切除术、部分脾切除术、脾切除加脾部分移植术或脾缝合修补术。

2. 非手术治疗 对被膜下脾破裂和中央型脾破裂者，可在严密观察下行非手术治疗，包括绝对卧床休息、止血药物应用、镇痛、使用抗菌药物预防继发感染等，并做好随时手术的准备。对于轻度的单纯性脾破裂，若出血量不大，出血速度慢，可在严密观察下，行非手术治疗，治疗过程中若发生病情恶化，应即刻实施手术。

二、肝破裂

肝破裂（liver rupture）约占腹部器官损伤的15%～20%，位居第二，一般右肝破裂较左肝多。

【病因】 肝是腹腔内最大的实质性器官，血供丰富，质地柔软而脆弱，当右上腹受到外界暴力或锐器刺伤时易发生损伤。肝破裂的病理类型分为：

1. 真性破裂 肝实质和包膜均有裂伤。

2. 包膜下血肿 肝包膜下血肿可能在伤后转变为真性破裂。

3. 中央型裂伤 深部实质裂伤，可伴有或无包膜损伤。

【临床表现】 主要表现为腹腔内出血，出现面色苍白、脉搏细速、血压不稳、脉压变小、尿量减少、神情淡漠等休克症状，严重者血压可在短时间内迅速下降，发展成重度休克。而腹痛及腹膜刺激征相对较轻。腹痛呈持续性，伤处压痛，可伴有轻、中度反跳痛，一般无明显腹肌紧张。但肝破裂同时损伤肝内胆管，胆汁随血液流入腹腔，引起胆汁性腹膜炎或胰腺损伤伴胰管断裂者，腹痛和腹膜刺激征常较脾破裂更为明显。腹腔内积血较多时可有明显腹胀，移动性浊音阳性。肝内血肿和肝包膜下血肿，可继发向包膜外或肝内穿破，出现活动性大出血，也可向肝内胆管穿破，引起胆道出血。肝内血肿可继发细菌感染形成肝脓肿。有时肝破裂后血液可经胆道进入十二指肠，引起呕血或黑便，诊断时要加以注意。

【辅助检查】

1. 诊断性腹腔穿刺　可抽出不凝血液。

2. B 超或 CT　可显示肝的裂伤及周围的血块。

【治疗原则】

1. 手术治疗　肝破裂原则上应紧急手术治疗。手术治疗的基本要求是彻底清创，严格止血，消除胆漏和建立通畅的引流。

2. 非手术治疗　常作为观察期或术前准备期的治疗措施，治疗中应严密观察病情，如有病情变化时应紧急手术治疗。

三、胰腺损伤

胰腺损伤（pancreatic injury）占腹部器官损伤的 1%～2%。死亡率高达 20%。

【病因】　胰腺位于上腹部腹膜后脊柱前，前方有腹壁、胃和结肠，不易受到损伤。损伤原因常系上腹部强力挤压，暴力直接作用于脊柱所致。损伤常位于胰的颈部、体部。因胰腺位置深而隐蔽，在早期不易发现，有漏诊的可能。

【临床表现】　临床表现与损伤的程度有关。单纯的胰腺钝挫伤，可发生大小不等的腹膜后血肿，症状较轻，容易漏诊，以后形成胰腺假性囊肿。胰腺损伤严重断裂，胰液积聚于网膜囊内表现为上腹明显压痛和肌紧张，进入腹腔后，可出现弥漫性腹膜炎。

【辅助检查】

1. 淀粉酶测定　血淀粉酶和腹腔穿刺液的淀粉酶升高，有一定诊断参考价值。

2. B 超和 CT　可发现胰腺肿大，轮廓不完整，胰的周围有积血、积液。

【治疗原则】　高度怀疑或诊断为胰腺损伤者，应立即手术治疗。各类胰腺手术之后，腹内均应留置引流物，因为胰瘘是胰外伤术后的常见并发症，故不仅要做到引流通畅，且不能过早拔除引流管。

第三节　空腔脏器损伤

一、胃、十二指肠损伤

【病因与病理】　腹部闭合性损伤时胃很少受累，上腹或下胸部的穿透伤则常导致胃损伤，多伴其他器官如肝、脾、横膈等的损伤。十二指肠位置较深，大部分位于腹膜后，损伤的几率很低，占腹部损伤的 3.7%～5%。因其局部解剖关系复杂，十二指肠损伤的诊断和处理存在困难，故死亡率和并发症发生率相当高。

【临床表现】

1. 胃损伤未波及胃壁全层可无明显症状，若全层破裂，立即出现剧烈腹痛及腹膜刺激征。胃管可引流出血性液体。

2. 十二指肠损伤多发生于十二指肠降部、水平部。若十二指肠球部损伤或其他部分同时受损后有腹膜破裂时，大量胃液、胰液、胆汁等流入腹腔则早期引起腹膜炎。若损伤发生在腹膜后部分，而后腹膜尚完整时，早期症状不明显。

【辅助检查】

1. 血淀粉酶　可升高。

2. X线检查　腹部透视或摄片发现膈下游离气体。

【治疗原则】 胃、十二指肠破裂时抗休克治疗和及时的手术处理是关键。根据手术探查情况采取相应的手术方法，并附加适当的减压术，如置胃管、胃造口、空肠造口等，在十二指肠周围放置有效的引流管，术后禁食并给予完全胃肠外营养（TPN），应用抗生素等治疗。

二、小肠损伤

【病因与病理】 成人小肠全长约5～6 m，占据中、下腹大部分空间，受伤的机会较多。小肠多部位穿孔在临床上较为多见。

【临床表现】 小肠破裂后，大量肠内容物进入腹腔，早期就引起明显的腹膜炎，少数患者有气腹。一部分患者的小肠裂口不大，或穿破后被食物残渣、纤维蛋白甚至突出的黏膜所堵塞，可能无弥漫性腹膜炎的表现，诊断时需注意。

【治疗原则】 诊断明确，立即手术治疗。常用肠修补术和相应肠段切除小肠端端吻合术。

三、结肠损伤

【病因与病理】 常见于腹腔内多器官损伤时，且多为单发穿孔。

【临床表现】 结肠损伤的发生率较小肠低。但由于其内容物含有大量细菌，而液体成分少，腹膜炎症状出现晚但较严重。腹膜后结肠受伤易误诊，常导致严重的腹膜后感染。

【治疗原则】 手术是结肠损伤的唯一治疗手段。近年来随着急救措施、感染控制等条件的进步，施行一期修补或切除吻合的病例有增多趋势。

第四节　护　理

【护理评估】

（一）术前评估

1. 健康史　了解患者的一般情况包括年龄、性别、婚姻、职业等，女性患者有无停经、月经过期或不规则阴道流血现象。询问伤者或现场目击者及护送人员，了解受伤具体经过，包括受伤的原因、时间、地点、部位、姿势、致伤因素，以及伤情、伤后病情变化、就诊前的急救措施，效果如何等。评估腹部损伤后有无腹痛及腹痛的部位、特点、程度和持续的时间，有无反射痛和进行性加重。了解患者受伤时空腔脏器的充盈情况（饮食后的胃，未排空的膀胱等）。有无昏迷史。

2. 身体状况

（1）腹部情况 了解有无腹部压痛、反跳痛和肌紧张等腹膜刺激征及其程度和范围。腹部有无移动性浊音，肝浊音界有无变化；肠蠕动是否减弱或消失，直肠指检有无阳性发现。

（2）全身情况 了解患者神志、生命体征变化。有无面色苍白、四肢冰冷、脉搏细速、脉压减小、尿量减少等休克的早期征象。有无恶心、呕吐、呕血及鲜红色血便等。全面体格检查判断有无合并颅脑、胸部、躯干、四肢等部位的损伤或骨折。

（3）辅助检查结果 了解血、尿常规，腹腔穿刺或腹腔灌洗术的结果，影像学及腹腔镜检查有无异常。

（4）评估手术耐受能力。

3. 心理社会状况 了解患者受伤后的心理变化，以及患者和家属对损伤后相关知识如治疗和可能发生的并发症的认知程度及家庭经济承受能力。

（二）术后评估

了解手术的名称、麻醉方式，术中出血、输血和输液情况，手术后放置引流管的种类及位置，生命体征是否平稳，有无腹腔脓肿和出血等并发症。

【主要护理诊断】

1. 体液不足 与内脏损伤出血、呕吐、术后禁食、胃肠减压致体液丢失过多有关。

2. 疼痛 与腹部损伤、手术切口有关。

3. 体温过高 与炎症刺激、毒素吸收有关。

4. 焦虑、恐惧 与突然遭受创伤、出血或内脏脱出等视觉刺激有关。

5. 活动无耐力 与严重损伤、疼痛、休克有关。

6. 潜在并发症 损伤部位的再出血、腹腔内感染或腹腔脓肿形成等。

【护理措施】

（一）术前或非手术治疗患者的护理

1. 一般护理

（1）体位 绝对卧床休息，禁止随意搬动，床上使用便器。休克患者头部抬高 20°～30°，下肢抬高 15°～20°。若患者腹痛明显，可取平卧屈膝位，使腹壁肌肉松弛，减轻疼痛。若血压平稳，可取半卧位，有利于引流，使腹腔渗出液流入盆腔，感染局限化。

（2）禁饮、禁食和禁灌肠 诊断未明确前绝对禁食禁饮，疑有空腔脏器损伤时应尽早行胃肠减压，怀疑结肠破裂者严禁灌肠，防止肠内容物漏出加重腹腔污染。

（3）禁食、禁饮期间做好口腔护理。

（4）鼻导管或面罩给氧并监测血氧饱和度。

2. 病情观察

（1）严密观察患者神志、面色、体温、脉搏、呼吸、血压和尿量。每隔 15～30 min 监测一次并统计 24 h 出入量。

（2）严密监测腹痛的性质、程度、时间、规律、伴随症状及诱发因素。每隔 30 min 观察腹部体征的变化，注意腹膜刺激征的程度和范围、肝浊音界范围、移动性浊音的变化等。

（3）观察患者有无颅脑、胸部、躯干、四肢骨折等部位的合并伤。观察过程中，出现下列情况之一者，应考虑有腹内器官损伤的可能：①短时间内出现明显的失血性休克表现；②腹部持续性剧痛且进行性加重伴恶心、呕吐者；③腹部压痛、反跳痛、肌紧张明显且有加重者；④肝浊音界缩小或消失，有气腹表现者；⑤腹部出现移动性浊音者；⑥有便血、呕血或尿血者；⑦直肠指检盆腔触痛明显、波动感阳性或指套染血者。

3. 用药的护理

（1）遵医嘱正确及时使用抗生素防治腹腔内感染，注射破伤风抗毒血清。

（2）诊断不明确不使用止痛剂，以免掩盖伤情。诊断明确剧烈腹痛者遵医嘱使用镇痛剂。

4. 术前准备

（1）积极配合医生完成各项检查，如交叉配血试验、药物皮试等。

（2）遵照医嘱留置胃管、导尿管。

（3）血容量严重不足的患者，在严密监测中心静脉压的情况下，交替、快速补充晶体液和胶体液。

（4）向患者解释腹部损伤后可能出现的并发症、相关的治疗和护理知识，主动关心、照顾患者。稳定情绪，缓解焦虑和恐惧心理，使其能积极配合各项治疗和护理。

（二）术后护理

1. 一般护理

（1）体位与活动　术后麻醉清醒、血压平稳后取半卧位，以利于呼吸和引流，并能降低切口张力，减轻切口疼痛。病情允许，鼓励患者早期下床活动，活动量因人而异，目的是促进肠蠕动，防止肠粘连。

（2）饮食　术后留置胃管，胃肠功能恢复胃管拔出后，当日可饮少量的水或米汤，第 2 日进半量流质，若无腹痛、腹胀等不适，第 3 日可进全量流食，第 4 日进半流质饮食，以白萝卜稀饭为好。少进食牛奶、豆类、甜食等易产气食物，忌生、冷、硬及刺激性食物。少量多餐，循序渐进。

（3）禁食、禁饮期间做好口腔护理。

（4）卧床期间协助患者翻身拍背，防止肺部感染。

2. 病情观察　定时监测体温、脉搏、呼吸、血压和尿量及 24 h 出入量。观察胃肠功能恢复情况，如有无肠蠕动、肛门排气等。

3. 用药的护理　准确、及时使用抗生素，防止感染。

4. 伤口和引流管的护理

（1）妥善固定各种引流管，防止脱出、受压、扭曲、折叠等。

（2）引流管标识清晰并注明名称和置管日期。

（3）保持胃肠减压、腹腔引流的有效性。观察并记录引流量、引流液性状和颜色。

（4）保持管道敷料和伤口敷料清洁干燥。

5. 并发症护理

（1）内出血　①卧床休息，禁止随便搬动患者。②严密观察神志、生命体征和末梢循环情况。密切注意腹痛的性质及辅助检查结果，若患者腹痛缓解后又突然加剧，同时出现面色苍白、烦躁不安、脉搏细速、四肢冰凉、大汗淋漓、血压不稳或下降等表现；腹腔引流管引流出鲜红色血液；血常规检查见红细胞计数、血红蛋白和血细胞比容下降。有上述表现常提示腹腔内有活动性出血，应立即报告医师并协助处理。③若腹腔内有活动性出血，应迅速扩充血容量抗休克，同时做好急症手术的准备。

（2）腹腔内感染或腹腔脓肿　①患者麻醉清醒、生命体征稳定后取半卧位，使腹腔渗出液局限于盆腔，避免形成膈下脓肿；②保持胃肠减压管和腹腔引流管引流的有效性，妥善固定并保持通畅。观察并记录引流液的颜色、量及性状。若腹腔引流管引流出较多浑浊液体或有异味，则提示腹腔内已有感染，应立即报告医师并协助处理；③给予高蛋白、高热量、高维生素的饮食；④严密观察患者体温变化，术后数日体温持续不退或下降后又升高，血常规检查白细胞计数和中性粒细胞比例明显升高，伴随有腹痛、腹胀、呃逆、直肠或膀胱刺激症状时，多提示腹腔脓肿形成；⑤脓肿形成时可行脓肿穿刺抽脓或切开引流，盆腔脓肿较小或未形成时应用40～43℃温水保留灌肠或应用物理透热疗法治疗。

【健康教育要点】

1. 体位与活动指导　术后生命体征平稳取半卧位，有利于呼吸和引流，并使炎症局限于盆腔。

2. 引流管指导　告诉患者留置胃肠减压管和腹腔引流管的目的，以取得患者的配合。

3. 心理护理　伤者突然遭受意外创伤，产生恐惧心理。指导患者自我控制情绪，保持愉快心情。

4. 宣传劳动保护、安全行车、遵守交通规则的知识，避免意外损伤的发生。

5. 普及有关的急救知识，以便在意外事故现场，能进行简单的急救或自救。

6. 发生意外损伤，无论轻重，一定要去医院进行全面检查。不能因为腹部无伤口、无出血而掉以轻心，贻误病情。

7. 出院后适当休息，加强锻炼，增加营养，促进康复。若有腹痛、腹胀、肛门停止排便排气等症状，应及时到医院就诊。

本章小结

腹部损伤根据腹部有无伤口分为开放性损伤和闭合性损伤。根据损伤的腹内脏器性质分实质性脏器损伤和空腔脏器损伤。腹部实质性脏器损伤以脾最常见，临床表现以腹腔内出血，失血性休克为主。腹部空腔脏器损伤以小肠损伤最常见，临床表现为腹痛和腹膜刺激征，其程度因空腔脏器的内容物不同而不同。通常胃液、胆汁、胰液的刺激最强，肠液次之，血液最轻。

现场急救时应分清轻重缓急，判断有无合并颅脑、胸部、躯干、四肢等其他部位的损伤。首先要保持呼吸道通畅，其次对开放性伤口正确包扎、止血。术前护理要点是绝对卧床休息，禁止随意搬动，禁饮食和禁灌肠，诊断不明确不使用止痛剂，以免掩盖伤情。严密观察生命体征及腹痛情况，观察患者有无颅脑、胸部、躯干、四肢等其他部位的合并伤。术后护理要点是取半卧位，做好饮食指导及胃肠减压引流的护理，严密观察病情变化预防损伤再出血、腹腔感染或腹腔脓肿形成。

（新疆医科大学第二附属医院　陈建华）

第十九章　腹外疝患者的护理

学习目标

1. 掌握腹外疝的临床表现、护理评估、护理措施及健康教育。
2. 熟悉腹外疝的临床类型、诊断检查及治疗原则。
3. 了解腹股沟区的解剖。

第一节　概　　述

体内组织或脏器离开正常的解剖位置，通过先天或后天形成的薄弱点、缺陷或孔隙进入另一部位，称为疝（hernia）。多发生于腹部，腹腔内组织或脏器连同壁腹膜经腹壁或盆壁的缺损、薄弱处向体表突出者，称腹外疝（external abdominal hernia），是腹部外科最常见的疾病之一。以突出的解剖部位命名，如腹股沟疝（腹股沟斜疝、腹股沟直疝）、切口疝等。常见的腹外疝有腹股沟疝、股疝、切口疝、脐疝。

【病因】　腹壁强度降低和腹内压增高是腹外疝发病的两个主要原因。

1. 腹壁强度降低　属于解剖结构原因，是疝发生的基础，有先天性和后天性两种情况。

(1) 先天性结构缺陷或发育异常　如腹膜鞘状突未闭、腹内斜肌下缘高位、宽大的腹股沟三角、脐环闭锁不全、腹壁白线缺损等。有些正常的解剖现象，如精索穿过腹股沟管，股动静脉穿过股管区，也可造成该处腹壁强度减弱。婴儿出生后鞘突不闭锁或闭锁不全，腹内压增高时肠管或大网膜即可进入鞘突形成疝。

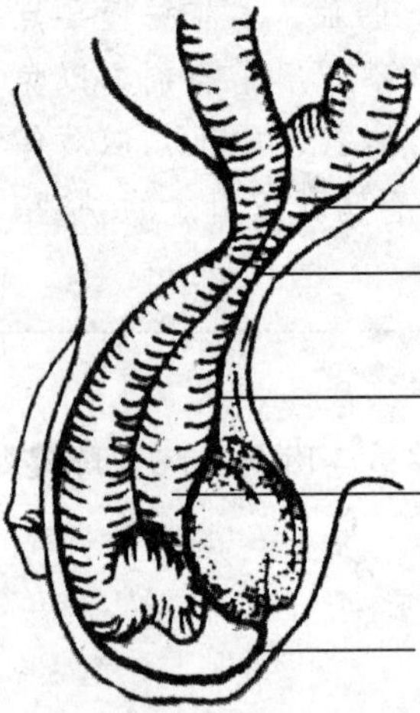

图 19-1　腹外疝的组成

(2) 后天获得性原因　有手术切口、引流口愈合不良，外伤、炎症、感染、手术切断腹壁神经，肥胖者过多的脂肪浸润，老龄人的肌肉退化萎缩，以及胶原代谢异常，致坚实的筋膜组织为疏松而有微孔的结缔组织层或脂肪所代替。

2. 腹内压增高　是一种诱发因素，如慢性咳嗽（如吸烟者和老年人支气管炎）、慢性便秘、晚期妊娠、腹水、排尿困难（良性前列腺增生）、婴儿常啼哭、举重及腹内肿瘤等，均可引起腹内压增高。

【病理解剖】　典型的腹外疝由疝环、疝囊、疝内容物、疝外被盖四部分组成（图 19-1）。

1. 疝环　是疝突出体表的门户，它是疝囊从腹腔突出的"口"，多呈环形，亦称疝门，即相当于腹壁薄弱或缺损处。

2. 疝囊 是壁腹膜经疝环向体外突出的囊状结构。可分为疝囊颈、疝囊体、疝囊底三部分。疝囊颈指疝囊与腹腔相连接的狭窄部，位置相当于疝门；疝囊体是疝囊的膨大部分；形成的囊腔，是疝内容物留居之处；疝囊底指疝囊的顶端部分。

3. 疝内容物 疝内容物是指从腹腔突出而进入疝囊的脏器和组织。常见的内容物多是活动度大的小肠，其次是大网膜，其他有盲肠、阑尾、乙状结肠、横结肠。

4. 疝外被盖 指疝囊以外的腹壁各层组织，通常由筋膜、肌肉、皮下组织和皮肤组成，可因疝的部位有所增减。

【临床分类】 根据病理生理变化和临床表现，腹外疝可分为4种类型。

1. 易复性疝（reducible hernia） 指疝内容物很容易回钠入腹腔，亦称为可复性疝。临床最多见。在腹外疝早期，腹内压骤然升高时疝块突出，在平卧时自然地或用手轻推即可回纳入腹腔。

2. 难复性疝（irreducible hernia） 指疝内容物不能回纳或不能完全回纳入腹腔，但并不引起严重症状，称为难复性疝。常因疝内容物反复突出，表面受摩擦而损伤，与疝囊发生粘连所致；也有些病程长的巨大疝，疝门宽大，其周围组织已萎缩变薄，或已消失成缺损，抗力降低、大量疝内容物随重力下坠而久留于疝囊内，无法再予回纳，也可逐渐变为难复性疝。

3. 嵌顿性疝（incarcerated hernia） 疝环小，而腹内压骤增时，疝内容物强行扩张疝囊颈进入疝囊后，疝囊颈弹性回缩将内容物卡住，不能回纳，称嵌顿性疝。如嵌顿的内容物为小肠，则出现急性肠梗阻症状。嵌顿性疝的主要病理特征是肠腔受压梗阻。嵌顿性疝可造成嵌顿的近端与远端肠袢同时完全性梗阻，属于闭袢性肠梗阻。

4. 绞窄性疝（strangulated hernia） 指嵌顿性疝如不及时解除，疝内容物不能还纳，合并有严重的血运障碍称绞窄性疝。绞窄性疝是嵌顿性疝病理过程的延伸，嵌顿若不及时解除，疝内容物受压程度不断加重，使动脉血流减少或完全阻断，肠壁逐渐失去光泽、弹性和蠕动能力，变黑坏死。晚期肠壁溃烂、穿孔，肠内容物外溢，引起周围组织、疝外被盖的急性炎症，甚至出现脓毒症、弥漫性腹膜炎。

绞窄性疝是嵌顿性疝的进一步发展，是不能截然分开的两个连续性阶段，根本区别是疝内容物有无血运障碍。疝嵌顿或绞窄后有三大主要症状：①疝块突然疝出肿大，伴有明显疼痛，不能回纳入腹腔；②疝块坚实、有明显压痛，患者咳嗽时疝块无冲击感；③出现急性机械性肠梗阻症状：剧烈的阵发性腹痛，伴有呕吐，排气、排便停止，肠鸣音亢进，稍后出现腹胀。根据以上典型症状，诊断不难。对急腹症病例，必须仔细检查疝门处，首先是腹股沟区，如发现有坚硬肿块、压痛，局部温度较对侧高，X线直立透视发现肿块附近有多个液平面聚集，均有助于诊断。

第二节 腹股沟疝

腹股沟疝（inguinal hernia）指经过腹股沟区突出的疝，统称为腹股沟疝。常见的有腹股沟斜疝和腹股沟直疝。其中以斜疝最多见，约占全部腹外疝的90%左右。疝囊经过腹壁下动脉外侧的腹股沟管深环突出，向内、向下、向前斜行经过腹股沟管，再穿出腹股沟管浅环（皮下环），可进入阴囊，称为腹股沟斜疝。男性多见，男女比例约为15∶1，以小儿及青壮年发病率最高。腹股沟直疝，指腹内脏器经直疝三角向体表突出，而形成的疝，以老年男性多见。

【腹股沟区解剖概要】 腹股沟区位于腹部前外侧壁，呈三角形，左右各一。其内界是腹直肌外缘，上界为髂前上棘到腹直肌外缘的水平线，下界为腹股沟韧带。

1. 腹股沟区的解剖层次 由浅及深分为：①皮肤、皮下组织和浅筋膜；②腹外斜肌；③腹内斜肌、腹横肌；④腹横筋膜；⑤腹膜外脂肪和壁腹膜层。

2. 腹股沟管 成人腹股沟管管长 4～5 cm，位于腹前壁、腹股沟韧带的内上方，相当于腹内斜肌、腹横肌弓状下缘与腹股沟韧带之间的斜行裂隙。走向为从外后上方向内前下方斜行。内口即深环，是腹横筋膜中的卵圆形裂隙；外口即浅环，或称皮下环，是腹外斜肌腱膜下方的三角形裂隙。腹股沟管的前壁有皮肤、皮下组织和腹外斜肌腱膜，外侧 1/3 尚有部分腹内斜肌；后壁是腹横筋膜及其深面的腹膜壁层，其内侧 1/3 尚有腹股沟镰；上壁为腹内斜肌、腹横肌的弓状下缘；下壁为腹股沟韧带和腔隙韧带。腹股沟管内男性有精索通过，女性有子宫圆韧带通过（图 19-2）。

3. 直疝三角 又称 Hesselbach 三角（海氏三角），亦称腹股沟三角。直疝三角外侧是腹壁下动脉，内侧为腹直肌外缘，底边为腹股沟韧带构成的一个三角形区域。此处腹壁缺乏完整的腹肌覆盖，且腹横筋膜又比周围部分薄，所以是腹壁的一个薄弱区。腹股沟直疝即在此由后向前突出，故称直疝三角（图 19-3）。直疝三角与腹股沟管深环之间有腹壁下动脉和凹间韧带相隔。

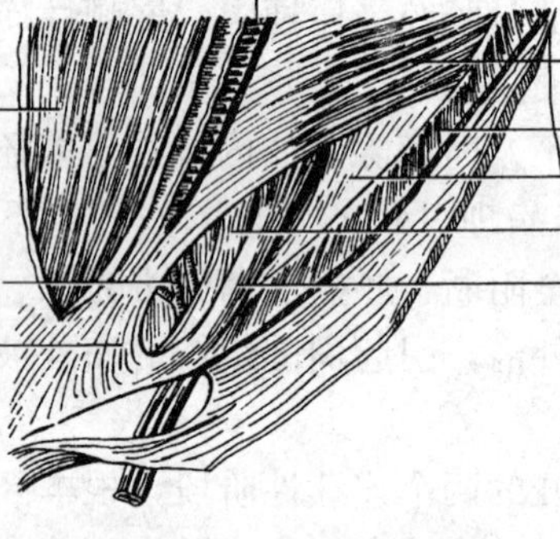

图 19-2 腹股沟管解剖

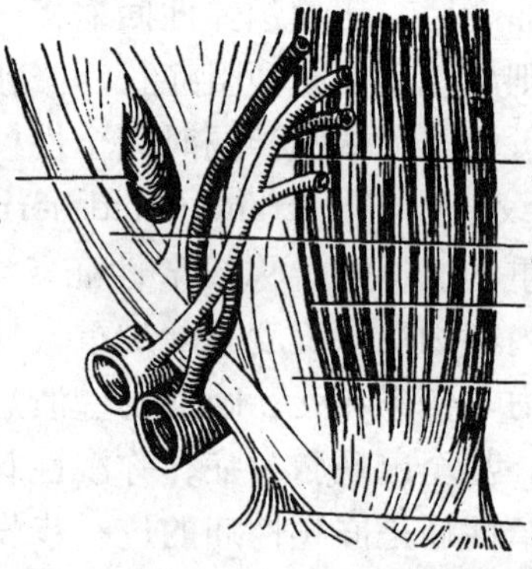

图 19-3 直疝（Hesselbach）三角后面观

【病因】 由于腹外斜肌在腹股沟区移行为较薄的腱膜；腹内斜肌与腹横肌的下缘达不到腹股沟韧带的内侧，且内侧无肌肉遮盖；精索和子宫圆韧带通过腹股沟管时形成潜在性裂隙而较为薄弱。此外，当人站立时腹股沟内压力所承受的腹内压力比平卧时增加 3 倍，故腹外疝多发生在此区域。

1. 腹股沟斜疝 腹股沟斜疝发病原因有先天性和后天性两种。

（1）先天性因素 先天性腹股沟斜疝右侧较多，因为在胚胎早期，睾丸位于腹膜后第 2～3 腰椎旁，以后逐渐下降。随睾丸逐渐下降，带动内环处腹膜下移，形成腹膜鞘状突；婴儿出生后，鞘状突不闭锁或闭锁不完全，就成为先天性疝的疝囊。右侧睾丸下降比左侧略晚，鞘突闭锁也较迟，故右侧腹股沟斜疝较多（图 19-4）。

（2）后天性因素 后天性腹股沟斜疝则是因为腹横肌和腹内斜肌发育不全；当腹内压增高时，内环处的腹膜自腹壁薄弱处向外突出形成疝囊，腹腔内器官组织即进入疝囊（图 19-5）。

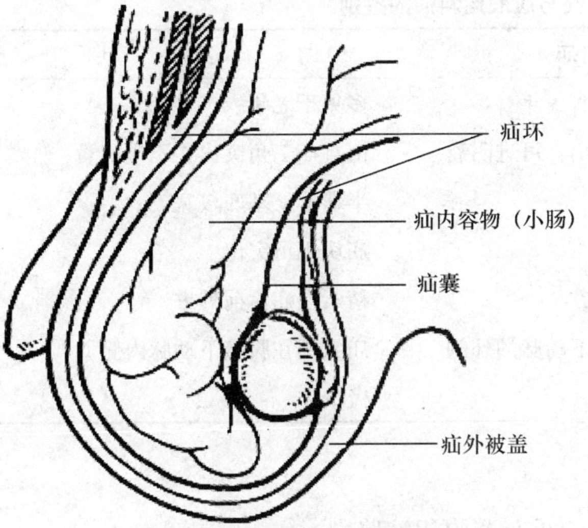

图 19-4 先天性腹股沟斜疝

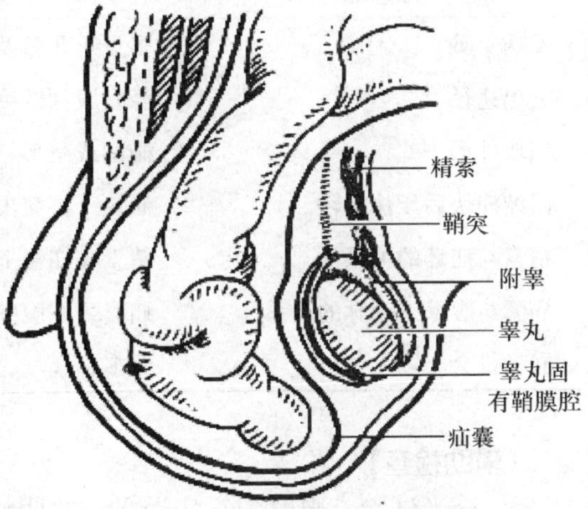

图 19-5 后天性腹股沟斜疝

2. 腹股沟直疝　是指从腹壁下动脉内侧、经腹股沟三角区突出的腹股沟疝。腹股沟直疝绝大多数属后天性，主要病因是腹壁发育不全、腹股沟三角区肌肉和筋膜薄弱。老年人因肌肉萎缩退化，使腹股沟管的间隙变得宽大，当腹内压增高时，腹腔内脏即逐渐向前推动而突出，形成双侧腹股沟直疝。

【临床表现】

1. 腹股沟斜疝　主要临床表现是腹股沟区有一突出的包块。有的患者开始肿块较小，仅通过深环进入腹股沟管，疝环处仅有轻度坠胀感。

（1）易复性斜疝　除腹股沟区有肿块和偶有胀痛外，无其他症状。肿块多成带蒂柄的梨形，可降至阴囊或大阴唇。肿块在腹内压骤然升高时疝出，在平卧时或用手轻推即可回纳入腹腔。检查时，手指通过阴囊皮肤伸入浅环，可感浅环扩大、腹壁软弱；此时嘱患者咳嗽，手指尖有冲击感。用手指压紧腹股沟管深环，让患者起立并咳嗽，疝块不出现；移去手指则见疝块由上向下突出。疝内容物多为肠袢，肿块柔软、光滑、叩诊呈鼓音；若为大网膜，则肿块坚韧呈浊音，回纳缓慢。

（2）难复性斜疝　主要特点是疝块不能完全回纳，伴胀痛。

（3）嵌顿性斜疝　多发生在腹内压骤然升高时。表现为疝块突然增大，伴明显疼痛，平卧或用手推送不能回纳。肿块张力高且硬，明显触痛。嵌顿内容物若为肠袢可伴有腹部绞痛、恶性、呕吐、腹胀等机械性肠梗阻的临床表现。疝一旦嵌顿，自行回纳的机会较少，症状逐渐加重。如不及时处理将发展成绞窄性疝。

（4）绞窄性斜疝　嵌顿未解除，疝内容物进而发生血运障碍，即转为绞窄性疝。嵌顿疝临床症状较严重，但在肠袢坏死穿孔时，疼痛可因疝内压力骤降而暂时有所缓解。故疼痛减轻肿块仍存在者，不可认为病情好转。绞窄时间长者，可因疝内容物继发感染，侵及周围组织而引起疝外被盖的急性炎症，严重者可发生脓毒症。

2. 腹股沟直疝　患者站立时，在腹股沟内侧端、耻骨结节上方出现一半球形肿块，并不伴有疼痛和其他症状。因疝囊颈宽大，平卧后可自行回纳腹腔，故极少发生嵌顿。腹股沟直疝的临床表现需与腹股沟斜疝相鉴别（表 19-1）。

表 19-1 腹股沟直疝与腹股沟斜疝的鉴别

鉴别点	斜疝	直疝
发病年龄	多见于儿童及青少年	多见于老年人
突出途径	经腹股沟管突出，可进阴囊	由直疝三角突出，不进阴囊
疝块外形	椭圆或梨形	半球形，基底较宽
回纳疝块后压住深环	疝块不再突出	疝块仍可突出
精索与疝环的关系	精索在疝囊上方	精索在疝囊前外方
疝囊与腹壁下动脉的关系	疝囊颈在腹壁下动脉的外侧	疝囊颈在腹壁下动脉内侧
嵌顿机会	较多	极少

【辅助检查】

1. 透光试验　腹股沟斜疝透光试验阴性，可与鞘膜积液鉴别。

2. 实验室检查　疝内容物继发感染时，血常规检查示白细胞计数、中性粒细胞比例升高。

3. X 线检查　嵌顿性疝或绞窄性疝时 X 线检查可见肠梗阻征象。

【治疗原则】　腹股沟斜疝不能自愈，并因常发生嵌顿和绞窄而威胁患者的生命安全。因此，除少数特殊情况外，均应尽早施行手术修补。

（一）非手术治疗

局部用医用疝带压迫或托起。长期使用疝带可使疝囊颈受到反复摩擦而增厚，易与疝内容物粘连，成为难复性疝。长期压迫还可使局部组织萎缩。

1. 1 岁以下婴儿可暂不手术，因为婴儿腹肌可随年龄生长逐渐强壮，有自愈可能。先用棉线束带或疝带（图 19-6）压迫腹股沟管内环，以防疝的突出。

2. 对于年老体弱或伴其他严重疾病不宜手术者，可配用疝带。方法是回纳疝内容物后，将疝带一端的软压垫对着疝环顶住，可阻止疝块突出。疝带可以白天佩带，晚间除去。

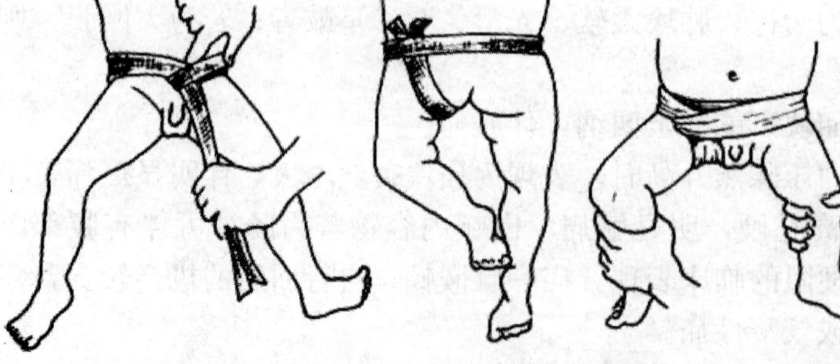

图 19-6a　小儿腹股沟斜疝面纱束带压迫治疗

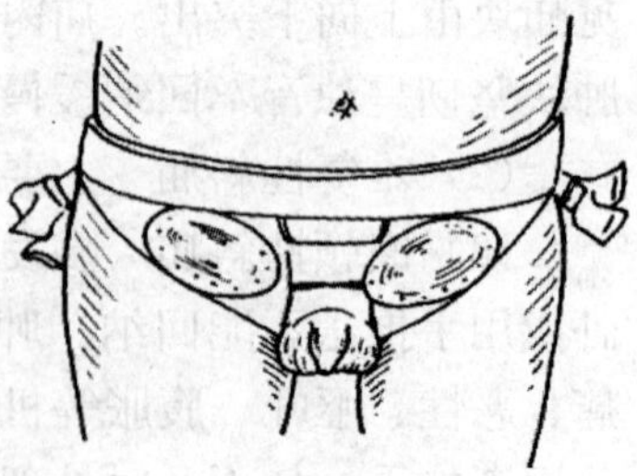

图 19-6b　小儿腹股沟斜疝疝带佩戴示意图

（二）手术治疗

疝修补手术是治疗腹股沟疝最有效的方法。基本原则是高位结扎疝囊、加强或修补腹股沟管壁。

1. 传统疝修补术

（1）疝囊高位结扎术：为单纯的疝囊切除。包括疝囊颈部高位结扎，切除疝囊。仅适用于婴幼儿及绞窄性斜疝因肠坏死而局部有严重感染、暂不易行疝修补术者。

（2）疝修补术：加强或修补腹股沟管壁，是治疗腹股沟斜疝最常见的手术。修补在高位切断、结扎疝囊颈后的基础上进行。常用方法有：①加强腹股沟前壁，常用 Ferguson 法。即在精索前方将腹内斜肌、腹横腱膜下缘、联合肌腱缝合至腹股沟韧带上；②修补或加强腹股沟后壁的方法有三种：Bassini 法，是在精索后方将腹内斜肌和腹横肌下缘、联合肌腱和腹横腱膜缝至腹股沟韧带；Halsted 法，此法也是加强腹股沟管后壁。不同之处，把腹外斜肌腱膜也在精索后方缝合；③McVay 法，是在精索后方将联合肌腱和腹横筋膜缝至耻骨梳韧带，同时将耻骨梳韧带和腹股沟管韧带缝合。

2. 无张力修补术　传统疝修补术存在缝合张力大，术后手术部位有牵扯感、疼痛和修补组织愈合差等缺点。近年来，强调无张力疝修补术。修补材料相容性好、无毒性、作用持久、强度高、符合生理特点。常用的材料是合成纤维网片。手术时将由合成纤维制成的椭圆形网片置于疝内环处以填充缺损，再将一个合成纤维网片缝合在腹股沟管后壁代替传统的张力缝合。其最大优点是创伤小，术后无需制动，复发率低。但有潜在排异和感染的危险，手术材料费用高。

3. 腹腔镜疝修补术　是一种新型的疝治疗手术，是从腹腔内部用合成纤维网片加强腹壁缺损处或钉（缝线）使内环缩小。完全在腹膜外进行，不接触腹腔内脏器，不产生腹腔粘连，创口小，不易感染，是疝手术的发展趋势。宜用于双侧腹股沟疝及复发疝；但手术有一定的技术难度，需要有丰富腹腔镜手术经验的医生进行。

（三）嵌顿性和绞窄性疝的处理

嵌顿性疝的治疗原则应紧急手术治疗，解除梗阻，以防疝内容物坏死。绞窄性疝的内容物已坏死属手术绝对适应证。术前做好必要准备，如水、电解质紊乱，应迅速补液加以纠正。

【护理评估】

1. 健康史　了解有无引起腹内压增高的因素，如慢性咳嗽、习惯性便秘、前列腺增生、膀胱结石、从事重体力劳动、婴儿经常啼哭等；有无引起腹壁强度受损的因素，如腹部手术切口感染或愈合不良、腹壁外伤、年老体弱和过度肥胖等。

2. 身体状况　了解病史、肿块突出的部位、大小、与腹内压增高和用力的关系，有无腹部不适，是否伴疼痛、腹胀、呕吐、排气和排便停止。查看疝块的部位、大小和形状，有无触痛，能否回纳；疝环有无咳嗽冲击感，有无肠梗阻、腹膜炎、脱水、发热等表现。

3. 辅助检查　了解辅助检查的结果，判断疝内容物的性质，有无嵌顿或绞窄，是否合并水、电解质平衡失调等。

4. 心理社会状况　了解患者的心理反应，及时做相应的心理护理，减轻患者和家属的担忧和恐惧心理。

【主要护理诊断】

1. 焦虑　与手术预后的担心有关。

2. 疼痛　与疝内容物血液循环障碍、手术创伤有关。

3. 潜在的并发症：术后疝复发、切口感染等。

【护理措施】

（一）术前护理

1. 心理护理　向患者解释腹外疝的病因和诱发因素、手术治疗的必要性及手术方法，以减轻患者对手术的恐惧心理，使之配合治疗和护理。

2. 消除腹内压增高因素　除嵌顿性和绞窄性疝需急症手术外，对择期手术患者应采取有效措施，消除咳嗽、便秘、排尿困难等引起腹内压增高的因素。对吸烟者应劝其戒烟。注意保暖，避免受凉。多饮水，多吃蔬菜等粗纤维食物，保持大便通畅，练习床上排便，指导患者深呼吸及有效咳嗽的方法。

3. 备皮　严格备皮，防止切口感染，尤其对于会阴部、阴囊皮肤更应仔细，同时应及时治疗手术野的皮肤湿疹及感染。术前嘱患者沐浴更衣。

4. 灌肠及排尿　为防止术后腹胀及便秘，术前1日给予流质饮食，术前1日晚肥皂水灌肠，防止发生腹胀或便秘。术前排空膀胱以免术中损伤。

5. 急诊手术术前护理　嵌顿性或绞窄性腹外疝，特别是合并急性肠梗阻的患者，往往有脱水、酸中毒及全身中毒症状，甚至发生感染性休克，应紧急手术治疗。术前除一般护理外，还应做好输液、抗感染、胃肠减压等护理。

6. 观察病情　注意局部症状，及时发现疝嵌顿、绞窄及肠梗阻的表现。嵌顿性疝手法复位时有损伤肠管可能，应注意观察是否存在相应症状与体征。

7. 卧床休息　对巨大疝患者，应卧床休息，防疝内容物反复突出造成疝囊水肿给手术治疗带来不便。

（二）术后护理

1. 卧位与休息　术后平卧3日，膝下垫一软枕，使膝、髋关节微屈，以减小腹内压力和腹部切口张力，减轻切口疼痛，有利于切口愈合。术后不宜过早下床，一般3～5天后可下床活动。采用无张力疝修补术的患者可早期离床活动。

2. 饮食　术后6～12h若无恶心、呕吐，可进流食或半流食，次日可进普食。

3. 预防术后出血和阴囊水肿　密切观察伤口有无渗血。腹股沟斜疝术后切口放置沙袋（重0.5kg）压迫6～8h，以防止伤口出血。使用阴囊托或丁字带托起阴囊，以防发生阴囊血肿。

4. 预防感染　严格无菌操作，保持敷料清洁、干燥，避免大小便污染，尤其是婴幼儿更应加强护理，必要时应用抗生素预防感染。

5. 防治腹内压增高　术后注意保暖，以防因受凉而引起咳嗽，如有咳嗽应及时治疗。并嘱患者在咳嗽时用手掌按压伤口，减少腹内压增高对伤口愈合的不利影响。注意保持大小便通畅。

6. 病情观察　观察生命体征、腹部情况等。若出现腹痛、腹膜刺激征、排尿困难等症状时，应怀疑肠管损伤继发腹膜炎或膀胱损伤，及时通知医生。

【健康教育要点】

1. 出院后注意适当休息，逐渐增加活动量，3个月内不参加重体力劳动或过量活动。

2. 保持大便通畅，多饮水，多食高纤维饮食，养成定时排便习惯，以防发生便秘，若有便秘可用缓泻剂。

3. 积极预防和治疗有关疾病，如肺部疾患、前列腺增生等使腹内压增高的疾病。

第三节　其他腹外疝

一、股疝

腹腔内器官通过股环，经股管向股部卵圆窝突出形成的疝，称为股疝（femoral hernia）。股疝的发病率约占腹外疝的5%，本病多见于中年以上妇女。

【病因】 女性骨盆较宽广、联合肌腱和腔隙韧带较薄弱，致股管上口宽大松弛而易发病。妊娠是腹内压增高引起股疝的主要原因。

【病理生理】 腹内压增高时，对着股管上口的腹膜被下坠的腹内器官推向下方，经股环向股管突出而形成疝。疝内容物常为大网膜或小肠。股管几乎是垂直的，由于股环较小，周围为坚韧的韧带，疝块在卵圆窝处向前转折时形成一锐角，容易嵌顿，是腹外疝中嵌顿最多者，高达60%，一旦嵌顿，可迅速发展为绞窄性疝。

【临床表现】 疝块往往不大，常在腹股沟韧带下方的卵圆窝处表现为一半球形的突起。多无明显症状。一部分患者可在久站或咳嗽时感到患处胀痛，并有可复性肿块。股疝如发生嵌顿，局部明显疼痛，并可迅速发展为绞窄疝，若内容物为肠管，则表现为明显急性机械性肠梗阻症状。

【辅助检查】 B超检查有助于明确诊断。

【治疗原则】 股疝易嵌顿，又易发展为绞窄性疝，一旦确诊应紧急手术治疗，最常见的手术方法是McVay法修补术。

【主要护理诊断】 参照第二节。

【护理措施】 参照第二节。

二、切口疝

切口疝（incisional hernia）是指腹腔内脏器或组织自腹部手术切口突出的疝。发病率约占腹外疝的第三位。腹部手术后，若切口一期愈合，切口疝的发病率常在1%以下，但切口感染，发病率可达10%，切口裂开再缝合者可高达30%。最常见的腹壁切口疝是经腹直肌切口疝。

【病因】

1. 腹部纵切口　除腹直肌外，腹壁各层肌肉及筋膜、鞘膜等组织的纤维大多为横向走行，纵切口势必切断上述纤维；缝合时缝线易在纤维间滑脱；已缝合的组织常因受到肌肉的横向牵引力而易发生切口哆开。

2. 切口愈合不良　切口感染、老年、营养不良糖尿病等因素可致切口愈合不良，形成切口疝。

3. 腹内压增高　术后剧咳、胃肠胀气致切口哆裂。

4. 手术因素　切口留置引流管过久、切口内血肿形成、腹壁切口缝合不严密、缝合时张力过大。

【临床表现】 腹壁切口处有肿物突出是其主要症状。站立和用力时突出更明显，平卧时缩小或消失。疝块较大，有较多的脏器和组织突出时，可有腹部隐痛、牵拉感，伴食欲减退、恶心、便秘等表现。疝内容物若为肠管，可见肠型和肠蠕动波，扪诊可感到肠管蠕动。

疝内容物回纳后，常能扪及切口裂开处形成的疝环边缘。切口疝的疝环较宽大，故很少发生嵌顿。

【辅助检查】 B超检查有助于诊断，并可明确疝内容物的性质。

【治疗原则】 以手术治疗为主。手术的原则包括：切除手术切口瘢痕，回纳疝内容物后在无张力的条件下拉拢疝环边缘，逐层缝合健康的腹壁组织。较大的切口疝，可用合成纤维网片或自体筋膜组织加以修补。但对年老体弱、有使腹腔内压力增高的慢性疾患者、癌症晚期和合并内外科急危重症者，可非手术治疗，包括保护切口疝，防止疝内容物损伤；局部使用弹力腹带或腹围包扎，防止疝块突出；处理咳嗽、便秘等全身情况。

【主要护理诊断】 参照第二节。

【护理措施】 参照第二节。

三、脐疝

脐疝（umbilical hernia）指腹腔内脏器或组织由脐环突出。临床可分为婴儿脐疝（先天性）和成人脐疝（后天性）。婴儿脐疝多见，成人脐疝较少见，多数是中年经产妇女。

【病因】

1. 婴儿脐疝　属先天性，新生儿和婴儿时期最常见的疾病之一。因脐环闭锁不全或脐部组织薄弱，在哭闹、便秘等因素的作用下可形成脐疝。

2. 成人脐疝　较为少见。多发生于中年以上妇女，多因过度肥胖、多次妊娠或肝硬化、腹腔肿瘤等导致腹内压增高所致。

【临床表现】

1. 婴儿脐疝　多在生后数周、数月脐部出现球形肿块，哭闹时出现，安静时消失。肿块回纳后可触及脐环的边缘，极少发生嵌顿或绞窄。

2. 成人脐疝　主要症状是脐部有半球形疝块，腹部不适和隐痛。由于疝环较小，周围瘢痕组织较坚韧，较易发生嵌顿和绞窄。

【辅助检查】 B超检查有助于诊断，并可明确疝内容物的性质。

【治疗原则】

1. 非手术治疗　2岁以内的小儿，可用自制压迫垫，用柔软纱布包大于脐环的硬币或圆形硬质片状物压迫脐部，包扎固定，防止疝内容物突出。

2. 手术治疗　2岁以上的小儿，若脐环直径大于1.5cm，应手术治疗。成人脐疝，应适时手术治疗，若发生嵌顿应行急症手术。手术方法是切除疝囊、缝合疝环。

【主要护理诊断】 参照本章第二节。

【护理措施】 参照本章第二节。

本章小结

腹外疝是由腹腔内的器官或组织连同壁腹膜，经腹壁薄弱点或孔隙向体表突出所形成。腹壁强度降低和腹内压增高是腹外疝发病的主要原因。典型的腹外疝由四部分组成，即疝环、疝囊、疝内容物、疝外被盖。腹外疝有四种临床类型，即易复性疝、难复性疝、嵌顿性疝、绞窄性疝。其共同的临床表现为疝块、疼痛、咳嗽冲击感等。手术治疗是各种腹外疝常用而有效的治疗方法，可行疝囊高位结扎术、疝修补术。术前消除腹内压增高的因素，嵌顿疝和绞窄疝者术前禁食、胃肠减压、补液、应用抗菌药物；术后安置合适的体位，严密观察病情，预防腹内压升高的因素。易复性疝可采取非手术治疗，如局部压迫法、手法复位等。

（山东万杰医学院　张纪翠）

第二十章　胃、十二指肠疾病患者的护理

学习目标

1. 掌握胃、十二指肠溃疡并发急性穿孔、大出血、幽门梗阻的临床表现、护理措施、健康教育要点；掌握胃癌护理措施、健康教育要点。

2. 熟悉胃、十二指肠溃疡并发急性穿孔、大出血、幽门梗阻的病因病理、辅助检查、治疗原则、护理评估、主要护理诊断；熟悉胃癌的临床表现、辅助检查、护理评估、主要护理诊断。

3. 了解胃、十二指肠的解剖和生理特点；胃癌的病因病理、治疗原则。

第一节　解剖与生理概要

一、胃的解剖与生理

（一）胃的解剖

胃位于食管和十二指肠之间，上端与食管相连的入口部位称贲门，距离门齿约 40 cm，下端与十二指肠相连接的出口为幽门。胃的左侧呈弧形突出为胃大弯，右侧与胃大弯相对应处向内的凹陷为胃小弯。将胃小弯和胃大弯各作三等分，再连接各对应点而将胃分为三个区域，上 1/3 为贲门胃底部 U（upper）区；中 1/3 为胃体部 M（middle）区；下 1/3 即幽门部 L（lower）区（图 20-1）。胃与临近器官有韧带相连，包括胃膈韧带、肝胃韧带、脾胃韧带、胃结肠韧带、胃胰韧带。

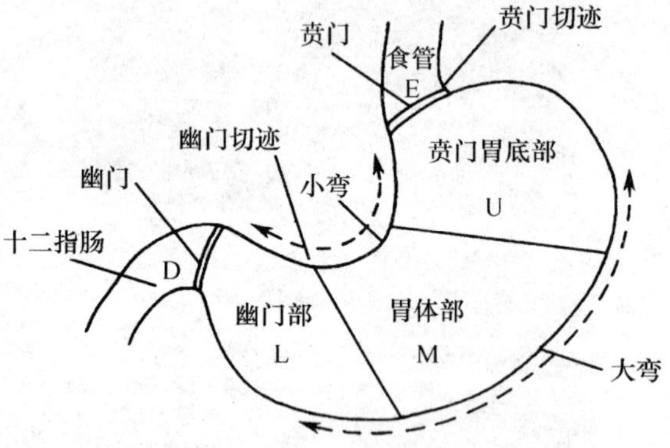

图 20-1　胃的解剖与分区

胃壁从内向外分为黏膜层、黏膜下层、肌层、浆膜层。胃的浆膜层即腹膜脏层。胃壁肌层外层由沿长轴分布的纵行肌层，内层由环状走向的肌层构成，环行肌纤维在贲门和幽门处均增厚形成贲门和幽门括约肌。黏膜下层有丰富的血管、淋巴管及神经丛。黏膜层由功能不同的细胞组成：

1. 主细胞，分泌胃蛋白酶和凝乳酶原。

2. 壁细胞，分泌盐酸及抗贫血因子。

3. 黏液细胞，分泌碱性黏液，有保护黏膜、对抗胃酸腐蚀的作用。胃底和胃体主要分布有主细胞、壁细胞、黏液细胞，而胃窦部只含黏液细胞。

4. 胃窦部有 G 细胞和 D 细胞，G 细胞分泌胃泌素，D 细胞分泌生长抑素。

5. 胃底部尚有功能不清的嗜银细胞。

胃的动脉血供丰富，来源于腹腔动脉。胃小弯动脉弓由胃左动脉（源自腹腔动脉干）和胃右动脉（源自肝固有动脉）组成。胃大弯动脉弓由胃网膜左动脉（源自脾动脉）和胃网膜右动脉（源自胃、十二指肠动脉）组成。来自脾动脉的数支胃短动脉供应胃底。上述动脉之间有丰富的吻合，形成网状分布。胃的静脉基本与同名动脉伴行，彼此之间有丰富的交通支，分别注入脾静脉、肠系膜上静脉并汇集或直接注入门静脉。

胃的淋巴非常丰富，胃壁各层中都分布着毛细淋巴管，经淋巴输出管注入胃周围淋巴结。胃的淋巴回流有 4 组：

1. 胃小弯上部淋巴液引流至腹腔淋巴结群。

2. 胃小弯下部淋巴液引流至幽门上淋巴结群。

3. 胃大弯右侧淋巴液引流至幽门下淋巴结群。

4. 胃大弯上部淋巴液引流至胰腺淋巴结群。

最后，均经腹主动脉周围淋巴结汇入胸导管。

胃的神经包括交感神经和副交感神经，交感神经来自腹腔神经丛节后纤维，抑制胃分泌及运动。副交感神经来自迷走神经，促进胃的分泌及运动。两种神经纤维在肌层和黏膜下组成神经网，以协调胃的分泌和运动。左、右迷走神经沿食管下行，左迷走神经在贲门前分出肝胆支与胃前支；右迷走神经在贲门背侧分出腹腔支和胃后支。迷走神经的胃前支、后支都沿胃小弯行走，发出的分支和胃动、静脉分支伴行，进入胃的前、后壁，最后的 3～4 终末支在距幽门 5～7 cm 进入胃窦，形似“鸦爪”，管理幽门的排空功能，可作为高选择性迷走神经切断术的标志。

(二) 胃的生理

胃是储存食物和消化食物的重要器官，具有运动和分泌两大功能。

1. 胃的运动　包括近端胃的经常而缓慢的紧张性收缩（简称“慢缩”）和远端胃的蠕动。胃的排空受近端胃慢缩程度、远端胃的蠕动程度以及幽门活动的协调管理。混合性食物从进食到胃完全排空约需 4～6 h。幽门的正常张力对避免过快或过慢的胃排空、防止胆汁反流具有重要的作用。

2. 胃的分泌　胃腺分泌胃液，正常成人每日分泌量约 1500～2500 ml，胃液的主要成分为胃酸、胃酶、电解质、黏液和水。胃液分泌可分为基础分泌（或称消化间期分泌，即不受食物刺激的基础胃液分泌，量很少）和餐后分泌（即消化期分泌，受食物刺激胃液分泌明显增加），餐后分泌分为三个时相：

（1）头相（迷走相）　受食物的视觉、嗅觉或味觉的刺激，引起迷走神经兴奋，促使胃液分泌。

（2）胃相　食物进入胃内，通过机械性刺激，产生胃泌素，引起胃酸大量分泌。

（3）肠相　食糜作用于十二指肠或空肠上段黏膜，也可促进胃酸分泌，但作用较小。此外，交感神经兴奋，脂肪、酸性物、高渗液作用于十二指肠都可以抑制胃酸的分泌。

二、十二指肠解剖与生理

十二指肠是小肠的起始部，长 25～30 cm，呈半月形包绕胰头，是小肠最粗和最固定的部分。十二指肠分为四部分：①球部（上部），长约 5 cm，是溃疡的好发部位。②降部，与球部呈锐角下行，内侧紧贴胰头，在其后内侧中部为胆总管和胰管的总开口。③横部（水平部），自降部向左行走，长约10cm，完全固定于腹后壁，肠系膜上动、静脉在横部的末端前方下行。④升部，先向上行，然后急转向下、向前，与空肠相接，由十二指肠悬韧带（Treitz韧带）固定，为十二指肠与空肠的分界标志。

十二指肠动脉血来自胰十二指肠上、下动脉。胰十二指肠上动脉源于胃十二指肠动脉，胰十二指肠下动脉源于肠系膜上动脉。胰十二指肠上、下动脉之间相互吻合成环。十二指肠接受胃内食糜以及胆汁、胰液，其黏膜腺体还可分泌碱性十二指肠液，内含多种消化酶，如蛋白酶、脂肪酶、乳糖酶等。同时，十二指肠黏膜内的内分泌细胞能够分泌促胃液素、肠抑胃肽、胆囊收缩素及促胰液素等肠道激素。

第二节 胃、十二指肠溃疡

一、概述

胃、十二指肠溃疡（gastroduodenal ulcer）是指胃、十二指肠局限性圆形或椭圆形全层黏膜缺损。因溃疡的形成与胃酸-蛋白酶的消化作用有关，也称消化性溃疡（peptic ulcer）。发病率约为10%，其中十二指肠溃疡（duodenal ulcer）与胃溃疡（gastric ulcer）的比例为3～4∶1，多见于男性青壮年。溃疡多发生于幽门部、胃小弯侧及十二指肠球部附近。约5%胃溃疡发生癌变。

【病因与病理】

病因较复杂，尚未完全阐明，目前认为有以下主要因素。

1. 幽门螺杆菌（Helicobacter pylori，HP）感染　与消化性溃疡的发病密切相关。95%以上的十二指肠溃疡与近80%的胃溃疡患者中检查出HP感染；有1/6左右的HP感染者发展为消化性溃疡。幽门螺杆菌感染破坏胃黏膜与胃屏障功能，引起胃酸分泌增加，损害胃酸分泌调节机制是导致胃、十二指肠溃疡的重要原因。

2. 胃酸分泌过多　溃疡只发生在与胃酸接触的黏膜处，胃酸的存在是溃疡发生的必要条件。胃酸中有消化蛋白质作用的是胃蛋白酶，而胃蛋白酶在一定的酸度中才会被激活，当胃液中胃酸过多（pH为1.5～2.5时），激活其中的胃蛋白酶，从而发生胃、十二指肠黏膜的“自家消化”，而形成溃疡。

3. 胃黏膜屏障受损　某些损伤因素如非甾体类抗炎药（阿司匹林、吲哚美辛）、糖皮质激素、胆汁酸盐、酒精、粗糙的食物或检查仪器损伤等均可破坏胃黏膜屏障，引起胃黏膜水肿、出血、糜烂甚至溃疡。长期使用非甾体类抗炎药物胃溃疡发生率显著增加。

4. 其他因素　包括精神神经因素、遗传、吸烟、咖啡等与溃疡病的发生有关。此外，O型血者溃疡发病率较其他血型者高。严重感染、大面积烧伤、脑外伤、大手术等均可引起应激性溃疡。

【临床表现】

本病具有慢性过程、周期性发作与节律疼痛三大特点。发病与季节、情绪激动、饮食失调等因素有关。

1. 上腹痛　是消化性溃疡最主要的症状，胃溃疡和十二指肠溃疡在疼痛部位、疼痛时间、疼痛性质方面等有所不同。胃溃疡患者多出现剑突下正中或偏左疼痛，多在进食后

0.5～1 h 发生，至下次进餐前缓解，疼痛节律性表现为进食-疼痛-缓解；十二指肠溃疡患者疼痛多位于上腹正中或偏右，多在进食后 2～3 h 发生，至下次餐后缓解，常发生夜间痛，疼痛节律性表现为疼痛-进食-缓解。

2. 其他表现　反酸、嗳气、恶心、呕吐、食欲缺乏、畏食等。可有自主神经失调症状如失眠、多汗、脉缓等，部分胃溃疡可出现消瘦、贫血等营养不良的表现。

【治疗原则】　大部分患者经内科治疗可以痊愈，但胃、十二指肠溃疡并发急性穿孔、出血、瘢痕性幽门梗阻或药物治疗无效的溃疡患者以及胃溃疡恶性变等情况仍需外科治疗。

二、胃、十二指肠溃疡急性穿孔

胃、十二指肠溃疡急性穿孔（acute perforation）是胃、十二指肠溃疡严重的并发症。起病急、变化快，需要紧急处理，若诊治不当可危及生命。近年溃疡穿孔的发生率呈上升趋势，发病年龄渐趋高龄化。

【病因与病理】

溃疡穿孔是活动期胃十二指肠溃疡向深部侵蚀，穿破浆膜的结果。十二指肠溃疡穿孔好发于十二指肠球部前壁，而胃溃疡穿孔好发于胃小弯，其余分布在胃窦及其他部位。急性穿孔时，有强烈刺激性的胃酸、胆汁、胰液等消化液和食物溢入腹腔，引起化学性腹膜炎，导致剧烈腹痛和大量腹腔渗液，约 6～8 h 后细菌开始繁殖并逐渐转化为化脓性腹膜炎。因强烈的化学刺激、细胞外液丢失及细菌毒素吸收等原因，可导致患者休克。胃、十二指肠后壁溃疡，可穿透全层并与周围组织包裹，形成慢性穿透性溃疡。病原菌以大肠埃希菌、链球菌为多见。

【临床表现】

多数患者既往有溃疡病病史，穿孔前数日溃疡病症状加重。在情绪波动、过度疲劳、刺激性饮食或服用皮质激素药物等为诱因。

1. 症状　多数突然发生于夜间空腹或饱餐后，表现为骤起上腹部刀割样剧痛，迅速扩展至全腹，疼痛难忍，常伴面色苍白、出冷汗、脉搏细速、血压下降等表现。当胃内容物沿右结肠旁沟向下流注时，可出现右下腹疼痛，疼痛可向右肩部放射。其后由于大量腹腔渗出液的稀释，腹痛略有减轻，继发细菌感染后，腹痛加重。随着腹腔感染的加重，患者可出现发热、脉快，甚至肠麻痹、感染性休克。

2. 体征　患者呈急性病容，表情痛苦，倦曲位、不愿变换体位，腹肌强烈收缩呈舟状，腹式呼吸减弱及消失；全腹压痛、反跳痛，腹肌紧张呈“木板样”强直，尤以上腹部最为明显；叩诊肝浊音界缩小或消失，腹腔大量渗出，腹腔渗液超过 500 ml 时，可叩出移动性浊音；听诊肠鸣音减弱或消失。

【辅助检查】

1. X 线检查　站立位 X 线检查约有 80%患者膈下见到新月状游离气体影。

2. 腹腔穿刺　可抽出白色或黄绿色混浊液体，或含有食物残渣。

3. 实验室检查　腹腔感染后有血白细胞计数及中性粒细胞比例增高。

【治疗原则】

1. 非手术治疗

(1) 适应证　①空腹状态下溃疡穿孔，症状轻，腹膜炎较局限；②患者一般情况好，无明显中毒症状及休克；③无出血、幽门梗阻及恶变等并发症。

(2) 处理 包括：①禁食、胃肠减压，维持水、电解质平衡，抗生素预防感染。②严密观察病情变化，若经非手术治疗 6～8 h 病情不见好转反而加重，应该行手术治疗。

2. 手术治疗

(1) 穿孔修补术 即缝合穿孔处并加大网膜覆盖。适用于穿孔小，全身情况差者。其中 2/3 患者因溃疡未愈而施行第二次手术。

(2) 胃大部切除术 在我国是治疗胃、十二指肠溃疡首选术式。切除范围是胃远端的 2/3～3/4，包括胃体的远侧部分、胃窦部、幽门和十二指肠球部的近侧（图 20-2）。胃大部切除术治疗胃、十二指肠溃疡的原理是：①切除胃窦部，减少 G 细胞分泌胃泌素引起的胃酸分泌；②切除大部分胃体，减少了分泌胃酸、胃蛋白酶的壁细胞、主细胞数；③切除了溃疡本身及溃疡的好发部位。手术方法基本分为以下两类：

1）毕（Billroth）Ⅰ式胃大部切除术 多适用于胃溃疡的治疗。是在胃大部切除后将残胃直接与十二指肠残端吻合（图 20-3）。此法操作较简便，胃十二指肠吻合后接近正常解剖生理，术后胃肠功能紊乱而引起的并发症较少。但十二指肠溃疡多有瘢痕、粘连，水肿、炎症时吻合困难。对胃酸分泌高的患者若切除范围不够，易导致复发。

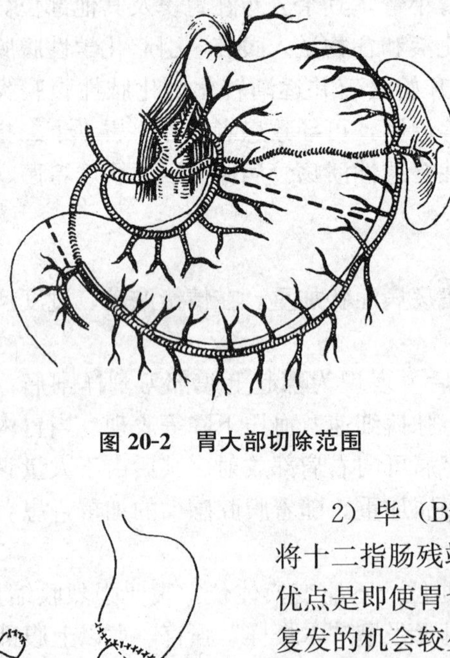

图 20-2 胃大部切除范围

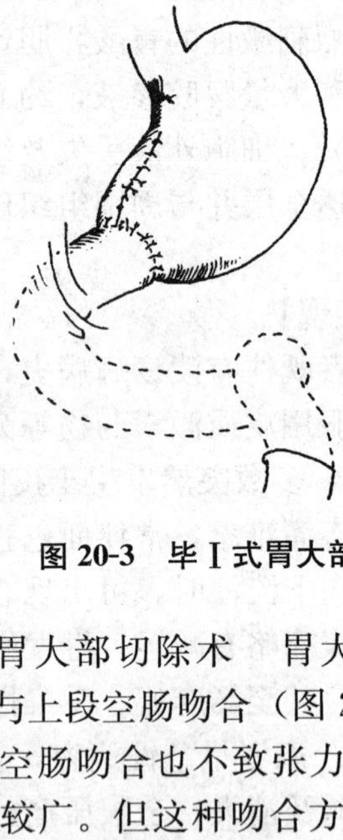

图 20-3 毕Ⅰ式胃大部切除术

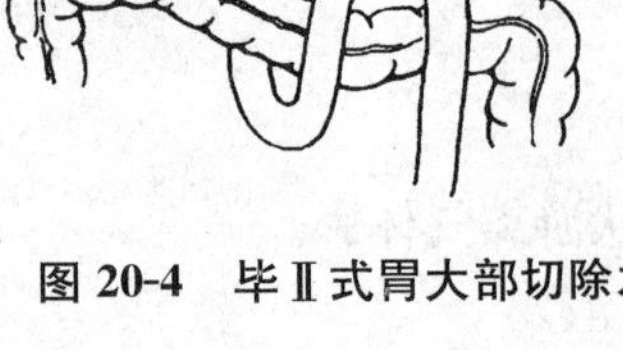

图 20-4 毕Ⅱ式胃大部切除术

2）毕（Billroth）Ⅱ式胃大部切除术 胃大部切除后，将十二指肠残端缝闭，残胃与上段空肠吻合（图 20-4）。此法优点是即使胃切除较多，胃空肠吻合也不致张力过大，溃疡复发的机会较少，临床应用较广。但这种吻合方式改变了正常的解剖生理关系，术后并发症和后遗症较毕Ⅰ式多。适用于各种情况的胃、十二指肠溃疡，特别适用于十二指肠溃疡的治疗。

(3) 胃迷走神经切断术 迷走神经切断术治疗溃疡原理是：通过切断迷走神经，既消除了神经性胃酸分泌，又消除了迷走神经引起的胃泌素分泌，从而减少了体液性胃酸分泌。常用术式有三种（图 20-5）：

1）迷走神经干切断术 约在食管裂孔水平，将左、右两支腹迷走神经干分离清楚，并将神经干切除 5～6 cm，以免再生，使肝、胆、胰、胃、小肠完全失去迷走神经的控制，又称全腹腔迷走神经切除术。此法可抑制胃的蠕动，排空延迟；并影响肝、胆、胰、小肠功

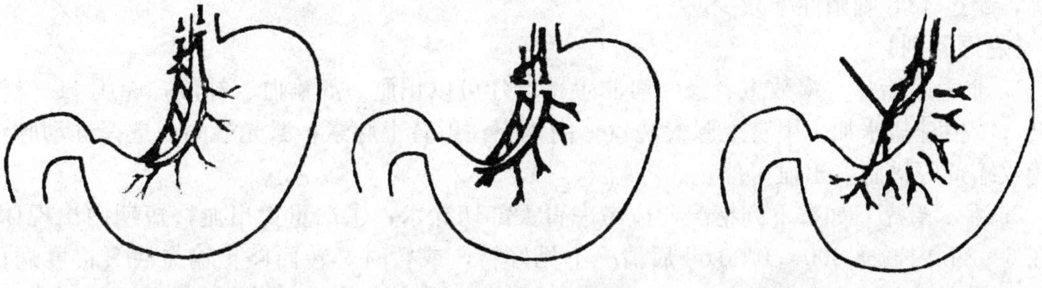

(a) 迷走神经干切断术　　(b) 选择性迷走神经切断术　　(c) 高选择性胃迷走神经切断术

图 20-5　胃迷走神经切断术

能，故术后常发生上腹饱胀、嗳气、顽固性腹泻、胆石形成等。目前临床上已很少应用。

2）选择性迷走神经切断术　在迷走神经前支分出肝支，后支分出腹腔支后切断迷走神经，又称全胃迷走神经切断术。切断了到胃的所有迷走神经支配，减少了胃酸的分泌。此术式避免了对腹腔其他脏器的影响，但术后仍可引起胃蠕动减退，为解决术后胃潴留问题，上述两种术式常需附加引流术，主要有胃窦部或半胃切除加胃空肠吻合术、幽门成形术以及胃空肠吻合术等。

3）高选择性迷走神经切断术　又称胃近端迷走神经切断术。仅切断前、后迷走神经分布到胃体、胃底部的分支，保留肝支、腹腔支及胃窦部的"鸦爪"。此法既消除头相胃酸分泌，又不影响胃的排空，故不需另做附加引流术，保留了幽门括约肌的功能，减少了胆汁反流和倾倒综合征发生的机会。

三、胃、十二指肠溃疡大出血

胃、十二指肠溃疡出血是上消化道出血最常见原因，表现为大量呕血和柏油样便，甚至发生休克。也是溃疡病死亡的最常见原因。

【病因与病理】　溃疡基底部的血管被侵蚀并导致破裂出血。胃溃疡大出血好发于胃小弯，出血源自胃左、右动脉及其分支。十二指肠溃疡大出血好发于球部后壁，出血源自胰十二指肠上动脉或胃、十二指肠动脉及其分支。大出血后血容量减少、血压降低、血流缓慢，可在血管破裂处形成凝血块而暂时止血。由于胃肠蠕动和胃、十二指肠内容物与溃疡病灶接触，暂时停止的出血可能再次出血，应予以高度重视。

【临床表现】

1. 呕血或（和）柏油样便　多数患者曾有典型溃疡病史，多突然发生，出血多不伴有腹痛，患者大多先感恶心、心慌、眩晕及上腹不适，随即呕血或柏油样便，或两者同时发生，便血前多突然有便意。一般出血量达 5 ml 大便隐血试验即呈阳性，50 ml 以上可呈柏油样变。

2. 休克　出血量在 400 ml 或出血速度快可出现休克代偿期表现，如面色苍白、口渴、头晕、心悸、脉速等血容量不足表现；出血量在 800 ml 以上者可出现明显休克症状，如出冷汗、脉搏细数、呼吸浅促、血压下降等。

【辅助检查】

1. 实验室检查　红细胞计数、血红蛋白、血细胞比容均下降。但在出血早期，由于血液浓缩，这些指标的下降不明显，若短期内反复测定可见进行性下降。

2. 纤维胃镜检查　可鉴别出血的原因和部位，出血 24 h 内胃镜检查阳性率达 70%～

80%，超过48 h则阳性率减少。

【治疗原则】

1. 非手术治疗 多数患者经一般非手术治疗可以止血。如输血、补液，应用 H_2 受体拮抗剂，冷生理盐水加去甲肾上腺素洗胃，内镜下注射肾上腺素，激光凝固或选择性动脉注射血管收缩剂等措施，出血可停止。

2. 手术治疗 如有下列情况，应考虑胃大部切除术：①严重大出血，短期内出现休克；②在6～8 h内输血600～1000 ml后情况不见好转，或暂时好转而停止输血后又再度病情恶化者；③正在内科治疗中发生大出血者；④年龄60岁以上或有动脉硬化者；⑤不久前曾发生过类似大出血；⑥大出血合并溃疡穿孔或幽门梗阻。患者病情危重，不允许做胃大部切除术时，可采取单纯贯穿结扎止血法。

四、胃、十二指肠溃疡幽门梗阻

由于幽门管、幽门溃疡或十二指肠球部溃疡反复发作而形成瘢痕狭窄，合并幽门痉挛水肿时可以造成幽门梗阻（pyloric obstruction）。

【病因与病理】 溃疡引起的幽门梗阻的原因有痉挛、炎症水肿及瘢痕三种。前两种梗阻是暂时的、可逆的，在炎症消退、痉挛缓解后梗阻解除。瘢痕性幽门梗阻则是永久的，必须手术治疗。

瘢痕性幽门梗阻是在溃疡愈合过程中瘢痕收缩所致，早期部分梗阻，胃排空受阻，胃蠕动增强而使胃壁肌层代偿性肥厚，胃轻度扩大。后期，胃代偿功能减退，失去张力，胃高度扩大，蠕动消失。胃内容物滞留，促使胃泌素分泌增加及胃酸分泌亢进而致胃黏膜糜烂、充血、水肿和溃疡。胃内容物滞留，食物不能进入十二指肠，导致患者吸收不良而引起贫血、营养不良等；呕吐引起水、电解质丢失，导致脱水、低氯低钾性碱中毒。

【临床表现】 腹痛与反复呕吐是幽门梗阻主要表现。早期，患者有上腹部膨胀不适、阵发性胃收缩痛，伴有嗳气、恶心与呕吐。呕吐多发生在下午或夜间，呕吐物量大，一次可达1000～2000 ml，呕吐物为淤滞的食物，伴有酸臭味，不含胆汁，呕吐后自觉胃内舒适，故患者常自行诱吐，以缓解症状。由于长期呕吐，患者出现营养不良、脱水、电解质紊乱、代谢性碱中毒、消瘦、体重减轻。体检上腹部可见胃型，有时有自左向右的胃蠕动波，手拍上腹部可闻及振水音。

【辅助检查】

1. X线钡餐造影 显示胃高度扩张，蠕动减弱，排空延迟，有大量空腹潴留液，钡剂下沉出现气、液、钡三层现象。正常人胃内钡剂4 h排空，如6 h尚有1/4钡剂存留者，提示有胃潴留，24 h后仍有钡剂存留者，提示有瘢痕性幽门梗阻。

2. 纤维胃镜检查 可见胃内大量潴留的胃液和食物残渣，并明确梗阻原因。

3. 血液生化检查 可见氯离子降低、钾离子降低、碳酸氢根离子增加。

【治疗原则】

1. 非手术治疗 用于痉挛梗阻和炎症水肿性梗阻，采用胃肠减压，维持水、电解质和酸碱平衡及全身支持等非手术治疗，多可取得较好的效果。

2. 手术疗法 非手术治疗无效者应手术治疗，瘢痕性幽门梗阻是外科手术治疗的绝对适应证。手术的目的是解除梗阻，使食物和胃液能进入小肠，从而改善全身营养状况。具体措施包括：①禁食、胃肠减压以温生理盐水洗胃，直至洗出液澄清；②纠正贫血与低蛋白血症，改善营养状况。③维持水、电解质和酸碱平衡，纠正脱水、低钾低氯性碱中毒。

常用的手术方法有：①胃大部切除术：主要的手术治疗方法；②胃空肠吻合术；③迷走神经切断术加胃引流术，或高选择性迷走神经切断术加胃引流术。

五、护理

【护理评估】

（一）术前评估

1. 健康史　了解患者的年龄、性别、职业及饮食习惯等；了解患者发病过程、治疗及用药情况，特别是非甾体类抗炎药如阿司匹林、吲哚美辛，以及肾上腺皮质激素、胆汁酸盐等；了解患者既往有无溃疡病史及胃手术病史等。

2. 身体状况　了解患者是否有上消化道症状；了解患者腹痛的性质、程度，是否周期性发作；是否有呕血、黑便等症状；是否有腹膜刺激征，程度及范围。患者的生命体征是否平稳，有无感染或休克的表现。便血前后是否有心悸、头晕、目眩，甚至晕厥。患者是否有恶心、呕吐及发生的时间，了解呕吐的性质。患者是否有水、电解质失衡及营养不良。

3. 心理社会状况　了解患者对疾病的态度；情绪是否稳定；对疾病检查、治疗及护理是否配合；对医院环境是否适应；对手术是否接受及程度；是否了解康复知识及掌握的程度。了解家属及亲友的心理状况；家庭经济承受能力等。

（二）术后评估

1. 了解患者的麻醉方式、手术方式、术中出血量、补液量及性质，放置引流管目的、位置、数目，麻醉及手术经过是否顺利等。

2. 了解生命体征、切口、胃肠减压及引流情况；肠蠕动恢复情况及进食情况；是否有并发症发生。

3. 了解患者术后各种不适的心理反应。患者和家属是否配合术后治疗、护理、饮食、活动及相关康复知识的掌握情况。

【主要护理诊断】

1. 恐惧/焦虑　与疾病知识缺乏、环境改变及担心手术有关。

2. 疼痛　与胃、十二指肠黏膜受侵蚀或胃肠内容物对腹膜的刺激及手术创伤有关。

3. 营养失调，低于机体的需要量　与摄入不足及消耗增加有关。

4. 有体液不足的危险　与禁食、穿孔后大量腹腔渗液，幽门梗阻患者呕吐而致水、电解质丢失等相关。

5. 潜在并发症：出血、感染、吻合口瘘、消化道梗阻、倾倒综合征和低血糖综合征等。

6. 知识缺乏：缺乏与康复及综合治疗相关的知识。

【护理措施】

（一）术前护理

1. 一般护理　改善营养状况，充分休息，饮食调理。给予高蛋白、高维生素、高热量易消化饮食，定时进食，少量多餐、量少而精，避免粗糙、酸辣等刺激性食物。必要时可通过静脉补充营养。

2. 用药护理　督促患者按时应用减少胃酸分泌、解痉及抗酸药物，并观察药物疗效。

3. 急性穿孔患者护理　严密观察患者生命体征、腹痛、腹膜刺激征、肠鸣音变化等。伴有休克者应平卧，休克纠正后取半卧位。禁食、禁饮、胃肠减压，可减少胃肠内容物继续流入腹腔。输液，维持水、电解质和酸碱平衡，应用抗生素抗感染，预防及治疗休克。做好急症手术准备。

4. 溃疡大出血患者护理 严密观察呕血、便血情况，并判断记录出血量；监测生命体征变化，观察有无口渴、四肢发冷、尿少等循环血量不足的表现；患者应取平卧位；禁食、禁水；若患者过度紧张，应给予镇静剂；遵医嘱，及时输血、补液、使用止血药物，以纠正贫血和休克；同时做好急症手术前的准备工作。出血停止后，可进流质或无渣半流质饮食。

5. 幽门梗阻患者的护理 积极纠正水、电解质和酸碱失衡；改善营养，纠正低蛋白血症，必要时采用胃肠外营养，提高机体对手术的耐受力。完全性梗阻患者应禁饮食，持续胃肠减压排空胃内潴留物，使胃恢复张力及正常大小；不完全性梗阻患者，给予无渣半流质饮食。术前3天每晚用300～500 ml温盐水洗胃，以减轻胃壁水肿及炎症，利于术后吻合口的愈合。

6. 对拟行迷走神经切断术患者的护理 术前测定患者的胃酸，包括夜间12 h分泌量，最大分泌量及胰岛素试验分泌量，以作为选择手术方法的参考，便于手术前后对比，以了解手术效果。

7. 消化道准备 手术前1～2天给予流质饮食，手术前晚灌肠以清洁肠道；手术日晨置胃管吸净胃内容物，防止麻醉及手术过程中呕吐、误吸，减少手术时腹腔的污染。

8. 心理护理 及时安慰患者，缓解紧张、恐惧情绪，解释相关的疾病和手术知识，增强患者的信心。

（二）术后护理

1. 一般护理

（1）体位与活动 麻醉清醒、血压平稳后取半卧位，定时床上翻身，术后第2天协助下床活动，以促进肠蠕动恢复。对年老体弱或病情较严重者，活动量适当减少。

（2）饮食 胃肠减压期间禁饮食，静脉输液维持水、电解质平衡。当肠蠕动恢复，拔除胃管后当日可少量饮水，约60 ml/2h；若无呕吐、腹胀等不适，次日可进流质饮食，约100 ml/2 h，并逐渐增加流质量，减少进食次数，应避免易产气食物，如牛奶、甜食等。一般在手术1周后可进半流质；术后10～14天可进软食3～7天，无不良反应，可进普食。注意选用软烂易消化食物，忌生冷、油炸、浓茶、酒等刺激性食品。饮食恢复到一日三餐，一般需要半年以上。

2. 病情观察 监测生命体征，每30 min一次，病情平稳后延长间隔时间。同时观察患者神志、肤色、尿量、切口渗血、渗液等。

3. 引流管护理 妥善固定胃肠减压管和引流管，保持引流通畅。尤其胃管应保持负压状态；胃肠减压期间每日2次超声雾化吸入，以减轻患者咽喉疼痛并使痰液易于咳出；待肠蠕动恢复、肛门排气后拔除胃管。观察并记录胃管和引流管引流液体的颜色、性质和量。

4. 对症护理 术后疼痛明显者适当给予止痛剂。应用自控止痛泵者，应注意预防并处理可能发生的并发症，如尿潴留、恶心、呕吐等。烦躁不安者应用镇静剂。

5. 胃大部切除术后并发症护理

（1）术后胃出血 正常情况下，术后24 h内可自胃管内引出少量暗红色或咖啡色胃液，一般不超过100～300 ml，量逐渐减少并可自行停止。若术后短期内从胃管引流出大量鲜血，尤其是在24 h后仍继续出血者，无论血压是否下降，皆可定为术后出血。多数术后出血患者可通过禁食，使用止血药物、输血、输液等措施使症状得以控制。若非手术治疗不能达到止血效果或出血量大于500 ml/ h时，应再次手术止血。

（2）十二指肠残端破裂　是毕Ⅱ式手术早期最严重的并发症，多发生在手术后3～6天。多见于瘢痕组织较多、难切除的十二指肠溃疡或见于残端缝合过紧、过稀造成残端愈合不良。表现为右上腹突然剧烈疼痛、局部明显压痛和腹肌紧张等急性弥漫性腹膜炎症状和体征，腹腔穿刺可有胆汁样液体。体温升高，血白细胞计数升高。须立即手术处理，并分别于十二指肠内和腹腔置管，术后持续减压引流，同时，加强全身支持治疗，积极纠正水、电解质紊乱，给予抗生素控制感染，用氧化锌软膏保护引流管周围皮肤。

（3）胃肠吻合口破裂或瘘　少见，常发生于术后一周左右，多由于缝合不够紧密、吻合口张力过大、低蛋白血症、组织水肿等致组织愈合不良而发生。早期吻合口破裂有明显腹膜炎症状和体征，须立即行手术治疗；症状较轻无弥漫性腹膜炎时，可先行禁食、胃肠减压、充分引流、肠外营养、抗感染等措施，必要时手术治疗。后期发生者，可形成局限性脓肿，则行局部引流术。

（4）手术后梗阻

1）输入段梗阻　多见于毕Ⅱ式术后，可分为两类：①急性完全性输入段梗阻：可因肠系膜牵拉过紧压迫输入段，或输入段过长穿入输出段与横结肠系膜间的隙孔，形成内疝所致。造成近侧空肠内的胆汁、胰液和肠液潴留，肠腔膨胀。表现为上腹部突发剧痛，频繁呕吐，呕吐物量少，多不含胆汁，吐后症状不缓解。上腹偏右有压痛，甚至扪及包块。血清淀粉酶升高，有时出现黄疸，可有休克症状，应紧急手术解除梗阻。②慢性不完全性梗阻：多由于输入段过长扭曲，或输入段太短在吻合口处形成锐角，使输入段内胆汁、胰液和十二指肠液排空不畅而滞留。可表现为进食后15～30 min左右，上腹突然胀痛或绞痛，并喷射大量含胆汁液体，吐后症状缓解或消失，称为“输入段综合征”。通常先行对症支持治疗，若症状数周之内不能自行缓解，可行手术治疗。

2）输出段梗阻　毕Ⅱ式术后吻合口下方输出段肠管因粘连、大网膜水肿或坏死，炎症肿块压迫等所致。主要表现为呕吐，呕吐物含食物及胆汁。若症状较轻、呕吐不重，可行保守治疗。如梗阻不能解除，需再次手术治疗。

3）吻合口梗阻　因手术时吻合口过小，或缝合时胃肠壁内翻过多，吻合口黏膜水肿所致。在进食后上腹饱胀，呕吐，呕吐物为食物，多不含胆汁。先采用非手术治疗，暂时禁食，胃肠减压，静脉输液，保持水、电解质平衡和营养供给。经2周非手术治疗未愈者，需手术治疗。

（5）倾倒综合征　主要是由于胃大部切除后丧失了幽门括约肌正常作用，食物排空过速所产生的一系列综合征为倾倒综合征（dumping syndrome）。分早期和晚期两类型，部分患者也可同时出现。

1）早期倾倒综合征　多见于毕Ⅱ式术后。发生在进食后半小时内，餐后高渗食物突然进入十二指肠和空肠，将大量细胞外液转移到肠腔，致使血容量减少，即渗透压改变因素；残胃缺乏固定，进食过量后，胃肠韧带或系膜受牵拉，刺激腹腔神经丛引起，即所谓机械因素；肠道受刺激后释放多种消化道激素，如5-羟色胺、血管活性肽、神经紧张素等，引起一系列血管舒缩功能的紊乱。表现为进食后，特别是吃过甜、过咸、过浓的流食或半流食后10～30 min内，出现胃肠道反应，如上腹胀满、恶心、呕吐、肠鸣和腹泻等，以及循环系统症状，有心慌、出汗、头晕、乏力、面色苍白、心动过速，甚至虚脱，上述症状经平卧30～50 min后可自行好转。主要通过饮食调理，使患者逐步适应而改善症状。包括少食多餐，避免过甜食物，降低渗透浓度，选用较干饮食，餐时限制饮水，餐后平卧20～30 min，常可明显改善。饮食调整后症状不缓解，可应用生长抑素治疗，手术治疗应慎重。

2）晚期倾倒综合征 又称低血糖综合征。是由于含糖食物过快进入空肠，刺激胰腺分泌过多的胰岛素，继而发生反应性低血糖综合征。表现为餐后 2～4 h，患者出现心慌、眩晕、无力、出汗、手颤、嗜睡，甚至发生虚脱。处理方法：饮食调理，食物中加入果胶延缓碳水化合物吸收等措施，症状即可缓解。症状严重者，可应用生长抑素奥曲肽 0.1 mg 皮下注射，每日 3 次，以改善症状。

（6）碱性反流性胃炎 一般在胃大部切除术后数月至数年发生，由于毕Ⅱ式术后碱性胆汁、胰液反流入胃，破坏了胃黏膜的屏障作用，引起胃黏膜充血、水肿等。表现为上腹部或胸骨后烧灼痛，进食后加重，服抗酸药无效，胆汁性呕吐，呕吐后依然疼痛，食欲差，体重减轻。胃镜检查胃黏膜充血、水肿、轻度糜烂，显示慢性萎缩性胃炎。一般应用胃黏膜保护剂、胃动力药及胆汁酸结合药物考来烯胺（考来烯胺）可减轻症状，严重者应考虑手术治疗。

（7）吻合口溃疡 由于胃切除量不够，胃窦部黏膜残留；迷走神经切除不完全；输入空肠过长等因素引起。胃切除术后可形成吻合口溃疡，症状与原溃疡基本相同，但疼痛的规律性不明显，易发生出血及穿孔。一般先行内科治疗，无效后再行手术治疗。

（8）营养性并发症 由于胃大部切除后，胃容量减少，容易出现饱腹感，使摄入不足；术后胃酸减少，壁细胞生成的内因子不足，使铁和维生素 B_{12} 吸收障碍。常见有营养不良、体重减轻、贫血、腹泻及脂肪泻，骨病如骨质疏松、骨软化等。治疗应针对发病原因，调理饮食，增加钙的摄入，补充铁剂与足量维生素等，可以预防和减轻症状。

6. 迷走神经切断术后并发症的护理

（1）胃潴留 随着对迷走神经解剖的不断了解和手术方法不断改进，这一并发症已逐渐减少。多发生在术后 3～4 d 拔除胃管后，出现上腹饱胀不适，呕吐物为食物带胆汁。检查见上腹明显饱满或隆起。钡剂检查，可见胃扩张，伴有大量液体潴留，胃壁张力减退，蠕动消失，无排空现象，但以手推压，钡剂能通过吻合口或幽门。可采用禁食、持续胃肠减压、温热高渗盐水一日多次洗胃、输液、输血，也可用新斯的明皮下或肌内注射。一般 10～14 d 症状逐渐自行缓解或消失。

（2）吞咽困难 多见于迷走神经切断术后，因食管下端的运动失调或食管炎所致。出现于术后早期开始进固体食物时，下咽时胸骨后疼痛，X 线吞钡见食管下段狭窄，贲门痉挛。多于术后 1～4 个月能自行缓解。

（3）胃小弯坏死穿孔 多见于高选择性迷走神经切断术后。由于手术分离小弯血管范围过广，甚至损伤胃壁造成缺血坏死所致。表现为上腹部剧烈疼痛和急性弥漫性腹膜炎症状。一旦确诊，须立即手术修补。

（4）腹泻 是迷走神经切断术后常见并发症。与肠转运时间短、肠吸收减少，胆汁酸分泌增加以及刺激肠蠕动的体液因子释放有关。表现为进食后肠蠕动亢进、肠鸣音增强、腹痛、腹泻、排出水样便。保持水、电解质平衡，注意饮食调节或口服助消化的药物，可有效改善症状。

【健康教育要点】

1. 保持心情舒畅，注意劳逸结合。采用适当放松技巧，缓解生活及工作中的压力。

2. 遵医嘱指导患者服用药物的时间、方法、剂量及药物副作用。避免服用对胃黏膜有损害的药物，如阿司匹林、吲哚美辛、皮质类固醇等药物。

3. 告诉患者一年内胃容量受限，饮食应定时、定量、少食多餐。注意饮食结构，手术后早期不宜进过甜食物，餐后平卧。选择高营养并富含铁、钙及维生素的食物，必要时补充铁剂和维生素 B_{12} 以防止发生营养不良、贫血等并发症。少食腌、熏制食品，避免生、冷、硬、烫、辣、油炸、浓茶、酒等刺激性食物。

4. 对嗜烟者劝其戒烟。

5. 告知患者及家属有关手术可能出现并发症的相关知识。

6. 定期门诊随诊，若有不适及时就诊。

第三节　胃　癌

胃癌（gastric carcinoma）是消化道常见的恶性肿瘤，在我国居各种恶性肿瘤首位。好发年龄在 50 岁以上，男女发病率之比为 2∶1。

【病因与病理】

（一）病因

胃癌的确切病因尚未完全清楚，目前认为与下列因素有关

1. 地域环境与饮食因素　胃癌的发病有明显的地域性差别，诸如火山岩地带、水土含硝酸盐过多、微量元素比例失调或化学污染等。日本、俄罗斯、南非、智利等国家较北美、西欧、印度等国家发病率高；我国西北和东北部沿海地区胃癌的发病率较南方地区明显高。长期食用熏烤、盐腌食品的人群中胃远端癌的发病率高，这与食品中亚硝酸盐、真菌毒素及3、4-苯并芘等致癌或前致癌物含量高有关；食物中缺乏新鲜蔬菜和水果与发病也有一定关系。吸烟与发病也有一定的关系。

2. 幽门螺杆菌感染　幽门螺杆菌感染是引发胃癌的主要因素之一。我国胃癌高发区成人 HP 感染率在 60%以上，较低发区成人 HP 感染率明显。可能为 HP 感染后产生的氨中和胃酸，便于细菌生长，并促使硝酸盐转化亚硝酸盐及亚硝胺而致癌；HP 的代谢产物，包括一些酶和毒素也可能直接损害胃黏膜细胞的 DNA 而诱发基因突变。控制 HP 感染在胃癌防治中的作用已受到高度重视。

3. 癌前病变　是指容易发生癌变的胃黏膜病理组织学改变，是从良性上皮组织转变成癌过程中的交界性病理变化。胃息肉可癌变，尤以多发性息肉癌变的机会较高。胃溃疡、萎缩性胃炎也可发生癌变。

4. 遗传与基因　遗传与分子生物学研究显示，有血缘关系的胃癌患者的亲属其胃癌发病率比对照组高 4 倍。近期资料显示胃癌与癌基因、抑癌基因、凋亡相关基因及转移相关基因等改变有关。有调查发现 A 型血人群的胃癌发病率较其他血型高。

（二）病理

1. 大体分型

（1）早期胃癌　是指癌组织仅限于黏膜和黏膜下层。早期胃癌根据病灶形态分三型：Ⅰ型隆起型，癌灶突出胃腔；Ⅱ型浅表型，癌灶较平坦，没有明显的隆起与凹陷，Ⅱ型又可分为Ⅱa 浅表隆起型，Ⅱb 浅表平坦型；Ⅱc 浅表凹陷型；Ⅲ型凹陷型，为较深的溃疡。早期胃癌多发生于胃的中下部，贲门部较少见。

（2）进展期胃癌　癌组织超过黏膜下层侵入胃壁肌层，为中期胃癌；病灶达浆膜下层或超过浆膜向外浸润至邻近器官或有转移，为晚期胃癌。中、晚期胃癌统称为进展期胃癌。国际按 Borrmann 分型法分为四型：Ⅰ型（结节型）：边界清楚且突入胃腔的块状肿块；Ⅱ型（溃疡

局限型)：边界清楚、略隆起的溃疡状癌灶；Ⅲ型（溃疡浸润型）：边缘模糊不清楚的浸润性溃疡状癌灶；Ⅳ型（弥漫浸润型）：癌组织沿胃壁各层全周性浸润生长致边界不清。若全胃受累，胃腔缩窄、胃壁僵硬如革囊状，称为皮革胃，此型恶性程度高，转移较早，预后最差。

2. 组织学分型　世界卫生组织 1979 年提出的分类法，将胃癌组织学分为常见的普通型和少见的特殊型。普通型包括：乳头状腺癌、管状腺癌、低分化腺癌、黏液腺癌和印戒细胞癌。特殊型主要有：腺鳞癌、鳞状细胞癌、类癌、未分化癌等。

3. 胃癌的扩散与转移　主要包括：①淋巴转移，是胃癌的主要转移途径；②直接浸润；③血行转移，常发生于晚期胃癌，常见转移器官有肝、肺、胰、骨骼等，以肝转移最常见；④腹腔种植转移。

【临床表现】

1. 症状　早期胃癌多无明显症状，少数患者有嗳气、反酸、食欲减退等类似溃疡病的上消化道症状，无特异性，故早期胃癌诊断率低。进展期胃癌最常见的临床症状是疼痛和体重减轻，患者常有明显的上消化道症状，如上腹部不适、进食后饱胀、因病情发展而上腹部疼痛加重，食欲减退、乏力、消瘦，部分患者伴恶心、呕吐。此外，因肿瘤的部位不同而有特殊表现。贲门胃底癌可有胸骨后疼痛和进行性吞咽困难；幽门附近的胃癌有幽门梗阻表现；肿瘤破坏血管后可有呕血、黑便等上消化道出血症状。晚期胃癌患者常有贫血、消瘦、营养不良甚至恶病质等表现。

2. 体征　早期常无特殊表现。晚期以腹部肿块为主要体征，肿块多在上腹偏右，呈坚实较固定的结节状肿块，略有压痛。胃癌转移至肝可出现肝大，并触到坚实的结节，常伴黄疸；腹膜转移时可出现腹水，有移动性浊音；远处淋巴转移有左锁骨上淋巴结肿大、质硬而固定。直肠前凹发生种植转移时，直肠指诊可触及肿块。

【辅助检查】

1. 血常规检查　中、晚期患者红细胞计数、血红蛋白值均下降。

2. 粪便隐血检查　常呈持续阳性。

3. X 线钡餐检查　可发现不规则充盈缺损或腔内壁龛影。气钡双重造影可发现较小而表浅的病变。

4. 纤维胃镜检查　是诊断早期胃癌的有效方法。可直接观察病变部位，并可做活检。超声胃镜能观察到胃黏膜以下各层和胃周围邻近脏器的图像，有助于术前对胃癌做出临床分析。

5. 螺旋 CT 与正电子发射成像检查　有助于胃癌的诊断和术前临床分期。正电子发射成像技术（PET）可以判断淋巴结与远处转移灶情况，准确性较高。

【治疗原则】

早期发现、早期诊断、早期治疗是提高胃癌患者生存率和治愈率的关键。胃癌常采用以手术治疗为主的综合治疗。

1. 手术治疗　对早期胃癌一般首选胃部分切除术。进展期胃癌，根据情况选择根治性胃大部切除术或全胃切除术。若癌肿范围较大或已穿透浆膜并浸润周围脏器时，可采用胃癌扩大根治术或联合脏器切除术。癌细胞广泛转移，不能做根治性切除术的患者，可行癌肿在内的胃部分切除术，又称姑息性切除术。晚期胃癌合并幽门或贲门梗阻而不能切除者，可行胃空肠吻合术或食管空肠吻合术等短路手术，以解决患者进食问题。

2. 化学治疗　化疗是主要的一种辅助治疗方法。在术前、术中、术后使用，可抑制癌细胞的扩散和杀伤残存的癌细胞，提高综合治疗的效果。可采用全身化疗、腹腔灌注化疗、动脉介入治疗等。以联合用药为主，常用的药物有5-氟尿嘧啶（5-FU）、丝裂霉素C（MMC）、阿霉素（ADM）、呋喃氟尿嘧啶（FT-207）等。

3. 其他治疗 生物免疫治疗，中医中药治疗等。

【护理评估】

（一）术前评估

1. 健康史 了解患者年龄、性别、性格特征、职业、饮食习惯。用药史特别是非甾体类抗炎药和皮质类固醇等。了解家族中有无胃癌和其他肿瘤患者，既往有无长期溃疡病史或慢性萎缩性胃炎、胃息肉等胃癌前期疾病史等。

2. 身体状况 了解患者是否有上消化道症状；了解患者腹痛、腹胀的性质、程度；是否有腹膜刺激征及发生的部位、程度及范围。是否有恶心、呕吐和呕血、黑便等症状；患者的生命体征是否平稳，有无感染或休克的表现。患者是否有水、电解质失衡及营养不良等。了解疾病病理分期和特殊检查结果。

3. 心理社会状况 患者对疾病、术前各种检查、治疗和护理的配合，手术方式和术后康复知识的了解程度。胃癌患者对其诊断和预后的恐惧、焦虑程度。家属对疾病的认知和心理反应，对患者的关心支持情况。家庭对患者手术及术后综合治疗的经济承受能力。

（二）术后评估

1. 手术情况 患者经历的麻醉方式、手术名称、术中补液、输血情况等。

2. 康复状况 生命体征、胃肠减压引流液的色、量、质，切口愈合、肠蠕动恢复情况，有否并发症发生。

3. 心理和认知状况 患者和家属的心理状态，对术后护理的配合、饮食、活动及有关康复等知识掌握的情况。

【主要护理诊断】

1. 焦虑或恐惧 与胃癌的确诊、手术危险性、并发症的发生等有关。

2. 疼痛 与胃、十二指肠黏膜受侵蚀，穿孔后胃肠内容物对腹膜的刺激及手术有关。

3. 营养失调：低于机体需要量 与摄入不足及消耗增加有关。

4. 潜在并发症：感染、出血、吻合口瘘、消化道梗阻、倾倒综合征和低血糖综合等。

5. 知识缺乏：缺乏与康复及综合治疗相关的知识。

【护理措施】

（一）术前护理

1. 饮食与营养 择期手术患者饮食要少量多餐，给予高蛋白、高热量、富含维生素、无刺激的易消化饮食。营养状况较差的患者，应补充血浆或全血，以提高手术耐受力。

2. 胃癌有并发症时的护理及手术前其他常规护理，可参照胃十二指肠溃疡行胃大部切除术的手术前护理。

3. 心理护理 关心、了解患者，告知有关疾病和手术的知识、术前和术后的配合，解释患者的各种疑问。胃癌患者对癌症及预后有很大顾虑，常有悲观消极情绪，应根据患者的个体情况提供信息，使患者焦虑、恐惧感减轻，治疗信心增强，积极配合医疗护理计划的实施。

（二）术后护理

1. 患者体质虚弱，营养状况差，注意手术后营养支持的护理。尤其是对经胸全胃切除术的患者，同时做好胸腔闭式引流的护理和肺部等并发症的预防。

2. 手术后化疗患者，应注意观察抗癌药的副作用，如恶心、呕吐、腹泻、脱发、口腔溃疡等不良反应，应给予及时处理。

3. 胃癌根治性或姑息性手术后，原则上参照胃大部切除术患者护理。

【健康教育要点】

1. 向患者及家属讲解有关疾病康复知识，学会自我调节情绪，保持乐观态度，坚持综合治疗。

2. 指导患者饮食定时定量，少量多餐，营养丰富，逐步过渡为正常饮食。少食腌、熏制食品，避免进食过冷、过硬、过烫、过辣及油煎炸的食物。

3. 告知患者注意休息，避免过劳，同时劝告患者放弃饮酒、吸烟等对身体有危害的不良习惯。

4. 告知患者及家属有关手术后期可能出现并发症的表现和预防措施。

5. 向患者及家属讲解化疗的必要性和副作用。

6. 定期门诊随访，若有不适及时就诊。

本章小结

本章介绍了胃、十二指肠的解剖生理特点及胃、十二指肠溃疡和胃癌。胃、十二指肠溃疡病因较复杂，目前认为与幽门螺杆菌感染、胃酸分泌过多及胃黏膜屏障受损等有关。大部分患者经内科治疗可以痊愈，但胃、十二指肠溃疡并发急性穿孔、出血、瘢痕性幽门梗阻或药物治疗无效的溃疡患者以及胃溃疡恶性变等情况仍需外科治疗。急性穿孔主要以急性腹膜炎表现为主；胃、十二指肠溃疡大出血以呕血、黑便和休克表现为主；胃、十二指肠溃疡幽门梗阻以腹痛与反复呕吐表现为主，后期出现营养不良，水、电解质和酸碱平衡失调。手术方法分为胃大部切除术包括毕（Billroth）Ⅰ式胃大部切除术、毕（Billroth）Ⅱ式胃大部切除术和胃迷走神经切断术。术前护理重点严密观察患者生命体征、腹部的症状与体征；幽门梗阻患者在术前每晚用温盐水洗胃；大出血患者在抗休克的同时积极做好手术前的准备工作。术后护理的重点是指导体位、活动和正确的饮食，密切观察病情变化，加强切口和引流管的护理，及时发现和处理并发症。

胃癌是消化道常见的恶性肿瘤，胃癌的确切病因尚未完全清楚。淋巴转移为主要转移途径。早期胃癌多无明显症状；进展期胃癌最常见的临床症状是疼痛和体重减轻；晚期胃癌患者常有贫血、消瘦、营养不良甚至恶病质等表现。纤维胃镜检查是诊断早期胃癌的有效方法。主要治疗方法有手术治疗和化学治疗。术前护理主要了解患者上消化道症状、疾病性质、病理分期和特殊检查结果。术后护理参照胃、十二指肠溃疡术后护理。

（青海卫生职业技术学院　张　萍）

第二十一章　肠疾病患者的护理

学习目标

1. 掌握急性阑尾炎、肠梗阻及直肠肛管疾病的临床表现、护理措施、健康教育要点；大肠癌的护理措施、健康教育要点；痔的病因病理、临床表现；直肠肛管良性疾病的护理评估、护理措施和健康教育要点。

2. 熟悉急性阑尾炎、肠梗阻、大肠癌及直肠肛管疾病的治疗原则、护理评估、主要护理诊断；急性阑尾炎的病因病理；肠梗阻的病因和分类、病理生理、辅助检查；常见的机械性肠梗阻；大肠癌临床表现、辅助检查、治疗原则、护理评估、主要护理诊断；熟悉痔的治疗原则；直肠肛管周围脓肿、肛瘘、肛裂的病因病理、临床表现和治疗原则。

3. 了解小肠、阑尾、大肠及直肠肛管的解剖和生理特点；大肠癌的病因病理。

第一节　急性阑尾炎

急性阑尾炎（acute appendicitis）是最常见的外科急腹症之一，多发生于青壮年，男性发病率高于女性。

【解剖与生理概要】

阑尾位于右髂窝部，是开口于盲肠的蚓状盲突，长 5～7 cm，直径 0.5～0.7 cm，内径 0.3～0.4 cm。阑尾起于盲肠根部，附于盲肠后内侧壁，三条结肠带的会合点。其体表投影约在脐与右髂前上棘连线中外 1/3 交界处，称为麦氏（McBurney）点，是选择阑尾手术的标记点。绝大多数阑尾属腹膜内器官，其位置多变，由于阑尾基底部与盲肠关系恒定，故可随盲肠位置而出现变异。阑尾位置一般在右下腹部，但可高至肝下方，低至盆腔内，甚至越过中线至左侧。阑尾的解剖位置可以其基底部为中心，犹如时针指向在 360°范围的任何位置。此点决定了患者临床症状及压痛部位的不同。阑尾尖端指向有六种类型（图 21-1）：①回肠前位：相当于 0～3 点位，尖端指向左上方；②盆位：相当 3～6 点位，尖端指向盆腔；③盲肠后位：相当于 9～12 点位，盲肠后方，尖端向上位于腹膜后；④盲肠下位：相当于 6～9 点位，尖端指向右下方；⑤盲肠外侧位：相当于 9～10 点位，位于腹腔内，盲肠外侧；⑥回肠后位：相当于 0～3 点位，在回肠后方。

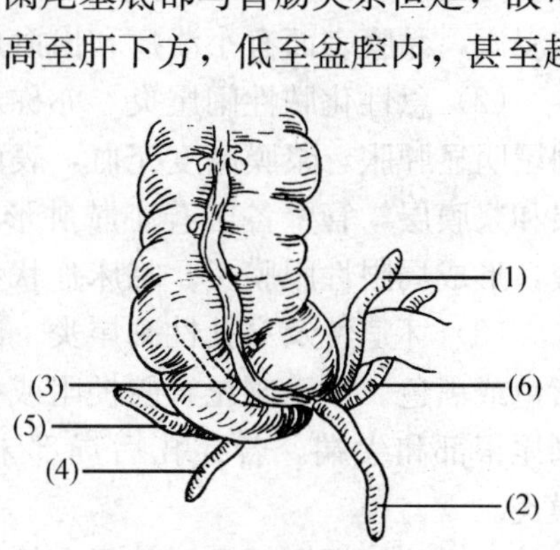

图 21-1　阑尾的解剖位置

（1）回肠前位（2）盆位（3）盲肠后位（4）盲肠下位（5）盲肠外侧位（6）回肠后位

阑尾系膜由两层腹膜包裹阑尾形成的三角形皱襞，其中有阑尾动脉、静脉、淋巴管和神经，由于阑尾系膜比阑尾稍短，因而易使阑尾卷曲呈弧状。

阑尾动脉是肠系膜上动脉所属回结肠动脉的分支，属无侧支循环的终末动脉，当血运障碍时，阑尾易发生缺血坏死。阑尾静脉与动脉伴行，血液经回结肠静脉、肠系膜上静脉汇入门静脉。因此阑尾炎时，细菌栓子脱落可引起门静脉炎及细菌性肝脓肿。阑尾的神经支配由交感神经纤维经腹腔丛和内脏小神经传入，由于其传入的脊髓节段在第10、11胸节，故急性阑尾炎发病初时，常表现为该脊神经分布区的脐周牵涉痛。

阑尾的组织结构与结肠相似，阑尾黏膜由结肠上皮构成。黏膜上皮细胞能分泌少量黏液。黏膜层与黏膜下层含有丰富淋巴组织，是阑尾感染扩散的主要途径。阑尾黏膜深部有嗜银细胞，是发生阑尾类癌的组织学基础。

近年来证明阑尾是一个淋巴器官，参与B淋巴细胞的产生与成熟，具有一定的免疫功能。阑尾的淋巴组织在出生后就开始出现，12～20岁时达到高峰有200多个淋巴滤泡，以后逐渐减少，30岁后滤泡明显减少，60岁后完全消失，故切除成人的阑尾，无损于人体的免疫功能。

【病因与病理】

（一）病因

1. 阑尾管腔阻塞　这是急性阑尾炎发生的主要原因。导致阑尾管腔阻塞的原因有

（1）淋巴滤泡的明显增生，约占60%，多见于青年人。

（2）粪石，约占35%。

（3）异物、炎性狭窄、食物残渣、蛔虫、肿瘤等，较少见。

（4）阑尾管腔细，开口狭小；系膜短，使阑尾卷曲。

2. 细菌入侵　阑尾管腔阻塞后，细菌繁殖并分泌内毒素和外毒素，损伤黏膜上皮，产生溃疡，细菌穿透溃疡进入阑尾肌层。阑尾壁间质压力升高，动脉血流受阻，导致阑尾缺血，最终造成梗死和坏疽。致病菌多为肠道内的各种革兰阴性菌或厌氧菌。

（二）病理

1. 根据急性阑尾炎的临床过程和病理改变，可分四种病理类型。

（1）急性单纯性阑尾炎　病变早期，炎症仅限于黏膜及黏膜下层，阑尾外观轻度肿胀，浆膜充血并失去光泽，表面及腔内有少量纤维素性渗出物。镜下见阑尾各层水肿和中性粒细胞浸润，黏膜表面有小溃疡和出血点。临床症状和体征均较轻。

（2）急性化脓性阑尾炎　亦称急性蜂窝织炎性阑尾炎。由急性单纯性阑尾炎发展而来。阑尾明显肿胀，浆膜高度充血，表面有脓性渗出物。镜下，阑尾黏膜的溃疡面加大并深达肌层和浆膜层，管壁各层有小脓肿形成，阑尾腔内亦有积脓。阑尾周围的腹腔内有稀薄的脓液，形成局限性腹膜炎。临床症状和体征均较重。

（3）坏疽性及穿孔性阑尾炎　阑尾病变进一步加剧，致阑尾管壁坏死或部分坏死，呈暗紫色或黑色。由于阑尾管腔梗阻或积脓，压力升高，阑尾腔内发生血运障碍。穿孔部位多在阑尾根部和尖端。若穿孔后局部未被大网膜包裹，感染继续扩散，可引起急性弥漫性腹膜炎。

（4）阑尾周围脓肿　如果急性阑尾炎化脓、坏疽或穿孔的过程进展较慢，大网膜可移至右下腹部，将阑尾包裹、粘连，形成炎性肿块或阑尾周围脓肿（periappendiceal abscess）。

2. 转归

（1）炎症消退　一部分单纯性阑尾炎经及时药物治疗后炎症消退。大部分将转为慢性阑

尾炎，易复发。

（2）炎症局限 化脓、坏疽或穿孔性阑尾炎被大网膜包裹粘连，炎症局限，形成阑尾周围脓肿。需用大量抗生素或中药治疗，治愈缓慢。

（3）炎症扩散 病情严重，发展快，未及时手术切除，又未能被大网膜包裹局限，炎症扩散，发展为弥漫性腹膜炎、化脓性门静脉炎、肝脓肿或全身感染等。

【临床表现】

1. 症状

（1）转移性右下腹痛 常突然发生，多开始于脐周、上腹部或剑突下，呈持续性，少数为阵发性，程度不重，数小时（6～8 h）后疼痛转移并固定于右下腹部，呈持续性疼痛并逐渐加重。70%～80%的患者有此典型的转移性右下腹疼痛的特点，但少数患者在开始即出现右下腹疼痛。不同位置的阑尾炎，其腹痛部位有所区别，如盲肠后位阑尾炎为右侧腰部疼痛；盆位阑尾炎为耻骨上区疼痛；位于肝下区阑尾炎为右上腹痛，极少数左侧阑尾为左下腹痛。此外，不同病理类型阑尾炎疼痛也有所不同，单纯性阑尾炎表现为轻度隐痛；化脓性阑尾炎为阵发胀痛和剧痛；坏疽性阑尾炎为持续性剧痛；穿孔性阑尾炎因阑尾腔压力骤减，腹痛可暂时减轻，但出现腹膜炎后，腹痛又会持续加剧。

（2）胃肠道症状 早期可有轻度的厌食、恶心、呕吐。部分患者可有便秘、腹泻等胃肠功能紊乱症状。盆位阑尾炎及出现盆腔脓肿时，可有大便次数多、里急后重、黏液便等直肠刺激症状。弥漫性腹膜炎导致麻痹性肠梗阻时而表现为腹胀、排气排便减少。

（3）全身表现 单纯性阑尾炎，体温仅轻度升高；阑尾化脓、坏疽穿孔多有明显发热，中毒症状较重。发生寒战、高热和轻度黄疸，应考虑化脓性门静脉炎。

2. 体征

（1）右下腹压痛 这是急性阑尾炎最常见和最重要的体征。压痛部位常在麦氏点，且固定，压痛点可随阑尾位置改变而变化。发病早期腹痛尚未转移至右下腹时，右下腹便可出现固定压痛。随着阑尾炎进展，压痛区域也随之扩大，但仍以阑尾部位压痛最为明显。

（2）腹膜刺激征 有腹肌紧张、反跳痛、肠鸣音减弱或消失等。这是壁腹膜受炎症刺激出现的防御性反应。提示阑尾炎症已至化脓、坏疽或穿孔阶段。应当注意的是，老人、小儿、孕妇、肥胖、虚弱患者及盲肠后位阑尾炎时，腹膜刺激征象可不明显。

（3）右下腹包块 如体检发现右下腹饱满，扪及一压痛性包块，边界不清，固定，应考虑阑尾周围脓肿。

（4）其他检查 阑尾位置有变异时，以下试验或检查可见有意义的体征。

1）结肠充气试验（Rovsing 征） 患者仰卧，先用一手压住左下腹部降结肠区，再用另一手反复压迫近侧结肠部，结肠积气可传至盲肠和阑尾部位，若出现右下腹疼痛加重即为阳性。

2）腰大肌试验（psoas 征） 患者左侧卧位，将右下肢向后过伸，引起右下腹疼痛为阳性。提示阑尾可能位于盲肠后或腹膜后靠近腰大肌处，或炎症已波及腰大肌。

3）闭孔内肌试验（obturator 征） 患者仰卧位，右髋及右膝均屈曲 90°，将右股内旋，若右下腹疼痛加重为阳性，表示阑尾位置较低，炎症已波及闭孔内肌。

4）直肠指诊 盆位阑尾炎常在直肠右侧壁有明显触痛，甚至可触到炎性包块。当阑尾穿孔伴盆腔脓肿时，直肠内温度较高，直肠前壁膨隆并有触痛，部分患者伴有肛门括约肌松弛现象。

【辅助检查】

1. 实验室检查 多数急性阑尾炎患者的血白细胞计数和中性粒细胞比例增高。当阑尾炎症直接刺激到输尿管或膀胱时，尿中可出现少量红细胞和白细胞。

2. 影像学检查 腹部X线平片可见盲肠扩张和液气平面。B超有时可发现肿大的阑尾或脓肿。CT扫描可获得与B超相似的效果，尤其有助于阑尾周围脓肿的诊断。

【治疗原则】

1. 非手术治疗 部分急性单纯性阑尾炎可经非手术治疗而获痊愈。措施包括禁食、补液、抗感染、对症处理。若病情有发展趋势，应改为手术治疗。

2. 手术治疗 绝大多数急性阑尾炎一经确诊，应早期施行阑尾切除术。如阑尾穿孔已被包裹，阑尾周围脓肿形成，病情较稳定者，应用抗生素治疗，待肿块缩小局限，体温正常3个月后再行阑尾切除术。也可在超声引导下穿刺抽脓或置管引流。如脓肿扩大，无局限趋势，在B超定位后行手术切除术。

【护理评估】

（一）术前评估

1. 健康史 了解患者既往病史，尤其注意有无急性阑尾炎发作史，了解有无与急性阑尾炎相鉴别的其他器官病变，如胃、十二指肠穿孔、右侧输尿管结石、胆石症及妇产科疾病等。了解患者发病前是否有剧烈活动、不洁饮食等诱因。

2. 身体状况 了解患者发生腹痛的时间、部位、性质、程度及范围等，了解有无转移性右下腹痛、右下腹固定压痛、压痛性包块及腹膜刺激征等。了解患者的精神状态、饮食、活动及生命体征等改变，有无乏力、脉速、寒战、高热、黄疸及感染性休克等表现。查看血、尿常规检查结果，了解其他辅助检查结果如腹部X线、B超等。

3. 心理社会状况 本病发病急，腹痛明显，需急诊手术治疗，患者常感突然而焦虑不安。应了解患者的心理状况、患者和家属对疾病及治疗的认知和心理承受能力。了解家庭的经济承受能力。

（二）术后评估

了解麻醉和手术方式、术中情况、病变情况，对放置腹腔引流管的患者，应了解引流管放置的位置及作用。了解术后切口愈合情况、引流管是否通畅及引流液颜色、性状及量等；有无并发症的发生。患者对术后康复知识的了解和掌握情况。

【主要护理诊断】

1. 疼痛 与阑尾炎症刺激及手术创伤有关。

2. 体液不足 与呕吐、禁食、腹膜炎性渗出有关。

3. 体温过高 与急性阑尾炎症有关。

4. 潜在并发症：出血、切口感染、粘连性肠梗阻、粪瘘、腹膜炎、腹腔脓肿、阑尾残株炎等。

【护理措施】

（一）术前护理

1. 病情观察 观察患者精神状况，定时测量体温、脉搏、血压和呼吸；观察患者的腹部症状和体征，尤其注意腹痛的变化。患者体温一般低于38℃，高热则提示阑尾穿孔；若患者腹痛加剧，出现腹膜刺激征，应及时通知医生。

2. 对症处理 疾病观察期间，患者禁食，按医嘱静脉补液，维持能量需要及水、电解质平衡，应用抗生素控制感染。为减轻疼痛，患者可取右侧屈曲被动体位，屈曲可使腹肌松弛。禁忌灌肠和使用泻剂，以免肠蠕动加快，增加肠内压力，导致炎症扩散或阑尾穿孔。诊断未明确前禁用吗啡或哌替啶，以免掩盖病情。

3. 术前准备　做好血、尿、粪便常规、出凝血时间及肝、肾、心、肺功能等检查，清洁皮肤，遵医嘱行手术区备皮。作好药物过敏试验并记录。嘱患者术前禁食 12 h，禁水 4 h。按手术要求准备麻醉床、氧气及监护仪等用物。

4. 心理护理　在与患者和家属建立良好沟通的基础上，做好解释和安慰工作，稳定患者的情绪，减轻其焦虑；向患者和家属介绍有关急性阑尾炎的知识，讲解手术的必要性和重要性，提高他们的认识，消除不必要的紧张和担忧，使之积极配合治疗和护理。

（二）术后护理

1. 一般护理

（1）体位与活动　患者术后根据麻醉的需要，给予适当体位。血压平稳后，采用半卧位。应积极鼓励患者下床活动，以促进肠蠕动恢复，防止肠粘连。轻症患者手术当天即可下地活动，重症患者应进行床上活动，待病情稳定后及早下床活动。

（2）饮食　手术后暂禁食，合并弥漫性腹膜炎者胃肠减压，静脉补液，待胃肠蠕动恢复、肛门排气后可进流质。次日给半流质，手术后第 5～6 天后可进软质普食。勿进食过多甜食、豆制品和牛奶，以免引起腹胀，一周内禁忌灌肠和使用泻剂。

2. 切口和引流管的护理　保持切口敷料清洁、干燥，及时更换被渗血、渗液污染的敷料；观察切口愈合情况，及时发现出血及切口感染的征象。对于腹腔引流的患者，应妥善固定引流管，防止扭曲、受压，保持通畅，观察并记录引流液的量、颜色、性状等。当引流量逐渐减少、颜色逐渐变淡至浆液性，患者体温及血象正常，可考虑拔管。

3. 严密观察病情，及时发现并协助处理术后并发症

（1）出血　多因阑尾系膜的结扎线松脱而引起系膜血管出血。临床表现为腹痛、腹胀和失血性休克等。一旦发现出血征象，应立即输血、补液，纠正休克，紧急手术止血。

（2）切口感染　是阑尾切除术后最常见的并发症，多见于化脓性和穿孔性阑尾炎。切口感染应立即拆除缝线，引流伤口，经正确换药促使其愈合。手术中加强切口保护、彻底止血，消灭无效腔等措施可预防切口感染。

（3）腹腔感染或脓肿　常发生于化脓性或坏疽性阑尾炎术后，特别是阑尾穿孔并发腹膜炎的患者。炎症渗出物积聚于膈下、盆腔、肠间形成脓肿，常见于术后 5～7 天，患者表现为体温升高或下降后又升高，并有腹痛、腹胀、腹部压痛、腹肌紧张或腹部包块，亦可出现直肠刺激症状和膀胱刺激症状。按腹腔脓肿相应治疗原则处理。

（4）粘连性肠梗阻　与局部炎性渗出、手术损伤和术后长期卧床等因素有关。完全性肠梗阻应手术治疗。

（5）粪瘘　多因阑尾残端结扎线脱落或术中损伤所致。一般经非手术治疗可自行闭合痊愈。经久不愈者，应查明病变性质及范围，行相应手术治疗。

（6）阑尾残株炎　由于切除阑尾时残端太长，术后炎症复发，出现阑尾炎症状。可采用 X 线钡剂检查，以明确诊断。症状严重时，须行手术切除阑尾残株。

【健康教育要点】

1. 应注意饮食卫生，避免暴饮暴食、生活不规律、过度疲劳和腹部受凉等因素，发生急性胃肠炎应及时治疗。

2. 向患者介绍术后早期离床活动的意义，鼓励患者尽早下床活动，促进肠蠕动恢复，防止术后肠粘连。

3. 阑尾周围脓肿患者出院时，应嘱患者3个月后再住院做阑尾切除术。

4. 发生急、慢性腹痛，恶心、呕吐等腹部症状，应及时就诊。

【特殊类型阑尾炎】

特殊类型的阑尾炎是指特殊年龄阶段和特殊情况下，发生的临床表现不典型，容易误诊、误治的急性阑尾炎。其护理措施同一般急性阑尾炎。较常见的有以下几种：

（一）小儿急性阑尾炎

婴幼儿的阑尾呈漏斗状，开口大，引流通畅，极少引起阑尾炎。2岁后阑尾逐渐变细，至学龄期几乎与成人无异。小儿急性阑尾炎主要指2～6岁的急性阑尾炎，病情较成人严重，高热、呕吐及腹泻明显，穿孔的机会多。因为小儿阑尾壁薄，管腔小，一旦有梗阻，血运很快发生障碍，易发生坏疽穿孔。约1/3以上的患者就诊时阑尾已穿孔；小儿大网膜发育不完全且较短，不能起充分的保护作用，故穿孔后炎症不易局限，易形成弥漫性腹膜炎；右下腹压痛广而肌紧张轻微。因此，小儿急性阑尾炎的并发症及死亡率也较高。另外，小儿病史询问困难，检查也多不予合作。

小儿急性阑尾炎一经诊断，应及时手术。因小儿常有高热、呕吐和腹泻，易造成脱水、酸中毒，手术前应予以纠正，应用广谱抗生素。术后应加强护理，避免并发症发生。

（二）老年人急性阑尾炎

随着社会老龄人口增多，老年人急性阑尾炎的发病率也相应升高。因老人对疼痛反应较迟钝，腹肌薄弱，防御机能及反应机能降低，所以患者主诉不强烈，体征不典型，临床表现轻而病理改变却很重，体温和白细胞升高均不明显，易延误诊断和治疗。又由于老年人大网膜萎缩，阑尾穿孔后易扩散为弥漫性腹膜炎；加之老年人多有动脉硬化，阑尾动脉也会发生改变，易导致阑尾缺血坏死；若阑尾周围脓肿形成，鉴于时间较长，压痛较轻，常被误诊为盲肠癌。

老年人因其特殊的病理特点，一旦确诊为急性阑尾炎应尽早手术治疗。但由于老年人常合并其他疾病，如高血压、冠心病、糖尿病等，使病情更趋复杂、严重，且对手术的耐受性较差，手术前后应做好各项准备与护理工作。同时注意伴发的内科疾病。

（三）妊娠期急性阑尾炎

较常见。发病多在妊娠前6个月。妊娠期盲肠和阑尾被增大的子宫推向右上腹部，压痛点也随之上移；由于静脉回流受阻，盆腔充血，阑尾坏死，穿孔率较高；腹壁被抬高，炎症刺激不到壁腹膜，故压痛、肌紧张和反跳痛均不明显；大网膜常被增大的子宫推向一侧，穿孔后炎症不易局限，而在上腹部扩散；炎症刺激子宫，易引起流产或早产，威胁母子安全。

妊娠早期和已临产者的单纯性阑尾炎可试行非手术治疗，如不见好转，应行手术疗法。妊娠中后期急性阑尾炎，炎症难于局限，一旦穿孔对母子威胁较大，应紧急手术。手术前后常规应用黄体酮，尽可能不用腹腔引流。

（四）慢性阑尾炎

慢性阑尾炎多由急性阑尾炎转变而来，少数病变开始即呈慢性过程。主要病理改变为阑尾壁有不同程度的纤维化和慢性炎性细胞浸润。少数慢性阑尾炎由于阑尾腔内粪石、虫卵等异物，或阑尾扭曲、粘连，淋巴小结过度增生，导致阑尾管腔变窄而发生慢性炎症变化。由于阑尾壁纤维组织增生、脂肪增加和管壁变厚，导致管腔狭窄或闭塞，妨碍阑尾腔排空并压迫阑尾壁神经末梢而引起疼痛等症状。

临床表现是反复发作的右下腹不规则的疼痛，其特点是间断性隐痛或胀痛，时轻时重，部位比较固定。多数患者在剧烈活动或不洁饮食后可诱发腹痛发作，病程中有急性阑尾炎的发作。患者常觉轻重不等的消化不良、胃纳不佳。右下腹压痛是唯一的体征，其特点为一般范围较小，位置恒定，重压时才能出现，无肌紧张和反跳痛，一般无腹部包块，但有时可触及胀气的盲肠。X线钡餐检查和纤维结肠镜检查有助于诊断。手术治疗是唯一有效的方法，手术切除阑尾，并行病理检查。

第二节 肠梗阻

肠内容物不能正常运行，即不能顺利通过肠道时，称为肠梗阻（intestinal obstruction），是外科常见的急腹症之一。其病情复杂多变，发展迅速，不仅能引起肠管本身解剖与功能上的改变，并可导致全身性生理紊乱，甚至危及患者生命。

【解剖与生理概要】

（一）解剖

小肠是指自胃幽门至盲肠之间的一段肠管，分为十二指肠、空肠和回肠三部分，成人全长3～5 m，但个体差异很大。十二指肠长约25～30 cm，十二指肠悬韧带是十二指肠与空肠的分界标志。小肠近侧2/5为空肠，占据腹腔的左上部和脐部，远侧3/5为回肠，位于腹腔右下部，部分位于盆腔内，空肠与回肠之间没有明确的解剖标志，均由肠系膜从左上向右下附着于腹后壁，活动度较大。小肠肠壁由外至内分浆膜、肌层、黏膜下层、黏膜4层。空肠黏膜有高而密的环状皱襞，越向下则皱襞越低越细至回肠远端几乎消失，故肠壁由上向下逐渐变薄，肠管也逐渐变细。

小肠的血液供应来自肠系膜上动脉。该动脉自腹主动脉分出，跨过十二指肠横部，进入小肠系膜根部，分出胰十二指肠下动脉、中结肠动脉、右结肠动脉和回肠动脉外，还分出12～16条空、回肠动脉支，各支相互吻合形成动脉弓，最后分出直支进入肠壁。小肠静脉与动脉伴行，汇入肠系膜上静脉，与脾静脉汇合成门静脉干。

小肠淋巴管起始于肠黏膜绒毛中央的乳糜管，汇集于肠系膜根部淋巴结，再经肠系膜上动脉周围淋巴结、腹主动脉前的腹腔淋巴结至乳糜池。

小肠接受交感神经和副交感神经支配。交感神经兴奋使肠蠕动减弱，血管收缩；迷走神经兴奋促进肠蠕动和肠腺分泌。小肠的痛觉由内脏神经的传入纤维传导。

（二）生理

小肠是食物消化和吸收的主要部位。小肠黏膜分泌含有多种酶的碱性肠液，使食糜在小肠内经消化分解为葡萄糖、果糖、氨基酸、脂肪酸、短肽等后经小肠黏膜吸收。此外，小肠还吸收水、电解质、各种维生素以及包括胃肠道分泌液和脱落的胃肠道上皮细胞的成分构成的大量内源性物质，成人这些内源性物质每天可达8000 ml左右，故小肠疾病如肠梗阻或肠瘘发生时，可引起严重营养障碍和水、电解质、酸碱平衡失调。

小肠还分泌多种胃肠道激素如胃动素、肠促胰泌素、胆囊收缩素、胃泌素、肠抑胃肽、生长抑素、脑啡肽、神经降压素等。

肠道还有重要的免疫功能。肠淋巴组织在肠道抗原物质刺激下产生局部免疫防御反应。肠固有层的浆细胞可分泌多种免疫球蛋白，主要是IgA，以分泌性IgA（sIgA）出现，其不易被肠道的水解酶破坏。

【病因及分类】

1. 按肠梗阻发生的基本原因分为三类

(1) 机械性肠梗阻（mechanical intestinal obstruction） 最常见。由于各种原因引起肠腔狭窄，肠内容物通过发生障碍。常见原因有：①肠腔阻塞，如寄生虫、大胆石、粪块、异物等。②肠壁病变，如先天性肠道闭锁、狭窄、肿瘤、炎症等。③肠管受压，如粘连带压迫、肠管扭转、嵌顿性疝、腹腔脓肿或肿瘤压迫等。

(2) 动力性肠梗阻 是由于神经反射或毒素刺激引起肠壁肌肉功能紊乱，使肠蠕动丧失或肠管痉挛，以致肠内容物不能正常运行，但无器质性的肠腔狭窄。可分为麻痹性肠梗阻和痉挛性肠梗阻。前者常见于急性腹膜炎、腹部大手术后、腹膜后血肿和感染等；后者很少见，见于急性肠炎和慢性铅中毒等。

(3) 血运性肠梗阻 是由于肠系膜血管栓塞或血栓形成，使肠管血运障碍，继而发生肠麻痹而使肠内容物不能运行。随着人口老龄化，动脉硬化等疾病增多，现已不属少见。

2. 按肠壁有无血运障碍分两类

(1) 单纯性肠梗阻 只有肠管内容物通过受阻，无肠管血运障碍。

(2) 绞窄性肠梗阻（strangulated intestinal obstruction） 不仅有肠管内容物通过受阻，同时有肠管血运障碍。可因肠系膜血管受压、栓塞或血栓形成等使相应肠段急性缺血；也可在单纯性肠梗阻时，因肠管高度膨胀，使肠壁小血管受压，而发生肠管血运障碍。

3. 其他分类

(1) 按梗阻部位可分为高位（空肠上段）肠梗阻及低位（回肠末段和结肠）肠梗阻。

(2) 按梗阻程度可分为完全性肠梗阻和不完全性肠梗阻。

(3) 按病情缓急可分为急性肠梗阻和慢性肠梗阻。

若一段肠袢两端完全阻塞，则称为闭袢性肠梗阻，此类梗阻肠腔高度膨胀，容易发生肠坏死和穿孔。肠梗阻的分类并非是绝对的，在不断变化的病理过程中，上述各种类型在一定条件下可以相互转化。

【病理生理】

1. 肠管局部变化

(1) 肠蠕动增强 单纯机械性肠梗阻，梗阻部位以上肠管蠕动频率及强度增加，以克服肠内容物通过障碍。

(2) 肠腔积气、积液、扩张 肠腔内70%的气体来自吞咽的气体，30%气体来自血液中气体弥散及肠道细菌分解发酵产生的气体。积液则来自梗阻上段胃肠道分泌液。梗阻部位愈低，时间愈长，肠膨胀愈明显；梗阻以下肠管则瘪陷、空虚或仅存积少量粪便。

(3) 肠壁充血水肿、血运障碍 肠管膨胀，肠壁变薄，肠腔压力升高使肠壁血运障碍。最初表现为静脉回流受阻，肠壁的毛细血管及小静脉淤血，肠壁充血、水肿、增厚呈暗红色。由于组织缺氧，毛细血管通透性增加，肠壁上有出血点，并有血性渗出液渗入肠腔及腹腔，使大量体液丧失。随血运障碍的发展，继而出现动脉血运受阻，血栓形成，肠壁失去活力，肠管呈紫黑色。腹腔出现带有粪臭的渗出物。最后肠管可缺血坏死而破溃、穿孔。

2. 全身性变化

(1) 体液丧失 体液丧失所致水、电解质紊乱与酸碱失衡，是肠梗阻很重要的病理生理改变。正常消化道每日分泌消化液约8000 ml，内含丰富的电解质和各种消化酶，绝大部分被再吸收，仅有200 ml左右随大便排出。梗阻患者尤其高位肠梗阻时，由于不能进食及频繁呕吐，大量丢失胃肠道液，使水分及电解质丢失；低位肠梗阻时，则这些液体不能被肠腔吸收而潴留在肠腔内，等于丢失。此外，肠管过度膨胀，影响肠壁静脉回流，使肠壁水肿和血浆向肠壁、肠腔和腹腔渗出。肠绞窄时，更丢失大量血液，从而造成严重的缺水，血容量减少和血液浓缩，以及酸碱平衡失调。十二指肠梗阻，可因丢失大量氯离子和酸性胃液而产生碱中毒。一般小肠梗阻，丧失的体液多为碱性或中性，钠、钾离子的丢失较氯离子为多，在脱水和缺氧的状态下，酸性代谢产物增加，可引起严重的代谢性酸中毒。

(2) 毒素吸收及全身感染　梗阻以上肠腔内细菌大量繁殖，并产生多种毒素，同时由于肠壁通透性增加，使肠内细菌及毒素进入腹腔，引起严重的腹膜炎和脓毒症。严重水、电解质紊乱、酸碱平衡失调、细菌感染、中毒等可引起休克。

(3) 呼吸和循环功能障碍　肠腔高度膨胀，腹压增高，膈肌上升，腹式呼吸减弱，影响肺内气体交换，同时阻碍下腔静脉血液回流，而致呼吸、循环功能障碍。

【临床表现】

1. 症状　尽管由于梗阻的原因、部位、病变程度、发病缓急及临床表现有所不同，但都存在肠内容物不能顺利通过肠腔，其共同的表现有腹痛、呕吐、腹胀和肛门停止排便排气等4大症状。

(1) 腹痛　机械性肠梗阻特点为阵发性腹部绞痛，是由于梗阻以上肠管剧烈蠕动引起的，疼痛多在腹中部，也可在梗阻所在的部位；当腹痛间歇不断缩短，以至成为持续性剧烈腹痛时，应考虑绞窄性肠梗阻的可能；麻痹性肠梗阻表现为持续性胀痛，无绞痛。

(2) 呕吐　梗阻早期，呕吐呈反射性，吐出物为食物和胃液，此后，呕吐随梗阻部位高低而有所不同，一般梗阻部位愈高，呕吐出现愈早，愈频繁，呕吐物主要为胃及十二指肠内容物；低位梗阻呕吐出现迟而少，可吐出粪臭样物；结肠梗阻呕吐迟，以腹胀为主；绞窄性肠梗阻时呕吐物呈咖啡样或血性；麻痹性肠梗阻呕吐呈溢出性。

(3) 腹胀　腹胀一般出现较晚，其程度与梗阻部位有关。高位肠梗阻腹胀不明显，有时可见胃型及蠕动波；低位肠梗阻及麻痹性肠梗阻腹胀显著，可为全腹胀。腹部隆起不均匀、不对称为肠扭转等闭袢性肠梗阻的特征。

(4) 肛门停止排气排便　完全性肠梗阻后，患者多不再排气及排便。但在梗阻早期，尤其是高位肠梗阻，其梗阻以下的肠腔内仍残留气体或粪便，可以自行或灌肠后排出，故不能因此而否定肠梗阻的存在。某些绞窄性肠梗阻，可排出黏液样血便。

2. 体征

(1) 全身变化　单纯性肠梗阻早期全身变化不明显，梗阻晚期或有绞窄性肠梗阻可有口唇干燥、眼窝凹陷、皮肤弹性消失、尿少或无尿等脱水表现，以及脉搏细速、血压下降、面色苍白、四肢发凉等中毒和休克征象。

(2) 腹部体征　视诊：单纯机械性肠梗阻可见腹胀、肠型和蠕动波；麻痹性肠梗阻时腹胀均匀；绞窄性肠梗阻时有不均匀腹胀。触诊：单纯性肠梗阻有腹部轻压痛；绞窄性肠梗阻腹部有固定性压痛和腹膜刺激征，可扪及痛性包块。叩诊：绞窄性肠梗阻腹腔内有渗液，可有移动性浊音。听诊：机械性肠梗阻时肠鸣音亢进，可闻及气过水声或金属音；麻痹性肠梗阻或绞窄性肠梗阻后期腹膜炎时肠鸣音减弱或消失。直肠指检：扪及肿块提示肿瘤或肠套叠的套头，血迹提示肠套叠或绞窄。

【辅助检查】

1. 实验室检查 肠梗阻后期，因脱水和血液浓缩而使血红蛋白值及血细胞比容升高。绞窄性肠梗阻时，可有明显的白细胞计数及中性粒细胞比例增加，呕吐物及粪便检查见大量红细胞或隐血试验阳性。合并电解质、酸碱失衡时可有血钾、钠、氯及血气分析值的变化。

2. X线检查 一般在肠梗阻发生4～6 h后，立位或侧卧位X线平片可见胀气肠袢及数个阶梯状排列的气液平面，但无此征象者不能完全排除肠梗阻的可能。空肠梗阻、胀气可见“鱼肋骨刺”状的环形黏膜纹。绞窄性肠梗阻时，可见孤立、突出、胀大的肠袢，其位置不因时间而变化。

【治疗原则】 肠梗阻的治疗原则是矫正因肠梗阻所引起的全身生理功能紊乱和解除肠道梗阻。

1. 基础疗法 包括胃肠减压，纠正水电解质紊乱和酸碱失衡、抗感染及其他对症治疗。无论非手术或手术治疗，基础疗法都是需要的，主要是为了缓解肠壁血运障碍，防治体液平衡失调，控制感染进展，为解除梗阻创造了条件，是保证治疗效果，降低死亡率的重要措施。

2. 非手术治疗 适用于单纯粘连性（特别是不完全性）肠梗阻、麻痹性或痉挛性肠梗阻、蛔虫或粪块堵塞、肠结核等炎症引起的不完全性肠梗阻及肠套叠的早期等。

3. 手术治疗 适用于各种类型的绞窄性肠梗阻、肿瘤及先天性肠道畸形引起的肠梗阻，以及非手术治疗无效的患者。手术方法有：

（1）粘连松解术、肠切开取蛔术、肠套叠或肠扭转的复位术等单纯解除梗阻的手术。

（2）肠肿瘤、肠坏死的肠切除吻合术。

（3）肿瘤切除有困难、粘连难以分离等可行肠短路吻合术。

（4）患者情况不允许复杂手术时可行肠造口或肠外置术。

【护理评估】

（一）术前评估

1. 健康史 询问病史，注意患者的年龄，有无感染、饮食不当、过劳等诱因，尤其注意既往有无腹部疾病、手术史、外伤史等。

2. 身体状况 了解腹痛的性质（绞痛、阵发性疼痛或持续性疼痛）、呕吐物、胃肠减压抽出液的性质和量；腹胀、肠鸣音等体征的动态变化。有无腹膜刺激征、移动性浊音等的出现。生命体征的变化，有无体液失衡的表现，以及辅助检查的结果。

3. 心理社会状况 肠梗阻常急性发作，由于病因复杂、病情多变、剧烈腹痛、腹胀及呕吐，可使患者出现焦虑，部分患者害怕手术或担心手术效果而产生恐惧。了解患者和家属对疾病的了解程度、治疗费用的经济承受能力等。

（二）术后评估

询问麻醉方式、术中输血和输液情况、手术方式、手术进行情况等。术后患者的生命体征，术后恢复情况，有无切口感染、腹腔内感染或肠瘘等并发症发生。腹腔引流管是否通畅，引流液的颜色、性状和量。

【主要护理诊断】

1. 体液不足 与呕吐、禁食、肠腔积液、胃肠减压致体液丢失有关。

2. 不适 腹痛、腹胀、恶心 与肠内容物不能正常运行、手术创伤等因素有关。

3. 低效性呼吸型态 与肠膨胀致膈肌抬高有关。

4. 潜在并发症：肠坏死、腹腔感染、休克等。

5. 术后潜在并发症：切口感染或裂开、腹腔脓肿、肠瘘、再粘连性肠梗阻、MODS等。

6. 知识缺乏：缺乏术前、术后相关配合知识。

【护理措施】

（一）非手术治疗的护理

1. 饮食　肠梗阻患者应常规禁食。当梗阻缓解，患者出现排气、排便、腹痛、腹胀消失后可进流质饮食，但应忌食产气的甜食和牛奶等。

2. 胃肠减压　应及早使用。胃肠减压吸出胃肠内积液和积气，可降低胃肠道内的压力和膨胀程度，改善肠壁血液循环，同时减少肠内细菌和毒素，有利于改善局部和全身情况。在胃肠减压期间，做好胃管的护理，密切观察记录引流液的颜色、性状及量，如发现抽出液为血性时，应考虑有绞窄性肠梗阻的可能。

3. 呕吐的护理　呕吐时嘱患者坐起或头转向一侧，以防呕吐物吸入气管，导致窒息和吸入性肺炎；呕吐后及时清除呕吐物，给予温开水漱口，保持口腔清洁；并观察记录呕吐出现的时间、次数、性状和量。

4. 体位　有休克时患者应取平卧位，当患者生命体征平稳时，可采取半卧位，可使膈肌下降，有利于患者呼吸和循环功能的改善。

5. 输液的护理　根据病情、不同的年龄以及出入量的多少补充液体及电解质，必要时输血，以维持水、电解质及酸碱平衡。同时注意积极改善患者全身营养状况，纠正贫血及低蛋白血症。应注意保证输液的通畅，并观察输液后反应。

6. 用药护理　遵医嘱正确、按时使用抗生素以防治细菌感染，减少毒素吸收，应注意观察用药后疗效及副作用。对腹部绞痛明显的肠梗阻患者，确定无肠绞窄后，可使用阿托品、山莨菪碱等抗胆碱类药物解除胃肠道平滑肌痉挛，以缓解腹痛，但不能随意使用吗啡、哌替啶等镇痛剂，以免掩盖病情而延误治疗。此外，还可采用腹部热敷、针刺双侧足三里穴等措施。

7. 病情观察　定时测量生命体征并及时记录；严密观察患者的腹部症状、体征及全身情况。若患者出现下列情况之一时，应考虑绞窄性肠梗阻的可能，多需紧急手术治疗，应及时报告医师并做好手术前的准备工作。

（1）腹痛发作急剧，起始即为持续性剧烈疼痛，或在阵发性加重之间仍有持续性疼痛。肠鸣音可不亢进。有时出现腰背部痛，呕吐出现早、剧烈而频繁。

（2）病情进展快，早期出现休克，抗休克治疗后改善不显著。

（3）腹胀不对称，腹部有局限性隆起或触及有压痛的包块。

（4）有明显的腹膜刺激征，体温上升，脉率增快，血白细胞计数及中性粒细胞比例增高。

（5）呕吐物、胃肠减压物、肛门排出物为血性，或腹腔穿刺抽出血性液体。

（6）经积极非手术治疗无效而症状无明显改善。

（7）腹部X线检查见孤立、突出胀大的肠袢，且不受体位、时间的影响，或有假肿瘤阴影。

（二）手术后护理

1. 一般护理

（1）体位与活动　患者麻醉清醒、生命体征平稳后，应取半卧位。应鼓励患者早期下床活动，床上勤翻身，病情允许，早期下床活动，促进肠蠕动，防止肠粘连。

（2）饮食 术后肠蠕动恢复前仍需禁食，营养通过静脉补充。待肠蠕动恢复和肛门排气后，可开始进少量流食，进食后如无不适逐步过渡到半流食及普食。原则是少量多餐，禁食油腻，逐渐过渡。

2. 胃肠减压及腹腔引流的护理 胃管及腹腔引流管应妥善固定，保持引流通畅，避免受压、折叠、扭曲或滑脱；观察并记录引流液的颜色、性状及量。胃管一般在肛门排气、肠蠕动恢复后即可拔除。

3. 病情观察 注意观察神志、生命体征、腹部症状和体征的变化。观察腹痛、腹胀的改变程度，呕吐及肛门排气、排便情况等。要密切注意手术后各种并发症的发生，重视伤口敷料及引流液情况，及时发现术后并发症，如切口感染、肠瘘等。

【健康教育要点】

1. 适当活动，避免腹部受凉，吃易消化的食物，不宜暴饮暴食，不要在饭后剧烈活动、劳动。

2. 养成良好的卫生习惯，不吃不洁的食物，减少肠道寄生虫病，正确使用驱蛔药。

3. 保持大便通畅，老年及肠功能不全有便秘现象者应及时给予缓泻剂，必要时灌肠，以协助其排便。

4. 腹部手术后应尽早下床活动，以促进肠功能的恢复。

5. 出院后若有腹痛、腹胀、停止排便排气等不适，应及时就诊。

几种常见类型的肠梗阻

（一）粘连性肠梗阻

粘连性肠梗阻（adhesive intestinal）是肠粘连或腹腔内粘连带所致的肠梗阻，是临床上最为常见的机械性肠梗阻，占各类肠梗阻的20%～40%。

【病因与病理】 其病因分先天性及后天性两种。先天性较少见，可因发育异常或胎粪性腹膜炎所致；后天性多见，常由腹腔内手术、炎症、创伤、出血、异物等引起。临床上以手术后所致的粘连性肠梗阻最为多见。

肠粘连在一定条件下引起肠梗阻。如肠袢间紧密粘连成团或固定于腹壁，使肠管变窄或肠管蠕动受影响；肠管因粘连牵扯扭折成锐角；粘连带压迫肠管；或肠袢以粘连处为支点发生扭转等。在上述病变基础上，加之饮食不当、剧烈活动、体位突然改变常可诱发粘连性肠梗阻的发生。粘连性肠梗阻多为单纯性或不完全性肠梗阻，少数为绞窄性（图21-2）。

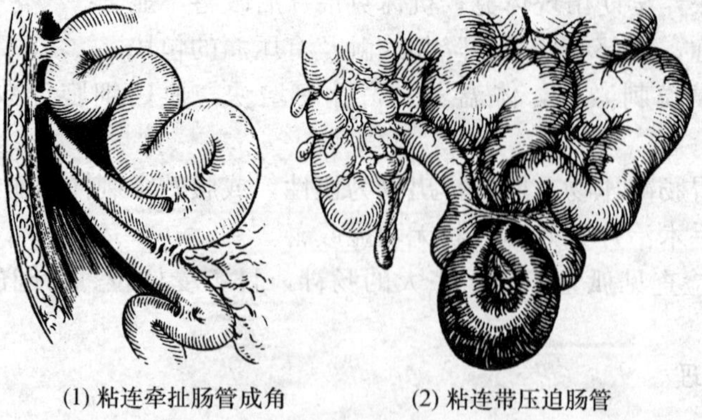

(1) 粘连牵扯肠管成角 (2) 粘连带压迫肠管

21-2 粘连性肠梗阻

【临床表现】 主要是小肠机械性肠梗阻的表现，若突然出现急性梗阻症状，腹痛加重，局部压痛或有腹肌紧张者，警惕绞窄性肠梗阻的可能。

术后近期发生的粘连性肠梗阻应与术后肠麻痹恢复期的肠蠕动功能失调相鉴别，后者多发生在术后 3～4 日，肛门排气排便后症状自行消失。

【治疗原则】

1. 非手术治疗　适用于单纯性、不完全性肠梗阻。治疗包括禁食、胃肠减压，纠正水、电解质及酸碱失调和防治感染。

2. 手术治疗　粘连性肠梗阻频繁发作或经非手术治疗未见好转甚至加重，或怀疑为绞窄性肠梗阻，须手术治疗。手术方法包括粘连带切断或分离术、小肠折叠排列术和肠吻合术等。及时、正确治疗腹膜炎和术后早期活动对预防肠粘连有重要意义。

（二）肠扭转

肠扭转（volvulus）是一段肠管沿其系膜长轴旋转而形成的闭袢性肠梗阻，同时由于肠系膜血管受压，也是绞窄性肠梗阻。常发生于小肠，其次为乙状结肠，是严重的机械性肠梗阻，可在短期内发生肠绞窄和坏死。

【病因与病理】 其原因是肠系膜及其肠袢过长，系膜根部附着处过窄或粘连收缩靠拢等解剖上的因素，并因肠内容物骤增、肠管动力异常以及突然体位改变等因素诱发肠扭转。肠扭转属闭袢性肠梗阻，其系膜根部以顺时针方向旋转多见，轻者扭转在360°以下，重者可达2～3 圈。常见的肠扭转有部分小肠、全部小肠和乙状结肠扭转。

【临床表现】

1. 小肠扭转（图 21-3）　多见于男性青壮年，常有饱食后剧烈运动等诱发因素。表现为突然发生腹部剧烈绞痛，多在脐周围，呈持续性疼痛阵发加剧，可有腰背牵涉痛，患者常取蜷曲侧卧位。频繁呕吐，腹胀不明显或不对称，严重者有明显的腹膜刺激征，移动性浊音阳性，可无高亢的肠鸣音，腹部有时可扪及压痛的扩张肠袢。病程稍晚，即易发生休克。腹部X线检查符合绞窄性肠梗阻的表现，另外，还可见空肠和回肠换位，或排列成多种形态的小跨度蜷曲肠袢等特有的征象。

2. 乙状结肠扭转（图 21-4）　多见于有便秘习惯的男性老年人，或以往有多次腹痛发作经排便、排气后缓解的病史。除有腹部绞痛外，腹胀明显，呕吐一般不明显。低压灌肠灌入量往往不超过 500 ml，X 线检查，可见巨大马蹄状的双腔充气肠袢；钡剂灌肠检查时，见扭转部位钡剂受阻，钡影尖端呈“鸟嘴”状。

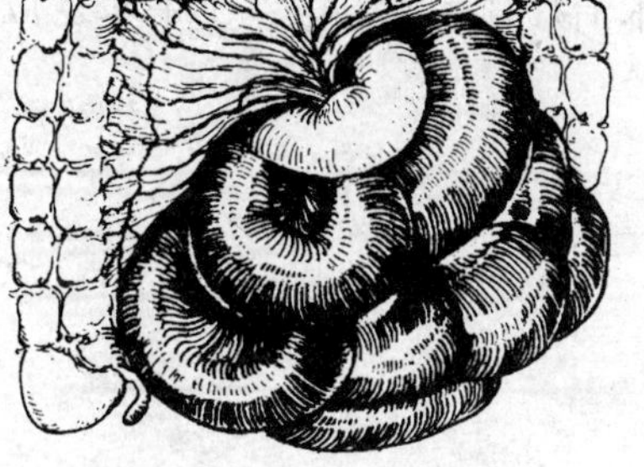

图 21-3　全小肠扭转

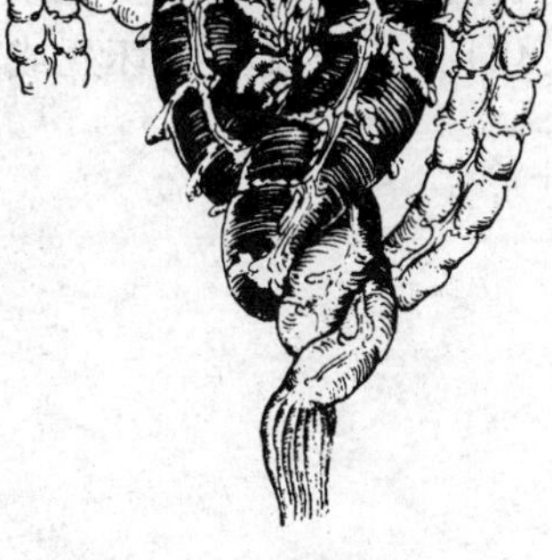

图 21-4　乙状结肠扭转

【治疗原则】 肠扭转很易发生绞窄、坏死，故一般应及时手术治疗。手术方法包括肠扭转复位术、肠切除吻合术。

（三）肠蛔虫堵塞

由于蛔虫团、胆石、粪便或其他异物等肠内容堵塞肠腔，称肠堵塞。是一种单纯性机械性肠梗阻。较多见的是由于蛔虫聚集成团并引起局部肠管痉挛而致肠腔堵塞。多见于农村地区的儿童，驱虫治疗不当为其诱发原因。梗阻部位多在回肠，为不完全性。患者有脐周阵发性腹痛或呕吐，可有便蛔虫或吐蛔虫的病史。一般腹胀不明显，也无腹肌紧张，腹部可扪及变形、变位的条索状团块，可随肠管收缩而变硬，肠鸣音可亢进或正常。体温、白细胞计数多正常。腹部X线有时可见成团的虫体阴影。少数患者可发生肠扭转或肠壁坏死穿孔，蛔虫进入腹腔而引起腹膜炎。

单纯性蛔虫堵塞采用非手术治疗效果较好。除禁食、输液外，可口服生植物油，也可口服枸橼酸哌嗪等驱虫；若腹痛剧烈，可用解痉剂；腹胀明显者行胃肠减压。症状缓解后经胃管注入氧气驱虫。非手术治疗无效或并发肠扭转、腹膜炎时，应手术取虫。术后应继续驱虫治疗。

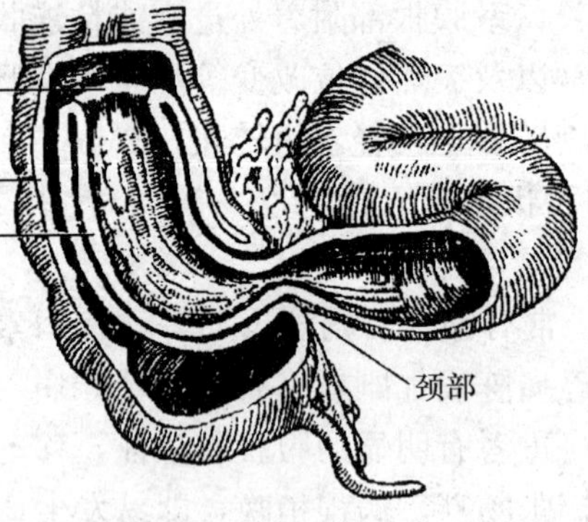

图 21-5 肠套叠

（四）肠套叠

一段肠管套入其相连的肠腔内称肠套叠（intussusception）。其发生原因与盲肠活动度过大、肠息肉、肿瘤以及蠕动异常及饮食性质改变引起的肠功能紊乱有关。按发生部位可分为回盲部套叠（回肠套入结肠）（图 21-5）、小肠套叠（小肠套入小肠）与结肠套叠（结肠套入结肠）等型，以回盲部套叠最多见。

【临床表现】

1. 原发性肠套叠 80%发生于2岁以下婴幼儿，尤以4～10个月发病率高，肠套叠的三大典型症状为腹痛、血便和腹部肿块，表现为突然发作剧烈的阵发性腹痛（哭闹）、面色苍白、出汗，伴有呕吐及果酱样血便。腹部可扪及表面光滑、稍可活动、有压痛的腊肠样肿块，肿块常位于脐右上方，右下腹扪诊有空虚感。空气或钡剂灌肠X线检查可见空气或钡剂在结肠内逆行受阻，受阻端呈“杯口”状或“弹簧”状阴影。

2. 继发性肠套叠 多见于成年人，多因肠息肉、肿瘤等引起，症状不典型，多为不完全性梗阻，少有血便。

【治疗原则】 早期可用空气或钡剂灌肠复位，疗效可达90%以上。如复位不成功或病期已超过48 h，或怀疑有肠坏死或肠穿孔，应行手术治疗。手术方法：①手术复位；②肠切除吻合术。

第三节 大肠癌

一、解剖与生理概要

(一) 结肠解剖与生理概要

结肠在右髂窝内与回肠相接，在第 3 骶椎水平连接直肠。包括盲肠、升结肠、横结肠、降结肠、乙状结肠。成人平均长度约 150 cm，直径自起始端的 7.5 cm，逐渐递减为乙状结肠末端的 2.5cm，这是结肠肠腔最狭窄的部位。回肠末端突入盲肠形成上、下两个半月形的瓣，称为回盲瓣，具有括约肌作用，可以阻止小肠内容物过快地进入大肠，以便食物在小肠充分消化吸收，并可阻止盲肠内容物逆流入回肠。右侧升结肠与横结肠交界近肝处为肝曲，左侧横结肠与降结肠交界近脾处为脾曲。升结肠和降结肠仅在其前面和两侧有腹膜覆盖，后面以疏散结缔组织与腹后壁相贴，故其后壁穿孔时可引起严重的腹膜后感染。盲肠、横结肠和乙状结肠有系膜，活动度较大，乙状结肠若系膜过长则易发生扭转。

结肠壁分为浆膜层、肌层、黏膜下层、黏膜层。其外层纵肌形成三条结肠带，其顶点汇合点是阑尾根部附着处。结肠带之间的肠壁呈许多囊状膨出，称结肠袋。结肠带边缘有许多脂肪垂附着。

结肠左、右侧的血液供应不同，右半结肠的血供来自肠系膜上动脉，分出回结肠动脉、结肠右动脉和结肠中动脉；左半结肠由肠系膜下动脉供应，分出结肠左动脉和数支乙状结肠动脉。结肠的静脉分布与动脉相似，分别由肠系膜上、下静脉汇入门静脉。

结肠的淋巴结分为结肠上淋巴结、结肠旁淋巴结、中间淋巴结以及中央淋巴结四组，中央淋巴结位于结肠动脉根部及肠系膜上、下动脉的周围，再引流至腹主动脉周围腹腔淋巴结。

结肠的神经由交感神经及副交感神经支配，支配结肠的副交感神经在左右侧有所不同。迷走神经支配右半结肠，盆腔神经支配左半结肠。交感神经纤维则分别来自肠系膜上和肠系膜下神经丛。

结肠的主要功能为吸收水分、储存及转运粪便，还可吸收葡萄糖、电解质、钠、钾和部分胆汁酸，其吸收功能主要在右半结肠，故结肠广泛切除后，吸收水分有障碍，可出现腹泻。此外，结肠能分泌碱性的黏液，以润滑黏膜，还分泌数种胃肠道激素。结肠内含有大量细菌，能发酵、利用肠内物质合成维生素 K、维生素 B 复合物和短链脂肪酸等，供体内代谢需要。

(二) 直肠解剖与生理概要

直肠位于盆腔的后部，平骶岬处上接乙状结肠，沿骶、尾骨前面下行，穿过盆隔转向后下，至尾骨平面连于肛管，形成约 90°的弯曲。上部直肠与结肠粗细相同，下部扩大成直肠壶腹，是暂存粪便的部位。直肠全长约 12～15 cm，分为上段直肠与下段直肠，以腹膜反折为界。上段直肠的前面及两侧有腹膜覆盖，前面的腹膜反折形成直肠膀胱凹陷或直肠子宫凹陷，下端直肠完全在腹膜外。

直肠壁分为浆膜层、肌层、黏膜下层、黏膜层。浆膜层仅在直肠上部存在，直肠肌层分两层：外层纵肌上与乙状结肠相连，下与肛提肌和内、外括约肌相连；内层环肌在直肠下端增厚，在肛管处形成肛管内括约肌，有协助排便作用。直肠黏膜较厚，在壶腹部形成上、中、下三个半月状皱襞，内含环肌纤维，称直肠瓣。

直肠的血供、淋巴回流及神经分布见本章第六节肛管的解剖。

直肠有排便、吸收和分泌功能。可吸收少量的水、电解质、葡萄糖和一部分药物；并分泌黏液帮助粪便排出。粪便储存于乙状结肠，直肠下端是排便反射的主要发生部位，是排便功能中的重要环节。

二、结肠癌

结肠癌（colon carcinoma）是消化道常见的恶性肿瘤，好发年龄 41～65 岁。近年来，我国尤其是大都市，发病率明显上升，且有超过直肠癌的趋势。好发于乙状结肠，依次为盲肠、升结肠、横结肠和降结肠。直肠癌中，低位直肠癌多见，约占直肠癌的 3/4，绝大多数癌肿可在直肠指检时触及。

【病因】 病因尚不清楚，可能与以下因素有关系。

1. 饮食习惯　摄入过多含动物脂肪和动物蛋白的食物，缺乏新鲜的蔬菜、水果和纤维素食品；缺乏适度的体力活动，导致肠蠕动功能下降，肠道菌群改变，肠道中胆盐和胆酸含量增加，以至引起或加重肠黏膜损害。

2. 癌前病变　某些疾病已被公认为癌前疾病，如家族性肠息肉、结肠腺瘤、溃疡性结肠炎、结肠血吸虫病肉芽肿与结肠癌的发生有较密切的关系。

3. 家族遗传史　流行病学调查发现有为数不少的结肠癌家族，说明结肠癌与遗传因素关系密切，抑癌基因和遗传不稳定性使其成为易感人群。

【病理与分型】

（一）大体分型

1. 肿块型　肿瘤向肠腔内生长，呈菜花状，表面易溃疡，伴出血、感染和坏死。生长较慢，向周围浸润较少，恶性程度较低，预后较好。好发于右侧结肠，尤其是盲肠。

2. 浸润型　肿瘤沿肠壁呈环状浸润，易引起肠腔狭窄和肠梗阻，分化程度低，转移较早而预后差。多发生于左侧结肠，尤其是乙状结肠和直肠乙状结肠交界处。

3. 溃疡型　其特点是向肠壁深层生长并向周围浸润；早期可有溃疡，边缘隆起，中央凹陷；表面糜烂、易出血、感染或穿孔；转移较早，恶性程度高，是结肠癌最常见的类型。

（二）组织学分类

较常见的是：①腺癌：占结肠癌的大多数；②黏液癌：预后较腺癌差；③未分化癌：易侵入小血管和淋巴管，预后最差。

（三）临床病理分期

结肠癌的分期普遍采用 Dukes 法。

A 期：病灶局限于肠壁内，可分为三个分期：A_1：癌肿侵及黏膜及黏膜下层；A_2：癌肿侵及肠壁浅肌层；A_3：癌肿侵及肠壁深肌层。

B 期：癌肿穿透肠壁或侵及肠壁外组织、器官，尚可整块切除，无淋巴结转移。

C 期：癌肿侵犯肠壁任何一层，但有淋巴结转移。

D 期：有远处转移或腹腔转移，或广泛侵及邻近器官无法切除。

（四）转移途径

1. 淋巴转移　这是结肠癌主要的转移途径。首先到结肠壁和结肠旁淋巴结，再到肠系膜血管周围淋巴结和肠系膜血管根部淋巴结。

2. 血行转移　多见于肝，其次还可转移至肺、骨等。

3. 直接浸润　癌肿直接沿肠壁浸润性生长，估计癌肿浸润肠壁一圈约需1.5～2年时间。直接浸润可穿透浆膜层侵入邻近器官，如乙状结肠癌常侵犯膀胱、子宫、输尿管等处；横结肠癌可侵犯胃壁，甚至形成内瘘。

4. 种植转移　当癌肿穿透肠壁后，癌细胞可脱落、种植于腹膜或其他脏器表面。

【临床表现】 早期结肠癌患者多无明显症状，随着病程的发展可出现一系列症状。

1. 排便习惯及粪便性状的改变　常为最早出现的症状，因肿瘤坏死形成溃疡或继发感染所致。多表现为排便次数增加，腹泻、便秘、粪便中带脓、血或黏液。

2. 腹痛　也是早期症状之一，常为定位不确切的持续性隐痛，或仅为腹部不适或腹胀感。发生肠梗阻时腹痛加重或为阵发性绞痛。

3. 腹部肿块　多为肿瘤本身，也可能为梗阻近侧肠腔内的积粪。肿块多坚硬，呈结节状。若癌肿穿透肠壁并发感染时，肿块固定，且有明显压痛。若为乙状结肠癌或横结肠癌，可有一定活动度。

4. 肠梗阻症状　一般属结肠癌的晚期症状，多表现为慢性低位不完全性肠梗阻，主要表现是腹痛和便秘，腹部胀痛或阵发性绞痛。若发生完全梗阻，症状加剧。

5. 全身表现　因慢性失血、癌肿溃烂、感染、毒素吸收等，患者可出现贫血、消瘦、乏力、低热等。晚期可出现肝大、黄疸、水肿、腹水、直肠前凹肿块、锁骨上淋巴结肿大及恶病质等。

由于癌肿病理类型和部位不同，临床表现也有区别，一般右侧结肠癌以全身中毒症状、贫血、腹部肿块为主要表现；左侧结肠癌则以慢性肠梗阻、便秘、腹泻、血便等症状为显著。

【辅助检查】

1. 粪便潜血试验　结肠癌早期可有少量出血，故粪便潜血试验多阳性。可作为大规模普查时或对一定年龄组高危人群作为大肠癌的初筛手段，阳性者再做进一步检查。

2. 内镜检查　乙状结肠镜或纤维结肠镜检查可直视病灶并取活组织作病理学检查，是诊断结肠癌最有效、最可靠的方法。

3. 影像学检查

（1）X线钡剂灌肠或气钡双重对比造影检查　是结肠癌的重要检查方法，能判断结肠癌的位置，并能了解有无多发性癌及结肠息肉病等。

（2）B超　普通B型超声波检查能显示腹部肿块、淋巴转移或肝转移等。用腔内探头可检测癌肿浸润肠壁的深度及有无侵犯邻近脏器，内镜超声正逐步在临床开展应用，可在手术前对癌肿的局部浸润程度进行评估。

（3）CT检查　可了解结肠癌扩散情况，是手术前常用的检查方法。腹部CT扫描可帮助判断有无肝转移等。

4. 血清癌胚抗原（carcinoembryonic antigen，CEA）测定　诊断特异性不高，但对判断患者预后、疗效和复发有一定的作用。

【治疗原则】 以手术切除为主要治疗方法，辅以化疗。

（一）手术治疗

1. 根治术　切除范围包括癌肿所在肠袢及其系膜和区域淋巴结。常用手术方式有：

（1）右半结肠切除术：适用于盲肠、升结肠、结肠肝曲的癌肿。

（2）横结肠切除术：适用于横结肠癌。

（3）左半结肠切除术：适用于降结肠、结肠脾曲癌。

（4）乙状结肠癌根治术：适用于乙状结肠癌。

2. 姑息性手术 适用于晚期癌肿，有远处转移，但局部癌肿尚能切除者。可作癌肿所在肠段局部切除及肠吻合术。肝内有转移癌而尚能切除者，近年主张行肝叶切除术。晚期、局部癌肿已不能切除时，为解除梗阻，可将梗阻近端肠管与远端肠管做端侧或侧侧吻合术，或梗阻近端作结肠造口术。

3. 结肠癌并发急性肠梗阻的处理 发生于左半结肠的梗阻是右半结肠的9倍。右半结肠癌梗阻较适于作一期切除肠吻合术；若患者全身情况差，可先行切除肿瘤、肠道造瘘或短路手术；待病情稳定后，再行二期手术。分期手术适用于左半结肠癌致完全性肠梗阻的患者。

（二）化疗

化疗可作为结肠癌根治术的辅助治疗，可提高5年生存率。给药途径有口服、动脉灌注、门静脉给药、静脉给药、手术后腹腔置管灌注给药及温热灌注化疗等。目前多采用以5-氟尿嘧啶（5-FU）为基础的联合化疗方案。

三、直肠癌

直肠癌（colorectal carcinoma）是乙状结肠直肠交界处至齿状线之间的恶性肿瘤，是消化道的常见肿瘤之一。直肠癌发病率仅次于胃癌，我国发病率中以45岁为中位数，青年人发病率有上升趋势。

【病因】

病因尚不清楚，可能与下列因素有关。

1. 饮食习惯 流行病学显示，高脂肪、高蛋白饮食使大肠内细菌组成改变，胆酸、胆盐增加，被肠内厌氧菌分解为多环烃、甲基胆蒽。低纤维食物使粪便通过肠道速度减慢，致癌物质与肠黏膜接触时间延长，增加致癌作用。

2. 直肠慢性炎症 如溃疡性结肠炎、血吸虫病使肠黏膜处于反复破损和修复状态而癌变。

3. 直肠腺瘤癌变 以家族性腺瘤和绒毛腺瘤癌变率高。

4. 遗传因素 临床观察到为数不少的直肠癌家族，说明直肠癌可能与遗传因素有关。

【病理与分型】

直肠癌多发生在腹膜返折之下的直肠壶腹部。

（一）大体分型

1. 溃疡型 多见，占直肠癌的50%以上。肿瘤向肠壁深层发展，并向四周浸润，早期可有溃疡，形状为圆形或卵圆形，中心凹陷，边缘凸起，表面糜烂，易出血。分化程度低，较早转移。

2. 肿块型 也称髓样癌或菜花形癌。向肠腔内突出，肿块增大时表面可产生溃疡。肿块向周围浸润较少，恶性程度较低。

3. 浸润型 也称硬癌或狭窄型癌。癌肿沿肠壁浸润，使肠腔狭窄，分化程度低，转移早而预后差。

（二）组织学分类

1. 腺癌 约占75%～85%，癌细胞排列呈腺管或腺泡状。

2. 黏液腺癌 占10%～20%，预后较腺癌差。

3. 未分化癌 易侵入小血管和淋巴管，预后最差。

4. 其他 如鳞状细胞癌、印戒细胞癌等。

（三）临床病理分期

采用Dukes分期法（参见本节结肠癌分期）。

（四）扩散与转移

1. 直接浸润 直肠癌多向肠管周围及肠壁深层浸润性生长，向纵轴扩散者较少。一个直径约1cm的肿瘤，浸润肠壁一周，约需1.5～2年。当直肠癌穿透肠壁后可侵入邻近器官，如膀胱、子宫、输尿管、前列腺、阴囊腺、阴道等。

2. 淋巴转移 是主要的转移途径。上段直肠癌向上沿直肠上动脉，经肠系膜下动脉根部淋巴结，沿腹主动脉旁淋巴结向上转移。下段直肠癌以向上方和侧方转移为主。齿状线周围癌肿可向上、侧、下方转移。向下方可转移至腹股沟淋巴结。

3. 血行转移 直肠癌侵入静脉后，癌细胞可经门静脉转移至肝；也可由髂静脉进入体循环转移至肺、骨和脑。

4. 种植转移 较少见。上段直肠癌偶有种植转移。

【临床表现】

早期多无明显症状，至癌肿增大并有溃疡或感染时，方出现明显症状。

1. 直肠刺激症状 频繁便意，排便习惯改变，便前肛门有下坠感、里急后重、排便不尽感，晚期有下腹痛。

2. 肠腔狭窄症状 癌肿侵犯致肠腔狭窄，大便变形、变细。若肠管发生部分梗阻，可表现为腹痛、腹胀、肠鸣音亢进等不完全性肠梗阻症状。

3. 癌肿破溃感染症状 大便表面带血及黏液，甚至脓血便。血便是直肠癌最常见的症状。

4. 晚期症状 癌肿侵犯前列腺、膀胱，可出现尿频、尿痛、血尿。癌肿侵及骶前神经，可发生骶尾部持续性剧烈疼痛。晚期出现肝转移时，可出现腹水、肝大、黄疸、贫血、消瘦、水肿、恶病质等症状。

【辅助检查】

1. 粪便潜血试验 有利于早期诊断。可作为大规模普查或对高危人群初筛检查，持续阳性者应作进一步检查。

2. 直肠指检 是诊断直肠癌的主要方法。约75%以上的直肠癌为低位，能经直肠指检触及，并了解癌肿的部位、大小、范围及与周围组织的关系。

3. 内镜检查 包括直肠镜、乙状结肠镜和纤维结肠镜检查。内镜检查可在直视下取活组织作病理学检查，是诊断直肠癌最有效、最可靠的手段。

4. 影像学检查

（1）钡剂灌肠检查 对直肠癌的诊断意义不大，用于排除结肠、直肠多发癌和息肉病。

（2）B超和腔内B超 普通B型超声波检查能显示腹部肿块、淋巴转移或肝转移等。用腔内探头可检测癌肿浸润肠壁的深度及有无侵犯邻近器官，可在术前对直肠癌的局部浸润程度进行评估。

(3) CT检查 可了解直肠癌盆腔内扩散情况，有无侵犯膀胱、子宫及盆壁。腹部CT可扫描有无肝转移癌等。

(4) MRI检查 可显示肿瘤在肠壁内的浸润深度，对直肠癌的诊断及术前分期有重要价值。

(5) PET-CT检查（正电子发射计算机断层显像-CT） 该检查可发现肿瘤以外的高代谢区，从而帮助制定治疗方案。

5. 肿瘤标记物检查 常用的是癌胚抗原，但认为作为早期结、直肠癌的诊断尚缺乏价值。目前主要用于判断直肠癌的预后和检测复发。

6. 其他检查 癌肿位于直肠前壁的女性患者应做阴道检查和双合诊检查；男性患者有泌尿系症状时，应行膀胱镜检查；低位直肠癌伴有腹股沟淋巴结肿大时，应行淋巴结活检。

【治疗原则】

以手术切除为主，手术前后辅以放疗和（或）化疗。

(一) 手术疗法

1. 直肠癌根治术 切除范围应包括癌肿、足够的两端肠段、已侵犯器官的部分和全部、四周可能被浸润的组织及全直肠系膜和淋巴结。根据癌肿的位置、大小、活动度、细胞分化程度以及手术前的排便控制能力等综合因素，有以下几种手术方式：

(1) 局部切除 适用于早期瘤体小、局限于黏膜或黏膜下层、分化程度高的直肠癌。

(2) 腹会阴联合直肠癌切除术（Miles手术） 主要适用于腹膜返折以下的直肠癌。手术切除清扫范围较彻底，切除范围包括乙状结肠下部及其系膜和直肠全部、肛管与肛周5 cm直径的皮肤、坐骨直肠窝组织等、但需在左下腹行永久性乙状结肠单腔造口（人工肛门）。也有人用股薄肌或臀大肌代替括约肌行原位肛门成形术，但疗效尚待肯定。

(3) 经腹直肠癌切除术（直肠低位前切除术，Dixon手术） 是目前应用最多的直肠癌根治术，适用于距肛缘5 cm以上的直肠癌，亦有更近距离的直肠癌行Dixon手术的报道，但原则上是以根治切除为前提，要求远端切缘距癌肿下缘2 cm以上。手术切除肿瘤后，作直肠和乙状结肠端端吻合，保留正常肛门。但由于吻合口位于齿状线附近，在手术后一段时期内患者可出现便次增多，排便控制功能较差等缺点。

(4) 经腹直肠癌切除、近端造口、远端封闭手术（Hartmann手术） 适用于全身一般情况很差，不能耐受Miles手术，或急性梗阻不宜行Dixon手术的直肠癌患者。

(5) 其他手术 直肠癌侵犯子宫时，可一并切除子宫，称为后盆腔脏器清扫；直肠癌侵犯膀胱，行直肠和膀胱（男性）或直肠、子宫和膀胱切除时称全盆腔清扫。

直肠癌根治术有多种手术方式，但经典的术式仍然是Miles手术和Dixon手术。目前临床研究认为高、中分化直肠癌，下切缘距肿瘤下缘≥3 cm时，直肠癌保肛手术后的远期生存、局部复发及并发症与Miles手术无显著差异，但患者的生活质量却有很大的提高。由于吻合器在临床的广泛应用，可以完成直肠、肛管任何位置的吻合，所以其他各种改良术式在临床上已较少采用。腹腔镜下施行Miles手术和Dixon手术具有创伤小，恢复快的优点，但对清扫范围及周围被侵犯器官的处理尚有争议。在直肠癌根治手术清扫过程中，有损伤膀胱、输尿管的危险；手术后因膀胱后倾或骶前神经损伤，可引起尿潴留。

2. 直肠癌姑息性手术 晚期直肠癌患者发生排便困难或肠梗阻时，可行乙状结肠双腔造口。

(二) 非手术疗法

1. 化疗 作为根治性手术的辅助治疗可提高直肠癌患者的5年生存率，给药途径包括区域动脉灌注、门静脉给药、静脉给药、术后腹腔置管灌注给药等方法。

2. 放疗 放疗可作为直肠癌手术切除的辅助疗法，有提高疗效的作用，手术前放疗可以提高手术切除率、降低患者的手术后复发率；术后放疗仅适用于直肠癌晚期患者、手术未达到根治或手术后局部复发的患者。

3. 局部治疗 用于低位直肠癌造成肠管狭窄且不能手术的患者。可采用电灼、液氮冷冻及激光烧灼等方法治疗，以改善症状。

4. 其他治疗 中医药治疗、基因治疗、导向治疗、免疫治疗等方法。

四、护理

【护理评估】

（一） 术前评估

1. 健康史

（1）一般资料 了解患者年龄、性别、饮食习惯等。

（2）家族史 有无家族性息肉，家族中有无患大肠癌或其他恶性肿瘤者。

（3）既往史 既往是否有结、直肠慢性炎症性疾病，结、直肠腺瘤或手术治疗史等。

2. 身体状况

（1）患者大便习惯的改变，有无腹泻、便秘，粪便带血、黏液和脓液情况。腹部有无肿块、肿块大小、活动度及压痛程度。

（2）检查结果，如粪便潜血试验、直肠指检、X 线检查、B 超、CT 检查和内镜检查，重要脏器检查结果及肿瘤转移情况等。

（3）患者全身营养状况，有无贫血、消瘦、乏力、低热等症状。

3. 心理社会状况 患者和家属对疾病及手术治疗的了解及接受程度；患者对手术及术后可能导致并发症、人工肛门带来的自我形象紊乱和生理功能改变的恐惧、焦虑程度和心理反应；家庭对患者手术及进一步治疗的经济承受能力等。

（二）术后评估

1. 康复状况

（1）患者生命体征、伤口引流管是否通畅，引流液的色、质、量及切口愈合情况。

（2）患者术后有无出血、感染、吻合口瘘、造口缺血坏死或狭窄及造口周围皮炎等并发症。

2. 心理和社会认知状况 患者术后心理适应程度，患者及家属对有关结、直肠癌的健康教育内容，包括结肠造口自理知识的掌握程度。

【主要护理诊断】

1. 焦虑 与恐惧癌症、手术及担心造口影响生活、工作有关。
2. 知识缺乏 与缺乏有关疾病、手术及结肠造瘘的相关知识有关。
3. 自我形象紊乱 与结肠造口、排便方式改变有关。
4. 自理能力缺陷综合征 与手术创伤、术后引流和结肠造口有关。
5. 有皮肤完整性受损的危险 与粪便刺激造瘘口周围的皮肤有关。
6. 潜在并发症：感染、出血、吻合口瘘、人工肛门狭窄、坏死、排便失禁等。

【护理措施】

（一）术前护理

1. 一般护理 患者宜采用高蛋白、高热量、高维生素、易消化的少渣饮食。对于贫血、低蛋白血症的患者应给予少量多次输血。对于明显脱水的患者，应注意纠正水、电解质及酸碱平衡的紊乱，以提高患者对手术的耐受力。

2. 肠道准备　充分的肠道准备可以避免术中污染、术后腹胀和切口感染、减少术后并发症，促进伤口愈合。

（1）传统肠道准备　①控制饮食：术前 3 天进少渣半流质饮食，术前 2 天进流质饮食，以减少粪便的产生，有利于肠道的清洁；②清洁肠道：术前 3 天番泻叶 6 g 开水冲泡饮用，或术前 2 日口服液状石蜡或蓖麻油 20～30 ml，或硫酸镁 15～20 g，每日上午 1 次。术前 2 日每晚用 1%～2%肥皂水灌肠 1 次，术前 1 日晚清洁灌肠；灌肠时，宜选用粗细合适的橡胶肛管，轻柔插入，禁用高压灌肠，以防刺激肿瘤导致癌细胞扩散；若患者有慢性肠梗阻症状，应适当延长肠道准备的时间；③药物使用：术前 3 天口服抗生素，抑制肠道细菌，如卡那霉素 1 g，每日 2 次，甲硝唑 0.4 g，每日 4 次。应当注意的是，肠道杀菌药只有在肠腔内无积粪的情况下才起作用，使用肠道杀菌药应与清洁肠道相结合；④因控制饮食及服用肠道抗菌药，使维生素 K 的合成和吸收减少，故常同时给予维生素 K。

（2）全肠道灌洗法　为免除灌肠造成癌细胞扩散的可能，可选用全肠道灌洗。于术前 12～14 h 开始口服 37 ℃左右等渗平衡电解质液（由氯化钠、氯化钾、碳酸氢钠配制），该方法根据小肠吸收水分的最大限度为每分钟 9 ml，超过此限度，未吸收的水分就流入大肠的生理现象，在短期大量服用等渗液，产生容量性腹泻，达到清洁肠道的目的。灌洗时间约 3～4 h，灌洗液量不少于 6000 ml。对于年老体弱，心肾等器官功能障碍和肠梗阻患者不宜使用。

（3）口服甘露醇肠道准备法　患者术前 1 日午餐后 0.5～2 h 内口服 5%～10%的甘露醇 1500 ml 左右，因甘露醇为高渗性溶液，口服后可保留肠腔水分不被吸收，并能促进肠蠕动，产生有效腹泻，达到清洁肠道的效果。本法不用泻剂和灌肠，也基本不改变患者饮食，对患者影响较小，但因甘露醇在肠道内被细菌酵解，产生易爆气体，手术中使用电刀时应予注意。对年老体弱、心肾功能不全者禁用。

3. 坐浴及阴道冲洗　直肠癌患者手术前 2 日每晚用 1∶5000 高锰酸钾溶液坐浴；女性直肠癌患者遵医嘱于手术前 3 日每晚冲洗阴道，以备手术中切除子宫和阴道。

4. 手术日晨放置胃管和留置尿管　手术前常规放置胃管，有肠梗阻症状的患者应及早放置胃管，减轻腹胀。留置导尿管可维持膀胱排空，预防手术时损伤及因直肠切除后膀胱后倾或骶神经损伤所致的尿潴留。直肠癌根治术后需较长时间保留尿管，为防滑出，应放置气囊（Foley）导尿管。

5. 心理护理　护理人员应了解患者的心理状况，根据患者具体情况做好安慰解释工作。让患者了解结肠造口手术对消化功能并无影响。可通过模型、图片、电教片向患者解释结肠造口的部位、功能及护理知识，说明结肠造口虽然会给患者生活带来不便，但如果处理得当，仍能正常生活。必要时，可安排成功的同类疾病患者与之交谈，寻求可能的社会支持以帮助患者增强疾病治疗的信心。争取在手术前短期内使患者从身体上和心理上做好适宜社会交往或公共场所活动的心理准备。

（二）术后护理

1. 严密观察病情　术后每半小时观察患者的意识并测量血压、脉搏、呼吸，4～6 次以后改为每小时一次，病情稳定后延长间隔时间。

2. 体位　病情平稳者，可改为半卧位，以利于呼吸和腹腔引流。

3. 饮食 禁饮食，持续胃肠减压，由静脉输液补充水、电解质和营养。准确记录24 h出入量，避免体液失衡。手术后2～3天当肠蠕动恢复，肛门或人工肛门排气后，可停止胃肠减压，进流质饮食。给流质饮食后无不良反应，可逐渐改为半流质饮食，手术后2周左右可进普食。食物以高蛋白、高热量、富含维生素及易消化的少渣食物为主。

4. 引流管护理 要保持腹腔及骶前引流管通畅，避免受压、扭曲、堵塞，防止渗血、渗液潴留于残腔；密切观察并记录引流液的颜色、性状及量等；一般骶前引流管放置5～7日，并予负压吸引，当引流量少、色清时，方可拔除。密切观察引流管刺口处伤口情况，注意有无红肿、压痛等感染现象，保持敷料清洁、干燥，如敷料浸湿时应及时更换。

5. 留置尿管护理 直肠癌根治术后，导尿管一般放置1～2周，必须保持通畅，防止扭曲、受压，观察尿液性状，并详细记录；做好导尿管护理，每日冲洗膀胱1次，尿道口护理2次，防止泌尿系感染；拔管前先行夹管，每4～6 h或患者有尿意时开放，以训练膀胱舒缩功能，防止排尿功能障碍。

6. 结肠造口的护理 造口护理是手术后护理的重点。

(1) 保护腹壁切口 手术后2～3日肠功能恢复后，结肠造口排出粪样物增多。一般宜取造口侧的侧卧位，并用塑料薄膜将腹壁与造口隔开，以防流出的稀薄粪便污染腹壁切口而引起感染；及时清除流出的粪便，造口周围皮肤涂氧化锌软膏，以防粪液刺激皮肤造成炎症及糜烂。

(2) 造瘘口局部护理 用凡士林或生理盐水纱布外敷结肠造口，外层敷料渗湿后应及时更换，防止感染。注意造口肠管有无因张力过大、缝合不严、血运障碍等原因导致肠段回缩、出血、坏死。手术后1周或造口处伤口愈合后，每日扩张造瘘口1次，防止造口狭窄。注意患者有无恶心、呕吐、腹痛、腹胀、停止排便排气等肠梗阻症状，若患者进食3～4日未排便，可用液状石蜡或肥皂水经结肠造口作低压灌肠，注意橡胶肛管插入造口不超过10 cm，压力不能过大，以防肠道穿孔。

(3) 正确使用造口袋（肛袋） 患者起床活动时，协助患者佩带造口袋。应选择袋口合适的造口袋。使用时，袋口对准造口并与皮肤贴紧，袋囊朝下，用有弹性的腰带固定造口袋。当造口袋的1/3容量被排泄物充满时，须及时更换。每次更换新袋前先用中性皂液或0.5%氯己定（洗必泰）溶液清洁造口周围皮肤，再涂上氧化锌软膏，同时注意造口周围皮肤有无红、肿、破溃等现象。患者可备3～4个造口袋用于更换，使用过的造口袋可用中性洗涤剂和清水洗净，用0.1%氯己定溶液浸泡30 min，擦干、晾干备用，也可使用一次性造口袋。

(4) 饮食指导 注意饮食卫生，避免食物中毒等原因引起的腹泻；避免食用产气性食物、有刺激性的食物或引起便秘的食物。鼓励患者多吃新鲜水果和蔬菜。

(5) 帮助患者正视并参与造口的护理 首先注意患者是否出现否认、哀伤或抑郁的情绪反应，鼓励患者及家属说出对造口的感受和接受程度，针对不同原因采取相应的教育措施，使患者能正视并接受造口的存在；鼓励亲属参与患者对造口的护理，与患者及亲属共同讨论有关造口自我护理的注意事项，指导处理步骤，协助患者逐步获得独立护理造口的能力；鼓励患者参加适量的运动和社交活动，并逐步恢复正常生活。护理过程中注意保护患者的隐私和自尊。

(6) 造口并发症的观察与预防 ①造口狭窄：造口处拆线愈合后，每日扩肛1次，指套涂液状石蜡，沿肠腔方向逐渐深入，动作轻柔，避免暴力，以免损伤造口和肠管。②肠梗阻：观察患者有无恶心、呕吐、腹痛、腹胀、肛门停止排便排气等症状。③便秘：患者术后1周后，应下床活动，锻炼定时排便习惯。若进食后3～4天未排便或因粪块堵塞发生便秘，可将粗导尿管插入造口，一般深度不超过10 cm灌肠，常用液状石蜡或肥皂水，但注意压力不能过大，以防肠道穿孔。

7. 手术并发症的观察和护理

（1）切口感染及裂开　观察患者体温变化及局部切口情况，保持切口清洁、干燥，及时更换敷料；加强支持，促进伤口愈合，术后给予抗生素预防感染；Miles手术后患者，下肢外展适当限制，以免造成会阴切口裂开；会阴部切口可于骶前引流管拔除后，开始用1∶5000高锰酸钾溶液坐浴，每日2次；若发生感染，则开放伤口，彻底清创。

（2）吻合口瘘　手术造成局部血供差、肠道准备不充分、低蛋白血症等都可导致吻合口瘘。常发生于手术后1周左右。应注意观察术后有无腹膜炎的表现，有无腹腔或盆腔内脓肿的表现，有无从切口渗出或引流管引流出稀薄粪样肠内容物等。对有大肠吻合口的手术后患者，手术后7～10日内严禁灌肠，以免影响吻合口的愈合。若发生瘘，应行盆腔持续滴注、吸引，同时给予肠外营养支持。若瘘口大，伴有腹膜炎或盆腔脓肿，则必须作横结肠造口以转流粪便，并作腹腔灌洗，彻底清除残留粪质以加速愈合。

【健康教育要点】

1. 帮助患者及家属了解结、直肠癌的癌前期病变，如结直肠息肉、腺瘤、溃疡性结肠炎等，改变高脂肪、高蛋白、低纤维的饮食习惯；预防和治疗血吸虫病。

2. 对疑有结、直肠癌或有家族史及癌前病变者，应行筛选性及诊断性检查。

3. 做好造口护理的健康宣教　介绍造口护理方法和护理用品；指导患者出院后扩张造口，每1～2周一次，持续2～3个月；若造口出现狭窄，排便困难，及时就诊；指导患者用适量温水（500～1000 ml）经导管灌入造口内，定时结肠造口灌洗以训练有规律的肠蠕动，从而养成类似于正常人的排便习惯。当患者的粪便成形或养成排便规律后，可不带造口袋，用清洁敷料覆盖结肠造口即可。

4. 合理安排饮食，应摄入产气少、易消化的少渣食物，忌生冷、辛辣等刺激性食物，避免饮用碳酸饮料；饮食必须清洁卫生，积极预防腹泻或便秘。腹泻时可用收敛性药物，便秘时可自行扩肛或灌肠。

5. 鼓励患者参加适量活动和一定社交活动。可建议造口患者出院后组织或参加造口患者协会，相互学习，交流彼此的经验和体会，学习新的控制排便方式，获得自信。

6. 定期随访，一般手术后每3～6个月复查一次。继续化疗的患者要定期检查血常规，尤其是白细胞和血小板计数。

第四节　直肠肛管良性疾病

一、解剖与生理概要

肛管上至齿状线，下至肛缘，长3～4 cm，肛管周围有肛管内、外括约肌环绕，平时呈环状收缩封闭肛门。肛管内括约肌为不随意肌，由直肠环肌延伸增厚形成。肛管外括约肌是围绕肛管的环形横纹肌，属随意肌，分为皮下部、浅部和深部三部分。皮下部位于肛管下端的皮下，肛管内括约肌的下方；浅部位于皮下部的外侧深层，而深部又位于浅部的深面，它们之间有纤维束分隔。皮下部与内括约肌交界处在肛管内形成一环形浅沟，称肛管白线。肛管内括约肌、直肠壁纵肌的下部、肛管外括约肌深部与耻骨直肠肌纤维共同组成一个肌环，称为肛管直肠环，绕过肛管和直肠分界处，在直肠指诊时可清楚扪到，此环是括约肛管的重要结构，若手术不慎切断，可引起大便失禁。

直肠下端与口径较小的肛管相连，直肠黏膜在近肛管处形成 8～10 条纵行隆起的黏膜皱襞称为肛柱。相邻两个肛柱基底之间有半月形的黏膜皱襞称肛瓣。肛瓣与肛柱下端黏膜共同围成的小隐窝称肛窦。窦口向上，深 3～5 mm，肛门腺开口于此，窦内常积存粪便，易于感染而发生肛窦炎。肛管与肛柱连接的部位，有三角形的乳头状隆起，称为肛乳头。肛柱下端与肛瓣边缘共同在直肠和肛管交界处形成一锯齿状环行线，称齿状线（图 21-6）。齿状线是直肠与肛管的分界线。齿状线在临床上有重要意义，其上、下组织结构、血液供应、神经和淋巴来源都不同，是重要的解剖学标志，有重要意义。主要区别有：①齿状线以上为黏膜，受自主神经系统支配，无痛觉；以下是皮肤，受阴部内神经支配，痛觉敏感。②齿状线以上血运由直肠上、下动脉供应，静脉丛为直肠上静脉丛回流至门静脉，是内痔发生的部位；齿状线以下的血运来自肛管动脉，静脉丛为直肠下静脉丛通过肛管静脉回流至腔静脉，是外痔发生的部位。③齿状线以上的淋巴引流入腹主动脉旁或髂内淋巴结；齿状线以下淋巴引流至腹股沟淋巴结及髂外淋巴结。

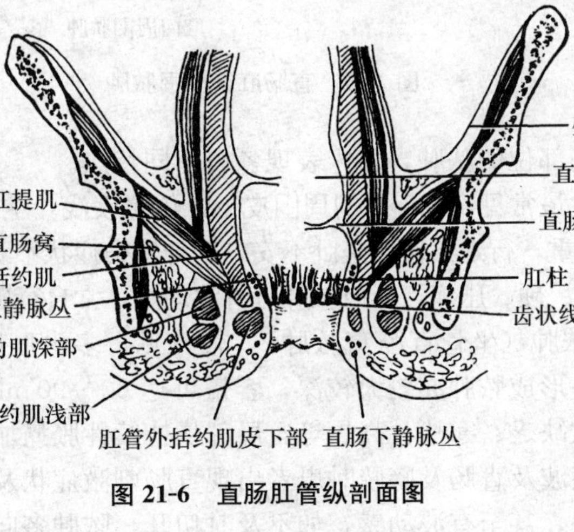

图 21-6　直肠肛管纵剖面图

直肠和肛管周围有数个间隙，间隙内充满脂肪及疏松组织，由于神经分布很少，感觉迟钝，故发生感染一般无剧烈疼痛，往往在形成脓肿后才就医，是感染常见的部位：①骨盆直肠间隙，位于肛提肌以上，腹膜反折以下，直肠两侧各一；②直肠后间隙，位于直肠与骶骨之间、肛提肌之上，与两侧骨盆直肠间隙相通；③坐骨肛管间隙，位于肛提肌以下，肛管两侧，坐骨肛管横隔以上，左右各一，且经肛管后相通；④肛门周围间隙，位于肛提肌以下，坐骨肛管横隔与肛门周围皮肤之间，左右各一，也经肛管后相通。

肛垫：位于直肠、肛管结合处，亦称直肠肛管移行区（痔区）。该区为一环行、约 1.5 cm宽的海绵状组织带，富含血管、结缔组织及与平滑肌相混合的纤维肌性组织（Treitz 肌）。Treitz 肌呈网络状结构缠绕直肠静脉丛，构成一个支持性框架，将肛垫固定于内括约肌上。肛垫似一胶垫协助括约肌封闭肛门。

肛管的生理功能主要为排便。

二、直肠肛管周围脓肿

直肠肛管周围脓肿（perianorectal abscess）是指发生在直肠肛管周围软组织或其周围间隙的急性化脓性感染，并形成脓肿。多见于青壮年。多数脓肿在穿破或切开后形成肛瘘。

【病因与病理】 多数为肛腺感染引起，也可由肛周皮肤感染、损伤、内痔、肛裂、药物注射等引起。肛腺开口于肛窦，肛窦开口向上，腹泻、便秘时易引起肛窦炎，感染沿肛腺体的管状分支或联合纵形肌纤维向上、下、外三处扩散到周围间隙引起感染。由于直肠肛管周围间隙为疏松的脂肪结缔组织，感染极易蔓延、扩散，形成不同部位的脓肿（图 21-7）。脓肿按其发生部位的深浅可分为肛门周围脓肿、坐骨肛管间隙脓肿和骨盆直肠间隙脓肿。

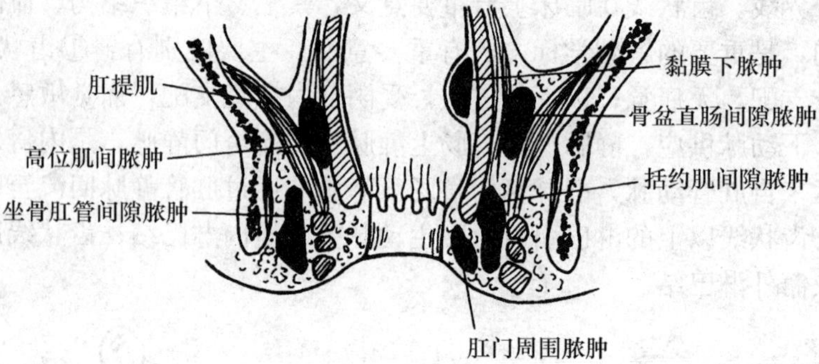

图 21-7 直肠肛管周围脓肿

【临床表现】 不同部位的脓肿，临床表现各有不同特点。

1. 肛门周围脓肿 最常见，位于肛门周围皮下，位置表浅。主要症状是肛周持续性剧痛，排便、受压或咳嗽时加重，行走不便，坐卧不安，全身感染症状不明显，以局部表现为主。局部可见肛周皮肤红、肿、硬、压痛，形成脓肿可有波动感，常自行破溃，形成低位肛瘘。

2. 坐骨肛管间隙脓肿（坐骨直肠窝脓肿） 较常见，多由肛腺感染经外括约肌扩散形成。由于其间隙较大，形成脓肿亦较大较深，容量可达 60～90 ml。脓肿开始即有全身感染性症状，如乏力、食欲缺乏、寒战、高热等。局部从持续性胀痛加重为显著性跳痛，行走或排便时疼痛加剧。炎症波及直肠及膀胱时患者出现直肠刺激症状及膀胱刺激症状。肛门指诊可触及患侧压痛性肿块，甚至有波动感，如不及时切开，脓肿多向下穿出形成肛瘘。

3. 骨盆直肠间隙脓肿（骨盆直肠窝脓肿） 较少见，该处脓肿位置较深，空间较大，因此全身感染症状更明显而局部表现不明显。患者有发热、头痛、乏力、食欲缺乏等全身表现；局部常表现为直肠刺激症状及膀胱刺激症状，有明显的排便痛及排尿困难，直肠指检患侧直肠深处触及有压痛的隆起肿块，脓肿形成后有波动感，穿刺抽出脓液。

【治疗原则】

1. 非手术治疗 早期脓肿尚未形成时，可先行非手术治疗。

（1）应用抗生素 选用对革兰阴性杆菌有效的抗生素。

（2）温水坐浴 每日 2～3 次，每次 15 min。

（3）局部理疗 宜早期开始，脓肿形成后不宜理疗。

（4）口服缓泻剂或液状石蜡保持大便通畅，以减轻患者排便时的痛苦。

2. 手术治疗 为主要方法。一旦诊断明确，应手术切开引流。

三、肛瘘

肛瘘（anal fistula）是肛管或直肠下部与肛周皮肤相通的肉芽肿性管道，由内口、瘘管、外口三部分组成。内口常位于直肠下部或肛管，多为一个；外口在肛周皮肤上，可为一个或多个；经久不愈或间歇性反复发作。任何年龄都可发病，多见于青壮年男性。

【病因与病理】 多继发于直肠肛管周围脓肿。肛周脓肿自行溃破或经切开引流后，溃破或引流处为外口，原发灶为内口，脓腔逐渐缩小，脓腔周围的肉芽组织和纤维组织增生形成管道；粪便经常由原发感染病灶进入，由于肛瘘管道迂曲、引流不畅，而外口皮肤生长较快，常致假性愈合并形成脓肿。脓肿亦可从别处皮肤穿出形成新口，反复发作造成多个瘘口。瘘管有反应性致密纤维组织包绕，近管腔处为炎性肉芽组织，后期腔内可上皮化。

肛瘘的分类，根据瘘管外口位置分为：①外瘘：肛瘘外口在肛门周围皮肤上；②内瘘：肛瘘的外口和内口均在直肠肛管内。根据瘘管的高低可分为：①低位肛瘘：瘘管在外括约肌深部以下；②高位肛瘘：瘘管在外括约肌深部以上。根据瘘管的多少可分为：①单纯性瘘：内口、外口及瘘管各一；②复杂性瘘：有多个瘘口和瘘管（图 21-8）。

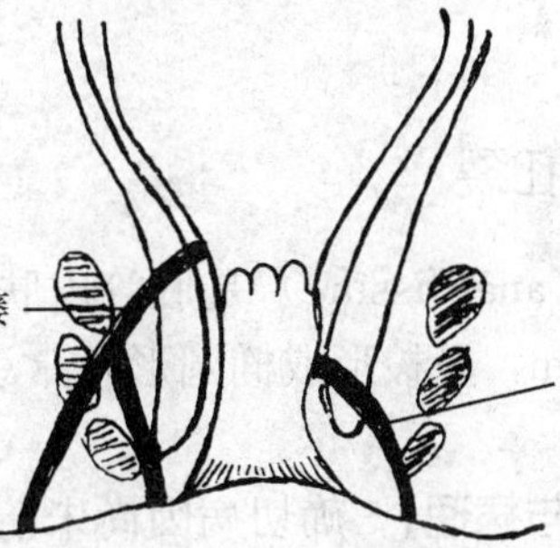

图 21-8 肛瘘

【临床表现】

1. 症状 肛周外口不断有少量脓性、血性、黏液性分泌物排出，可刺激肛门周围皮肤引起潮湿、瘙痒，有时形成湿疹。高位肛瘘可有气体和粪便溢出。若外口假性愈合或堵塞，脓液不能排出，再次形成脓肿，可出现直肠肛管周围脓肿的表现，当外口再次破溃或切开，脓液外流，症状缓解。反复发作形成脓肿是肛瘘的特点。

2. 体征 肛周皮肤可见单个或多个外口，呈红色乳头状或肉芽组织隆起，挤压外口可见少量脓液或脓血性分泌物排出。若瘘管位置较浅，可在皮下触及自外口通向肛管的条索状瘘管。直肠指检时内口处轻压痛，可触及硬结样内口及条索状瘘管。

【辅助检查】

1. 肛门镜检查 有时可发现内口。自外口注入亚甲蓝溶液，肛门镜下可见蓝色液体溢出；观察填入肛管至直肠下段白色纱布蓝染部位可判断内口位置。

2. X 线 经外口注入碘剂造影，可以明确瘘管走向。

【治疗原则】 肛瘘一旦形成后，不能自愈，必须采用手术治疗。手术原则为切开瘘管，敞开创面，促进愈合。可根据内口的位置及瘘管与括约肌的关系来选择不同的手术方法。

1. 瘘管切开术 适用于低位肛瘘。切开瘘管，清除瘘管内肉芽组织，使创面由底部向外生长，直至愈合。

2. 瘘管切除术 适用低位单纯性肛瘘。将肛瘘组织完全切除至健康组织，敞开创面，术后换药，使再生新组织由深到浅逐渐愈合。

3. 挂线疗法 适用高位单纯性肛瘘。是一种缓慢切开法，利用橡皮筋或有腐蚀作用的药线的机械性压迫作用，使结扎处组织发生血运障碍，使其缓慢切开肛瘘，同时被切断的括约肌与周围粘连，基底部创面又逐步愈合，此法可防止术后肛门失禁（图 21-9）。

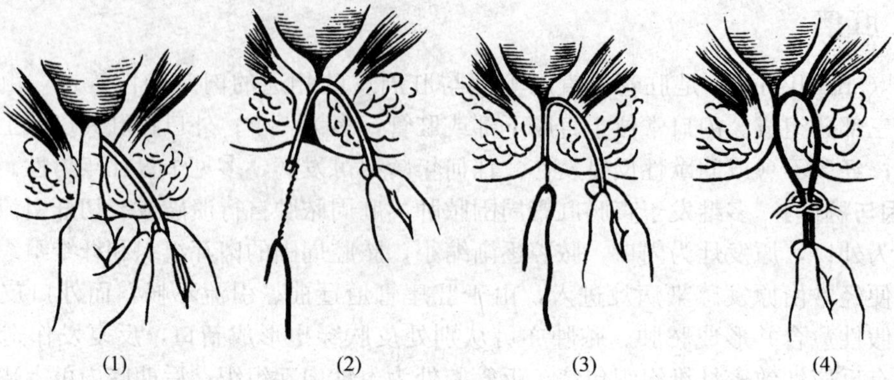

图 21-9 肛瘘挂线疗法

四、肛裂

肛裂（anal fissure）是肛管皮肤层裂伤后形成的小溃疡。方向与肛管纵轴平行，长约 0.5～1.0 cm，呈梭形或椭圆形，常引起肛周剧痛。好发部位多在肛管后正中线，以青中年人多见。

【病因与病理】 确切病因尚未清楚，可能与多种因素有关。

1. 解剖因素　肛管外括约肌浅部在肛管后方形成肛尾韧带较坚硬，伸缩性差，排便时肛门后方承受压力较大，故后正中处易受损伤。

2. 便秘因素　慢性便秘患者，由于粪便干硬，排便时用力过猛，易损伤肛管皮肤，反复损伤使裂伤深及全层皮肤，形成慢性感染、溃疡。

3. 感染因素　齿状线附近的慢性炎症，如肛窦炎向下蔓延引起肛管皮下脓肿，脓肿破溃后形成肛裂。

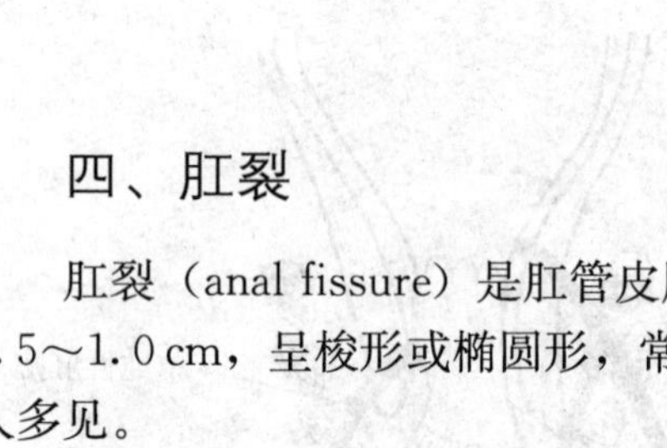

图 21-10 肛裂

急性肛裂边缘整齐，底浅，呈红色有弹性。慢性肛裂因反复发作、感染、底深，边缘不整齐；基底及边缘纤维化，质硬，肉芽呈灰白色。裂口上端的肛门瓣和肛乳头水肿，形成肥大乳头，下端肛门缘皮肤因炎性反应、水肿及静脉、淋巴回流受阻，形成袋状的赘生物突出于肛门之外，形似外痔，称“前哨痔”（图 21-10）。肛裂、前哨痔、肥大乳头常同时存在，称肛裂“三联征”。

【临床表现】 典型的临床表现为疼痛、便秘和出血。

1. 疼痛　是肛裂的主要症状，表现为排便时和排便后肛门剧烈疼痛。排便时肛管裂伤或溃疡面被撑开，粪块刺激神经末梢，立即感肛管烧灼样或刀割样疼痛，称为排便时疼痛。便后数分钟可缓解，称为间歇期；随后因肛门括约肌痉挛再次出现剧痛，可持续半小时至数小时，称为括约肌挛缩痛；直至括约肌疲劳、松弛，疼痛缓解，以上称为肛裂的疼痛周期；当再次排便时又发生疼痛。疼痛可放射到会阴部、臀部、大腿内侧或骶尾部。

2. 便秘　由于排便时及排便后疼痛，使患者惧怕排便而使原有便秘加重；便秘引起肛裂或使原有的肛裂加重，从而可造成恶性循环。

3. 出血　排便时肛管裂伤，创面出血，鲜血多在粪便表面或便时滴血，但大量出血少见。

4. 肛门检查　以手轻轻分开臀部，可见前哨痔及后正中线的典型溃疡。已确诊肛裂时，应避免直肠指诊，以免引起疼痛。

【治疗原则】 软化粪便，保持粪便通畅；缓解疼痛，解除括约肌痉挛，中断恶性循环，促使创面愈合。具体措施如下：

（一）非手术治疗

1. 保持大便通畅，防止便秘　鼓励患者多饮水，多吃新鲜蔬菜、水果、粗纤维食物，养成良好的排便习惯；便秘者可口服缓泻剂或液状石蜡，使大便松软、润滑以利排便。

2. 局部坐浴　每次排便后应坐浴，可清洁溃疡面和创面，改善局部血液循环，促进炎症吸收，缓解肛门括约肌痉挛引起的疼痛，利于裂口愈合。

3. 扩肛疗法　在局部麻醉下，患者取侧卧位，先用示指缓慢、均衡地扩张肛门括约肌，逐渐伸入中指，持续扩张 5 min。使括约肌松弛，使疼痛缓解或消失，促进溃疡愈合。

（二）手术治疗

对经久不愈，非手术治疗无效的慢性肛裂，可采用手术治疗。手术方式包括：

1. 肛裂切除术。

2. 肛门内括约肌切断术　治愈率高，缓解疼痛效果较好，但手术不当可导致肛门失禁。

五、痔

痔（hemorrhoids）是直肠下段黏膜下和肛管皮肤下静脉丛淤血、扩张和迂曲所形成的静脉团。在肛肠疾病中发生率最高，成年人常见。

【病因】 病因尚未完全明确，目前有以下两种学说。

1. 肛垫下移学说　肛垫是位于直肠末端的组织垫，是由平滑肌、结缔组织及静脉丛构成的复合体，位于肛管的左侧、右前、右后三个区域，突向肛管内。起到协调肛管括约肌，完善肛门闭合作用。肛垫可由于反复便秘、腹压增高等因素而向远侧移位，其中的纤维间隔逐渐松弛、直至断裂；同时伴有静脉丛淤血、扩张、融合形成痔。

2. 静脉曲张学说　直肠静脉与肛管静脉为门静脉和下腔静脉吻合交通支，直肠上、下静脉因无静脉瓣使血液不易回流，加之直肠上、下静脉丛管壁薄、位置浅，末端直肠黏膜下组织松弛，易出现血液淤积和静脉扩张。长期坐立、便秘、妊娠、前列腺增生、腹水及盆腔巨大肿瘤压迫等腹内压增高因素可致直肠静脉回流受阻、淤血、扩张而形成痔。

另外，长期饮酒和进食大量刺激性食物可使局部充血；肛周感染可引起静脉周围炎，使静脉失去弹性而扩张；营养不良可使局部组织萎缩无力。

【分类和临床表现】 根据痔所在的部位不同可分为内痔、外痔、混合痔三种（图 21-11）。

1. 内痔（internal hemorrhoid）　位于齿状线以上，是直肠上静脉丛扩张、迂曲所致，表面覆盖黏膜。主要表现为无痛性间歇性便后鲜血和痔块脱出，好发部位为截石位的 3 点、7 点、11 点。未发生血栓、嵌顿、感染时内痔无疼痛，部分患者可伴有排便困难。

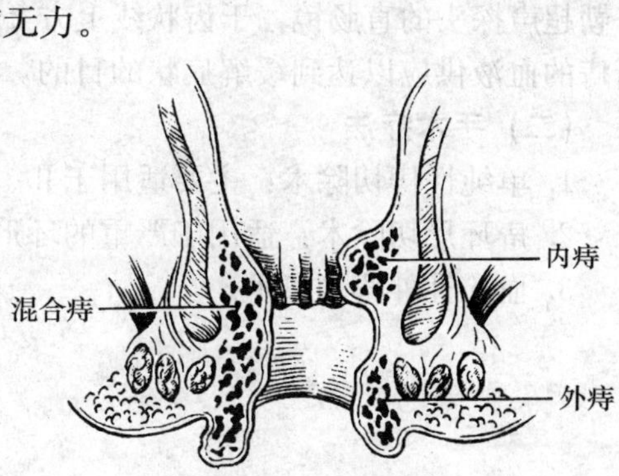

图 21-11　痔的种类

依病变程度不同，临床上将内痔分为四度：

Ⅰ度：便时带血、滴血或喷射状出血，便后出血可自行停止，痔块不脱出肛门；Ⅱ度：常有便血，排便时痔块脱出，排便后可自行还纳；Ⅲ度：偶有便血，排便或久站、咳嗽、劳累、负重等时痔块脱出，需用手辅助才可还纳；Ⅳ度：偶有便血，痔块脱出不能还纳或还纳后又脱出。若痔块脱出后未及时复位，可由于水肿，刺激括约肌痉挛引起嵌顿，并可导致溃疡、坏死、感染，而出现剧烈疼痛。

2. 外痔（external hemorrhoid） 位于齿状线以下，是直肠下静脉丛扩张、迂曲所致，表面覆盖肛管皮肤。表现为肛管皮下一至数个椭圆形突起。可有肛门不适、潮湿不洁、有时有瘙痒。因便秘，排便用力过猛，可引起外痔静脉丛破裂，血块凝结皮下，形成血栓性外痔，肛门部剧烈疼痛，咳嗽、排便或行走时加重。

3. 混合痔 位于齿状线上下，因直肠上、下静脉丛互相吻合、扩张、迂曲形成，表面同时为直肠黏膜和肛管皮肤覆盖。兼有内、外痔的症状。混合痔逐渐加重，呈环形脱出肛门外，脱出的痔块在肛周呈梅花状，称为环状痔。

4. 直肠肛门检查 内痔直肠指检多无明显发现，肛门镜则可见曲张的静脉团。外痔于体检时可见肛缘皮垂，血栓性外痔则可见局部有暗红色肿块。

【治疗原则】

（一）非手术疗法

1. 一般疗法 适用于痔初期。主要措施：①预防便秘，采用高纤维素食物，每天保证适当的水分摄入，避免刺激性食物，养成定时排便的习惯。必要时给予口服液体石蜡以软化粪便，便于粪便排出；②便后热水坐浴，保持肛门清洁、干燥，改善局部的血液循环；③肛管内注入消炎止痛药膏或栓剂；④嵌顿性痔初期，温水清洗后涂润滑油用手轻轻将脱出痔块还纳，阻止再突出；⑤血栓性外痔可先局部热敷，再外敷消炎止痛剂，若疼痛缓解可不手术。

2. 注射疗法 适用于Ⅰ、Ⅱ度内痔，效果较好。将硬化剂注射于痔基底部的黏膜下层，产生无菌性炎症反应，促使纤维组织增生，静脉闭塞，痔块萎缩。常用硬化剂有5%苯酚植物油、5%鱼肝油酸钠、5%盐酸奎宁尿素水溶液及4%明矾水溶液等，忌用腐蚀性药物。

3. 红外线凝固疗法 适用于Ⅰ、Ⅱ度内痔。通过红外线照射，使痔块发生纤维增生，硬化萎缩。

4. 胶圈套扎疗法 适用于Ⅰ、Ⅱ、Ⅲ度内痔。将特制的胶圈套入到内痔的根部，利用胶圈的弹性阻断痔的血运，使其缺血、坏死、脱落而愈合。

5. 多普勒超声引导下痔动脉结扎术 适用于Ⅱ～Ⅳ度的内痔。采用一种特制的带有多普勒超声探头的直肠镜，于齿状线上方2～3 cm探测到痔上方的动脉直接进行结扎，通过阻断痔的血液供应以达到缓解症状的目的。

（二）手术疗法

1. 单纯性痔切除术：主要适用于Ⅱ、Ⅲ度内痔和混合痔。

2. 痔环形切除术：适用于严重的环形痔。

3. 血栓性外痔剥离术。

六、护理

【护理评估】

（一）术前评估

1. 健康史　包括饮食习惯，是否经常吃辛辣刺激性食物；有无长期站立、坐位或腹内压增高因素；治疗史；有无其他伴随疾病，如心血管疾病、糖尿病等。

2. 身体状况

（1）局部症状　直肠肛管周围红、肿、热、痛情况，有无脓肿形成。

（2）排便情况　有无排便困难、便血、排便时剧痛。

（3）检查结果　肛门指检及肛门镜检结果。

3. 心理状态　患者对疾病及治疗方法的认识，对手术前配合、手术后康复知识的了解程度；家属的关心程度。

（二）术后评估

1. 康复状况　术后生命体征及出血情况。

2. 术后不适　疼痛及尿潴留发生情况。

3. 并发症　有无肛门失禁、肛门狭窄或感染等。

【主要护理诊断】

1. 疼痛　与肛周疾病或手术有关。

2. 便秘　与久站久坐少活动，纤维素摄入不足及肛周疼痛惧怕排便有关。

3. 知识缺乏：缺乏有关疾病的治疗和术后预防复发的康复知识。

4. 潜在并发症：尿潴留、肛门失禁、肛门狭窄、感染。

【护理措施】

（一）非手术治疗的护理

1. 饮食　鼓励多食新鲜蔬菜、水果以及富含纤维素的食物；每天保证足够的水分摄入；忌食辛辣刺激性食物，忌酒。

2. 保持排便通畅　养成每日定时排便的习惯，并避免排便时间过长。对于习惯性便秘者，可通过饮食调节，增加食物中的粗纤维，每日服适量蜂蜜，多数症状可缓解。若症状不缓解，可服缓泻剂帮助排便或灌肠通便。

3. 坚持保健活动　年老体弱者要鼓励进行适当运动，对于长期站立或久坐工作者，提倡做保健操，通过活动促进盆腔静脉回流，增强肠蠕动和肛门括约肌的舒缩功能。具体锻炼方法：可取站、坐、卧、躺等任意姿势，做肛门舒缩活动，在收缩肛门时，大腿及腹部肌肉放松，每次肛门收缩时，持续缩紧肛门 3 s 以上，然后放松，连续锻炼活动 10～15 min，每日锻炼 3～4 次，坚持数日便可有疗效。

4. 肛门坐浴　肛门坐浴是肛管疾病常用的辅助治疗，可以清洁肛门，改善血液循环，促进炎症吸收，同时还有缓解括约肌痉挛、减轻疼痛的作用。可采用温水、0.02%高锰酸钾溶液或 0.1%苯扎溴铵溶液坐浴。坐浴时用一只较深的盆具，清洗后盛 3000 ml 冷却到 40～45℃的沸水，将盆具放在离地面约 20 cm 的矮凳上，然后嘱患者下蹲使整个肛门会阴部浸泡在热水中，水温下降可再加入热水，维持坐浴时间约 15～20 min。每日 2～3 次，对于年老体弱者，坐浴结束后应给予搀扶，以免发生意外。

5. 缓解疼痛　对有剧烈疼痛者，给予止痛剂处理，肛管内纳入消炎止痛栓，肛门部位给予冷敷。

6. 观察患者便血情况 观察排便时有无出血及出血量、颜色、便血持续时间。长期出血可导致贫血，严重者需输血。注意防止患者在排便及淋浴时晕倒受伤。

（二）术前护理

1. 饮食 手术前 1 天进流质饮食，手术当天早晨禁食。

2. 肠道准备 手术前应排空大便，必要时手术日晨清洁灌肠，灌肠时注意选择较细肛管，多涂润滑剂，以免引起肛管直肠出血。

3. 皮肤准备 做好手术野皮肤准备，保持肛门皮肤清洁。

（三）术后护理

1. 饮食 直肠肛管手术后一般不严格限制饮食。术后第 1 天进流食，术后 2～3 天内少渣饮食。

2. 排便 一般术后不控制排便，而应保持排便通畅。痔手术后 2～3 天可服阿片酊，可适当减少肠蠕动，有控制排便保持手术切口清洁作用。若术后 3 天未排便，应口服液体石蜡帮助通便，必要时可用细肛管灌肠，以软化粪便帮助排出。直肠肛管手术后，一般在 7～10 日内不灌肠。

3. 止痛 肛管手术后常因括约肌痉挛或肛管内敷料填塞过多而引起剧烈疼痛，适当给予止痛剂，并在术后首次排便前再用一次，必要时可放松填塞物，并注意防止伤口受压。

4. 处理尿潴留 术后患者常因麻醉、会阴部手术刺激、伤口疼痛、肛管内敷料填塞，或不习惯床上排尿引起尿潴留。可用止痛、热敷按摩、诱导排尿、及时取出填塞的敷料等方法处理，若上述方法不能奏效，应留置导尿。

5. 伤口护理 术后采用仰卧位或侧卧位，为防止伤口受压，可在臀部垫气圈。肛门部手术后，伤口多敞开不缝合，需每日换药。每次排便后应先清洗后坐浴，再换药。

6. 病情观察 术后出血是最常见的并发症，应注意敷料染血情况以及血压、脉搏变化。出血发生后，直肠内放置引流管者，可有血液排出；若未放置引流管，出血积聚在直肠内，而外观敷料无渗血，不容易被早期发现。出血量大而积聚在直肠内时，患者可出现面色苍白、出冷汗、头晕、心悸、脉速等表现，并有肛门下坠胀痛和急迫排便感，可排出大量鲜血和血块，严重者可发生失血性休克。此时应立即静脉快速补液，同时报告医生及时处理。

7. 预防并发症 注意患者有无排便困难、粪便变细或粪便失禁等现象。为防止肛门狭窄，术后 5～10 日内用示指扩肛，每日 1 次，并鼓励有便意时即排便；肛门括约肌松弛者，手术 3 日后作肛门收缩舒张运动。肛瘘手术如切断肛门直肠环可造成肛门失禁，患者粪便无法控制，粪便外流可造成局部皮肤糜烂，应采取坐浴以保持肛周清洁、干燥，为减少刺激可在局部皮肤涂氧化锌软膏。

（四）协助直肠、肛管检查的护理

1. 安置检查体位（图 21-12）

（1）左侧位 向左侧卧，左下肢髋、膝微屈，右下肢髋、膝屈曲各约 90°，适用于体弱或重病者。

（2）膝胸位 患者屈膝俯卧跪于检查床，两肘屈曲着床，头部伏于床头，适用于短时间的检查。

（3）截石位 适用于肛门手术。

（4）蹲位 患者下蹲，用力增加腹压，适用于内痔脱出或直肠脱垂检查。

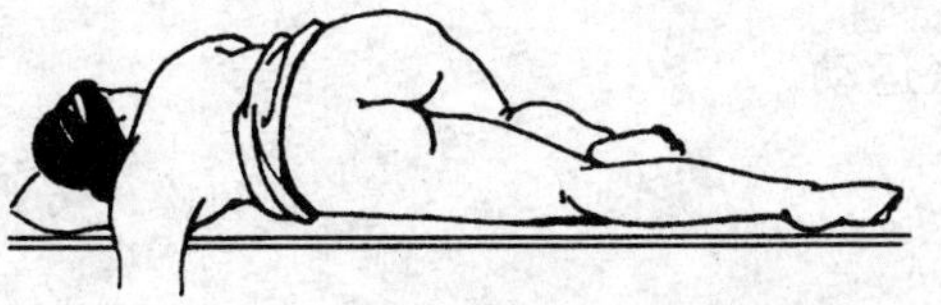

(1) 左侧卧位

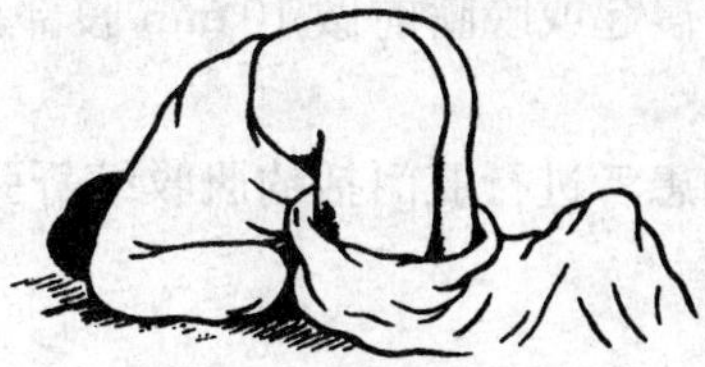

(2) 膝胸位

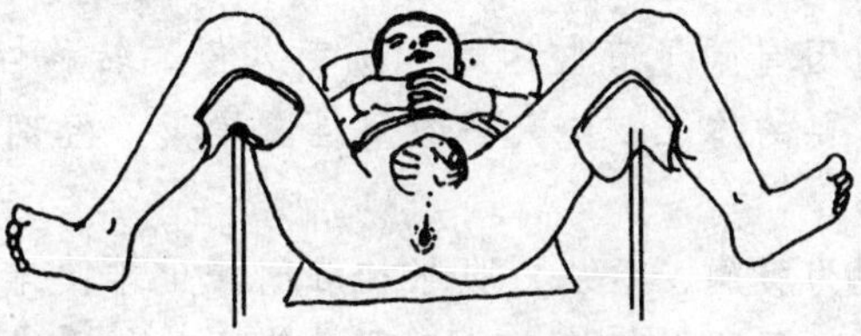

(3) 截石位

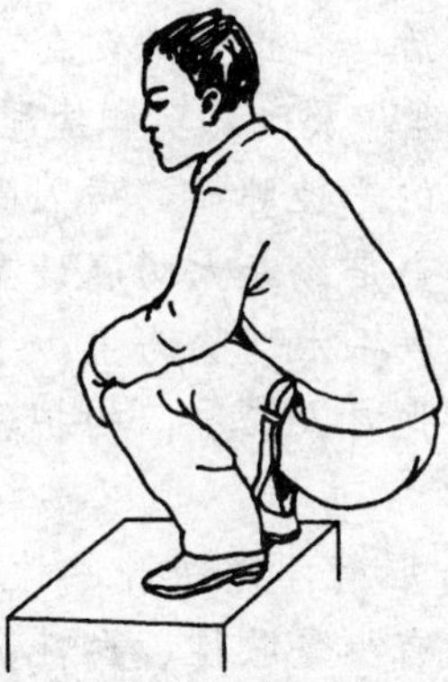

(4) 蹲位

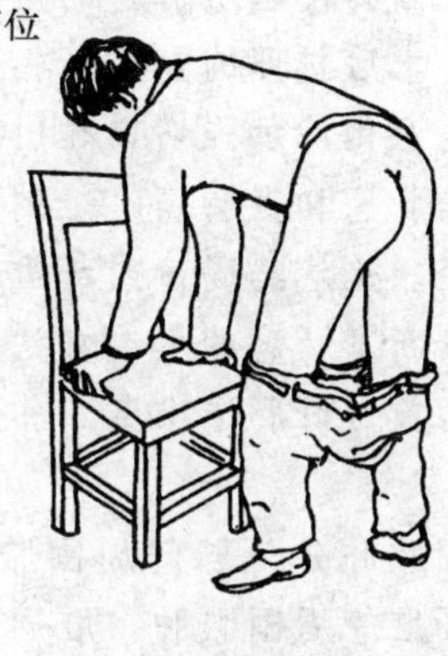

(5) 弯腰前俯位

图 21-12　直肠肛管检查体位

2. 配合直肠指检和内镜检查

(1) 应在专门的检查室中进行或用屏风围起。检查前向患者说明检查的目的和方法，以取得患者的合作。

(2) 根据患者的年龄、体质和检查要求，选择恰当体位。先做一般肛管视诊后进行直肠指检，协助检查者戴无菌手套或指套并用液状石蜡充分润滑后，缓缓插入肛管及直肠，检查肛管直肠壁内有无肿块、触痛，观察指套有无黏液血迹，根据病情需要行内镜检查。

(3) 记录病变方法，先写明何种体位，再用时钟定位法记录病变的部位，例如截石位，肛门后方正中为 6 点，前方正中为 12 点（图 21-13），膝胸位时正相反。

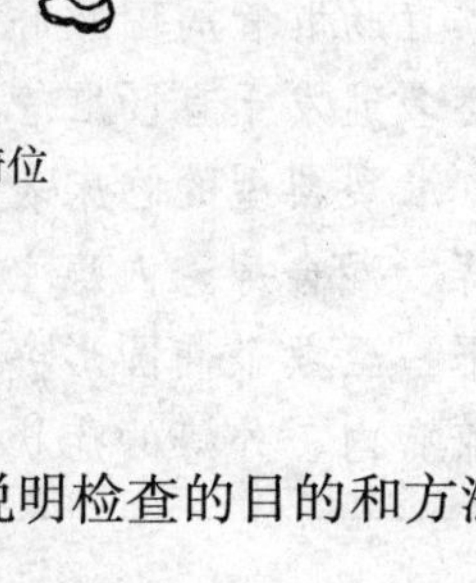

图 21-13　肛门检查的时钟定位法（截石位）

【健康教育要点】

1. 养成良好的排便习惯。

2. 保持肛门卫生，建议使用柔软、白色、无刺激手纸，避免在肛门周围使用肥皂或用毛巾用力擦洗。

3. 多饮水，多食新鲜蔬菜、水果，少食辛辣刺激食物，不饮酒。

4. 避免长时间久站久坐，在排便时避免读书看报。

5. 如有便秘者，多食富含纤维食物，服用适量植物油或蜂蜜，促进肠蠕动，防止便秘发生。

6. 每日晨起或晚睡前做 10 min 腹部按摩，即用手掌轻柔自右下→右上→左上→左下反复按摩腹壁。

7. 鼓励患者进行肛门括约肌收缩舒张运动。

本章小结

急性阑尾炎主要病因有阑尾管腔阻塞和细菌入侵。转移性右下腹痛为主要表现，右下腹固定压痛是最重要的体征。绝大多数急性阑尾炎一经确诊，应早期施行阑尾切除术。

肠梗阻的临床表现为腹痛、呕吐、腹胀和肛门停止排便排气等四大症状。肠梗阻的治疗原则是矫正因肠梗阻所引起的全身生理功能紊乱和手术解除肠道梗阻。积极做好术前准备工作；术后护理的重点是指导体位、活动和正确的饮食，保持胃肠减压通畅，密切观察病情变化，加强切口和引流管的护理，及时发现和处理并发症。

大肠癌包括结肠癌和直肠癌，是消化道常见的恶性肿瘤，病因尚不清楚。淋巴转移为主要转移途径。乙状结肠镜或纤维结肠镜检查是诊断大肠癌最有效、最可靠的方法；直肠指检是诊断直肠癌的主要方法。大肠癌以手术切除为主，手术前后辅以放疗和（或）化疗。术前做好肠道准备工作，术后加强对人工肛门的护理，并积极预防术后并发症。

直肠肛管周围脓肿分为肛门周围脓肿、坐骨肛管间隙脓肿、骨盆直肠间隙脓肿。肛瘘多继发于直肠肛管周围脓肿，肛周外口不断有少量脓性、血性、黏液性分泌物排出。肛裂典型的临床表现为疼痛、便秘和出血。痔根据所在的部位不同可分为内痔、外痔、混合痔。内痔主要表现为无痛性间歇性便后鲜血和痔块脱出；外痔表现为肛管皮下一至数个椭圆形突起，有肛门不适；当发生血栓性外痔，肛门部疼痛剧烈。混合痔兼有内、外痔的症状。

（青海卫生职业技术学院 张 萍）

第二十二章　门静脉高压症患者的护理

学习目标

1. 掌握门静脉高压症的临床表现及护理措施。
2. 熟悉门静脉高压症的病因。

门静脉高压症（portal hypertension）是一组因门静脉压力持续增高引起的症候群。正常门静脉压力为 13～24 cmH_2O（1.27～2.35 kPa），当门静脉血流受阻、血液淤滞，门静脉压力持续升高＞24 cmH_2O 时，即称为门静脉高压症。在我国绝大多数是因肝炎后肝硬化引起。

【解剖与生理概要】

（一）解剖位置

门静脉由脾静脉（肠系膜下静脉注入脾静脉）、肠系膜上静脉汇合而成，回收来自腹腔脏器的血液，门静脉内没有瓣膜，因此当门静脉高压时，血液则可经属支逆流。成人的门静脉长约 8 cm，直径约 1.5 cm，由脾静脉和肠系膜上静脉在胰颈后方汇成，斜向右上行，进入肝十二指肠韧带的游离缘内，居于胆总管和肝固有动脉的后方，上行至第一肝门，分为左、右二支入肝，在肝内反复分支，最后形成小叶间静脉，与肝动脉的分支小叶间动脉共同汇入肝血窦门静脉入肝后再反复分支最后汇入肝血窦，因此肝静脉是介于两端毛细血管间的静脉系。

（二）生理功能

门静脉有双重功能。门静脉将消化道吸收的物质运输至肝，在肝内进行合成、分解、解毒、储存，故门静脉是肝的营养血管；而肝血供 70%～75%来自门静脉，25%～30%来自肝动脉，由于肝动脉压力和含氧量高，门静脉和肝动脉对肝的供氧比例各占 50%，故门静脉又是肝的功能性血管。

（三）门-体静脉间交通支

1. 胃底、食管下段交通支　最主要的交通支。门静脉血流经胃冠状静脉、胃短静脉，通过食管胃底静脉与奇静脉、半奇静脉的分支吻合，流入上腔静脉。

2. 前腹壁交通支　门静脉（左支）的血流经脐旁静脉与腹壁上、下静脉吻合，分别流入上、下腔静脉。

3. 直肠下端、肛管交通支　门静脉血流经肠系膜下静脉、直肠上静脉与直肠下静脉、肛管静脉吻合，流入下腔静脉。

4. 腹膜后交通支　在腹膜后有许多肠系膜上、下静脉的分支与下腔静脉的分支相互吻合。

四个交通支（图 22-1）在正常情况下都很细小，较少有血流通过。

【病因】　门静脉高压症病因迄今仍不完全明确，但其始动因素常是门静脉血流阻力增加。按阻力增加的部位，可将门静脉高压症分为肝前、肝后、肝内三型。

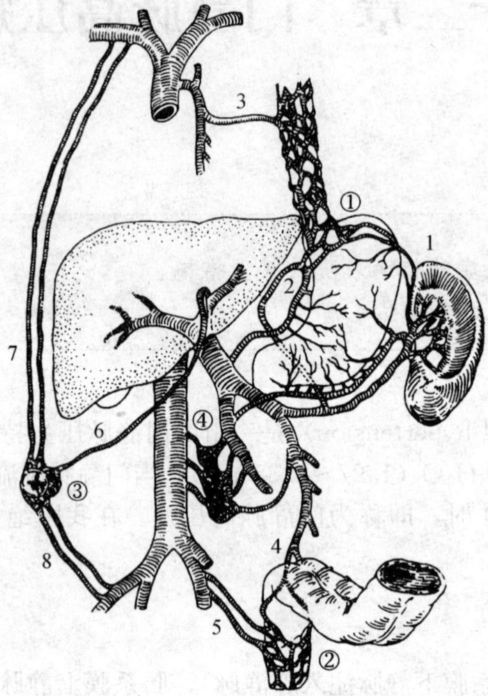

图 22-1 门静脉与腔静脉之间的交通支

1. 胃短静脉 2. 胃冠状静脉 3. 奇静脉 4. 直肠上静脉 5. 直肠下静脉、肛管静脉
6. 脐旁静脉 7. 腹上深静脉 8. 腹下深静脉
①胃底、食管下段交通支 ②直肠下端、肛管交通支 ③前腹壁交通支 ④腹膜后交通支

肝前型 发病率＜5%，好发于年轻人，肝功能早期正常或轻度损害，由于肝窦压力不高，一般无腹水。在我国的病因主要是血吸虫病，由于血吸虫卵直接沉积在汇管区门静脉小分支内，使管腔变窄，周围呈现肉芽肿反应，致门静脉血流受阻和压力增高。

肝内型 最多见，分为窦前型和窦后型两种。肝炎后肝硬化是引起肝窦和窦后阻塞性门静脉高压症的常见原因。在我国南方地区主要是血吸虫病性肝硬化，其他地区主要是肝炎后肝硬化。肝炎后肝硬化时，增生的纤维和再生的肝细胞结节挤压肝小叶内的肝窦，使之变窄或闭塞，导致门静脉血流受阻，压力也随之增高；其次，位于肝小叶间汇管区的肝动脉小分支和门静脉小分支之间的许多平时不开放的动静脉交通支，在肝窦受压和阻塞时大量开放，以致压力高 8～10 倍的肝动脉血流直接反注入压力较低的门静脉小分支，使门静脉压力进一步增高。

肝后型 肝静脉和（或）其开口下段下腔静脉阻塞性病变引起的伴有或不伴有下腔静脉高压为特点的一种肝后性门脉高压病。1845 年和 1899 年 *Budd* 和 *Chiari* 分别描述了本病，故称布-加综合征。

【病理】 门静脉高压形成后，可发生下列病理生理变化：

（一）脾大、脾功能亢进

门静脉血流受阻时，首先出现充血性脾大。脾窦长期淤血，使脾内纤维组织和脾髓细胞增生，单核-吞噬细胞增生和脾破坏血细胞功能亢进。

（二）交通支扩张

由于门静脉系无静脉瓣，肝内门静脉通路受阻压力升高，四个交通支开放并扩张。其中受门静脉高压的影响最早、也最重要的是胃底、食管下段交通支，该静脉曲张后可使覆盖的黏膜变薄，易受反流胃酸的侵蚀和坚硬粗糙食物的机械性损伤，引起急性大出血。其他如出现脐旁及腹壁上、下浅静脉怒张，直肠上、下静脉丛扩张引起继发性痔。

（三）腹水

肝硬化引起的低蛋白血症使血浆胶体渗透压降低，导致毛细血管内液体漏入腹腔形成腹水；门静脉压力升高使门静脉系统毛细血管床的滤过压增高，组织液回吸收减少而漏入腹腔；肝内病变使淋巴回流受阻，生成增多，超过胸导管的引流能力，淋巴液自肝包膜和肝门淋巴管渗出至腹腔形成腹水；肝功能不全时，醛固酮和抗利尿激素灭活减少，造成继发性醛固酮和抗利尿激素增多，导致水、钠潴留而加剧腹水形成。

【临床表现】

1. 脾大、脾功能亢进　门静脉高压症早期即可有脾充血肿大，程度大小不一。均伴有不同程度的脾功能亢进，主要表现为白细胞、血小板减少。

2. 呕血、黑便　门静脉高压症最凶险的并发症，是食管、胃底曲张静脉破裂突发大出血。一次出血量可达1000～2000 ml，可呈喷射状呕出鲜红色血液，出血经胃酸及其他消化液作用后，随粪便排出为柏油样黑便。由于肝功能损害引起凝血功能障碍、脾功能亢进导致血小板减少以及门静脉高压，因此，一旦发生出血常难以自止。大出血、休克、贫血又可加重肝细胞缺氧、坏死，极易诱发肝性脑病。

3. 腹水　腹水是肝功能损害的表现。大出血后，由于缺氧而加重肝组织的损害，常引起或加剧腹水的形成，并常伴有腹胀、食欲减退和下肢水肿。有些“顽固性腹水”很难消退。

4. 其他　可伴有肝大、黄疸、蜘蛛痣、腹壁静脉曲张、痔等。

【辅助检查】

1. 实验室检查　血常规检查全血细胞减少，以白细胞和血小板计数下降最为明显。肝功能检查常表现为血浆白蛋白降低而球蛋白增高，白蛋白、球蛋白比例倒置，凝血酶原时间延长，血清转氨酶和胆红素常增高。

2. 影像学检查

（1）食管吞钡X线检查　在食管为钡剂充盈时，曲张的静脉使食管黏膜呈虫蚀状改变；排空时，曲张的静脉表现为蚯蚓样或串珠状负影。

（2）B超检查　可确定有无肝硬化、脾大和腹水，了解门静脉扩张情况。

（3）MRI检查　可清晰地显示门静脉及其属支的扩张情况。

3. 内镜检查　纤维胃镜检查可发现食管和胃底静脉曲张及其程度，观察有无溃疡、糜烂、出血，是诊断门静脉高压症的重要手段。

【治疗原则】以内科综合治疗为主。外科治疗的主要目的是紧急制止食管、胃底静脉曲张破裂引起的上消化道大出血，解除或改善脾大、脾功能亢进及顽固性腹水。

（一）食管、胃底曲张静脉破裂出血的治疗

1. 非手术治疗

（1）一般处理　禁食，绝对卧床休息，保持呼吸道通畅、吸氧，快速补充血容量。

（2）药物止血　应用止血药包括血管加压素、维生素K、6-氨基己酸、氨甲苯酸、酚磺乙胺，云南白药等。

（3）三腔管压迫止血　其原理是利用充气的气囊分别压迫胃底和食管下段的曲张静脉以

达到止血的目的。

（4）硬化剂治疗 经纤维内镜将硬化剂（多选用鱼肝油酸钠）直接注射到曲张的静脉内，使曲张静脉闭塞及黏膜下组织硬化，以达到止血和预防再出血的目的。有较好的即刻止血效果，但易复发。

2. 手术治疗 目前为止手术仍然是解决食管、胃底曲张静脉破裂出血最重要的方法。在第一次大出血后的1～2年内，约50%的患者可再次发生大出血。而每次出血必将给肝带来损害。因此，积极采取手术治疗，不但可以防止出血，而且是预防发生肝性脑病的有效措施。

（1）分流术 是将门静脉系和腔静脉系的主要血管进行吻合，使压力较高的门静脉血液直接分流到腔静脉中去，从而降低门静脉压力，间接控制食管、胃底静脉曲张及破裂出血。优点：能有效地降低门静脉压力，再出血率降低。缺点：①加重肝损害：分流术减少了门静脉向肝的灌注量，从而影响了肝的营养供应；②诱发肝性脑病：肠道产生的氨被部分或全部吸收后未经肝解毒而直接进入体循环可致肝性脑病，甚至肝性脑病。手术方法甚多，应用较广的有以下几种：门-腔静脉端侧分流术、门-腔静脉侧侧分流术、肠系膜上-下腔静脉“桥式”分流术、中心性脾-肾静脉分流术、远端脾-肾静脉分流术、限制性门-腔静脉“桥式”分流术（图 22-2）。

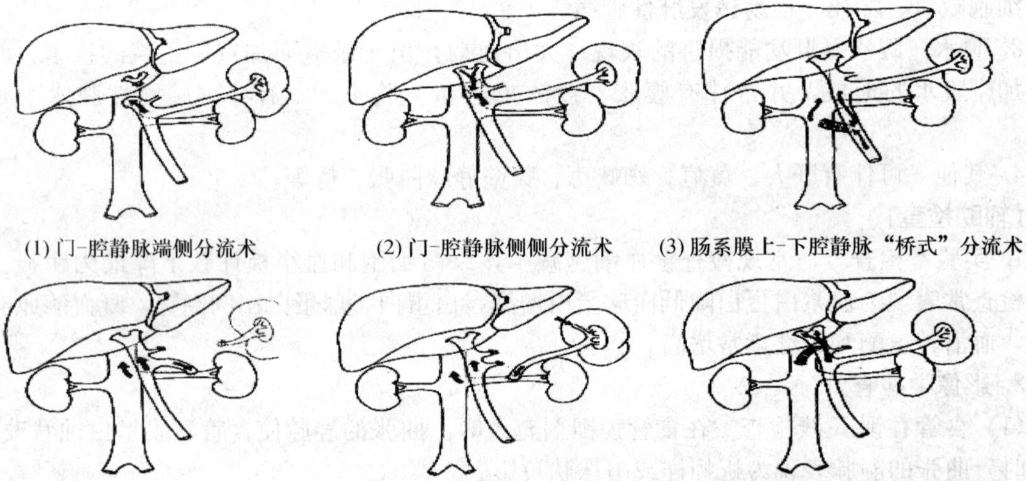

(1) 门-腔静脉端侧分流术　(2) 门-腔静脉侧侧分流术　(3) 肠系膜上-下腔静脉“桥式”分流术

(4) 中心性脾-肾静脉分流术　(5) 远端脾-肾静脉分流术　(6) 限制性门-腔静脉“桥式”分流术

图 22-2 分流术常见的术式

（2）断流术 是在脾切除的同时，阻断门-奇静脉间的交通支反常血流，从而控制食管胃底静脉曲张及破裂出血。方式很多，其中以贲门周围血管离断术最为有效（图 22-3）。优点：直接阻断胃底、食管下段交通支的反常血流，既有效制止大出血，又不影响门静脉向肝的血液灌注量，有利于保护肝功能。

（3）肝移植 最彻底治疗门静脉高压症的手术方法。适用于其他各种治疗方法失败的患者，尤其是原发肝病已处于终末期的患者。国外5年生存率可达70%。

（二）腹水的外科治疗

对肝硬化引起的顽固性腹水，有效的治疗方法是肝移植，其他包括 TIPS、腹腔-静脉转流术。后者是指将内有单向活瓣的硅胶管，一端置入腹腔，另一端经胸壁皮下隧道插入颈内

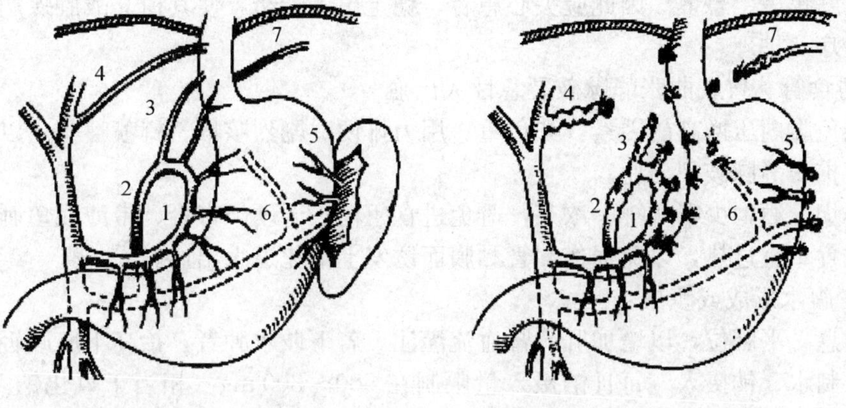

（a）贲门周围血管局部解剖示意图　　（b）贲门周围血管离断术示意图

图 22-3　断流术示意图

1. 胃支　2. 食管支　3. 高位食管支　4. 异位高位食管支　5. 胃短静脉　6. 胃后静脉　7. 左膈下静脉

静脉并达上腔静脉，利用胸腹腔之间的压力差使腹水随呼吸有节律地流入上腔静脉。

（三）脾大、脾功能亢进的外科治疗

严重的脾大、脾功能亢进者，行单纯脾切除术效果较好，尤其对晚期血吸虫病肝硬化引起的脾大、脾功能亢进。

【护理评估】

1. 与疾病相关的健康史和生活史　可有病毒性肝炎、肝硬化、血吸虫病等病史或长期酗酒等。

2. 心理、社会反应及认知程度　由于病程长、病情重，以及长期治疗影响家庭生活，经济负担沉重等因素，使患者及其家属常出现各种心理问题和应对行为不足甚至无效，可出现焦虑、抑郁、易怒、悲观等情绪。

【主要护理诊断】

1. 体液不足　与上消化道大出血有关。
2. 体液过多：腹水　与低蛋白血症、肝功能下降等有关。
3. 营养失调：低于机体需要量　与营养摄入不足、消化功能障碍有关。
4. 潜在并发症：上消化道大出血、肝性脑病等。
5. 焦虑、恐惧　与病程漫长以及担心手术治疗的效果等有关。
6. 知识缺乏：缺乏对本病的认识及预防上消化道出血的有关知识。

【护理措施】

（一）一般护理

1. 休息与活动　卧床休息，可以节省体力和能量、降低肝的代谢率、减轻肝的负担，还可增加肝的血流量，改善肝循环，有助于肝细胞修复，并可以减轻腹水和水肿。

2. 改善营养　低脂、低钠、低蛋白（肝功能低下）、高糖、高维生素饮食。营养不良、低蛋白血症者，静脉给予支链氨基酸、白蛋白或血浆。贫血及凝血机制障碍者可输鲜血、肌肉或静脉注射维生素 K。肌苷、辅酶 A、肝泰乐（葡醛内酯）有保肝效果，及时补充维生素 B、维生素 C、维生素 E，避免巴比妥类、盐酸氯丙嗪、红霉素等损肝药。

3. 心理护理　门静脉高压症患者因长期患病对战胜疾病的信心不足，一旦并发急性大出血，会极度焦虑、恐惧。因此应关心患者，稳定患者情绪，使其树立战胜疾病的信心，能积极配合治疗及护理。

4. 预防食管、胃底曲张静脉破裂急性大出血

(1) 避免腹内压增高的因素，如负重、用力排便、剧烈咳嗽、打喷嚏等，以免腹内压突然增高诱发扩张静脉破裂出血。

(2) 禁烟、酒，少喝咖啡、浓茶，避免进食粗糙、干硬、带骨、带渣或鱼刺、油炸及辛辣食物，饮食不宜过热，以免损伤食管黏膜而诱发上消化道大出血。

5. 减少腹水形成或积聚

(1) 休息 平卧位，以增加肝、肾血流灌注。若下肢水肿者，抬高下肢减轻肿胀。

(2) 限制水、钠摄入 每日钠摄入量限制在 500～800 mg（相当于氧化钠 1.2～2.0 g）液体摄入量以少于 1000 ml 为宜。少食含钠高的食物，如咸肉、酱菜、酱油、罐头等。

(3) 测量腹围和体重 测腹围每天一次，测腰围每周一次。标记腹围测量部位，每次同一时间、体位、部位测量。

(4) 遵医嘱使用利尿剂 如氨苯蝶啶，并观察有无低钾、低钠血症。

(5) 准确记录 24 h 出入液量。

(二) 急性出血期的护理

1. 绝对卧床休息 稳定患者情绪使患者保持安静，必要时遵医嘱给予镇静剂，以免情绪紧张而加重出血，及时清理呕吐物及血迹，避免不良刺激。

2. 迅速恢复血容量 建立静脉通路，快速输血、输液，维持有效循环血量，保证心、脑、肝、肾等重要器官的血液灌注，避免不可逆性损害。

3. 止血

(1) 局部灌洗 用冰盐水或冰盐水加血管收缩剂，如肾上腺素，进行胃灌洗，使胃黏膜血管收缩以止血。

(2) 药物止血 遵医嘱应用止血药，并观察其效果。

4. 预防肝性脑病 禁用肥皂水灌肠，减少氨的吸收；服用新霉素或链霉素等肠道不吸收的抗生素，减少肠道细菌量，避免肠道残血被分解产生氨。

5. 严密观察病情变化 监测血压、脉搏、呼吸、尿量、意识及中心静脉压的变化，注意有无水、电解质及酸碱平衡失调。

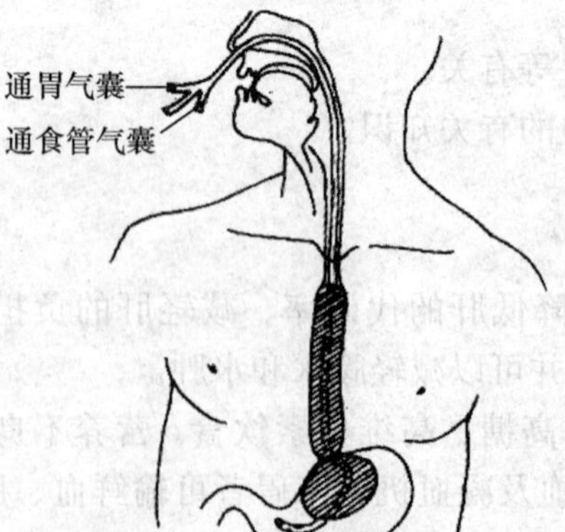

图 22-4 三腔管压迫止血法

6. 三腔管护理 三腔管有三腔两囊，一腔通椭圆形的食管囊，充气后压迫食管下段；一腔通圆形的胃囊，充气后压迫胃底；另一腔通胃内，经此腔可行吸引、冲洗和注入药物（图 22-4）。

(1) 用法 先充胃气囊 150～200 ml，再充食管气囊 100～150 ml。将充气囊置于水下，证实无漏气后，即抽空气囊，涂上液状石蜡，从患者鼻孔缓慢地插入胃内；边插边让患者做吞咽动作，直至插入 50～60 cm，抽得胃内容为止。先向胃气囊充气，钳夹管口，以免空气逸出。再将管向外拉提，感到有轻度弹力时，即利用滑车装置，在管端以约 0.5 kg 的物品，作牵引压迫。观察止血效果，如出血，再向食管气囊注气。放置三腔管后，

应抽除胃内容，并用生理盐水反复灌洗，观察胃内有无鲜血吸出。如无鲜血，同时血压、脉搏渐趋稳定，说明出血已基本控制。若气囊压迫48h后，胃管内仍有新鲜血液抽出，说明压迫止血效果不佳，应做好紧急手术的准备。

（2）护理　①侧卧位，以免发生吸入性肺炎，吸尽咽喉部分泌物。②为防止食管或胃底黏膜发生溃烂、坏死，每隔12h应将气囊放空10～20min。③严密观察记录胃肠减压，判断出血是否停止，这是决定紧急手术与否的关键。④防止窒息，床旁备剪刀慎防气囊上滑，堵塞咽喉，引起窒息。一旦发生，应立即抽出气体，拔出三腔管。⑤放置时间不宜持续超过3d，如出血停止，可先排空食管气囊，后排空胃气囊，再观察12～24h，如确已止血，吞服液状石蜡30～50ml才拔管。

（三）术前准备

术前1周开始应用维生素K。分流术前2～3天口服肠道不吸收的抗生素，减少肠道氨的产生，预防术后肝性脑病，术前1天晚清洁灌肠，一般不放置胃管。

（四）术后护理

1. 病情观察　观察神志、血压、脉搏以及胃肠减压、腹腔引流情况。

2. 保护肝功能　继续保肝治疗，缺氧可加重肝功能损害，术后应给予吸氧。

3. 饮食指导　患者从流质饮食逐步过渡到正常饮食，保证热量供给。

4. 做好腹腔引流管的护理。

5. 观察和预防并发症

（1）血管吻合口破裂出血　分流术后48h内，患者取平卧位，2～3天后改半卧位，避免多活动，翻身动作要轻柔；不宜过早下床，一般需卧床1周，以防血管吻合口破裂出血。

（2）肝性脑病　分流术后由于部分或全部门静脉血未经肝解毒而直接进入体循环，使血氨含量增高；另一方面肝功能术前已有不同程度受损加之手术对肝的损害，术后易诱发肝性脑病。因此应限制蛋白质的摄入，减少血氨产生。观察患者的性格行为及意识改变。及时测定血氨浓度，遵医嘱使用谷氨酸钾、谷氨酸钠等降低血氨水平。

（3）静脉血栓形成　脾切除术后血小板迅速升高，有诱发静脉血栓形成的危险。脾切除术后不再使用维生素K及其他止血药。2周内每日或隔日复查一次血小板，若超过$600\times10^9/L$，应进行抗凝治疗。

【健康教育要点】

1. 休息与活动　指导患者适当运动，增强体质。

2. 饮食与营养　饮食规律，少食多餐，宜进以糖类为主，易消化、无刺激、少纤维素饮食。食物应细嚼慢咽。口服药片应磨成粉末冲服，避免干硬、粗糙、过热、辛辣食物，以免损伤食管和胃黏膜，诱发再出血。

3. 用药指导　按医嘱服用保肝药，定期复查肝功能。

4. 心理指导　保持心情舒畅、乐观，消除紧张、焦虑、恐惧、抑郁心理，避免情绪波动而诱发出血。

5. 生活指导　生活规律，避免劳累，保证充分休息、充足睡眠。

6. 定期复查　指导患者出院后应定期到门诊复查。

本章小结

本章介绍了门静脉的解剖生理特点、门静脉高压症的病因和发病机制。门静脉高压症（portal hypertension）是一组因门静脉压力持续增高引起的症候群。当门静脉血流受阻、血液淤滞，门静脉压力持续升高＞24 cmH_2O 时，即称为门静脉高压症。在我国绝大多数是因肝炎后肝硬化引起。主要表现为脾大、脾功能亢进、呕血、黑便、腹水等；内镜检查是诊断门静脉高压症的重要手段。以内科综合治疗为主。外科治疗的主要目的是紧急制止食管、胃底曲张静脉破裂引起的上消化道大出血，解除或改善脾大、脾功能亢进及顽固性腹水。手术护理要点主要是止血的护理，选择正确的体位和饮食以及用药指导，密切观察病情，及时发现和处理并发症。

（怀化医学高等专科学校 刘燕南）

第二十三章　肝疾病患者的护理

学习目标

1. 掌握原发性肝癌、细菌性肝脓肿治疗原则及护理措施。
2. 熟悉原发性肝癌、细菌性肝脓肿辅助检查、鉴别诊断和护理要点。
3. 了解原发性肝癌、细菌性肝脓肿的病因。

第一节　原发性肝癌

原发性肝癌（primary liver cancer）是指发生于肝细胞和肝内胆管上皮细胞的癌，是我国常见的恶性肿瘤之一，高发于东南沿海地区。以40～49岁男性多见。男女比例2∶1，年死亡率居我国恶性肿瘤的第二位。

【病因】 原发性肝癌的病因和发病机制尚未明确。目前认为与肝硬化、病毒性肝炎、黄曲霉素、亚硝胺类致癌物和水土因素等密切相关。

【病理生理】

（一）分型

1. 大体分型　可分为结节型、块状型、弥漫型和小肝癌型四种。以结节型多见，单发或多发，结节状、大小不等、散在分布，多伴有肝硬化；块状型常为单发，也可由多个结节融合而成，癌块直径较大超过5cm，易出血、坏死，但肝硬化程度轻微；弥漫型最少见，结节大小均等、呈灰白色、密布于全肝，肉眼难以和肝硬化区别，病情发展迅速，预后极差。小肝癌型是单个结节最大直径不超过3cm，多个癌结节数目不超过2个，其最大直径总和小于3cm。

2. 组织学分型　可分为肝细胞型、胆管细胞型和混合型三类，我国以肝细胞型多见，约占91.5%。

（二）转移途径

原发性肝癌预后差，早期转移是其重要因素之一，通常先有肝内转移然后出现肝外转移。

1. 血行转移　为主要的转移途径，癌肿极易侵犯门静脉分支，形成门静脉内癌栓，癌栓沿门静脉系统在肝内直接播散，甚至阻塞门静脉主干；肝外血行转移依次见于肺、骨、脑等。

2. 淋巴转移　累及肝门淋巴结最多，其次为胰周、腹膜后、主动脉旁及锁骨上淋巴结。

3. 直接蔓延　癌肿可直接侵犯邻近组织、脏器，如膈肌、胸腔等。

4. 种植转移　癌细胞脱落可种植转移到腹腔、盆腔。

【临床表现】 早期缺乏特征性表现，一旦出现症状多为进展期肝癌。

1. 症状

(1) 肝区疼痛　为最常见的症状，半数以上患者以此为首发症状。多为间歇性或持续性隐痛或胀痛。主要与肿瘤迅速生长，使肝包膜张力增加所致。疼痛部位常与癌肿部位密切相关，如位于肝右叶顶部的癌肿累及膈肌，有右肩背部牵涉痛。

(2) 全身及消化道症状　主要表现为消瘦、乏力、食欲缺乏、腹胀或腹泻等。部分患者可有不明原因的持续性低热或不规则发热，抗生素治疗无效。晚期，体重呈进行性下降，可伴有贫血、黄疸、腹水、出血、水肿等恶病质表现。

2. 体征　肝大，为中、晚期肝癌最常见的主要体征。肝进行性肿大、质地较硬、边缘不规则、表面凸凹不平、有明显结节或肿块。晚期癌症会出现黄疸和腹水。

3. 其他　少数患者可有癌旁综合征的表现，如低血糖、红细胞增多症等特殊表现。如发生肺、骨、脑等肝外转移，可出现相应的临床症状。此外还可以有肝性脑病、上消化道出血、癌肿破裂出血及继发感染等并发症。

【辅助检查】

1. 定性诊断

(1) 甲胎蛋白测定（AFP）　对诊断肝细胞癌有相对专一性，阳性率可达 80%。是目前诊断肝癌最常用、最重要的方法。可用于普查，有助于发现无症状的早期患者，但可有假阳性，故应作动态观察。AFP 呈持续阳性或定量＞500 $\mu g/L$ 且持续 4 周，并排除妊娠、活动性肝病、生殖腺胚胎性肿瘤等后，即可考虑肝癌的诊断。

(2) 血清酶学　对原发性肝癌的诊断缺乏专一性和特异性，只能作为辅助指标，常用的有血清碱性磷酸酶、谷氨酰转肽酶、乳酸脱氢酶同工酶等，各种酶的联合检测可提高诊断价值。

2. 定位诊断

(1) B 超检查　能发现直径为 2 cm 或更小的病变，可显示肿瘤的部位、大小、形态及肝静脉或门静脉有无癌栓等，诊断正确率可达 90%，是目前肝癌定位检查中的首选方法。

(2) X 线　腹部透视或摄片见肝阴影扩大。

(3) CT 和 MRI 检查　可检出直径 1.0 cm 左右的小肝癌，能显示肿瘤的位置、大小、数目及与周围脏器和重要血管的关系，有助于制订手术方案。

(4) 选择性腹腔动脉或肝动脉造影　为侵袭性检查。可明确病变的部位、大小、数目和分布范围。对直径＜2.0 cm 的小肝癌，诊断符合率可达 90%；对血管丰富的癌肿，可分辨直径≥1.0 cm 的肿瘤；选择性肝动脉造影或数字减影肝血管造影，可发现直径仅为 0.5 cm 的肿瘤，可提高小肝癌的诊断率。

(5) 肝穿刺活组织检查　在 B 超引导下行细针穿刺活检，具有确诊意义，但有出血、肿瘤破裂和沿针道转移的危险。

【治疗原则】　早期诊断、早期治疗，根据不同病情进行综合治疗是提高疗效的关键。目前首选的最有效的治疗方法是以手术为主的综合治疗。小肝癌的手术切除率高达 80%以上，手术死亡率低于 2%，术后 5 年生存率可达 60%～70%。

（一）手术治疗

1. 肝切除术　有肝叶切除、半肝切除、肝三叶切除或局部肝切除等。

(1) 适应证　①全身状况良好，心、肺、肾等重要脏器功能无严重障碍，肝功能代偿良好、转氨酶和凝血酶原时间基本正常；②肿瘤局限于肝的一叶或半肝以内而无严重肝硬化；③第一、第二肝门及下腔静脉未受侵犯。

(2) 禁忌证 有明显黄疸、腹水、下肢水肿、远处转移及全身衰竭等晚期症状者。

2. 对不能切除的肝癌的外科治疗可视病情，术中采用肝动脉结扎、肝动脉栓塞、射频、冷冻、激光、微波等治疗，有一定疗效。

3. 肝移植 原发性肝癌是肝移植的适应证之一，有条件者可考虑全肝切除后的肝移植手术，但术后极易复发。

(二) 非手术治疗

(1) 局部治疗 由于肝硬化及肝功能的限制，有些小肝癌不能进行手术治疗，可在肿瘤局部注入药物或用加热和冷冻的方法杀灭癌细胞。目前采用得比较多的是B超引导下经皮穿刺肿瘤内行射频、微波、注射无水乙醇治疗。

(2) 肝动脉栓塞化疗（transcatheter hepatic arterial chemoembolization）是不能手术切除癌肿者的首选治疗方法。经手术探查癌肿不能切除者或作为肿瘤姑息切除的后续治疗，可经肝动脉或（和）门静脉插管化疗（或皮下埋藏式灌注装置行微量连续灌注）。对未经手术而估计不能切除者，可行放射介入治疗，即经股动脉插管至肝动脉，注入栓塞剂（常用碘化油）和抗癌药行化疗栓塞。常用化疗药物有氟尿嘧啶、丝裂霉素、顺铂、卡铂、阿霉素等。

(三) 其他

如放射治疗、免疫治疗、中医中药治疗、基因治疗等。

【护理评估】

1. 健康史 病毒性肝炎、肝硬化，继而发展为肝癌，常称为“三部曲”。

2. 生活史 是否居住于肝癌高发区，有无进食含黄曲霉菌的食品、有无与亚硝胺类致癌物的接触史等。

3. 家族史 家族中有无肝癌或其他肿瘤患者。

4. 心理社会反应

(1) 认知程度 患者对病情、治疗方法、疾病预后等知识的了解程度。

(2) 心理承受能力 患者对手术、预后产生的恐惧、焦虑程度和心理承受能力。

(3) 经济状况 家庭对患者手术、化疗等治疗的经济承受能力。

(4) 社会支持情况 家属对本病及其治疗方法、预后的认知程度及心理承受能力。

【主要护理诊断】

1. 疼痛 与肿瘤迅速生长导致肝包膜张力增加或癌肿破裂、手术损伤有关。

2. 营养失调：低于机体需要量 与食欲缺乏、出血及肿瘤导致消耗增加有关。

3. 预感性悲哀 与担忧疾病预后和生存期限有关。

4. 潜在并发症：肝性脑病、上消化道出血等。

【护理措施】

(一) 一般护理

1. 心理护理 肝癌的患者往往有自卑感、不公平、悲痛等情绪，特别需要家庭和社会的关爱。护士应尊重患者并表达同情和理解，通过与患者的交流和沟通，鼓励其表达自己的想法和担忧，帮助其正视现实，树立战胜疾病的信心，积极参与和配合治疗，同时鼓励家属与患者共同面对疾病，互相扶持。

2. 疼痛的护理 持续性疼痛不仅影响患者的正常生活，而且引起严重的心理变化。故应给予积极有效的镇痛措施，遵医嘱给予止痛药或采用镇痛泵镇痛。

3. 营养支持 宜采用富含蛋白、热量、维生素和膳食纤维的食物，按患者饮食习惯，提供其喜爱的色、香、味俱全的食物，以刺激食欲。创造舒适的进餐环境，采用少量多餐制。必要时提供胃肠外营养支持。

（二）术前准备

1. 全身支持疗法和保肝治疗　遵医嘱静脉输入白蛋白、血浆及全血，纠正贫血、低蛋白血症及凝血功能障碍，并应用保肝药物。

2. 改善凝血功能　术前应用维生素 K，肌内注射，以改善凝血功能，预防手术出血。

3. 肠道准备　术前 3 d 口服肠道不吸收的抗生素，术前 1 d 清洁灌肠，减少血氨来源。

（三）术后护理

1. 体位及活动　术后 24 h 内卧床休息，术后 2 d 血压平稳后可采取半卧位，协助翻身，鼓励深呼吸。不宜过早起床活动，防止肝断面出血。

2. 饮食　术后禁食，胃肠功能恢复后给予流质饮食，以后由半流质饮食逐步到普通饮食。广泛肝切除后可使用要素饮食或静脉营养支持，术后 2 周内应补充适当的白蛋白和血浆，以提高机体的抵抗力。

3. 疼痛护理　肝叶和肝局部切除术后疼痛剧烈者，应积极有效地止痛。术后 48 h，若病情允许，可取半卧位，以降低切口张力。

4. 病情观察　肝手术后，特别是广泛性肝叶切除后易发生诸多并发症，如肝断面出血、胆汁渗漏、肝性脑病和上消化道出血等。因而，术后必须严密观察生命体征、意识状态、腹部症状和体征及各种引流管引流情况，准确记录 24 h 出入水量，如出现并发症应及时通知医生。

5. 引流管护理　妥善固定，避免受压、扭曲和折叠，保持引流通畅；严格遵守无菌操作原则，每天更换引流袋，并准确记录引流液的颜色、性状和量，若血性引流液呈持续性增加，应警惕腹腔内出血，及时通知医生，必要时完善术前准备行手术探查止血。若引流液量逐渐减少，且无出血及胆汁，引流管一般可在术后 3～5 天内拔除。

6. 维持体液平衡及保护肝功能　①静脉输液，补充水、电解质，维持体液平衡。②遵医嘱应用止血药、维生素 K 及输入新鲜血液。③积极保肝治疗，接受半肝以上切除者，间歇给氧 3～4 d。④继续应用抗生素，防止感染。

7. 肝动脉插管化疗的护理

（1）向患者解释肝动脉插管化疗的目的及注意事项。

（2）做好导管护理　①妥善固定和维护导管；②严格遵守无菌操作原则，每次注药前消毒管端，注药后用无菌纱布包扎，防止细菌沿导管发生逆行感染；③防止导管堵塞，注药后用肝素溶液（25 U/ml）2～3 ml 冲洗导管；④治疗期间患者可出现剧烈腹痛、恶心、呕吐、食欲缺乏及不同程度的血白细胞减少。若症状严重，血白细胞计数$<4\times10^9$/L，暂停化疗。

（3）拔管后，压迫穿刺点 15 min 且卧床 24 h，防止局部形成血肿。

【健康教育要点】

1. 充分休息，适量活动。

2. 多吃富含蛋白的食物和新鲜蔬菜、水果，食物以清淡、易消化为宜。伴有腹水、水肿者，应限制食盐摄入量。

3. 预防肝性脑病　可适量应用缓泻剂，保持大便通畅，以免因肠腔内氨吸收导致血氨升高。

4. 随访　遵医嘱坚持化疗或放疗，定期复查。嘱咐患者和家属，一旦有水肿、体重减轻、出血倾向、黄疸或疲倦等症状时，应及时就诊。

第二节　细菌性肝脓肿

细菌性肝脓肿（bacterial liver abscess）指的是化脓性细菌引起的肝内化脓性感染，肝由于接受肝动脉和门静脉的双重血液供应，并通过胆道丰富的血供和单核-巨噬细胞系统强大的吞噬作用，可以杀灭入侵的细菌并阻止其生长，因而细菌性肝脓肿并不经常发生。当人体抵抗力弱时，入侵的化脓性细菌会引起肝感染而形成脓肿。最常见致病菌为大肠埃希菌和金黄色葡萄球菌，其次为链球菌、类杆菌等。

【病因】 病原菌进入肝，可经由下列途径：

1. 胆道系统　患者最主要的感染途径。在有胆道阻塞和继发感染的病例，如胆总管结石、胆道蛔虫或华支睾吸虫病等并发急性化脓性胆总管炎者，细菌可沿胆道上行，感染肝而形成肝脓肿。胆道疾病所致的肝脓肿一般为多发性，以左外叶多见。

2. 门静脉系统　腹腔感染（如坏疽性阑尾炎、化脓性盆腔炎等）、肠道感染（如溃疡性肠炎、菌痢等）、痔核感染等可引起门静脉属支的血栓性静脉炎，其脓毒性的栓子脱落后可沿门静脉系统进入肝，引起肝脓肿。由于抗生素的广泛应用，此途径的感染已少见。

3. 淋巴系统　肝的邻接部位如有化脓性病灶如胆囊炎、膈下脓肿及胃、十二指肠穿孔等，细菌可经淋巴系统侵入肝。

4. 血液感染　体内任何部位的化脓性感染，如上呼吸道感染、急性骨髓炎、亚急性心内膜炎、疖和痈等并发菌血症时，病原菌可由肝动脉入肝。

5. 直接侵入　当肝有开放性损伤时，细菌可经由创口直接侵入。有时肝的闭合性损伤形成肝的被膜下血肿后，肝内原有的细菌可使血肿转化为脓肿。

6. 其他　不少肝脓肿并无明显原因，如隐匿性肝脓肿。可能体内存在某种感染性病灶，当机体抵抗力减弱时，偶然的菌血症引起了肝的炎症和脓肿。隐匿性肝脓肿中25%伴有糖尿病。由于抗生素广泛而有效的应用及手术治疗的进步，使原属于其他腹腔感染引起的细菌性肝脓肿的病例已少见。

【病理生理】 细菌性肝脓肿可以是多发的，也可以是单发的。由于肝血运丰富，在脓肿形成发展过程中，大量毒素被吸收后呈现较严重的毒血症，患者发生寒战、高热、精神萎靡。当脓肿转为慢性期时，脓腔四周肉芽组织增生、纤维化，毒血症症状可减轻或消失。脓肿可向膈下、腹腔或胸腔穿破。

【临床表现】 细菌性肝脓肿多无典型临床表现，急性炎症期常被原发病所掩盖。本病一般起病较急，由于肝血运丰富，一旦发生化脓性感染后，大量毒素进入血循环，引起全身脓毒性反应。临床上常继某种先驱性疾病（如胆道蛔虫病）以后突然寒战、高热和肝区疼痛等。主要临床表现如下：

1. 症状

（1）寒战和高热　多为最早出现的症状，也是最常见的症状。患者在发病初期骤感寒战，继而高热，发热多呈弛张型，体温在38～40℃，最高可达41℃，寒热交替伴大量出汗，脉率增快，一天数次，反复发作。

（2）肝区疼痛　由于肝被膜急性膨胀，肝区出现持续性钝痛；出现的时间可在其他症状出现之前或之后，亦可与其他症状同时出现，疼痛剧烈者常提示单发性脓肿；脓肿早期为持续钝痛，后期常为锐利剧痛，随呼吸加重者常提示肝膈顶部脓肿；有时疼痛可向右肩放射，左肝脓肿也可向左肩放射。

（3）消化道、全身症状 由于伴有全身性毒性反应及持续消耗，乏力、食欲差、恶心和呕吐等消化道症状较为常见。少数患者在短期内表现为精神委靡等较严重病态，也有少数患者出现腹泻、腹胀或较顽固性的呃逆等症状。

2. 体征

（1）肝区压痛和肝大 最常见，右下胸部和肝区有叩击痛，有时出现右侧反应性胸膜炎或胸腔积液。如脓肿位于肝表面，其相应部位的肋间皮肤呈红肿、饱满、触压痛及凹陷性水肿。如脓肿位于右下部，常见有右季肋部或右上腹部饱满，甚至可见局限性隆起，常能触及肿大的肝或波动性肿块，并有明显的触痛和腹肌紧张等。左肝脓肿时，上述体征则局限在剑突下。

（2）其他 晚期患者可出现腹水，这可能是由于门静脉炎以及周围脓肿的压迫影响门静脉循环及肝功能受损伤，长期消耗致营养不良和低蛋白所致。继发于胆道梗阻的患者，都伴有黄疸。其他原因的化脓性肝脓肿，一旦出现黄疸，则表示病情严重，预后不良。

【辅助检查】

1. 实验室检查 细菌性肝脓肿绝大多数都有白细胞增高现象，总数可达（15～20）×10^9/L或更高，中性白细胞多在90%以上，有核左移现象。但在应用抗生素的情况下，白细胞也可不高或增高不明显。病情较重时，谷丙转氨酶、碱性磷酸酶多有升高，甚至血清胆红素也出现增高。病程较长者，可有贫血或低蛋白血症。肝脓肿穿刺液培养，常可培养出致病菌。

2. 影像学检查

（1）X线检查 X线检查可发现肝阴影增大，如果脓肿位于右肝叶，可观察到膈肌抬高、运动受限、肋膈角模糊或胸腔少量积液、右下肺炎症或肺不张等。有时在脓肿部位可出现气液平面，多提示脓肿由产气细菌感染所致。肝左叶的脓肿可出现胃贲门和胃小弯受压现象。膈肌运动受限、肋膈角消失、胸腔少量积液等情况时，还要考虑到有无膈下脓肿存在。

（2）B超检查 可发现脓肿部位有典型的液性回声暗区或脓肿内液平面。该检查除能协助临床诊断外，还可以帮助了解脓腔的部位、大小及距体表的深度，以便确定脓肿的最佳穿刺点和进针方向与深度，或为手术引流提供入路选择。但超声对小于1 cm的多发性肝脓肿，往往难以发现，临床诊断时应予注意。

（3）CT检查 CT检查可发现脓肿的大小及形态，显示脓肿在肝中的确切部位，为临床医师行脓肿穿刺及手术引流提供清晰、直观的影像资料。

（4）实验性肝穿刺超声检查 在超声引导下确定脓肿的大小、部位以及距局部皮肤的最近距离，选择最佳穿刺点。抽到脓液后，应立即送细菌培养以及厌氧菌培养，并进行药物敏感试验。

【治疗原则】 细菌性肝脓肿是继发性病变，如能早期诊断和及时治疗原发病，肝脓肿是可以预防的。即使肝内已有早期感染，给予大量有效抗生素治疗，亦可避免脓肿形成。

1. 非手术治疗 对急性期但尚未局限的细菌性肝脓肿和多发性小脓肿，在治疗原发病灶的同时，使用大剂量有效抗生素和全身支持疗法，以控制炎症，促使脓肿吸收自愈；单个较大的化脓性肝脓肿可以在B超或CT定位引导下行长针穿刺吸脓或穿刺置管至脓肿做引流，并冲洗脓腔和注入抗菌药物。

2. 手术治疗　包括脓肿切开引流术和肝叶切除术。对于较大脓肿，有穿破可能，或已有穿破并发腹膜炎、脓胸，或药物治疗效果不佳，脓肿位置较深，不易穿刺吸脓者应考虑在使用药物治疗同时进行脓肿切开引流术。对慢性后壁脓肿，切开引流腔壁不易塌陷者，或脓肿切开引流后形成难以治愈的残留无效腔或窦道流脓不愈者，可考虑行肝叶切除术。

【主要护理诊断】

1. 体温过高　与脓肿毒素吸收有关。

2. 疼痛　与肝包膜张力增加有关。

3. 营养失调：低于机体需要量　与食欲缺乏、消耗增加有关。

4. 潜在并发症：腹膜炎、休克等。

【护理措施】

1. 高热的护理

(1) 环境　病房空气清新，室温 18～22℃，湿度 50％～70％。

(2) 保持舒适　患者衣着适量，及时更换汗湿衣裤，保持干燥清洁。

(3) 体温监测。

(4) 保证液体摄入　保证高热患者每日摄入 2000 ml 液体，防止脱水。

(5) 物理降温　头枕冰袋、乙醇擦浴等。

(6) 药物降温　必要时使用解热镇痛药，如柴胡、安乃近等。

2. 控制感染　使用抗生素，一般使用青霉素、氨苄西林、先锋霉素等，或根据药敏试验选择合适的抗生素。

3. 引流管的护理

(1) 妥善固定，防止滑脱。

(2) 取半卧位，有利于呼吸引流。

(3) 严格无菌操作，每日用生理盐水持续冲洗脓腔，每日更换引流瓶。

(4) 观察和记录引流液的颜色和量。

(5) 拔管　当脓液引流量少于 10 ml，可拔管，凡士林纱布填塞，直至脓腔闭合。

4. 病情的观察　密切关注生命体征和腹部体征。注意有否出现腹膜炎、休克等并发症。

【健康教育要点】

1. 充分休息，适量活动，增强体质。

2. 多吃高蛋白、高热量、富含维生素和膳食纤维的食物，保证足够的液体摄入量，多吃富含蛋白的食物和新鲜蔬菜、水果，食物以清淡、易消化为宜。

3. 控制感染，积极治疗胆道疾病或全身其他疾病。

本章小结

原发性肝癌是指发生于肝细胞和肝内胆管上皮细胞的癌，是我国常见的恶性肿瘤之一，原发性肝癌的病因和发病机制尚未明确。目前认为与肝硬化、病毒性肝炎、黄曲霉素、亚硝胺类致癌物和水土因素等密切相关。大体可分为结节型、块状型、弥漫型和小肝癌型四种，以结节型多见。组织学分型可分为肝细胞型、胆管细胞型和混合型三类，我国以肝细胞型多见。血行转移为原发性肝癌主要的转移途径。肝区疼痛是最常见的症状，肝大，为中、晚期肝癌最常见的主要体征。AFP 对诊断肝细胞癌有相对专一性，是目前诊断肝癌最常用、最重要的方法。B 超检查是目前肝癌定位检查中的首选方法。目前首选的最有效的治疗方法是以手术为主的综合治疗。术后 24 h 内卧床休息，术后 2 天血压平稳后可采取半卧位，协助翻身，鼓励深呼吸。不宜过早起床活动，防止肝断面出血。术后禁食，胃肠功能恢复后给予流质饮食，以后由半流质饮食逐步到普通饮食。

本章还介绍了细菌性肝脓肿指的是化脓性细菌引起的肝内化脓性感染，最常见致病菌为大肠埃希菌和金黄色葡萄球菌。胆道系统是最主要的感染途径。寒战和高热多为最早症状，也是最常见的症状。抽到脓液后可确诊。在治疗原发病灶的同时，使用大剂量有效抗生素和全身支持疗法。护理要点是抗感染和高热的护理。

（怀化医学高等专科学校　刘燕南）

第二十四章　胆道疾病患者的护理

学习目标

1. 掌握胆道的特殊检查与护理，常见胆道疾病患者的临床表现及护理措施。
2. 熟悉胆道疾病患者的治疗要点，护理评估、护理诊断。
3. 了解胆道的解剖与生理概要，胆道疾病患者的病因。

第一节　解剖与生理概要

一、解剖

胆道系统包括肝内、肝外胆管、胆囊和 Oddi 括约肌等（图 24-1）。胆道系统起源于肝内毛细胆管，开口于十二指肠乳头。

1. 肝外左、右肝管和肝总管　左肝管细长，约为 2.5～4.0 cm，与肝总管形成约 90°的夹角；右肝管粗短，与肝总管夹角约 150°。肝外左、右肝管两者于肝门下方汇成肝总管，长约 3.0 cm。

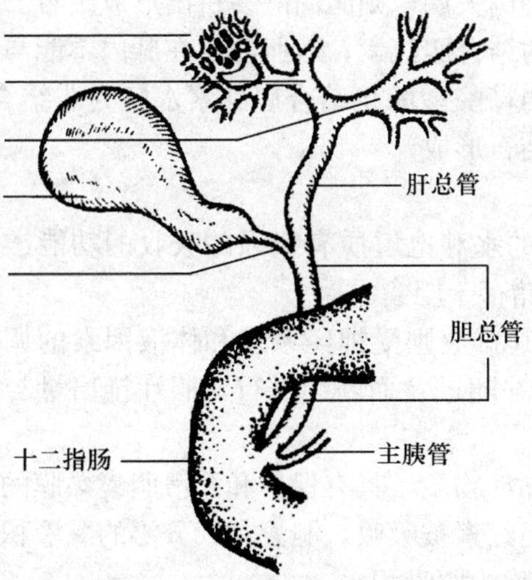

图 24-1　肝内外胆道系统

2. 胆囊和胆囊管　胆囊为梨形的囊性器官，位于肝面的胆囊窝内，长 8.0～12.0 cm，宽 3.0～5.0 cm，容积 40～60 ml，分为底、体和颈三部分。底部圆钝，为盲端；体部向前上弯曲变窄形成胆囊颈，颈上部呈囊性膨大，称 Hartmann 袋，是胆囊结石易嵌顿的部位。胆囊管是胆囊颈延伸形成，成锐角与肝总管汇合。肝总管、胆囊管和肝下缘构成三角区域称为胆囊三角（Calot 三角），内有胆囊动脉、肝右动脉、副右肝管穿行，是胆道手术易误伤的区域。

3. 胆总管　由肝总管与胆囊管汇合而成，根据其形成和毗邻关系，胆总管可分为四段：十二指肠上段、十二指肠后段、胰腺段、十二指肠壁内段。约 80%～90% 人的胆总管与主胰管在十二指肠壁内汇合形成共同通道，并膨大形成乏特（Vater）壶腹，开口于十二指肠乳头。其周围有 Oddi 括约肌包绕，具有控制和调节胆汁及胰液排放，有阻止十二指肠内容物反流的作用，是逆行胆胰管造影的入口处。

二、生理

(一) 胆汁的生成与代谢

1. 胆汁的生成和成分 胆汁由肝细胞和胆管分泌，每日量800～1200 ml。胆汁中97%是水，其他成分包括胆汁酸、胆盐、胆固醇、磷脂酸胆碱（卵磷脂）、胆色素、脂肪酸、酶类、无机盐和一些肝代谢产物等。

2. 胆汁的生理功能

(1) 促进脂溶性维生素吸收 胆汁刺激胰酶分泌并被激活，有利于脂肪、胆固醇和维生素A、D、E、K的吸收。

(2) 乳化脂肪 胆盐进入肠道后与食物中的脂肪结合使之形成能溶于水的脂肪微粒，有利于肠黏膜吸收。

(3) 中和胃酸。

(4) 刺激肠蠕动。

(5) 抑制肠内致病菌生长和内毒素生成。

3. 胆汁分泌的调节 胆汁的分泌受神经内分泌的调节。迷走神经兴奋，胆汁分泌增加；交感神经兴奋，胆汁分泌减少。十二指肠黏膜分泌的促缩胆囊素均可引起胆囊平滑肌收缩、Oddi括约肌松弛及胰液分泌。

4. 胆汁的代谢 胆汁中有重要意义的是胆汁酸（盐）、胆固醇、胆色素、磷脂酰胆碱的代谢及其含量的变化。胆汁酸（盐）由胆固醇在肝内合成后随胆汁分泌至胆囊内储存并浓缩。进食时胆盐随胆汁排至肠道，其中约95%的胆盐被肠道重吸收入肝，以保持胆盐池的稳定。这一过程称为胆盐的肝肠循环。正常胆汁中的胆盐、磷脂酰胆碱、胆固醇按一定比例形成微胶粒溶液，若肝肠循环被破坏，三者比例失调，则胆固醇易析出形成结石。胆汁中的胆红素在肝内与葡萄糖醛酸结合成为可溶性的结合胆红素；若胆红素在肝内不能与葡萄糖醛酸结合或胆道感染时大肠埃希菌所产生β葡萄糖醛酸酶将结合胆红素水解为非结合胆红素，后者易与钙结合形成胆红素钙，促发胆色素结石形成。

(二) 胆囊的生理功能

1. 浓缩和储存胆汁 胆囊黏膜对胆汁中的水和电解质有很强的吸收的功能，可将胆汁中约90%的水分吸收，使之浓缩5～10倍并储存于胆囊。

2. 排出胆汁 胆汁的分泌为持续性。但其排放则受神经系统和体液因素的调节，通过胆囊平滑肌收缩和Oddi括约肌松弛而实现，并随进食而断续进行。胆汁排出量与所进食的种类和量有关。

3. 分泌功能 胆囊黏膜每天分泌20 ml黏性物质，具有保护和润滑胆囊黏膜的功能。当胆囊管完全阻塞但未合并感染时，胆汁中的胆红素被吸收，胆囊黏膜分泌的黏液积存在胆囊内成为无色透明状液体，称为“白胆汁”，又称为胆囊积水。

若胆囊被切除，胆总管可代偿性扩张、管壁增厚、黏膜腺体肥厚增多，使胆汁通过时得到一定程度的浓缩。

第二节 胆道疾病的特殊检查

随现代影像学诊断技术迅速发展，胆道疾病的诊断有明显的改善，对检查的准备及配合也提出了不同的要求。目前临床常用的特殊检查有：

（一）B超检查

B超是一种安全、简便、经济、快速的检查方法，是诊断胆道疾病首选的方法。对胆道结石的诊断正确率高达70%～90%；根据胆管有无扩张、扩张部位及程度可对黄疸原因进行定位和定性诊断。

1. 目的　了解肝内、外胆管及胆囊病变部位和大小；引导肝胆管穿刺、引流、取石。

2. 适应证　胆囊结石、胆囊炎、胆道肿瘤、胆道蛔虫、胆道畸形及黄疸等胆道系统疾病的诊断。

3. 护理　超声检查应安排在其他内镜和钡餐造影检查前或钡餐检查3天后、胆道系统造影2天后进行；检查前常规禁食8h以上，检查前1天晚餐进清淡饮食，以保证胆囊和胆管内胆汁充盈，减少胃肠道内容物和气体的影响。

（二）放射学检查

1. 经皮肝穿刺胆管造影（percutaneous transhepatic cholangiography，PTC）是在X线或B超引导下，用特制穿刺针经皮肤穿入肝胆管，再将造影剂直接注入肝内胆管使整个胆道系统迅速显影的一种顺行性胆道造影方法。本法为有创检查，有可能发生胆漏、出血、胆道感染等并发症，故术前应作充分的检查和准备，术后加强观察。

（1）目的　了解胆道梗阻的情况及病变部位、范围、程度和性质，必要时可置管引流胆汁。

（2）适应证　①B超提示肝内胆管扩张者；②原因不明的梗阻性黄疸行ERCP失败者；③术后疑有残余结石或胆管狭窄者。

（3）禁忌证　急性胆道感染及碘过敏者，凝血时间异常，心肺功能不全。

（4）护理　①检查前检测凝血酶原时间及血小板计数。有出血倾向者，予以肌内注射维生素K_1；需做碘及普鲁卡因过敏实验；全身预防性使用抗生素2～3d；术前1d晚口服缓泻剂或灌肠，术日晨禁食。②检查中指导患者保持平稳呼吸，避免屏气或深呼吸；根据穿刺位置采取相应的体位，经腹膜外穿刺时取俯卧位，经肋间穿刺时患者取仰卧位。③检查后平卧4～6h，每小时检测血压、脉搏一次至平稳；严密观察腹部情况，注意穿刺点有无出血；置管引流者按常规做好引流管的护理；遵医嘱应用抗菌药及止血药。

2. 内镜逆行胰胆管造影（endoscopic retrograde cholangio-pancreatography，ERCP）是在纤维十二指肠镜直视下通过十二指肠乳头将导管插入胆管或胰管内进行造影的方法。

（1）目的　①直接观察十二指肠及乳头部位的病变，对病变部位取材做活检；②收集十二指肠液、胆汁及胰液进行理化及细胞学检查；③用于治疗，如Oddi括约肌狭窄切开手术、胆管内取石及引流等。

（2）适应证　胆道疾病伴黄疸；疑为胆源性胰腺炎、胆胰或壶腹部位肿瘤。

（3）禁忌证　急性胰腺炎，碘过敏者禁忌作此项检查。

（4）护理　①检查前1餐禁食；检查前15min常规注射地西泮5～10mg，东莨菪碱20mg。②检查中插内镜时指导患者进行深呼吸并放松，造影过程中若发现特殊情况应及时终止操作并做相应的处理。③检查后护理：a. 造影后2h方可进食；b. 造影后3h内及第2日晨各检测血清淀粉酶1次，注意观察患者的体温和腹部情况，发现异常及时处理；c. 遵医嘱预防性应用抗生素。

3. 静脉胆管造影（intravenous cholangiography，IVC）造影剂经静脉途径输入人体后随肝分泌的胆汁排入胆道，使胆道在X线下显影。用于检查胆道系统有无结石、肿瘤、梗阻、蛔虫等，亦可观察胆囊、胆道的形态及功能情况。由于此法显影率较低，已基本被前两种造影方法取代。

4. 口服胆囊造影（oral cholecystography，OC） 口服碘番酸经肠道吸收后入肝并随胆汁排入胆囊，含有造影剂的胆汁使胆囊在X线下显影。用于检查胆囊的形态、功能及有无结石、肿瘤等。由于此项检查结果易受多种因素的影响，现已基本被B超检查所代替。

5. 术中及术后胆管造影 手术中可经胆囊管插管、胆总管穿刺或经T形引流管做胆道造影。术后拔出T形管前常规经T形管作胆囊造影。

(1) 目的 了解胆道有无残余结石、异物及通畅情况；了解胆总管与肠吻合口通畅与否。

(2) 适应证 ①术中疑有胆道残余结石、狭窄或异物者；②胆结石切开留置T形管引流者。

(3) 护理 ①检查前禁食一餐，嘱患者排便，必要时给予灌肠。②检查中患者取仰卧位，将T形管的体外部分常规消毒并排除其内空气后，将抽好的造影剂注射器连接T形管，使造影剂借助注射器自身重力的作用自行流入胆道。造影剂注入后立即摄片。③检查后，即将T形管连接引流袋，开放引流2～3 d，以排除造影剂。

6. 腹部X线平片 约15%的胆囊结石可在腹部平片上显影，因其显影率低，一般不作为临床的常规检查。

7. 电子计算机体层扫描（computerized tomography，CT）、磁共振成像（magnetic resonance imaging，MRI） 具有成像无重叠，分辨率高等特点，对肝、胆、胰的形态结构及其内部的结石、肿瘤、梗阻、扩张等显示较好。

（三）放射性核素显影

是一种无创检查，辐射量小，对患者无损害，将示踪剂^{99m}Tc标记的二乙基亚氨二醋酸（^{99m}TC-EHIDA）经静脉注射后再经肝分泌的胆汁进入胆道，其在胆道系统流经的路径可以利用γ相机或单光子束发射计算机断层扫描仪连续摄影作动态观察。适用于肝、肝内外胆管病变的检查，如肝内胆管结石、急慢性胆囊炎、胆道畸形、胆道术后检查及黄疸的鉴别诊断。

护理：胆囊检查前不宜进高脂肪餐，可进食少量的素食早餐；拟诊为急性胆囊炎者应该禁食2 h以上，必要时行灌肠后再作检查。

第三节 胆 石 症

胆石症（cholelithiasis）是胆道系统的常见病、多发病。近年来随着生活水平的提高，人们的饮食结构发生变化，胆石症的发病特点亦发生了改变。胆固醇结石多于胆色素结石，女性发病率高于男性。

【胆石的成因】

1. 胆管异物 虫卵、成虫的尸体及Oddi括约肌功能紊乱时食物残渣随肠内容物反流入胆道可成为结石的核心，促发结石形成。

2. 胆道感染 胆道感染时细菌产生的β-葡萄糖醛酸酶，使可溶性的结合性胆红素水解为非结合胆红素，后者与钙结合，形成胆色素结石。

3. 代谢因素 主要与脂类代谢有关，胆汁中胆盐、胆固醇、卵磷脂的适当比例是维持胆固醇呈溶解状态的必要条件。脂类代谢异常可引起胆汁的成分和理化性质发生变化，使胆汁中的胆固醇呈过饱和状态并析出、沉淀、结晶而形成结石。

【胆石的分类】 按结石组成成分的不同分为三类（图 24-2）：

1. 胆色素结石 约占结石总数的37%，其中75%发生于胆管内，主要成分以胆色素为主。呈棕色或棕褐色，形状可为粒状或长条形，大小不一，质地松软、易碎，剖面呈层状。X线检查一般不显影。

2. 胆固醇结石 约占结石总数的50%，其中80%发生于胆囊内，以胆固醇为主。呈白黄、灰黄或黄色，质硬，呈多面体、圆心或椭圆形，表面多光滑，剖面呈放射状。X线检查多不显影。

3. 混合型结石 约占结石总数的6%，其中60%发生于胆囊内。主要由胆红素、胆固醇、钙盐等混合而成，根据所含成分比例的不同，呈现不同的形状和颜色。剖面呈层状或中心发射状，外周呈层状。由于结石含钙较多，X线检查常显影。

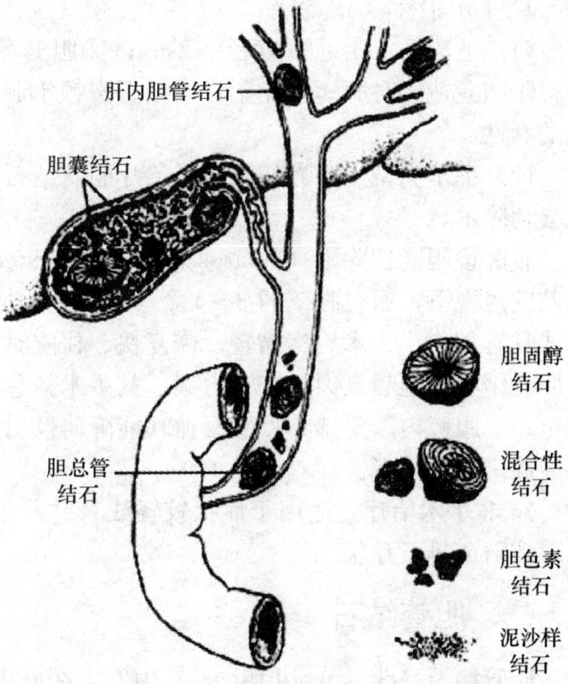

图 24-2 胆结石类型

一、胆囊结石

胆囊结石（cholecystolithiasis）为发生在胆囊内的结石，是常见病、多发病。主要为胆固醇结石和以胆固醇为主的混合性结石，常与胆囊炎并存，主要见于成年人，以女性多见，男女之比约为1∶3。

【病因】 胆囊结石形成主要与脂类代谢异常、胆囊的细菌感染和收缩排空功能减退有关，这些因素引起胆汁的成分和理化性质发生变化，使胆固醇呈过饱和状态，沉淀析出、结晶而形成结石。其他如成核因子、雌激素及其水平亦可能与胆囊结石的形成有关。

【病理生理】 饱餐及进食油腻食物后引起胆囊收缩，或睡眠时体位改变致结石移位并嵌顿于胆囊颈部而导致胆汁排除受阻，胆囊强烈收缩而发生胆绞痛。较小的结石可经过胆囊管排入胆总管形成继发性胆管结石。此外，结石及炎症反复刺激胆囊黏膜可诱发胆囊癌。

【临床表现】 约30%的胆囊结石患者无临床症状，而仅于体检或手术时发现称为静止性结石。当结石嵌顿时，则可以出现明显症状和体征。

1. 腹痛 当体位改变致结石移位并嵌顿于胆囊颈部，使胆汁排空受阻，胆囊强烈收缩所致，表现为突发的右上腹阵发性剧烈绞痛，可向右肩部、肩胛部或背部放射。

2. Murphy征阳性 检查者将左手平放于患者右肋部，拇指置于右腹直肌外缘与肋弓交界处，嘱患者缓慢深吸气，使肝下移，若患者因拇指触及肿大的胆囊引起疼痛而突然屏气为阳性。

3. 消化道症状 常伴恶心、呕吐、厌食、腹胀等不适，常被误诊为“胃病”。

【辅助检查】 B超检查可显示胆囊增大、壁厚及其内大部分结石；口服法胆囊造影可见胆囊内充盈缺损；CT及MRI检查亦能显示结石，但其价格昂贵，临床不作为常规检查。

【治疗原则】 以手术治疗为主，手术时机和方式的选择取决于患者病情。

1. 手术治疗

(1) 适应证 ①结石直径＞2 cm；②胆囊萎缩或瓷样胆囊；③B超提示胆囊局限性增厚；④胆囊造影时胆囊不显影；⑤结石嵌顿于胆囊颈部；⑥病程超过5年，年龄在50岁以上的女性。

(2) 手术类型 胆囊切除术是治疗胆囊结石的首选方法，根据病情选择经腹或腹腔镜作胆囊切除术。

腹腔镜胆囊切除术（laparoscopic cholecystectomy，LC）是指在气管插管下全麻及电视腹腔镜窥视下，通过腹壁的3～4个小切口，将腹腔镜手术器械插入腹腔行胆囊切除术。该术式具有创伤小、术后疼痛轻、恢复快、住院时间短、瘢痕小等优点，已广泛开展，成为治疗胆囊结石、胆囊息肉的首选方案。其手术禁忌证为：①不能排除胆囊癌变者；②合并胆管狭窄；③腹腔内严重感染；④凝血功能障碍及出血倾向；⑤妊娠；⑥既往有腹部手术史，疑有腹腔广泛粘连者。

2. 非手术治疗 适用于症状较轻或合并严重心血管疾病不能耐受手术的老年患者，可采取溶石或排石疗法。

二、胆管结石

胆管结石（cholangiolithiasis）为发生在肝内外胆管的结石。多由胆汁淤滞、细菌感染和脂类代谢异常而引起。其次虫卵和蛔虫的尸体亦可成为结石的核心；胆囊内结石或肝内胆管结石在某些因素作用下进入肝外胆管引起肝外胆管结石。

【分类】

1. 根据结石所在的部位，胆管结石可分为肝外胆管结石和肝内胆管结石。

2. 根据胆管结石发病的原因，分为原发性胆管结石和继发性胆管结石。在胆管形成的结石，称为原发性胆管结石，以胆色素结石或混合性结石多见。结石来自于胆囊结石者，称为继发性胆管结石，以胆固醇结石多见。

【病理生理】

1. 肝内胆总管结石 可局限于一叶或一段肝内，也可分布于所有肝内胆管，临床以左叶多见。其基本病理生理改变为结石导致的肝内胆总管狭窄或扩张、胆管炎及肝纤维组织增生、肝硬化、萎缩，甚至癌变。

2. 肝外胆管结石 病理生理改变与结石的部位、大小及病史的长短有关。

(1) 胆道梗阻 胆管结石可引起胆道不同程度的梗阻，梗阻可使近端胆管呈现不同程度扩张、管壁增厚、胆汁滞留在胆管内；胆管壁的充血、水肿进一步加重梗阻，而出现梗阻性黄疸。

(2) 继发性感染 胆管的完全性梗阻可继发化脓性感染，引起急性梗阻性化脓性胆管炎；脓液在胆管内积聚，使胆管内压力继续升高，细菌和毒素可随胆汁逆流入血，引起脓毒血症；当感染致胆管壁坏死、溃破，甚至形成胆管与肝动脉或门静脉瘘时，可并发胆道大出血。

(3) 肝细胞损害 胆管的梗阻和化脓性感染可造成肝细胞损害，甚至肝细胞坏死或形成胆源性肝脓肿；长期梗阻和（或）反复发作可引起胆汁性肝硬化和门脉高压症。

(4) 胆源性胰腺炎 当结石嵌顿于胆总管壶腹部时，可造成胰液排出受阻甚至发生逆流而引起胆源性急、慢性胰腺炎。

【临床表现】 取决于胆道有无梗阻、感染。当结石梗阻胆道并继发感染时，可表现为典型的 Charcot 三联征：腹痛、寒战高热、黄疸。

1. 腹痛 发生在剑突下或右上腹部，呈阵发性绞痛，或持续性疼痛阵发性加剧，疼痛可向右肩背部放射，伴有恶心、呕吐。其原因是结石嵌顿于胆总管下端或壶腹部，刺激胆管平滑肌，引起 Oddi 括约肌痉挛收缩所致。

2. 寒战高热 多发生于剧烈腹痛后，体温可高达 39～40℃，呈弛张热。系胆管梗阻并继发感染后，脓性胆汁和细菌逆流，引起的全身性中毒症状。

3. 黄疸 系结石阻塞胆管后，胆红素逆流入血所致。黄疸的轻重取决于梗阻的程度、有无继发感染及结石松动有关，若为不完全梗阻，黄疸程度轻，且呈波动性；若为完全性梗阻，则黄疸进行性加深；患者可有尿色变黄和皮肤瘙痒等症状。

4. 消化道症状 多数患者有恶心、腹胀、嗳气、厌食油腻食物等。

5. 腹部体征 剑突下、右上腹可有深压痛。合并感染者可有不同程度的腹膜刺激征及肝区叩痛。

6. 并发症 肝内胆管结石合并感染时，可有胆源性肝脓肿、胆管支气管瘘、胆汁性肝硬化、门静脉高压及肝胆管癌等并发症。

【辅助检查】

1. 实验室检查 结石梗阻胆管时，血清胆红素转氨酶和碱性磷酸酶升高；尿液检查示尿胆红素升高，尿胆原降低甚至消失，粪便检查示粪中尿胆原减少。继发胆管炎者，血常规检查可见白细胞计数及中性粒细胞比例明显升高。

2. 影像学检查 B 超检查可显示胆管内结石影，近端胆管扩张。PTC、ERCP 等检查可显示梗阻部位、程度、结石大小和数量等。

【治疗原则】

（一）手术治疗

以手术治疗为主，原则为取出结石，解除梗阻或狭窄，去除感染灶。常用的手术方法有：

1. 胆总管切开取石加 T 形管引流术 适用于单纯胆管结石，胆管上、下端通畅，无狭窄或其他病变者。有胆囊结石者同时切除胆囊，可采用开腹或经腹腔镜手术。

2. 胆肠吻合术 适用于胆总管扩张≥2.0 cm，胆管下端梗阻且难以手术方法解除者，上段胆道通畅者；胆管内泥沙样结石，不易手术取尽者。常用的术式有：胆总管-空肠 Roux-en-Y 吻合术、间置空肠胆管十二指肠吻合术等。

3. 经内镜 Oddi 括约肌切开取石术 适用于胆石嵌顿于壶腹部或胆总管下端良性狭窄及 Oddi 括约肌功能障碍者。

4. Oddi 括约肌成形术 适应证同胆肠吻合术，尤其适用于胆总管扩张程度较轻不宜行胆肠内引流术者。

5. 高位胆管切开取石 适用于肝内胆管结石，对病变重的肝段，也可行肝段切除后取石。

(二) 非手术治疗

1. 经胆道镜取除残余结石 术后发现胆道残留结石时，可经T形管窦道插入纤维胆道镜，直视下取石。

2. 中西医结合治疗 可配合针灸及服用消炎利胆类中药，控制炎症，排除结石。

第四节 胆道感染

一、胆囊炎

胆囊炎（cholecystitis）是指发生在胆囊的细菌性和（或）化学性炎症。根据发病的缓急和病程的长短分为急性胆囊炎（acute cholecytitis）和慢性胆囊炎（chronic cholecytitis）。约95%的急性胆囊炎患者合并胆囊结石，称急性结石性胆囊炎（acute calculous cholecytitis）；未合并胆囊结石者，称为急性非结石性胆囊炎。

【病因】

1. 急性胆囊炎

(1) 细菌感染 细菌多来源于胃肠道，致病菌通过胆道逆行或经血循环入侵胆囊。

(2) 胆囊管梗阻 80%由胆囊结石引起，胆汁淤积，胆汁中的胆汁酸刺激胆囊黏膜而引起水肿、炎症，甚至坏死。

(3) 多因素相互作用 如严重创伤、胰液反流等。

2. 慢性胆囊炎 大多继发于急性胆囊炎，是急性胆囊炎反复发作的结果。

【病理生理】

1. 急性胆囊炎

(1) 急性单纯性胆囊炎 当结石至胆囊管梗阻时，胆汁淤积，胆囊内压力升高，胆囊肿大，黏膜充血、水肿，渗出增多。

(2) 急性化脓性胆囊炎 若梗阻未解除或炎症未控制，病情继续发展，胆囊壁充血、水肿加重，部分黏膜坏死脱落，甚至浆膜也有纤维素和脓性渗出物。

(3) 急性坏疽性胆囊炎和胆囊穿孔 若胆囊内压力继续升高，血管受压导致血液循环障碍时，则引起胆囊壁的缺血、坏死或溃疡容易造成穿孔，引起胆汁性腹膜炎。

2. 慢性胆囊炎 由于炎症和结石的反复刺激，胆囊壁炎性细胞浸润和纤维组织增生，胆囊壁增厚，甚至出现胆囊萎缩，失去收缩和浓缩胆汁的功能。

【临床表现】

(一) 急性胆囊炎

1. 症状

(1) 腹痛 多数患者有上腹部疼痛史，表现为上腹部阵发性绞痛，进食油腻食物后或夜间发作，疼痛可放射至右肩及右肩胛下和背部。

(2) 全身症状 患者腹痛发作时常伴有恶心、呕吐、厌食等消化道症状。若出现明显寒战、高热，表示病情加重或已发生胆囊积脓、穿孔。

2. 体征 腹部压痛，右上腹可有不同程度的压痛、反跳痛和肌紧张，Murphy征阳性。有时可触及肿大的胆囊。

（二）慢性胆囊炎

症状常不典型，多数患者曾有典型的胆绞痛病史。主要表现为上腹部饱胀不适、厌食油腻和嗳气等消化不良的症状以及右上腹和肩背部隐痛，Murphy 征可呈阳性。

【辅助检查】

1. 急性胆囊炎

（1）实验室检查　血常规检查可见白细胞计数及中性粒细胞比例升高，部分患者可有血清胆红素、转氨酶、碱性磷酸酶（ALP）及淀粉酶升高。

（2）B 超检查　可显示胆囊增大，壁增厚，大部分患者可见胆囊内有结石影像。慢性胆囊炎显示胆囊壁增厚，胆囊腔缩小或萎缩，排空功能减退后消失。

【治疗原则】

（一）手术疗法

无手术禁忌证者，均采取手术治疗。急性胆囊炎需急症手术治疗。

1. 手术适应证

（1）发病在 48～72 h 以内者。

（2）经手术治疗无效且病情持续加重者。

（3）合并胆囊穿孔、弥漫性腹膜炎、急性梗阻性化脓性胆囊炎、急性坏死性胰腺炎等严重并发症者。

2. 手术方式　包括胆囊切除和胆囊造口术。

（1）胆囊造口术　目的是减压和引流胆汁。主要用于年老体弱，合并症不能耐受手术的患者或局部炎症水肿、粘连严重者。待病情稳定、局部炎症消退后再根据患者情况决定是否择期手术治疗。

（2）胆囊切除术　手术过程中遇到下列情况应同时作胆总管切开探查＋T 形管引流术：①有黄疸病史；②胆总管内扪及结石或术前 B 超提示肝总管、胆总管结石；③胆总管扩张，直径＞1 cm；④胆总管内抽出脓性胆汁或伴有胆色素沉淀；⑤合并有慢性复发性胰腺炎者。

（二）非手术治疗

适用于诊断明确、病情较轻的急性胆囊炎患者。老年人或伴有严重心血管疾病不能耐受手术的患者，在非手术治疗的基础上积极治疗多种合并症，待患者一般情况好转后再考虑择期手术治疗。

二、急性梗阻性化脓性胆管炎

急性梗阻性化脓性胆管炎（acute obstruction suppurative cholangitis，AOSC），又称急性重症胆管炎（ acute cholangitis of severe type，ACST）与急性胆管炎是同一疾病的不同发展阶段，是在胆道梗阻基础上并发的急性化脓性细菌感染。

【病因】

1. 胆道梗阻　常见的原因是胆道结石，其次是胆道蛔虫、胆管狭窄、胆管及壶腹部肿瘤等。胆道发生梗阻时，胆盐不能进入肠道，易造成细菌移位。

2. 细菌感染　胆道内细菌大多来自胃肠道，以大肠埃希菌、变形杆菌、克雷伯菌等革兰阴性杆菌多见。可以是单一菌种感染，也可以是两种以上的菌种感染。

【病理生理】　其基本病理改变是胆管完全梗阻和化脓性感染。胆管梗阻及随之而来的胆道感染造成梗阻以上胆管扩张、胆管壁黏膜肿胀；胆管内压力升高，胆管壁充血、水肿、炎性细胞浸润及溃疡形成，管腔内逐渐充满脓性胆汁或脓液，胆管内压力继续升高，当胆管内压力超过 3.92 kPa（40 cmH_2O）时，肝细胞停止分泌胆汁，胆管内脓性胆汁及细菌逆流，引起肝内胆管及肝细胞化脓性感染；若感染进一步加重，可使肝细胞发生大片坏死；胆小管溃破后与门静脉形成瘘，引起胆道出血；大量细菌和毒素还可经肝静脉进入人体循环引起全身脓毒血症或感染性休克，严重者可导致多器官功能障碍综合征。

【临床表现】 本病发病急骤，病情进展迅速，且多数患者有胆道疾病及胆道手术史。

1. Reynolds 五联征 除了具有急性胆管炎的 Charcot 三联征外，还有休克及中枢神经系统受抑制的表现，即 Reynolds 五联征。患者常表现为突发的剑突下或右上腹呈持续性疼痛，可阵发性加重，并向右肩胛及腰背部放射。继之有寒战高热，伴恶心、呕吐。多数患者可出现不同程度的黄疸。神志改变主要表现为神志淡漠、烦躁、谵妄或嗜睡神志不清，甚至昏迷，病情严重者可在短时间内出现感染性休克表现。

2. 腹部体征 上腹压痛或腹膜刺激征，Murphy 征阳性，可扪及肿大的胆囊和肝，肝区疼痛。

【辅助检查】

1. 实验室检查 血常规示白细胞计数及中性粒细胞比例明显升高，细胞质内可出现中毒颗粒。凝血酶原时间延长，尿常规检查可发现蛋白及颗粒管型。

2. 影像学检查 B 超、CT、ERCP 和 PTC 等检查，显示梗阻部位、程度、结石大小和数量等。

【治疗原则】

（一）非手术治疗

既是治疗手段，又是手术前准备。在非手术治疗期间，若症状不能缓解或病情进一步加重，则应紧急手术治疗。主要措施包括：

1. 抗休克治疗 补液扩容，恢复有效循环血量；及时应用肾上腺皮质激素，必要时使用血管活性药物，纠正水电解质及酸碱平衡紊乱。

2. 置管引流 非手术方法进行胆管减压引流，如 PTCD 经内镜鼻胆管引流术等。

3. 抗感染治疗 联合应用足量、有效抗生素，控制感染。

4. 其他 包括吸氧、降温、支持治疗等，以保护重要内脏器官功能。

（二）手术治疗

主要目的是紧急手术解除胆道梗阻并引流，尽早而有效降低胆管内压力，积极控制感染和抢救患者生命。手术力求简单而有效，多采用胆总管切开减压 T 形管引流术。

第五节 胆道蛔虫病

胆道蛔虫病（biliary ascariasis）是常见的外科急腹症之一，指肠道蛔虫上行钻入胆道所引起的一系列临床症状。多见于青少年和儿童。农村发病率明显高于城市，随生活环境、卫生条件改善和防治工作的开展，本病的发生率已明显下降。

【病因和病理生理】 蛔虫寄生于小肠中下段，有钻孔的习性，喜碱性环境，当某些因素使寄生环境发生改变，如胃肠道功能紊乱、饥饿、发热及 Oddi 括约肌功能失调时，肠道内蛔虫即可上行钻入胆道。蛔虫钻入时的机械刺激可引起 Oddi 括约肌痉挛，诱发剧烈绞痛，亦可诱发急性胰腺炎。虫体带入的肠道细菌可引起胆道感染，严重时可引起肝脓肿或急性重症胆管炎。蛔虫经胆囊管进入胆囊，可引起胆囊穿孔。蛔虫在胆道内死亡后，其残骸和虫卵在胆道内沉积，可成为结石形成的核心。

【临床表现】

1. 症状　表现为突发性剑突下或上腹部钻顶样剧烈疼痛，可向右肩背部放射，坐卧不宁，大汗淋漓；常伴恶心、呕吐，呕吐物中有时可见蛔虫。疼痛可反复发作，持续时间不等，可突然自行缓解，间歇一段时间后又突然再次发作，间歇期内可无任何症状，如同常人。由于蛔虫钻入引起的梗阻多为不完全性，因而黄疸较少见或较轻。

2. 体征　剑突下或右上腹有轻度的深压痛，若继发感染或胆道梗阻时，可出现急性胆囊炎、胆管炎、胰腺炎、肝脓肿的相应症状和体征。

【辅助检查】

1. 实验室检查　血常规检查可见白细胞计数和嗜酸性粒细胞比例升高。

2. 影像学检查　B超检查是诊断本病的首选方法，可见蛔虫体。ERCP亦可用于检查胆总管下段的蛔虫，亦可在ERCP下取出虫体而作为治疗的手段。

【治疗原则】　以非手术治疗为主，仅在非手术治疗无效或出现严重并发症时方考虑手术。

（一）非手术治疗

1. 解痉止痛　疼痛发作时，可遵医嘱注射阿托品、654-2等，必要时可用哌替啶。

2. 利胆驱虫

（1）缓解期驱虫可选用哌嗪（驱蛔灵）、驱虫净或左旋咪唑等，驱虫后需继续服用消炎利胆药2周，以排出虫体或虫卵，防止结石形成。

（2）中西医结合治疗，如口服中药处方剂乌梅汤、针刺穴位等。

3. 控制感染　应有足量抗菌药，预防和控制感染。

4. ERCP检查发现虫体时，可尝试用取石钳取出虫体。

（二）手术治疗

主要适用于经非手术治疗无效或症状加重，进入胆道的蛔虫较多，胆囊蛔虫病或有严重并发症，如肝脓肿、急性重症胆管炎等。手术方式通常采用胆总管切开、探查、取虫及T管引流术。

第六节　护　理

【护理评估】

（一）术前评估

1. 健康史　了解发病的过程及治疗经过；有无胆石症、胆囊炎、胆道蛔虫史；有无消化性溃疡及类似性疼痛发作史；有无用（服）药史、过敏史及腹部手术史等。

2. 身体状况

（1）局部　腹痛的部位、性质、程度及有无放射痛等；有无压痛、肌紧张及反跳痛；能否触及胆囊及胆囊肿大程度，Murphy征是否阳性等。

（2）全身　患者有无寒战、发热、恶心、呕吐；有无面色苍白等贫血现象；有无黏膜和皮肤黄染等；有无体重减轻；有无意识及神经系统的改变等。

3. 心理社会支持状况　了解患者及其家属对本病的认知、家庭经济状况、心理承受程度及对治疗的期望等。

（二）术后评估

1. 手术情况 了解手术的方式和手术范围，如是胆囊切除还是胆囊造口术，是开腹还是腹腔镜手术；术中有无胆总管探查，术中出血量及输血、补液情况；有无留置引流管及其位置和目的。

2. 术后病情 术后生命体征、切口及引流等情况；T管及其他引流管引流情况。

3. 心理及认知状况 患者及其家属对手术和术后康复的认知及期望。

【主要护理诊断】

1. 疼痛 与胆囊结石突然嵌顿、胆汁排空受阻致胆囊强烈收缩及继发胆囊感染有关。

2. 体温过高 与胆管梗阻并继发感染有关。

3. 营养失调：低于机体需要量 与长时间发热及禁食有关。

4. 有皮肤完整性受损的危险 与胆管梗阻导致皮肤黄疸、瘙痒及术后胆汁渗漏有关。

5. 体液不足 与呕吐、禁食、胃肠减压和感染性休克等有关。

6. 潜在并发症：术后胆瘘、胆囊穿孔、胆道出血、多器官功能障碍或衰竭。

7. 知识缺乏：缺乏胆石症和腹腔手术的相关知识。

【护理措施】

（一）术前护理

1. 病情观察 密切观察患者病情变化，若出现寒战、高热、腹痛加重及范围扩大等，应及时告知医生并协助进行处理。

2. 控制疼痛 根据疼痛的程度，采取非药物或药物方法止痛。

（1）卧床休息 协助患者采取舒适体位，指导其有规律地深呼吸，达到放松和减轻疼痛的效果。

（2）合理饮食 根据病情指导患者进食清淡饮食，忌油腻食物；病情严重者予以禁食、胃肠减压，以减轻腹胀和腹痛。

（3）药物止痛 对诊断明确的剧烈疼痛者，可遵医嘱通过口服、注射等方式给予消炎利胆、解痉或止痛药，以缓解疼痛。

2. 营养支持 不能进食或禁食及胃肠减压的患者，可从静脉补充能量、氨基酸、维生素、水及电解质，以维持和改善营养状况。对凝血机制障碍的患者，遵医嘱给予维生素 K_1 肌内注射。遵医嘱补充水电解质、维生素等，防治水电解质及酸碱平衡失调。

3. 皮肤护理

（1）瘙痒剧烈者 可遵医嘱应用外用药物或其他药物治疗，不可用手抓挠，防止抓破皮肤。

（2）保持皮肤清洁 可用温水擦洗皮肤，减轻瘙痒。

（3）术前皮肤准备 根据手术部位做好备皮准备，如行腹腔镜胆囊切除术（LC）需要脐部穿刺，备皮时应充分注意清洁脐部，若发现脐部有皮肤破损、渗液等，应敷以消炎药膏并予以无菌纱布覆盖，并报告医生，必要时推迟手术，以防脐部穿刺时污染腹腔，引起腹膜炎等并发症。

4. 心理护理 术前应该向患者介绍手术的适应证、手术方式、可能发生的并发症等，使患者和家属有充分的思想准备，增强对LC的信心。

(二) 术后护理

1. 一般护理

(1) 卧位与活动 根据麻醉方式安置适当体位，麻醉作用消失、生命体征平稳者取半卧位以利于引流。鼓励患者早期下床活动，以促进肠蠕动的恢复。

(2) 饮食 开腹术后禁食至肠蠕动恢复、肛门排气后，可予以进食，少量多餐，流质逐渐过渡到普食，需低脂饮食 1 个月。

(3) 病情观察 观察生命体征、伤口渗血、渗液及腹腔引流情况。

2. T 形管的护理

胆道疾病术后安置 T 形管引流的主要目的为：①支撑胆道：避免术后胆总管切口瘢痕狭窄及管腔变小。②引流胆汁：胆总管切开后，可引起胆道水肿，胆汁排出受阻，胆汁外漏可引起胆汁性腹膜炎、膈下脓肿等并发症。③引流残余结石：将胆囊管及胆囊内残余结石，尤其是泥沙样结石排出体外；术后亦可经 T 形管溶石、造影。其护理措施如下：

(1) 妥善固定 除用缝线将 T 形管固定于腹壁外，还应用胶布将其固定于腹壁皮肤。但不可固定于床上，以防因翻身、活动、搬动时牵拉而脱出。

(2) 保持有效引流 T 形管不可受压、扭曲、折叠，经常予以挤压，保持引流通畅；且引流袋不可高于腹部切口平面，为防胆汁逆流引起感染。亦不可过低，以免使胆汁流出过量，影响脂肪的消化和吸收。若术后 1 周内发现阻塞，可用细硅胶管插入管内行负压吸引。1 周后，可用生理盐水加庆大霉素 8 万 U 低压冲洗。

(3) 观察并记录引流液的颜色、性状和量：正常胆汁呈黄色或黄绿色，清亮无沉渣。术后 1～2 天胆汁呈混浊的淡黄色，以后逐渐加深、清亮，呈黄色。术后 24 小时内引流量为 300～500 ml，恢复饮食后，可增至每日 600～700 ml，以后逐渐减少至每日 200 ml 左右。若胆汁突然减少甚至无胆汁流出，可能为引流管受压、扭曲、折叠、阻塞或脱出，应立即检查。若引流液量多，提示胆道下端有梗阻的可能。

(4) 预防感染 严格无菌操作，定期冲洗，无菌引流袋每天更换 1 次，引流管周围皮肤用 75％乙醇每日消毒 1 次，管周垫无菌纱布，防止胆汁侵蚀皮肤引起红肿、糜烂。行 T 形管造影后，应立即接好引流管进行引流，以减少造影后反应和继发感染。

(5) 拔管 术后 10 天左右，若 T 形管引流出的胆汁色正常，且引流量逐渐减少，试行夹管 2～3 天，患者无不适可先行经 T 形管胆道造影，若无异常发现，应开放引流管 24 h 以上，使造影剂完全排出，再次夹管 2～3 天，患者仍无不适即可拔管。拔管后残留窦道可用凡士林纱布填塞，1～2 天内可自行闭合。若胆道造影有结石残留，则需保留 T 形管 6 周以上，再做取石或其他处理。

3. 并发症的预防和护理

(1) 出血 术后早期出血的原因多由于术中结扎血管线脱落、肝断面渗血及凝血功能障碍所致，应加强预防和观察：①改善和纠正凝血功能：术前遵医嘱予以维生素 K_1 10 mg 肌内注射，每日 2 次，以纠正凝血机制障碍。②卧床休息：对于肝部分切除后的患者，术后应卧床 3～5 天，以防过早活动致肝断面出血。③加强观察：术后早期若患者腹腔引流管内引流出血性液增多，每小时超过 100 ml 持续 3 h 以上，或患者出现腹胀、腹围增大，伴面色苍白、脉搏细数、血压下降时，提示患者可能有腹腔内出血，应立即报告医师，并配合医师进行相应的急救和处理。

(2) 胆瘘 胆管损伤、胆总管下端梗阻、T 形管脱出等所致。其护理措施有：①加强观察：若出现发热、腹胀和腹痛等腹膜炎的表现，或患者腹腔引流液呈黄绿色胆汁样，常提示患者发生胆瘘。应及时与医师联系，并配合进行相应的处理。②妥善固定引流管：无论是腹腔引流管还是T形管均需妥善固定，以防患者在翻身或活动时被牵拉而脱出。对躁动及不合作的患者，应采取相应的防护措施，防止脱出。

（二）腹腔镜胆囊切除患者术后的护理

1. 饮食　待麻醉清醒后，试饮水无呛咳和恶心、呕吐即可进食。

2. 给氧　一般2～3 L/min，持续6小时。若麻醉较深、有心肺疾病或术后心率呼吸有异常时，可以延长给氧时间，并且提高氧流量，使患者尽快恢复血气平衡。

3. 监测生命体征　常规进行心电监护，测量生命体征，每小时1次，6 h后若生命体征平稳后改为4～6 h一次，若无特殊24小时后停止监测。

4. 疼痛护理　LC术后一般疼痛较轻，与腹腔急性扩张致血管撕裂、神经牵拉和疼痛介质释放有关。主要表现为上腹、下腹及肩背部不适感，以上腹部多见，一般持续约10小时，24小时后明显减轻，多不需要特殊处理。对疼痛明显者，可遵医嘱给予镇痛药物。

5. 观察并发症　①腹部并发症，应观察引流液的性质及量，如有胆汁流出且量多色浓，考虑有胆漏；如有大量鲜红色血液流出并有内出血症状，则考虑有腹腔内出血；②腹部外并发症，包括下肢静脉炎、皮下气肿、穿刺切口愈合不良及切口疝。

【健康教育要点】

1. 合理安排作息时间　劳逸结合，避免过度劳累及精神高度紧张。

2. 养成良好的饮食及卫生习惯　不喝生水，蔬菜要洗净煮熟，饭前便后洗手。指导患者选择低脂饮食，忌油腻食物，宜少食多餐，避免过饱。

3. 自我监测　出现腹痛、发热、黄疸时及时到医院诊治。

4. T形管护理　患者带T形管出院时，应告知患者留置T形管引流的目的，指导其进行自我护理。

5. 定期复查　非手术治疗及行胆囊造口术的患者，应遵医嘱服药，定期到医院检查，以确定是否手术治疗和手术时机；年老体弱不能耐受手术的慢性胆囊炎患者，应严格限制油腻饮食，遵医嘱服用消炎利胆及解痉药物。若出现腹痛、发热和黄疸等症状时，应及时就诊。

本章小结

胆石症分为胆囊结石和胆管结石，它的临床表现取决于结石的部位及是否造成梗阻或感染等因素。当发生梗阻、感染或进食油腻食物后则可产生右上腹阵发性绞痛，甚至出现典型的夏科三联征：腹痛、寒战高热、黄疸。护理要点是做好患者的心理护理；加强基础护理，密切观察病情，积极预防并发症；指导患者掌握T形管护理和自我保健的知识。

本章还介绍了胆道感染，有急、慢性胆囊炎及急性梗阻性化脓性胆管炎，主要临床表现为夏科三联征；而急性梗阻性化脓性胆管炎，除了具有 Charcot 三联征外，还有休克及中枢神经系统受抑制的表现，即 Reynolds 五联征。常因并发症而急诊行胆囊切除术和胆管探查术。在治疗护理期间，应特别注意营养的适量供给、电解质的平衡和疼痛护理。胆道蛔虫病主要临床表现为突发性剑突下或上腹部钻顶样剧烈疼痛。B 超检查是诊断本病的首选方法，以非手术治疗为主。

LC 不但术后伤口疼痛轻微、伤痕美观、住院天数减短、病患恢复迅速、医院更可增加病床使用率，是治疗胆囊疾病的一种经济有效而且安全的方式。

（怀化医学高等专科学校 岳 琳）

第二十五章　胰腺疾病患者的护理

学习目标

1. 掌握急性胰腺炎、胰腺癌的护理评估、护理诊断、护理措施以及健康教育要点。

2. 熟悉急性胰腺炎、胰腺癌的临床表现、治疗原则及辅助检查。

3. 了解急性胰腺炎、胰腺癌的病因、病理生理；胰腺的解剖生理特点。

第一节　解剖与生理概要

一、解剖

胰腺（pancreas）属于腹膜后器官，斜向上方横卧于第1～2腰椎的前方。正常成人胰腺长17～20 cm，重82～117 g，分头、颈、体、尾四部。胰头部宽厚与十二指肠第二段紧密相连，胰头后面与胆总管、肝门静脉起始部相邻，若胆总管受压可影响胆汁的排泄，引起黄疸；若肝门静脉起始部受压可导致门静脉血流受阻，出现腹水、脾大等症状。胰颈和胰尾之间为胰体。胰尾部窄而薄，行向左上方达脾门。在胰实质内，有贯穿胰全长的排泄管称主胰管，主胰管与胰腺长轴平行。主胰管直径为2～3 mm，约85%的人主胰管与胆总管汇合成肝胰壶腹（Vater壶腹），共同开口于十二指肠大乳头。这种“共同通道”和开口是胰腺疾病与胆道疾病相互关联的解剖学基础。在胰头部主胰管的上方可见副胰管，一般较细而短，单独开口于十二指肠小乳头（图25-1）。十二指肠大乳头内有Oddi括约肌。

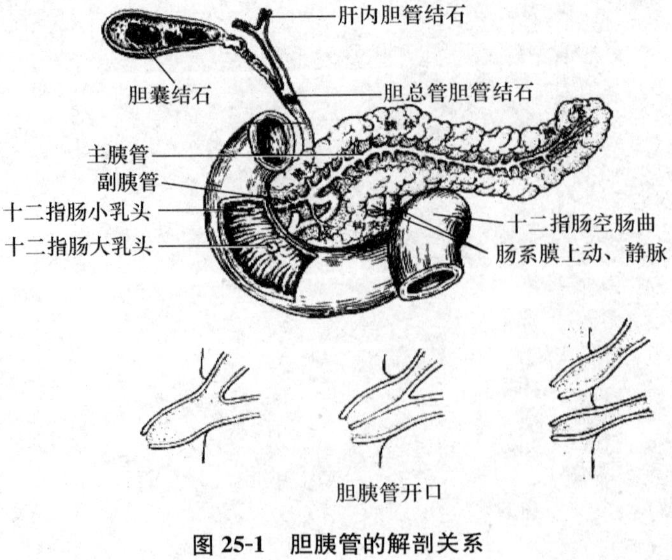

图25-1　胆胰管的解剖关系

胰头血供来源于胃十二指肠动脉和肠系膜上动脉。胰体尾部血供来源于脾动脉。胰的静脉多与同名动脉伴行，最后汇入门静脉。胰腺的淋巴很丰富。胰腺受交感神经和副交感神经的支配。

二、生理

胰腺是人体第二大腺体，具有外分泌和内分泌功能。胰腺的外分泌为胰液，由腺泡细胞和导管细胞产生，每日分泌量为750～1500 ml，为澄清的等渗液，pH为7.4～8.4，其主要成分为水、碳酸氢盐和消化酶。胰消化酶主要是淀粉酶、胰脂肪酶和胰蛋白酶，其次是糜蛋白酶、弹性蛋白酶、胰磷脂酶、胶原酶等。胰液的分泌受神经和体液双重控制，但以体液调节为主，后者是指进食后促胃液素、促胰酶素（胆囊收缩素）和肠促胰液素等体液因子，对胰液分泌起强有力的刺激作用，这在治疗急性胰腺炎时具有重要意义。

胰腺的内分泌来自胰岛。胰岛是大小不一、形态不定的细胞集团，散布在腺泡之间。胰腺实质中约有100万个胰岛，在胰体尾部较多。胰岛有多种细胞，其中以β（B）细胞数量最多，分泌胰岛素；其次是α（A）细胞分泌胰高糖素；δ（D）细胞分泌生长抑素。当某种胰岛细胞发生病变时，即可出现相应的内分泌失调病症。

第二节　急性胰腺炎

急性胰腺炎（acute pancreatitis）是常见的急腹症之一。是指胰腺分泌的消化酶在胰腺内被激活后对自身器官产生消化所引起的急性炎症性疾病。本病多见于青壮年。急性胰腺炎不仅是胰腺的局部炎症，而且常涉及多个器官，死亡率较高。

【病因】　急性胰腺炎有多种致病危险因素，主要与胆道疾病或过量饮酒有关。在我国以胆道疾病为主，称胆源性胰腺炎。

1. 胆道疾病　是最常见的原因。当胆总管下端发生结石嵌顿、胆道蛔虫症、十二指肠乳头水肿、Oddi括约肌痉挛、壶腹部狭窄时，可引起胆胰“共同通道”梗阻，导致胆汁反流入胰管，使胰酶激活，造成胰实质损伤；梗阻又可使胰管内压力增高，致胰小管和胰腺腺泡破裂，胰液外溢，损害胰腺组织。

2. 过量饮酒　酒精可刺激胰液分泌，还可引起十二指肠乳头水肿和Oddi括约肌痉挛，导致胰管内压力增高，细小胰管破裂，胰液进入胰腺组织间隙，导致急性胰腺炎。

3. 暴饮暴食　尤其食入大量高蛋白、高脂肪食物，加之饮酒，可促使胰液过量分泌，在伴有胰管部分梗阻时，可发生急性胰腺炎；暴饮暴食可致十二指肠内压骤增，十二指肠液逆流，其中的肠激酶等物质可激活胰酶，从而导致胰腺炎的产生。

4. 创伤因素　包括钝器伤、穿通伤或胃、胆道手术，特别是经Vater壶腹的操作，如内镜逆行胰胆管造影、内镜经Vater壶腹胆管取石术等可引起急性胰腺炎。

5. 其他　如高脂血症、高钙血症，某些药物如雌激素、噻嗪类药物、糖皮质激素等，均为急性胰腺炎的致病危险因素。病毒感染也可引起急性胰腺炎。

总之，Vater壶腹部的阻塞引起胆汁反流进入胰管和各种原因造成的胰液分泌过多或排出障碍是引起急性胰腺炎的主要原因。

【病理生理】　在正常情况下，胰液中的胰蛋白酶原在十二指肠内被胆汁和肠液中的肠激酶激活变成有活性的胰蛋白酶，方具有消化蛋白质的作用。如因胆汁、胰液反流或胰管内压增高，使胰腺导管破裂、上皮受损，胰液中的胰酶被激活，在局部对胰腺及其周围组织产生“自身消化”作用，导致胰腺充血、水肿，称为水肿性胰腺炎（轻型胰腺炎）。此时，若能及时解除病因，炎症较易消退。

若胰管梗阻无缓解、腺体内压将持续性升高；胰液分泌没有得到有效的控制。胰蛋白酶又能激活其他多种酶，如糜蛋白酶是一种强有力的蛋白水解酶；脂肪酶分解中性脂肪；弹性蛋白酶能溶解弹性组织，破坏血管壁及胰腺导管，使胰腺充血、出血或坏死；磷脂酶 A 被激活后分解为溶血卵磷脂，可溶解破坏胰腺细胞膜和线粒体膜的脂蛋白结构，致细胞坏死，引起胰腺及其周围组织的出血和坏死，称为出血坏死性胰腺炎（重症胰腺炎）。另外，脂肪酶使脂肪分解，与钙离子结合形成皂化斑，可使血钙降低。腹膜后和腹膜腔渗出大量的液体甚至呈血性液体，继而造成腹腔感染并可形成脓肿。大量胰酶被腹膜吸收入血，使血淀粉酶和脂肪酶升高，并可激活体内多种活性物质，导致肝、肾、心、脑等器官的损害，引起多器官功能障碍。

重症急性胰腺炎的病程可归纳为三期：①急性反应期：自发病至 2 周左右，因腹腔大量渗出、肠麻痹，肠腔内液体积聚、呕吐及出血等，使血容量锐减，可导致休克、急性肾衰竭、呼吸衰竭等并发症；②全身感染期：发病 2 周至 2 个月，以全身感染、深部真菌感染（后期）或双重感染为主要表现；③残余感染期：发病 2～3 个月以后，主要表现为全身营养不良、后腹膜感染、胰瘘或肠瘘。部分患者可形成胰腺假性囊肿、慢性胰腺炎等。

【临床表现】

1. 腹痛　是主要临床症状。常在饱餐后或饮酒后 12～48 h 突然发病，呈持续性刀割样剧痛，起始于中上腹，也可偏重于右上腹或左上腹，累及全胰则呈束带状向腰背部放射痛，系胰腺包膜张力增强、胆胰管梗阻和痉挛、腹膜受化学性物质刺激及腹腔神经丛受压所致。轻型胰腺炎腹痛持续 3～5 天可缓解，重型胰腺炎患者腹痛持续时间较长，由于渗出液扩散，腹痛可弥漫至全腹。

2. 恶心、呕吐　常与腹痛伴发，呕吐剧烈且频繁，多为胃、十二指肠内容物，偶可呈咖啡色内容物；呕吐后腹痛不缓解为主要特点。

3. 腹胀　是重型胰腺炎的重要体征之一，早期为肠系膜根部受到刺激所致，晚期腹腔内组织水肿，肠道麻痹扩张，腹腔积液时腹胀更明显。可出现麻痹性肠梗阻。

4. 腹膜炎体征　水肿性胰腺炎时，压痛只限于上腹部，常无明显肌紧张。出血坏死性胰腺炎时，压痛明显，并伴有肌紧张和反跳痛，范围较广时可波及全腹部。重度休克时腹膜刺激征反而不明显。叩诊可有移动性浊音，肠鸣音减弱或消失。

5. 水、电解质、酸碱平衡失调　呕吐频繁可出现代谢性碱中毒，重型胰腺炎常有脱水和代谢性酸中毒，并常伴有低血钾、低血镁、低血钙，部分患者伴血糖升高。

6. 其他　初期常呈中度发热，重型胰腺炎继发感染时可持续高热。黄疸多数发生于胆源性胰腺炎，或者由于胆总管被水肿的胰头压迫所致。重型胰腺炎患者可出现脉搏细速、血压下降，甚至休克。少数重型胰腺炎患者在腰部、季肋部皮肤出现大片青紫色斑（Grey-Turner 征），在脐周也可出现青紫色斑（Cullen 征）。

【辅助检查】

1. 胰酶测定　是最常用的诊断方法。

（1）血清淀粉酶　通常在发病后 3～12 h 内升高，24 h 达高峰，4～5 天后恢复正常。血清淀粉酶超过 500 U/dl（正常值 40～180 U/dl，Somogyi 法）或高于 128 U/dl（正常值 8～

64 U/dl，Winslow 法）即提示本病。

（2）尿淀粉酶 一般在发病后 24 h 开始升高，48 h 达高峰，持续 5～7 天开始下降。尿淀粉酶高于 1000 U/dl（正常值 80～300 U/dl，Somogyi 法）或高于 256 U/dl（正常值 8～32 U/dl，Winslow 法）即提示本病。

但胰酶的高低并不反映急性胰腺炎的严重程度。重症胰腺炎患者，由于腺泡严重破坏，淀粉酶生成减少，血、尿淀粉酶值可不升高。

（3）血清脂肪酶 一般在发病后 3 天开始升高（正常值 23～300 U/L），与淀粉酶联合检测可提高诊断的准确性。

2. 血清钙测定 血钙浓度可反映病情的严重性和预后。一般发病 2～3 天后血钙开始下降，重症患者可降低至 2.0 mmol/L 以下。

3. 腹腔穿刺 穿刺液为血性混浊液体，可穿刺出脂肪小滴，并发感染时呈脓性。血性腹水的颜色深浅常能反映胰腺炎的严重程度。穿刺液淀粉酶明显高于血清淀粉酶有诊断意义。

4. B 超 是首选的诊断方法。可发现胰腺肿大，有无出血、坏死等。胰腺肿大时显示为均匀的低回声，出现粗大的强回声提示有出血、坏死的可能。还可检查胆道有无结石，胆管有无扩张等。

5. 增强 CT 扫描、MRI 检查 不仅能诊断急性胰腺炎，而且可以为鉴别水肿性和出血坏死性胰腺炎提供有价值的依据。若出现质地不均、液化和蜂窝状低密度区，则可诊断为胰腺坏死。

【治疗原则】 根据临床表现及分型，选择恰当的治疗方法。急性胰腺炎初期、轻型胰腺炎及尚无继发感染者均首先考虑非手术疗法；重型胰腺炎，尤其是合并感染者则需采取手术疗法，胆源性胰腺炎大多需要手术治疗。

（一）非手术疗法

1. 禁食、胃肠减压 可防治呕吐及误吸，减轻腹胀，并能间接减少胰液分泌。

2. 补液、防治休克 静脉补充液体、电解质和热量，恢复有效循环血量，改善微循环。

3. 解痉镇痛 诊断明确者，可给予阿托品或山莨菪碱及哌替啶解痉镇痛，但禁用吗啡，以免引起 Oddi 括约肌痉挛。

4. 抑制胰腺外分泌及胰酶活性 H_2 受体阻滞剂（如西咪替丁、雷尼替丁）及生长抑素（如奥曲肽）能有效抑制胰腺的外分泌功能；抗胆碱药，如阿托品可减少胃酸分泌。胰蛋白酶抑制剂（如抑肽酶）具有一定的抑制胰蛋白酶、糜蛋白酶的作用。

5. 营养支持 早期禁食，主要靠完全肠外营养（TPN）。当血淀粉酶恢复正常，腹痛、压痛和肠梗阻症状减轻或消失后，可恢复饮食。

6. 抗生素应用 宜早期应用，预防和控制感染。

7. 腹腔灌洗 腹腔渗出液含有多种有害物质，可导致低血压、呼吸衰竭、肝衰竭等。如腹胀明显，腹腔渗出液多者应作腹腔灌洗。方法是经脐下作一小切口向上腹部和盆腔分别置入冲洗管和引流管，用平衡液灌洗。

（二）手术疗法

最常用的是坏死组织清除加引流术。

1. 剖腹清除坏死组织 是针对胰腺实质坏死的处理方法。切开胰腺被膜及胰周的后腹膜，彻底清除胰腺和胰周的渗液、脓液及坏死组织。

2. 灌洗引流　在胰床和腹腔深部置腹腔双套管冲洗。

3. 三造瘘及胆道引流　是指在手术时建立胃、空肠和胆囊造瘘；对伴有胆道疾病者应做胆总管探查，并放置T形管引流。

4. 胆源性胰腺炎的处理　伴有胆总管下端梗阻或胆道感染的重型胰腺炎，宜急诊或早期（72小时内）手术。轻型胰腺炎经非手术治愈后2～4周作胆道手术。

【护理评估】

（一）术前评估

1. 健康史　了解患者的年龄、性别、饮食习惯等。有无胆石病、胆道蛔虫症、高脂血症等病史。发病前有无酗酒、暴饮暴食及上腹部外伤史等。

2. 身体状况　了解腹痛的诱因、性质、部位、范围，有无放射痛；有无腹膜刺激征等。有无呕吐，呕吐的性质，有无黄疸，生命体征及辅助检查等。

3. 心理社会状况　了解患者的心理承受能力，家庭及社会对患者的关心、支持程度。以及家庭、社会的经济承受能力。

（二）术后评估

1. 了解手术的名称，麻醉方式，引流管的名称、数量、目的，手术经过及病情等。

2. 了解生命体征情况，引流管通畅情况，引流液的颜色、性质、量，切口及引流管口有无渗液、渗血。

3. 了解患者及家属对术后的心理反应，对术后知识的掌握程度等。

【主要护理诊断】

1. 疼痛　与炎症刺激、胆胰管梗阻、感染、手术创伤等有关。

2. 有体液不足的危险　与呕吐、禁食、炎性渗出、出血、引流等有关。

3. 营养失调：低于机体需要量　与呕吐、禁食和应激消耗增加等有关。

4. 体温过高　与胰腺的炎症过程有关。

5. 知识缺乏：缺乏有关疾病防治及康复的知识。

6. 潜在并发症：休克、出血、胰瘘或肠瘘等。

【护理措施】

1. 绝对卧床休息　协助患者采取舒适卧位，如屈膝侧卧位。对剧痛而辗转不安者防止坠床。保证充足睡眠，有利于减轻胰腺负担，以改善病情。

2. 饮食护理　禁食并胃肠减压，其目的是防止食物及胃液进入十二指肠，刺激胰腺分泌消化酶。禁食期间有口渴时可含漱或湿润口唇，不能饮水。保持有效的胃肠减压。

3. 防止休克，维持水、电解质平衡　密切观察生命体征、意识、皮肤黏膜温度和色泽的变化，准确记录出入水量和水、电解质失衡的状况。留置中心静脉导管，监测中心静脉压的变化。补充液体和电解质，维持有效循环血容量。若发现患者出现烦躁不安、面色苍白、四肢湿冷、脉搏细弱、血压下降、少尿或无尿等表现时，提示已发生休克，应立即通知医师，并予以休克体位、吸氧、快速补充血容量并保暖。重症胰腺炎患者易发生低钾血症、低钙血症，应及时补充。

4. 疼痛的护理　遵医嘱给予阿托品、盐酸哌替啶解痉镇痛，必要时4～8小时重复使用。

5. 维持正常的呼吸功能　观察患者的呼吸型态，根据病情监测血气分析；无休克者，协助患者取半卧位，以利于肺扩张；鼻导管吸氧3 L/min；保持呼吸道通畅，协助患者翻身、拍背，鼓励患者深呼吸、有效咳嗽等；若患者出现呼吸困难、发绀等症状时，应及时给予高浓度氧气吸入，必要时气管插管或气管切开，应用呼吸机辅助呼吸。

6. 营养支持护理　早期禁食和胃肠减压时，向患者解释其重要性，同时给予完全胃肠外营养（TPN）支持治疗。2～3 周后，病情稳定，淀粉酶恢复正常，肠麻痹消失、肠功能恢复，可通过空肠造瘘行肠内营养（EN），多选择要素膳食或短肽类制剂。若无不良反应可逐步过渡到全肠内营养和经口进食。由少量米汤或藕粉开始，逐渐增加营养素量，但应限制高脂肪膳食。

7. 管道的护理　重症胰腺炎患者术后可能同时留置有导尿管、气管套管、胃管、空肠造瘘管、T 形管、腹腔双套管、胰引流管等，应分清每根管道的名称、放置部位和作用，将管道贴上标签与相应装置正确连接。妥善固定，防止引流管扭曲、受压和堵塞，保持引流通畅，严格无菌操作、防止污染，分别观察记录各种引流管引流液的性状、颜色和量。

腹腔双套管灌洗引流护理：①妥善固定；②持续灌洗：冲洗液常用生理盐水加抗生素，现配现用，以 20～30 滴/分的滴速持续灌洗；③保持引流通畅：避免引流管扭曲、受压，并经常挤捏。维持一定的负压，但吸力不宜过大，以免损伤内脏组织和血管。若有脱落的坏死组织、稠厚脓液或血块阻塞管腔可用 20 ml 无菌温生理盐水缓慢冲洗；④严格无菌操作；⑤观察及记录引流物的颜色、性状和量：引流液开始为暗红色混浊液体，含有血块及坏死组织，2～3 天后颜色渐淡、清亮。若引流液呈血性，并有脉搏加快、血压下降等，应考虑大血管出现破裂，应立即通知医师，并做好紧急手术的准备；若引流液含有胆汁、脓性或粪样液体，同时伴有发热和腹膜刺激征，应考虑消化道瘘或腹腔感染的可能；⑥保护引流管周围皮肤：局部涂氧化锌软膏保护；⑦动态监测引流液淀粉酶值并做细菌培养；⑧拔管护理：患者体温正常并稳定 10 天左右，血白细胞计数正常，引流液少于 5 ml/d，引流液淀粉酶值正常，可考虑拔管。拔管后注意伤口有无渗液，若有渗液应及时更换敷料。

8. 控制感染　遵医嘱应用抗生素。协助并鼓励患者翻身、深呼吸、有效咳嗽及排痰，加强切口、口腔护理和留置尿管的护理，预防切口、口腔、肺部和尿路感染。

9. 并发症的观察与护理

（1）出血　定时监测生命体征，观察患者的排泄物、呕吐物和引流液情况。若患者出现应激性溃疡时，引流液呈血性，大量出血时，出现脉搏细弱及血压下降，应及时通知医师，遵医嘱给予止血药，并作好急诊手术止血的准备。

（2）胰瘘、肠瘘　若腹壁切口渗出或引流管引流出无色透明的液体，应考虑胰瘘；若腹部出现明显的腹膜刺激征，且引流出粪样液时，则考虑肠瘘。注意保持引流通畅，保护切口周围的皮肤，可涂以氧化锌软膏，防止胰液对皮肤的腐蚀。

10. 心理护理　患者由于发病急，病情重，恢复时间长，易产生焦虑、恐惧心理甚至悲观消极情绪。因此，护士应关心、体贴患者，了解患者的感受，耐心解答患者的问题，讲解有关疾病治疗及康复的知识，鼓励患者及家属正确面对疾病，积极配合治疗，树立战胜疾病的信心。

【健康教育要点】

1. 向患者及家属讲解急性胰腺炎的病因及易复发的特性，强调戒酒的重要性。

2. 指导患者养成良好的饮食习惯。告知患者急性期严格禁食禁水，症状缓解后可由小量低脂、低糖流质饮食开始，逐步恢复到普食，但忌油腻食物。出院后应少量多餐，循序渐进，饮食富含营养。

3. 指导并发糖尿病患者进行饮食控制，并遵医嘱服用降糖药物，定时监测血糖及尿糖。

4. 指导患者遵医嘱用药并了解药物的名称、作用、剂量、途径、不良反应和注意事项。

5. 胆道疾病引起的急性胰腺炎，待急性胰腺炎病情稳定，患者全身情况逐渐好转后，应积极治疗胆道疾病，防止诱发。

6. 避免情绪激动，保持良好的精神状态。出院后 4～6 周，避免剧烈活动、过度疲劳、抬举重物等，并定期复查。

第三节 胰 腺 癌

胰腺癌（pancreatic carcinoma）是消化系统常见的恶性肿瘤之一。我国胰腺癌的发病率有逐年增多的趋势。男性多于女性，年龄多在 40 岁以上。早期诊断困难，预后很差。胰腺癌包括胰头癌、胰体尾癌及胰腺囊腺癌等；最常见的发病部位是胰头部，称胰头癌，约占胰腺癌的 2/3。壶腹周围癌（periampullay carcinoma）系指胆总管末端、壶腹部及十二指肠乳头附近的癌肿。壶腹周围癌恶性程度低于胰头癌，若能早期明确诊断，手术切除率和 5 年生存率明显高于胰头癌。

【病因与病理】 确切病因尚不清楚。近年研究证明，胰腺癌存在染色体异常。吸烟是发生胰腺癌的主要危险因素，吸烟烟雾中的亚硝胺能诱发胰腺癌；高蛋白和高脂肪饮食可增加胰腺对致癌物质的敏感性。此外，糖尿病、慢性胰腺炎也可导致胰腺癌的发生。

90％的胰腺癌为导管细胞腺癌，另外还有黏液癌和腺鳞癌，少见囊腺癌和腺泡细胞癌。胰头癌最多见的转移和扩散方式为淋巴转移和直接浸润，部分经血行转移，还可发生腹腔种植转移。

【临床表现】 最常见的临床表现为腹痛、黄疸和消瘦。

1. 腹痛 是常见的首发症状。早期由于胰管或（和）胆管部分受压、梗阻，管腔内压增高，出现持续且进行性加重的上腹部隐痛、钝痛、胀痛，可放射至后腰部。少数患者可呈现剧痛。有些患者可无疼痛未能早期诊断，而延误治疗。胰头癌疼痛多位于上腹居中或右上腹部，胰体尾癌疼痛多位于左上腹或左季肋部。中、晚期肿瘤侵及十二指肠的不同节段及腹腔神经丛，出现持续性剧烈腹痛，甚至昼夜腹痛不止，一般止痛药物不能缓解，影响睡眠和饮食，加速体质消耗。

2. 黄疸 是胰头癌最主要、最突出的症状和体征。由于癌肿侵及或压迫胆总管而引起，呈进行性加重。黄疸出现的早晚与癌肿的部位有关，靠近胆总管者黄疸出现较早，远离胆总管者黄疸出现较晚。伴有皮肤瘙痒，尿呈茶色，大便可呈陶土色。黄疸时间长者可有出血倾向。

3. 消瘦和乏力 患者在短期内可出现明显的消瘦、乏力、体重下降。与饮食减少、消化不良、睡眠不足及癌肿消耗等有关。

4. 消化道症状 如上腹饱胀、食欲缺乏、消化不良或腹泻。部分患者可有恶心、呕吐。晚期癌肿侵及十二指肠可出现上消化道梗阻或消化道出血。

5. 其他 晚期患者偶可扪及上腹肿块，质硬、固定；可有腹水或远处转移症状。部分患者早期表现为轻度的糖尿病症状，血糖增高，尿糖阴性。

【辅助检查】

1. 实验室检查

（1）胰腺癌早期可有血、尿淀粉酶值升高，空腹或餐后血糖升高。

（2）胆道梗阻时，血清总胆红素、直接胆红素升高，碱性磷酸酶和转氨酶升高，尿胆红素阳性。

（3）大多数胰腺癌血清学标记物可升高，包括癌胚抗原（CEA）、胰胚抗原（POA）、胰腺癌特异抗原（PaA）、糖类抗原 19-9（CA19-9）等。CA19-9 是最常应用胰腺癌的辅助诊断和随访项目。

2. 影像学检查

（1）B 超检查　可以发现胰头及壶腹部肿块，胆囊增大，肝内、外胆管扩张，胰管扩张。

（2）胃肠钡餐造影　可发现十二指肠曲扩大和反“3”字征。低张力造影可提高阳性发现率。

（3）CT　胰腺区动态薄层增强扫描可获得优于 B 超的结果，且不受肠道气体的影响，能清晰地显示胰腺的形态、肿瘤的位置、肿瘤与邻近血管的关系，对判断肿瘤能否切除具有重要意义。

（4）MRI 或磁共振胆胰管造影（MRCP）单纯 MRI 诊断并不优于增强 CT。MRCP 能显示胰、胆管梗阻的部位、扩张程度，具有重要的诊断价值。

（5）ERCP　可直接观察十二指肠乳头部的病变，并能进行活检。还可显示胆管或胰管的狭窄或扩张。也可在 ERCP 的同时在胆管内置入内支撑管，达到减轻黄疸的目的。

【治疗原则】　手术切除是治疗胰头癌的有效方法。

1. 胰头十二指肠切除术（Whipple 手术）适用于无远处转移的胰头癌，切除范围包括胰头、远端胃、十二指肠、上端空肠、胆囊、胆总管（图 25-2），同时清除相关淋巴结，再将胰、胆管和胃与空肠吻合，重建消化道。

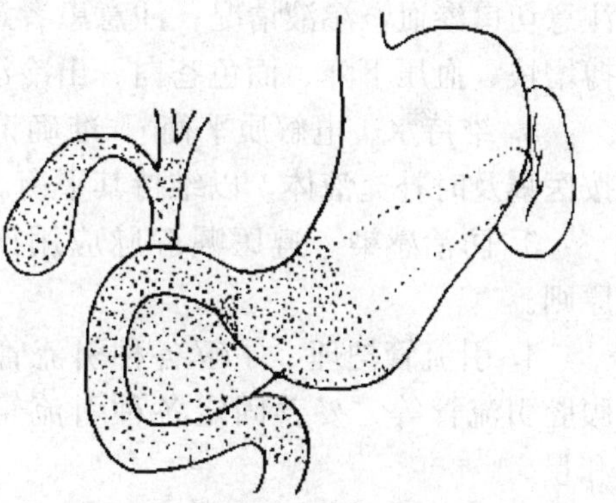

图 25-2　胰头十二指肠切除范围

2. 保留幽门的胰头十二指肠切除术（PPPD）适用于幽门上下淋巴结无转移、十二指肠切缘无癌细胞残留者。

3. 姑息性手术　对不能手术切除或不能耐受大手术的患者。如胆总管空肠或胆囊空肠吻合术，以解除胆道梗阻；伴有十二指肠梗阻者可作胃空肠吻合，以保证消化道通畅；为减轻疼痛，可在术中行内脏神经节周围注射无水乙醇的化学性内脏神经切除术或行腹腔神经节切除术。

4. 辅助治疗　化学治疗、放射治疗、中药治疗等。

【护理评估】

1. 了解有无吸烟史，吸烟持续时间、数量。是否长期高脂、高蛋白饮食。家族中有无胰腺肿瘤及其他肿瘤患者。

2. 了解腹痛的性质、部位、程度，有无黄疸，尿、粪的颜色，有无食欲缺乏、恶心呕吐，有无明显的体重下降等。

3. 心理、社会反应　患者及家属心理上的承受能力，以及对术后康复过程及出院健康教育知识的掌握程度。

【主要护理诊断】

1. 焦虑/恐惧 与对癌症的诊断、治疗过程及预后的忧虑有关。

2. 疼痛 与胰胆管梗阻、癌肿侵犯腹膜后神经丛及手术创伤有关。

3. 营养失调：低于机体需要量 与食欲缺乏、呕吐及癌肿消耗等有关。

4. 潜在并发症：出血、切口或腹腔感染、胰瘘、胆瘘、继发性糖尿病等。

【护理措施】

（一）术前护理

1. 心理护理 应以同情、理解的心态对待患者。讲解与疾病和手术相关的知识，帮助患者和家属进行心理调节，使之树立战胜疾病的信心。

2. 疼痛护理 疼痛剧烈者，及时给予有效的镇痛剂止痛，并教会患者应用各种非药物止痛的方法。

3. 改善营养状况 供给高蛋白、高糖、低脂和丰富维生素的饮食。必要时采取肠内、肠外营养或输注白蛋白等改善营养状况。

4. 控制血糖 监测患者血糖变化，对合并高血糖者，应用胰岛素控制。

5. 用药护理 有黄疸者，遵医嘱给予肌内或静脉注射维生素 K_1。遵医嘱应用抗生素，预防或控制感染。

6. 肠道准备 术前晚清洁灌肠，以减少术后腹胀和并发症的发生。

（二）术后护理

1. 密切观察病情 监测体温、脉搏、呼吸、血压变化；监测尿量、血常规、肝肾功能；注意切口渗血、渗液情况；注意患者意识及黄疸的变化；监测血糖、尿糖等变化。若出现脉搏增快、血压下降、面色苍白、出冷汗等休克症状，应及时报告医师进行处理。

2. 维持水、电解质平衡 准确记录出入水量，注意电解质的变化，如血钾、血钙等，按医嘱及时补充液体，以维持其平衡。

3. 防治感染 遵医嘱静脉应用广谱抗生素，及时更换伤口敷料，严格遵守无菌操作原则。

4. 引流管护理 了解各种引流管的名称、部位和作用，如胃肠减压管、胆道引流管、腹腔引流管等。妥善固定各种引流管，保持引流通畅，观察并记录引流液的性状、颜色和量。

5. 营养支持 术后一般禁食 3～5 天，给予静脉补充营养。拔除胃管后给予流质饮食，逐步过渡至普食。限制脂肪饮食，少量多餐。胰腺切除术后，胰腺外分泌功能严重减退，应根据胰腺功能给予消化酶制剂或止泻剂。

6. 常见并发症的观察和护理

（1）术后出血 术后 1～2 天内的早期出血可因凝血机制障碍或结扎线脱落等引起出血，表现为引流液呈血性合并引流量较多、切口渗血、脉搏加快、血压下降等休克表现；术后 1～2 周发生的出血可因胰液、胆汁腐蚀以及感染所致，表现为呕血、便血、腹痛、腹膜刺激征甚至休克表现。术后继续应用止血药，补充维生素 K，预防出血倾向。发现问题及时报告医师，并做好相应的处理。

（2）胰瘘 多发生在术后 1 周左右。表现为突起剧烈腹痛、腹胀、发热、腹腔引流管或伤口流出清亮液体，引流液淀粉酶高。可腐蚀周围皮肤，引起糜烂疼痛。应做好相应的护理：保持引流通畅，早期持续负压吸引或双套管冲洗；按医嘱应用减少胰液分泌的药物如抑肽酶、奥曲肽等；应用有效的抗生素，防治感染；周围皮肤涂以氧化锌软膏保护。

(3) 胆瘘　多发生在术后5～10天，表现为腹痛、发热及胆汁性腹膜炎症状，腹腔引流管或腹壁伤口溢出胆汁样液体，T形管引流量突然减少。术后应妥善固定T形管，保持引流通畅，观察和记录每日胆汁引流量。对发生胆瘘者注意保护周围皮肤。

【健康教育要点】

1. 饮食宜少量多餐，给予高蛋白质、高糖、低脂肪饮食，补充脂溶性维生素。对胰腺功能不足，消化功能差的患者，适当应用胰酶替代剂。

2. 嘱患者定期监测血糖、尿糖，出现异常及时药物治疗和饮食控制。

3. 按计划放疗或化疗　放、化疗期间定期复查血常规，一旦血白细胞计数低于 $3.0\times10^9/L$，血小板计数低于 $80\times10^9/L$ 时必须暂停化疗。

4. 每3～6个月复查一次，若出现发热、贫血、乏力、进行性消瘦等症状，应及时就诊。

本章小结

急性胰腺炎是常见的急腹症之一，胆道疾病、饮酒、饮食不当、创伤等是引起急性胰腺炎的主要原因；患者可出现腹痛、腹胀、恶心、呕吐，甚至休克等；其治疗方法包括禁食、胃肠减压、解痉止痛、静脉补液、营养支持等非手术治疗，重症胰腺炎则需手术治疗；护理要点包括心理护理、饮食护理、维持水电解质酸碱平衡、引流管护理、并发症的观察和护理等。胰腺癌是消化系统常见的恶性肿瘤之一，主要好发于胰头部，吸烟是胰腺癌的主要危险因素，主要表现为腹痛、黄疸及消化道症状等；手术切除是胰腺癌的有效治疗方法。

（怀化医学高等专科学校　姚　珺）

第二十六章　急腹症患者的护理

学习目标

1. 掌握急腹症的临床表现，主要护理诊断及护理措施。
2. 熟悉急腹症的辅助检查、诊断与鉴别诊断要点。
3. 了解急腹症的病因及分类。

急腹症是指以急性腹痛为主要表现，需要早期诊断和紧急处理的腹部疾病。临床特点为发病急、病情重、进展快、变化多，一旦诊断延误，治疗方法不当，将会给患者带来严重危害，甚至死亡。因此，进行认真的病情观察并采取正确的护理措施非常重要。

【病因】 部分外科和妇产科疾病常成为急腹症的病因，如腹部损伤、腹腔内急性感染、腹腔内脏器破裂、穿孔、梗阻、缺血、坏死等，但亦有少部分急腹症可由内科疾病引起。

1. 感染性疾病

（1）外科疾病　如急性阑尾炎、胆囊炎、胆管炎、胰腺炎、消化道或胆道穿孔、肝或腹腔脓肿破溃。

（2）妇产科疾病　如急性盆腔炎。

（3）内科疾病　如急性胃肠炎。

2. 出血性疾病

（1）外科疾病　如肝脾破裂、腹腔内动脉瘤破裂、肝癌破裂等。

（2）妇产科疾病　如异位妊娠或巧克力囊肿破裂出血。

3. 空腔脏器梗阻　常见于外科疾病，如肠梗阻、肠套叠、结石或蛔虫症引起的胆道梗阻、泌尿系结石等。

4. 缺血性疾病　外科疾病如肠扭转等，妇产科疾病如卵巢囊肿扭转等。

【分类】

1. 内脏痛　是由内脏感觉纤维传入中枢神经引起的内脏疼痛。其特点为：

（1）内脏感觉纤维分布稀少，传导速度慢，支配的范围不明显。

（2）痛觉迟钝，对来自外界的强烈刺激反应迟钝，如对切、割、灼等刺激不敏感；但对较强的张力，如牵拉、突然膨胀、剧烈收缩、缺血和炎症等刺激则较敏感。常伴消化道症状，出现反射性的恶心、呕吐。

（3）痛觉弥散，定位不精确。

（4）疼痛过程缓慢、持续，常伴有焦虑、不安、恐惧等情绪或精神反应。

2. 躯体痛　受脊髓神经支配的壁腹膜受到腹腔内炎性或化学性物质刺激后产生的相应部位的持续性锐痛，是由躯体神经感觉纤维传入引起的疼痛。其特点为感觉敏锐，定位准确。

3. 牵涉痛　又称放射痛，指急腹症发生内脏痛的同时，在体表的某一部位也出现疼痛感觉。原因是这些部位的痛觉神经纤维与支配病变器官的神经通过同一脊髓段的神经根进入脊髓节的后角，甚至会聚于同一神经元后角向上传递，致大脑皮质误判。如急性胆囊炎在出现右上腹或剑突下疼痛的同时常伴有右肩背部疼痛。

【临床表现】

（一）症状

腹痛是急腹症的主要临床症状，常同时伴有恶心、呕吐、腹胀等消化道症状或发热。因此应了解腹痛的诱因、始发部位、性质、转变过程、程度及伴随症状。

1. 腹痛

（1）腹痛的诱因　进食油腻饮食后出现的腹痛，可能为胆石病或急性胆囊炎；急性胰腺炎则多与暴饮暴食、过量饮酒有关；胃、十二指肠溃疡穿孔多发生于饮食后。饱餐后剧烈活动出现的急性腹痛应首先考虑肠扭转。外伤后出现的腹痛，应考虑腹腔内脏损伤。若外力作用于上腹或季肋区，发生肝、脾破裂的可能性较大；作用于中下腹部，则可能为肠管、膀胱破裂。

（2）腹痛的部位　腹痛开始或最显著的部位通常是病变器官的部位，且范围越大提示病情越重。如胃、十二指肠、胆道、胰腺的病变，腹痛大多位于中上腹；小肠、阑尾病变所致腹痛，多在脐周。腹痛可由一点开始，然后波及全腹者多为实质脏器破裂或空腔脏器穿孔。急性阑尾炎出现转移性腹痛，腹痛始于上腹，再至脐周，数小时后转移并固定于右下腹。胆囊炎、胆石症除表现为右上腹或剑突下疼痛外，伴有右肩或右肩胛下角处牵涉痛；急性胰腺炎在上腹痛的同时可伴左肩或腰背部束带状疼痛；肾或输尿管结石除腰部疼痛外，疼痛可放射至下腹、腹股沟或会阴部。

（3）腹痛发生的缓急　腹痛开始轻，以后逐渐加重多为炎性病变。腹痛突然发生，且迅速加重，多见于实质性脏器破裂、空腔脏器穿孔或梗阻、腹内脏器扭转、绞窄等。如急性肠扭转、绞窄性肠梗阻等。

（4）腹痛的性质　腹痛性质反映了腹腔内脏器病变的性质，常见有三种：①阵发性腹痛，多表示空腔脏器发生痉挛或梗阻性病变，腹痛持续时间长短不一，有间歇期，间歇期无疼痛。如机械性小肠梗阻或泌尿系结石等；②持续性钝痛或隐痛，多表示炎症性或内出血性疾病，如急性胰腺炎、急性阑尾炎、肝破裂内出血等；③持续性腹痛伴阵发性加剧，多表示炎症和梗阻并存，如肠梗阻发生绞窄、胆石症合并胆道感染。

（5）腹痛的程度　一般可反映腹腔内病变的轻重，但由于个体对疼痛的敏感程度及耐受性不同而有差别。一般而言，炎性病变引起的腹痛较轻；空腔脏器痉挛、梗阻、扭转、嵌顿、绞窄缺血、化学刺激等所致的腹痛则较重，难以忍受，如胃、十二指肠穿孔，消化液对腹膜的化学性刺激，呈刀割样，患者平卧，不敢翻身及深吸气，甚而拒绝触摸腹部；胆道蛔虫所致的胆绞痛，肾、输尿管结石所致肾绞痛常使患者辗转不安。

2. 伴随症状

（1）恶心、呕吐　发生于腹痛开始后，呕吐的原因常有：腹膜或肠系膜受到强烈的刺激或牵拉；空腔脏器内容物通过障碍、内压增高、管腔膨胀；严重感染和毒素吸收作用于中枢神经系统等。不同疾病，呕吐出现的时间和呕吐物的颜色、性质均不同。消化性溃疡穿孔常无呕吐；急性胆囊炎常伴呕吐；急性阑尾炎患者呕吐常在腹痛后 3～4 h 出现；急性胃肠炎则相反，发病早期频繁呕吐。高位肠梗阻呕吐出现早且频繁，低位小肠或结肠梗阻呕吐出现晚或不发生呕吐。呕吐物的颜色、内容物及呕吐的量与梗阻部位密切相关，呕吐物为宿食，不含胆汁见于幽门梗阻；呕吐物为血性或咖啡色为上消化道出血；呕吐物含胆汁提示梗阻部位在胆总管汇入十二指肠以远；呕吐后腹痛减轻则可能为小肠梗阻；上腹部钻顶样疼痛伴吐蛔虫，则提示胆道蛔虫症；粪臭样呕吐物常提示低位肠梗阻。

（2）排便情况 如腹痛后停止排便排气常为机械性肠梗阻；小儿腹痛伴果酱样便多为肠套叠；大量水样腹泻伴痉挛性腹痛提示急性胃肠炎；脐周疼痛伴腹泻和腥臭味血便常提示急性坏死性肠炎。

（3）其他 腹腔内炎症病灶一般伴有不同程度的发热，如化脓性阑尾炎、化脓性胆囊炎等。重症感染者可出现寒战高热，如急性重症胆管炎。阻塞性黄疸见于肝、胆、胰疾病。贫血或休克者可能有腹腔内脏器破裂出血或消化道出血。尿频、尿急、血尿和排尿困难者应考虑泌尿系疾病。

（二）体征

1. 视诊 急性腹膜炎时腹式呼吸运动减弱或消失；腹部出现肠型或异常蠕动波常是肠梗阻体征；全腹膨胀是低位肠梗阻、肠麻痹或腹膜炎晚期的表现；不对称性腹胀多为肠扭转或闭袢性肠梗阻；舟状腹常是胃、十二指肠溃疡穿孔的体征。两侧腹股沟区肿块常表示腹股沟疝。

2. 触诊 是腹部重要的检查方法。应注意有无包块和腹膜刺激征，其部位、范围和程度。腹部压痛最显著的部位往往是病变所在之处。例如，阑尾炎早期，疼痛在上腹部或脐周，但压痛却在右下腹；溃疡穿孔出现全腹膜炎时，压痛点仍以上腹部显著；肌紧张是壁腹膜受刺激后的表现，为腹膜炎的重要客观体征。轻度肌紧张见于炎症早期或腹腔内少量出血；消化道穿孔时因腹膜受到强烈化学性刺激而表现为高度肌紧张，呈“板状腹”。老年人、小儿、体弱及休克患者反应差者，腹膜刺激征常较实际为轻。

3. 叩诊 肝浊音界缩小或消失常提示消化道穿孔；移动性浊音阳性是腹腔内积液或积血的体征；鼓音表示肠管胀气。

4. 听诊 一般情况下选择右下腹近脐部听诊，其他部位也可听诊。注意有无肠鸣音及其频率和音调。肠鸣音亢进伴气过水声或高调金属音多为机械性肠梗阻；肠鸣音消失提示肠麻痹；低血钾时肠鸣音减弱或消失；幽门梗阻或胃扩张时上腹部有振水音。

5. 直肠指检 应注意直肠温度、是否触及肿块、有无触痛、指套是否沾有血迹。如阑尾炎时直肠右侧壁可有触痛；指套沾有血迹或黏液应考虑肠管绞窄或肠套叠；盆腔脓肿或积血时在直肠膀胱凹陷处呈饱满感、触痛或波动。

【辅助检查】

1. 实验室检查 血红蛋白和红细胞计数降低常提示腹腔内出血；白细胞计数及中性粒细胞比例升高提示腹腔内感染。尿液中有大量的红细胞常提示泌尿系损伤或结石；尿胆红素阳性表示存在阻塞性黄疸。粪便隐血试验阳性多为消化道出血。血、尿或腹腔穿刺液淀粉酶升高多为急性胰腺炎。人绒毛膜促性腺激素（HCG）测定对诊断异位妊娠可提供帮助。

2. X线检查 膈下游离气体是消化道穿孔或破裂的依据；多个气液平面或较大气液平面说明存在机械性肠梗阻；麻痹性肠梗阻时可见肠管普遍扩张；肠扭转和肠套叠时钡剂或空气灌肠X线检查可见典型的“鸟嘴征”和“杯口征”。

3. B超检查 是检查肝、胆、脾、胰、肾、输尿管、膀胱病变的首选方法。对实质性脏器损伤、破裂和占位性病变等具有重要的诊断依据。对腹腔内积液、积血，不但可探测其部位和量，还可在B超引导下作腹腔穿刺抽液。

4. CT 现在急腹症诊断中的应用普遍增加。其诊断速度与超声相似，且不受肠管内气体的干扰。

5. 诊断性腹腔穿刺　对诊断不明确的急腹症均可选择采用此法协助诊断。穿刺点应选择在两侧下腹脐与髂前上棘连线的中外 1/3 交界处。若抽出不凝血性液体，多提示内出血；若抽出混浊液体或脓液，多为腹腔内感染和消化道穿孔；若抽出胆汁性液体，常是胆囊穿孔；若疑为急性胰腺炎，可将穿刺液作淀粉酶测定。

【诊断与鉴别诊断】

(一) 外科急腹症

1. 特点　常先有腹痛，后出现发热、消化道症状或其他伴随症状。腹痛或压痛部位较固定，程度重。常出现腹膜刺激征，甚至休克。

2. 常见外科急腹症的诊断要点

(1) 胃十二指肠溃疡急性穿孔　有溃疡病史；突然发生的持续性上腹部刀割样剧烈疼痛，很快扩散到全腹。体格检查时有明显的腹膜刺激征，特别是肝浊音界缩小或消失。X 线检查膈下可见游离气体。

(2) 急性胆囊炎　起病常在进食油腻食物后，右上腹部剧烈绞痛，放射至右肩及右背部。体检时右上腹压痛，Murphy 征阳性。B 超检查显示胆囊增大、壁厚。

(3) 急性胆管炎　剑突下剧烈疼痛，可放射至右肩部。典型的症状为 Charcot 三联征，即腹痛、寒战高热、黄疸；感染加重可出现休克和精神症状，即 Reynolds 五联征。B 超见胆管扩张及结石影。

(4) 急性胰腺炎　多有胆道疾病史或于暴饮暴食后发病；腹痛位于上腹偏左侧，持续剧烈，可向左肩部及腰部放射；呕吐后腹痛不缓解；胰腺投影区可有腹膜炎、腹胀，表现为麻痹性肠梗阻；化验血、尿淀粉酶升高。

(5) 急性阑尾炎　典型表现为转移性右下腹疼痛和右下腹固定压痛。

(6) 急性肠梗阻　首发症状为突然剧烈的腹部绞痛，呈阵发性发作；腹痛时常立即发生恶心、呕吐，呕吐后腹痛减轻。高位肠梗阻呕吐早而频繁，无明显腹胀；低位肠梗阻呕吐出现晚或无呕吐，腹胀明显。可出现肛门停止排便排气。腹部视诊可见蠕动波或扩大的肠袢；机械性肠梗阻听诊肠鸣音活跃，有高调肠鸣音及气过水声。腹部立位片显示小肠扩张并见明显的气液平面。如腹痛加剧呈持续性，出现腹膜炎体征，可能为肠绞窄或肠穿孔。

(7) 腹腔脏器损伤　有腹部外伤史，腹痛开始于受伤部位，实质脏器破裂以内出血表现为主，腹痛持续但不严重，腹腔穿刺可抽出不凝固血液。空腔脏器破裂以腹膜炎表现为主，胃肠破裂者腹部立位 X 线检查膈下可见游离气体，穿刺抽出胃肠内容物，腹穿抽出大量澄清液体可能为膀胱破裂。

(二) 妇产科急腹症

1. 特点　腹痛常伴有停经史、阴道流血、白带增多等，或与月经紊乱有关。腹痛多位于下腹部或盆腔。

2. 常见妇产科急腹症的诊断要点

(1) 急性盆腔炎　多见于年轻人，以淋球菌感染较多见。表现为下腹痛、发热，下腹压痛、反跳痛。阴道分泌物多，宫颈举痛，后穹隆触痛明显。经后穹隆穿刺抽得脓汁，涂片可见白细胞内有革兰阴性双球菌，即可确诊。

(2) 卵巢肿瘤蒂扭转　其中卵巢囊肿蒂扭转较为常见。其发作突然，左下腹或右下腹剧烈疼痛。经阴道和下腹双合诊及盆腔三维彩超检查可确定诊断。

（3）异位妊娠 输卵管妊娠破裂最为多见。表现为突然下腹痛，出现腹膜炎。心率快、血压低，提示有内出血。腹部压痛和肌紧张不明显，反跳痛明显。阴道有不规则流血。宫颈呈蓝色，后穹隆或腹腔穿刺抽出不凝血液，即可确诊。HCG试验阳性，盆腔超声检查也可帮助确诊。

（三）内科急腹症

1. 特点 常伴有发热、咳嗽、胸闷、气促、心悸、心律失常、呕吐、腹泻等症状。一般先有发热或呕吐，后有腹痛，或腹痛与呕吐、腹泻同时发生。腹痛部位不固定，无肌紧张或反跳痛。

2. 常见内科急腹症的诊断要点

（1）急性胃肠炎 表现为上腹部或脐周隐痛、腹胀或绞痛，伴恶心、呕吐、腹泻和发热。

（2）心肌梗死 部分心肌梗死患者表现为上腹部胀痛，伴恶心和呕吐；严重者可出现心力衰竭、心律失常和休克。结合心电图的特征性改变及心肌酶学的动态改变即可确诊。

（3）腹型过敏性紫癜 除皮肤紫癜外，以腹痛为常见表现，呈脐周、下腹或全腹的阵发性绞痛，伴恶心、呕吐、呕血、腹泻和黏液血便等。

【主要护理诊断】

1. 疼痛 与腹腔内炎症、痉挛、梗阻、绞窄等有关。

2. 体液不足 与出血、呕吐、胃肠减压、腹腔渗液等有关。

3. 焦虑/恐惧 与起病突然、疼痛剧烈有关。

4. 知识缺乏：缺乏与疾病相关的治疗及护理知识。

5. 潜在并发症：休克、呼吸衰竭、腹腔脓肿等。

【护理措施】

1. 体位 一般情况好、病情许可时，宜取半卧位。因盆腔腹膜吸收毒素的能力相对较弱，半卧位可使腹腔内炎性渗液、血液或漏出物积聚并局限于盆腔，减轻全身中毒症状并有利于引流。另外，半卧位时腹肌放松、膈肌下降，有利于减轻疼痛和改善呼吸功能。

2. 饮食 根据病情及医嘱做好饮食管理，一般患者入院后暂禁饮食；对诊断不明或病情较重者须严格禁食。

3. 胃肠减压 根据病情或医嘱决定是否施行胃肠减压。但在急性肠梗阻、胃肠道穿孔或破裂者，必须行胃肠减压，并保持有效的引流，避免或减少消化液进一步漏入腹腔，减轻腹胀，改善胃肠道血液循环。

4. 严密观察病情变化

（1）定时监测生命体征 包括体温、脉搏、呼吸、血压的变化；注意有无脱水等体液紊乱或休克表现。

（2）观察腹部症状及体征 如腹痛的部位、范围、性质和程度，有无牵涉痛。患者腹痛加剧，出现腹膜刺激征或加剧，表示病情加重；局限性疼痛转变为全腹痛，并出现肌紧张、反跳痛，提示炎症扩散。

（3）动态观察检查结果 如三大常规、血电解质、动脉血气分析、肝肾功能等检查；注意X线、B超、心电图检查结果等。

（4）准确记录出入水量。

5. 外科急腹症患者在没有明确诊断前严格执行“四禁”

（1）禁用吗啡类止痛剂 以免掩盖病情。

(2) 禁饮食　以免增加消化道负担，加重病情。

(3) 禁服泻药　以免增加消化道负担，加重病情。

(4) 禁止灌肠　以免增加消化道负担或导致炎症扩散或加重病情。

6. 维持水、电解质及酸碱平衡　迅速建立静脉通路，合理安排输液顺序。若有大量消化液丢失时，应先输注平衡盐溶液；有腹腔内出血或休克者，应快速输液、输血；根据尿量调整输液、补钾的量和速度。

7. 疼痛的护理　查明原因，安慰患者，采取舒适体位。对诊断明确的单纯性胆绞痛、肾绞痛的患者，可应用解痉剂和镇痛剂缓解疼痛，有助于稳定患者的紧张情绪，减少消耗。对诊断不明或治疗方案未确定的急腹症患者，不可随意应用止痛剂，以免掩盖病情，延误治疗。对已决定手术的患者，可以适当使用镇痛剂，以减轻其痛苦。

8. 心理护理　外科急腹症往往发病突然，腹痛剧烈，且病情进展快；患者缺乏思想准备，担心不能得到及时治疗或预后不良，表现出急躁和焦虑情绪。因此，护士应安慰、关心患者，向患者解释腹痛的原因，以稳定患者的情绪。在患者接受各项检查和治疗前作耐心解释，使患者了解其意义并积极配合。

9. 术前准备　及时做好药物过敏试验、配血、备皮、有关的常规实验室检查及脏器功能检查等，以备应急手术。

本章小结

急腹症是指以急性腹痛为主要表现，需要早期诊断和紧急处理的腹部疾病。感染性、出血性、缺血性疾病、空腔脏器梗阻等是引起急腹症的主要原因。可分为内脏痛、躯体痛、牵涉痛。腹痛是急腹症的主要的临床症状，常同时伴有恶心、呕吐、腹胀等消化道症状或发热。外科急腹症的特点是常先有腹痛，后出现发热、消化道症状或其他伴随症状；内科急腹症的特点是一般先有发热或呕吐，后有腹痛，或腹痛与呕吐、腹泻同时发生。妇产科急腹症的特点是腹痛常伴有停经史、阴道流血、白带增多等，或与月经紊乱有关。确诊须依据实验室检查、X线检查、B超检查、CT、诊断性腹腔穿刺等。护理上要注意取合适的体位；早期禁食及胃肠减压；密切观察病情；维持水、电解质、酸碱平衡；在诊断未明确前严格执行“四禁”，即禁用吗啡类止痛剂 、禁饮食、禁服泻药、禁止灌肠；心理护理并随时做好手术准备。

（怀化医学高等专科学校　姚　珺）

第二十七章　周围血管疾病患者的护理

学习目标

1. 掌握下肢静脉曲张、血栓闭塞性脉管炎、深静脉血栓的临床表现，护理措施以及下肢静脉曲张的辅助检查。

2. 熟悉周围血管疾病的治疗原则、护理评估、护理诊断及病因病理和血栓闭塞性脉管炎、深静脉血栓的辅助检查。

3. 了解下肢静脉的解剖生理特点。

第一节　下肢静脉曲张

下肢静脉曲张（varicose veins of lower extremity）是指下肢表浅静脉因血液回流障碍引起的伸长、扩张而呈现的曲张状态。它是一种常见的周围血管疾病，发病率较高，在我国男性发病率稍高于女性。多发生于从事持久站立工作、体力活动强度高，或久坐少动人员。多见于大隐静脉及其分支。

【解剖与生理概要】 下肢静脉由浅静脉、深静脉、交通支静脉和肌静脉组成。

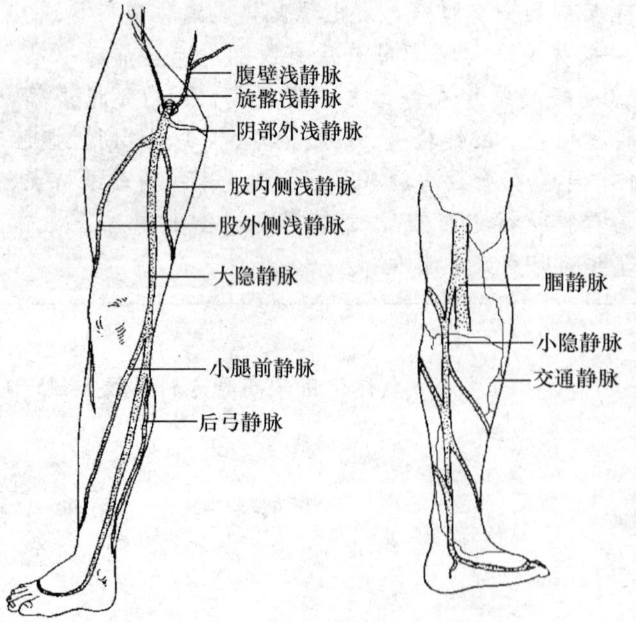

图 27-1　下肢浅静脉及其分支

浅静脉位于皮下，主要有大隐静脉和小隐静脉。小隐静脉起自足背静脉网的外侧，经外踝后方沿小腿后部上行至腘窝处穿过深筋膜进入腘静脉。大隐静脉是人体最长的静脉，自足背静脉网的内侧，经内踝前方沿小腿和大腿内侧上行，在腹股沟韧带下方卵圆窝处进入股静脉。在汇入股静脉之前有 5 个主要分支：腹壁浅静脉、阴部外静脉、旋髂浅静脉、股外侧静脉和股内侧静脉（图 27-1）。

深静脉位于肌间与动脉伴行，小腿深静脉主要有胫前静脉、胫后静脉和腓静脉，三者先后汇合成为腘静脉，经腘窝进入内收肌管裂孔上行并入股浅静脉，在大腿上部与股深静脉汇合为股总静脉。

下肢浅静脉与深静脉之间以及大

隐静脉与小隐静脉之间有许多交通支静脉。小腿内侧以踝交通静脉最重要，小腿外侧的交通静脉多位于小腿中段，大腿内侧的交通支多位于大腿中下 1/3 处。

静脉壁由外膜、中层和内膜组成。外膜主要为胶原纤维，内膜为内皮细胞，中层为肌层，是决定静脉壁强弱的主要因素。下肢远侧静脉及小腿浅静脉分支的管壁较近侧薄，而承受的静脉血柱压力较近侧静脉高，故易发生静脉曲张。

下肢静脉系统中有许多向心单向开放的瓣膜。瓣膜的作用是使下肢静脉血流由下向上，由浅入深地单向回流。在大隐静脉并入股静脉处及小隐静脉并入腘静脉处都有较坚韧的瓣膜，对阻止股静脉和腘静脉内的血液反流起重要作用。下肢静脉血液能对抗重力而向心回流，主要依赖于静脉瓣的向心单向开放功能，胸腔负压和心脏的搏动对周围静脉血的向心吸引作用以及肌关节泵的动力功能。

【病因】

静脉壁薄弱或发育不良、静脉瓣膜缺陷以及浅静脉内压力升高，是引起浅静脉曲张的主要原因。

1. 先天性因素　静脉壁薄弱或发育不良和静脉瓣膜缺陷是全身支持组织薄弱的一种表现，与遗传因素有关。有些患者下肢静脉瓣膜稀少，甚至完全缺如，造成静脉血逆流。

2. 后天性因素　任何增加血柱重力的后天性因素，如长期站立、重体力劳动、妊娠、慢性咳嗽、习惯性便秘等，使静脉瓣膜承受过度的压力，逐渐松弛，不能紧密关闭，血流将由上向下，由深向浅倒流使浅静脉内压力更加增高，静脉扩张，从而形成相对性瓣膜关闭不全，久而久之形成静脉曲张。

【病理生理】

下肢静脉曲张的主要变化是主干静脉和皮肤毛细血管内压力升高。继而导致浅静脉扩张；皮肤毛细血管内压力升高引起皮肤微循环障碍、毛细血管通透性增加，血液中的大分子物质渗入组织间隙并积聚、沉积在毛细血管周围，形成阻碍皮肤和皮下组织细胞摄取氧气和营养的屏障，导致皮肤和皮下组织水肿、纤维化、皮下脂质硬化和皮肤色素沉着、萎缩、坏死，最后形成溃疡。

当大隐静脉瓣膜遭到破坏而关闭不全后，可影响远侧和交通静脉的瓣膜及小隐静脉。静脉瓣膜和静脉壁距离心脏愈远、强度愈差，承受的压力却愈高。因此，下肢静脉曲张后期的进展要比初期迅速，曲张的静脉在小腿部远比大腿部明显。

【临床表现】　静脉曲张以大隐静脉曲张为多见，小隐静脉较为少见；以左下肢多见，但双下肢可以先后发病。

1. 症状　患者站立过久或长时间行走后，常感患肢有明显的胀满感、胀痛和肿胀，夜间休息后可有缓解，有晨轻暮重的特点。

2. 体征　早期可见小腿部浅静脉曲张、弯曲、隆起，似蚯蚓状，直立时更加明显。后期足靴区交通支瓣膜破坏，可出现踝部和足背部轻度肿胀，此处皮肤常出现萎缩、脱屑、干燥、毛发脱落、色素沉着等营养障碍性变化甚至出现经久不愈的慢性溃疡。曲张静脉也易并发血栓性浅静脉炎，如曲张静脉破裂，则可引起较大量的出血。

【辅助检查】

1. 大隐静脉瓣膜功能试验（Trendelenburg 试验）　患者平卧，下肢抬高，使静脉排空，在大腿根部绑扎止血带，阻断大隐静脉血液回流，然后让患者站立，10 s 内放开止血带，如果出现自上向下静脉逆向充盈，说明大隐静脉瓣膜功能不全，又称 Trendelenburg Ⅰ 试验

（图 27-2）。如在未放开止血带前，止血带下方的静脉在 30 秒内充盈，则表明有交通支静脉瓣膜关闭不全，又称 TrendelenburgⅡ试验（图 27-3）。应用同样原理，在腘窝绑扎止血带，可以检测小隐静脉瓣膜功能。

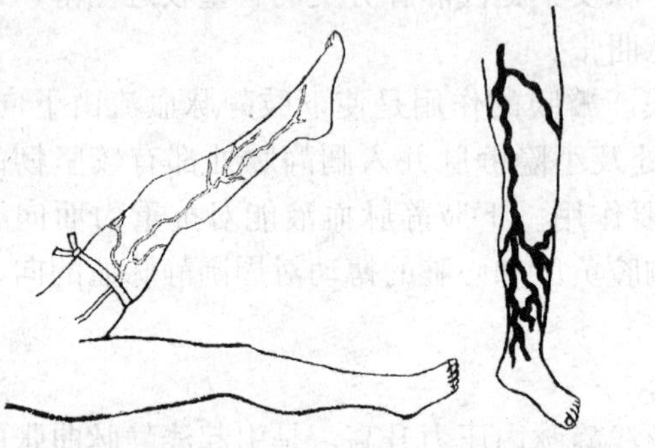

图 27-2 TrendelenburgⅠ试验

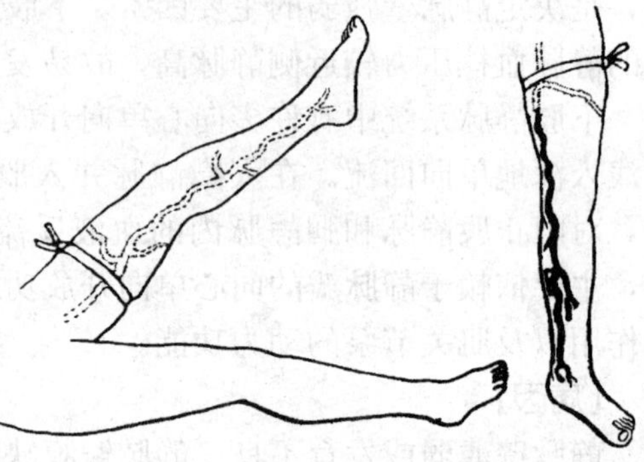

图 27-3 TrendelenburgⅡ试验

2. 深静脉通畅试验（Perthes 试验） 检查时，患者站立，在大腿部用止血带阻断浅静脉主干的血液回流，嘱患者用力踢腿或下蹬活动，连续 10 余次。由于小腿肌泵收缩迫使静脉血液向深静脉回流，使曲张静脉排空。如在活动后浅静脉曲张更为明显，张力增高，甚至伴有胀痛，则表明深静脉不通畅（图 27-4）。

3. 交通支静脉瓣膜功能试验（Pratt 试验） 患者仰卧，抬高患肢，在大腿根部扎上止血带。然后从足趾向上至腘窝缠第一根弹力绷带，再从止血带处向下扎上第二根弹力绷带。让患者站立，向下解开第一根弹力绷带，同时向下继续缠第二根弹力绷带，如果在两根弹力绷带的间隙内出现曲张静脉，则意味着该处有功能不全的交通静脉（图 27-5）。

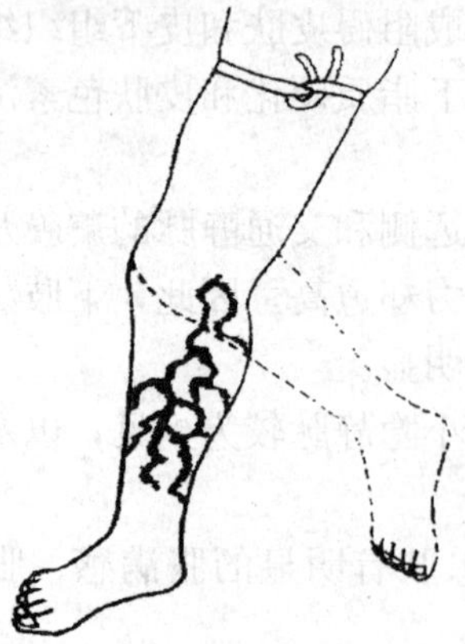

图 27-4 Perthes 试验

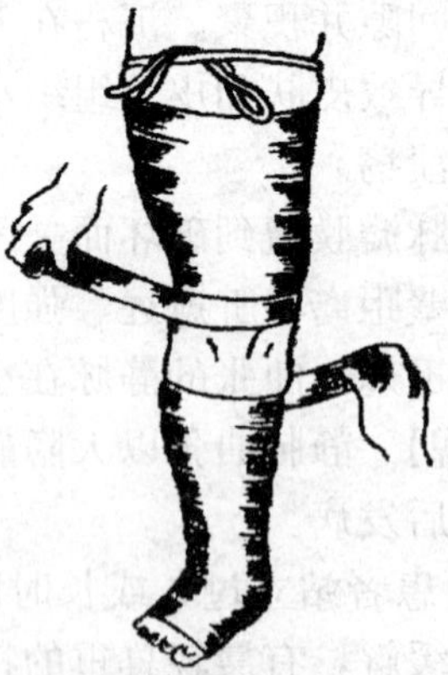

图 27-5 Pratt 试验

随着医学的发展，目前有其他检查已经普遍应用于临床以补充以上三种检查的不足：如静脉造影、下肢静脉多普勒超声检查和下肢静脉压测定等，静脉造影是最可靠和最有效的方法。

【治疗原则】

(一) 非手术治疗

1. 支持疗法 主要适用于：①静脉曲张较轻而无症状者；②年老体弱或重要脏器功能

不良，不能耐受手术者；③妊娠期间发病者。主要包括患肢穿弹力袜或使用弹力绷带。同时注意休息，抬高患肢，避免久坐久站。

2. 硬化剂注射疗法　将硬化剂注入曲张静脉内，局部再用绷带加压包扎，使曲张静脉壁产生化学性炎症，相互粘连而闭塞。适用于病变轻而局限，或作为手术的辅助疗法，或处理术后残留的曲张静脉。

（二）手术治疗

手术是根本的治疗方法。凡有症状而深静脉通畅且无禁忌证者（如手术耐受力极差等）都应手术治疗。手术包括大隐静脉或小隐静脉高位结扎及主干与曲张静脉剥脱术。

（三）并发症的处理

1. 血栓性浅静脉炎　抬高患肢，用抗菌药及局部热敷治疗。待症状消退后，施行静脉曲张的手术治疗。

2. 皮肤湿疹和溃疡形成　可予创面湿敷，局部换药，抬高患肢，保持创面清洁和全身使用抗菌药来控制感染，待溃疡愈合，或创面缩小，周围炎症消退后，行手术治疗。

3. 曲张静脉破裂出血　应抬高患肢和局部加压包扎，必要时可以缝扎止血，待症状缓解后再行手术治疗。

【护理评估】

（一）术前评估

1. 健康史　询问患者有无长期站立工作、重体力劳动及其时间长短，有无慢性咳嗽和习惯性便秘等。

2. 身体状况　了解下肢静脉曲张的程度及皮肤营养状况。是否有下肢经常肿胀、疼痛、乏力等表现，小腿有无色素沉着、皮炎、溃疡、出血、静脉炎等。

3. 心理社会状况　下肢静脉曲张是否影响生活与工作；患者是否因下肢慢性溃疡、创面经久不愈而紧张不安和焦虑；患者及家属对本病防治知识的了解程度。

（二）术后评估

1. 手术情况　了解麻醉方式、手术方式和手术范围。

2. 局部伤口　注意伤口有无渗血渗液，有无红、肿、压痛等感染征象。

3. 患肢血液循环　包括患肢远端皮肤的温度、色泽、动脉搏动、感觉等。

【主要护理诊断】

1. 活动无耐力　与静脉曲张及血液淤积有关。

2. 皮肤的完整性受损　与皮肤营养障碍、慢性溃疡有关。

3. 焦虑　与缺乏对本病知识的了解有关。

4. 潜在并发症：皮肤溃疡、出血、血栓性静脉炎等。

【护理措施】

（一）术前护理及非手术治疗的护理

1. 使用弹力绷带或穿弹力袜　使用时应注意：①弹力袜必须符合患者腿部大小；②使用前先排空静脉，故以清晨起床前进行为好；③使用时从患者足背开始，逐步向上缠绕小腿至大腿；④宽度和松紧度适宜，弹力绷带松紧度以能将一个手指伸入缠绕的圈内为宜；⑤使用中注意观察肢端的皮肤色泽、患肢肿胀等情况；⑥行硬化治疗者，大腿部维持压迫 4 周，小腿部 6 周左右，非手术治疗者应长期坚持使用弹力绷带。

2. 体位及活动　避免长时间站立或行走，宜卧床休息，休息时抬高患肢 30°～40°，以利静脉回流，减轻下肢静脉内压力及患肢水肿。维持良好姿势，坐时双膝不要交叉过久，以免压迫腘静脉，影响血液回流。

3. 避免引起腹内压和静脉压增高的因素 控制慢性咳嗽，保持大便通畅。

4. 皮肤准备 术前应沐浴，修剪趾甲。备皮范围：患侧腹股沟及整个患侧下肢，直达足趾。注意清洗肛门和会阴部，若术中需植皮时，还应做好供皮区准备。

（二）术后护理

1. 体位与活动 术后取平卧位，抬高患肢 30°，以利于静脉回流。同时做足背伸屈运动。术后 24～48 h 可鼓励患者下床活动，促进下肢静脉血液回流，以防深静脉血栓形成。

2. 病情观察 注意观察切口或皮下有无渗血以及局部有无感染表现等，如发现有局部出血、感染和血栓性静脉炎等并发症表现时，应及时通知医师妥善处理。

3. 使用弹力绷带或弹力袜 术后即用弹力绷带加压包扎，注意保持弹力绷带的松紧度，如有松脱应重新包扎，弹力绷带一般需维持 2 周方可拆除。

【健康教育要点】

1. 告诉患者平时应保持良好姿势，避免久站、双膝交叉过久，休息时抬高患肢。

2. 注意保护好患肢，避免外伤。

3. 非手术治疗患者应坚持长期使用弹力绷带或弹力袜。手术后宜继续使用 1～3 个月。

4. 鼓励患者加强体育锻炼，增强静脉壁弹性。

5. 肥胖者有计划减肥。勿穿过紧内衣裤。保持大便通畅，避免便秘。

第二节 血栓闭塞性脉管炎

血栓闭塞性脉管炎（thromboangitis obliterans，TAO）也称 Buerger 病，是一种累及血管的节段性、非化脓性炎症和周期性发作的慢性闭塞性疾病。主要侵袭四肢的小动脉，伴行的小静脉也常受累。本病好发于男性青壮年。

【病因与病理】 确切病因尚未明确，一般认为与以下因素有关：①吸烟，是参与本病发生和发展的重要环节，烟碱能使血管收缩；②寒冷潮湿的生活环境，使血管收缩；③慢性损伤和感染；④自身免疫功能紊乱；⑤性激素和前列腺激素失调；⑥遗传因素等。

血栓闭塞病变多发生在下肢中、小动静脉，以动脉为主，病变呈节段性，由远端向近端进展。病变早期为血管内膜增厚，血管全层非化脓性炎症，有内皮细胞和成纤维细胞增生，淋巴细胞浸润、管腔狭窄和血栓形成；节段之间有部分正常血管存在。晚期炎症消退，血栓机化并有侧支循环形成，以代偿供血。患肢的浅静脉也可有相应病变。在动脉完全闭塞、侧支循环缺乏时，由于血液供应不足，可引起疼痛、组织和肢体营养障碍，最终造成肢体远端缺血坏死和溃疡。

【临床表现】 患者多数起病隐匿，进展缓慢，以一侧下肢开始，以后才累及对侧，上肢及内脏受累者罕见，主要表现为不同程度的缺血症状。根据临床表现的轻重，可将病程分为三期

1. 局部缺血期 此期以血管痉挛为主，因患肢动脉供血不足，出现肢体发凉、怕冷、麻木、酸胀感。患者行走一段路后出现患肢疼痛、继续行走疼痛加剧，被迫停止行走，休息几分钟后疼痛可缓解或消失，但在继续行走后又出现疼痛，这种现象称为间歇性跛行，是此期的典型表现。部分患者伴有下肢游走性静脉炎，表现为下肢浅静脉处皮肤红肿、压痛、条

索状硬块，约 2 周逐渐消失，但在另一处又可发生。此期患肢皮肤温度低于正常，足背及胫后动脉搏动减弱。

2. 营养障碍期　血管痉挛进一步加重，血管壁增厚及血栓形成；患肢缺血更为严重，即使休息时也不能满足局部组织的血液需求，出现静息痛，即患者处于休息状态时疼痛不止，且疼痛加剧，夜间尤甚，患肢抬高时疼痛加剧，下垂时减轻，患者日夜屈膝抱足而立，彻夜未眠，为减轻疼痛，患者常常将下肢下垂于床缘以下。检查时可见小腿皮肤苍白、干燥，肌肉萎缩，趾甲增厚变形。足背及胫后动脉搏动消失。

3. 坏疽期　患肢动脉完全闭塞，肢体远端发生坏死。表现为皮肤发黑、干瘪、坏疽和溃疡。临床症状继续加重，疼痛剧烈。当继发感染时，干性坏疽可转为湿性坏疽，常伴有全身感染中毒症状。

【辅助检查】

1. 皮肤温度测定　患肢皮温降低，在 20～25℃的室温下，患肢皮肤温度较正常侧相应部位低 2℃以上，表示该侧肢体血供不足。

2. 肢体抬高试验　患者仰卧，下肢抬高 45°，3 min 后观察足部皮肤颜色，若出现苍白或蜡黄色为阳性，提示动脉供血不足。然后将下肢垂于床旁，正常人皮肤可在 10s 内恢复正常，若超过 45s 足部皮肤呈潮红或斑块状发绀，提示患肢有严重循环障碍。

3. 多普勒超声检测　应用多普勒听诊器可发现动脉搏动波形幅度降低或呈直线状，表示动脉血流减少或动脉已闭塞。

4. 动脉造影　可以明确诊断患肢动脉阻塞的部位、程度、范围及侧支循环建立情况。其典型 X 征象是患肢中小动脉节段狭窄或闭塞。但动脉造影可引起动脉痉挛和患肢的缺血程度加重，因此，不能作为非手术治疗前的常规检查。

【治疗原则】

（一）非手术治疗

1. 一般治疗　严禁吸烟，防止受冷、受潮和外伤，但禁忌热敷，以免组织需氧量增加而加重症状。疼痛剧烈者，可用止痛和镇静剂。早期患肢进行适度锻炼，促使侧支循环建立。

2. 药物治疗

（1）扩张血管和抑制血小板聚集药物　①前列腺素 E_1（PGE_1），具有舒张血管和抑制血小板聚集作用，可以改善患肢血供，缓解疼痛；②α 受体阻滞剂和 β 受体兴奋剂，如酚妥拉明及苯丙酚胺，可解除动脉血管痉挛，扩张血管；③硫酸镁溶液，有较好的扩张血管作用；④低分子右旋糖酐，能降低血黏度，对抗血小板聚集，起到防止血栓形成和改善微循环、促进侧支循环建立的作用。

（2）抗菌药　并发溃疡感染者，应选用广谱抗菌药，或根据细菌培养及药物敏感试验，选用有效抗菌药。

（3）中医中药　温经散寒，活血通络；活血化瘀；清热利湿等。

3. 高压氧治疗　可以提高血氧含量，改善组织缺氧状态。

4. 创面处理　对于干性坏疽创面，应消毒后包扎创面，预防继发感染。湿性坏疽者可给湿敷及换药。

（二）手术治疗

目的是增加肢体血供和重建动脉血流通路，改善缺血引起的后果。手术方法有多种，可根据病情选择，如动脉重建术、动静脉转流术、腰交感神经切除术、截肢（趾）术等。

【护理评估】

（一）术前评估

1. 健康史 包括有无吸烟史、受寒、外伤史以及患者的年龄、性别、职业等。

2. 身体状况 了解患肢温度、色泽、感觉及动脉搏动情况。测量和评估跛行时间和跛行距离。了解患肢有无坏疽、溃疡和感染。

3. 心理社会状况 患者因反复出现持续性剧烈疼痛、感染甚至坏死等所产生的痛苦、焦虑、悲观心理和程度；家庭成员能否给予患者足够的支持等。

（二）术后评估

1. 手术情况 了解麻醉方式、手术方式和手术范围。

2. 术后情况 了解生命体征、切口及渗液等情况；患肢远端皮肤的温度、色泽、感觉和动脉搏动情况。

【主要护理诊断】

1. 焦虑/恐惧 与患肢疼痛、手术等有关。

2. 疼痛 与血管痉挛、患肢缺血有关。

3. 组织完整性受损 与肢端坏疽有关。

4. 潜在并发症 溃疡、感染、术后切口出血和栓塞等。

【护理措施】

（一）术前护理

1. 体位 患者应取头高足低位，有利于血液流至腿及足部，增加患肢的血供。

2. 戒烟 告之患者吸烟的危害，烟碱对血管有收缩作用，可直接影响患者预后。

3. 肢体保暖 注意肢体保暖，避免受寒冷刺激，但应避免直接加温，如使用热水袋、电热毯等，因热疗会使组织需氧增加，加重患肢的缺血、缺氧。

4. 缓解疼痛 疼痛是血栓闭塞性脉管炎最典型的症状，尤其在并发感染或坏疽时，疼痛会更剧烈。早期轻症患者可用血管扩张药物，也可中医中药治疗缓解疼痛；晚期患者常需使用麻醉性镇静药，如疼痛难以缓解，可用连续性硬膜外麻醉止痛。

5. 预防或控制感染 保持足部清洁干燥，每日用温水洗脚；皮肤瘙痒，避免用手抓，以免抓伤引起感染；有溃疡者应加强局部创面换药并遵医嘱使用有效抗菌药。

6. 足部运动（Buerger 运动） 可促进患肢侧支循环建立。运动方法：患者平卧位，将患肢抬高 45°以上，维持 2～3 min；然后双足下垂床边 2～5 min，同时作足背屈与跖屈、左右摆动的运动；再将患肢平放休息 2 min。如此反复练习 5 次，每日数次。但腿部发生溃疡及坏死，下肢动、静脉血栓形成时不宜做足部运动，因为运动可增加组织代谢以及血栓脱落造成栓塞。

7. 心理护理 由于患肢疼痛、溃疡及肢端坏死，使患者异常痛苦和焦虑，甚至对治疗失去信心。医护人员应以极大的同情心，关心体贴患者，给患者以心理支持，使其树立战胜疾病的信心，积极配合治疗和护理。

（二）术后护理

1. 体位与活动 动脉重建术后患肢平放，制动 2 周；静脉手术后患肢抬高 30°，制动 1 周。血管造影术后患者平卧，穿刺点加压包扎 24 h，患肢制动 6～8 h，患侧髋关节伸直，避免弯曲。卧床休息时鼓励患者做足背屈伸活动，以利于深静脉回流。

2. 病情观察　密切观察血压、脉搏、肢体温度、切口有无渗血，观察血管通畅情况。如动脉重建术后出肢端麻木、疼痛、苍白、皮温降低、动脉搏动减弱或消失，或静脉手术后出现肢体肿胀、皮肤瘀紫、皮温降低或静脉怒张，应考虑血管重建部位发生痉挛或继发性血栓形成，必要时需再次手术探查。

3. 防治感染　术后密切观察患者体温变化以及伤口局部情况，如有感染应加强伤口的处理，并尽早应用抗生素控制感染。

【健康教育要点】

1. 告诫患者绝对戒烟。

2. 告知患者睡觉或休息时取头高脚低位，避免长时间站立或坐位。

3. 保护患肢避免外伤。

4. 教会并鼓励患者作 Buerger 运动，促进侧支循环建立，改善局部症状。

5. 合理使用止痛剂。

第三节　深静脉血栓形成

深静脉血栓形成（deep venous thrombosis，DVT）是指血液在深静脉内不正常地凝结，阻塞静脉，导致静脉回流障碍。如未予以及时治疗，将造成深静脉功能障碍，影响生活和工作，肢体致残，甚至并发肺栓塞，威胁患者生命。全身主干静脉均可发病，以下肢静脉多见。

【病因与病理】

1. 病因　血流缓慢、静脉壁损伤和血液高凝状态是深静脉血栓形成的三大主要因素，其中血液高凝状态是最重要的因素。常见于长期卧床、肢体制动或久坐、产后、术后等。血液高凝状态主要是由于血小板数增高、凝血因子含量增加、抗凝血因子活性降低而造成血管内异常凝结形成血栓。静脉损伤时，可使多种生物活性物质释放，启动内源性凝血系统，致血小板易聚集、黏附，同时手术时和手术后需要卧床休息，下肢静脉血液回流缓慢，淤滞在静脉内，可有大量的白细胞积聚，激活凝血过程，使血小板和血细胞容易聚集、黏附在内膜上，从而并发血栓形成。

2. 病理　典型的血栓包括三部分：头部为白血栓，颈部为混合血栓，尾部为红血栓。血栓形成后可向主干静脉的近、远端生长蔓延；其后，在纤溶酶的作用下，血栓可溶解消散，有时崩解断裂的血栓形成栓子，随血流进入肺循环导致肺栓塞。同时，静脉瓣膜被破坏，以至造成继发性下肢静脉瓣膜功能不全。

【临床表现】　血栓形成的部位不同，临床表现各异。主要表现为血栓静脉远端回流障碍的症状。

1. 上肢深静脉血栓形成　当腋静脉出现血栓时，前臂和手部肿胀、疼痛、手指活动受限；上肢下垂时，症状加剧。若腋-锁骨下静脉出现血栓时，整个上肢肿胀，伴有上臂、肩部、锁骨上和患侧前胸壁等处的浅静脉怒张。

2. 上、下腔静脉血栓形成　上腔静脉血栓形成可有上腔静脉回流障碍的临床表现的基础上，还有面颈部和眼睑肿胀，球结膜充血水肿，颈部、胸壁和肩部浅静脉怒张，伴有头痛、头胀及其他神经系统症状和原发疾病的症状。下腔静脉血栓形成表现为下肢静脉回流障碍，躯干的浅静脉怒张。

3. 下肢深静脉血栓形成 最常见。患肢水肿、胀痛、浅静脉怒张是下肢深静脉血栓形成的三大主要症状。根据血栓发生的部位、病程等分为以下三型（图 27-6）。

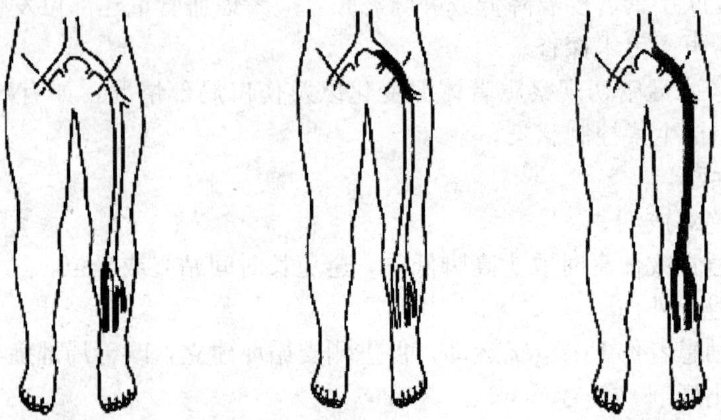

(1) 周围型　(2) 中央型　(3) 混合型

图 27-6 深静脉血栓的类型

（1）周围型 也称小腿肌肉静脉丛血栓形成，是手术后深静脉血栓形成最常见的类型。因血栓局限，全身症状不明显。主要表现为小腿部疼痛、压痛和轻度的肿胀，活动受限，如果将足急剧背屈，可以激发血栓所引起的炎症性疼痛（Homans 征阳性）。

（2）中央型 血栓发生在髂-股静脉，以左侧多见。起病急骤，患侧髂窝、股三角区疼痛、压痛，浅静脉怒张，下肢明显肿胀，皮肤温度升高。

（3）混合型：即全下肢深静脉主干血栓形成。开始症状较轻，逐渐出现全下肢肿胀、剧痛、苍白和压痛，伴有体温升高及脉率加快（股白肿）。严重者下肢动脉出现痉挛，导致下肢血供障碍，足背和胫后动脉搏动消失，足背和小腿皮肤出现水泡，皮温降低并呈青紫色（股青肿）；若处理不当，可发生静脉坏疽。

【辅助检查】

1. 超声多普勒检测 测定静脉最大流出率，可以判断下肢主干静脉是否有阻塞，但对小静脉血栓形成敏感性不高。

2. 放射性检查 可显示下肢静脉血栓的位置和范围。

3. 静脉造影 是最为可靠的诊断方法。可直接显示下肢静脉的形态，有无血栓形成以及血栓的形态、位置和范围。

【治疗原则】

1. 非手术疗法包括

（1）一般处理 卧床休息，患肢抬高。下床活动时，需穿弹力袜或用弹力绷带。

（2）溶栓治疗 病程未超过 72 h 者。目前最常用的药物为尿激酶，溶于液体中静脉滴注，共 7～10 天。

（3）抗凝治疗 抗凝剂有肝素和香豆素衍生物。一般先用前者，继以使用后者，一般使用 2 个月。抗凝药物最严重的并发症是出血，使用时需严密监护。

（4）祛聚治疗 祛聚药物包括右旋糖酐、阿司匹林、丹参等，能扩充血容量、稀释血液、降低黏稠度、防止血小板聚集等，因而常作为辅助治疗。

2. 手术疗法 最常用于下肢静脉血栓形成而病程不超过 48 h 者。但对于病情继续加重，或已出现股青肿者，即使病期延长，也应行手术取栓挽救肢体。手术方法主要采用 Fogarty 导管取栓术，术后辅以抗凝、祛聚疗法 2 个月，防止复发。

【护理评估】

1. 健康史及相关因素　患者的年龄、性别，近期是否有手术、外伤、分娩、感染等病史，是否长期卧床、静脉输液，血液是否处于高凝状态等。

2. 身体情况　评估患肢疼痛发生的时间、部位，患肢有无肿胀及感觉障碍，远端动脉搏动情况、皮温、色泽等。并且要与健侧相对比。

3. 心理社会状况　评估患者和家属对本病的发生及发展的了解程度，突发的下肢剧烈胀痛和肿胀易引起患者的焦虑与恐惧的程度。

【主要护理诊断】

1. 疼痛　与静脉回流障碍及手术有关。

2. 生活自理缺陷　与下肢肿胀需要卧床、手术有关。

3. 潜在并发症　肺栓塞、肢端坏死、出血等。

【护理措施】

（一）术前护理

1. 体位与活动　急性期患者应绝对卧床休息 10～14 天，并抬高患肢高于心脏水平 20～30 cm，以促进静脉回流，减轻疼痛及肿胀；禁忌按摩患肢，以防血栓脱落。症状缓解后，可起床活动，活动时需使用弹力绷带或穿弹力袜。

2. 饮食护理　进食低脂、高纤维素饮食，多饮水，以保持大便通畅，以免用力排便致腹压增高而影响下肢静脉回流。

3. 观察病情　包括生命体征，下肢动脉搏动、皮温和感觉等情况；每日记录患肢不同部位的周径。若患者出现胸痛、呼吸困难、血压下降等，提示可能发生肺栓塞，应立即嘱患者平卧，避免做深呼吸、咳嗽等动作，高流量吸氧，并通知医生及时抢救。

4. 用药护理　注意药物名称、给药时间、剂量、给药方法和凝血时间，凝血酶原时间等测定结果。服药后观察病情变化。溶栓及抗凝治疗时需严密观察有无出血倾向和伤口渗血现象，若出现出血，应遵医嘱给予相应的处理。

（二）术后护理

1. 体位与活动　患者平卧，患肢抬高 30°，有利于静脉血液回流。鼓励患者尽早活动，并逐渐增加活动量，以促进下肢深静脉再通和侧支循环的建立。

2. 病情观察　取栓术后注意观察患者远端肢体的皮肤温度、色泽、感觉和动脉搏动强度等，以判断血管通畅情况。术后辅以抗凝治疗者，注意有无出血现象的发生。

3. 术后抗凝治疗的观察　术后常规使用抗凝药物，使用过程中密切观察患者鼻、牙龈、切口和穿刺等部位有无异常出血及有无血尿、黑便等，必要时做尿常规、大便隐血试验等检查。

【健康教育要点】

1. 指导患者绝对戒烟，因为烟草中尼古丁刺激可引起血管收缩。

2. 饮食　进食低脂、高纤维素的饮食；多饮水，保持大便的通畅。

3. 适当活动，促进静脉回流；长期卧床患者，应定时翻身，改变体位，在床上适当活动患肢。

4. 保护静脉　长期输液患者应注意静脉保护，避免在同一部位、同一条静脉反复穿刺。

5. 术后、产后或长期卧床的患者，出现下肢肿胀、疼痛、浅静脉怒张等，应及时告诉医护人员，早期诊治。

本章小结

静脉壁薄弱、静脉瓣膜缺陷以及浅静脉内压力增高是下肢静脉曲张形成的主要原因；患者会出现浅静脉隆起、扩张、蜿蜒成团，甚至溃疡；其治疗方法可通过支持、硬化注射及手术治疗，但若深静脉阻塞则禁忌手术；护理要点包括避免久站、长时间行走，抬高患肢，正确使用弹力绷带或弹力袜，手术患者应早期下床活动等。血栓闭塞性脉管炎是一种累及四肢中小动、静脉的慢性闭塞性疾病，吸烟是导致血栓闭塞性脉管炎发生的主要原因；临床表现主要是间歇性跛行、静息痛及组织坏死、坏疽；治疗及护理要点主要包括严禁吸烟、扩张血管和血小板聚集、患肢保暖、正确处理创面及适当的足部运动等。血流缓慢、静脉损伤及血液呈高凝状态是深静脉血栓形成的三大要素，主要表现为患肢胀痛、肿胀、压痛、浅静脉怒张，甚至坏疽；治疗要点是溶栓、抗凝及祛聚治疗，必要时手术取栓；护理上应嘱患者卧床休息，抬高患肢，禁忌按摩患肢，加强监护，保护及合理使用静脉，术后患者宜早期下床活动等。

（怀化医学高等专科学校　姚　珺）

第二十八章　泌尿、男性生殖系统疾病患者的护理

学习目标

1. 掌握排尿异常的症状特点和护理措施；常见尿液异常的表现和护理；泌尿及男性生殖器疾病患者的临床表现、护理措施。

2. 熟悉泌尿及男性生殖系统疾病患者的病因、病理、辅助检查、处理原则、护理诊断。

3. 了解泌尿及男性生殖系统疾病的相关概念。

第一节　常见症状和常用检查

一、主要症状

（一）排尿异常

1. 尿频（frequency micturition）　指排尿次数增多但每次尿量减少。正常人膀胱容量男性约 400 ml，女性约 500 ml。每日排尿次数因年龄、饮水量、气候和个人习惯而不同，一般白天排尿 3～5 次，夜间 0～1 次，每次尿量约 300～400 ml。尿频常由泌尿、生殖道炎症、膀胱结石、肿瘤、前列腺增生等原因引起。若排尿次数增加而每次尿量并不减少，甚至增多，则可能为生理性。如多饮水、食用利尿食品；或病理性，如糖尿病、尿崩症或肾浓缩功能障碍等引起；精神因素有时亦可引起尿频。

2. 尿急（urgency micturition）　有尿意即迫不及待地要排尿而难以自控，但尿量却很少，常与尿频同时存在。多见于下尿路急性炎症或膀胱容量显著缩小、顺应性降低，也可见于无尿路病变的焦虑患者。

3. 尿痛（odynuria）　排尿时感到疼痛。可以发生在尿初、排尿过程中、尿末或排尿后。疼痛呈烧灼感甚至刀割样。与膀胱或尿道感染、结石或结核有关。

尿频、尿急、尿痛常同时存在，三者合称为膀胱刺激征（urinary irritative symptoms）。

4. 排尿困难　尿液不能通畅地排出。表现为排尿延迟、射程短、费力、尿线无力、变细、滴沥等。由膀胱以下尿路梗阻引起。

5. 尿流中断　排尿过程中突然中断并伴有疼痛，多见于膀胱结石。

6. 尿潴留　膀胱内充满尿液而不能排出。分为急性和慢性两类。急性尿潴留常由于膀胱颈部以下突然梗阻或腹部、会阴部手术后膀胱过度充盈致逼尿肌弹性疲劳，而暂时失去逼尿功能。慢性尿潴留是由于膀胱出口以下尿路不完全性梗阻或神经源性膀胱所致；起病缓慢，表现为膀胱充盈、排尿困难，疼痛不明显或仅感轻微不适。

7. 尿失禁（urinary incontinence） 尿不能控制而自行由尿道口流出。根据尿失禁产生的原因分为：①真性尿失禁：又称完全性尿失禁，指尿液连续从膀胱中流出，膀胱呈空虚状态。常见原因为尿道括约肌受损，先天性或获得性神经源性疾病。②假性尿失禁：又称充盈性尿失禁，指膀胱过度充盈，压力增高，当膀胱内压超过尿道阻力时，引起尿液不断溢出，见于各种原因所致慢性尿潴留。③压力性尿失禁：当腹内压突然增高时，尿液不随意的流出，如咳嗽、喷嚏、大笑或突然起立时，多见于多产的经产妇。④急迫性尿失禁：严重尿频、尿急时不能控制尿液而致失禁，可能是由于膀胱的不随意收缩引起，见于膀胱的严重感染。

（二）尿液异常

1. 血尿（hematuria） 指尿液中含有血液。根据血液含量的多少可分为肉眼血尿和镜下血尿。

（1）肉眼血尿 指肉眼能见到尿中有血色或血块。1000 ml 尿中含 1 ml 血液即呈肉眼血尿。常为泌尿系肿瘤、急性膀胱炎、急性前列腺炎、膀胱结石或创伤等引起。血尿程度与疾病严重性不成正比。出血部位可根据血尿出现在排尿过程的不同阶段可分为：

初始血尿：血尿出现在排尿的最初阶段。提示出血部位在膀胱颈部或尿道。

终末血尿：血尿出现在排尿的终末阶段。提示出血部位在后尿道、膀胱颈部或膀胱三角区。

全程血尿：排尿的全过程都是血尿。提示出血部位在膀胱或其以上部位。

（2）镜下血尿 指借助显微镜可见尿中含有红细胞。正常人尿液每高倍视野可见 0～2 个红细胞，若离心尿每高倍视野红细胞超过 3 个，即有病理意义。常见于泌尿系慢性感染、结石、急性或慢性肾炎及肾下垂。

2. 脓尿 离心尿每高倍视野白细胞超过 5 个以上为脓尿，提示泌尿系感染。

3. 乳糜尿 尿内含有乳糜或淋巴液，呈乳白色。其内含有脂肪、蛋白质及凝血因子Ⅰ。

4. 晶体尿 指尿中有机或无机物质沉淀、结晶，形成晶体尿。常见于尿液中盐类过度饱和状态时。排出时尿澄清，静止后有白色沉淀物。

5. 少尿或无尿 正常人 24 h 尿量 1000～2000 ml，少于 400 ml 为少尿，少于 100 ml 为无尿。由急性肾衰竭所致。

（三）尿道分泌物

根据病因不同而表现为不同的性状。血性分泌物提示尿道癌。大量黄色、黏稠的脓性分泌物是淋菌性尿道炎的典型症状。少量无色或白色稀薄分泌物多系支原体、衣原体所致的非淋菌性尿道炎。慢性前列腺炎患者常在清晨排尿前或排便时尿道口有少量白色黏液分泌。留置导尿管患者由于尿管刺激可使尿道腺分泌增加，表现为尿道外口、尿道周围有少量黏稠分泌物。

（四）疼痛

为常见的重要症状。由泌尿、男性生殖系统器官病变引起的疼痛，常在该器官所在部位，但也可沿神经放射至其他相应部位。

1. 肾和输尿管疼痛 由肾病变引起的疼痛，常位于肋脊角、腰部和上腹部，一般为持续性钝痛，亦可为锐痛。当肾盂输尿管连接处或输尿管急性完全性梗阻时，可引起肾绞痛，表现为突发性腰部绞痛、剧烈难忍、辗转不安、大汗、伴恶心呕吐。疼痛可沿输尿管放射至下腹、膀胱区、外阴或大腿内侧。

2. 膀胱痛 常为持续性胀痛或不适感，多由炎症、结石或肿瘤引起。

3. 前列腺痛 由前列腺炎引起，表现为会阴、直肠、腰骶部、耻骨上区、腹股沟区及睾丸的疼痛和不适。

4. 阴囊痛 睾丸及附睾病变可引起局部不适、坠胀或疼痛。睾丸扭转和急性附睾炎时，可引起阴囊剧烈疼痛。肾绞痛和前列腺炎症亦可放射致阴囊引起疼痛。

（五）肿块

是泌尿外科疾病重要的体征之一。腹部肿块可见于肾肿瘤、肾积水和肾囊肿等。阴囊内肿块多见于斜疝、睾丸肿瘤、附睾炎、鞘膜积液等。

二、检查

（一）实验室检查

1. 尿液检查

（1）尿常规 是诊断泌尿系统疾病最基本的检查项目，包括尿液的物理检查、化学定性和显微镜检查。正常尿液呈淡黄、透明、弱酸性、中性或碱性。大量蔬菜饮食或感染时尿液pH升高，而大量蛋白质饮食时尿液pH降低。正常尿液尿糖阴性，含极微量蛋白。离心沉淀后对尿沉渣进行显微镜检查，观察有无白细胞、红细胞、细菌、管型等。

（2）尿三杯试验 用于初步判断镜下血尿和脓尿的来源和病变部位。以排尿最初5～10 ml为第一杯，如有异常提示病变在尿道；排尿最后10 ml为第三杯，如有异常提示病变在后尿道、膀胱颈部或膀胱三角区；中间部分为第二杯。如果三杯尿液均异常，提示病变在膀胱或其以上部位。

（3）尿细菌学检查 用于泌尿系统感染的诊断和临床用药指导，常用方法有：①革兰染色尿沉渣涂片检查；②尿结核菌检查；③尿培养及菌落计数。

（4）尿细胞学检查 用于膀胱肿瘤的筛选或肿瘤术后的随访，可发现尿路上皮移行细胞肿瘤，膀胱原位癌阳性率高。

2. 前列腺液检查 用于前列腺炎的诊断。正常前列腺液呈乳白色，较稀薄。图片镜检可见多量卵磷脂小体，白细胞＜10个/HP。标本留取：可经直肠指检前列腺按摩，再收集由尿道口滴出的前列腺液做涂片。对急性前列腺炎、前列腺结核患者不宜按摩，以免引起炎症或结核播散。

3. 精液检查 有助于男性不育的诊断。检查前5日内应无排精，收集标本20 min内送检，送检途中要保温。

4. 肾功能检查

（1）尿比重 是判断肾功能的最简便的方法。正常尿比重1.010～1.025，清晨时最高。肾功能受损时，肾浓缩功能减弱，尿比重降低。尿比重固定或接近1.010，提示肾浓缩功能严重受损。

（2）血肌酐和血尿素氮 用于判断肾功能。二者均为蛋白质代谢产物，主要经肾小球滤过排出。两者均升高提示肾功能受损。

（3）内生肌酐清除率 指单位时间内，将若干毫升血浆中的内生肌酐全部清除出体外的比率，是反映肾小球率过滤的简便有效的方法。24 h内生肌酐清除率正常为90～120 ml/min。

（4）发射型计算机断层摄影术（emission computed tomography，ECT） 通过此检查可

测得单侧肾小球滤过率和有效肾血流量。

5. 前列腺特异性抗原（prostate-specific antigen，PSA） 用于鉴别良性前列腺增生和前列腺癌。健康男性血清 PSA＜4ng/ml，若＞10ng/ml 应高度怀疑前列腺癌可能。

6. 流式细胞计量术（flow cytometry，FCM） 用于泌尿、男性生殖系统肿瘤的早期诊断及预后判断、肾移植急性排斥反应及男性生育力的判断等。利用流式细胞仪检查尿、血、精液、实体肿瘤等标本，能快速、精确地定量分析细胞大小、形态、DNA 含量、细胞表面标志、细胞内抗原和酶活性等。

（二）器械检查

1. 常用检查方法

（1）导尿检查 用于诊断（测定残余尿、注入造影剂、确定有无膀胱损伤）或治疗（解除尿潴留、持续引流尿液、膀胱内药物灌注等）。目前常用带有气囊的 Foley 导尿管，规格以法制（F）为计量单位，如 21F 表示其周径为 21mm，直径为 7mm。成人导尿检查，一般选 16F 导尿管为宜。

（2）尿道探查 一般首选 18～20F 尿道探条，以免过细探条的尖锐头部损伤或穿破尿道，形成窦道。适合探查尿道狭窄程度、治疗和预防尿道狭窄及探查尿道有无结石。

（3）膀胱尿道镜及输尿管插管 可直接窥查尿道及膀胱内有无异常，并可取活体组织做病理检查，钳取遗物、破碎结石及早期肿瘤电灼。

（4）输尿管镜和肾镜检查 在椎管麻醉下，将输尿管镜经尿道、膀胱置入输尿管及肾盂。肾镜通过经皮肾造瘘进入肾盂。可明确输尿管及肾盂内有无病灶，诊断上尿路梗阻、输尿管喷血的病因，治疗输尿管结石及取活体组织检查。

（5）尿流动力学 借助流体力学及电生理学方法研究和测定尿路输送、存储、排出尿液的功能，为分析排尿功能障碍原因、选择治疗方法及评定疗效提供客观依据。

2. 护理措施

（1）心理护理 器械检查属于有创性检查，术前应做好解释工作，让患者充分认识检查的必要性并消除恐惧心理，使检查顺利完成。

（2）严格无菌操作 侵入性检查可能把细菌带入体内而引起感染，因此，检查前应清洗患者会阴部，操作过程中严格无菌操作。操作后遵医嘱应用抗生素预防感染。

（3）排空膀胱 除导尿检查外，患者应排空膀胱。操作时动作轻柔，忌用暴力。

（4）鼓励患者多饮水 内腔镜检查和尿道探查后，多数患者有肉眼血尿，2～3 日后可自愈。应鼓励患者多饮水，以增加尿量，起到冲刷作用。

（5）并发症处理 发生严重的损伤、出血、尿道灼热者，应留院观察、输液及应用抗生素，必要时留置导尿或膀胱造瘘。

（三）影像学检查

1. 超声波检查 ①B 型超声检查：系无创性检查。广泛用于诊断、治疗和随访。对肿块性质的确定、结石和肾积水的诊断，肾移植术后并发症的鉴别，残余尿测定及前列腺测量等，能提供正确信息。②多普勒超声仪：可确定动、静脉走向，显示血管内血流情况，选择肾实质切开部位及诊断睾丸扭转。

2. X 线检查

（1）尿路平片（plain film of kidney-ureter-bladder，KUB） 能显示肾轮廓、大小、位置，腰大肌阴影，骨骼系统，如脊柱、骨盆、肿瘤骨转移、脱钙、不透光阴影。腰大肌阴影消失，提示腹膜后炎症或肾周感染。

(2) 排泄性尿路造影　造影前应做碘过敏试验，阴性者做充分的肠道准备、限制饮水12小时。腹部加压下常规静脉注射有机碘造影剂，显示尿路形态，有无扩张、外形不规则、推移、压迫和充盈缺损等，可同时做排尿造影。肾功能良好者5 min即显影，可观察分侧肾功能试验。

(3) 逆行肾盂造影　经输尿管插管注入造影剂，也称上行性尿路造影。适用于禁忌做排泄性尿路造影或显影不清晰时；亦可注入气体作为阴性对比。禁忌证为急性尿路感染及尿道狭窄。

(4) 经皮肾穿刺造影　在B超引导下，经皮穿刺进入肾盂，注入造影剂，以显示上尿路形态。适用于排泄性尿路造影显影不良、逆行肾盂造影失败或有禁忌而疑为上尿路梗阻性病变时，可同时收集尿液送检。

(5) 膀胱造影和排尿性膀胱尿道造影　经导管注入有机碘造影剂150～200 ml。能显示膀胱形态改变、膀胱憩室、膀胱瘘，较大的膀胱肿瘤可显示充盈缺损。排尿造影可显示尿道病变及膀胱输尿管回流。

(6) 肾动脉造影　适用于肾血管疾病、肾实质肿瘤，来自肾的血尿而其他检查未能确诊时，肾介入栓塞治疗等。经股动脉穿刺插管行腹主动脉-肾动脉造影可显示双肾（肾上腺）动脉、腹腔动脉及其分支。

(7) 淋巴造影　经足背淋巴管注入碘油，显示腹股沟、盆腔、腹膜后淋巴管和淋巴结，用于显示泌尿、男性生殖系统恶性肿瘤的淋巴结转移和淋巴系统梗阻及乳糜尿的通路。也可作为细针穿刺淋巴结活检的指示。

(8) 电子计算机X线体层扫描（CT）　CT是通过横断面了解病变及其周围情况。有平扫和增强扫描两种检查方法。能确定肾损伤范围和程度，肾、膀胱、前列腺癌的分期及肾上腺肿瘤的诊断。能显示腹部和盆腔转移而长大的淋巴结。

3. 磁共振成像（MRI）　通过三个切面观察图像，组织分辨力更高。不需要造影剂，无放射损伤。对泌尿男性生殖系肿瘤的诊断和分期、肾囊肿内容性质鉴别、肾上腺肿瘤的诊断等，能提供较CT更为可靠的依据。

4. 放射性核素检查　肾图能测定肾小管分泌功能和显示上尿路有无梗阻。通过动态和静态显像显示核素在肾内的分布图像及了解肾吸收、浓集和排出的全过程。通过显像清晰度、核素分布特征、显像和消退时间，显示肾形态、大小及有无占位病变等。

第二节　泌尿系统损伤

泌尿系统损伤以男性尿道损伤最多见，肾、膀胱次之，输尿管损伤最少见。由于肾、输尿管、膀胱、后尿道受到周围组织和器官的良好保护，通常不易受伤。

一、肾损伤

【病因与发病机制】　肾损伤（injury of kidney）按暴力方式分为开放性损伤和闭合性损伤。

1. 开放性损伤　因弹片、枪弹、刀刃等锐器贯穿致伤，常伴有胸部、腹部损伤，伤情复杂而严重。

2. 闭合性损伤

(1) 直接暴力 因腰腹部受到撞击、跌打、挤压所致。

(2) 间接暴力 因高处跌下发生对冲伤或突然暴力扭转所致。

【病理生理】 闭合性肾损伤在临床上最为多见，根据损伤程度可分为以下病理类型（图28-1）：

1. 肾挫伤 损伤仅局限于部分肾实质，形成肾淤斑和（或）包膜下血肿，肾包膜及肾盂黏膜完整。可有少量血尿，一般症状轻微，可以自愈。

2. 肾部分裂伤 肾实质部分裂伤伴有肾包膜破裂，可致肾周血肿。如肾盂肾盏黏膜破裂，则可有明显的血尿。

3. 肾全层裂伤 肾实质深度裂伤，外及肾包膜，内达肾盏黏膜，可形成广泛的肾周血肿、血尿和尿外渗。此类肾损伤症状明显，后果严重，均需手术治疗。

4. 肾蒂损伤 肾蒂损伤比较少见。肾蒂或肾段血管的部分或全部撕裂时可引起大出血、休克，常来不及诊治即已死亡。此类损伤多发生于右肾，易被忽略，应迅速确诊并施行手术。

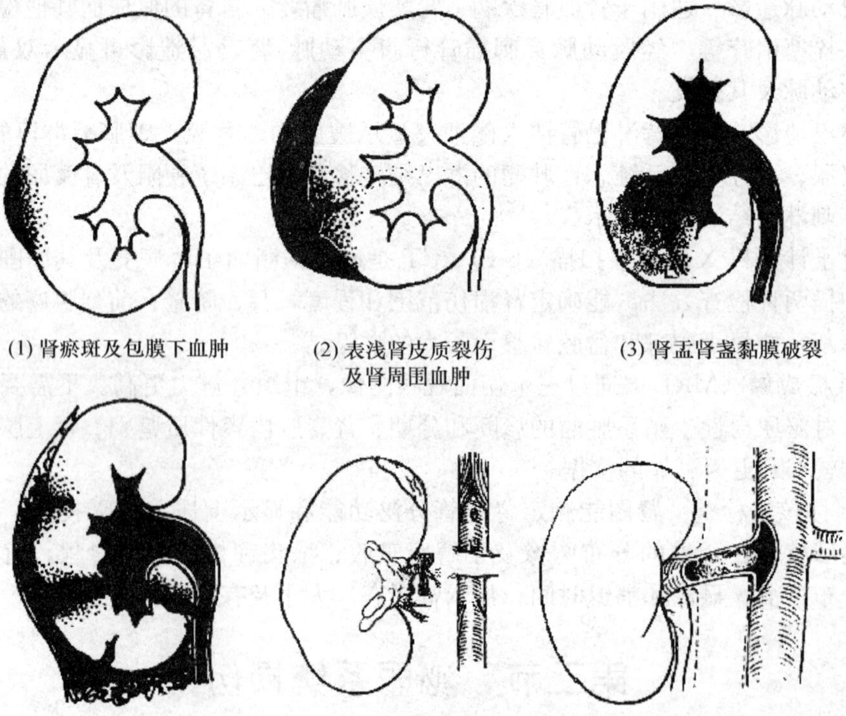

(1) 肾瘀斑及包膜下血肿　(2) 表浅肾皮质裂伤及肾周围血肿　(3) 肾盂肾盏黏膜破裂

(4) 肾全层裂伤　(5) 肾蒂血管断裂　(6) 肾动脉内膜断裂及血栓形成

图 28-1 肾损伤类型

【临床表现】

1. 休克 严重肾裂伤，肾蒂裂伤或合并胸、腹部器官损伤时，因损伤和失血常发生休克，可危及生命。

2. 血尿 肾损伤患者大多有血尿。肾挫伤时血尿轻微，严重肾裂伤则呈大量肉眼血尿，并有血块阻塞尿路。血尿与损伤程度不一致，肾挫伤或轻微肾裂伤会导致肉眼血尿，而严重的肾裂伤可能只有轻微血尿或无血尿。

3. 疼痛　肾包膜下血肿、肾周围软组织损伤、出血或尿外渗引起患侧腰、腹部疼痛。血液、尿液渗入腹腔或合并腹内脏器损伤时，出现全腹疼痛和腹膜刺激症状。血块阻塞输尿管时发生肾绞痛。

4. 腰腹部肿块　血液、尿液渗入肾周围组织可使局部肿胀，形成肿块，有明显触痛和肌强直。

5. 发热　由于血肿、尿外渗易继发感染，甚至导致肾周脓肿或化脓性腹膜炎，伴有全身中毒症状。

【辅助检查】

1. 实验室检查　尿中含多量红细胞。血红蛋白与血细胞比容持续降低提示有活动性出血。

2. 影像学检查

（1）X线　见肾阴影增大，提示肾被膜下血肿。

（2）B超　有助于了解肾损害的程度及对侧肾情况。

（3）CT　可显示肾皮质裂伤、尿外渗和血肿范围。

（4）排泄性尿路造影　可评价肾损伤的范围、程度和对侧肾功能。

【治疗原则】　根据肾损伤的轻重采取不同的治疗。肾损伤以肾挫伤和肾部分裂伤为多见，一般经绝对卧床休息、止血、抗休克、防感染等非手术治疗而治愈。

手术治疗适应证为开放性肾损伤、难以控制的出血、肾粉碎伤、肾盂破裂、肾蒂伤等，应尽早进行手术。手术方式包括肾修补术、肾部分切除术、肾切除术和肾周引流术。

【护理评估】

（一）术前评估

1. 健康史　了解患者受伤的时间、地点、暴力性质、强度和作用部位。

2. 身体状况　了解患者的临床表现、病理类型，有无合并伤、尿外渗和感染情况，以及患者生命体征和重要器官功能，有无休克及休克的程度。评估特殊检查及患者对手术耐受性的检查结果。

3. 心理社会状况　评估患者对伤情、手术危险性、术后并发症产生的恐惧、焦虑程度，家属的认知程度，以及患者和家属对治疗所需费用的承受能力。

（二）术后评估

了解麻醉与手术过程是否顺利，有无大出血；了解伤口引流管是否通畅，引流液的色、质、量，是否合并感染；切口愈合情况和肾功能恢复情况；患者及家属的心理状态，对术后护理配合及有关康复等知识的掌握程度。

【主要护理诊断】

1. 疼痛　与损伤后局部肿胀和尿外渗有关。

2. 组织灌注量改变　与肾损伤或同时合并其他器官损伤引起大出血有关。

3. 有感染的危险　与损伤后血肿、尿外渗和免疫能力低有关。

4. 恐惧/焦虑　与外伤打击、担心预后不良有关。

【护理措施】

（一）非手术治疗患者的护理

1. 心理护理　告诉患者肾损伤与血尿的关系；介绍治疗方法、疗效和注意事项。安慰和关怀患者，取得信任，消除其恐惧心理，鼓励配合治疗。

2. 卧床休息 绝对卧床休息2～4周，待病情稳定、镜下血尿消失1周后方可允许患者下床活动。

3. 防治休克 对有休克危险的患者，迅速建立静脉输液通路，遵医嘱给予止血、扩容，必要时输血。

4. 镇静止痛 在诊断明确的情况下，可遵医嘱给予适当的镇静、止痛剂，并适时调整体位，以缓解患者不适和疼痛。

5. 防治感染 遵医嘱应用广谱抗生素，护理操作中严格遵守无菌原则。

6. 病情观察 ①动态观察血尿颜色的变化，每2～4 h留取1份尿液于试管内，若血尿颜色逐渐加深，说明出血加重；②准确测量并记录腰腹部肿块的大小、观察腹膜刺激症状的轻重，以判断渗血、渗尿情况，若肿块逐渐增大，说明有进行性出血或尿外渗；③定时观测体温和血白细胞计数，以判断有无继发感染；④定时检测血红蛋白和血细胞比容，以了解出血程度和趋势。

（二）手术前护理

需手术治疗的患者，手术前除做好以上护理外，应遵医嘱协助做好各项检查准备工作，及时完成急诊手术前常规准备。

（二）手术后护理

1. 体位与活动 妥善搬动、安置患者，麻醉作用消失且血压平稳后，取半卧位。肾切除术后需卧床休息2～3日，肾修补或肾部分切除术后需卧床休息2周，以防止手术后出血。

2. 饮食 肠蠕动未恢复前应禁食，通过静脉补液以维持代谢平衡，但肾切除后的患者，输液速度不可过快。肠蠕动恢复后可进流质饮食，然后逐步过渡到普食。嘱患者多饮水，每天应饮水2500～3000 ml。由于肾区手术后易出现腹胀，应少进易引起胀气的食物。

3. 严密观察病情 特别注意24～48 h内的生命体征变化，警惕术后内出血的发生；注意伤口渗血、渗尿情况及有无感染；行肾周引流术者，注意肾周引流管引流液的量和性质；注意尿量及性质的变化；检测血、尿常规及肾功能。

4. 预防感染 严格执行无菌操作，保持伤口及引流部位敷料的清洁和干燥，遵医嘱使用抗生素。

【健康教育要点】

1. 休息与活动 告诉患者术后早期绝对卧床休息的必要性和重要性，过早活动易发生再次出血；出院后3个月不宜参加体力劳动，可做适量活动。

2. 饮食与营养 加强营养，提高机体抵抗力；多饮水，保持足够尿量。

3. 用药指导 肾切除者忌用对肾有毒性的药物，以免损伤健侧肾。

4. 心理指导 指导患者自我控制情绪，保持精神愉快、情绪稳定。

5. 定期复查 定期复查，以便及早发现和处理并发症。

二、膀胱损伤

膀胱为腹膜外器官，其顶部及后上部有腹膜覆盖。膀胱空虚时位于骨盆深处，膀胱肌层厚、伸缩性强，一般不易损伤。当膀胱充盈时，壁紧张而薄，此时易发生膀胱损伤（injury of bladder）。

【病因及发病机制】

1. 开放性损伤 锐器或子弹贯通可致开放性损伤，易形成腹部尿瘘、膀胱直肠瘘或膀胱阴道瘘。

2. 闭合性损伤　膀胱充盈时，下腹部遭撞击、挤压，骨盆骨折片也可刺破膀胱壁，可致闭合性损伤。

3. 医源性因素　见于膀胱镜检查或治疗如前列腺手术、盆腔手术等。

【病理生理】

1. 膀胱挫伤　膀胱壁保持完整，仅黏膜或部分肌层损伤，膀胱腔内有少量出血，无尿外渗，不引起严重后果。

2. 膀胱破裂　分腹膜外型和腹膜内型（图 28-2）。

（1）腹膜外型　破裂多发生在膀胱前壁的下方，常伴有骨盆骨折。尿液渗至膀胱周围组织及耻骨后间隙，沿筋膜至盆底，或沿输尿管周围疏松组织蔓延到肾区。

（2）腹膜内型　多发生于膀胱后壁和顶部损伤，大量尿液进入腹腔可引起尿性腹膜炎。

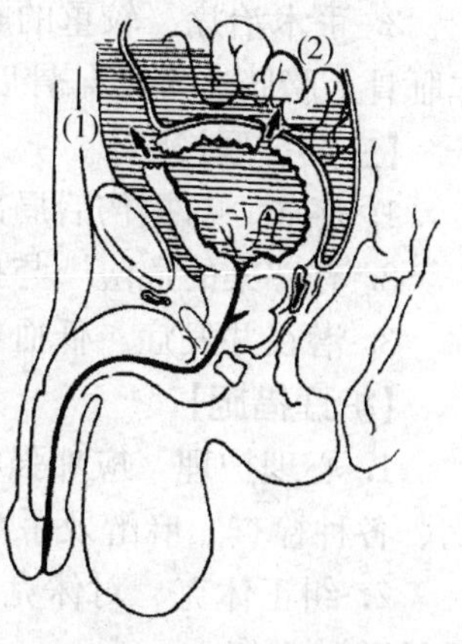

图 28-2　膀胱损伤

（1）腹膜外损伤　（2）腹膜内损伤

【临床表现】

膀胱挫伤因范围仅限于黏膜或肌层，故患者仅有下腹不适，少量终末血尿等。一般在短期内症状可逐渐消失。膀胱破裂则有严重表现，临床症状依据裂口大小、位置及其他器官有无损伤而不同。

1. 休克　膀胱损伤伴有骨盆骨折时，可发生休克。休克程度多与出血速度、就诊时间、合并伤轻重和机体代偿能力有关。主要表现为血压下降、脉搏细速、面色苍白、四肢湿冷等。

2. 血尿　膀胱损伤多为终末血尿，膀胱轻度损伤有少量血尿；严重裂伤，血液流入腹膜后组织或腹腔内，不进入尿道，会造成血尿减少。

3. 排尿困难　当有血块阻塞时，患者可出现排尿困难或不排尿。检查时有下腹膨胀、压痛及肌紧张。

4. 腹痛及腹膜刺激征　腹膜外破裂时尿外渗及血液外溢可引起下腹部疼痛；腹膜内破裂会引起弥漫性腹膜炎表现，出现腹部膨胀、压痛、肌紧张、肠蠕动降低和移动性浊音阳性等。

5. 继发感染　尿外渗可继发感染引起盆腔感染，患者可有全身表现。

6. 尿瘘　膀胱与附近器官相通形成时，尿液可从直肠、阴道或腹部伤口流出，形成膀胱直肠瘘、膀胱阴道瘘等。

【辅助检查】

1. 实验室检查　尿常规检查可见红细胞满视野，血常规检查显示红细胞计数与血细胞比容下降。

2. 导尿试验　如无尿道损伤，导尿管可顺利放入膀胱，若患者不能排尿，而导出尿液为血尿，可能膀胱有损伤；向膀胱内注入无菌生理盐水 200 ml，随即抽出，如抽出量与注入量差异很大时，可能是膀胱破裂引起尿外渗。

3. 膀胱造影　经导尿管注入造影剂后摄片，若有造影剂外渗，可以确定膀胱破裂，还可以明确破裂部位及尿外渗情况。

4. 膀胱镜检查　对于膀胱瘘的诊断很有帮助，但当膀胱内有活动性出血或当膀胱不能容纳液体时，不能采用此项检查。

【治疗原则】

1. 紧急处理 对严重损伤、出血导致休克者，积极抗休克治疗，如输血、输液、镇静止痛。膀胱破裂应尽早应用抗菌药预防感染。

2. 非手术治疗 膀胱挫伤或早期较小的膀胱破裂，膀胱造影时仅有少量尿外渗，留置尿管持续通畅引流尿液7～10日，破口可自愈。

3. 手术治疗 较重的膀胱破裂，需尽早手术清除外渗尿液，修补膀胱裂口，在腹膜外作耻骨上膀胱造瘘，耻骨后间隙置管充分引流膀胱周围尿液。

【主要护理诊断】

1. 疼痛 与损伤后局部肿胀和尿外渗有关。

2. 有感染的危险 与损伤后血肿、尿外渗和免疫能力低有关。

3. 潜在并发症 低血容量性休克、感染等。

【护理措施】

1. 心理护理 应加强心理护理。护士应主动了解患者的心理状态。向患者介绍有关疾病、各种检查、麻醉及手术的常识，消除患者的心理负担，使患者配合治疗及护理。

2. 纠正休克 对休克患者要迅速补充循环血量、镇静止痛，同时要注意保持水、电解质及酸碱平衡。

3. 密切观察病情 泌尿系损伤常伴有其他脏器损伤的可能，应严密观察患者症状与体征的变化，作好抢救准备；密切观察损伤伤口情况。

4. 膀胱造瘘管的护理

(1) 妥善固定引流管，避免脱出。

(2) 保持引流管畅通，必要时可用无菌生理盐水冲洗。

(3) 及时换药，避免尿液逆流，鼓励患者多饮水，定期更换引流袋，避免感染。

(4) 引流管通常放置12天后方可拔管，以免尿液外漏引起感染。拔管前先行夹管试验，证明尿道排尿通畅，方可拔管。必要时应先间断夹管，训练膀胱肌排尿、储尿功能，避免发生膀胱肌无力。拔管后注意排尿情况。若造瘘口不愈合，可行手术清创、修整、缝合。

5. 导尿管护理 严格无菌操作，加强尿道口清洁护理，每日用清毒液消毒尿道口及会阴部2次，鼓励患者多饮水，增加内冲洗作用。

【健康教育要点】

1. 膀胱造瘘管或留置导尿管拔出之前首先夹闭导尿管，使膀胱达到一定的容量。

2. 指导患者每日做盆底肌收缩练习，以防止导尿管拔出后发生尿失禁。

3. 嘱患者多饮水并保护造瘘口周围及会阴部清洁。

三、尿道损伤

尿道损伤（injury of urethra）多见于男性，在解剖上男性尿道以尿生殖膈为界，分为前、后两段。前尿道包括球部和阴茎部，后尿道包括前列腺部和膜部。前尿道损伤多发生在球部，而后尿道损伤多在膜部。

【病因及发病机制】

1. 开放性损伤 弹片、锐器伤可致开放性损伤。

2. 闭合性损伤 会阴部骑跨伤以及骨盆骨折等可致闭合性损伤，前者将尿道挤向耻骨联合下方，引起尿道球部损伤（图28-3）；后者引起尿生殖膈移位，导致后尿道损伤（图

28-4），产生剪切力，使膜部尿道撕裂或撕断。

3. 医源性损伤　如经尿道器械操作不当可引起球部交界处损伤。

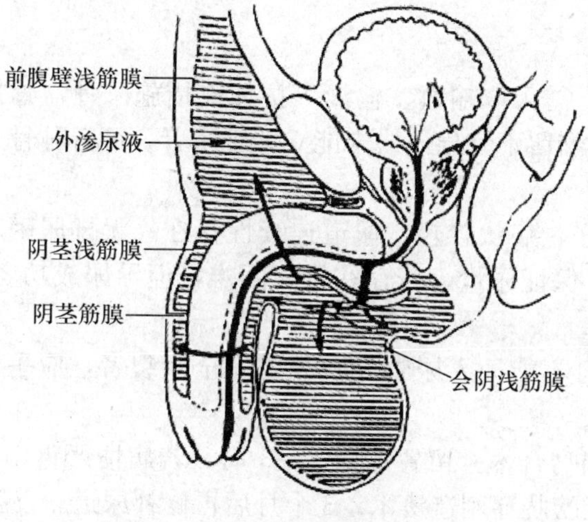

图 28-3　尿道球部破裂的尿外渗

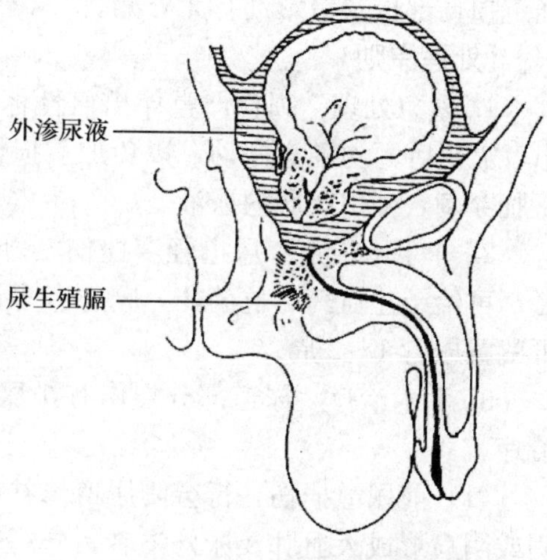

图 28-4　后尿道损伤的尿外渗

【病理生理】

1. 尿道挫伤　仅有尿道黏膜、海绵体部分和周围纤维膜损伤，阴茎筋膜完整，可引起局部出血和水肿，可以自愈，愈合后不会发生尿道狭窄。

2. 尿道破裂　尿道壁部分断裂，可引起周围血肿及尿外渗，愈合后会发生尿道狭窄。

3. 尿道断裂　尿道各层组织完全断裂，尿道断端分离，造成部分缺损，可引起明显血肿、尿外渗，发生尿潴留。

尿道损伤可以引起尿外渗，尿液可渗至膀胱周围、会阴、阴囊、阴茎或腹壁，引起淤血或肿胀，处理不当可导致皮肤、皮下组织坏死、感染。骨盆骨折时可引起大出血；尿道损伤后期会出现尿道狭窄、窦道与瘘管。

【临床表现】

1. 疼痛与肿胀　受伤部位疼痛，特别在排尿时加重；肿胀部分如会阴、阴囊皮肤表面可有淤血。

2. 休克　尿道损伤合并骨盆骨折可引起失血性休克。

3. 尿道出血和血尿　前尿道损伤出现尿道外口滴血。后尿道损伤时，尿道口无流血或仅有少量血液流出。

4. 排尿困难　大多数尿道损伤患者都有排尿困难，主要原因是局部水肿或括约肌痉挛。当尿道损伤严重造成尿道断裂时，可完全不能排尿，出现尿潴留。

5. 尿外渗　尿液可渗至膀胱周围、会阴、阴囊、阴茎或腹壁。组织受尿液浸润可继发感染，严重时造成蜂窝织炎甚至脓毒血症。

【辅助检查】

1. 直肠指诊　有助于明确有无直肠损伤。后尿道损伤触及前列腺可有漂浮感，直肠前壁肿胀、触痛等。

2. 导尿　可以检查尿道是否连续、完整。严格无菌下轻缓插入导尿管，若顺利进入膀胱，说明尿道连续而完整。若一次插入困难，不应勉强反复试插，以免加重损伤和导致感染。后尿道损伤伴骨盆骨折时一般不易插入导尿管。

3. X线检查 骨盆前后位片显示骨盆骨折。必要时从尿道口注入造影剂 10～20 ml，可确定损伤部位及造影剂有无外漏。

【处理原则】

1. 紧急处理 损伤严重伴出血性休克者，需采取输血、输液等抗休克措施。骨盆骨折患者需平卧，勿随意搬动，以免加重损伤。尿潴留不宜导尿或未能立即手术者，可行耻骨上膀胱穿刺，抽出膀胱内尿液。

2. 非手术治疗 尿道轻度挫伤及轻度裂伤，症状较轻，尿道连续性存在；无排尿困难者，可给予止血药、抗菌药，嘱患者多饮水，保证尿量。若存在排尿困难，但导尿成功者，可留置尿管 1～2 周。

3. 手术治疗 尿道部分裂伤有排尿困难且不能插入尿管以及尿道完全断裂者，应手术治疗。

(1) 前尿道损伤 行会阴尿道修补或断端吻合术，留置尿管 2～3 周。若病情严重、会阴或阴囊形成大血肿及尿外渗者，施行耻骨上膀胱穿刺造瘘术，3 个月后再修补尿道。

(2) 后尿道损伤 可行尿道会师术恢复尿道连续性。全身情况差，可先行膀胱造瘘，3～6 个月后再作尿道修补术。

4. 并发症处理

(1) 尿道狭窄 后尿道损伤常并发尿道狭窄，为预防术后尿道狭窄，先每周 1 次尿道扩张，持续 1 个月后可定期行尿道扩张术。对晚期发生的尿道狭窄，可用腔内技术经尿道切开或切除狭窄部的瘢痕组织，或于受伤 3 个月后经会阴部切口切除尿道瘢痕组织，做尿道断端吻合术。

(2) 合并直肠损伤 应立即修补，并作暂时性结肠造瘘。若并发尿道直肠瘘，应等待 3～6 个月后再实施修补手术。

(3) 尿外渗 在尿外渗区作多个皮肤切口，深达浅筋膜下，彻底引流外渗尿液。

【主要护理诊断】

1. 疼痛 与尿道损伤、尿外渗等有关。

2. 尿潴留 与尿道断裂、损伤引起的血肿等有关。

3. 潜在并发症：休克、感染、尿道狭窄等。

【护理措施】

1. 病情观察 及时发现休克及感染征象，并及时处理。

2. 预防感染 作好伤口及引流管的护理。保持敷料清洁、干燥，及时换药，避免敷料污染。作好留置尿管及膀胱造瘘管的护理。

3. 尿道扩张患者的护理 协助医师选择合适尿道探针，并记录本次所用探针的型号；操作过程中注意无菌、动作轻柔；术后嘱患者多饮水，注意观察排尿情况。

4. 合并损伤的护理 如骨盆骨折患者的护理，参见相关章节。

【健康教育要点】

1. 尿道损伤修复后患者尿道狭窄发生率较高，需定期进行尿道扩张以避免尿道狭窄。

2. 尿道修补后，尿道连续性恢复，一般不会影响性生活及生殖功能，应消除忧虑、悲观心理。保持乐观情绪，有利于尿道的修复。

第三节 尿石症

一、概述

尿石症（urolithiasis）是泌尿外科最常见疾病之一，包括肾结石、输尿管结石、膀胱结石及尿道结石。按尿路结石所在的部位分为上尿路结石和下尿路结石。前者为肾和输尿管结石（renal and ureteral calculus），后者为膀胱结石（vesical calculus）和尿道结石（urethral calculus）。目前临床以上尿路结石多见。上尿路结石以草酸钙结石多见，下尿路结石以磷酸镁结石多见。尿石症以20～50岁多见，男性多于女性，约3：1。

【病因】 有许多因素影响尿路结石的形成，其中尿中形成结石晶体的盐类呈超饱和状态，尿中抑制晶体形成物质不足和核基质的存在是形成结石的主要因素。

1. 尿液因素

（1）尿液中形成结石的物质增加 尿液中钙、草酸或尿酸排出量增加，如长期卧床使骨质脱钙；甲状旁腺功能亢进使尿钙增加；痛风患者尿酸增加；服维生素过多致尿中草酸过多；使用抗结核药物、抗肿瘤药物使尿酸排出过多。

（2）尿pH改变 尿酸结石和胱氨酸结石在酸性尿中形成，磷酸钙及磷酸镁铵结石易在碱性尿中形成。

（3）尿液浓缩 因饮水过少、出汗过多、气候干燥等原因使尿液量减少，尿中盐类和有机物质的浓度相对增高，从而形成结石。

（4）尿液中抑制晶体形成的物质不足 枸橼酸、焦磷酸盐、镁等可抑制晶体形成和聚集，这些物质含量减少时可促进结石形成。

2. 泌尿系局部因素

（1）尿液的淤滞 由于机械性因素导致的尿路梗阻、尿动力学改变、肾下垂等原因均可以引起尿液的淤滞，促使结石的形成。

（2）尿路感染 泌尿系统感染时，细菌、坏死组织、脓块等均可成为结石的核心，尤其与磷酸镁铵和磷酸钙结石形成有关。

（3）尿路异物 长期留置尿管等可成为结石的核心而逐渐形成结石。

3. 其他因素 如饮食中动物蛋白过多、精制糖多、纤维素少者，上尿路结石发病多；原发性膀胱结石与营养不良和低蛋白饮食有关。

【病理生理】

1. 梗阻 各个部位的泌尿系统结石都能造成梗阻，致结石以上部位积水。如肾结石位于肾盂和肾盏中；当结石阻塞输尿管连接处或输尿管时，可引起急性完全性梗阻或慢性不完全性梗阻；双侧完全梗阻时可造成无尿。

2. 损伤 较大的结石或表面粗糙的结石可损伤尿路黏膜，导致局部出血、水肿、溃疡等。

3. 感染 黏膜损伤后易合并感染。如肾盂输尿管交界处和输尿管结石发生梗阻时，肾的感染易发展为肾积脓；尿道结石合并感染常有排尿困难、脓尿、尿道口出血或脓性分泌物。

结石引起损伤、梗阻、感染，梗阻与感染也可使结石增大，三者互为因果，加重泌尿系损害。此外，结石的长期慢性刺激可能导致恶变。

二、上尿路结石

上尿路结石以男性青壮年多见，以单侧多见，好发于21～50岁。

【临床表现】

1. 疼痛 肾盂内大结石及肾盏结石可无明显临床症状，仅表现为活动后出现上腹或腰部钝痛。结石活动或引起输尿管完全梗阻时，出现肾绞痛。典型的绞痛位于腰部或上腹部，沿输尿管走行向下腹和会阴部放射，可至大腿内侧；性质为阵发性绞痛，如刀割样；程度剧烈，患者辗转不安，面色苍白、冷汗、恶心、呕吐甚至休克。疼痛时间持续几分钟至几小时不等。结石位于输尿管膀胱壁段和输尿管口处或结石感染时可有尿频、尿急、尿痛症状及尿道和阴茎头部放射痛。

2. 血尿 多表现为活动后或绞痛后镜下血尿，部分患者出现肉眼血尿。有些患者以活动后镜下血尿为其唯一的临床表现。

3. 其他症状 结石引起严重肾积水时，可触及增大的肾；继发急性肾盂肾炎或肾积脓时，可有发热、畏寒、脓尿、肾区压痛。双侧上尿路完全性梗阻时可导致无尿。

【辅助检查】

1. 实验室检查

（1）尿液检查 可有镜下血尿，有时可见较多的血细胞或结晶，尿细菌培养可帮助选择抗菌药物。病情需要时可测定24小时尿钙、尿磷、尿酸、肌酐、草酸等。

（2）血液检查 测定肾功能、钙、磷、肌酐、碱性磷酸酶、尿酸等。

2. 影像学检查

（1）X线平片 泌尿系平片可显示结石部位及数量等，但结石过小、钙化程度不高或相对纯度高的尿酸结石常不显示。

（2）排泄性尿路造影 可显示结石所致的尿路形态和肾功能改变，发现引起结石的局部因素。

（3）逆行性肾盂造影 通常用于其他方法不能确诊时，可发现X线不显影的结石。

（4）B超检查 能发现平片不能显示的小结石和透X线结石。还能显示肾结构改变和肾积水等。

（5）肾图 可判断泌尿系梗阻程度及双侧肾功能。

【治疗原则】

（一）非手术治疗

适用于结石直径小于0.6cm、表面光滑、无尿路梗阻、无感染，纯尿酸或胱氨酸结石的患者；直径小于0.4cm，表面光滑的结石，90%能自行排出。

1. 调整生活方式

（1）大量饮水 有助于稀释尿液、减少晶体沉积、起到内冲刷的作用，可延缓结石的增长和手术后结石的复发，同时也有利于尿路感染的控制。大量饮水配合利尿、解痉药物有利于小结石的排出。

（2）增加活动 采取跳跃性运动以促进结石的排出。

（3）调整饮食 根据结石成分、生活习惯及条件适当调整饮食，以延缓结石增长速度并可减少术后复发。

2. 药物治疗

(1) 调节尿 pH 口服枸橼酸钾、碳酸氢钠等以碱化尿液，可治疗尿酸和胱氨酸结石。口服氯化铵使尿液酸化，有利于防治感染性结石的生长。

(2) 胱氨酸结石治疗 如口服别嘌呤醇以降低血和尿的尿酸含量，使用D-青霉胺、α-巯丙酰甘氨酸、乙酰半胱氨酸有溶石作用。

(3) 肾绞痛治疗 常用阿托品、哌替啶等解痉止痛。此外，局部热敷、针刺、应用钙离子阻滞剂、吲哚美辛、黄体酮等也可缓解肾绞痛。

(4) 控制感染 根据尿细菌培养及药物敏感试验选用合适的抗菌药物控制感染。

(5) 中医中药治疗 使用中草药解痉、止痛、利尿，以促进小结石的排出，如金钱草、石苇、滑石、车前子、鸡内金、木通、瞿麦等。

3. 体外冲击波碎石（extracorporeal shockwave lithotripsy，ESWL） 安全、有效。通过X线、B超定位，利用冲击波粉碎结石，使之能够随尿排出。此法最适宜于结石直径小于2.5 cm的结石。必要时可重复治疗，但再次治疗间隔时间不得少于7日。伴有结石远端梗阻、严重心脑血管病、急性尿路感染、出血性疾病、妊娠者不宜使用此法。

（二）手术治疗

1. 非开放手术

(1) 输尿管镜取石或碎石术（ureteropyeloscopic lithotomy or lithotripsy） 适用于因肥胖、结石硬、停留时间长而不能用ESWL的中、下段输尿管结石者。若结石大取出困难，用超声、液电效应、激光或弹道气压法碎石后取出。

(2) 经皮肾镜取石或碎石术（percutaneous nephrostolithotomy，PCNL） 适用于直径大于2.5 cm的肾盂结石及下肾盏结石，此法可与ESWL联合应用治疗复杂性肾结石。

(3) 腹腔镜输尿管取石（laparoscopic ureterolithotomy） 适用于直径大于2 cm的输尿管结石；原考虑采用开放手术或经ESWL、输尿管镜手术失败者。

2. 开放手术 如结石远端存在梗阻、部分泌尿系畸形、结石嵌顿紧密、既往非手术治疗失败、肾积水感染严重或病肾无功能等，需要开放性手术治疗。手术方式有输尿管切开取石术、肾盂切开或肾窦内肾盂切开取石术、肾部分切除术、肾切除术等。

【护理评估】

1. 健康史 了解年龄、性别、职业、生活地域等。了解患者家族史，注意患者的饮食、饮水习惯及特殊爱好；有无泌尿系梗阻、感染和异物史，了解止痛药物、钙剂等药物的应用情况。

2. 身体状况

(1) 症状、体征 注意疼痛性质、叩痛部位，有无血尿、排尿困难等；注意患者肾功能状况。

(2) 相关检查 包括实验室、影像学检查和有关手术耐受性检查，了解结石部位、大小及对尿路的影响，判断总肾功能和分肾功能。

3. 心理社会状况 结石是一种常见病，而且复发率也较高，一侧肾、输尿管结石梗阻，可引起肾功能进行性衰退，特别是双肾结石，最终可能发展成尿毒症。此类患者对疾病的预后心理问题很多，希望能有不用手术使结石排出的办法。尽管体外冲击波碎石技术的应用拓宽了治疗的范围，但治疗的周期较长，有时疗效不明显，患者可能产生急躁心理。治疗后复发率较高，因此应注意了解患者及家属对预防结石相关知识的掌握程度。

【主要护理诊断】

1. 疼痛 与结石刺激引起的炎症、损伤及平滑肌痉挛有关。

2. 体液不足 与恶心、呕吐和手术失血过多有关。

3. 有感染的危险 与结石直接损伤、尿液淤积和侵入性诊疗有关。

【护理措施】

（一）非手术治疗患者的护理

1. 促进结石排出 指导患者改变不良生活方式，鼓励患者大量饮水，每日饮水量应在3000 ml 以上；在病情允许的情况下，适当运动，改变体位，以促进结石排出；观察有无结石排出，可将尿液排至玻璃瓶或金属盆内，注意看或听有无结石；遵医嘱使用抗生素防治感染。

2. 对症护理 肾绞痛发作时嘱患者卧床休息，遵医嘱使用药物止痛，病情较重者应输液治疗；尿白细胞增多者，口服抗生素；体温高、血白细胞计数增多时，需输液和应用敏感的抗生素，控制感染。

3. ESWL 的护理

（1）治疗前向患者讲明该方法简单、安全有效、可重复治疗，以解除患者的恐惧心理，争取其主动配合。告知患者治疗时不能随意移动体位，以免影响定位。治疗前 3 日忌进食易产气食物，前 1 日服缓泻剂，术晨禁食禁饮。

（2）治疗后若患者无药物反应，如无头晕、恶心、呕吐等可正常进食。多饮水可增加尿量，促进结石排出。

（3）碎石后患者若无全身反应及明显疼痛者，适当运动、经常变换体位，以增加输尿管蠕动、促进碎石排出。结石位于中肾盏、肾盂、输尿管上段者，碎石后取头高脚低位，上半身抬高；结石位于肾下盏，碎石后取头低位。左肾结石取右侧卧位，右肾结石取左侧卧位，同时叩击肾区，利于碎石由肾盏进入输尿管。

（4）病情观察 严密观察和记录碎石后排尿及排石情况。

（5）并发症处理 ①肾绞痛：由于排石引起的绞痛，可使用解痉止痛药缓解症状；②血尿：几乎所有的患者均有不同程度的血尿，一般最多 3～4 天即可停止，嘱患者多饮水，必要时用止血药；③尿路梗阻：巨大肾结石碎石后因短时间内大量碎石突然充填输尿管而发生堵塞，可引起“石街”，有时会继发感染，严重者可引起肾功能损害；因此，碎石后应平卧、患侧卧位，以免结石过快排出。

（二）手术治疗患者的护理

1. 心理护理 适当解释手术方式和目的，解除患者思想顾虑，消除恐惧心理。

2. 饮食 开放性手术术后待肠蠕动恢复，方可进食；鼓励患者多饮水，保证足够水分摄入，必要时使用利尿剂，以保证充足的尿量，以达到冲洗尿路、避免血块阻塞尿路和改善肾功能的目的。

3. 体位 上尿路结石术后侧卧位或半卧位，以利引流。肾实质切开者，应卧床 2 周，减少出血机会。经内镜钳夹碎石后，应适当变换体位，促进排石。

4. 伤口及引流管护理 术后常见引流管有伤口引流、尿管、肾盂造瘘管、输尿管支架管等。输尿管支架管一般不需特殊处理，后期可用膀胱镜取出。肾盂造瘘的护理措施包括：

（1）妥善固定造瘘管，记录体外部分的长度，严防脱落，尤其是患者翻身及变换体位时。

(2) 鼓励患者多饮水，确保引流管通畅，原则上肾盂造瘘管不冲洗，但管道阻塞时，可低压、少量、多次、无菌生理盐水冲洗，每次冲洗量小于5～8 ml。

(3) 观察并记录引流的量及性质。

(4) 定时更换引流袋，注意引流装置的无菌，保持瘘口局部皮肤干燥、清洁。

(5) 通常管道放置2周左右，拔管前先明确下尿路通畅情况，先行夹管试验1～2 d，观察有无腰腹部疼痛、漏尿、肿胀、发热等不良反应，并常规行造影检查，确认肾盂输尿管的通畅程度；拔管后患者取健侧卧位，防止尿液自瘘口流出影响愈合。通常瘘管1～2 d自愈。

5. 病情观察　严密观察和记录尿液颜色、量及患侧肾功能情况。及时发现出血、漏尿等问题。输尿管肾镜取石及经膀胱镜取石术后应注意有无出血、局部水肿等尿道损伤的情况。

【健康教育要点】

1. 结石的预防

(1) 饮食　大量饮水，以增加尿量，稀释尿液，可减少尿中晶体沉积。成人保持每日尿量在2000 ml以上，尤其是睡前及半夜饮水，效果更好。根据结石成分调节饮食。

(2) 药物预防　根据结石成分，血、尿钙磷，尿酸、胱氨酸和尿pH，采用药物降低有害成分、碱化或酸化尿液，预防结石复发。维生素B_6有助于减少尿中草酸含量，氧化镁可增加尿中草酸溶解度。枸橼酸钾、碳酸氢钠等可使尿pH保持在6.5～7.0以上，对尿酸和胱氨酸结石有预防意义。口服别嘌呤醇可减少尿酸形成，对含钙结石亦有抑制作用。口服氯化铵使尿液酸化，有利于防止磷酸钙及磷酸镁胺结石的生长。

(3) 相关疾病治疗　伴甲状旁腺功能亢进者，必须手术摘除腺瘤或增生组织，鼓励长期卧床者行功能锻炼，防止骨脱钙，减少尿钙排出。尽早解除尿路梗阻、感染、异物等因素。

2. 复诊　治疗后定期行尿液化验、X线或B超检查，观察有无复发、残余结石情况。若出现腰痛、恶心、呕吐、寒战、高热、血尿等症状，应及时就诊。

三、下尿路结石

下尿路结石包括膀胱结石和尿道结石。原发性膀胱结石明显少于继发性膀胱结石。前者多见于男孩，与营养不良和低蛋白饮食有关；后者常见于膀胱出口梗阻、膀胱憩室、异物、神经源性膀胱或肾结石排入膀胱，以男性多见。尿道结石绝大多数来自肾和膀胱。多见于男性，多位于前尿道，常停留在膨大部位。

【临床表现】

1. 膀胱结石　主要是膀胱刺激症状，如尿频、尿急和排尿终末疼痛。典型症状为排尿突然中断，并感疼痛，可放射至阴茎头部和远端尿道，变换体位又能继续排尿。常有终末血尿，合并感染可出现脓尿。

2. 尿道结石　表现为排尿困难、点滴状排尿伴尿痛，重者可发生急性尿潴留。

【相关检查】

1. 膀胱结石　直肠指诊可扪及较大结石。X线平片可显示绝大多数结石。B型超声检查能显示结石声影。膀胱镜检查用于上述方法不能确认时，可直接观察结石。

2. 尿道结石　前尿道结石可沿尿道扪及。后尿道结石经直肠指诊可触及。B型超声和X

线检查能确定诊断。

【处理原则】

1. 膀胱结石　多数结石经膀胱镜采用机械、液电效应、超声或气压弹碎石。结石过大、过硬或有膀胱憩室时，宜采用耻骨上膀胱切开取石。

2. 尿道结石　前尿道结石可在麻醉下，压迫结石近端尿道，注入无菌液状石蜡，轻轻向远端推挤、钩取和钳出，尽量不作尿道切开取石。后尿道结石，在麻醉下用尿道探条将结石轻轻推入膀胱，再按膀胱结石处理。

【主要护理诊断】

1. 疼痛　与结石刺激引起的炎症、损伤及平滑肌痉挛有关。

2. 潜在并发症　血尿、尿潴留、感染等。

3. 有感染的危险　与结石直接损伤和侵入性诊疗有关。

【护理措施】

1. 预防感染　嘱患者多饮水，遵医嘱适量应用抗生素预防切口及尿路感染。

2. 经膀胱镜碎石患者，观察碎石效果，并做好膀胱镜治疗后护理。

3. 行耻骨上膀胱切开取石术的患者，保持切口清洁干燥，敷料被浸湿及时更换。

4. 尿道结石治疗后应注意有无出血、局部水肿等尿道损伤的情况。嘱患者多饮水，保证足够的尿量，以避免血块阻塞尿道。

第四节　肾 结 核

肾结核多见于青壮年，好发于20～40岁之间，但幼年和老年亦可发生。男性较女性多见。肾结核是全身结核的一部分，原发病灶几乎都在肺，极少在骨关节及肠道。肺结核患者中约1%～2%有临床期肾结核。如不及时治疗，结核分枝杆菌随尿液下行，向输尿管、膀胱、前列腺、精囊等蔓延。肾结核大多发生在一侧，单侧性占85%～90%.

【病因】　肾结核的病原主要来自肺结核，也可来自骨关节结核、肠结核等其他器官结核。结核分枝杆菌传播至肾的途径有以下四种：

1. 血行播散　是最主要的感染途径。结核分枝杆菌从肺部结核灶中侵入血流而播散到肾；大量的实验、尸检和临床观察证实，血行播散是肾结核的主要感染方式。

2. 尿路感染　实际上是结核分枝杆菌在泌尿系统内的蔓延扩散。一侧尿路发生结核病变后，结核分枝杆菌由下尿路回流上升传至另一侧肾。

3. 淋巴播散　为全身的结核病灶或淋巴结核病灶的结核分枝杆菌通过淋巴播散到肾。

4. 直接蔓延　肾附近的器官如脊柱、肠的结核病灶直接扩散蔓延累及肾。

【病理】　当结核分枝杆菌到达肾，首先在肾外层皮质部分的肾小球毛细血管丛中形成结核病灶，几乎两侧同时累及。如果人体全身免疫和局部抵抗力增强，细菌数量和细菌毒力下降，则大多数病例的全部病灶均可愈合而不引起任何症状，仅在尿液中检查见结核分枝杆菌，称为“病理性肾结核”。但若在病灶存在期间，由于机体抵抗力下降、细菌数量增加或局部因素等情况，有个别病灶不愈合而进一步发展，则会出现“临床期肾结核”。

临床上的双侧肾结核，既可直接从早期的双侧病理性肾结核发展而来，还可由一侧肾结核另一侧假象愈合以后再发展而成，还可由一侧临床肾结核尿路感染蔓延至对侧而成。

临床期肾结核的病理变化为肾小球内的粟粒样结核逐渐扩展到肾乳头处破溃，以后累及肾盏黏膜，形成不规则溃疡，病变蔓延至肾盏扩散累及全肾，使肾组织发生干酪样坏死和钙化，若干酪样坏死物质发生液化后排入肾盂形成结核性空洞，这种空洞可局限在肾的一部分亦可波及整个肾而成为“结核性脓肾”。这种类型的病理变化在临床上最为多见。在一部分患者中，若机体的抵抗力增强，可使干酪样物质浓缩而发生液化并引起广泛的纤维增生与钙化，临床上称为“自截肾”。

肾结核病变直接向下蔓延或者病灶中结核分枝杆菌经尿液播散及输尿管及膀胱，引起结核结节、干酪样坏死及溃疡。继而发生纤维组织增生，导致输尿管及膀胱结核。

【临床表现】 早期肾结核病变局限在肾皮质，一般无典型的临床症状，仅在尿中可找到结核分枝杆菌。当结核从肾影响到膀胱，造成膀胱结核时，则有一系列的症状出现。

1. 膀胱刺激症状　是最主要也是最早出现的症状。当结核分枝杆菌对膀胱黏膜造成结核性炎症时，患者开始出现尿频，排尿次数在白天和晚上都逐渐增加，甚至引起尿失禁。在尿频的同时，可出现尿急、尿痛。膀胱病变日趋严重，症状也越显著。

2. 血尿　是肾结核的另一个重要症状。血尿大多源自膀胱病变，多数为终末血尿，也可来自肾本身，为全程血尿。血尿的程度不等，多为轻度的肉眼血尿或镜下血尿，但有3%的病例为明显的肉眼血尿并且是唯一的首发症状。

3. 脓尿　由于肾和膀胱的结核性炎症，造成组织破坏，尿液中可出现大量脓细胞，同时尿液内亦可混有干酪样物质，使尿液浑浊不清，严重者呈洗米水样脓尿。

4. 腰痛　肾结核病变严重者可引起结核性脓肾，出现腰部肿块，引起腰痛。若有对侧肾盂积水，则在对侧可出现腰部症状。少数患者在血块、脓块通过输尿管时可引起腰部钝痛或绞痛。

5. 全身症状　由于肾结核是全身结核病中一个组成部分，因此可以出现结核病变的各种症状，如食欲减退、消瘦、乏力、盗汗、低热等。

6. 其他症状　由于肾结核继发于其他器官的结核或者并发其他器官结核，因此可以出现一些其他器官结核的症状，如骨结核的冷脓肿，淋巴结核的窦道，肠结核的腹泻、腹痛，尤其是伴发男生殖道结核的附睾有结节存在。

【辅助检查】

1. 实验室检查

（1）尿液常规检查　尿液呈酸性，蛋白阳性，镜下可见到有中量或大量的红细胞和白细胞。

（2）尿液结核分枝杆菌检查　24小时尿液抗酸杆菌检查阳性率50%～70%，尿结核菌培养及尿结核菌动物接种阳性率可高达90%，但费时较长，需1～2个月才能得到结果，对肾结核的诊断有决定作用。

（3）肾功能检查　虽然不是对肾结核的直接诊断指标，但对肾结核患者如何处理有非常重要的参考价值，故必须常规进行。

（4）其他检查　如血常规、血红细胞沉降率和生化检查，有助于了解全身和其他脏器情况。

2. 膀胱镜检查　是肾结核的重要诊断手段，可以直接看到膀胱内的典型结核变化而确立诊断。可作两侧逆行插管，分别经输尿管插入双侧肾盂，收集两侧肾盂尿液进行镜检和结核分枝杆菌培养及结核分枝杆菌动物接种。还可进行逆行肾盂造影，了解双肾情况。若膀胱结核严重，膀胱挛缩，容量小于100 ml时则难以看清膀胱内情况，不宜进行此项检查。

3. X线检查

(1) 尿路平片　平片可见肾外形增大或呈叶状。可显示肾结核的片状、云絮状或斑块状钙化灶。

(2) 静脉肾盂造影　造影剂经静脉注入后，当造影剂充盈肾盏、肾盂时拍摄X线片，除可以明确肾病变外，还可以了解肾功能。典型的结核表现可见肾盏虫蚀样破坏与肾空洞。

(3) 逆行肾盂造影　通过膀胱镜检查插入输尿管导管到肾盂后，从导管内逆行注入造影剂至肾盂中拍摄X线片，肾内病灶显示更为清楚，可提高诊断率；适用于静脉肾盂造影不能进行或显影不满意时，但不能像静脉肾盂造影那样可了解肾功能的变化。

【治疗原则】 肾结核是进行性结核病变，不经治疗不会自愈，治疗上应以全身治疗结合局部治疗为主。

(一) 非手术治疗

1. 全身支持治疗　体贴、安慰患者。适当的休息和活动，充分补充营养，保持环境清洁、空气清新，心情放松。

2. 药物治疗　采取联合用药，对于确诊为肾结核的病，无论其病变程度如何，无论是否需行外科手术，抗结核药必须按一定方案进行服用。目前常用抗结核药物有链霉素、异烟肼、利福平、乙胺丁醇、吡嗪酰胺等，两种或两种以上抗结核药联合应用。肾切除前需用药2周，保留肾手术前至少用药4周，手术后继续用药2年。

(二) 手术治疗

用于正规药物治疗无效、肾结核破坏严重者。手术前服用抗结核药不少于2周，术后继续服药。主要术式有全肾切除术、部分肾切除术、肾病灶清除术等。

【护理评估】

(一) 术前评估

1. 健康史　了解患者有无与结核患者密切接触史；有无其他部位如肺结核、骨关节及肠结核病史；有无诱发肾结核的因素，如身体其他部位结核病变、营养不良、抵抗力下降等因素；初步判断肾结核的病因。

2. 身体状况

(1) 症状、体征　有无结核病的典型表现，如低热、盗汗、消瘦等表现；有无尿频、尿急、尿痛，关注排尿的时间、性质、频率、夜尿次数、伴随症状及变化，有无诱因及加重因素；了解腰部有无肿块、有无触痛及活动度。了解患者营养状况、精神状态、全身表现；有无肾外结核。

(2) 相关检查　注意尿液、膀胱镜、X线及手术耐受力等相关检查结果，以判断有无肾结核及肾外结核，了解病变性质及手术耐受力，以针对性选择治疗和护理方案。

3. 心理社会状况　由于结核病程长，迁延不愈，患者常有烦躁不安、焦虑等心理反应。加上对手术的恐惧，往往会使患者情绪低沉，对治疗和生活的信心不足；也可由于庞大的经济负担而产生心理压力，患者对生活及治疗失去信心。

【主要护理诊断】

1. 排尿型态异常　与结核性膀胱炎、膀胱挛缩有关。

2. 营养失调：低于机体需要量　与疾病消耗过多及不能摄入足够营养有关。

3. 潜在并发症：肾功能不全、手术后出血、手术后感染。

【护理措施】

(一) 非手术治疗及术前护理

1. 心理护理　临床肾结核为进行性疾病，不能自愈。向患者讲明全身治疗可增强抵抗力，合理的药物治疗和必要的手术治疗可消除病灶、缩短病程。消除患者的焦虑情绪，使患者保持愉快的心情。

2. 加强营养，改善全身状况　鼓励患者进高蛋白、高热量、高维生素易消化食物；多饮水以减轻结核性脓尿对膀胱的刺激，保证休息，改善并纠正全身营养状况。

3. 休息与活动　中毒症状明显者，必须卧床休息，症状减轻后，可以下床活动。轻症患者可以在坚持抗结核治疗下从事轻体力工作。

4. 抗结核药物治疗护理　抗结核药物需长期有计划地服用，护士应该监督患者用药是否规律、剂量是否正确，劝告患者勿自行中断治疗，防止结核病灶复发与扩散。观察用药期间的副作用，应定期检查肝功能受损、听神经损害、周围神经炎等毒副反应，出现后应配合其他辅助药物治疗，绝大多数患者可恢复正常。

(二) 术后护理

1. 活动与休息　术后血压平稳可取半卧位，肾切除术应卧床休息2～3天，如无异常，鼓励早期下床活动；对肾部分切除患者，为防止继发性出血和肾下垂，应卧床休息10～14天。

2. 饮食护理　由于手术及麻醉刺激腹膜，患者会有不同程度的胃肠道反应，应在患者腹胀减轻、肛门排气后进食清淡、易消化、营养丰富的食物。

3. 病情观察

(1) 注意生命体征的变化　肾切除术与肾部分切除术后如出现血管结扎线脱落，可造成大出血，术后24～48h，应定期检查血压、脉搏，注意观察伤口引流液量、颜色及性状。

(2) 肾切除术后，应重点观察结核性膀胱炎的转归，如尿频、尿痛等症状有无改善，并记录每次尿量，观察有无膀胱挛缩。

(3) 观察尿量及血尿的变化　术后要连续3天记录24h尿量，尤其是第一次排尿时间、尿量、颜色，目的是对肾功能进行观察。

4. 预防和控制感染　术后观察有无感染征象，切口敷料渗湿及时更换，遵医嘱正确合理使用抗生素。

5. 引流管护理　避免引流管扭曲、堵塞、受压、牵拉及脱出，确保引流通畅，观察引流液的量、色、性质，发现异常及时通知医生处理。

【健康教育要点】

1. 应避免劳累，注意休息，保持乐观情绪，注意劳逸结合。

2. 加强结核知识宣教，做好预防工作，降低其发病率，切断和控制传染源，教育患者养成不随地吐痰的良好卫生习惯。

3. 术后遵医嘱坚持联合、全程、规范用药，对肾有损害的药物应慎用或禁用。

4. 指导患者术后应观察尿液的色、量，如有异常，及时就诊。同时应观察有无腰部疼痛不适，如有腰疼等症状及时就诊。

5. 应遵医嘱定期到医院复查，如胸部X线片、肝功能检查等，发现异常及时就诊。

第五节 泌尿、男性生殖系统肿瘤

泌尿系肿瘤可发生于泌尿系统任何部位。包括肾、输尿管、膀胱、尿道的肿瘤。其中膀胱癌最为常见，其次是肾癌。

一、肾癌

肾癌（renal carcinoma）亦称肾细胞癌、肾腺癌，是最为常见的肾恶性肿瘤。高发年龄为 50～70 岁，男女发病比例约为 2∶1。

【病因】 肾癌的发病原因目前尚不清楚，研究认为通过肾排泄的化学致癌物质可诱发肾癌，激素、放射线、病毒感染、吸烟、长期服用非那西丁类药物，长期接触含铅物质以及某些慢性肾疾病可能与肾癌的发生有关。

【病理生理】 起源于小管上皮细胞。可发生于肾实质的任何部位；多数为透明细胞癌，颗粒细胞癌较少见。梭形细胞癌罕见，预后极差。

肾癌早期即可发生血行转移，最常转移到肺、骨髓和对侧肾。在肾静脉及腔静脉内形成癌栓，并可通过静脉向远处转移。

【临床表现】

1. 血尿 为最常见的症状，常表现为间歇性、无痛性肉眼血尿。

2. 腰痛 常表现为持续性钝痛，当肿瘤已侵入神经或腰椎可造成严重疼痛，血尿在输尿管内凝固成条索状血块，随尿排出，可引起腰部疼痛。

3. 肿块 肾癌患者腰部或上腹部可触及肿块者约为 10%，肿块往往质硬，表面高低不平，或呈结节状。若肿块固定，表示肾周围有浸润，预后不佳。

4. 肾外表现及转移症状 部分肾癌患者还可伴有内分泌紊乱的症状，如低热、红细胞沉降率加快、高血压、红细胞增多症、高血钙等。肾癌患者就诊时约 1/4 左右已有扩散。

【辅助检查】

1. B 超检查 简单易行，能鉴别肾实质性肿块与囊性病变。

2. X 线检查 平片可见肾外形增大、不规则，偶有钙化影。造影可见肾盏、肾盂因受肿瘤挤压而有不规则变形、狭窄、拉长或充盈缺损。排泄性尿路造影不显影时，可行逆行肾盂造影。

3. CT、MRI、肾动脉造影 有助于早期诊断和鉴别肾实质内肿瘤的性质、肾囊肿等。患者可在肾动脉造影同时作栓塞治疗。

【治疗原则】

1. 手术治疗 根治性肾切除是肾癌最主要的治疗方法。5 年生存率为 30%～50%。术前行肾动脉栓塞治疗，可减少术中出血。

2. 其他 肾癌对于放射治疗及化学治疗均不敏感，可作为手术辅助治疗。采用白细胞介素、干扰素等免疫治疗对转移癌有一定疗效。

【护理评估】

1. 健康史 了解有无诱发肾癌发生的病因，家族中有无发病者，初步判断肿瘤发生的时间。了解患者的年龄、性别、职业，是否吸烟，是否长期接触致癌物质等。

2. 身体状况 患者有无血尿及血尿性质、程度、变化，有无腰痛或肿块，有无消瘦、贫血等恶病质表现，肿块的特征、重要脏器的功能、特殊检查及手术耐受力相关检查结果。

3. 心理社会状况　了解患者对自身疾病的认知程度，对手术及麻醉的心理承受能力，还应了解患者家属对疾病的认知程度及社会支持状况。

【主要护理诊断】

1. 疼痛　与癌肿生长使肾包膜膨胀或手术创伤有关。

2. 营养失调：低于机体需要量　与肿瘤高代谢以及代谢产物影响中枢神经系统导致食欲差有关。

3. 潜在并发症：出血、感染、肾衰竭等。

【护理措施】

（一）手术前患者的护理

1. 心理护理　护士应了解患者及家属对肾癌的认知程度，及时提供各种治疗与护理信息，对不同时期患者进行分段心理疏导，鼓励患者接受治疗，帮助患者树立战胜疾病的信心。

2. 改善患者营养状况　合理安排休息与活动，心情要舒畅。对胃肠功能障碍者，应在术前通过静脉途径补充营养，贫血者可少量多次输入新鲜全血以提高血红蛋白水平，提高机体抵抗力。

3. 注意观察患者疼痛、血尿变化，及时进行处理。多饮水可稀释尿液，以免血块引起尿路阻塞。

（二）手术后患者的护理

1. 体位与活动　患者术后血压平稳可取半卧位。一般术后 2～3 天下床，若下腔静脉切开缝合，需平卧 10 天，避免过早活动引起出血。

2. 饮食护理　术后禁食、静脉输液以维持水电解质平衡。如已排气可进流质饮食。饮食宜选用高蛋白、高维生素、易消化食物，纠正贫血和低蛋白血症。

3. 病情观察　术后出现血压下降、脉搏细速，提示有出血，给予止血与补液治疗，必要时进行手术。监测体温与白细胞变化，观察有无感染。术中出血过多或暂时结扎下腔静脉取癌栓等情况可影响肾功能，故应注意监测肾功能情况，记录 24 h 尿量，动态观察尿比重、尿蛋白、肾功能，防止肾衰竭。

4. 遵医嘱补液、应用抗菌药物。

【健康教育要点】

1. 鼓励患者综合治疗，定期复查。

2. 出现血尿、乏力、消瘦、肿块时及时就诊。

3. 戒烟，加强营养，增强机体抗病的能力。创造良好的休养环境，保持乐观的精神，建立康复的信心。

二、膀胱癌

膀胱癌（carcinoma of bladder）是泌尿系统最常见的肿瘤，发病年龄在 50～70 岁之间，男性与女性之比为 4∶1。

【病因】

1. 职业接触　研究发现在染料、橡胶塑料、油漆等工业或生活中长期接触苯胺类化学物质，如β-萘胺、联苯胺、4-氨基双联苯，容易诱发膀胱癌。

2. 吸烟 是膀胱癌最重要的致癌物质，且吸烟量与膀胱癌的发生有密切的相关性，这可能与烟草中含有多种芳香胺的衍生致癌物有关。

3. 膀胱慢性炎症与异物刺激 膀胱结石、膀胱憩室等也可能是膀胱癌的诱因。

4. 其他 长期服用镇痛药非那西丁，色氨酸代谢异常均可引起膀胱癌。

【病理生理】

1. 生长方式 分为原位癌、乳头状癌和浸润性癌。原位癌局限在黏膜内；移行细胞癌多为乳头状，向膀胱腔内生长；鳞癌和腺癌常有浸润。

2. 分化程度 肿瘤细胞分化可分为Ⅰ级，分化良好，低度恶性；Ⅲ级，分化不良，高度恶性；Ⅱ级介于两者之间。

3. 转移途径

（1）淋巴转移 是最常见的一种途径。

（2）血行转移 常见于晚期病例，最多见于肝，其次为肺及骨骼。

（3）直接扩散 常出现于前列腺或后尿道。膀胱癌可延伸至膀胱外与盆腔粘连形成固定肿块，或蔓延至膀胱顶部的黏膜。

（4）种植转移 直接种植可以出现于手术过程中，膀胱全切后尿道残端出现肿瘤也可能是手术种植的结果。

【临床分期】 采用1980年国际抗癌联盟TNM分期。

T_{is}：原位癌。

T_a：非浸润性乳头状瘤，局限在黏膜。

T_1：穿破基底膜侵入固有层。

T_2：侵入浅肌层。

T_3：侵及膀胱全层。

T_4：侵犯膀胱以外组织。

N_0：无淋巴结转移。

N_1：同侧区域淋巴结转移。

N_2：多发区域淋巴结转移。

N_3：区域淋巴结转移并固定。

N_4：区域外淋巴结转移。

M_0：无远处转移。

M_1：局部浸润有远处转移。

【临床表现】

1. 血尿 为膀胱癌最常见、最早出现的症状，大多数患者反复出现无痛性、间歇性血尿，出血量可多可少。多为肉眼全程血尿，少数为镜下血尿。出血量和肿瘤大小、数目、恶性程度并不成比例。

2. 膀胱刺激症状 癌肿本身的浸润、癌组织溃疡、坏死及感染和血块等均可作为刺激因素使膀胱肌肉收缩而产生尿意、尿频、尿急、尿痛及持续腰部胀痛，癌灶侵及括约肌时出现尿失禁。多为膀胱癌晚期表现。

3. 排尿困难 癌组织脱落或肿瘤本身以及血块阻塞膀胱出口处所致，甚至出现尿潴留。

4. 全身症状 当肿块增大到一定程度会出现下腹部肿块，晚期会出现恶心、食欲缺乏、发热、消瘦、贫血、衰弱、恶病质及转移性症状。

【辅助检查】

1. 尿脱落细胞学检查　是诊断泌尿系肿瘤的筛选项目，若发现肿瘤细胞即可诊断泌尿系肿瘤，多数为膀胱肿瘤。

2. 膀胱镜检查　能直接观察出肿瘤的大小、形态、位置和数目及浸润范围等，并可取活组织检查，有助于确定诊断和治疗方案。

3. 影像学检查

(1) 超声检查　在充盈状态下可看到肿瘤位置、大小。

(2) 泌尿系统造影　可了解上尿路有无异常，显示肿瘤引起的充盈缺损，并了解膀胱的容量。

(3) CT 与 MRI 检查　用于膀胱癌的诊断与分期，了解肿瘤浸润膀胱的深度、盆腔脏器与肿瘤的关系。

【治疗原则】

1. 手术治疗　根据肿瘤的病理及本人全身情况选择手术方法。原则上 T_a、T_1 和局限的 T_2 期肿瘤，可采用保留膀胱的手术；较大的、多发的、多次复发以及 T_2、T_3 期肿瘤应行膀胱全切术。主要有以下四种术式：①经尿道膀胱肿瘤电灼或电切术（transurethral resection of bladder tumor，TURBt）：用于 T_1、T_2 期单个或多发肿瘤。②膀胱切开肿瘤电灼或电除术。③膀胱部分切除术。④膀胱全切、尿流改道术：常用于非可控性回肠膀胱术或结肠膀胱术，年轻患者考虑行可控性尿流改道术，以提高患者术后生活质量；年老体弱者也可作输尿管皮肤造口术。

膀胱肿瘤易复发，而复发者仍有可能治愈。凡保留膀胱的各种手术，术后 2 年内 50% 以上可能复发，且多数是新生肿瘤。故应将复查看作治疗的一部分，严密随诊，每 3 个月复查膀胱镜，2 年无复发者，每半年复查一次。

2. 化疗　采用多疗程、联合化疗，有一定疗效。为减少术后复发机会，常采用膀胱内灌注化疗药，常用药物有羟喜树碱、丝裂霉素、阿霉素等。每周 1 次，6～8 周后，每月 1 次，持续 2 年。

3. 放疗　目前治疗效果不肯定，通常用于晚期无法手术者。

4. 免疫疗法　采用卡介苗（BCG）膀胱内灌注治疗有一定预防肿瘤复发作用。

【护理评估】

1. 健康史　了解患者的年龄、性别、职业，患者是否吸烟，是否长期接触致癌物质。有无家族患病史。

2. 身体状况

(1) 症状、体征　了解血尿的程度、出现的时间、性质及排尿型态有无改变。肿瘤有无转移及恶病质表现。

(2) 相关检查　包括尿液、膀胱镜、X 线及病理组织学检查。

3. 心理社会状况　了解患者及家属对疾病的认知程度，对手术及麻醉的心理承受能力及家庭经济承受能力。

【主要护理诊断】

1. 营养失调：低于机体需要量　与长期血尿、肿瘤高代谢、手术创伤有关。

2. 疼痛　与肿瘤刺激膀胱、肿瘤浸润有关。

3. 自我形象紊乱　与膀胱全切尿流改道有关。

4. 潜在并发症：出血、感染等。

【护理措施】

（一）手术前患者的护理

1. 心理护理 护士应了解患者及家属对膀胱癌的认知程度，及时提供各种治疗与护理信息，使患者对自我形象有正确认识；增强对手术效果的信心。

2. 饮食与营养 宜选用高蛋白、高维生素、易消化食物，以提高手术耐受力。

3. 手术前常规护理 术前检查、禁食禁饮、手术区备皮、备血等。女性患者术前进行阴道冲洗。膀胱全切肠道代膀胱患者术前肠道准备同大肠癌患者；输尿管皮肤直接造口者，应彻底清洁皮肤，防止术后感染。

（二）手术后患者的护理

1. 一般护理 患者麻醉期过血压平稳者，取半卧位。肠蠕动恢复后进食富含维生素及营养丰富饮食。

2. 各种引流管护理

（1）经尿道电切术后 常规留置三腔导尿管行膀胱冲洗，应保持导尿管通畅，并根据尿液颜色进行膀胱冲洗，防止血块阻塞尿管。术后血尿停止后，可拔除。

（2）膀胱部分切除术后 通常留置气囊导尿管、膀胱造瘘管以及耻骨后间隙引流管，应作好相应护理。导尿管及膀胱造瘘管用以引流尿液；耻骨后间隙引流管可引流手术部位渗血、渗液，术后2～3天引流液减少时可拔除，应注意保持各引流管无菌、畅通、固定，并观察和记录引流液的量和颜色。

（3）膀胱全切尿流改道 术后留置管道较多，应注意标记，分别观察、记录。①左、右输尿管支架管：可将尿液直接引流出体外，对输尿管吻合口起支撑和保护作用，一般术后2周拔除。保持支架管通畅，必要时用生理盐水或1∶5000的呋喃西林液20～30 ml冲洗；注意观察各引流管引出的尿量并分别准确记录。②代膀胱内引流管：用以引流代膀胱内肠液及可能漏入的尿液，一般2周左右拔除，换用造口袋。术后早期因肠管分泌肠液，可用碳酸氢钠溶液冲洗，每日3～4次，每次20～30 ml，必要时可增加冲洗次数，防止黏液阻塞导管；若冲洗不能解除阻塞，可更换导管。③可控性膀胱术后：可在术后2～3周左右开始进行代膀胱的训练，间断夹闭输出引流管，1～4 h不等，约1周左右完成，待容量达300 ml以上便可拔除尿管，自行导尿。若出现腰部胀痛、发热等应延长功能锻炼的时间。④其他：如胃管、耻骨后间隙引流管等，作好相应护理。

3. 造口护理

（1）造口局部观察 尿管造口、肠代膀胱术等做好造口部位的观察及护理，尤其是对造口并发症的观察，如血运障碍、回缩、狭窄等。

（2）造口袋使用 指导患者使用，根据患者的具体情况，选择合适的造口袋。

（3）保护造口局部的皮肤 每次更换造口袋时，应用棉球或纱布蘸温水清洗造口周围皮肤，不可使用乙醇或肥皂，以免皮肤发生损伤，如过敏、炎症、溃疡等。

4. 可控性膀胱术后患者，因尿液可潴留在代膀胱内，增加了肠道黏膜对尿液电解质的重吸收，可造成高氯性酸中毒，故术后应定期监测电解质变化，及时纠正。

5. 膀胱灌注药物的护理 膀胱保留术后能憋尿者，即可行膀胱灌注BCG或化疗药物，以预防或推迟肿瘤复发。方法是先插入尿管排空膀胱，再向膀胱内灌注用蒸馏水或等渗盐水稀释的药物，嘱患者保留2 h，每15分钟俯、左、右更换体位，最后排尿。不良反应有发热、膀胱刺激症状、出血性膀胱炎等。灌注后嘱患者多饮水，增加尿量，以减少药物对局部的刺激。

【健康教育要点】

1. 对于密切接触致癌物质的职业人员应加强劳动保护，禁止吸烟，以预防或减少肿瘤的发生。

2. 保留膀胱术后患者坚持膀胱灌注，以减少或推迟肿瘤的复发。

3. 膀胱癌易复发，术后三年内应定期复查。

4. 尿流改道患者，应学会自我护理，避免造口袋边缘压迫造口，保持清洁，定期更换尿袋。可控膀胱术后，开始每 2～3 h 导尿一次，逐渐延长间隔时间至每 3～4 h 一次，导尿时要注意保持清洁，定期用生理盐水或温开水冲造口袋，清除黏液及沉淀物。定期复查电解质、肾功能。

5. 术后半年内不可重体力劳动。

第六节　良性前列腺增生

良性前列腺增生（benign prostatic hyperplasia，BPH）简称前列腺增生，是男性老人常见病。由前列腺细胞增生导致泌尿系梗阻，出现一系列临床表现及患者生理改变。

【病因】　尚未完全明确。目前公认老龄和有功能的睾丸是发病的基础。前列腺是男性附属性器官，它的正常发育有赖于男性激素的支持，青少年时期睾丸切除者，前列腺不再发育。男性自 35 岁以后前列腺可有不同程度的增生，50 岁以后出现临床症状。随年龄增长而出现睾酮、双氢睾酮以及雌激素水平的改变和失去平衡是前列腺增生的重要因素。

【病理】　前列腺分为围绕尿道的腺体和外周腺体两部分。良性前列腺增生起源于围绕尿道精阜部的腺体，常以纤维细胞增生开始，继而其他组织增生。增生的前列腺可将外围的腺体压扁形成假包膜（外科包膜），与增生腺体有明显界限。增大的腺体使尿道弯曲、伸长、受压成为引起排尿困难或梗阻的机械性因素，前列腺内尤其是围绕膀胱颈增生的、含丰富的 α-肾上腺素能受体的平滑肌收缩则是引起排尿困难或梗阻的功能性因素。

随着长期膀胱出口梗阻时，逼尿肌逐渐增加，黏膜面出现小梁、小室、憩室；逼尿肌的代偿性肥大可发生不稳定的逼尿肌收缩，致膀胱内高压甚至出现压力性尿失禁。逼尿肌失代偿，则不能排空膀胱而出现残余尿，严重时膀胱收缩无力，出现充溢性尿失禁。长期排尿困难使膀胱高度扩张或膀胱内高压，可发生尿液的膀胱输尿管反流，最终引起肾积水和肾功能损害。由于梗阻后膀胱内尿液潴留，容易继发感染和结石。

【临床表现】　取决于梗阻的程度、病变发展的速度以及是否合并感染和结石。

1. 尿频　是最常见的早期症状，夜间更为明显。早期因前列腺充血刺激引起，随梗阻加重残余尿量增多，膀胱有效容量减少，尿频更加明显。

2. 排尿困难　进行性排尿困难是前列腺增生最主要的症状，但发展缓慢。轻度梗阻时排尿迟缓、断续、尿后滴沥。梗阻严重时排尿费力、射程缩短、尿线细而无力，终成滴沥状。

3. 尿潴留　严重梗阻者膀胱残余尿增多，长期可导致膀胱无力，发生尿潴留或充溢性尿失禁。在前列腺增生的任何阶段，可因受凉、劳累、饮酒等使前列腺突然充血、水肿，发生急性尿潴留。

4. 其他 前列腺增生时因局部充血可发生无痛性血尿。若并发感染或结石，有尿急、尿痛等膀胱刺激症状。少数患者的后期可出现肾积水和肾功能不全表现。长期排尿困难可并发疝、痔、脱肛。

【辅助检查】

1. 直肠指诊 是最简单、最重要的诊断方法之一。直肠指诊应在膀胱排空后进行，以保证检查的准确性。指诊时可触到增大的前列腺，表面光滑、质韧、有弹性，中间沟消失或隆起。

2. B超检查 可测量前列腺体积，内部组织结构是否突入膀胱。经直肠超声检查更为精确，经腹壁超声检查可测量膀胱残余尿量。

3. 尿流动力学检查 尿流率测定可初步判断梗阻的程度：若最大尿流率<15 ml/s，提示排尿不畅；<10 ml/s 则提示梗阻严重，必须治疗。评估最大尿流率时，排尿量必须超过150 ml 才有诊断意义。应用尿动力仪测定压力—流率等可鉴别神经源性膀胱功能障碍、逼尿肌和尿道括约肌功能失调以及不稳定性膀胱逼尿肌引起的排尿困难。

4. 血清前列腺特异性抗原（PSA）测定 前列腺体积较大，有结节或较硬时，应该测定血清 PSA 以排除前列腺癌的可能。

【治疗原则】 包括随访观察、药物治疗、非手术治疗和手术治疗。

1. 非手术治疗

（1）随访观察 无明显的前列腺增生的临床症状和无残余尿者需门诊随访，定期复查，每年至少一次。如症状加重，再采用其他处理方法。

（2）药物治疗 适用于有轻中度临床症状、残余尿小于 50 ml 的患者。对症状较轻的病例有良好的疗效。包括 α 受体阻滞剂、激素以及植物药等。其中以 α_1 受体阻滞剂特拉唑嗪、5α-还原酶抑制剂非那雄胺为常用，前者可降低平滑肌的张力，减少尿道阻力，改善膀胱功能，后者通过降低前列腺内双氢睾酮的含量使前列腺缩小，改善排尿功能。

（3）其他治疗 用于尿道梗阻较重而不适宜手术者，可以选择微波、射频、激光、支架、气囊扩张、高能聚焦治疗方法。

2. 手术治疗 症状重、有外科适应证者，手术治疗是最佳选择。手术只切除外科包膜以内的增生部分。方式有经尿道前列腺切除术（transurethral resection of prostate, TURP）、耻骨上经膀胱前列腺切除术和耻骨后前列腺切除术等。

【护理评估】

（一）术前评估

1. 健康史 了解患者吸烟、饮食、饮酒和性生活等情况，有无其他伴随疾病，如高血压、糖尿病等。

2. 身体症状

（1）症状、体征 注意排尿困难程度及夜间尿频次数，有无尿潴留情况，有无血尿及尿路刺激症状；是否见有疝、痔、脱肛等现象。观察生命体征判断有无合并感染；注意重要内脏器官功能情况及营养状况的等。

（2）相关检查 了解直肠指诊、B超等结果以判断前列腺的大小，通过尿动力学检查判断尿路梗阻程度。

3. 心理社会状况 前列腺增生是一种症状进行性加重的疾病。随着疾病的发展，出现尿频，特别是夜尿次数的增多，严重影响患者的休息与睡眠。排尿困难、尿潴留、血尿等症状造成患者肉体上的痛苦及较大的精神压力；留置尿管又给患者带来很多生活的不便，患者希望能尽快得到治疗。前列腺增生患者多为老年人，更希望护士能给予更多的照顾，帮助其解决手术前后生理及心理的问题。因此，了解患者家属对疾病拟采取的治疗方法、对手术可能导致并发症的认知程度、家庭经济承受能力，以提供相应的心理支持。

【主要护理诊断】

1. 排尿型态异常　与膀胱出口梗阻、逼尿肌受损、留置尿管和手术刺激有关。

2. 疼痛　与手术创伤和导管刺激引起的膀胱痉挛有关。

3. 潜在并发症　出血、TUR 综合征、尿失禁等。

【护理措施】

（一）非手术治疗及术前护理

1. 观察排尿情况　注意排尿次数和特点，特别是夜尿次数。为保证患者的休息和减轻焦虑的心情，可遵医嘱给予镇静安眠药物。

2. 避免急性尿潴留的发生　鼓励患者多饮水，勤排尿。嘱患者摄入粗纤维、易消化的食物，以防便秘；忌饮酒及辛辣食物。

3. 及时引流尿液　残余尿量多或有尿潴留致肾功能不全者，及时留置尿管引流尿液，可改善膀胱逼尿肌和肾功能。做好留置导尿管或耻骨上膀胱造瘘的患者的护理。

4. 对于拟行 TURP 的患者，术前协助医生探扩尿道。

（二）术后护理

1. 体位　术后平卧 2 日后改半卧位。

2. 饮食　术后 6 h 无恶心、呕吐者，可进流质，1～2d 后无腹胀即可恢复正常饮食。鼓励患者多饮水、进食富含纤维素食物，以免便秘。

3. 严密观察病情　手术后 24～48 h 内应密切观察生命体征及重要脏器功能状况。

4. 膀胱冲洗护理　术后需用生理盐水持续冲洗膀胱 3～7 d，以避免血块形成和感染。可根据尿色确定冲洗速度，色深则快。随着时间的延长血尿颜色应逐渐变浅，若尿色深红或逐渐加深，说明有活动性出血，应及时通知医师处理。注意保持冲洗通畅，若不通畅应增加冲洗压力或抽吸血块，以免造成膀胱充盈、膀胱痉挛而加重出血。准确记录尿量、冲洗量和排出量。

5. 各种管道的护理　注意各种管道的固定、通畅，预防感染，并作好相应观察和记录。不同类的引流管留置的时间长短不一。耻骨后引流管术 3～4 天待引流量很少时拔除；耻骨上前列腺切除术后 5～7 天拔除导尿管；耻骨后前列腺切除术后 7～9 天拔除导尿管；TURP 术后 3～5 天尿液颜色清澈，即可拔除导尿管；膀胱造瘘管通常在术后 10～14 天排除通畅时拔除。

6. 并发症观察与护理

（1）膀胱痉挛　膀胱痉挛多因逼尿肌不稳定、导管刺激、血块堵塞冲洗管等原因引起，引起阵发性剧痛并诱发出血。术后留置硬脊膜外麻醉导管者，按需定时注射小剂量吗啡有良好的效果；也可口服硝苯地平、丙胺太林、地西泮或用维拉帕米加入生理盐水冲洗膀胱。

（2）TUR 综合征　行 TURP 的患者术中大量的冲洗液被吸收可使血容量急剧增加，出现稀释性低钠血症，患者可在数小时内出现烦躁、恶心、呕吐、抽搐、昏迷，严重者出现肺水肿、脑水肿、心力衰竭等，称为 TUR 综合征。一旦出现，应遵医嘱给予利尿剂、脱水剂，减慢输液速度，对症处理。

(3) 尿频、尿失禁　为减轻拔管后出现的尿失禁或尿频现象，一般在术后2～3天嘱患者练习收缩腹肌、臀肌及肛门括约肌；也可配合针灸或理疗。尿失禁或尿频现象一般在术后1～2周内可缓解。

(4) 出血　指导患者在术后1周，逐渐离床活动，避免增加腹内压的因素，禁止灌肠或肛管排气，以免造成前列腺窝出血。

【健康教育要点】

1. 生活指导

(1) 采用非手术治疗的患者，应避免因受凉、劳累、饮酒、便秘而引起的急性尿潴留。

(2) 避免术后晚期出血　防止便秘，术后1～2个月内避免剧烈活动，如跑步、骑自行车、性生活等，防止继发性出血。

2. 康复指导

(1) 排尿功能训练　如有溢尿现象，应指导患者有意识地经常锻炼肛提肌，以尽快恢复尿道括约肌功能。

(2) 注意尿道狭窄发生　TURP患者术后有可能发生尿道狭窄。术后如尿线逐渐变细，甚至出现排尿困难，应及时来院检查。如有狭窄者，定期行尿道扩张，效果较满意。

3. 性生活指导　原则上，经尿道切除术后1个月、经膀胱切除术2个月后可恢复性生活。前列腺切除术后常会出现逆行射精，但不影响性交。少数患者可出现阳痿，可先采取心理治疗，同时查明原因，再进行针对性治疗。

4. 门诊随访　附睾炎常在术后1～4周内发生，故出院后如出现阴囊肿大、疼痛、发热等症状应及时去医院就诊。术后前列腺窝的修复需3～6个月，因此术后可能仍会有排尿异常现象，应多饮水，定期行尿液检查、复查尿流率及残余尿量。

本章小结

本章介绍了排尿异常的症状特点和护理措施、常用诊疗操作的意义和护理要点。进行留置尿管和膀胱冲洗操作时，体现出无菌观念，尊重和爱护患者。泌尿系损伤的病因、病理及分类，以及不同部位损伤的临床表现、治疗原则和护理要点。泌尿系结石的病因、病理，以及比较不同部位结石的临床症状、治疗原则和护理措施。介绍了泌尿系肿瘤的分类、临床表现及治疗原则和护理措施。前列腺增生的病理变化、临床特点和治疗原则、手术前后的护理要点。

（大庆医学高等专科学校　孙先越）

第二十九章　骨与关节疾病患者的护理

学习目标

1. 掌握牵引术、石膏绷带固定术及其护理；骨折的临床表现、急救、治疗要点及护理措施；常见四肢骨折、脊柱骨折、脊髓损伤的临床表现及治疗要点；关节脱位的临床表现及护理措施；急性血源性骨髓炎和骨与关节结核的临床表现及治疗要点；颈椎病和腰椎间盘突出症的临床表现及护理措施。

2. 熟悉骨折的分类、并发症及愈合过程；脊柱骨折和脊髓损伤的护理措施；常见关节脱位的治疗要点；急性血源性骨髓炎和骨与关节结核的护理措施；骨肿瘤的临床表现及护理措施。

3. 了解骨折的定义、病因、护理评估；常见四肢骨折的护理措施；脊柱骨折、脊髓损伤的分类、护理评估；颈椎病和腰椎间盘突出症的病因和分类。

第一节　骨科常用护理技术

一、牵引术

牵引术（traction）是利用适当的持续牵引力和对抗牵引力达到整复和维持复位的治疗方法。在骨科治疗中应用广泛，是一种简便有效的治疗方法。牵引既有复位又有固定的作用，尤其是对不适宜手术的患者，也可以通过牵引达到治疗目的。牵引方法包括皮牵引、骨牵引和兜带牵引。

【适应证】

1. 骨折、关节脱位的复位及维持复位后的稳定。
2. 骨、关节炎症性病变的制动及矫正和预防关节挛缩畸形。
3. 骨、关节疾病治疗前的准备　解除肌痉挛，改善静脉回流，消除肢体肿胀。
4. 防止因骨骼病变所致的病理性骨折。
5. 颈椎病和椎间盘突出症。

【禁忌证】

1. 局部皮肤受损或感染。
2. 对胶布或泡沫塑料过敏。

【护理措施】

（一）操作前的准备和护理

1. 向患者及家属做好解释工作，以便配合。
2. 了解药物过敏史　骨牵引术前应询问患者药物过敏史，以防药物过敏，特别注意麻醉药物有无过敏。

3. 局部准备 牵引肢体局部皮肤必须干净，必要时剃毛。行颅骨牵引时，应剔除全部头发。

4. 牵引用物准备 皮牵引应备胶布、纱布绷带、扩张板、苯甲酸酊或海绵牵引带；骨牵引应备骨牵引器械包（内备骨圆针、克氏针、手摇钻、骨锤）、切开包、牵引弓等手术器械；另外，还需准备牵引床、牵引架、牵引绳、重锤等。

（二）操作中的配合

1. 皮牵引

（1）胶布牵引 多用于四肢牵引，局部皮肤剃毛、洗净，涂以苯甲酸酊（婴幼儿除外）。胶布粘贴范围：大腿牵引自大腿中上 1/3 至踝关节上方（图 29-1）；小腿牵引自胫骨结节下缘至足缘；上臂牵引自上臂中部至腕部；前臂牵引自桡骨小头至腕部。胶布宽度 5～7 cm，沿肢体纵轴粘贴胶布于肢体两侧并使之与皮肤紧贴，平整无皱褶。在骨隆突处加衬垫，防止局部压迫。外用绷带缠绕，防止松脱。加上牵引重量，借牵引绳通过滑轮进行皮牵引。双下肢悬吊牵引仅用于 3 岁以下的婴幼儿，并且应严密观察。

（2）海绵带牵引 可用于胶布牵引过敏的患者。将海绵带平铺于床上，需牵引的肢体用大毛巾包裹，骨突处垫以棉花或纱布，将肢体包好，扣上尼龙搭扣，注意松紧适度，拴好牵引绳。安装牵引架，上重锤，并悬离地面（图 29-2）。

皮牵引重量不宜过大，一般为体重的 1/10～1/15，牵引时间一般 2～4 周为宜，如继续牵引可改用石膏绷带固定。

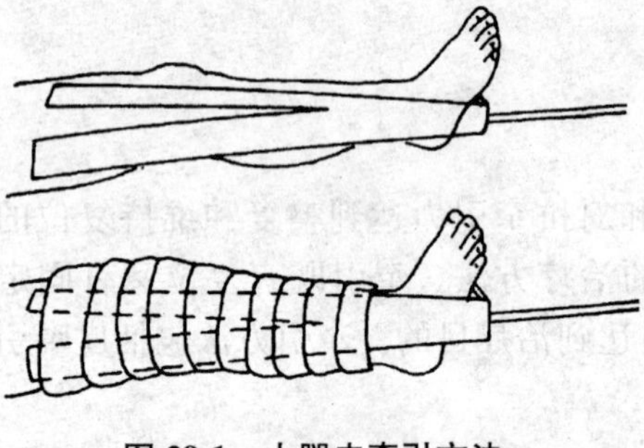

图 29-1 大腿皮牵引方法

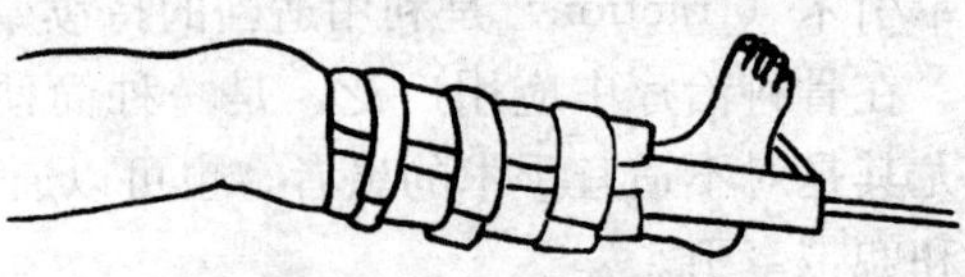

图 29-2 海绵带牵引

2. 骨牵引

（1）选择进针部位 包括尺骨鹰嘴、股骨髁上、胫骨结节、跟骨、颅骨等（图 29-3）。

（2）局部皮肤消毒、铺巾、局麻 进针部作皮肤小切口，协助医师用钻将牵引针钻入骨质，并穿过骨质从对侧皮肤穿出。针孔处皮肤用乙醇纱布覆盖。

（3）安装相应的牵引弓 系上牵引绳，通过滑轮，加上所需重量进行牵引。

（4）防止损伤 牵引针的两端套上软木塞或有胶皮盖的小瓶，以免刺伤皮肤或划破被褥。

（5）牵引重量 根据病情和部位确定，下肢牵引重量一般是体重的 1/7～1/10。

3. 兜带牵引

（1）枕颌带牵引 患者取坐位或卧位。用枕颌带兜住下颌及后枕部，进行牵引。牵引时，两侧牵引带保持比头宽的距离，避免带子压迫两耳及头面两侧。牵引重量一般不超过 5 kg。常用于颈椎骨折、脱位、颈椎结核、颈椎病等（图 29-4）。

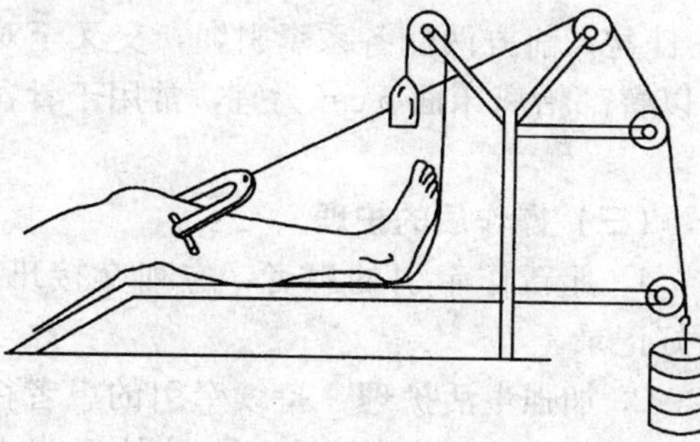

（1）胫骨结节牵引

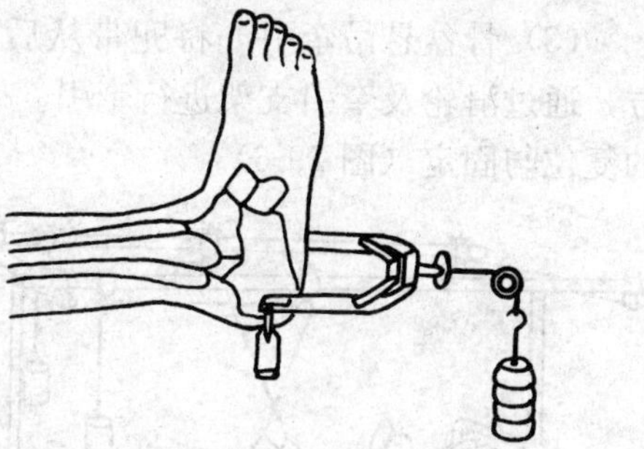

（2）跟骨牵引

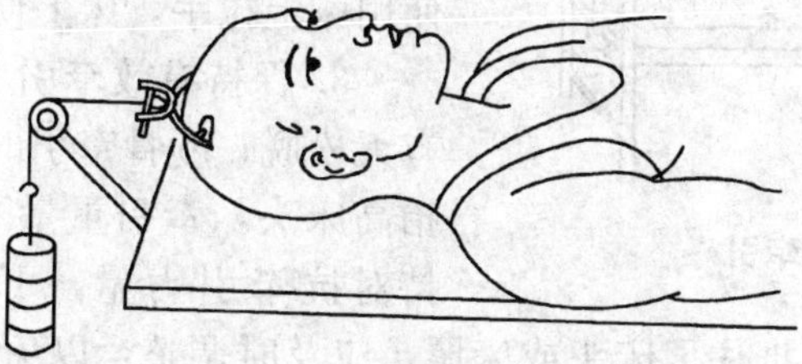

（3）颅骨牵引

图 29-3　骨牵引

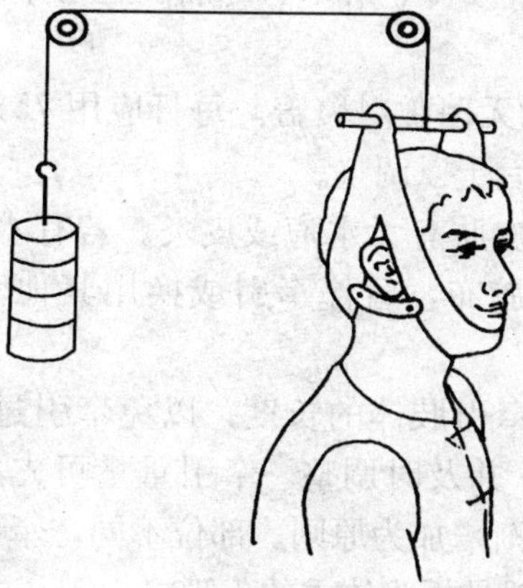

(4) 坐位枕颌带牵引

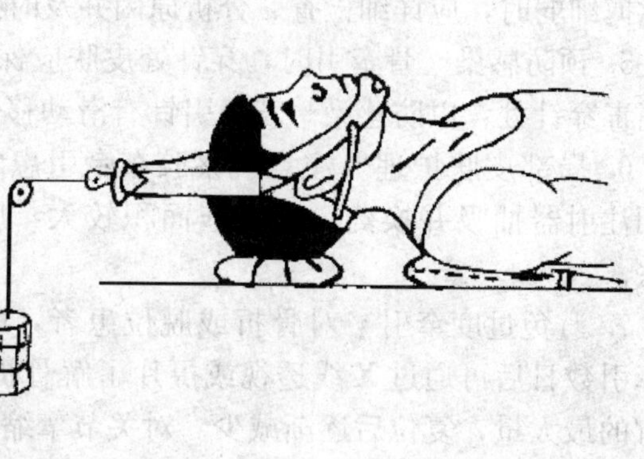

(5) 卧位枕颌带牵引

图 29-4　兜带牵引

（2）骨盆牵引　将骨盆兜带包托于骨盆，牵引带在骨盆两侧对称，保证兜带宽度的 2/3 缚在髂嵴以上的腰部，在骨盆兜带上加适当重量，以患者感觉舒适为宜，可定时间歇牵引。也可将特制胸部兜带拴在床架上或将床尾抬高 20～25 cm 进行反牵引。常用于腰椎间盘突出症的治疗（图 29-5）。

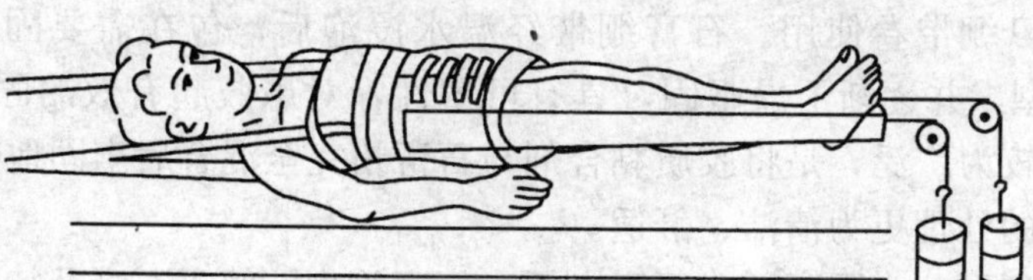

图 29-5　骨盆牵引

(3) 骨盆悬吊牵引 将兜带从后方包托住骨盆，前方两侧各系牵引绳，交叉至对侧上方，通过滑轮及牵引支架进行牵引。牵引重量以臀部抬离床面 5 cm 为宜，常用于骨盆骨折的复位与固定（图 29-6）。

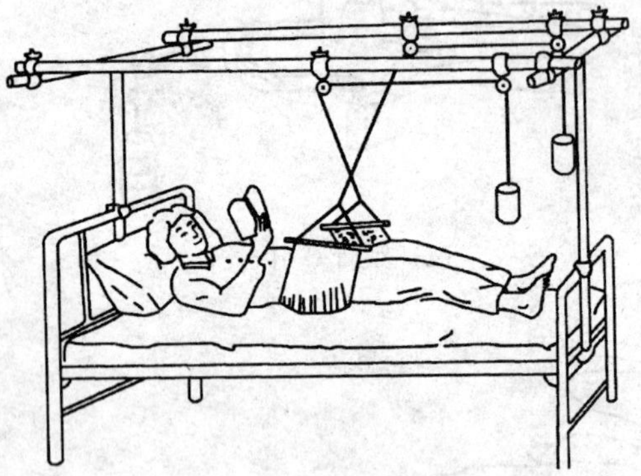

图 29-6 骨盆悬吊牵引

(三) 操作后的护理

1. 凡新作牵引的患者，应列交接班项目，做好记录。

2. 加强生活护理 持续牵引的患者往往活动不便，生活不能完全自理，应协助患者满足正常生理需要，如协助洗头、擦浴，教会患者使用床上拉手，床上便盆等。

3. 保持有效牵引 注意皮牵引时胶布绷带有无松脱；颅骨牵引时，牵引重锤应保持悬空，抬高床头，牵引重量不可随意增减或移去；保持对抗牵引力量，下肢牵引时，应抬高床尾 15～30 cm。若身体移位、抵住了床头或床尾，应及时调整，以免失去反牵引作用；告知患者和家属，牵引期间始终保持正确位置，牵引方向与肢体长轴应成直线，以达到有效牵引。

4. 维持有效血液循环 皮牵引时，密切观察患者患肢末梢血液循环情况。检查局部包扎有无过紧、牵引重量是否过大。若局部出现青紫、肿胀、发冷、麻木、疼痛、运动障碍以及脉搏细弱时，应详细检查、分析原因并及时报告医师。

5. 预防感染 骨牵引时，穿针处皮肤应保持清洁，以无菌敷料覆盖。每日应用 75%乙醇消毒穿针处，以防感染。若牵引针有滑动移位，应消毒后予以调整。

6. 局部皮肤护理 注意观察胶布牵引患者胶布边缘皮肤有无水疱或皮炎。若有水疱，可用注射器抽吸并换药；若水疱面积较大，应立即去除胶布，暂停牵引或换用其他牵引方法。

7. 避免过度牵引 对骨折或脱位患者，应每日测量牵引肢体的长度，以免牵引过度。在牵引数日后可通过 X 线透视或摄片了解骨折对位情况，并及时调整。牵引重量可先加到适宜的最大量，复位后逐渐减少。对关节挛缩者，应以逐渐增加为原则。部位不同，牵引重量也有所不同，如股骨骨折时，为体重的 1/7～1/10；小腿骨折为体重的 1/10～1/15；上臂骨折为体重的 1/15～1/20。

8. 预防并发症 对于牵引患者应注意观察足下垂、压疮、坠积性肺炎、泌尿系感染、便秘、血栓性静脉炎等并发症。

二、石膏绷带固定术

石膏绷带（casts）是骨科患者常用的外固定材料之一，已经成为肢体制动固定的辅助治疗工具，制成石膏绷带卷使用。石膏绷带经温水浸泡后，包在需要固定的肢体上，5～10 min即可硬结成型，并逐渐干燥坚固，具有可塑性，对患肢起有效的固定作用。近年来，粘胶石膏绷带使用较为广泛，是将胶质黏合剂与石膏粉完全混合后牢固地黏附在支撑纱布上制成，使石膏绷带的处理更为清洁、舒适。

常用的石膏类型可分为石膏托、石膏夹板、石膏管型、躯干石膏及特殊类型石膏等（图 29-7）。

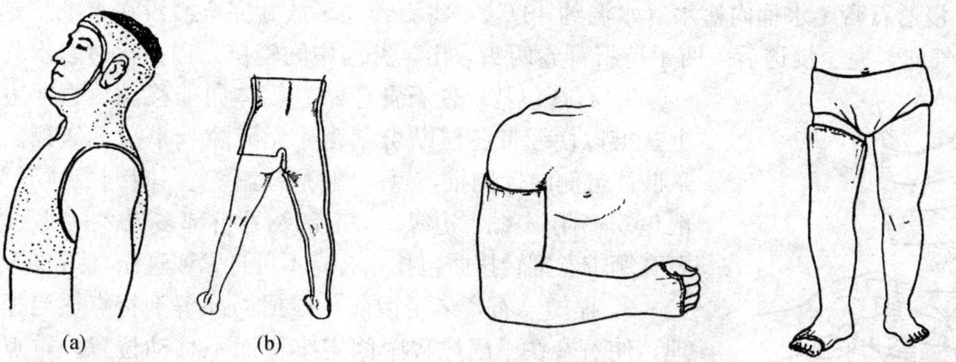

（1）躯干石膏　　（2）上肢管型石膏　　（3）下肢管型石膏

图 29-7　石膏固定

【适应证】

1. 骨折复位后的固定。

2. 关节损伤或脱位复位后的固定。

3. 周围神经、血管、肌腱断裂或损伤，手术修复后的制动。

4. 急、慢性骨关节炎症的局部制动。

5. 畸形矫正术后矫形位置的维持和固定。

6. 肢体严重软组织创伤或炎症的固定。

【禁忌证】

1. 全身情况差，如心、肺、肾功能不全，进行性腹水等。

2. 伤口发生或疑有厌氧菌感染。

3. 孕妇禁忌作躯干部大型石膏固定。

4. 年龄过大、过小及身体衰弱者不宜作大型石膏固定。

【护理措施】

（一）操作前的准备和护理

1. 解释　向患者及其家属说明石膏固定的必要性，以取得患者配合。

2. 拍片　石膏固定前，患处拍 X 线片，以备术后对照。

3. 用物准备　备齐石膏固定所需用物，如石膏绷带、泡石膏绷带的水桶或水盆、石膏刀、剪、衬垫、支撑木棍、卷尺和有色铅笔等。

4. 皮肤准备　做好石膏固定处的皮肤准备，用肥皂及清水清洁皮肤并擦干；有伤口者更换敷料；发现皮肤异常应记录并报告医师。

（二）操作中配合

1. 体位　摆好患者体位，一般取关节功能位，特殊情况根据需要摆放。

2. 覆盖衬垫　在石膏固定处的皮肤表面覆盖一层衬垫，可用棉织筒套、棉垫或绵纸，以防局部受压形成压疮（图 29-8）。

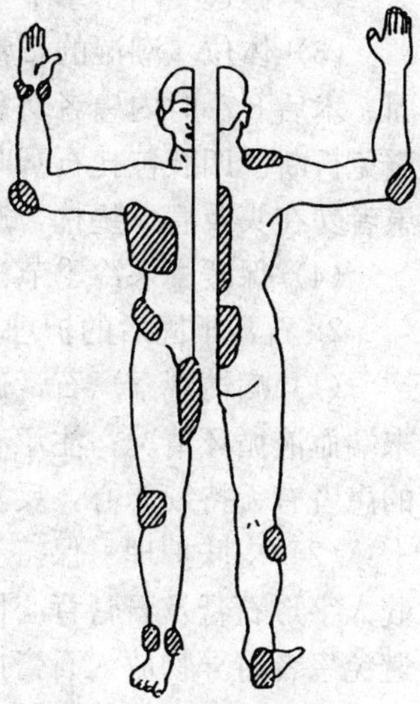

图 29-8　需放置衬垫的部位

3. 浸透石膏　水桶内盛水（水温约40℃），将石膏卷平放并完全浸没在水中。等石膏卷停止冒气泡，完全浸透后，两手持石膏卷两头取出，并向中间轻挤，以挤出过多水分。

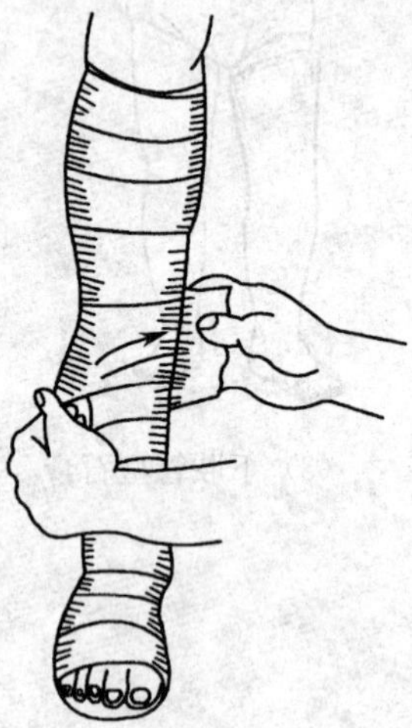

图 29-9　石膏绷带包扎方法

4. 石膏包扎　使石膏卷贴着躯体向前移动，边推边在绷带上抚摸以使绷带各层贴合紧密，无缝隙且平滑无皱褶。推时应从肢体近侧向远侧推，每一圈绷带盖住上一圈绷带的下1/3。一般包5～7层，绷带边缘、关节部及骨折部多包2～3层。切勿将石膏绷带卷翻转扭曲包扎；石膏不可过紧或过松（图29-9）。

5. 捏塑　石膏未定型前，根据局部解剖特点适当捏塑及整理，使石膏在干固过程中固定牢稳而不移动位置。重点注意关节部位。在石膏表面涂上石膏糊，加以抚摸，使表面平滑。四肢石膏绷带应露出手指或足趾，以便观察肢体末端血液循环、感觉和运动，同时可做功能锻炼。

6. 包边　将衬垫从内面向外拉出一些，包在石膏边缘，若无衬垫，可用一宽胶布沿石膏边包起。在石膏表面涂上石膏糊，使表面平滑。

7. 干燥　石膏一般自然风干，不可用手指压迫石膏表面，托起时应用手掌而非手指，以防局部向内凹陷。

8. 开窗　石膏未干前，为便于局部检查或伤口引流、交换敷料等，可在相应部位石膏上开窗。方法是先用铅笔划出范围，用石膏刀沿划线向内侧斜切，边切边将切开的石膏向上拉直至切开。已经开窗的石膏须用棉花填塞后包好，或将石膏盖复原后，用绷带加压包紧，以防软组织向外突出。

9. 标记　用红记号笔在石膏外标记石膏固定的日期及预订拆石膏的日期。

（三）操作后的护理

1. 石膏干固前的护理

（1）加快干固　石膏从硬固到完全干固需24～72h，应创造条件加快其干固。

（2）搬运　用手掌平托石膏固定的肢体，维持肢体的位置，避免石膏折断。

（3）体位　潮湿的石膏容易折断、受压变形，故须维持石膏固定的位置直至石膏完全干固。术后8小时内患者勿翻身，8～10h后协助翻身。翻身及改变体位时应注意保护石膏、避免折断。四肢包扎石膏时需将患肢抬高，以预防肢体肿胀及出血。石膏背心及人字形石膏患者勿在头及肩下垫枕，避免胸腹部受压。下肢石膏应防足下垂及足外旋。

（4）保暖　寒冷季节注意保温。

2. 石膏干固后的护理

（1）病情观察　石膏边缘处皮肤有无颜色和温度改变，有无压疮。观察石膏固定肢体的末端血液循环情况；注意有无生命特征变化，石膏内有无异味、血迹等；注意躯体石膏固定的患者有无持续恶心，反复呕吐，腹胀及腹痛等石膏综合征表现。

（2）皮肤护理　保持石膏末端暴露的手指（或）足趾、指（或）趾甲清洁，以便观察。髋人字形石膏及石膏背心固定者，大小便后应清洁臀部及会阴，并注意勿污染及弄湿石膏。避免患者将异物放入石膏内、搔抓石膏下皮肤和将石膏内衬垫取出。在患者翻身时注意扫去床上的石膏渣，保持床单清洁平整，以防发生皮肤破损和感染。

（3）石膏清洁　保持石膏清洁干燥，石膏污染时可用布沾洗涤剂擦拭，清洁后立即擦干。及时更换断裂、变形和严重污染的石膏。

（4）石膏切开及更换　肢体肿胀时，为防止血管和神经受压，可将石膏切开。切开时注意全层全长切开以充分减压和避免伤及皮肤。石膏管型固定后，若因肢体肿胀消退或肌萎缩而失去固定作用时，应予重新更换，以防骨折错位。

（5）预防并发症　石膏固定常见并发症包括缺血性肌挛缩或肢体坏死、压疮、坠积性肺炎、废用性骨质疏松及化脓性皮炎等。应注意观察末梢循环，保护骨隆突部位，避免受压。定时翻身、叩背、咳痰。指导患者进行功能锻炼。

（6）功能锻炼　每日坚持主动和被动活动，防止肌萎缩、关节僵硬、失用性骨质疏松。

（7）石膏拆除　石膏拆除后，患者可能产生一种变形的感觉。石膏下的皮肤一般有黄褐色的痂皮或死皮、油脂等；其下的新生皮肤较敏感，避免搔抓，可用温水清洗后，涂一些润肤霜等保护皮肤，每日按摩局部。由于长时间固定不动，开始活动时肢体可能产生一些新的不适或疼痛，以后逐渐减轻。

第二节　骨折患者的一般护理

骨折（fracture）是指骨的完整性或连续性中断。骨折可发生在任何年龄和身体的任何部位。占全身损伤的第一位。

【病因】　骨折是由暴力、创伤和骨骼疾病所造成的，其中创伤是骨折的主要原因，如交通事故、坠落或摔倒等；剧烈运动不当也可造成骨折。

1. 直接暴力　外力直接作用于局部骨骼可导致骨折，常伴有较广泛的皮肤和软组织损伤（图 29-10）。

2. 间接暴力　骨折发生在外力作用点以外的骨骼部位，骨折部位的软组织损伤较轻。（图 29-11）。

3. 肌肉拉力　肌肉突然猛烈收缩，其牵拉作用可造成肌附着处的骨折。例如：膝关节或肘关节处肌的牵拉，可发生髌骨或鹰嘴处撕裂性骨折（图 29-12）。

4. 积累性劳损　指肢体某一特定部位的骨骼受到长期、反复和轻微的直接或间接损伤所致的骨折，又称为疲劳骨折。

5. 骨骼疾病　由于骨骼疾病，如骨质疏松、骨髓炎、骨结核或骨肿瘤等导致骨质破坏，在轻微的外力作用下发生的骨折，称为病理性骨折。

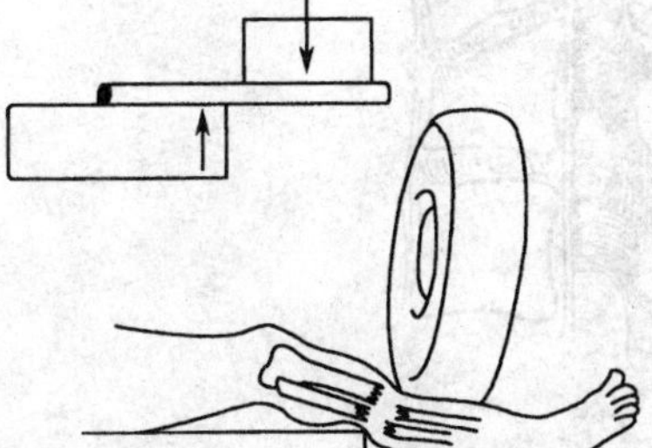

图 29-10　直接暴力引起骨折

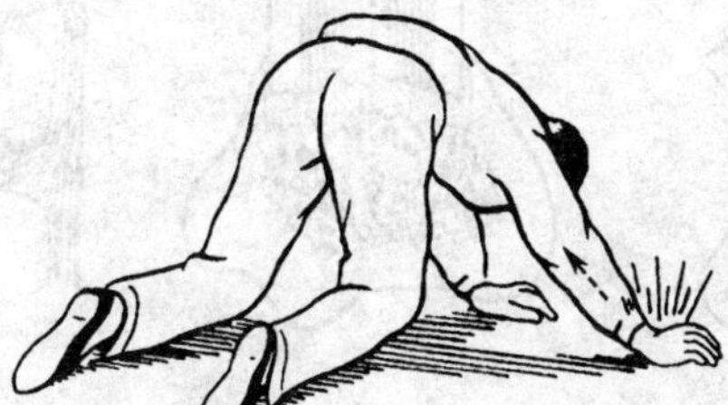

图 29-11　间接暴力引起骨折

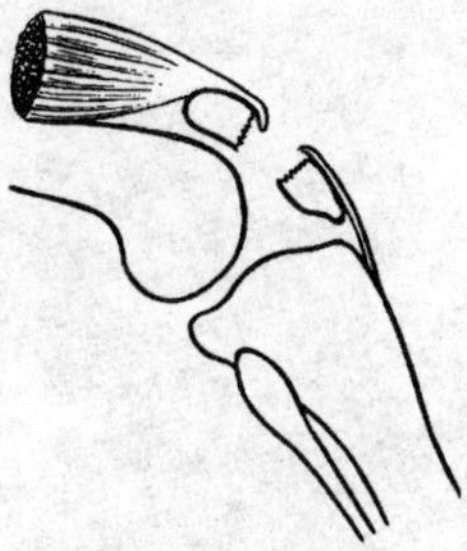

图 29-12　肌肉拉力引起骨折

【分类】

（一）根据骨折的程度分类

1. 不完全性骨折　骨的连续性未完全破坏，或仅一部分骨小梁的连续性中断。按其骨折形状又可分为：

（1）裂缝骨折　骨质发生裂隙，无移位，多发生于颅骨、肩胛骨等。

（2）青枝骨折　仅表现为骨皮质的劈裂，类似于青嫩的树枝被折时的形状，多发生于儿童。

2. 完全性骨折　骨的完整性或连续性完全中断。按骨折线的方向又可分为（图 29-13）：

（1）横行骨折　骨折线与骨干纵轴垂直。

（2）斜行骨折　骨折线与骨干纵轴成一定角度。

（3）螺旋形骨折　骨折线呈螺旋状。

（4）粉碎性骨折　骨碎裂成 3 块以上。骨折线呈 T 形或 Y 形，故又称 T 形或 Y 形骨折。

（5）嵌插骨折　骨折片相互嵌插，密质骨端嵌插入松质端内。

（6）压缩性骨折　骨质因压缩而变形，多发生在松质骨，如椎骨或跟骨。

（7）凹陷骨折　骨折片局部下陷，多见于颅骨。

（8）骨骺分离　骨折经过骨骺，骨骺的断面可带有数量不等的骨组织。

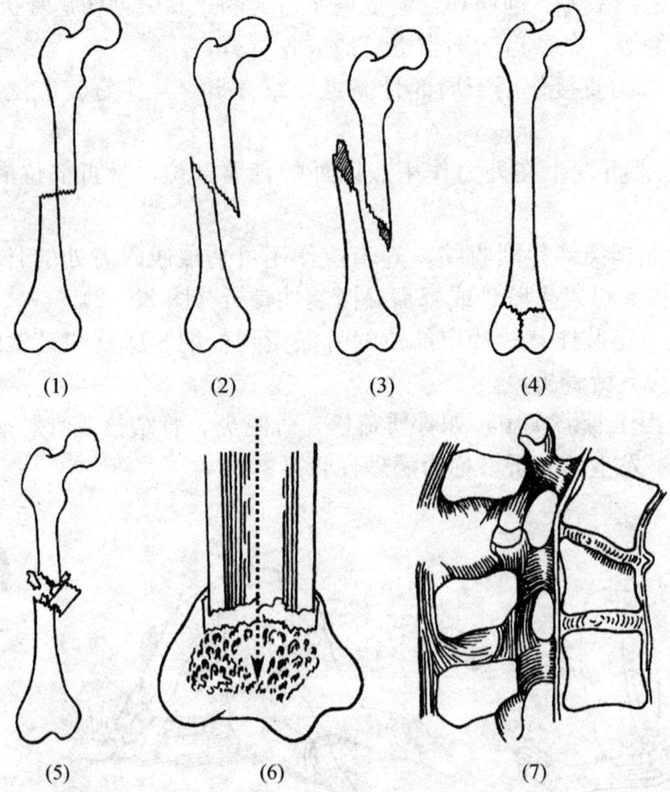

图 29-13　完全性骨折

（1）横行骨折　（2）斜行骨折　（3）螺旋形骨折　（4）T 形骨折　（5）粉碎性骨折　（6）嵌插骨折　（7）压缩性骨折

（二）根据骨折处是否与外界相通分类

1. 开放性骨折　骨折部位的皮肤或黏膜破裂，骨折断端直接或间接与外界相通。如合并膀胱或尿道破裂的耻骨骨折，合并直肠破裂的骶尾骨骨折。

2. 闭合性骨折　骨折处皮肤或黏膜完整，不与外界相通。

（三）根据骨折端的稳定程度分类

1. 稳定性骨折　骨折端不易移位或复位后不易再发生移位。一般都保持良好的解剖位置，如裂缝骨折、青枝骨折、横行骨折、嵌插骨折及压缩骨折等。

2. 不稳定性骨折　骨折端易移位或复位后易发生再移位的骨折。如斜行骨折、螺旋形骨折及粉碎性骨折等。

产生骨折断端移位的原因主要有暴力的作用、肢体远侧段的重量、肌的牵拉以及搬运或治疗不当。常见的有成角移位、侧方移位、短缩移位、分离移位和旋转移位（图 29-14）。临床常见几种移位合并或同时存在。如股骨上 1/3 骨折，在长轴上有短缩，同时还有侧方及旋转移位。

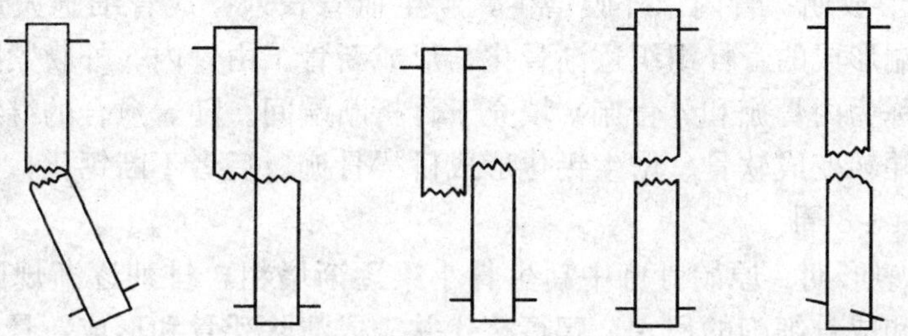

图 29-14　骨折段移位方式

【临床表现】 骨折时常伴有重要组织或器官的损伤，故骨折患者除有骨折的表现外，还可能同时有其他组织、器官损伤的表现。

（一）全身表现

1. 休克　注意由于骨折导致的大量出血和剧痛所致。常见于多发骨折、骨盆骨折、脊柱骨折、股骨骨折和严重的开放性骨折患者，或伴有广泛的软组织损伤或合并内脏损伤的患者。

2. 发热　骨折患者的体温多在正常范围。在骨折合并有大量内出血、血肿吸收以及损伤组织的吸收反应可使体温略有升高，一般不超过 38℃。

（二）局部表现

1. 骨折的一般表现

（1）局部肿胀、淤斑或出血　局部可见软组织出血、肿胀，甚至出现张力性水泡；血肿浅表时，皮下出现淤斑；开放性骨折时，可见骨折部位出血。

（2）疼痛和压痛　骨折及合并损伤处疼痛，在移动患肢时疼痛加重；骨折部位有固定压痛，由骨长轴远端向近侧叩击和冲击时可诱发骨折部位的疼痛。

（3）活动受限　骨折部位的肿胀和疼痛或完全性骨折，使肢体丧失部分或全部活动功能。

2. 骨折特有体征

(1) 畸形 骨折段移位后，可发生受伤肢体外形改变，表现为肢体短缩、成角、弯曲等畸形。但不完全骨折、嵌插骨折时常不出现骨折特有体征。

(2) 反常活动 在肢体的非关节部位出现不正常活动。

(3) 骨擦音或骨擦感 骨折断端之间互相摩擦时所产生的轻微音响及感觉。

以上三项为骨折特有体征，只要出现其中之一，即可确诊。

【骨折愈合】 骨折后，机体立即开始修复，骨折的愈合是一个复杂而又连续的过程，基本经历三个时期，即血肿炎症机化期、原始骨痂形成期和骨板形成塑形期。

1. 血肿炎症机化期 骨折导致骨髓腔、骨膜下和周围组织血管破裂出血，在骨折断端及其周围形成血肿，伤后 6～8 h，血肿凝结成血块。由于创伤可致部分软组织和骨组织坏死，引起无菌性炎症反应，炎症刺激间质细胞积聚、增生及血管形成，并向成骨细胞转化；同时亦形成肉芽组织；其内的成纤维细胞合成和分泌胶原纤维，并转化为纤维结缔组织。该过程大约在骨折后的 2～3 周完成。

2. 原始骨痂形成期 骨内、外膜增生，新生血管长入，成骨细胞大量增殖，合成并分泌骨基质，骨断端形成的骨样组织逐渐骨化，形成新骨。由骨内、外膜紧贴骨皮质内、外形成的新骨（分别称为内骨痂和外骨痂）填充于骨折断端间。随着愈合的继续，骨痂被塑造成疏松的纤维组织并转变成软骨、增生钙化形成桥梁骨痂，后者不断钙化，达到骨折的临床愈合，该过程约需 4～8 周。

3. 骨板形成塑形期 原始骨痂中新生骨小梁逐渐增粗，排列逐渐规则和致密。骨折端的坏死骨经破骨和成骨细胞的侵入、爬行替代并完成清除死骨和形成新骨的过程。原始骨痂被板层骨替代，使骨折部位形成坚强的骨性连接，髓腔重新沟通，骨折处恢复正常骨结构，这一过程约需 8～12 周。

骨折愈合过程可受多种因素的影响而致愈合延迟、不愈合或畸形愈合。当骨折经治疗，超过一般愈合所需时间，骨折断端仍未出现连接，称骨折延迟愈合；骨折经治疗，超过一般愈合所需时间并经延长治疗时间，仍达不到骨性愈合称骨折不愈合；而骨折愈合的位置未达到功能复位的要求，存在超角、旋转或重叠则为畸形愈合。影响骨愈合的因素包括：年龄、营养和代谢因素，如饮食中钙、磷、维生素 D 和蛋白质的摄入量和机体代谢状况；创伤的严重程度和类型；骨折部位的血液供应；有无并发症；治疗方法及康复锻炼等。

【并发症】 骨折多由较严重的创伤所致，由于愈合时间较长，或骨折本身损伤严重，并且常伴有其他组织器官的损伤，可引起严重的全身反应和并发症，甚至危及患者生命。骨折的主要并发症有：

1. 骨筋膜室综合征 骨筋膜室是由骨、骨间膜、肌间膜、肌间隔和深筋膜形成的密闭腔隙。骨筋膜室综合征（osteofascial compartment syndrome）主要由于骨折部位骨筋膜室内压力增加致室内肌和神经缺血、水肿、血循环障碍而产生的一系列严重病理改变，是一组症候群。骨筋膜室内压力来源于外部或内部，内部压力常为骨折出血导致的血肿或血液积聚及组织水肿，外部压力则常为局部包扎过紧或石膏压迫。若不及时处理，在 4～6 h 即可出现神经和肌组织损害；24～48 h 内，可造成肢体缺血性肌挛缩坏疽；若大量毒素进入血循环，也可进一步并发休克、感染或急性肾衰竭；后者主要是由于受损的肌组织释放肌球蛋白进入循环并阻塞肾远曲小管所致。骨筋膜室综合征常发生在受伤小腿和前臂的掌侧和背侧，临床表现为患肢持续性剧烈疼痛、进行性加重，麻木，肤色苍白；肢体活动障碍，被动活动时引起剧痛。

2. 脂肪栓塞综合征 是骨折的一个严重并发症，通常发生在骨折后 48 h 内，可因肺水肿而导致呼吸衰竭或死亡。脂肪栓塞容易与血栓引起的肺栓塞混淆。脂肪栓塞综合征是由于骨折部位的骨髓组织被破坏，脂肪滴进入破裂的静脉窦内，继而进入血液循环，引起肺、脑、肾等周身性脂肪栓塞所致。脂肪栓塞综合征多发于成人，典型表现为进行性呼吸困难、呼吸窘迫、发绀、体温升高、心率快、血压降低、意识障碍，如烦躁、谵妄、昏迷、抽搐等症状；眼结膜下、胸部、腋下有瘀点。

3. 缺血性骨坏死和缺血性肌挛缩 缺血性骨坏死有时被称为无菌性坏死，是由于骨折段的血液供应中断所致，最常见于股骨颈骨折后。缺血性肌挛缩是肢体重要血管损伤及骨筋膜综合征处理不当的后果，患者可出现爪形手或爪形足等，严重者可致残（图 29-15）。

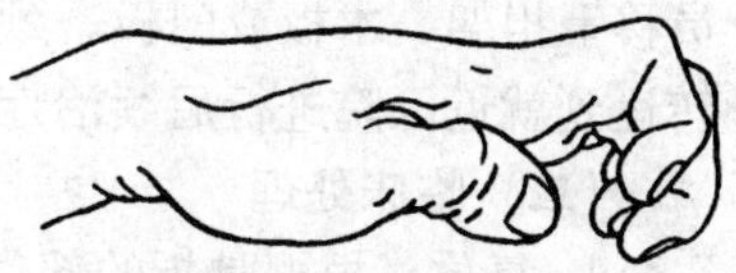

图 29-15 爪形手畸形

4. 急性骨萎缩 是损伤所致的关节附近的痛性骨质疏松，亦称反射性交感神经性骨营养不良。常见于手、足骨折后，临床表现为疼痛和血管舒缩紊乱。疼痛与损伤程度不一致，随临近关节活动而加剧，局部有烧灼感；可出现关节僵硬。由于血管舒缩紊乱，早期局部皮温升高、水肿及汗毛、指甲生长加快，随之出现皮温低、多汗、汗毛脱落，导致手足肿胀、僵硬、寒冷、略呈青紫色，可达数月之久。

5. 关节僵硬 是骨折和关节损伤后常见的后期并发症，多因关节内骨折或患处关节长期固定，导致静脉和淋巴回流不畅，关节周围组织中浆液纤维性渗出和纤维蛋白沉积、发生纤维粘连并伴有关节囊和周围肌挛缩所致。

6. 损伤性骨化（骨化性肌炎） 常见于关节脱位及关节附近骨折者。因局部血肿、关节扭伤和关节附近的骨折使骨膜剥离，形成骨膜下血肿所致。若处理不当或较大的血肿经机化愈合后，在关节附近的软组织内可形成较广泛的异位骨化，影响关节活动功能。

7. 创伤性关节炎 关节内骨折未准确复位、关节面不平整或畸形愈合可引起创伤性关节炎。活动时关节疼痛，多见于膝、踝等负重关节。

【辅助检查】

1. 影像学检查

（1）X 线检查 可明确骨折部位、类型、移位和畸形。脂肪栓塞综合征时，X 线片可见多变的、进行性加重的肺部阴影。

（2）CT 和 MRI 检查 可发现结构复杂的骨折和其他组织损伤，如椎体、颅骨骨折。

（3）骨扫描 有助于确定骨折的性质和并发症，如有无病理性骨折、合并感染、缺血性坏死、延迟愈合及不愈合等。

2. 实验室检查

（1）血常规检查 骨折大量出血患者可见血红蛋白和血细胞比容降低。

（2）血钙磷水平 在骨折愈合阶段，血钙磷水平常升高。

（3）尿常规检查 脂肪栓塞综合征时，尿液中可出现脂肪球。

【治疗原则】

复位、固定、早期康复治疗和预防并发症；但现场急救仍属首要。

（一）现场急救

1. 抢救生命 骨折往往合并其他组织和器官损伤。若发现患者呼吸困难、窒息、大出血等，应立即就地急救，挽救生命。

2. 止血和包扎 发现伤口，可用无菌敷料或用当时认为最清洁的布类包扎，以免伤口进一步污染。避免回纳外露的骨折断端。若伤口出血，予以压迫包扎或用止血带压迫，并记录时间；止血带应每隔 40～60 min 放松 1 次，放松的时间以恢复局部血流、组织略有新鲜渗血为宜。

3. 固定、制动和转运 对疑有骨折的患者，可利用夹板、木板、自身肢体等固定受伤的肢体。对疑有脊柱骨折的患者应尽量避免移动，搬运时应采取轴向滚动法或平托法，将伤员移上担架、木板或门板。颈椎受伤者需在颈两侧加垫固定。经上述初步处理后迅速将患者转运到就近医院进行后续治疗。

（二）临床处理

1. 复位 根据骨折的部位和类型，选用合适方法予以复位。临床可根据对位（两骨折端的接触面）和对线（两骨折段在轴线上的关系）是否良好衡量复位程度。完全恢复到正常解剖位置者，称解剖复位；虽未达到解剖关系的对合，但不明显影响愈合后功能者称功能复位。

（1）非手术复位 包括手法复位和牵引复位。手法复位（又称闭合复位），以功能复位为主。大多数骨折均可经手法复位。若肢体肿胀严重，甚至有张力性水疱或血运不佳时，可经抬高患肢待消肿后再行复位。牵引复位常用于股骨闭合性骨折等。

（2）手术复位 用于手法复位或牵引复位失败、骨折端间有软组织嵌入、关节内骨折经手法复位达不到解剖复位、骨折合并主要血管和神经损伤、多处骨折或多段骨折、陈旧性骨折不能手法复位者。

2. 固定 已复位的骨折部位必须持续固定于良好位置，直至骨折愈合。常用的有外固定和内固定。

（1）外固定 常用的方法有：

夹板：是利用有一定弹性的木板、竹板或塑料板制成的长、宽合适的小夹板，绑在骨折部肢体的外面，外扎横带，以固定骨折。小夹板固定适用于四肢管状骨闭合性骨折。固定范围一般不包括骨折的上、下关节，便于及早进行功能锻炼和防止关节僵硬。

绷带：多用于特定部位，如肩胛骨和锁骨骨折等。弹力绷带可用于固定愈合阶段的骨折。石膏绷带可用于骨折复位后的固定，根据肢体形状塑形，固定作用确实可靠，维持时间较长。

持续牵引：通过在身体某一部位使用拉力而达到对位、复位和固定的作用。可根据骨折的类型、范围和部位及患者的年龄，采用不同形式的牵引，如皮肤牵引、骨骼牵引、支架牵引和吊带牵引。

外固定器：骨折复位后，在远离骨折处经皮肤小切口穿过骨骼，利用夹头在钢管上的移动和旋转矫正骨折移位，最后用外金属架固定（图 29-16）。

（2）内固定 主要用于切开复位后的患者。内固定后患者可早期活动，可预防患者长期卧床引起的并发症，尤其适合老年患者。常用的内固定物有钢针、螺丝钉、接骨板、髓内钉、加压钢板、假体或用自体或异体植骨片将骨折段固定（图 29-17）。

3. 防止感染 对开放性骨折患者需予以抗菌药物治疗。

4. 处理并发症 一旦发生严重并发症，如骨筋膜室综合征，应立即做切开减压术。

5. 康复治疗 是骨折治疗的重要组成部分，目的在于促进功能恢复。

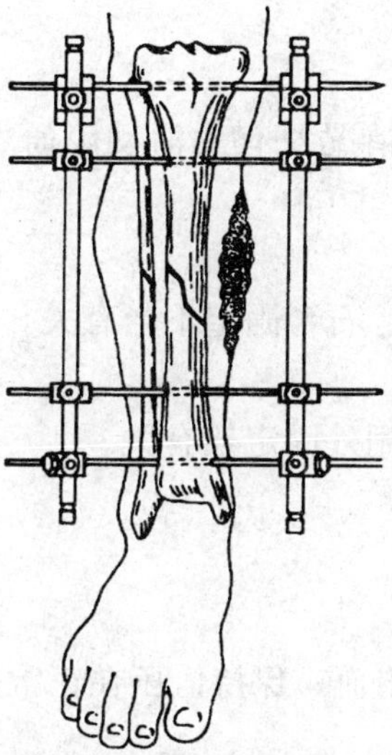

图 29-16 骨外固定器

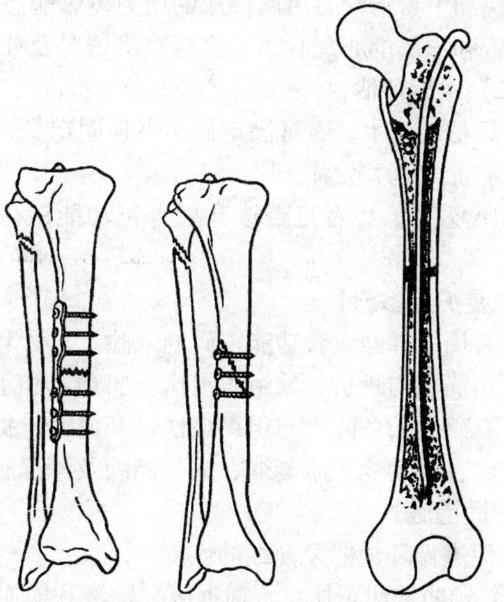

(1) 接骨板、螺丝钉内固定　(2) 髓内钉内固定

图 29-17 骨折内固定

(1) 骨折早期　伤后 1～2 周之内，主要进行肢体肌的等长舒缩，目的是促进肢体血液循环，预防肌萎缩。骨折部位的上、下关节暂不活动。

(2) 骨折中期　受伤 2 周后，局部疼痛消失，骨痂逐渐形成；除继续进行患肢肌的等长舒缩活动外，活动骨折部位上、下关节，活动范围由小到大，活动幅度和力量逐渐加大。

(3) 骨折后期　骨折接近临床愈合，功能锻炼的目的是增强肌力、克服挛缩及恢复关节活动度。关节活动练习包括主动锻炼、被动活动或用关节练习器锻炼等。

【护理评估】

(一) 术前评估

1. 健康史和相关因素

(1) 一般情况　患者的年龄、职业特点和运动爱好等，有无酗酒，日常饮食结构。

(2) 受伤情况　了解患者的损伤原因、部位和时间、受伤时的体位和环境，外力作用的方式、方向与性质，伤后患者功能障碍及伤情发展情况、急救处理经过等。

(3) 既往史　既往健康情况有助于判断骨折的相关因素及愈合，如患者有无骨质疏松、骨肿瘤病史或骨折和手术史。患者近期有无服用激素类药物及药物过敏史等

2. 身体状况　骨折常伴有其他合并损伤，故应评估患者有无威胁生命的并发症，如有无头部、胸部、腹部及泌尿系统的损伤。观察患者有无脉搏加快、脉弱、皮肤湿冷、呼吸浅快、血压下降、尿少、意识障碍等低血容量性休克的症状。

3. 骨折局部情况　有无伤口、出血、肿胀、触痛或疼痛、畸形等；注意伤肢的活动及关节的活动范围，有无异常活动、骨擦音、活动障碍等；末梢感觉和循环情况，如骨折远端肢体的皮温、有无脉搏减弱或消失等。

4. 辅助检查　评估患者的影像学和实验室检查结果，以助判断病情和预后。

5. 心理和社会支持状况　患者的心理状态取决于损伤的范围和程度。多发性损伤患者

多需住院和手术治疗，由此形成的压力可影响患者与家庭成员的心理状态和相互关系。故应评估患者和家属的心理状态、家庭经济情况及社会支持系统。

（二）术后评估

1. 评估牵引术、石膏固定或小夹板固定是否维持于有效状态。

2. 有无出现并发症。

3. 康复程度 患者是否按计划进行功能锻炼、功能恢复情况及有无活动障碍引起的并发症。

【主要护理诊断】

1. 有周围神经血管功能障碍的危险 与骨和软组织创伤、石膏固定不当有关。

2. 疼痛 与骨折、软组织损伤、肌痉挛和水肿有关。

3. 有感染的危险 与组织损伤、开放性骨折、牵引和应用外固定架有关。

4. 潜在并发症 肌萎缩、关节僵硬及深静脉血栓形成。

【护理措施】

1. 促进循环功能及神经的恢复

（1）预防和纠正休克 根据医嘱输液和输血；及时处理出血，保持血压在正常范围。

（2）保暖 注意室温和躯体保暖，以改善循环。

（3）取合适体位，促进静脉回流 根据骨折的部位、程度、治疗方法和有无合并其他损伤等采取不同的体位。休克患者采取平卧位；患肢肿胀时，遵医嘱用枕头或悬吊牵引抬高患肢，使之高于心脏水平，以促进静脉回流和减轻水肿。但若疑有骨筋膜室综合征发生时，则避免患肢高于心脏水平，以免局部血供受影响。患肢制动后，固定关节于功能位。

（4）加强观察 观察患者的意识、体温、脉搏、血压、呼吸、尿量和末梢循环，如毛细血管再充盈时间、患肢骨折远端脉搏情况，皮温、色泽、有无肿胀及感觉和运动障碍。

2. 减轻疼痛

（1）药物镇痛 按医嘱给予镇痛药物，并注意观察药物效果及有无不良反应发生。

（2）物理方法止痛 可用局部冷敷、抬高伤肢等方法减轻伤肢水肿，起到减轻疼痛的作用。热疗和按摩可减轻肌痉挛引起的疼痛。

3. 预防感染

（1）监测患者有无感染症状和体征 定时测量患者的体温和脉搏。体温和脉搏明显增高时，常提示有感染发生。若骨折处疼痛减轻后又进行性加重或成搏动性疼痛，皮肤红、肿、热，伤口有脓液渗出或有异味时，应警惕是否继发感染，应及时报告医师。

（2）加强伤口护理 严格按无菌技术清洁伤口和更换敷料，保持敷料干燥。

（3）合理应用抗菌药物 遵医嘱及时和合理安排抗菌药物的应用时间和方式。

（4）体位 无禁忌者可经常变更卧姿，预防压疮和坠积性肺炎的发生。

4. 指导功能锻炼 早期功能锻炼可增加肢体活动性和预防并发症，有助于损伤部位功能的恢复。

（1）肌等长舒缩练习和关节活动 与患者一起制定适宜的锻炼和康复计划。伤后1～2周之内，除医嘱要求制动的患者外，术后6h应开始股四头肌的等长舒缩练习。鼓励下肢骨折患者每3h用吊架锻炼一次。伤后2周，指导患者活动骨折部位上、下的关节。

（2）行走锻炼 做患肢外固定的患者，疼痛减轻后可早期进行患肢的行走锻炼；行走时护士应提供安全保护。先指导患者在平地上用助行器行走，然后进行上下楼梯锻炼。

【健康教育要点】

1. 安全指导　指导患者及家属评估家庭环境的安全性，有无影响患者活动的障碍物，如台阶、小块地毯、散放的家具等。

2. 长期坚持功能锻炼　告知患者出院后继续功能锻炼的方法和意义。向患者和家属详细说明有关夹板、石膏或外固定器械的应用和护理知识，如夹板、石膏或外固定器械的保护、清洁、使用的方法及可能发生的问题。指导患者使用轮椅、步行辅助物，提高患者自我照顾能力。指导家属如何协助患者完成各项活动。

3. 定期复查　告知患者如何识别并发症。如患者肢体肿胀或疼痛明显加重，骨折远端肢体感觉麻木、肢端发凉，夹板、石膏或外固定器械松动等，应立即到医院复查并评估功能康复情况。

第三节　常见四肢骨折

一、锁骨骨折

锁骨位置表浅，起到上肢与躯干的连接和支撑作用，容易发生骨折。

【病因与分类】锁骨骨折（fracture of clavicle）好发于青少年，间接暴力多因跌倒时肩部外侧着地引起；有时跌倒时手或肘先着地，外力沿上肢骨传达到锁骨，也可引起骨折。骨折后，近折端多向上向后移位，远折端可向下移位，多有重叠移位。成人多为短斜骨折，儿童多为青枝骨折。

【临床表现】有明确的外伤病史；患侧肩下垂，向前内侧倾斜，头偏向患侧，并用健侧手掌支托患侧肘部。幼儿如不愿活动上肢，穿衣伸袖时哭闹，提示有锁骨骨折。肩部疼痛、肿胀、皮下瘀斑；有明显压痛，有时可触及移位的断端。

【辅助检查】X线片可确定骨折的部位和移位方向。

【治疗原则】

1. 无移位骨折或儿童青枝骨折，可用三角巾悬吊患肢3周。

2. 移位骨折，局麻后手法复位，然后用“∞”字绷带法固定3～4周（图29-18）。

3. 粉碎性骨折或合并有神经血管损伤，可手术探查，修复血管神经，骨折端复位内固定。

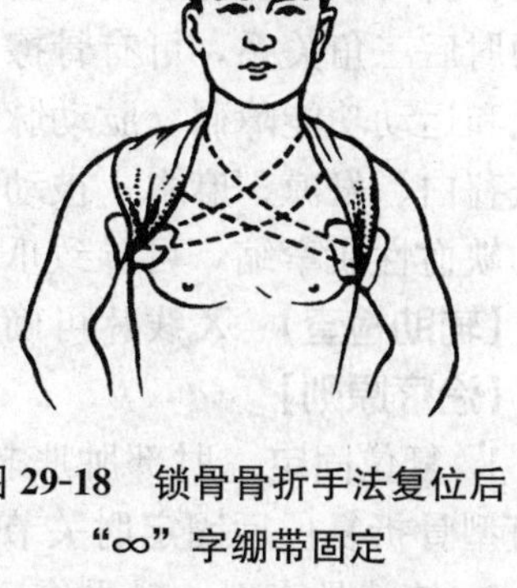

图29-18　锁骨骨折手法复位后“∞”字绷带固定

【主要护理诊断】

1. 不易保持正确卧位　与“∞”字绷带固定有关。

2. 上肢活动障碍，生活自理能力下降　与骨折及患肢固定有关。

【护理措施】

1. 加强观察和护理　应经常检查其固定情况，既保持有效固定又不能压迫腋窝过紧。询问患者局部有无异常、疼痛不适，观察局部皮肤颜色、温度及肿胀情况。

2. 合理功能锻炼　局部固定后应保持挺胸提肩姿势，保持去枕仰卧位2～3周，后背部垫软枕，使两肩后伸；练习手、腕及肘关节的活动，可适当练习肩关节。解除外固定后进行上肢全面功能锻炼。

二、肱骨髁上骨折

肱骨髁上骨折（supracondylar fracture of the humerus）是发生在肱骨干与肱骨髁交界处的骨折。多见于5～12岁儿童，占小儿肘部骨折的30%～40%。

【病因与分类】 根据暴力来源和移位方向，可分伸直型和屈曲型骨折。

1. 伸直型 较常见。多因间接暴力引起，如跌倒时肘关节呈半屈状、手掌着地，地面的反作用力经前臂传到肱骨下端，导致髁上部伸直型骨折。骨折近侧端常损伤肱前肌，压迫或损伤正中神经和肱动脉，造成前臂缺血性肌挛缩。骨折远侧端向侧方移位可挫伤桡神经或尺神经（图29-19）。

2. 屈曲型 少见。跌倒时肘关节屈曲、肘后部着地，外力自下而上，尺骨鹰嘴直接撞击肱骨下端，导致髁上部屈曲型骨折。很少合并血管和神经损伤（图29-20）。

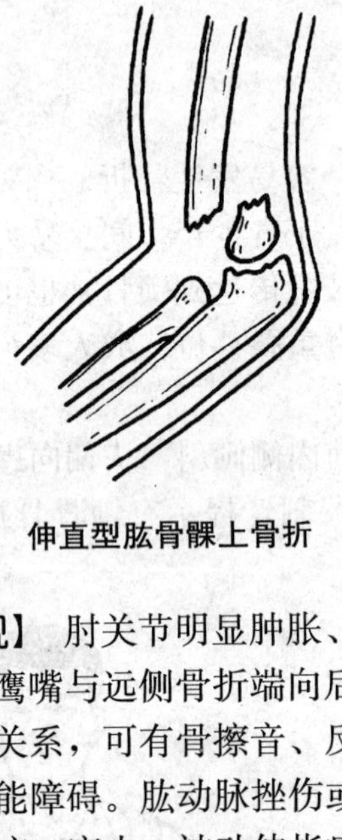

图29-19 伸直型肱骨髁上骨折

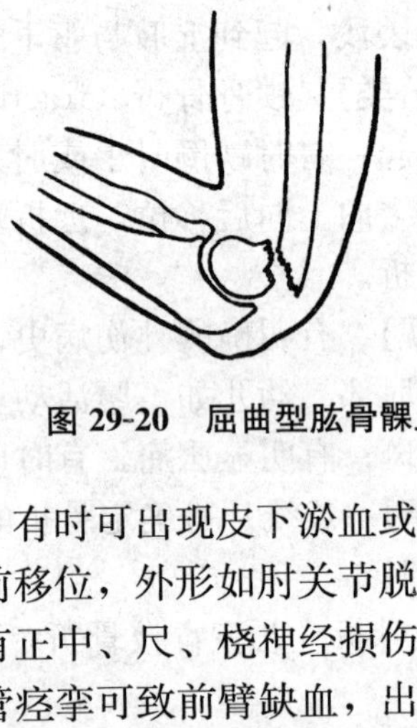

图29-20 屈曲型肱骨髁上骨折

【临床表现】 肘关节明显肿胀、压痛，功能障碍；有时可出现皮下淤血或皮肤水疱。伸直型骨折时，鹰嘴与远侧骨折端向后突出，近折端向前移位，外形如肘关节脱位，但保持正常的肘后三角关系，可有骨擦音、反常活动等；可伴有正中、尺、桡神经损伤，表现为手的感觉和运动功能障碍。肱动脉挫伤或受压者因发生血管痉挛可致前臂缺血，出现剧痛、手部皮肤苍白、发凉、麻木，被动伸指疼痛，桡动脉搏动减弱或消失等表现。与肱骨髁上骨折相关的缺血性肌挛缩，可导致爪形手或后遗肘内翻畸形。

【辅助检查】 X线片可确定骨折的部位、类型和移位方向。

【治疗原则】

1. 复位固定 肘部肿胀较轻、桡动脉搏动正常者，可行手法复位和后侧石膏托固定。伸直型骨折复位后固定肘关节于60°～90°屈曲或半屈位。

2. 持续骨牵引 对受伤后时间较长、肘部肿胀严重并有水泡形成，但末梢血运良好者，可行尺骨鹰嘴牵引，牵引重量1～2kg；待3～5天后肿胀消退，即可进行手法复位。

3. 手术治疗 手法复位失败者应行手术复位。

【主要护理诊断】

1. 有周围神经、血管功能障碍的危险 与骨折合并软组织损伤或骨折固定不当有关。

2. 躯体活动障碍 与骨折及患肢固定有关。

【护理措施】

1. 加强观察和护理　避免神经、血管功能障碍。注意观察患肢是否出现疼痛，手部皮肤是否苍白、发凉、麻木等级桡动脉搏动情况。定时检查夹板及石膏绷带等固定是否松紧合适，必要时及时给予调整。

2. 合理功能锻炼　伤后第1周，患侧肢体避免活动；1周后逐渐开始握拳、伸指、腕关节屈伸及肩关节活动；4～5周后在去除外固定后，进行肘关节屈伸功能锻炼。

三、桡骨远端骨折

桡骨远端骨折（distal of fracture radius）是发生在桡骨下端3 cm范围内的骨折，常见于有骨质疏松的中老年者。以伸直型骨折常见。

【病因】　由间接暴力所致。跌倒时前臂旋前，腕关节背伸，手掌着地。

【临床表现】　腕关节明显肿胀、疼痛、功能障碍及局部压痛。骨折移位明显时，由于骨折远折端移向背侧，侧面观手腕可呈餐叉样畸形；又因远折端向桡侧移位，且有短缩移位、桡骨茎突上移，正面观手腕呈枪刺刀畸形（图29-21）。

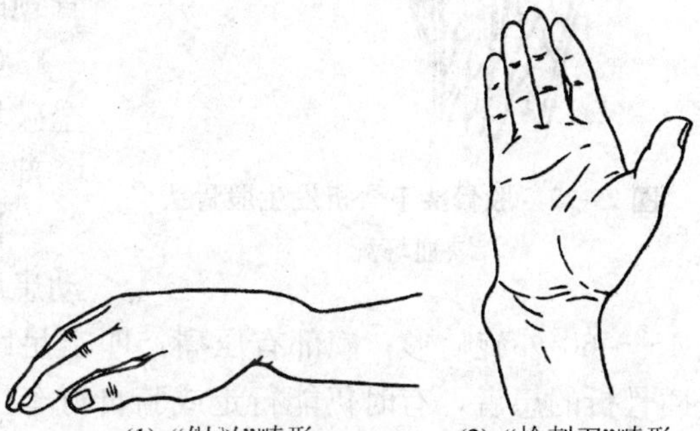

(1) “银叉”畸形　(2) “枪刺刀”畸形

图29-21　伸直型桡骨下端骨折后手的畸形

【辅助检查】　X线片检查可见骨折远折端向背侧及桡侧移位，近折端向掌侧移位，可同时合并尺桡关节脱位。

【治疗原则】　一般常用手法复位，背侧面再用石膏托、特制小夹板或长臂石膏固定腕关节于旋前、屈腕、尺偏位；肘关节也必须固定，以防止腕关节旋后或旋前。

【主要护理诊断】

1. 有周围神经、血管功能障碍的可能　与骨折局部水肿或骨折固定不当有关。

2. 知识缺乏　缺乏骨折后功能锻炼的知识。

【护理措施】

1. 减轻肿胀，促进血液循环　保持有效固定，防止腕关节旋后或旋前。注意患肢皮肤颜色、温度、有无肿胀及桡动脉搏动情况。用吊带或三角巾将患肢托起，避免患肢下垂引起的静脉回流障碍。

2. 指导患者进行有效的功能锻炼　患者早期进行拇指及其他手指的主动运动、用力握拳、充分屈伸五指的练习，以减轻水肿，增加静脉回流。同时进行肩、肘关节功能锻炼，防止关节僵硬和肌萎缩。伤后2周进行腕关节背伸和桡侧偏斜练习，同时进行前臂旋转运动。

四、股骨颈骨折

股骨颈骨折（fracture of neck of femoral）多发于老年人，以女性多见。常出现骨折不愈合（15%）和股骨头缺血性坏死（20%～30%）。

【病因和分类】　老年人，特别是女性，由于骨质疏松使股骨颈脆弱，加之髋周肌群退变，在平地滑到、床上跌下、下肢突然扭转、甚至无明显外伤的情况下就可发生骨折。青壮年股骨颈骨折一般由于严重损伤，如车祸或高处坠落等所致。

1. 按骨折线部位分类　可分成头下骨折、经颈骨折和基底骨折。头下骨折和经颈骨折属于关节囊内骨折，由于股骨头的血液循环大部分中断，因而骨折不愈合和易造成股骨头缺血坏死（图 29-22）。基底骨折由于两骨折端的血液循环良好而较易愈合。

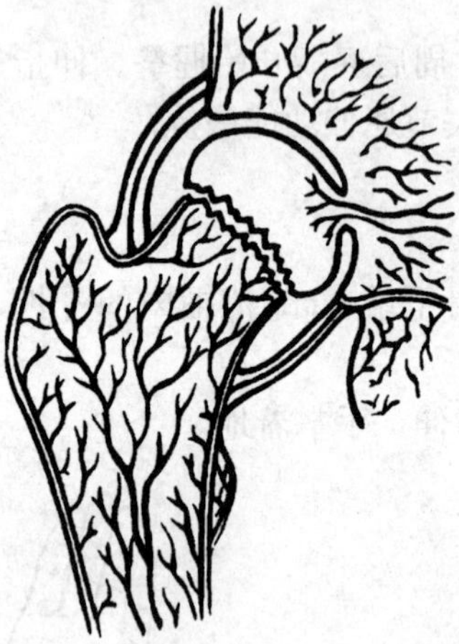

图 29-22 股骨头下骨折发生股骨头缺血坏死

2. 按骨折线角度（X线片表现）分类

(1) 内收骨折 远端骨折线与两髂嵴连线的延长线所形成角度（Pauwels 角）大于 50°属于不稳定骨折。

(2) 外展骨折 Pauwels 角小于 30°属于稳定骨折。

3. 按骨折移位程度分类

(1) 不完全骨折 骨的完整性仅部分中断，股骨颈的一部分出现裂纹。

(2) 完全骨折 骨折线贯穿股骨颈，骨结构完全破坏。完全骨折又可分成：①无移位的完全骨折；②部分移位的完全骨折；③完全移位的完全骨折。

【临床表现】 老年人跌倒后髋部出现疼痛，移动患肢时疼痛明显，不敢站立或行走；患肢有短缩，呈 45°～60°外旋畸形；髋部有压痛，叩击足跟部或大粗隆部时髋部疼痛，大转子明显突出。嵌插骨折的患者，有时仍能行走或骑自行车，易造成漏诊，使无移位的稳定骨折变成移位的不稳定骨折。

【辅助检查】 髋部 X 线片可确定骨折的部位、类型和移位方向。

【治疗原则】

1. 非手术治疗 适用于无明显移位的骨折、外展型或嵌插型等稳定骨折。此外，亦适用于年龄过大、全身情况较差或有其他脏器合并症者。

(1) 牵引复位 可采用穿防旋鞋、持续皮牵引、骨牵引或石膏固定方法达到复位和固定的作用，卧硬板床 6～8 周。

(2) 手法复位 先作皮牵引或骨牵引，并尽早在 X 线透视下手法复位。

2. 手术治疗 适用于内收型骨折或有移位的骨折、难以牵引复位或手法复位者。在骨折复位后经皮或切开作加压螺纹钉固定术。

(1) 闭合复位内固定 在 X 线透视下手法复位成功后，在股骨外侧作内固定或 130°角钢板固定。

(2) 切口复位内固定 用于手法复位失败、固定不可靠或陈旧性骨折患者。

(3) 人工股骨头或全髋关节置换术 适用于全身情况较好、有明显移位或旋转、股骨头缺血坏死的高龄股骨头下骨折患者或已合并骨关节炎者。

【主要护理诊断】

1. 潜在并发症 骨折移位。

2. 躯体活动障碍 与骨折、牵引或石膏固定有关。

3. 有皮肤完整性受损的危险 与骨折、软组织损伤或长期卧床有关。

【护理措施】

1. 保持适当的体位，防止骨折移位 患肢制动，卧床时两腿之间放一枕头，使患肢呈外展中立位，可穿防旋矫正鞋固定，防止髋关节外旋或脱位。卧硬板床休息，经医师允许后方可患侧卧位。更换体位时，应避免患肢内收、外旋或髋部屈曲，防止骨折移位。尽量避免搬运或移动患者，必须搬运或移动时，注意将髋关节与患肢整个托起，防止关节体位或骨折断端造成新的损伤。

2. 指导患者正确活动

(1) 练习股四头肌的等长舒缩，每天多次，每次 5～20 分钟，以防止下肢深静脉血栓、肌萎缩和关节僵硬。指导患者进行双上肢和健侧下肢的全范围关节活动和功能锻炼。

(2) 髋关节功能锻炼　行人工全髋关节置换术 1 周后，帮助患者坐在床边进行髋关节功能锻炼，动作应缓慢，活动范围由小到大，活动幅度和力量逐渐加大。指导患者借助吊架和床栏更换体位。

(3) 移动和行走训练　评估患者是否需要辅助器械完成日常活动，指导患者坐起、移到轮椅上和行走的方法。非手术治疗的患者 8 周后可逐渐在床上坐起，坐起时双腿不能交叉盘腿，3 个月后可逐渐使用拐杖，患肢在不负重情况下练习行走，6 个月后弃拐行走。行人工全髋关节置换术的患者，2～3 周时允许下床，指导患者在有人陪伴下正确使用助行器或拐杖行走；骨折完全愈合后患肢方可持重。

3. 压疮的预防和护理　患者卧床期间应使用适宜于患者的特制便器，并且保持床铺清洁、干燥和平整。定时协助患者更换体位，按时按摩受压部位和皮肤护理。

五、股骨干骨折

股骨干骨折（fracture of shaft of femur）是指股骨小转子以下、股骨髁以上部位的骨折，约占全身各类骨折的 6%，多见于青壮年。

【病因与分类】

1. 股骨上 1/3 骨折　近折端受髂腰肌、臀中肌、臀小肌外旋肌群的作用，向前、外及外旋方向移位，远折端则可受内收肌群的牵拉向内、向后方向移动。

2. 股骨中 1/3 骨折　骨折端移位无一定规律，与暴力方向有关；若骨折端接触而无重叠时，由于内收肌的作用，骨折可向外成角。

3. 股骨下 1/3 骨折　远折端受腓肠肌的牵拉可向后移位，压迫或损伤腘动静脉和胫、腓总神经，骨折近折端内收向前移位。

【临床表现】　局部疼痛、肿胀和畸形较明显，活动障碍，远端肢体异常扭曲，出现反常活动、骨擦音。股骨干骨折可因出血量大出现休克症状和体征。

【辅助检查】　髋或膝关节正、侧位 X 线片可确定骨折的部位、类型和移位情况。

【治疗原则】

1. 非手术治疗

(1) 牵引治疗　3 岁以内小儿用垂直悬吊皮牵引（图 29-23）；成人股骨干骨折用骨牵引 18～12 周。

(2) 手法复位　横断骨折需待重叠畸形矫正后行手法复位，手法复位后可行持续牵引复位。

(3) 外固定术　对少数合并大范围软组织损伤者可采用外固定器固定。

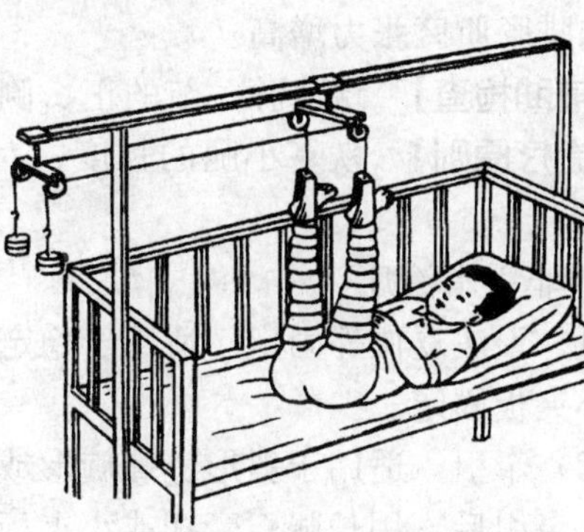

图 29-23　儿童垂直悬吊皮肤牵引

2. 手术治疗 主要为切开复位内固定。适用于非手术治疗失败、伴有多发损伤或血管神经损伤、不宜长期卧床的老年患者或病理性骨折。股骨中上 1/3 横断骨折可选用髓内针固定；股骨中、下段骨折可用钢板螺丝固定；股骨下 1/3 骨折可用角状钢板固定。术后应给予适当外固定，以避免髓内针、钢板断裂，螺丝松动拔出。

【主要护理诊断】

1. 潜在并发症 低血容量性休克。

2. 躯体活动障碍 与骨折、牵引或石膏固定有关。

【护理措施】

1. 维持有效循环血量 监测生命体征、患肢足背动脉搏动和毛细血管充盈情况，并与健肢比较。一旦有异常，应及时报告医师并协助处理。建立能快速输液的静脉通道，根据医嘱输液、输血。

2. 加强功能锻炼，促进康复 练习股四头肌的等长舒缩，同时练习小腿、踝关节屈伸及足部活动，每天多次，每次 5～20 min；伤后 1～2 周，指导患者进行膝关节伸直练习。去除牵引或外固定遵医嘱进行膝关节的屈伸锻炼和髋关节的各种运动锻炼。活动范围由小到大，幅度和力量逐渐加大，使患肢逐渐持重。

六、胫腓骨干骨折

胫腓骨干骨折（fracture of shaft of tibia and fibula）指胫骨平台以下至踝以上部分发生的骨折，很常见，约占全身各类骨折的 13%～17%，以青壮年和儿童居多。

【病因】

1. 直接暴力 多为直接暴力打击和压轧所致，骨折线在同一平面，呈横断、短斜或粉碎性骨折。因胫骨前内侧紧贴皮肤，所以多为开放性骨折。

2. 间接暴力 多由高处坠落、滑倒等所致。骨折线呈斜形或螺旋形，腓骨的骨折面高于胫骨的骨折面，软组织损伤小，骨折尖端穿破皮肤可造成开放性骨折。儿童胫腓骨干骨折多为青枝骨折。胫骨上 1/3 骨折，由于远折段向上移位，腘动脉分叉处受压，易造成小腿缺血或坏疽。中 1/3 骨折，可导致骨筋膜室综合征。胫骨下 1/3 骨折，由于血运差，软组织覆盖少，易发生骨折延迟愈合，甚至不愈合。腓骨上端骨折易损伤腓总神经。

【临床表现】 局部疼痛、肿胀，可出现反常活动和畸形。开放性骨折可见骨折端外露。小儿青枝骨折表现为不敢负重和局部压痛。常伴有腓总神经或腘动脉损伤的症状和体征。胫前区和腓肠肌区张力增高。

【辅助检查】 踝或膝关节的正、侧位 X 线片可确定骨折的部位、类型和移位情况。

【治疗原则】 恢复小腿的长度、对线和持重功能。以胫骨复位为主，也应重视腓骨的复位。

1. 非手术治疗

(1) 手法复位外固定 适用于稳定性横断骨折或短斜骨折。行闭合手法复位后用长腿石膏或小夹板固定。

(2) 牵引 适用于斜形、螺旋形或轻度粉碎性骨折。行跟骨牵引 5 周左右，待纤维愈合后除去牵引后，用长腿石膏托或小夹板继续固定至骨愈合。

2. 手术复位 手法复位失败时可采用切开整复内固定，如螺丝钉或螺丝钉加接骨板固定，或用加以接骨板固定。

【主要护理诊断】

1. 有周围神经血管功能障碍的危险　与骨折合并软组织损伤或骨折固定不当有关。

2. 潜在并发症：肌萎缩、关节僵硬。

【护理措施】

1. 维持患肢正常血运，防止并发骨筋膜室综合征。

2. 功能锻炼

(1) 促进静脉回流，防止肌萎缩和关节僵硬　伤后早期进行股四头肌的等长舒缩练习、髌骨的被动活动；同时练习足部及趾间关节活动。

(2) 膝、踝关节练习　有夹板外固定的患者可进行膝、踝关节活动，但禁止在膝关节伸直情况下旋转大腿，防止发生骨不连。去除牵引或外固定后遵医嘱进行、膝关节的屈伸锻炼和髋关节的各种运动锻炼，逐步下地行走。

第四节　脊柱骨折及脊髓损伤

一、脊柱骨折

脊柱骨折（spine fracture）又称脊椎骨折，十分常见，约占全身各类骨折的5%～6%。脊柱骨折可以并发脊髓或马尾神经损伤，特别是颈椎骨折-脱位合并有脊髓损伤时能严重致残，甚至丧命。胸腰段脊柱（T_{10}～L_2）处于两个生理弧度的交汇处，是应力集中之处，也是常见骨折之处。

【病因】 主要原因是暴力，多数由间接暴力引起，少数因直接暴力所致。当从高处坠落时，头、肩、臀或足部着地，地面对身体的阻挡，使身体猛烈屈曲，所产生的垂直分力可导致椎体压缩性骨折，水平分力较大时可同时发生脊椎脱位。直接暴力所致的脊椎骨折，多见于战伤、爆炸伤、直接撞伤等。

【病理和分类】 受伤时暴力作用方向的不同，胸腰椎骨折和颈椎骨折分别可以有多种类型损伤（图 29-24）。

1. 胸、腰椎骨折的分类

(1) 单纯性楔形压缩性骨折　外力使脊柱向前屈曲，椎体前半部分成楔形骨折，脊柱仍保持稳定。

(2) 稳定性爆破型骨折　通常是高处坠落时，足或臀部着地，脊柱保持正直，胸腰段脊柱的椎体因受力、挤压而破裂，脊柱稳定。但破碎的椎体与椎间盘可突出于椎管前方，损伤脊髓而产生神经症状。

(3) 不稳定性爆破型骨折　脊柱同时受到压缩和旋转外力的作用，使椎体破裂，同时有椎间韧带断裂，造成脊柱不稳定。由于脊柱不稳定，可出现创伤后脊柱后突和进行性神经症状。

(4) Chance 骨折　椎体水平状撕裂性损伤。如从高处仰面落下，背部被物体阻挡，脊柱过伸，椎体横形裂开，棘突互相挤压而断裂，脊柱不稳定。

(5) 屈曲-牵拉型损伤　脊柱受到外力引起过屈，可能还有旋转外力存在，造成椎体因受压缩力而部分损伤，同时合并有后纵韧带断裂、脊柱关节囊破裂、关节突脱位、半脱位或骨折；是潜在性不稳定骨折。

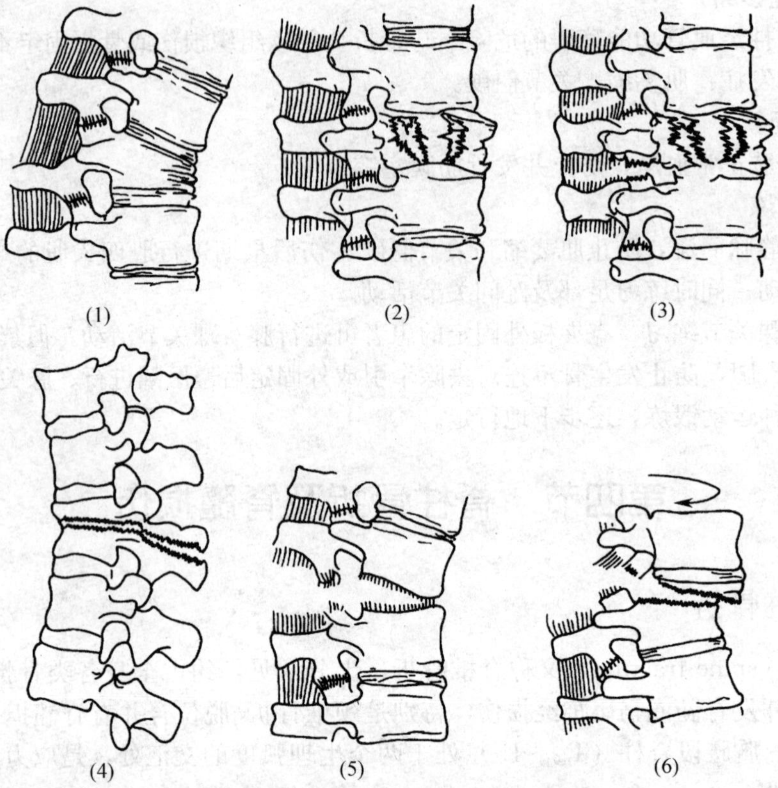

图 29-24 胸、腰段脊柱骨折的分类

(1) 单纯性楔形压缩性骨折 (2) 稳定性爆破型骨折 (3) 不稳定性爆破型骨折

(4) Chance 骨折 (5) 屈曲－牵拉型损伤 (6) 脊柱骨折－脱位

(6) 脊柱骨折-脱位 又名移动性损伤。多在强大外力作用下形成，脊椎沿横面移位，脱位程度重于骨折。可出现关节突交锁。此类损伤较严重，伴脊髓损伤，预后差（图 29-25）。

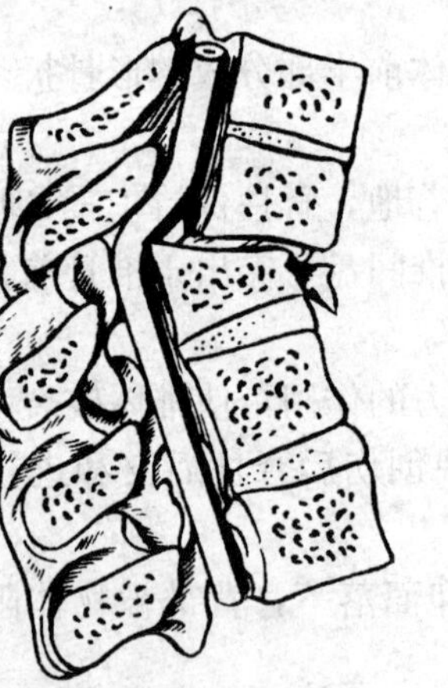

图 29-25 脊柱骨折－脱位合并脊髓损伤

2. 颈椎骨折的分类

(1) 屈曲型损伤 外力引起颈椎过屈产生的损伤。主要有前方半脱位（过屈型扭伤）、双侧脊椎间关节脱位和单纯椎体楔形（压缩性）骨折。

(2) 垂直压缩损伤 多数发生在高空坠落或高台跳水者，无过屈或过伸力量。多见于第一颈椎双侧前、后弓骨折，也称 Jefferson 骨折或颈椎椎体爆破型骨折。

(3) 过伸损伤 有过伸性脱位和损伤性枢椎椎弓骨折两种类型。

(4) 齿状突骨折 机制不清，暴力可来自水平方向，从前向后经颅骨至齿状突。

【临床表现】

(一) 症状

1. 局部疼痛 颈椎骨折的患者可有头、颈部疼痛，不能活动；胸腰椎骨折患者因腰背部肌痉挛、局部疼痛，不能站立或站立时腰背部无力、疼痛加剧。

2. 腹痛、腹胀　胸腰椎骨折形成腹膜后血肿对自主神经的刺激，可有腹胀、腹痛、肠蠕动减慢等症状。

3. 注意多发性损伤和全身症状。

（二）体征

1. 局部压痛和肿胀　损伤部位肿胀，有明显压痛。

2. 活动受限和脊柱畸形　颈、胸、腰段骨折患者，常表现为活动受限和后突畸形。严重者常合并脊髓损伤，造成截瘫，患者丧失全部或部分生活自理能力。

【辅助检查】

1. 影像学检查　X线摄片是首选的检查方法，有助于明确脊椎骨折的部位、类型和移位情况。但有其局限性，有些隐匿性损伤发现困难，特别是椎管内病变，需作CT检查，用于检查椎体的骨折情况、椎管内有无出血及碎骨片等。MRI检查有助于观察及确定脊髓损伤的程度和范围。

2. 肌电图　测量肌的电传导情况，鉴别脊髓完整性的水平。

3. 实验室检查　除常规检查外，血气分析检查可判断有通气不足危险患者的呼吸状况。

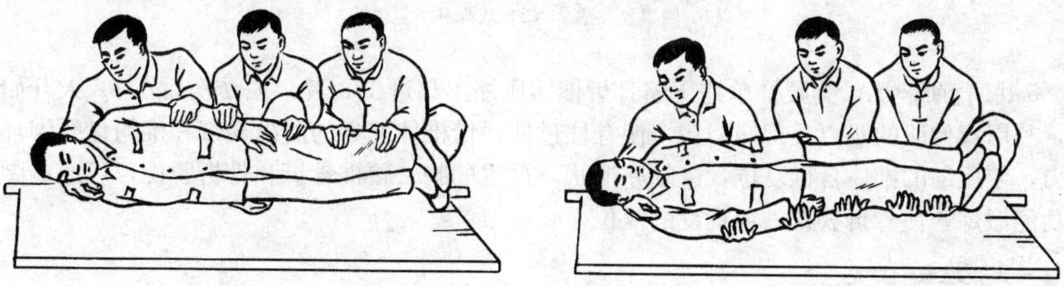

(1)　　(2)

图 29-26　脊柱骨折患者正确搬运方法

（1）滚动法　（2）平托法

【治疗原则】

1. 抢救生命　脊柱损伤患者如伴有颅脑、胸、腹脏器损伤或并发休克时，首先处理紧急问题，抢救生命。

2. 紧急搬运　搬运工具最好选用硬板担架或木板，3人同时平托，将患者搬至担架或木板上；或使患者躯干及四肢成一整体，使身体保持平直状态，轴向滚动至担架或木板上（图 29-26）。切忌用一人抬头、一人抬脚或单人搂抱的搬运方法（图 29-27）。

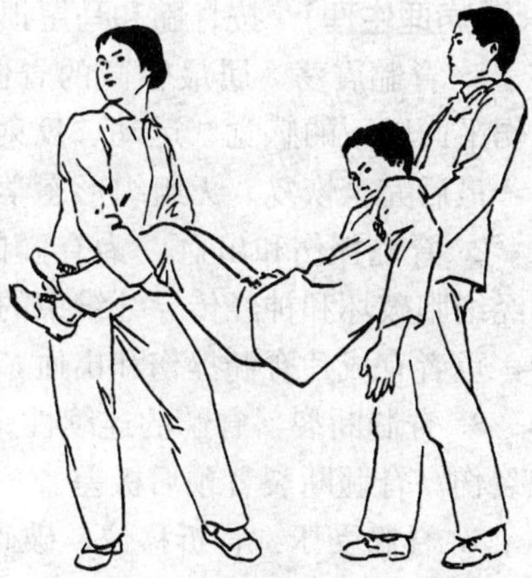

图 29-27　脊柱骨折患者不正确搬运方法

3. 卧硬板床　单纯胸腰椎压缩骨折，椎体压缩不超过1/3者，可仰卧于木板床，在骨折部加枕垫，使脊柱过伸。

4. 复位固定　较轻的颈椎骨折和脱位患者用枕颌带做卧位牵引复位；明显压缩移位者做持续颅骨牵引复

位。牵引重量 3～5 kg，复位后用头颈胸石膏固定 3 个月。胸腰椎骨折也可用两桌法或双踝悬吊法复位（图 29-28），复位后用石膏背心、腰围或支具固定。复位后不稳定或关节交锁者，可手术治疗，做植骨和内固定。

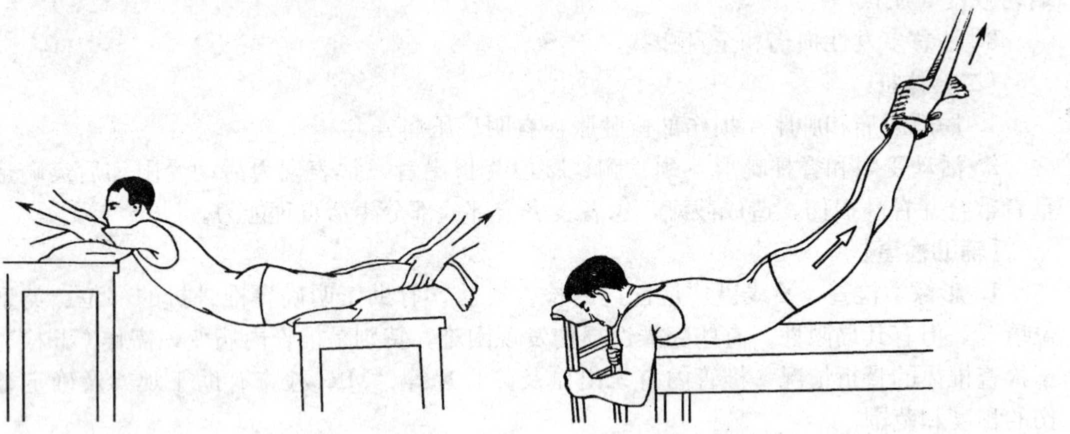

(1)　　(2)

图 29-28　胸、腰椎骨折的复位方法

（1）两桌复位法　（2）双踝悬吊复位法

5. 腰背肌锻炼　胸腰椎单纯压缩骨折椎体压缩不超过 1/3 者，在受伤后 1～2 天开始进行，利用背伸肌的肌力及背伸姿势，使脊柱过伸，借椎体前方的前纵韧带和椎间盘纤维环的张力，使压缩的椎体自行复位，恢复原形状。严重的胸、腰椎骨折和骨折脱位，可通过腰背肌功能锻炼，使骨折获得一定程度的复位。

二、脊髓损伤

脊髓损伤（spinal cord injury）是脊柱骨折脱位严重的并发症，发生率高。胸腰段脊髓损伤可造成截瘫，而颈段脊髓损伤可形成四肢瘫痪。脊髓损伤的高危人群包括摩托车赛手、酗酒和吸毒者、跳水者和足球运动员、警察、司机和军人。

【病理生理】　按脊髓和马尾损伤的程度可有不同的病理生理变化。

1. 脊髓震荡　属最轻微的脊髓损伤，损伤后脊髓有暂时性功能抑制，呈迟缓性瘫痪，损伤平面以下的感觉、运动、反射及括约肌功能全部丧失，常在数分钟或数小时内逐渐恢复，最后完全恢复。无组织形态学病理变化。

2. 脊髓挫伤和出血　为脊髓的实质性破坏，脊髓外观完整，但内部可有出血、水肿、神经细胞破坏和神经传导纤维束的中断。脊髓挫伤的程度差别很大，轻者少量点状出血、水肿，重者有成片脊髓挫伤和出血，导致脊髓软化及瘢痕形成，预后差别大。

3. 脊髓断裂　脊髓的连续性中断，可为完全性或不完全性。不完全性常伴挫伤，又称挫裂伤。脊髓断裂者预后极差。

4. 脊髓受压　骨折移位、破碎的椎间盘或碎骨片挤入椎管可直接压迫脊髓，而后方褶皱的黄韧带与血肿亦可压迫脊髓，产生一系列病理变化。若能及时解除脊髓压迫，脊髓功能可望得到部分或完全恢复；若压迫时间过久可发生脊髓软化、萎缩或瘢痕形成，瘫痪难以恢复。

5. 马尾神经损伤　第二腰椎以下的骨折脱位可引起马尾神经损伤，损伤平面以下出现松弛性瘫痪。

除上述各种病理生理变化外，在各种较重的脊髓损伤后均可立即发生损伤平面以下的松弛性瘫痪，属失去高级中枢控制的一种病理生理现象，称脊髓休克。2～4 周后，脊髓实质性损伤程度不同而发生损伤平面以下不同程度的痉挛性瘫痪。

【临床表现】

1. 脊髓损伤　损伤当时主要表现为损伤平面以下出现松弛性瘫痪，单侧或双侧感觉、运动、反射的全部或部分丧失；可出现随意运动功能丧失及大小便不能控制。2～4 周后逐渐转为痉挛性瘫痪，表现为肌张力增高，腱反射亢进，椎体束征阳性。

脊髓半横切损伤时，损伤平面以下同侧肢体的运动和深感觉消失，对侧肢体的痛觉和温觉消失，称脊髓半切征。

2. 脊髓圆锥损伤　第 1 腰椎骨折可造成脊髓圆锥损伤。表现为会阴部皮肤鞍状感觉和温觉消失，括约肌功能丧失，大、小便不能控制，性功能障碍。两下肢的感觉、运动正常。

3. 马尾神经损伤　第 2 腰椎以下骨折脱位可引起马尾神经损伤，表现为损伤平面以下松弛性瘫痪，有感觉和运动障碍，括约肌功能丧失，肌张力减低，腱反射消失。

【治疗原则】　维持生命，预防发生进一步的脊髓损伤，加强功能锻炼和促进恢复，预防并发症。

1. 非手术治疗　包括急救和对症处理

(1) 紧急救治　保持气道通畅和有效通气，必要时作气管插管、切开或机械辅助呼吸；建立输液通道，输液或输血抗休克治疗。

(2) 固定和局部制动　对于脊柱骨折或骨折脱位患者，应尽早给予复位并进行有效的固定，防止进一步损伤，非手术治疗主要是牵引复位和外固定。

(3) 药物治疗　减轻脊髓水肿和继发性损伤。地塞米松 10～20 mg 静脉滴注，连续 5～7 天后改为口服，每次 0.75 mg，每日 3 次，维持 2 周左右；20% 甘露醇 250 ml 静脉滴注，每日 2 次，连续 5～7 天。

(4) 留置尿管　防止膀胱过度膨胀或破裂。

2. 手术治疗　目的在于尽早解除对脊髓的压迫和稳定脊柱。手术方式和途径需视骨折的类型和受压部位而定。手术适应证：

(1) 脊柱骨折—脱位有关节交锁者。

(2) 脊柱骨折复位后不满意或仍有不稳定因素存在者。

(3) 影像学显示有碎骨片突至椎管内压迫脊髓者。

(4) 截瘫平面不断上升，提示椎管内有活动性出血者。

三、护理

脊柱骨折和脊髓损伤往往伤情较重、病情较复杂，可能合并有其他器官或系统的损伤，而且患者恢复时间较长，甚至难以恢复，在治疗和康复过程中可能出现并发症，所以应加强护理，积极治疗，减少并发症的发生。

【护理评估】

(一) 术前评估

1. 健康史和相关因素　了解患者既往健康状况、有无脊柱受伤或手术史，详细了解患者受伤的时间、原因和部位，受伤时的体位、症状和体征，搬运方式、现场及急诊室急救的情况，有无昏迷史和其他部位的合并伤。

2. 身体状况

（1）全身 损伤早期生命体征变化较大，密切观察患者的呼吸、血压、脉搏、体温、患者情绪、意识情况。对伴有颅脑损伤的患者，可用格拉斯昏迷评分（GCS）量表评估患者的意识情况。了解患者有无尿潴留或充盈性尿失禁，有无便秘或大便失禁等。

（2）局部 评估受伤部位肤色和温度，有无皮肤组织破损，有无活动性出血及其他复合性损伤的迹象，患者肢体感觉丧失平面及程度，四肢活动和肌力的变化，双侧有无异常，有无腹胀和麻痹性肠梗阻征象。

（3）辅助检查 评估患者的影像学检查和实验室检查结果有无异常，以助判断病情和预后。

3. 心理和社会支持状况 患者因意外损伤、活动受限和生活不能自理而产生情绪和心理状态的改变，故应评估患者和亲属对疾病的心理承受能力和对相关康复知识的认知程度。

（二）术后评估

1. 术后感觉、运动和各项功能恢复情况。

2. 术后并发症情况 如有无呼吸、泌尿系统感染和压疮发生。

3. 功能锻炼情况 如患者是否按计划进行功能锻炼及有无活动障碍引起的并发症出现。

【主要护理诊断】

1. 有无皮肤完整性受损的危险 与活动障碍和长期卧床有关。

2. 气体交换受损 与脊髓损伤、呼吸肌麻痹、呼吸道分泌物存留有关。

3. 大小便失禁、体液失衡 与脊髓损伤、饮食输液不当有关。

4. 自身形象紊乱 与躯体移动和感觉障碍有关。

5. 潜在并发症 感染、失用性肌萎缩、关节僵硬等。

【护理措施】

1. 保持皮肤的完整性，预防压疮的发生。

（1）轴式翻身 在损伤早期应每 2～3 h 翻身一次，分别采用仰卧和左、右侧卧位。侧卧时，两腿之间应垫软枕，每 2 h 检查皮肤一次。

（2）保持病床清洁干燥和舒适 注意保护骨突部位，使用气垫或棉圈等使骨突部位悬空，定时对受压的骨突部位进行按摩。保持个人清洁卫生和床单平整、干燥。

2. 保证有效的气体交换，防止缺氧和呼吸骤停。

（1）加强观察和保持气道通畅 密切观察呼吸情况，做好抢救准备，尤其是脊髓损伤的48 h 内易发生呼吸抑制。无自主呼吸或呼吸微弱的患者，应立即行人工呼吸或辅助呼吸，必要时用呼吸机维持呼吸。

（2）吸氧 给予氧气吸入，改善机体缺氧状况，根据血气分析结果进行调整。

（3）加强呼吸道护理 经常翻身、叩背，指导患者深呼吸及用力咳嗽，促进痰液排出，防止肺部感染和肺不张。对不能进行有效咳嗽和排痰的患者，可进行吸痰，同时进行雾化吸入等必要的处理。

3. 维持正常体温 颈髓损伤患者对环境温度变化的调节和适应能力减弱或丧失，常产生高热或体温降低。密切观察，对高热患者，可先用物理方法降温，必要时进行药物降温；体温降低患者，可进行保暖和物理升温方法处理。

4. 保持大小便通畅。

(1) 尿潴留的护理 对于脊髓损伤造成截瘫的患者，早期给予留置导尿，并做好记录。2～3周后改为定时开放，一般白天4小时1次，晚间6小时1次。3周后拔除留置导尿管，进行人工排尿，同时训练膀胱的反射排尿动作和自律性收缩功能。注意预防和治疗泌尿系感染，鼓励患者多饮水，保持尿液稀释，还可预防泌尿系结石发生，加强会阴部护理，定期进行膀胱冲洗，及时更换导尿管。

(2) 预防便秘 脊髓损伤的患者易发生麻痹性肠梗阻或腹胀致便秘，长期卧床的患者也可发生便秘。密切观察患者有无腹胀、肠鸣音情况，还应注意观察患者每日大便性状、量、颜色等。鼓励患者多食富含膳食纤维的食物，如新鲜水果和蔬菜，多饮水，以利大便通畅。训练患者定时排便，对便秘患者可进行灌肠或缓泻药物治疗。

5. 心理护理 由于脊柱骨折或脊髓损伤，患者常出现紧张、焦虑、恐惧、担忧和绝望等心理改变，缺乏自信心。护士应帮助患者掌握正确的应对机制，提高患者的自我护理能力，发挥最大的潜能。与家属一起制订针对患者的特定护理计划，对患者的治疗和康复进行有效的支持。

6. 并发症的预防和护理。

(1) 感染 注意皮肤受压部位有无颜色改变、有无褥疮和感染的发生，定时翻身和局部按摩；保持呼吸道通畅，防治肺部感染和肺不张的发生；保持排尿通畅，预防泌尿系统感染。

(2) 失用性肌萎缩和关节僵硬 尽量使患者早期活动和功能锻炼。定时进行全身所有关节的全范围被动活动和按摩，每日数次，以促进血液循环、预防关节挛缩和僵硬。针对病情和康复治疗计划选择和进行相应的腰背肌功能锻炼。同时鼓励患者进行日常生活活动能力的训练，以满足生活需要。

【健康教育要点】

1. 患者出院后须继续康复锻炼，并预防并发症的发生。
2. 指导患者练习床上起坐，使用轮椅、助行器等上下床和行走。
3. 指导患者及家属应用清洁导尿技术进行间歇导尿，预防泌尿系感染。
4. 告知患者定期复查，调整和重新制订治疗计划。

第五节 关节脱位

一、概述

关节脱位（dislocation of joint）指组成关节各骨的关节面失去正常的对合关系，俗称脱臼。失去部分正常对合关系的称半脱位。多见于青壮年和儿童。创伤是引起脱位常见的原因。肩关节脱位最常见，其次是肘关节和髋关节。

【病因和分类】

1. 按脱位发生的原因分类

(1) 创伤性脱位 主要由暴力间接作用于正常关节引起，多发于青壮年。

(2) 先天性脱位 因胚胎发育异常而致关节先天性发育不良，出生后即发生脱位，且逐渐加重，如先天性髋关节脱位。

(3) 病理性脱位 关节结构发生病变，遭到破坏，不能维持关节面的正常对合关系，称为病理性脱位，如关节结核或类风湿性关节炎所致的脱位。

(4) 习惯性脱位 创伤性脱位后，关节囊及韧带松弛，或关节附近较大的撕脱骨折，使关节结构不稳定。若第一次复位后治疗不当，轻微外力即可导致再脱位，多次复发，形成习惯性脱位，最多见于肩关节。

2. 按脱位后的时间分类

(1) 新鲜脱位 一般指脱位时间在3周以内。

(2) 陈旧性脱位 脱位时间超过3周者。

3. 按脱位后关节腔是否与外界相通分类

(1) 闭合性脱位 关节局部皮肤完好，脱位处与外界不相通。

(2) 开放性脱位 脱位关节腔与外界相通。

【病理生理】 创伤性关节脱位后，主要表现为构成关节的骨端移位，关节囊破裂，关节腔周围积血。血肿机化后，形成肉芽组织，继而发展成为纤维组织，与关节周围组织粘连。脱位可伴关节附近韧带、肌和肌腱损伤，也可伴撕脱性骨折及周围血管、神经损伤。

【临床表现】

1. 一般症状 关节疼痛、肿胀、局部压痛及关节功能障碍，开放性损伤有伤口和出血。

2. 关节脱位的特有体征

(1) 畸形 关节脱位处明显畸形，患肢可出现变长或缩短等畸形。

(2) 弹性固定 关节脱位后，由于关节囊周围韧带及肌肉的牵拉，使患肢固定于异常位置，被动活动时感到弹性阻力。

(3) 关节盂空虚 脱位后可触到或观察到空虚的关节盂，有时可摸到移位的骨端，若肿胀严重则难以触知。

【辅助检查】

X线检查 关节正侧位片可确定有无脱位，脱位的方向、程度，有无合并骨折等。

【治疗原则】

1. 复位 以手法复位为主，最好在伤后3周内进行。早期复位容易成功，功能恢复好。若脱位时间较长，关节周围组织粘连，空虚的关节腔被纤维组织充填，手法复位常难以成功。对于合并关节内骨折，经手法复位失败，有软组织嵌入，手法难以复位以及陈旧性脱位经手法复位失败者可行手术切开复位。

2. 固定 复位后将关节固定于适当的位置，使损伤的关节囊、韧带、肌等软组织得以修复。一般固定2～3周。陈旧性脱位经手法复位后，固定时间应适当延长。

3. 功能锻炼 在固定期间要经常进行关节周围肌和患肢其他关节的主动活动，防止肌萎缩及关节僵硬。固定解除后，逐步扩大创伤关节的活动范围，并辅以理疗、中药熏洗等手段，逐渐恢复关节功能。切忌粗暴的被动活动，以免增加损伤。

二、肩关节脱位

肩关节由肱骨头和肩胛盂构成，肩胛盂面积小而浅，肱骨头相对大而圆，关节囊和周围韧带松弛，活动范围大、灵活，但关节结构不稳定，故易于发生脱位。

【病因和分类】 肩关节脱位（shoulder dislocation）的主要原因是创伤，多由间接暴力引起。当身体侧位跌倒时，手掌撑地，上肢呈外展外旋位，股骨头在外力作用下突破关节囊前壁，滑出肩胛盂而致脱位；也可由于上臂过度外展外旋后伸时，肱骨颈或肱骨大结节抵触于肩峰时构成杠杆的支点，使肱骨头向盂下滑出发生脱位。直接暴力可致肩关节后方直接受到撞击，使肱骨头向前脱位。

肩关节脱位根据肱骨头移位情况可分为前脱位、后脱位、下脱位和上脱位四型。由于肩关节前下方组织薄弱，因此以前脱位多见。前脱位又分为喙突下脱位、盂下脱位和锁骨下脱位。脱位后常合并肱骨大结节骨折，严重者可合并肱骨外科颈骨折及臂丛神经损伤。

【临床表现】 肩关节脱位后，肩部疼痛、肿胀、肩关节活动障碍；关节盂空虚，肩峰突出，失去正常的膨隆外形，呈方肩畸形，患肢较对侧长。患肢呈轻度外展，不敢活动，以健手托患侧前臂，头和身体向患侧倾斜（图 29-29）。Dugas 征阳性：即将患侧手掌搭到健侧肩部时，肘部不能贴近胸壁；患侧肘部紧贴胸部时，手掌不能搭到健肩。在肩关节盂外可触及肱骨头。

【辅助检查】 X 线检查可明确脱位的类型及有无合并肱骨大结节撕脱性骨折及肱骨外科颈骨折。

【治疗原则】

1. 复位　一般采用局部浸润麻醉后手法复位，常用的手法复位有手牵足蹬法（Hippocrates 法）（图 29-30）和悬垂法（Stimson 法），以前者常用。

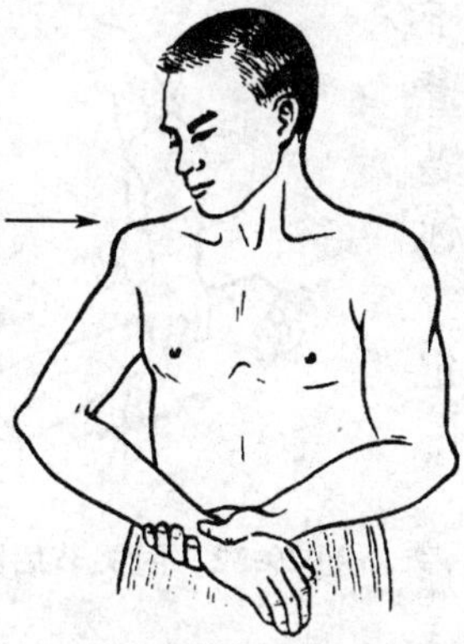

图 29-29　肩关节脱位

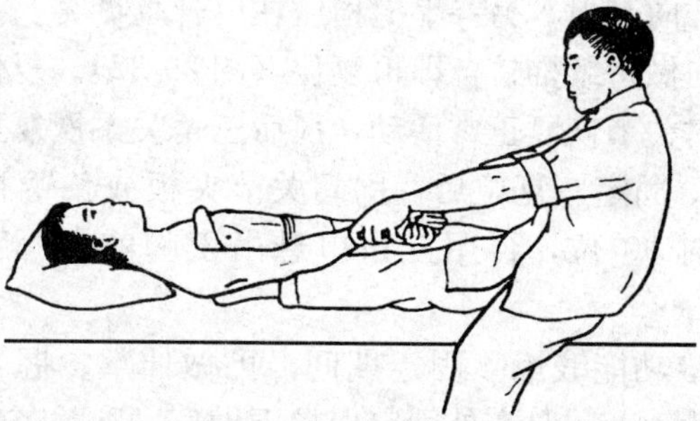

图 29-30　肩关节脱位手牵足蹬法（Hippocrates 法）

2. 固定　单纯肩关节脱位，复位后用三角巾悬吊上肢，肘关节屈曲 90°，腋窝处垫棉垫。关节囊破损明显或仍有肩关节半脱位者，应将患侧手置于对侧肩上，肘部贴靠胸壁，腋下垫棉垫，用绷带将患肢固定于胸壁前，以防外旋和外展。一般固定 3 周，避免过早去除外固定，否则损伤的关节囊修复不良，容易导致习惯性脱位的发生。

3. 功能锻炼　固定期间活动腕部和手指。疼痛肿胀缓解后，可指导患者用健侧手缓缓推动患肢外展与内收活动，活动范围以不引起患侧肩部疼痛为限。3 周后，指导患者进行弯腰、垂臂、甩肩锻炼。具体方法：患者弯腰 90°，患肢自然下垂，以肩为顶点作圆锥形旋转，范围由小到大。4 周后，指导患者作手指爬墙外展、爬墙上举、滑车带臂上举、举手摸顶锻炼，使肩关节功能完全恢复。

三、肘关节脱位

肘关节由肱骨下端、尺骨鹰嘴窝、桡骨头、关节囊、韧带构成，发病率仅次于肩关节。

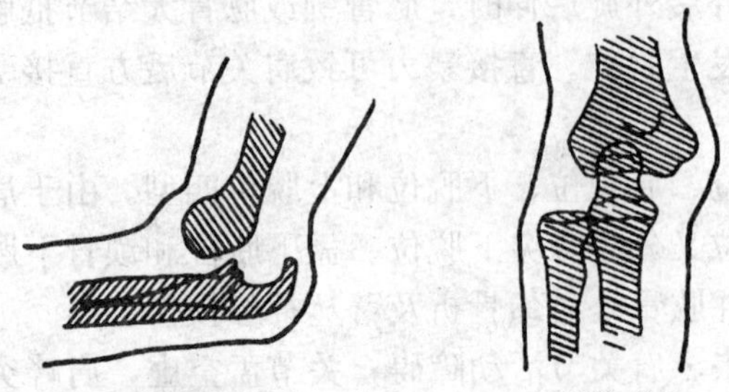

图 29-31 肘关节后脱位合并桡侧脱位

【病因和分类】 肘关节脱位（dislocation of elbow joint）多由间接暴力引起。常见于跌倒时肘关节呈伸直位，手掌着地，暴力经前臂传达至尺、桡骨上端，在尺骨鹰嘴处产生杠杆作用，使尺、桡骨近端同时脱向肱骨远端的后方，发生肘关节后脱位（图 29-31），此类最为常见。当肘关节处于屈曲位时，若肘关节从后方受到直接暴力作用，可产生尺骨鹰嘴骨折和肘关节前脱位，此类相对少见。

【临床表现】 脱位后，肘部疼痛，肿胀，活动障碍，肘部变粗，鹰嘴后突显著，肘后三角关系失常。前臂处于半伸直位，并有弹性固定，患者以健手支托患肢前臂。肘关节后脱位，肘窝前方可触及肱骨下端。

后脱位时可合并正中神经或尺神经损伤，偶尔可损伤肱动脉并出现相应的表现。

【辅助检查】 X线片检查可明确脱位的类型、移位情况及有无合并骨折。对于陈旧性关节脱位，能明确有无骨化性肌炎或缺血性骨坏死。

【治疗原则】

1. 复位 一般关节内麻醉或臂丛麻醉，置肘关节于半屈曲位，环抱术者的腰部，以一手握患臂腕部，沿前臂纵轴方向牵引，另一手拇指压在尺骨鹰嘴突上，沿前臂纵轴方向做持续推挤，即可复位（图 29-32）。复位成功的标志为肘关节恢复正常活动，肘后三角关系恢复正常。

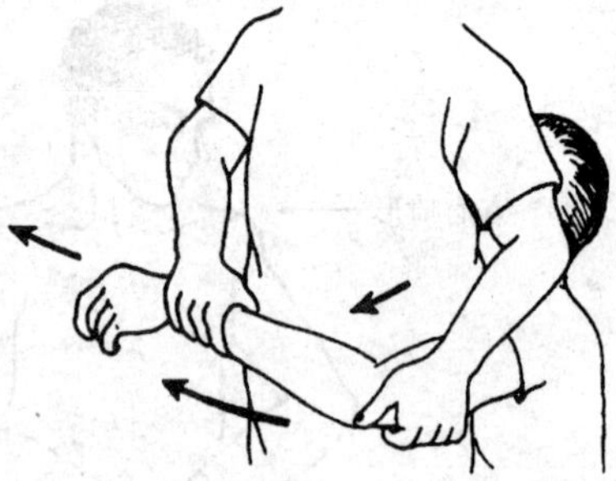
图 29-32 肘关节后脱位复位方法

2. 固定 复位后，用超关节夹板或长臂石膏托固定于屈肘 90°位，再用三角巾悬吊于胸前，一般固定 2～3 周。

3. 功能锻炼 固定期间，可做伸掌、握拳、手指屈伸等活动，同时在外固定保护下做肩、腕关节和手指的活动。去除固定后，练习肘关节的屈伸、前臂旋转活动及锻炼肘关节周围肌力。

四、髋关节脱位

髋关节由股骨头和髋臼构成，是杵臼关节。髋臼为半球形，深而大，周围有坚强韧带与肌群，结构相当稳定，一般不容易发生脱位。

【病因与分类】 髋关节脱位（dislocation of hip joint）多在发生交通事故时由强大暴力引起。患者坐位，膝、髋关节处于屈曲时，膝部受到强大的外力作用，以致股骨颈前缘抵于髋臼前缘而形成一个支点，股骨头因受杠杆作用而离开髋臼，冲破后关节囊而向后方脱出。当髋关节在外展、外旋位时，受到强大的外展暴力，股骨头可从髋关节前内下脱出，造成前脱位。

根据脱位后股骨头的位置，可分为前脱位、后脱位和中心脱位，以后脱位最为常见，约占全部髋关节脱位的 85%～90%。脱位时常造成关节囊撕裂、髋臼后缘或股骨头骨折。有时合并坐骨神经挫伤或牵拉伤。

【临床表现】 髋关节脱位时，有明显的疼痛，髋关节不能主动活动，关节呈屈曲、内收、内旋畸形，伤肢缩短（图 29-33）。臀部可触及脱出的股骨头，大粗隆上移。可合并坐骨神经损伤，大多为挫伤，主要原因为股骨头压迫。表现为大腿后侧、小腿后侧及外侧和足部全部感觉消失，膝关节的屈肌，小腿和足部全部肌瘫痪，足部出现神经营养性改变。

【辅助检查】 X线检查可了解脱位的类型及有无合并髋臼或股骨头骨折。

【治疗原则】

1. 复位　髋关节脱位复位必须在一定的麻醉条件下进行，宜尽早复位，最好在 24 h 内，超过 24 h 后再复位，十分困难，常用的复位方法为提拉法（Allis 法）（图 29-34）。

2. 固定　复位后，用持续皮牵引或穿丁字鞋固定患肢，保持患肢于伸直、外展位，防止髋关节屈曲、内收、内旋，禁止患者坐起，一般固定 2～3 周。

3. 功能锻炼　固定期间患者可进行股四头肌收缩锻炼、患肢距小腿关节的活动及其余未固定关节的活动。3 周后开始活动关节；4 周后，去除皮牵引，指导患者扶双拐下地活动。3 个月内，患肢不负重，以免发生股骨头缺血性坏死或因受压而变形。3 个月后，经 X 线检查证实股骨头血液供应良好者，可尝试去拐步行。

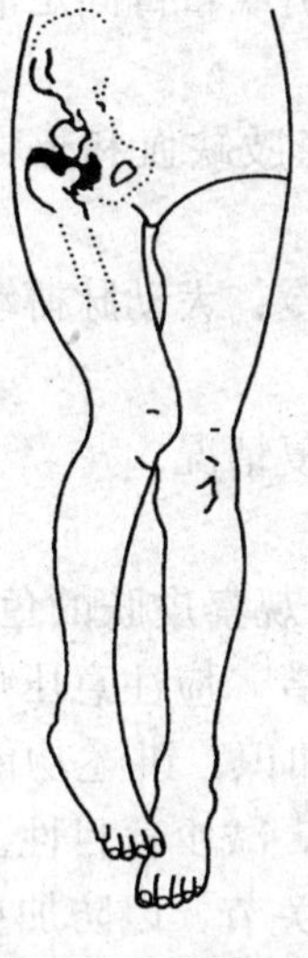

图 29-33　髋关节后脱位典型畸形

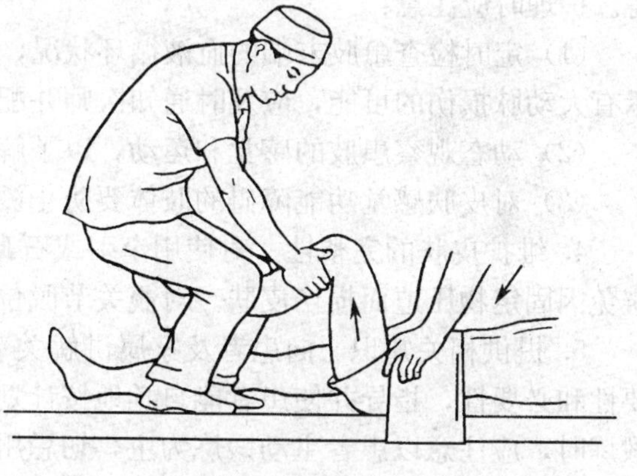

图 29-34　Allis 法

五、护理

关节脱位多因暴力所致，可造成疼痛、肿胀、关节功能障碍。可合并有关节周围软组织损伤和骨折，应及时治疗和合理护理，重视复位后的固定和功能锻炼，预防并发症，完全恢复关节功能。

【主要护理诊断】

1. 疼痛　与关节脱位引起局部组织损伤及神经受压有关。
2. 躯体活动障碍　与关节脱位、疼痛、制动有关。
3. 有血管、神经受损的危险　与关节移位压迫血管、神经有关。
4. 有皮肤完整性受损的危险　与外固定有关。
5. 知识缺乏：缺乏有关复位后继续治疗及正确功能锻炼的知识。

【护理措施】

1. 缓解疼痛

(1) 及时安慰患者，减轻紧张心理，转移患者注意力或松弛疗法等缓解疼痛。

(2) 移动患者时，应帮助患者托扶固定患肢，动作轻柔，避免因活动患肢加重疼痛。

(3) 早期正确复位固定，可使疼痛缓解或消失。

(4) 遵医嘱应用镇痛剂或镇静剂，以促进患者的舒适与睡眠。

2. 妥善复位与固定

(1) 复位 明确诊断后协助医师复位。向患者说明复位目的与方法，做好其复位前的身体心理准备，以取得合作。复位前，给予适当的麻醉，以减轻疼痛，同时使肌肉松弛，利于复位。

(2) 固定 向患者及家属说明脱位后固定的目的、方法、重要意义及注意事项，使之充分了解相关知识。固定时间过长，易发生关节僵硬；固定时间过短，损伤得不到充分修复，易发生再脱位，一般固定3周左右若脱位合并骨折、陈旧性脱位或习惯性脱位，应适当延长固定的时间。固定期间，应保持固定有效，经常观察患者肢体位置是否正确；注意观察患肢的血液循环，发现有循环不良的表现时应及时报告医师。对使用牵引或石膏固定的患者，应按牵引或石膏固定患者的护理常规进行护理。

3. 病情观察 移位的骨折端可压迫临近的血管和神经，引起患肢缺血和感觉、运动障碍。护理时应注意：

(1) 定时检查患肢末端的血液循环状况，若发现患肢苍白、发冷、大动脉搏动消失，提示有大动脉损伤的可能，应及时通知医师并配合处理。

(2) 动态观察患肢的感觉和运动，以了解神经损伤的程度和恢复情况。

(3) 对皮肤感觉功能障碍的肢体要防止烫伤。

4. 维护皮肤的完整性 对使用牵引或石膏固定的患者，应注意观察皮肤的色泽和温度，避免因固定物压迫而损伤皮肤。对髋关节脱位后较长时间卧床的患者，应注意压疮的产生。

5. 提供相关知识 向患者及家属讲解关节脱位治疗和康复的知识，讲述功能锻炼的重要性和必要性，指导并使患者能自觉地按计划进行正确的功能锻炼，减少盲目性。进行功能锻炼时，应注意以患者主动锻炼为主，切忌用被动手法，强力拉伸关节，以防加重关节损伤对于习惯性脱位，应避免发生再脱位的原因，强调保持有效固定和严格遵医嘱坚持功能锻炼，以避免复发。

第六节 急性血源性骨髓炎

急性血源性骨髓炎（acute hematogenous osteomyelitis）是由身体其他部位的感染性病灶中的细菌经血流传播引起骨膜、骨质和骨髓的急性炎症。多发于儿童和青少年的长骨生长最活跃的干骺端，如胫骨上端、股骨下端、肱骨、桡骨等。

【病因】 多为身体其他部位的感染灶或局部有外伤病史引起，原发病灶处理不当或机体抵抗力下降，细菌便进入血液循环发生菌血症或诱发脓毒症，特别是血流丰富而流动缓慢的长骨干骺端易使细菌滞留，成为好发部位。最常见致病菌是溶血性金黄色葡萄球菌，其次为乙型链球菌和白色葡萄球菌，其他还有大肠埃希菌、铜绿假单胞杆菌和肺炎双球菌等。

【病理生理】 基本病理变化是骨质破坏与死骨形成，早期以骨质破坏为主，晚期以修复性新生骨增生为主。

大量菌栓停滞在长骨的干骺端，阻塞小血管并迅速导致骨坏死、局部充血和白细胞浸润，后者与骨碎屑形成小脓肿并逐渐增大，使骨腔内压力增加，压迫其他血管，造成广泛的骨坏死和扩大的脓肿。在高压下，脓液可沿哈佛管蔓延至骨膜下间隙，将骨膜掀起成为骨膜下脓肿。骨膜的掀起阻碍了外层骨密质的血供而使之成为死骨。脓液也可穿破骨膜沿筋膜间隙流注而成为深部脓肿；或穿破皮肤，排出体外，成为窦道；或穿破干骺端的骨密质，在经骨小管进入骨髓腔并随之蔓延，破坏骨髓组织、松质骨和内层密质骨的血液供应，造成大片骨坏死。脓液也可进入临近关节腔形成化脓性关节炎。在坏死骨的周围可形成炎性肉芽组织，病灶周围的骨膜因炎症和脓液的刺激而生成新骨，包在骨干外层，形成骨性包壳。

【临床表现】

1. 局部表现　早期为患部剧痛，肢体半屈曲状，患处有局限性深压痛，因疼痛而抗拒主动与被动活动；局部皮肤温度增高，数天后局部肿胀、压痛明显。当脓肿穿破骨膜形成软组织深部脓肿时，疼痛反而减轻，但局部红、肿、热和压痛更明显；附近关节可有反应性积液，若脓液扩散至骨髓腔，则疼痛和肿胀范围更大；若整个骨干均受破坏，则易并发病理性骨折。

2. 全身表现　起病急骤，全身中毒症状明显，高热达39℃以上，伴有寒战、脉快、头痛、烦躁不安、呕吐或惊厥等，重者有昏迷或感染性休克。

【辅助检查】

1. 血常规　白细胞计数增高，中性粒细胞可占90%以上。

2. 局部脓肿分层穿刺　在压痛最明显的干骺端刺入，边抽吸边进针，抽出脓液或血性液体可作涂片检查和细菌培养，发现脓细胞或细菌可明确诊断，药物敏感试验可以指导抗生素的应用。

3. 影像学检查　X线早期表现不明显，约2周以后有相应发现；CT可以早期发现骨膜下脓肿；MRI可以早期发现局限于骨内的炎性病灶，具有早期诊断价值。

【治疗原则】早期诊断，尽早控制感染，防止炎症扩散，及时切开减压引流脓液，防止死骨形成及演变为慢性骨髓炎。

1. 非手术治疗

(1) 支持治疗　感染期间予以退热补液，维持水、电解质和酸碱平衡；增加能量和蛋白质的摄入，必要时多次少量输新鲜血等。

(2) 抗感染治疗　对疑有骨髓炎的病例早期即开始足量抗生素治疗，以后可根据细菌培养和药物敏感试验结果，调整抗生素。由于致病菌大都是溶血性金黄色葡萄球菌，故一般选择半合成青霉素或头孢菌素类与氨基糖苷类抗生素联合应用，持续至炎症消失后3周左右。

(3) 局部制动　患肢用皮肤牵引或石膏托固定于功能位，可减轻疼痛，防止畸形和病理性骨折。

2. 手术治疗　目的在于引流脓液、减压和减轻毒血症症状，防止急性骨髓炎转变为慢性骨髓炎。若经非手术治疗2～3天内不能控制炎症，即应尽早手术治疗。手术有局部钻孔引流或开窗减压术。在钻孔或开窗的骨洞内，留置两根硅胶引流管做连续冲洗及吸引。近端放置较细的管，连接冲洗用的输液瓶；远端放置较粗的管，接负压吸引瓶。引流管留置3周，或体温下降、引流液经3次细菌培养均为阴性时即可拔除。

【护理评估】

（一）术前评估

1. 健康史和相关因素 了解患者的发病情况，有无其他部位感染和受伤史，病程长短，疾病有无反复；采取过哪些治疗措施，效果如何。有无药物过敏史和手术史等。

2. 身体状况

（1）全身 患者的意识、体温、脉搏、呼吸、血压、营养状态、饮食情况等。有无全身中毒症状，如发热、畏寒等。

（2）局部 有无红、肿、热、痛及其范围；疼痛的部位、性质和持续时间；创面有无恶臭、分泌物或窦道；局部活动情况，关节是否处于减轻疼痛的非功能位。

（3）辅助检查 评估各项检验结果，特别是白血病计数、分类和红细胞沉降率；分层穿刺或关节穿刺抽出液体的量和性质；涂片检查是否发现脓细胞，影像学检查有无异常发现。

3. 心理和社会支持状况 患者和家属对疾病的过程、治疗和护理的了解和期望程度。患者和家属对此病预后的心理承受力。

（二）术后评估

1. 局部伤口及引流情况 局部冲洗管是否通畅，引流液的量、颜色、性质等，局部制动及固定效果。

2. 肢体的感觉和运动功能有无改变。

【主要护理诊断】

1. 体温过高 与化脓性感染有关。

2. 疼痛 与化脓性感染和手术有关。

3. 组织完整性受损 与化脓性感染和骨质破坏有关。

【护理措施】

1. 维持体温在正常范围

（1）休息 患者高热期间，嘱其卧床休息，以减少消耗。

（2）降温 患者发热且体温较高时，可用冰袋枕于头部、50%乙醇擦浴、冷水或冰水灌肠等措施降温；必要时根据医嘱给退热药物，并观察和记录用药后的体温变化。

（3）控制感染 根据医嘱应用抗菌药，以控制感染，避免发热。

（4）加强观察 加强对出现昏迷、惊厥、谵妄等中枢神经系统功能紊乱症状的患者的观察，必要时根据医嘱给予镇静药物。

2. 缓解疼痛

（1）制动 抬高患肢，促进静脉回流，以利于局部病灶修复；维持肢体于功能位，防止关节畸形和病理性骨折及减轻疼痛。当必须运动患侧肢体时，应给予协助，动作要轻稳，做好支撑与支托，尽量减少刺激。

（2）转移患者的注意力 如让患者听音乐、与患者交谈等，使之分散对患处的注意力。

（3）按医嘱给予镇痛药物。

3. 加强全身和局部的护理，促进创口愈合。

（1）饮食调理 保证能量和蛋白质的摄入量，提供易消化、富含维生素的食物。高热期间经口摄入不足时，可经静脉补充。

（2）加强创口护理 及时更换敷料，保持创口清洁和干燥；保持引流通畅，注意观察引流液的量、颜色和性质；维持合适的药物灌注滴速，一般每日 3000～5000 ml。

（3）遵医嘱及时应用抗生素，注意用药浓度和滴入速度，有无用药后的不良反应和毒性反应。

【健康教育要点】

1. 加强饮食营养，提高机体抵抗力，防止疾病复发。

2. 骨髓炎患者易于复发，出院后应注意自我观察，定期复查。

3. 告知患者每日进行肌的等长舒缩练习及关节被动活动或主动活动，避免患肢功能障碍。

4. 患者使用辅助器材，如拐杖、助行器等，减轻患肢负重，防止发生病理性骨折。

第七节 骨与关节结核

一、概述

骨与关节结核（tuberculosis of bone and joint）曾是骨科的常见病和多发病，由于抗结核药物的使用和预防方法的完善，骨与关节结核的发生率已明显下降。本病好发于儿童和青少年，30 岁以下发病占 80%。好发部位是一些负重、活动多、易于发生创伤的骨与关节。其中脊柱结核约占 50%，其次是膝关节、髋关节和肘关节结核。

【病因】 骨与关节结核多为继发性结核病，原发病灶常为肺结核或消化道结核，在我国，原发于肺结核的占绝大多数。可以发生于原发性结核的活动期，但大多发生于原发病灶静止，甚至痊愈多年后。在原发病灶活动期，结核分枝杆菌经血液循环到达骨或关节部位，不一定立即发病，可在骨关节内潜伏多年，在机体抵抗力下降，如外伤、营养不良、过度劳累时诱发，使结核菌生长繁殖而出现临床症状。如果机体抵抗力加强，潜伏的结核分枝杆菌可被抑制甚至被消灭。

【病理生理】 骨与关节结核的最初病理变化是单纯性滑膜结核或单纯性骨结核，以后者多见。在发病早期，若结核病被有效控制，则关节功能不受影响。若病变进一步发展，结核病灶可破向关节腔，使关节软骨面受到不同程度损害，称为全关节结核，全关节结核若未能控制，可发生继发感染，甚至破溃产生瘘管或窦道，关节完全毁损，将后遗各种关节功能障碍。

【临床表现】

（一）全身症状

起病缓慢，患者常有低热、疲乏、盗汗、食欲缺乏、消瘦、贫血等慢性中毒症状。也有起病急骤，高热及毒血症状，多见于儿童患者。如合并重度混合感染者，中毒症状明显，结果是慢性消耗、贫血，甚至可因肝、肾衰竭致死。

（二）局部症状和体征

1. 症状 病变部位疼痛，初期不甚严重，活动后加剧。儿童患者常有“夜啼”。髋、膝关节神经支配有时重叠，髋关节结核可引起膝关节疼痛。单纯骨结核者因髓腔内压力高、脓液积聚多而疼痛剧烈。

2. 体征

（1）浅表关节压痛、局部肿胀或积液，关节常处于半屈曲位。

（2）寒性脓肿 病灶部位常积聚多量脓液、肉芽组织、死骨和干酪样坏死物质。因无红、热等急性炎症反应，称之为冷脓肿或寒性脓肿。寒性脓肿溃破后出现混合性感染，局部炎症反应加重。

(3) 窦道与瘘管 病灶部位积聚脓液过多，脓液可经过组织间隙向体表溃破形成窦道，经久不愈，可流出米汤样脓液，有时有死骨及干酪物质排出。脓肿也可以与空腔内脏器官相通成为内瘘，脓腔与肺、肠管或膀胱相通，患者可咳出、大便排出或尿出脓液。

(4) 截瘫 脊柱结核形成的寒性脓肿可压迫脊髓而发生截瘫。

(5) 偶可发生病理性脱位或病理性骨折。

(三) 后遗症

病变静止后可出现各种后遗症，常见有：

1. 关节腔的纤维性粘连、强直而产生不同程度的关节功能障碍。

2. 关节挛缩于非功能位，最常见的畸形为屈曲挛缩与椎体破坏形成脊柱后凸畸形（驼背）。

3. 儿童骨骼破坏后发生肢体长度不等。

【辅助检查】

1. 实验室检查 轻度贫血，白细胞计数一般正常，有混合感染时增高；红细胞沉降率在结核活动期明显增快，病变静止或治愈，则趋于正常，红细胞沉降率是区别结核活动与静止的重要指标；寒性脓肿中的脓液培养，结核分枝杆菌阳性率约70％。

2. 影像学检查

(1) X线检查 对骨与关节结核诊断十分重要，但不能作出早期诊断。

(2) CT检查 可以发现普通X线片不能发现的病灶，特别能显示病灶周围的寒性脓肿、死骨和病骨。

(3) MRI检查 可以在炎性浸润阶段显示出异常信号，具有早期诊断的价值。脊柱结核的MRI片还可以观察脊髓有无受压与变性。

(4) 核素骨显像 可以早期显示病灶，但不能做定性诊断。

3. B超检查 可以探查深部寒性脓肿的位置和大小。

4. 关节镜检查及滑膜活检 对诊断滑膜结核有价值。

【治疗原则】

(一) 非手术治疗

1. 全身治疗

(1) 支持疗法 注意休息，必要时遵医嘱严格卧床休息；加强营养，保证摄入蛋白质和维生素；贫血者纠正贫血。

(2) 抗结核治疗 第一线抗结核药物包括异烟肼、利福平、乙胺丁醇和吡嗪酰胺。以异烟肼与利福平为首选药物，联合用药。一般主张异烟肼＋利福平＋乙胺丁醇或异烟肼＋利福平＋吡嗪酰胺。异烟肼：成人剂量为每日300 mg，分3次口服或早晨一次顿服；利福平：成人剂量为每日450 mg，早晨一次顿服；吡嗪酰胺每日20～30 mg/kg；乙胺丁醇每日750 mg。一般应用时间不得少于12个月。利福平对肝有毒性作用，用药3个月后应检查肝功能，根据肝功能决定是否继续服用利福平。

抗结核治疗满2年后，可以根据以下标准停药：①全身情况良好，体温正常；②局部症状消失，无疼痛，窦道闭合；③X线示脓肿消失或已经钙化，无死骨，病灶边缘轮廓清晰；④测3次红细胞沉降率，结果均正常；⑤起床活动已1年，仍能保持上述4项指标者。

(3) 控制细菌感染 伴有混合感染者，急性期可给予抗生素治疗。

2. 局部治疗

(1) 局部制动　石膏、支架固定可以保证病灶部位的休息和减轻疼痛。固定时间要足够，一般小关节结核固定期为 1 个月，大关节结核延长至 3 个月。牵引主要用于解除肌痉挛，减轻疼痛，防止病理性骨折、脱位，并可纠正关节畸形。

(2) 局部注射抗结核药物　优点是药量小，局部药物浓度高和全身反应小。最适用于早期单纯性滑膜结核病例。常用药物为异烟肼，剂量视关节积液的量而定。应避免对寒性脓肿反复抽脓和注入抗结核药物，因多次操作会增加混合感染的机会和穿刺针孔处形成窦道。

(二) 手术治疗

1. 切开排脓　适用于寒性脓肿有混合感染、体温高、中毒症状明显者；因全身情况差、不能耐受病灶清除术者可作切开排脓。切开排脓后可使全身情况好转，但易形成慢性窦道。

2. 病灶清除术　通过手术直接进入骨关节结核病灶，将脓液、死骨、结核性肉芽组织和干酪样坏死物质彻底清除，并加入抗结核药物，疗效好、疗程短。

病灶清除术的适应证是：①骨与关节结核有明显的死骨及大脓肿形成；②窦道流脓经久不愈；③单纯性滑膜结核经药物治疗效果不佳，即将发展为全关节结核者；④单纯性骨结核髓腔内积脓、压力过高者；⑤脊柱结核有脊髓受压表现者。

禁忌证有：①同时有其他脏器结核性病灶尚处于活动期；②有混合性感染，体温高，中毒症状明显者；③患者合并有其他重症疾病难以耐受手术者。

病灶清除术后有可能造成结核分枝杆菌的血源性播散，如急性粟粒性肺结核。为提高手术的安全性，术前应用抗结核药物 2～4 周。

3. 关节融合术　用于关节不稳定者。

4. 截骨术　用以矫正畸形。

5. 关节成形术　用以改善关节功能。

二、脊柱结核

脊柱结核（spinal tuberculosis）的发病率在全身骨与关节结核中最高，约占 50%以上。其中，椎体结核占 99%，椎弓结核占 1%左右。在整个脊柱中腰椎结核发病率最高，胸椎次之，颈椎和骶尾部较少。

【病理与分型】　随结核所在部位不同可有不同的病理生理改变。椎体结核可分中心型和边缘型两种（图 29-35）。前者多见于 10 岁以下儿童，后者多见于成年人。

1. 中心型椎体结核　病变始于椎体松质骨，以骨质破坏为主，可出现死骨，死骨吸收后留下空洞，其内充满脓液和干酪样物质，椎体可压缩成楔形，也可侵及椎间盘和邻近椎体。

2. 边缘型椎体结核　病变发生在椎体上缘或下缘，以溶骨为主，死骨较少、较小或无，易侵及邻近椎间盘和邻近椎体。椎间盘破坏是此型的特征，并由此导致椎间隙变窄。

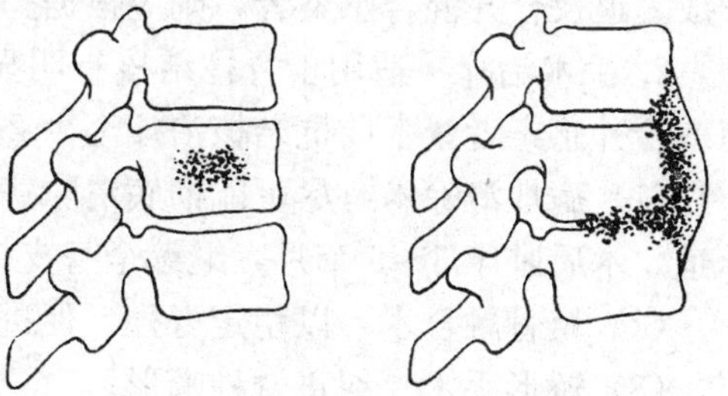

(1)　(2)

图 29-35　脊柱结核病理示意图

(1) 中心型　(2) 边缘型

椎体结核致椎体破坏后形成的寒性脓肿有两种表现形式：椎旁脓肿和流注脓肿。主要有颈椎结核可有咽后壁脓肿，可流注到锁骨上窝；胸椎结核多为椎旁脓肿；胸腰段结核可同时有椎旁和腰大肌脓肿；腰椎结核脓液聚集在腰大肌鞘内，可沿髂腰肌流注到腹股沟内部、小转子，甚至腘窝部，形成脓肿；腰骶段结核可同时有腰大肌脓肿和骶前脓肿，脓肿溃破可引起窦道，并发混合性感染。

【临床表现】

（一）全身症状

发病慢，全身症状不明显。可有低热、脉快、食欲减退、消瘦、盗汗、疲劳乏力等慢性中毒症状。

（二）局部症状与体征

1. 症状　局部疼痛，多为轻微钝痛，劳累、咳嗽、打喷嚏或持重物时可加重。

2. 体征

（1）脊柱畸形和腰部活动受限　疼痛导致椎旁肌痉挛，致患者姿势异常，脊柱呈后凸或侧凸畸形，以胸段为明显。腰椎结核患者弯腰动作受限，为拾物试验阳性，即患者拾物时需挺腰屈膝屈髋下蹲。

（2）寒性脓肿和窦道　部分患者的脓肿破溃至皮肤后，可见窦道及干酪样坏死物。

（3）压痛和叩击痛　受累椎体棘突处有压痛和叩击痛。

（4）截瘫　脓液、死骨和坏死的椎间盘可压迫脊髓，造成部分或完全截瘫，出现肢体感觉、运动和括约肌功能障碍。

【辅助检查】

1. X 线检查　中心型椎体结核者可见椎体中央骨质破坏，侧位片可见大范围的骨质破坏区，可见小死骨或椎体成楔形变形。边缘型椎体结核者，早期椎体上或下缘有骨质破坏，椎间隙变窄或消失。颈椎结核可有咽后壁脓肿阴影，胸椎结核可见椎旁脓肿阴影，腰椎结核可见腰大肌阴影增宽。

2. CT 检查　可清晰显示病灶位置，有无空洞或死骨。

3. MRI 检查　具有早期诊断价值，主要用于观察脊髓有无受压或变形。

【治疗原则】

1. 非手术治疗

（1）全身支持治疗　改善营养状况。

（2）局部制动　可用支架、腰围、头、胸石膏或石膏背心固定。卧硬板床休息。

（3）抗结核治疗　一般可同时使用 2～3 种抗结核药物；脊柱结核一般应连续用药 2 年。形成窦道及合并混合感染者，则应根据药物敏感试验，同时给予敏感的抗生素治疗。

2. 手术治疗　适用于脊柱结核有明显死骨或较大寒性脓肿不易吸收，窦道流脓经久不愈或合并感染者。术前抗结核治疗至少 2 周，且全身症状改善。

（1）病灶清除术　尽可能彻底清除病变组织，包括死骨和坏死的椎间盘，解除对脊髓的压迫。术后卧床 3～6 个月，继续全身支持疗法及抗结核治疗。

（2）植骨融合术　以稳定脊柱、促进病灶的愈合。

（3）矫形手术　纠正脊柱畸形。

三、髋关节结核

髋关节结核（hip joint tuberculosis）居全身骨与关节结核发病率的第三位。常见于儿童和青少年，以单侧性病变多见。

【病理生理】 髋关节结核早期多为单纯滑膜结核或单纯骨结核，以前者较多见，单纯骨结核好发于股骨头、股骨颈和髋臼的髂骨部分。病变部位骨质破坏后形成死骨、空洞，后期易形成寒性脓肿，脓肿破入关节腔可形成全关节结核，或向周围流注成为臀部及盆腔内寒性脓肿，可发生病理性髋关节脱位。

【临床表现】

（一）全身症状

起病缓慢，患者常有低热、疲乏、盗汗、食欲缺乏、消瘦、贫血等慢性中毒症状。

（二）局部症状和体征

1. 症状 早期为髋部疼痛，劳累后加重。疼痛反射至膝部，故儿童常诉同侧膝部疼痛。小儿表现为夜啼。部分患者因病灶内脓液突然破向关节腔而产生急性症状，疼痛剧烈。

2. 体征

（1）随病情发展，疼痛加剧，出现跛行。

（2）晚期 在同侧腹股沟和臀部有寒性脓肿，破溃后形成窦道，见干酪样坏死物。

（3）可有病理性髋关节脱位。

（4）各种畸形 常见有髋关节屈曲、内收、内旋畸形和患肢短缩等。可用“4”字实验检查髋关节的屈曲、外展和外旋活动，方法：患者仰卧，患侧下肢蜷曲，使外踝搭在对侧髌骨上方，检查者下压患侧膝部，因疼痛致膝部不能接触床面者为阳性；髋关节托马斯（Thomas）征判断髋关节有无屈曲畸形，方法：患者仰卧，检查者将其健侧髋、膝关节屈曲，使膝部尽可能贴近胸前，患侧下肢不能伸直为阳性。本病者此两项检查均为阳性。

【辅助检查】

1. X线检查 早期可见局限性骨质疏松、关节肿胀，关节间隙变窄及边缘性骨破坏。晚期可见死骨、空洞，甚至股骨头影消失、病理性脱位。

2. CT 和 MRI 检查 能清楚显示髋关节内积液及微小病灶。

【治疗原则】 包括全身抗结核治疗及局部处理。

1. 单纯滑膜结核 全身抗结核治疗及局部关节穿刺注入抗结核药物，皮牵引及石膏固定制动。

2. 单纯骨结核 及早行病灶清除术、骨松质植骨，以挽救关节功能。术后用皮牵引或髋“人”字石膏固定。

3. 全关节结核 早期行病灶清除术，术后皮牵引 3 周。晚期患者，在清除病灶的同时作髋关节融合术，术后髋“人”字形石膏固定 3～6 个月。部分患者亦可在抗结核药物控制下行全髋关节置换术。关节屈曲、内收、外展畸形者，可行转子下矫形截骨术。

四、膝关节结核

膝关节结核（tuberculosis of knee joint）发病率仅次于脊柱结核，位居第二，以儿童和青少年居多。

【病理生理】 膝关节结核早期多为滑膜结核，病变发展较慢，以炎性浸润和渗出为主，可有积液；进一步发展可侵犯骨骼，产生边缘性骨腐蚀，并沿软骨下潜行，使大块关节软骨板剥落，形成全关节结核；后期形成寒性脓肿，穿破后形成窦道，经久不愈。关节韧带结构破坏后可发生病理性脱位。病变静止后，膝关节呈纤维性或骨性强直，可伴屈曲挛缩。儿童时期骨骺板破坏可影响下肢发育，造成肢体短缩和关节畸形。

等

【临床表现】

（一）全身症状

不典型，可有低热、乏力或食欲下降等症状。

（二）局部症状和体征

1. 症状　膝关节疼痛及轻度活动受限。

2. 体征

（1）膝关节呈梭形肿胀、局部压痛、皮温升高；关节积液，浮髌试验阳性。

（2）膝关节活动受限或功能障碍。

（3）寒性脓肿或窦道　常见于腘窝和膝关节两侧，破溃后形成慢性窦道，经久不愈。

（4）膝关节呈屈曲畸形、关节脱位、膝外翻畸形或患肢短缩畸形。

【辅助检查】

1. 实验室检查　红细胞沉降率增快。

2. 影像学检查　早期滑膜结核的X线表现不明显，仅见髌上囊肿胀及骨质疏松。单纯骨结核病变位于中心者，有磨砂玻璃样改变，可见死骨、空洞。后期可见关节间隙狭窄、消失或半脱位。合并感染时可见骨硬化。

3. 关节镜检查　对早期滑膜结核具有重要诊断价值，同时可获取活组织作病理学检查或作滑膜切除术。

【治疗原则】 包括全身抗结核治疗及局部处理。

1. 非手术治疗　较适用于单纯滑膜结核。可经关节腔穿刺抽液后注入抗结核药物。

2. 手术治疗　主要为病灶清除术。早期行病灶清除术可挽救部分关节功能。15岁以上、关节破坏严重者，在清除病灶后作关节加压融合术，4周后拔除加压钢针，改用管型石膏固定，至少2个月。

五、护理

【护理评估】

（一）术前评估

1. 健康史和相关因素　了解患者的年龄、饮食、活动和居住环境，此次发病情况，有无诱因，疼痛的部位、性质和持续时间，是否向其他部位放射；有无结核病史或与结核患者密切接触史；采用的治疗方法和用药情况；有无药物过敏史和手术史等。家庭成员中有无结核病史。

2. 身体情况

（1）局部　有无压痛、肿胀；脊柱和关节有无畸形；是否出现寒性脓肿及部位；是否形成窦道，有无窦道、分泌物等。

（2）全身　患者的体温、脉搏、血压、呼吸及营养状态；患者站立或行走时有无姿态异常等。评估肢体的感觉、运动及括约肌功能有无改变，是否合并截瘫。

（3）辅助检查　评估患者的实验室及影像学检查结果，如红细胞沉降率是否升高，X线等检查有无异常发现。

（二）术后评估

1. 局部切口愈合及引流情况。

2. 局部制动及固定效果。

3. 肢体的感觉、运动及括约肌功能。

4. 抗结核治疗后的反应。

【主要护理诊断】

1. 疼痛 与骨或关节结核手术有关。

2. 营养失调 与食欲缺乏和结核有关。

3. 低效性呼吸型态 与颈椎结核及咽后壁寒性脓肿有关。

4. 躯体移动障碍 与结核、石膏固定、手术或截瘫有关。

5. 潜在并发症：抗结核药物不良反应。

【护理措施】

1. 缓解疼痛

(1) 轻度疼痛者，指导采取合适的体位，减少局部压迫和刺激以缓解疼痛。

(2) 局部制动。

(3) 药物止痛。

(4) 抗结核治疗，控制病变发展。

2. 饮食指导

(1) 饮食 予以高热量、高蛋白、高维生素饮食，注意膳食结构的均衡、多样化及色、香、味，以增进患者食欲。

(2) 营养支持 若患者食欲差，经口摄入明显不足，可根据医嘱提供肠内外营养支持。对有严重贫血或低蛋白血症的患者，根据医嘱予以输血或人血红蛋白。

3. 维持有效的气体交换

(1) 加强病情观察 定时测量体温、脉搏、呼吸和血压。若胸椎结核患者在病灶清除术后出现呼吸困难或发绀，应及时通知医师、协助医师处理。

(2) 吸氧 及时为气急或呼吸困难患者提供吸氧。

(3) 呼吸道护理 保持呼吸道畅通，及时咳痰；定时为患者拍背，使分泌物易于咳出，或给予雾化吸入。严重患者可气管插管或切开、呼吸机辅助呼吸。

4. 康复护理

(1) 休息 卧硬板床休息。翻身时协助轴式翻身。

(2) 局部制动 以防病理性骨折、关节畸形、脊髓损伤和截瘫的发生及发展。石膏背心及石膏床固定时，应松紧适宜，防止局部受压，注意观察周围组织的血供。

(3) 功能锻炼 视患者能力而定，循序渐进，持之以恒。术后长期卧床者，应主动活动非制动部位。合并截瘫或脊柱不稳制动者，鼓励患者做抬头、扩胸、深呼吸和上肢活动。

5. 加强用药指导和护理

(1) 观察抗结核治疗的效果 患者用药后体温是否下降、食欲增进、体重增加、局部疼痛减轻、红细胞沉降率正常或接近正常。

(2) 观察有无药物不良反应 用药过程中患者若出现眩晕、口周麻木、耳鸣、听力异常、肢端疼痛、麻木、恶心、胃区不适、肝功能受损等改变，应及时通知医生或提请医生注意，及时调整用药方案。

【健康教育要点】

1. 指导患者和家属进行出院后的功能锻炼。

2. 注意用药监护 出院后继续用药 2 年左右。向患者和家属讲解抗结核药物的剂量、用法、不良反应及保存方法。用药过程中警惕肝功能受损及多发性神经炎的发生。

3. 定期到医院复诊 复查与药物毒副作用相关的器官功能。若出现耳鸣、听力异常，立即停药并复诊。

4. 术后注意 椎体手术者，术后继续卧硬板床休息3个月，3个月后可在床上活动，半年后方可离床活动，应注意防止胸腹部屈曲，以免植入骨块脱落或移动。

第八节 骨肿瘤

一、概述

发生于骨内或起源于各种骨组织成分的肿瘤统称为骨肿瘤，不论是原发性、继发性还是转移性。原发性骨肿瘤中，良性多于恶性。骨肿瘤的发生具有年龄和部位特点，如骨肉瘤多见于青少年，骨巨细胞瘤多见于成人，而骨髓瘤多见于老年人。解剖部位对肿瘤的发生也有意义，许多肿瘤生长于长骨生长活跃的部位，如股骨下端、胫骨上端和肱骨上端，而骨骺则很少发生。

【病理分类】 根据骨肿瘤的细胞分化和原发部位有不同分类。

1. 根据骨肿瘤细胞分化程度及产生的细胞间类型分类 目前国际上普遍通用的是2002年WHO公布的第三版骨肿瘤分类法，将骨肿瘤分为良性、中间性和恶性三类。良性以骨软骨瘤和软骨瘤多见；恶性以骨肉瘤和软骨肉瘤多见。

2. 根据骨肿瘤的原发部位分类 可分为原发性和继发性两类。原发骨肿瘤是指肿瘤组织来自骨组织及其附属组织，发病率为（2～3）/10万人，男性发病多于女性，约1.5～2∶1；继发性者是由其他部位的恶性肿瘤通过血液或淋巴液转移而来，发病率明显高于原发性骨肿瘤。

【临床表现】

1. 疼痛与压痛 疼痛是生长迅速的肿瘤最显著的症状。良性骨肿瘤早期多无疼痛，后期周围组织受压可发生疼痛。如良性骨肿瘤生长迅速可产生剧痛。恶性骨肿瘤几乎都有局部疼痛，开始为间歇性、轻度疼痛；以后呈持续性进行性加重，表现为剧痛、夜间痛，并有局部压痛。

2. 局部肿块和肿胀 良性肿瘤多以局部肿块为首发症状，肿块质硬、无压痛；恶性肿瘤常表现为发展迅速的局部肿胀和肿块，局部浅静脉怒张，反映肿瘤血运丰富，多属恶性。

3. 功能障碍和压迫症状 邻近关节的肿瘤，由于疼痛、肿胀可使关节功能障碍。肿块巨大时，可压迫周围组织引起相应症状，如脊柱肿瘤可压迫脊髓，出现截瘫。

4. 病理性骨折 肿瘤生长可破坏骨质，在轻微的外力作用下，病变骨即可发生病理性骨折。

5. 全身表现 晚期恶性骨肿瘤患者可表现为贫血、消瘦、食欲缺乏、低热等。经血流和淋巴向远处转移，如肺转移。

【辅助检查】

1. 影像学检查 X线检查对骨肿瘤诊断有重要价值。能显示骨与软组织的基本病变。良性肿瘤呈膨胀性骨病损，密度均匀，边界清楚。恶性肿瘤表现为病灶不规则，密度不均，边界不清，可见软组织阴影和骨膜反应。CT、MRI或核素骨显像检查可提供诊断依据。

DSA 可显示肿瘤的血供，并可进行选择性血管栓塞、化疗。

2. 生化测定　恶性骨肿瘤患者可有血钙和血清碱性磷酸酶升高；尿中 Bence-Jones 蛋白阳性提示浆细胞骨髓瘤。

3. 病理检查　病理组织学检查是最后确诊骨肿瘤唯一可靠的手段。

4. 现代生物技术检测　免疫组化技术、流式细胞技术等现代生物技术的应用进一步提高了骨肿瘤的诊断水平。

【治疗原则】 良性肿瘤以手术切除为主，手术方式有刮除植骨术及外生性骨肿瘤切除术。恶性肿瘤采用手术治疗（包括保肢手术、截肢术）、化疗、放疗、栓塞治疗和免疫等综合治疗手段。

二、骨软骨瘤

骨软骨瘤（osteochondroma）是一种常见的、软骨源性的良性肿瘤，多发生于长骨的干骺端，是位于骨表面的骨性突起物。多见于青少年，随人体发育增大，当骨骺线闭合后，其生长也停止。骨软骨瘤有单发性及多发性两种。以单发性多见，又名外生骨疣。多发性较少见，常合并骨骼异常，并有遗传性，又称骨软骨瘤病，具有恶变倾向。

【临床表现】 可长期无自觉症状，多因无意中发现骨性肿块而就诊。肿块多位于股骨下端、肱骨上端或胫骨上端。骨性包块生长缓慢，若肿瘤压迫周围组织可产生疼痛。

【辅助检查】 X 线检查发现骨干骺端从皮质凸向软组织的骨性突起，其皮质和骨松质与正常骨相连，基底部可窄小成蒂或宽扁无蒂，彼此髓腔相通，皮质相连续（图 29-36）。软骨帽和滑囊常不显影，有时呈不规则钙化影。肿块可单发或多发。

【处理原则】 无症状者，一般无需治疗，但应密切观察。若肿瘤过大、生长较快、出现压迫症状或影响功能时应手术切除。切除范围从肿瘤基底四周正常骨组织开始，包括纤维膜或滑囊、软骨帽等，以免复发。

三、骨巨细胞瘤

骨巨细胞瘤（osteoclastoma）属于一种潜在恶性或介于良、恶性之间的溶骨性肿瘤，可分为巨细胞瘤和恶性巨细胞瘤。发病年龄在 20～40 岁，女性多于男性，好发部位为股骨干下端和胫骨上端。

【临床表现】 主要表现为疼痛，局部肿胀和包块，压之有乒乓球样感觉及压痛。病变关节活动受限。瘤内出血或病理骨折时伴有严重疼痛。

【辅助检查】 典型 X 线表现为骨骺处偏心性溶骨性破坏，无骨膜反应。膨胀性生长，骨皮质变薄，呈“肥皂泡”样改变（图 29-37）。

【治疗原则】 以手术治疗为主。可采用局部切除加灭活处理，再用自体骨或骨水泥填充，但术后易复发。对于复发者，行肿瘤节段截除、假体植入。对于恶性无转移者，可行广泛、根治性切除或截肢术。对手术清除肿瘤困难者，可试行放疗，但照射后易发生肉瘤变。

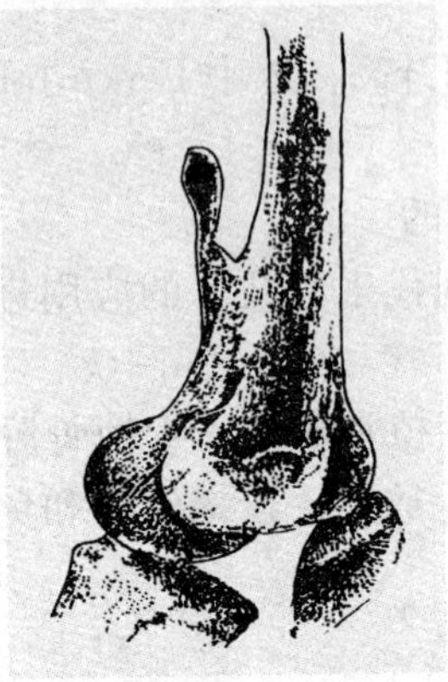

图 29-36 股骨下端骨软骨瘤

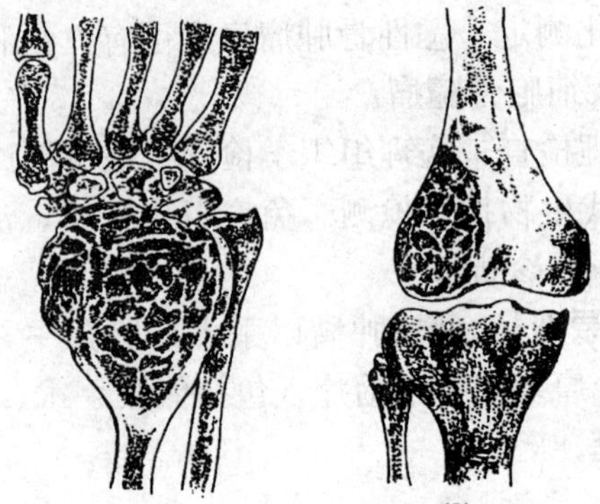

(1) (2)

图 29-37 骨巨细胞瘤

(1) 桡骨远端骨巨细胞瘤 (2) 股骨下端骨巨细胞瘤

四、骨肉瘤

骨肉瘤（osteosarcoma）是最常见的原发性恶性骨肿瘤。肿瘤细胞产生骨样基质，病变可累及骨膜、骨皮质和髓腔，恶性程度高，预后差。发病年龄以10～20岁青少年多见。好发于长骨干骺端，股骨远端、胫骨和肱骨近端是常见发病部位。近年来，由于早期诊断和化疗的发展，使骨肉瘤的5年成活率大大提高。

【临床表现】 早期症状为局部疼痛，可发生在肿瘤出现以前，起初为间断性疼痛，渐转为持续性剧烈疼痛，尤以夜间为甚。骨端近关节处可伴有肿块，触之硬度不一，有压痛。局部皮温高，静脉怒张，肿瘤侵蚀骨皮质可发生病理性骨折。骨肉瘤晚期患者可以伴有全身恶病质表现，肺转移发生率高。

【辅助检查】 X线检查可有不同形态，骨质可表现为成骨性、溶骨性或混合性破坏，病变多起于骺端。骨膜反应明显，可见三角状新骨，呈侵袭性发展，称Codman三角，或垂直呈放射样排列，称日光射线现象（图29-38）。

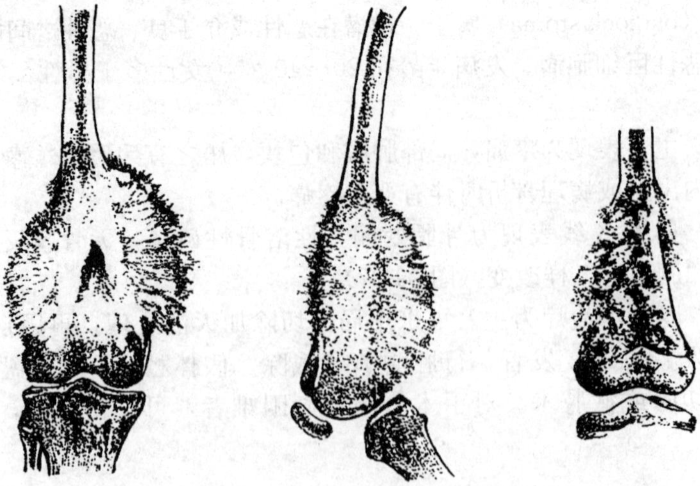

(1) (2)

图 29-38 股骨下段骨肉瘤

(1) 可见日光放射状阴影 (2) 可见骨破坏和骨膜增生

【治疗原则】 骨肉瘤采用综合治疗。术前大剂量化疗，然后作根治性瘤段切除、灭活再植或植入假体的保肢手术。无保肢条件者行截肢术，截肢平面应超过病骨的近侧关节。术后仍需作大剂量化疗。

五、护理

骨肿瘤对患者的身心健康危害很大，尤其是恶性肿瘤，病情发展快，组织破坏力强，死亡率高，严重危害患者健康与生命。手术后可能造成患者肢体功能障碍。对骨肿瘤患者应做到早发现、早诊断、早治疗及治疗和康复过程中的正确护理。

【护理评估】

（一）术前评估

1. 病史和相关因素 了解患者的一般情况，特别注意化学致癌物质、放射线等接触情况，有无外伤和骨折史。是否有食欲减退、低热和肢体疼痛等病史，注意肢体疼痛的性质、程度，加重或缓解的相关因素。既往有无其他部位肿瘤史，家族史等。

2. 身体状况 评估有无局部疼痛、压痛及性质，肢体有无肿胀、肿块、畸形，关节活动是否受限。患者有无消瘦、体重下降、营养不良和贫血等晚期恶性肿瘤的恶病质表现。重要脏器功能是否正常，能否耐受手术治疗和化疗。各项辅助检查是否异常。

3. 心理和社会支持状况 肿瘤治疗过程持续时间长，损害较大，对患者的身心健康影响很大。尤其是恶性肿瘤，转移早，预后差，死亡率高，一旦确诊，患者往往难以接受，对预后缺乏信心。手术治疗患者往往造成肢体功能障碍，带来诸多不便，在治疗过程中，对手术前后化疗的认识和准备不足，不能坚持完成手术前后的化疗。因此，需对上述问题进行全面评估，以判断患者和家属的心理承受度和所需护理。

（二）术后评估

1. 身体状况 评估患者的体温、脉搏、呼吸、血压；创口有无渗血、渗液。肢体近端血运是否正常，有无感觉和运动异常。各种引流是否有效，引流液是否正常，外固定位置是否正确，全身营养状况有无改善，辅助检查结果是否正常。

2. 心理和社会支持状况 评估患者对术后康复的认识，对术后肢体外观改变和缺失是否能承受，对术后化疗及功能锻炼是否有充分的心理准备。家庭成员是否能为患者提供术后长期照护，是否有足够的经济能力满足患者的治疗和康复。

【主要护理诊断】

1. 恐惧 与担心肢体功能丧失和预后有关。
2. 疼痛 与肿瘤浸润压迫周围组织、病理性骨折、术后创伤、术后患肢痛有关。
3. 躯体活动障碍 与疼痛、关节功能受限及制动有关。
4. 知识缺乏 缺乏术前配合和术后康复有关知识。
5. 潜在并发症 病理性骨折。

【护理措施】

1. 心理护理 了解疾病对患者及其家属带来的影响，理解患者的情绪反应。向患者及家属介绍目前骨肿瘤的治疗方法和进展，术后治疗和化疗的重要性，鼓励患者积极配合治疗，使患者配合术前准备。对于拟行截肢术的患者，应给予精神上的支持，与患者一起讨论术后可能出现的问题，并提出可能的解决方案，使患者在心理上对截肢术有一定的准备。

2. 缓解疼痛

（1）向患者解释疼痛是肿瘤浸润和压迫周围组织所引起，是骨肿瘤的主要症状，指导患者避免诱发或加重疼痛。与患者讨论缓解疼痛的有效措施，如缓慢的翻身和改变体位，转移注意力等。

（2）应用镇痛药物 对于疼痛剧烈或经采取上述措施无效者，应遵医嘱使用镇痛药物，包括采用WHO推荐的癌性疼痛三阶梯疗法；第一阶梯为非阿片类药，以阿司匹林为代表；第二阶梯为为弱阿片类药，以可待因为代表；第三阶梯为强阿片类药，以吗啡为代表，适用于剧烈疼痛的患者。

（3）应用镇痛泵等 也可应用由患者自控镇痛泵、神经阻滞等方法缓解疼痛。

3. 适当活动，促进关节功能恢复

（1）术后抬高患肢，预防肿胀。保持肢体功能位，预防关节畸形。膝部手术后，膝关节屈曲15°，踝关节屈曲90°。髋部手术，髋关节外展中立或内旋，防止发生内收、外旋脱位。下肢肿瘤的患者术前下地活动时，避免负重，以防止发生病理性骨折和脱位。

（2）术后早期卧床休息，避免过度活动，以后可根据康复状况开始床上活动和床旁活动。

（3）教会患者正确应用拐杖、轮椅协助活动。

4. 提供相关知识，促进康复 告知患者长期卧床及制动后可能发生的后遗问题，在适当的时候需进行功能锻炼。

（1）术前2周，与患者讨论功能锻炼的方法，指导下肢手术患者做股四头肌等长收缩锻炼。

（2）术后48小时开始做肌肉的等长收缩，促进血液循环，防止关节粘连。

（3）良性肿瘤大多施行局部切除、刮除植骨术或骨水泥填充，对关节影响较小，无需外固定，伤口愈合后即可下地进行功能锻炼。行人工关节置换术，术后一般不需外固定，2～3周后开始关节的功能锻炼。

（4）恶性肿瘤者术后3周可进行患处远侧和近侧关节的活动；术后6周，进行重点关节的活动，加大活动范围。

（5）术后注意观察伤口状况 有无出血、水肿，局部皮肤温度和肢体末端血运有无异常。保持引流管通畅，记录引流液颜色、性质和引流量。

（6）必要时辅助理疗、利用器械进行活动。

5. 预防病理性骨折 下肢肿瘤患者可能发生病理性骨折，应避免下地负重，对于术后骨缺损大、人工假体置换术或异体骨移植术后患者，要注意保护患肢。功能锻炼要循序渐进，不要急于下地行走，患者开始站立或练习行走时应在旁保护，防止跌倒。

【健康教育要点】

1. 保持平稳心态，树立战胜疾病的信心。

2. 恶性肿瘤患者应坚持按计划接受综合治疗。

3. 指导患者正确使用各种助行器，如拐杖、轮椅等，尽快适应新的行走方式。

4. 制定康复锻炼计划，指导患者按计划锻炼，调节肢体的适应能力，以最大程度恢复患者的生活自理能力。

5. 定期复诊。

第九节　颈椎病和腰腿痛

一、颈椎病

颈椎病（cervical spondylosis）指颈椎间盘退行性变及继发性椎间关节退行性变所致脊髓、神经、血管损害而表现的相应症状和体征。颈椎病是 50 岁以上人群的常见病，男性居多，好发部位依次为 $C_{5\sim6}$、$C_{4\sim5}$、$C_{6\sim7}$。

【病因】

1. 颈椎间盘退行性变　是颈椎病发生和发展的最基本原因。由于椎间盘退变，使椎间盘处于松弛状态，向四周膨隆或向后突出，直接刺激相邻的脊髓、神经或血管。同时椎间盘退变使椎间隙狭窄，造成颈椎力学的功能紊乱，使椎体、椎间关节、钩椎关节、黄韧带、后纵韧带等发生变性、增生和钙化而引起对脊髓、神经、血管的压迫或刺激。

2. 损伤　急性损伤可使原已退变的椎体、椎间盘和椎间关节损害加重而诱发颈椎病；慢性损伤可加速其退行性变的过程而使症状提前出现。

3. 颈椎先天性椎管狭窄　先天性或发育过程中椎弓根过短，使椎管矢状内径小于 14～16 mm 时，即使退行性变比较轻，也可产生临床症状和体征。

【临床表现】 根据受压部位和临床表现不同，一般分为四类。但有些患者以某型为主，同时伴有其他型的部分表现，称为复合性颈椎病。

1. 神经根型颈椎病　在颈椎病中发病率最高，约占 50%～60%。是由于椎间盘向后外侧突出，钩椎关节或椎间关节增生、肥大，刺激或压迫单侧或双侧神经根所致。患者常先有颈痛及颈部僵硬，继而向肩部及上肢放射。咳嗽、打喷嚏及活动时疼痛加剧。上肢有沉重感；皮肤可有麻木、过敏等感觉异常；上肢肌力和手握力减退。检查颈部肌痉挛，颈肩部有压痛，颈部和肩关节活动有不同程度受限。上肢牵拉实验阳性：检查者一手扶患侧颈部，一手握患侧腕部外展上肢，双手反向牵引，诱发已受压的神经根出现放射痛与麻木感。压头试验阳性：患者端坐，头后仰并偏向患侧，检查者用手掌在其头顶加压，出现颈痛并向患侧手臂放射。

2. 脊髓型颈椎病　约占颈椎病的 10%～15%。由于后突的髓核、椎体后缘的骨赘、肥厚的黄韧带及钙化的后纵韧带等压迫脊髓所致。手部发麻、活动不灵活，特别是精细活动失调，握力减退，下肢无力、发麻，步态不稳，有踩棉花的感觉，躯干有紧束感等。随病情加重可发生自下而上的上运动神经元性瘫痪。

3. 椎动脉型颈椎病　由于颈椎横突孔增生狭窄，上关节突增生肥大和颈椎失稳等直接刺激、牵拉或压迫椎动脉所致。眩晕、头痛、视物障碍、耳鸣、耳聋、恶心、呕吐、猝倒等一过性脑或脊髓缺血的表现；头部活动时可诱发或加重；体位改变，血供恢复后症状缓解。颈部有压痛、活动受限。

4. 交感神经型颈椎病　由于颈椎各种结构病变的刺激或压迫颈椎旁的交感神经节后纤维所致。有交感神经兴奋症状，如头痛或偏头痛、头晕、恶心、呕吐、视物模糊、心跳加速、心律不齐、血压升高，耳鸣、听力下降等。也可出现交感神经抑制症状，如头晕、眼花、流泪、鼻塞、血压下降以及胃肠胀气等。

【辅助检查】

1. 影像学检查

(1) X线检查 神经根型颈椎病者和脊髓型颈椎病者，X线正侧位摄片可显示颈椎生理前凸减小或消失，椎间隙变窄，骨质增生，钩椎关节增生；左右斜位片可见椎间孔变形、缩小；过伸过屈位片可见颈椎不稳等征象。

(2) 脊髓造影、CT、MRI 可显示脊髓受压情况。

2. 脑脊液动力学实验 脊髓型颈椎病者显示椎管有梗阻现象。

【治疗原则】

1. 非手术疗法

(1) 颌枕带牵引 取坐位或卧位，头前屈15°左右，牵引重量4～6 kg，每日1～2次，每次1小时；也可作持续牵引，每日6～8 h，2周为一疗程。脊髓型颈椎病一般不宜作此牵引。

(2) 颈托或颈领 限制颈椎过度活动，如充气型颈托除可固定颈椎，还有牵引作用。

(3) 推拿按摩 可减轻肌痉挛，改善局部血循环。脊髓型颈椎病不宜采用此疗法。

(4) 理疗 可改善颈部血循环，促进局部水肿消退和肌肉松弛。

(5) 药物疗法 目前无治疗颈椎病的特效药物，所用药物皆属对症治疗，如复方丹参片等。

2. 手术治疗 适用于诊断明确、经非手术疗法无效和反复发作，或脊髓型颈椎病压迫症状进行性加重者。手术可分前路、前外侧和后路手术。手术的目的是通过切除对脊髓、神经造成压迫的组织、骨赘、椎间盘和韧带，或椎管扩大成形，使脊髓和神经得到充分减压；或通过植骨、内固定颈椎融合，稳定颈椎。常用的术式有颈椎间盘摘除、椎间植骨融合术、前路侧方减压术、颈椎半椎板切除减压或全椎板切除术、椎管成形术等。

【护理评估】

（一）术前评估

1. 健康史和相关因素 患者年龄和职业特点；此次发病的诱因和情况，导致症状加重或减轻的因素；以往有无类似情况发生，采取过何种治疗手段；以往是否有高血压、心脏病、糖尿病等病史。

2. 身体状况

(1) 全身 患者的意识和生命体征、生活自理能力、有无排尿、排便失控或失禁现象。

(2) 局部 患者头痛或放射性痛的部位，取何种体位能减轻疼痛；患者四肢的感觉、运动和反射情况。

(3) 辅助检查 了解患者的X线、脊髓造影、CT、MRI等检查结果，以判断病情、可能采取的治疗和护理措施。

3. 心理和社会支持状况 患者及家属对该病的认识、心理状态，有无焦虑及焦虑的原因；家庭及社会对患者的支持程度。

（二）术后评估

1. 手术的种类和术中情况。

2. 患者的生命体征，尤其是呼吸情况，呼吸困难是前路手术最危急的并发症，多数发生在术后1～3日内，常见原因有切开内出血压迫气管，喉头水肿，术中损伤脊髓或移植骨块松动、脱落后压迫气管。

3. 手术切口有无出血、肿胀和引流情况。

4. 肢体感觉、活动和大小便情况。

【主要护理诊断】

1. 低效性呼吸型态　与颈髓水肿、植骨块脱落或术后颈部水肿有关。

2. 潜在并发症：喉返、喉上神经损伤，以及肺部感染、压疮或泌尿系感染。

3. 躯体活动障碍　与神经根受压、牵引或手术有关。

【护理措施】

（一）保持有效的气体交换

1. 术前适应性准备　指导患者在术前做向侧方推移气管的训练，以免因术中反复牵拉气管导致气管黏膜水肿，影响呼吸。

2. 术后床边准备　备好血压计、听诊器、吸氧、吸痰装置、气管插管及气管切开包，以备急用。

3. 给予吸氧　对低效性呼吸型态的患者提供氧气吸入。

4. 密切观察　包括生命体征和手术局部情况。

（1）呼吸　观察患者有无呼吸费力、张口状急速呼吸、应答迟缓或发绀等，若发现异常，及时通知医生并采取措施。

（2）手术局部　观察颈部有无肿胀，切口敷料有无渗透，渗出液的量、颜色和性状等。患者切口渗血多、颈部明显肿胀、增粗，并出现呼吸困难、烦躁和发绀等症状时，需警惕局部出血或血肿，应了解并通知医生，同时协助医生拆除颈部缝线，迅速去除血肿。若清除血肿后患者呼吸仍无改善，需作气管切开的准备。

（3）引流　观察引流管是否畅通，引流物的量和色泽，若引流出大量血性液体，应立即报告医生，采取措施；保持引流畅通，随时注意引流管有无扭曲、受压和滑脱。

（二）观察有无喉返、喉上神经损伤的迹象

患者有无吞咽困难、饮水呛咳、声音嘶哑、发音不清楚等表现，以判断有无喉上神经损伤。若患者出现饮水时呛咳，应及时报告医师；并告知患者饮食时避免快速、大口饮水，尽量进食稠厚食物。

（三）促进患者感觉和运动功能的恢复

1. 采取合适体位　多取平卧位，前路手术患者维持颈部稍前屈位置。病情允许者可予以翻身，注意采取轴式翻身，避免颈部扭曲，以防止骨块脱落。

2. 颈部制动　前路手术时都行植骨固定椎体融合，此类患者应采用颈领、头颈胸石膏固定时，松紧应适宜，保证固定确切。用枕颌带或颅骨牵引时，做好牵引的护理。咳嗽、打喷嚏时用手轻按颈前部。

3. 加强观察　观察患者躯体和双侧肢体的感觉及活动情况，有无感觉和运动功能障碍的现象。

4. 加强功能锻炼　颈领固定 2～3 个月。指导患者双手做捏橡皮球、健身球的练习，手指进行对指、系纽扣等各种锻炼；每日进行四肢与关节的锻炼，防止肌萎缩和关节僵硬。

（四）肺部感染等并发症的预防和护理

颈椎病患者以中老年人居多，长期卧床易并发肺部感染、压疮和泌尿系感染，应加强预防和护理。

1. 深呼吸训练　鼓励和指导患者进行有效咳嗽和咳痰，每天定时数次深呼吸运动，以扩张肺和增加肺活量。

2. 雾化吸入　对伴有慢性支气管炎的老年患者，予以雾化吸入，以利气道分泌物的排出。

3. 保持排尿通畅 对留置导尿管者，注意保持导尿管引流通畅；加强尿道口和导尿管的护理。

4. 基础护理 对长期卧床患者或肢体感觉和活动障碍的患者，加强基础护理。定期帮助患者翻身，保持床单整洁和干燥，已出现肺部或泌尿系感染者，遵医嘱合理应用敏感的抗菌药。

【健康教育要点】

1. 选择高低适当的枕头，保证颈部肌及脊柱正常的生理弯曲，避免颈部长期悬空、屈曲或仰伸，经常更换体位。

2. 保持早期的姿势 在工作、学习和日常生活中，保持颈部平直，定时改变姿势，劳逸结合，避免颈部长期屈曲或仰伸。

3. 加强功能锻炼 进行颈部及上肢活动或体操锻炼，以使颈部肌放松，改善局部血液循环。

二、腰椎间盘突出症

腰椎间盘突出症（lumbar disc protrusion）是由于椎间盘变性、纤维环破裂、髓核组织突出刺激或压迫神经根、马尾神经所引起的一种综合征，是腰腿痛最常见的原因之一。由于下腰椎负重和活动范围大，故腰椎间盘突出多发生在 $L_{4\sim5}$、$L_5\sim S_1$，可发生在任何成年人，多见于中年人，男性多于女性。

【病因】 退行性变是椎间盘突出的基本因素，积累伤则是主要诱发因素。

1. 椎间盘退行性变 随年龄增长，纤维环和髓核水分减少，弹性降低，椎间盘变薄，易于脱出；此外后纵韧带、椎体及椎间盘的退行性变使椎间盘结构松弛，抗震能力下降而易发生损伤。

2. 损伤 反复弯腰、扭转、承重等慢性积累伤是椎间盘突出的主要诱发因素，故本病与某些职业、工种有密切关系。腰部急性损伤也可造成椎间盘突出，如提取重物或暴力撞击。

3. 遗传因素 有色人种发生率较低，小于20岁的青少年中约32%有阳性家族史。

4. 妊娠 妊娠期盆腔、下腰部组织充血明显，各种结构相对松弛，而腰骶部又较平时承受更大的重力，增加了椎间盘损伤的机会。

【病理与分型】 当髓核经椎间盘薄弱处或破裂的纤维环处突出时，即可发生腰椎间盘突出症。根据病理变化和CT、MRI所见分型可作如下分型：

1. 膨隆型 纤维环部分破裂，但表层完整，髓核因压力而向椎管局限性膨出。保守治疗大多可缓解或治愈。

2. 突出型 纤维环完全破裂，髓核突入椎管，仅有后纵韧带或一层纤维膜覆盖，表面高低不平。常需手术治疗。

3. 脱垂游离型 破裂、突出的椎间盘组织或碎块脱入椎管或完全游离。可引起神经根症状，且易压迫马尾神经。非手术治疗无效。

4. Schmorl结节及经骨突出型 前者是髓核经上、下软骨板裂隙突入椎体松质骨内；后者是髓核沿椎体软骨终板和椎体间的血管通道向前纵韧带方向突出，形成椎体前缘的游离骨块。此两型无神经根症状，无需手术治疗。

【临床表现】

1. 症状

(1) 腰痛 是大多患者最先出现的症状，常为腰部急性剧痛或慢性隐痛，休息后腰痛可减轻，劳动或工作反复发作，并有加重趋势。由于髓核突出、压迫和刺激纤维环外层及后纵韧带所致。

(2) 坐骨神经痛 绝大部分患者是 $L_{4\sim5}$、$L_5\sim S_1$ 椎间盘突出、压迫和刺激坐骨神经引起。疼痛从下腰部向臀部、大腿后方、小腿外侧直到足背或足外侧放射痛，早期感觉过敏，较重并可伴麻木感。咳嗽、排便或打喷嚏时因腹压增高，疼痛加剧。

(3) 马尾神经受压综合征 中央型突出的髓核或脱垂游离的椎间盘组织可压迫马尾神经，出现鞍区感觉异常，排尿、排便和性功能障碍。

2. 体征

(1) 压痛 在相应的病变椎体间隙，棘突旁侧 1 cm 处有压痛、叩痛，并可引起下肢放射痛。

(2) 脊柱变形和活动受限 约 60%的患者脊柱正常生理弯曲消失，呈现腰椎侧凸、前凸或后凸，腰部各方向的活动受限，以腰椎前屈时最为明显。

(3) 直腿抬高试验及加强试验阳性 患者仰卧、伸膝、被动抬高患肢，抬高至 60°以内时，即出现坐骨神经放射痛，为直腿抬高试验阳性。当缓慢放下患肢、待放射痛消失后再被动背屈患侧小腿关节以牵拉坐骨神经，若又出现放射痛，称为加强试验阳性。

(4) 感觉、肌力和腱反射改变 当神经根受压时，受压神经支配的相应部位出现异常或麻木，肌力减退，部分患者表现为膝反射或跟腱反射减弱或消失。

【辅助检查】

1. 影像学检查 X 线检查能直接反映腰部有无侧突、椎体退行性变和椎间隙有无狭窄等；CT 可用于鉴别有无椎间盘突出或突出方向等；MRI 可显示椎管形态，全面反映出各椎体、椎间盘有无病变及神经根和脊髓受压情况，对本病有较大诊断价值。

2. 电生理检查 如肌电图，可协助确定神经受损范围及程度，对诊断本病意义不大。

【处理原则】 依据临床症状的严重程度，采用非手术或手术方法治疗。

1. 非手术治疗 多数患者可经非手术疗法缓解症状或治愈。

(1) 卧床休息 首次发作时让患者绝对卧硬板床休息，一般卧床 2～3 周或至症状缓解。卧床 3 周后带腰围起床活动，3 个月不作弯腰持物动作。

(2) 持续牵引 采用骨盆牵引可增加脊椎间隙宽度，减轻对椎间盘的压力和对神经的压迫，改善局部循环和水肿。牵引重量根据个体差异，可为 7～15 kg，牵引时抬高足端床脚作为反牵引力，每天 2 次，每次 1～2 h，持续 2～3 周。

(3) 药物治疗 目的为止痛，减轻水肿、粘连及肌痉挛。

(4) 物理疗法 局部按摩及热疗，促进血液循环，缓解肌痉挛，促进无菌性炎症消退，使髓核复位。但中央型椎间盘突出者不宜推拿。经皮电神经刺激疗法，通过刺激神经达到减轻疼痛的作用。

2. 手术疗法 对诊断明确、症状严重、经严格非手术治疗无效或有马尾神经受压症状者应考虑手术治疗。可根据间盘的位置和脊柱的稳定性选择手术类型。

(1) 椎板切除术和髓核摘除术 将 1 个或多个椎板、骨赘及突出的髓核摘除或切除；可减轻神经受压，是常用的一种手术方式。

（2）椎间盘切除术 将椎间盘部分切除。

（3）脊柱融合术 在椎体间插入一楔形骨块或骨条以稳定脊柱。

3. 经皮穿刺髓核摘除术 在X线监控下插入椎间盘镜或特殊器械，切除或吸出椎间盘以达到减轻椎间盘内压力和缓解症状的效果。

【护理评估】

（一）术前评估

1. 健康史和相关因素 患者的年龄、职业和运动的喜好等，有无急性腰扭伤或损伤史，致腰痛加剧或减轻的相关因素，有无采取制动和治疗措施。以前有无类似外伤病史、长期腰部劳损及其他疾病史，患者药物治疗情况。

2. 身体状况

（1）局部 患者腰痛或放射性疼痛的部位和范围，局部有无压痛和肿胀；腰部活动情况，有无侧突畸形。

（2）全身 患者的生命体征、下肢感觉、运动和反射情况；患者的行走姿势、步态；患者的生活自理能力和程度。患者有无大小便失控或失禁现象。

（3）辅助检查 X线、CT、MRI检查有无阳性结果发现。

3. 心理和社会支持状况 患者的心理状态，对本次治疗有无信心。患者所具有的疾病知识和治疗、护理的期望。

（二）术后评估

1. 生命体征 检查患者的体温、脉搏、血压、呼吸，患者有无头痛、恶心和呕吐等症状。

2. 手术及引流情况 了解手术范围和术中患者情况，观察切口有无渗出，渗出量及色泽；引流管是否通畅，引流液的色泽和量；切口部位有无肿胀。

3. 肢体的感觉和运动功能 评估下肢的感觉和运动情况，与对侧术前相比有无差异。

4. 括约肌功能 评估患者有无排尿困难和尿潴留，有无便秘。

【主要护理诊断】

1. 疼痛 与椎间盘突出、髓核受压水肿、神经根受压及肌痉挛有关。

2. 便秘 与马尾神经受压或长期卧床有关。

3. 躯体活动障碍 与椎间盘突出、牵引或手术有关。

4. 潜在并发症 脑脊液漏、尿潴留或感染。

【护理措施】

（一）减轻疼痛

1. 休息 急性期患者绝对卧硬板床休息，3周后若病情允许，可下床活动。

2. 药物镇痛 根据医嘱给患者应用镇痛药或非甾体类消炎止痛药。

3. 骨盆牵引 做好牵引患者的护理，保持有效牵引。

4. 心理护理 指导患者放松或想象，亦可让患者听音乐或与之聊天，分散其注意力。

（二）预防便秘

1. 排便训练 训练患者在床上排便，指导患者使用便盆。

2. 饮食和饮水 给予患者富含膳食纤维且易消化的饮食，鼓励患者多饮水以减轻粪便干结。

3. 药物通便 严重便秘者，可根据医嘱给予开塞露通便或服用通便药物。

4. 创造适宜的排便环境　患者排便时为其拉上隔断帘，建立适宜的排便环境和提供足够的时间。

（三）功能锻炼

1. 四肢肌肉、关节的功能练习　卧床期间坚持定时作四肢关节的活动，以预防关节僵硬。

2. 直腿抬高练习　术后第一天开始进行股四头肌的舒缩和直腿抬高练习，每分钟 2 次，抬放时间相等，逐渐增加抬腿幅度，以防止神经根粘连。

3. 根据术式及医嘱，指导患者锻炼腰背肌，以增加腰背肌肌力，预防肌萎缩，增强脊柱稳定性（图 29-39）。一般手术后 7 天开始，先用飞燕式，然后用五点支撑法，1～2 周后改为三点支撑法；每日 3～4 次，每次 50 下，循序渐进，逐渐增加次数。但腰椎有破坏性改变、感染性疾患、内固定物植入、年老体弱及心肺功能障碍的患者不宜进行腰背肌锻炼。

4. 行走训练　制定活动计划，指导患者按时下床活动。坐起前，先抬高床头，再将患者两腿放到床边，使其上身竖直；行走时，有人在旁，直致患者无眩晕和感觉体力可承受后，方可站立行走并注意安全。

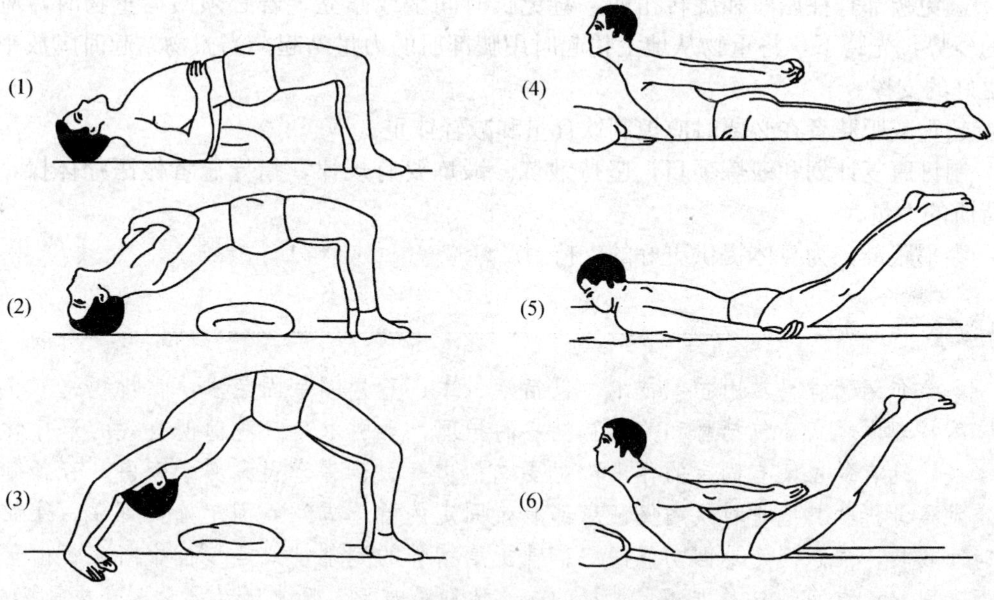

图 29-39　仰卧法和俯卧法腰背肌锻炼

（1）五点支撑法　（2）三点支撑法　（3）四点支撑法

（4）头、上肢及背部后伸　（5）下肢及腰部后伸　（6）整个身体后伸

（四）并发症的预防和护理

术后的潜在并发症包括脑脊液漏、神经损伤导致的感觉运动障碍、尿潴留和感染，需予以积极预防。

1. 监测生命体征　及时测量体温、脉搏、血压和呼吸。观察下肢感觉、运动情况，并与健侧和术前对比。

2. 体位　患者手术后，应去枕平卧 6 h，再根据病情和手术类型选择不同体位，一般为稍抬高床头。

3. 加强切口和引流护理　观察和记录手术切口处敷料有无渗透，渗出量及渗液色泽；

切口部位有无膨出后血肿；观察引流管是否通畅，引流袋内引出液体的颜色和量。若发现引出淡黄色的液体，同时患者出现头疼、恶心和呕吐等症状，应考虑发生脑脊液漏可能，须立即停止引流，置患者于平卧位，并报告医生予以处理。

4. 泌尿道护理 观察和记录出入水量；对排尿困难者，可协助其床上排尿，包括听音乐放松或听流水生促使排尿；明显排尿困难者，予以导尿，必要时留置尿管，并加强对泌尿道和导尿管的护理，以免继发感染。

5. 预防感染

(1) 加强体温监测 加强对体温和脉搏的监测，发现患者发热应及时报告医生并协助处理。

(2) 切口的观察和护理 观察手术切口、敷料和引流液色泽，包括观察局部有无红肿、渗出、压痛或脓性分泌物；及时更换敷料，注意无菌技术操作。

【健康教育要点】

1. 腰椎间盘突出患者应卧硬板床，以避免脊柱屈曲；仰卧位时，应用小枕使膝屈曲 45°。

2. 避免腰部脊柱屈曲和旋转扭曲，避免长时间坐或站立。若必须搬运重物时，应采取适当的姿势：先蹲下，将重物从地上抬起时用腿部肌的力量站起；当搬物站起时脚放平，以提供更好的支撑。

3. 超重或肥胖者在必要时应控制饮食量和减轻体重。

4. 制订康复计划和锻炼项目，坚持锻炼。锻炼要有规律，指导患者做医疗体操，以增加腰背肌的力量。

5. 穿平跟鞋，为身体提供更好的支持。

本章小结

本章介绍了骨科常用护理技术，包括牵引术、石膏绷带固定术，骨折和关节脱位患者的护理内容，还包括骨和关节常见病的护理。牵引术是一种简便有效的治疗骨折的方法，既有复位又有固定的作用，主要包括皮牵引、骨牵引和兜带牵引。石膏绷带固定术是骨折和其他骨科疾病保证患部有效固定的首选方法，固定确实可靠，往往固定时间较长，注意固定期间功能锻炼。骨折是指骨的完整性或连续性中断，多由于暴力因素引起，有多种分类方法，骨折的专有体征是畸形、反常活动、骨擦音或骨擦感，复位、固定和功能锻炼是骨折的主要治疗原则。护理过程中注意骨折并发症的发生及护理。常见四肢骨折有骨折的共同特点，也有其特殊性，应引起注意。脊柱骨折往往合并有脊髓损伤，病情严重，对机体影响较大。注意脊柱损伤患者的急救和搬运，加强脊髓损伤患者的护理，防止并发症，提高生活质量。引起关节脱位的常见原因是创伤，最易发生脱位的关节是肩关节，关节脱位后的特有体征是畸形、弹性固定和关节盂空虚。治疗原则是复位、固定和功能锻炼。各部位关节脱位后有其特征性的畸形和治疗方法，加强护理，预防并发症发生。急性血源性骨髓炎是骨组织的急性感染，多发于儿童和青少年的长骨生长最活跃的干骺端，最常见的致病菌是金黄色葡萄球菌。患病部位剧痛，有明显的深压痛，早期诊断，及时治疗，效果较好。骨和关节结核好发于儿童和青少年，其中脊柱结核发病率最高，其次是膝、髋关节，患病部位可出现疼痛、肿胀、畸形和寒性脓肿或窦道等表现，以抗结核和局部治疗为主。骨肿瘤分原发性和继发性，对人体影响较大，原发性良性骨肿瘤预后好，恶性骨肿瘤预后较差。良性肿瘤中以骨软骨瘤常见，恶性骨肿瘤中以骨肉瘤最常见，均好发于长骨干骺端，以手术治疗为主。颈椎病发生的最基本原因是颈椎间盘退行性变，好发于颈5～6椎间盘，其中神经根型颈椎病发病率最高。以非手术治疗为主。腰腿痛最常见的原因是腰椎间盘突出，好发于腰4～5椎间盘，以椎间盘退行性变为主要原因，早期以非手术治疗，后期手术治疗。

（大庆医学高等专科学校　胡宝友）

第三十章 皮肤病患者的护理

学习目标

1. 掌握皮肤解剖、组织、生理；掌握皮肤病的症状、病因、临床特点及护理措施。

2. 熟悉皮肤科的临床类型、辅助检查；内用药、外用药及物理疗法等疗法的治疗原则。

3. 了解常见皮肤病的治疗原则；外用药物的剂型、性能及作用。

第一节 概 述

一、皮肤的解剖结构

皮肤由表皮、真皮和皮下组织组成，另外还有血管、淋巴管、神经和肌肉以及附属结构如汗腺、毛发、皮脂腺及指（趾）甲等。

（一）表皮

表皮为复层鳞状上皮，主要由角质形成细胞和树枝状细胞两大类细胞组成。

1. 角质形成细胞

（1）基底层 由单一层的圆柱状或立方形细胞组成。此层细胞不断分裂，有序地向上逐渐分化为各层的角朊细胞，最终移行至角质层并由皮肤的表面脱落。一般认为基底细胞分裂后至脱落的时间为28天，称为更替时间，其中分裂后到颗粒层最上层为14天，形成角质层到最后脱落为14天。

（2）棘细胞层 由4～8层多角形细胞组成，由下向上渐趋扁平，细胞间借桥粒互相连接，形成所谓细胞间桥。是皮肤屏障的组成部分，可避免水分从皮肤中过度丢失。

（3）颗粒层 由2～4层菱形细胞组成，细胞核已萎缩，有角蛋白颗粒，对光线反射有阻断作用，可防止异物侵入，过滤紫外线，在掌趾等部位分布明显。

（4）透明层 细胞界限不清，细胞核已退化溶解，呈无色透明状，光线可以透过透明细胞层，细胞在这层开始衰老、萎缩，只有手掌足底等角质层厚的部位才有此层。

（5）角质层 位于表皮的最浅面，由多层已经死亡的角质化细胞组成，细胞界限不清，细胞核已退化溶解，细胞质含有角质蛋白，角质蛋白不溶于水。具有抗摩擦、防止体内组织液向外渗透，防止体外化学物质和细菌侵入的作用，再生能力极强。足跟部皮肤的角质层最厚，腹壁皮肤的角质层最薄。

2. 树枝状细胞

（1）黑素细胞 来源于神经嵴，位于基底细胞之间，约占基底层细胞的10%。黑素细胞有合成黑素小体的能力，黑素小体通过树枝状的顶端被传送到邻近的基底细胞和棘细胞。

（2）朗格汉斯细胞　来源于骨髓，常位于棘细胞层中，能够清除和吞噬来自于角质层和真皮层的变应原物质，属单核吞噬细胞和免疫调节效应细胞系统，参与免疫应答反应。

（3）默克细胞　是一种短指状突的细胞，多见于成人指尖，其次为唇、齿龈和甲床。根据电镜下的结构，该细胞被推测是一种感觉细胞，能感受触觉。

（二）真皮

由致密的结缔组织构成，含有纤维（如胶原纤维、网状纤维、弹性纤维）、基质和各种结缔组织细胞，细胞成分主要有成纤维细胞、肥大细胞、巨噬细胞、淋巴细胞和其他白细胞。真皮内有毛囊、皮脂腺、汗腺等皮肤附属器结构和丰富的血管、淋巴管、神经和肌肉等组织结构。真皮层按部位深浅分为两层：浅层的乳头层和深层的网状层。

（三）皮下组织

位于真皮下方，由疏松结缔组织和脂肪小叶组成，其中含有汗腺、毛根、血管、淋巴管及神经等。

（四）皮肤的附属器

主要包括毛发、毛囊、汗腺、皮脂腺及指（趾）甲。

（五）皮肤血管、淋巴管、肌肉和神经

表皮内无血管。真皮及皮下组织分别有浅、深血管丛。皮肤的淋巴管与血管相伴行，汇入淋巴结。皮肤的肌肉有平滑肌和横纹肌两种。皮肤的神经来自脑神经的感觉纤维及自主神经的运动纤维。

二、皮肤的生理功能

（一）防护功能

人体正常皮肤有两方面的屏障作用，一方面保护机体内各种器官和组织免受外界环境中生物性、机械性、物理性和化学性有害因素的损伤；另一方面防止组织内的各种营养物质、电解质和水分的丧失。皮肤的保护功能主要表现在以下几方面：

1. 对生物性损伤的防护　在人体皮肤上寄生着许多微生物，一定条件下可以成为致病菌，对人体造成伤害。皮肤角质层对微生物有良好的屏障作用，皮肤表面 pH 偏酸性，对寄生菌的生长是不利的，此外，皮肤表面脂膜中的非酯化脂肪酸对寄生菌的生长也有抑制作用。

2. 对机械性损伤的防护　表皮的角质层处在最外面，具有一定的韧性，能耐受轻度的搔抓和摩擦。角质层具有弹性，与下面弹性更好的真皮纤维组织及皮下脂肪组织的联合作用，能缓冲外来的冲击和撞伤，避免和减轻血管、神经等组织受损伤，起着理想的保护器官的作用。手掌和足底的角质层最厚，能抵御较重的撞击。

3. 对物理性损伤的防护　角质层是电的不良传导体，它对低电压电流有一定的阻抗能力。另外正常皮肤对光有吸收能力，可以保护机体内的器官和组织免受光的损伤。黑素颗粒对防止紫外线可能引起的日晒损伤具有屏障作用。

4. 对化学性损伤的防护　正常皮肤对各种化学物质都有一定的屏障作用，屏障部位主要在角质层，其次是皮肤表面的氢离子浓度对酸、碱等的缓冲能力。但是接触高浓度的酸、碱和盐类后，皮肤会立即受到腐蚀，发生化学性烧伤，其中强碱对皮肤的损害尤为严重。

（二）感觉

正常皮肤内感觉神经末梢分为三种，即游离神经末梢、毛囊周围末梢神经网及特殊形状的囊状感受器。它们能分别传导六种基本感觉：触觉、痛觉、冷觉、温觉、压觉及痒觉。一般感知的感觉可以分为两大类：一类是单一感觉，这种感觉是由于神经末梢或特殊的囊状感受器接受体内外单一性刺激引起的；另一类是复合感觉，如潮湿、干燥、平滑、粗糙、坚硬及柔软等，这些复合的感觉不是某一种特殊的感受器能完全感知的，而是由几种不同的感受器或神经末梢共同感知的，并由大脑皮层进行分析综合的结果。

（三）分泌和排泄

皮脂腺和汗腺具有分泌和排泄的功能。皮脂腺可分泌皮脂和排泄少量废物，皮脂有润滑皮肤和毛发的功能，可使毛发柔软光亮，皮肤不干燥，又有保温，防止水分蒸发，防止水和水溶性物质侵入及抑制某些微生物的功能；汗腺的排泄物主要是汗液，每天约可排泄 600～700 ml，其中 99%是水分，其余的是少量水溶性盐类和其他物质，可以调节体温。

（四）吸收

人体皮肤有吸收外界物质的能力，称为经皮吸收。主要通过三个途径吸收外界物质，即角质层、毛囊皮脂腺和汗管口，其中角质层是最重要的途径。薄嫩、潮湿或损伤的皮肤吸收性强，脂溶性物质易被吸收，水溶性物质吸收较差。

（五）调节体温

在体温调节中枢的控制下，皮肤通过蒸发、辐射、传导、对流等方式达到散热目的。

（六）代谢

皮肤内含有的糖类、蛋白质、脂类、水及电解质等多种物质都参与机体的代谢。

（七）免疫

皮肤免疫系统是人体免疫系统的重要组成部分，该系统由朗格汉斯细胞、淋巴细胞、肥大细胞、组织巨噬细胞、角质形成细胞和内皮细胞等组成。其主要作用是识别新的皮肤抗原并做出反应，对原已接触的抗原做出反应并加以排除。

三、常见的临床表现

（一）症状

指患者自己的主观感觉，包括局部症状和全身症状。

1. 局部症状　主要有瘙痒、疼痛、灼热、麻木、蚁行感、感觉迟钝和干燥等。

2. 全身症状　主要有畏寒、发热、乏力、食欲缺乏及关节疼痛等。

（二）体征

指患者的客观表现，即皮肤的局部或全身性损害，又称皮损。

1. 原发性损害

（1）丘疹　为高出皮面的局限性、实质性皮损，一般为针尖至 1 cm 大小。

（2）斑块　由丘疹扩大或融合而成，直径大于 1 cm。

（3）斑疹　为皮肤的局限性颜色改变，既不突起，也不凹陷。直径大于 1 cm 者为斑片，常见的斑疹有白斑、色素斑、瘀斑和红斑等。

（4）风团　为高出皮面的、局限性、暂时性隆起，呈白色或红色，常突然发生，消退也较快，且消退后不留痕迹。

（5）结节　为局限性、实质性、深在性皮肤损害，可深达真皮或皮下组织。

（6）水疱和大疱　为内含液体且高出皮面的局限性、隆起性损害。直径小于 0.5 cm 称水疱，大于 1 cm 称大疱。

（7）脓疱　为内含脓液且高出皮面的局限性、隆起性皮损。

（8）囊肿 为局限性、内含液体或半固体物质的囊形皮损，常呈圆形或椭圆形，触之有弹性。

2. 继发性损害

（1）浸渍 指皮肤长时间浸于水中或处于潮湿状态，导致表皮角质层软化、皮肤变软变白、甚至肿胀或起皱。

（2）糜烂 为表皮或黏膜上皮的缺损，并露出潮湿的创面，愈后不留瘢痕。

（3）鳞屑 为即将脱落或已脱落的表皮角质层细胞。

（4）溃疡 为皮肤或黏膜的局限性缺损，可累及表皮、真皮，甚至到达皮下组织，愈后留有瘢痕。

（5）痂 为创面上浆液、脓液或血液与脱落组织及细菌等混合干燥而结成的附着物。

（6）皲裂 为线条状的皮肤裂口，可深达真皮。

（7）抓痕 为搔抓或摩擦所致的表皮或真皮浅层的损害，常为线状，上覆以血痂。

（8）瘢痕 为真皮或深部组织缺损后，由新生结缔组织修复所形成的结构。

（9）萎缩 为皮肤退行性改变。表皮萎缩时外观菲薄呈淡红色、透明，皮纹消失；真皮萎缩时局部皮肤凹陷，表皮纹理正常。

（10）苔藓样变 为皮肤局限性浸润肥厚，皮沟加深，皮嵴隆起，表面粗糙，似皮革样。

四、皮肤病的治疗

皮肤病的主要治疗方法有内服药物、外用药物、物理和外科手术治疗等。

（一）常用内服药物

1. 抗组胺药 有 H_1 受体和 H_2 受体拮抗剂两大类，主要用于治疗荨麻疹、湿疹、药疹、特异性皮炎、扁平苔藓、神经性皮炎等过敏性和瘙痒性皮肤病。

2. 糖皮质激素 糖皮质激素具有免疫抑制、抗炎、抗细胞毒、抗休克和抗增生等作用，主要用于症状较重的皮肤病。

3. 其他 根据不同的皮肤病，还可使用抗生素、抗病毒药、抗真菌药、维 A 酸类药、免疫抑制剂和调节剂、维生素类药物等。

（二）常用外用药物

1. 外用药物的性能

（1）止痒剂 通过表面麻醉作用或使局部皮肤有清凉感觉而减轻痒感。

（2）保护剂 具有保护皮肤、减少摩擦和防止外来刺激的作用。

（3）清洁剂 用于清除皮损部位的渗出物、鳞屑、痂和残留药物。

（4）抗真菌剂 具有杀灭和抑制真菌的作用。

（5）抗菌剂 有杀灭或抑制细菌的作用。

（6）杀虫剂 有杀灭疥螨、虱、蠕形螨等寄生虫的作用。

（7）外用糖皮质激素 外用有降低毛细血管通透性、减少渗出、抗炎和止痒的作用。

（8）收敛剂 能凝固蛋白质、减少渗出、促进炎症消退、抑制皮脂腺和汗腺分泌。

（9）角质促成剂 能促进表皮正常角化。

（10）腐蚀剂 能破坏和去除增生的肉芽组织或赘生物。

（11）遮光剂 能吸收或阻止紫外线穿透皮肤，有遮光和防晒作用。

（12）维 A 酸类 调节表皮角化、抑制表皮增生和调节黑色素代谢。

(13) 角质剥离剂 使过度角化的角质层细胞松解脱落。

2. 外用药剂型

(1) 溶液 为药物的水溶液，用于散热、消炎、湿敷及清洁等。

(2) 粉剂 干燥粉末状物，有干燥、保护及散热等作用。

(3) 洗剂 水和粉剂混合而成，具有消炎、收敛、杀菌、保护及止痒等作用。

(4) 酊剂和醑剂 酊剂为不挥发药物的乙醇溶液，醑剂为挥发性物质的乙醇溶液。具有消毒、杀菌、止痒等作用。

(5) 油剂 是以药物混于植物油或矿物油类而成，有清洁、保护、润滑作用。

(6) 软膏 是用适宜的基质与药物混合制成，有保护、润滑和软化痂皮的作用。

(7) 硬膏 在脂肪酸盐、树脂、橡胶等固体或半固体的黏性基质中加入药物涂抹裱褙材料上制成，适用于慢性局限性浸润肥厚性皮损。

(8) 乳剂 为油和水经乳化而成，有保护和润泽皮肤的作用。

(9) 糊剂 为软膏基质内加25%～50%的粉剂而成，有吸收水分和收敛作用。

(10) 涂膜剂 是成膜材料和药物溶于挥发性溶剂中而成。

(11) 气雾剂 由药物、成膜材料和液化气体制成，喷涂后可均匀分布于皮损处。

(12) 凝胶 高分子化合物和有机溶剂配成的半固体制剂，外用后可在皮肤上形成一薄膜，有保护和润泽作用。

3. 外用药物的治疗原则

(1) 正确选用药物 根据病因、病理、皮损特点、症状、患者年龄、用药时间长短、有无过敏史或继发感染等选择药物。

(2) 正确选用剂型 根据发病季节及皮损特点等选择剂型。

(3) 选择适当的浓度 不同浓度的药物作用亦不同，应由低浓度逐渐增加到高浓度。

(三) 物理疗法

1. 光疗法

(1) 紫外线 可加速血液循环、促进维生素 D 合成、促进上皮再生、促进色素生成，有杀菌、止痒、镇痛和免疫抑制等作用。

(2) 红外线 可产生热效应，有扩张血管、改善局部血液循环及营养、促进炎症消退、加速组织修复等作用。

(3) 光化学疗法 是应用光敏剂加长波紫外线照射引起光化学反应以治疗皮肤病的方法。

(4) 激光 皮肤科常用于激光手术、激光理疗和激光动力学等疗法。

2. 电疗法 包括电解法、电烙法、电凝固法、电灼法和电干燥法等。适用于寻常疣、化脓性肉芽肿及较小的良性皮肤肿瘤。

3. 冷冻 利用制冷剂产生低温使病变组织坏死，达到治疗目的。

4. 水疗 利用水的温度，结合加入药物的作用达到治疗皮肤病的目的。

5. 放射疗法 利用放射线破坏细胞，阻止细胞分裂增生，达到治疗的目的。

(四) 手术治疗

手术治疗能达到药物治疗所不能达到的效果，可用于皮肤肿瘤切除、外伤清创、活体组织取材、改善和恢复皮肤异常结构及美容手术等。常用的手术治疗方法有擦皮术或磨削术、切割术、体表外科小手术、腋臭手术、移植术、刮匙术、挤疣术等。

五、皮肤病的护理

（一）一般护理

1. 患者的卫生　皮损较轻可每周更换一次被单、衣裤，皮损广泛、渗液多，外用药厚腻、油污明显时及时更换。皮肤干燥者少洗澡，不宜用强碱性的肥皂。穿柔软宽松棉质衣裤。

2. 预防感染和交叉感染　传染性皮肤病一般均应在换药室进行换药，先换无感染者，后换有感染者。床单、用品应消毒处理，用过的敷料焚烧处理。

3. 饮食护理　过敏性及瘙痒性皮肤患者，要避免食用某些动物蛋白类药物和辛辣食物，如虾、蟹、牛羊肉、酒、浓茶等；大面积糜烂渗出或表皮剥脱患者应给予高蛋白质、高热量、高维生素饮食；脂溢性皮炎患者应少吃脂肪和甜食；在光化学疗法期间勿食无花果、香菜、芹菜、胡萝卜和芥末等，以免食用这些光敏性食物后引起新的皮损。

4. 心理护理　皮肤疾病中慢性复发性皮肤病占相当比重，病情复杂顽固，使患者抑郁、焦虑甚至悲观失望，此外暴露部位的皮损影响外观形象，也易产生心理负担，护士应同情患者，关心患者，耐心地做好解释工作，鼓励患者树立信心，积极配合治疗达到疾病康复或缓解的目的。

（二）瘙痒的护理

劝告患者不要搔抓、揉搓、摩擦和用热水洗烫，可配合抗组胺或镇静安眠药治疗，达到止痒的目的。

（三）患处的清洁和处理

1. 有大疱时用无菌注射器抽去疱液；有脓疱者可用无菌剪刀剪去疱壁，以引流脓液，然后遵医嘱使用外用药。在湿敷时，应以4～8层略大于皮损范围的纱布置溶液中浸透，取出略加挤拧，以不滴水为度，敷于患处，须经常更换，保持纱布清洁。

2. 特殊部位皮损的处理　口腔、眼睑、鼻腔、外耳道周围的分泌物、痂皮，可用生理盐水或其他溶液浸湿的棉球或棉签轻轻擦掉；会阴、肛门周围的皮损，可用1∶8000高锰酸钾溶液坐浴。

3. 换药前应将陈旧的糊剂、油膏等擦掉，有毛发的应将毛发剪掉。

第二节　变态反应性皮肤病

一、接触性皮炎

接触性皮炎是由于皮肤或黏膜接触某些具刺激性或致敏的物质后，在接触部位所发生的皮肤炎症反应。

【病因】　引起接触性皮炎的因素很多，一般有诱因和接触物质。

1. 诱因

（1）年龄与性别　儿童、新生儿和婴幼儿皮肤角质层薄，接触花草树木或虫类后易发生接触性皮炎，老年人常有一定的耐受性，发生接触性皮炎就少些。女性较男性易发病，多与使用化妆品有关。

（2）职业　在工农业生产中接触某些有害或致敏因素易产生接触性皮炎。

(3) 嗜好与习惯 喜欢玩弄猫、狗等动物，易致手部接触性皮炎；喜用热水、肥皂沐浴擦身亦可引起急性皮炎反应。

(4) 误治与滥用药 极少数人有病不求医或乱投医，滥用所谓“秘方”，另外化学物、染料、烟灰等涂于皮肤上均可引起接触性皮炎。

2. 接触物质

(1) 原发性刺激物质 有化学性、动物性和植物性三大类：①化学性：是引起接触性皮炎的主要原因，少数属于原发性刺激物，多数属于变态反应性致敏物。原发生刺激物常见的有酸类、碱类、某些重金属元素及其盐类、溶剂等。②动物性：某些动物的毒素，昆虫的毒毛，如斑蝥、毛虫等。③植物性：某些植物的叶、茎、花、果、皮常可致敏，如漆树、荨麻、除虫菊、银杏、补骨脂、无花果、常春藤、猫眼草等。

(2) 变态反应性致敏物 常见的有：①日常生活用品，如肥皂、洗衣粉、皮革、塑料及橡胶制品、人造纤维尼龙等。常见的有穿衣服引起的躯干或四肢对称性皮炎，尼龙表带引起的腕部皮炎，塑料眼镜架引起的鼻、背、耳后皮炎，拖鞋、凉鞋引起的足背皮炎等。化妆品中如化妆油彩、染发水、香膏等引起的头面或颈部接触性皮炎。②石油、焦油及其衍生物。③天然树脂、合成树脂，如生漆、聚酯树脂、环氧树脂及其固化剂、活性稀释剂等。④药物性，如局部应用汞剂、磺胺剂、抗生素软膏、清凉油、风油精等。⑤各种化工原料如汽油、油漆等。⑥农药中各种杀虫剂、除臭剂等。

【发病机制】 接触性皮炎的发病机制有原发性刺激和变态反应性。

1. 原发性刺激 是指外源性物质通过非免疫机制引起的皮肤炎症反应。反应可在接触刺激物之后立即发生，也可在较长时间的持续接触后发生，去除刺激物后炎症可很快消失。炎症反应的轻重和发病快慢与接触物的刺激性、浓度和接触时间长短等相关。

2. 变态反应性 是指敏感个体再次接触变应原后所致的皮肤、黏膜炎性反应，属于第Ⅳ型（迟发型）变态反应。接触物质为致敏因子，其本身并无强烈刺激性，大多数人在接触该物品后并不发生反应，只有少数过敏性体质的人接触后，致敏物质变为全抗原使机体致敏，此时若再次接触同一致敏物时便在1～2天内发病。

【临床表现】

(一) 原发刺激性接触性皮炎

1. 急性型 接触刺激性强的物质后，接触部位即出现红肿、水疱甚至大疱，表皮坏死。

2. 慢性累积型 长期反复接触刺激性较弱的物质后，引起皮肤干燥发红，继而皮肤红肿、发热，并出现丘疹、水疱、糜烂和苔藓样变。

(二) 变态反应性接触性皮炎

接触致敏原后，经过一定的潜伏期，在接触部位发生边缘清楚的损害，轻者为水肿性红斑、丘疹，较重者有血疱疹、水疱，甚至大疱，更重者则可有表皮松解或坏死，大小、形状与接触物一致。自觉症状有灼热、瘙痒感，重者可出现头痛、发热、恶心、畏寒等全身症状，该病有自限性，去除病因并作适当处理，1～2周可痊愈，再次接触仍可发病。若持续接触或处理不当则可转为亚急性或慢性接触性皮炎。

【辅助检查】

1. 斑贴试验 是诊断接触性皮炎最可靠和最简单的方法。即把含有可疑致敏物质的斑试器贴敷于上臂外侧或背部没有皮损的皮肤上，48h去除做首次判断，去除后48～96h进行第二次判断，局部皮肤出现红斑、浸润、丘疹、水疱即为阳性。

2. 激发试验　再次接触可疑变应原，观察是否发生反应进行协助诊断。

【治疗原则】寻找病因、脱离接触、积极对症处理。

【护理评估】

（一）健康史和相关因素

1. 一般情况　患者的性别、年龄、婚姻、职业、个人嗜好。

2. 病因和诱因　有无与遗传相关的过敏体质，有无相同的反复发病史；有无影响神经、精神的因素；有无慢性感染病灶、代谢和内分泌紊乱、末梢循环障碍等相关因素。

3. 治疗经过　发病以来是否就诊过，用过何药或做过何处理，效果如何。

4. 既往史　有无过敏史和类似发作史。

（二）身体状况

1. 皮肤　接触部位的皮肤有无红斑、丘疹、水疱、大疱、坏死或溃疡，皮损范围大小与接触物的关系。局部有无瘙痒或烧灼感。

2. 全身　有无发热、畏寒、恶心及呕吐。

3. 辅助检查　斑贴试验是否找到致敏物。

（三）心理和社会支持状况

患者对暴露部位皮损及对外观影响的心理承受程度，对疾病相关知识的了解程度。

【主要护理诊断】

1. 睡眠型态紊乱　与皮肤瘙痒有关。

2. 皮肤完整性受损　与皮疹发生有关。

3. 自我形象紊乱　与皮损在暴露部位，影响外观有关。

4. 焦虑　与皮损难治，患者缺乏治疗信心有关。

5. 个人应对无效　与缺乏保健知识有关。

【护理措施】

（一）减轻局部炎症反应

1. 保持皮肤清洁　①避免接触刺激物或致过敏物质；②若接触刺激物或致过敏物质应立刻以温水冲洗；③避免任意涂擦化妆品；④勤清洗患部，避免分泌物污染邻近皮肤。

2. 尽量避免各种外界刺激　避免使用刺激性较强的外用药或易致敏的药物，如抓、烫、肥皂擦洗、辛辣食物、酗酒、滥用成药等。

3. 间歇性冷湿敷　在皮肤炎症部位施予冷湿敷，可以使皮肤凉爽，感觉较舒适，还可以降低瘙痒、灼热感，使发红和干燥情况得以减轻，也可有效地去除病灶上的坏死组织或痂皮。

（二）一般治疗

皮肤炎症症状较重者，应卧床休息，控制环境温度，注意选择合适的衣服，避免摩擦和刺激，防止病情恶化。

（三）减轻瘙痒不适

1. 采用微血管收缩的措施　微血管扩张时，神经末梢对痒更为敏感，因此“热”会使痒的症状加剧。具体措施：①维持凉爽的环境；②局部使用冷湿敷；③减少被盖与衣物；④给予温水或凉水浴。

2. 分散患者对痒的注意力，观察患者抓痒的时间、方式，安排一些有兴趣的活动。

3. 使用止痒的药水、乳霜或油膏，施行治疗性药浴，以减轻瘙痒。

(四) 预防继发性感染

1. 保护皮肤　注意皮肤清洁，避免用手抓伤或其他损伤，使细菌有机会进入皮肤创口引起继发感染。

2. 遵医嘱使用全身抗生素或局部涂擦抗生素软膏。

(五) 提供心理支持

注意观察患者和家属的心理反应，随时提供心理支持和鼓励。对病因不明、病情严重、病程长的患者，护士应表现充分的关心和同情，帮助患者克服心理障碍，主动介绍疾病的有关预防保健知识，解释精神因素对治疗的直接影响，鼓励患者树立信心，积极配合治疗，通过身心两方面的护理，控制病情，缓解症状，进而达到康复的目的。

【健康教育要点】

1. 尽量避免皮肤接触已知的有刺激的物质或过敏物质，慎用各种容易致敏的外用药及浓度高的化学物质。

2. 注意个人卫生，经常保持皮肤清洁与干燥，勿与他人共用鞋袜或衣服等，以避免交叉感染。

3. 饮食应避免刺激性食物。

4. 瘙痒时可以轻轻地拍打，勿用指甲抓患处。

5. 选用质地柔软的棉质衣物。

6. 正确、持续、不间断用药，预防复发。

二、湿疹

湿疹是由多种内、外因素所引起的一种常见于表皮及真皮浅层的炎症性皮肤病。

【病因与发病机制】 发病机制比较复杂，病因不易查询，常为内外多种因素相互作用的结果。

1. 受遗传因素影响的过敏性体质，这是发病的重要因素。

2. 变态反应过敏原，是发病的又一重要因素。食物性的，如鱼、虾、蟹等；吸入性的，如花粉、尘螨、羊毛等；化学性的，如化妆品、肥皂、合成纤维等。

3. 神经精神因素，如过度疲劳、忧虑紧张、情绪激动，对湿疹发病起着重要的作用，并能使湿疹加重。

4. 体内慢性炎症感染，如扁桃体炎、慢性胆囊炎、肠寄生虫病；内分泌及代谢改变，如妊娠、月经期等因素；血液循环障碍，如下肢静脉曲张诱发小腿湿疹，都与湿疹的发生有密切关系。

【临床表现】

(一) 根据发病过程分类

1. 急性湿疹　好发于四肢屈侧、头面部、手足、会阴部、肛门等处，常对称分布。皮损初期为红斑，很快在红斑基础上出现密集的粟粒大小丘疹、丘疱疹或小水疱，常融合成片，边缘不清楚，水疱破后出现糜烂、渗出、结痂。继发感染可形成脓疱。自觉剧烈瘙痒，阵发性加重，影响睡眠，有时有灼痛，若处理得当，炎症减轻，出现脱屑，皮疹可在2～3周内消退。如搔抓或热水洗烫可造成皮损扩散，病程延长，易发展成亚急性和慢性湿疹。

2. 亚急性湿疹　是介于急性湿疹和慢性湿疹之间的过渡状态，皮损表现为小丘疹、丘疱疹、糜烂或有少量渗出、结痂及鳞屑等。自觉瘙痒较明显，病程较长，约3～6个月，可因新的刺激或处理不当又引起急性发作，如经久不愈则发展为慢性湿疹。

3. 慢性湿疹　多由急性或亚急性湿疹转化而来，少数可直接表现为慢性湿疹，皮疹为暗红色，有浸润肥厚，表面粗糙或有脱屑、结痂，出现苔藓化或皲裂、色素沉着等。瘙痒更为剧烈，病程可迁延数月或数年，也可因刺激而急性发作。

（二）按发作的部位分类

1. 头皮湿疹　多见于女性，皮疹为红斑、糜烂、渗液、结痂，与头发粘连继发感染，有臭味，甚至可使头发脱落。常由染发、洗发剂洗发引起。

2. 面部湿疹　较常见，皮损为或多或少的鳞屑、丘疹，不同程度瘙痒，由于面部经常洗擦或使用化妆品，可使损害加重或时好时坏，病程一般较长，可迁延数月不愈。

3. 手部湿疹　皮损为小丘疹、疱疹、浸润肥厚、皲裂。因两手经常接触外界物质，故手部湿疹极为常见。

4. 股部、阴囊湿疹　皮损多呈慢性湿疹改变，浸润肥厚，大多干燥，有鳞屑、薄痂、色素改变，当有渗出时，阴囊皮肤水肿、结痂及皲裂，常多年不愈。

5. 脐窝湿疹　皮损为局限性鲜红或暗红色斑，有渗液及结痂，表面湿润，边缘清楚，很少累及脐周皮肤，自觉疼痛，病程较慢。

6. 乳房湿疹　多见于哺乳妇女，皮损为棕红色斑，界限清楚，可表现为糜烂、鳞屑或结痂，浸润时可发生皲裂。自觉瘙痒疼痛，一般停止哺乳后可自愈。如顽固不愈，极个别可发生湿疹样癌变。

7. 女阴湿疹　皮损为浸润肥厚、苔藓样变，境界清楚，可见糜烂和结痂；水肿性改变者可继发色素减退。月经及分泌物的刺激奇痒搔抓使病程迁延。

8. 肛门湿疹　皮损表面潮湿，皮肤浸润肥厚，可出现皲裂，奇痒难忍。

9. 耳部湿疹　皮损为红斑、渗液、皲裂或结痂，有时带脂溢性。外耳湿疹可由污染的真菌刺激引起，或由中耳炎引起继发性传染性湿疹。

10. 小腿湿疹　皮损为局限性棕红色斑，弥漫密集丘疹、丘疱疹、糜烂、渗出、浸润肥厚、色素沉着。有些小腿湿疹常并发于静脉曲张。

（三）特殊类型的湿疹

1. 自身敏感性湿疹　是由于患者对自身内部或皮肤组织所产生的某些物质过敏而引起。发病之前，在皮肤某部有湿疹病变，由于过度搔抓，外用药物的刺激或并发感染使湿疹恶化，红肿糜烂，渗出明显，组织分解物、细菌产物等形成一种特殊的自身抗原而引发致敏作用，结果皮损从局部向全身泛发。

2. 传染性湿疹样皮炎　本病初期在患处附近有慢性炎症感染，如中耳炎、压疮、溃疡及瘘管等，因其分泌物及感染的细菌毒素或不适当的外用药治疗的刺激而致病。皮损为红斑、丘疹、水疱、脓疱、结痂和鳞屑等，皮损可随搔抓方向蔓延，严重可有显著渗液及水肿。

3. 裂纹性湿疹　又称皮脂性湿疹，是因皮肤脱水、皮脂分泌减少、干燥所致。皮损为表皮及角质层有细裂纹，似“碎瓷”状。可发生于身体各部位，多见于四肢。年老者多见。好发于冬季，空气干燥，皮脂减少，加之热水烫洗过勤而激发。

4. 婴儿湿疹　是婴儿常见的一种皮肤病，中医称“奶癣”。皮损为多形性，可见红斑、丘疹、糜烂、渗液、结痂、鳞屑，好发于面部，可延及头部、颈部。

5. 钱币状湿疹　好发于四肢，皮损为1～3cm的圆形损害，境界清楚，急性时潮红有渗出，周围可有散在丘疱疹，转为慢性后，皮肤肥厚、干燥鳞屑、色素增加。

【辅助检查】 可通过斑贴试验或真菌检查排除接触性皮炎或真菌感染。

【治疗原则】 湿疹病因复杂，又因人而异，因此应详细询问病史寻找并去除病因，避免过度搔抓和其他有害因素的刺激，通过外用和内服药物治疗。

1. 局部治疗 急性期仅有红肿、丘疹、水疱者用炉甘石洗剂。有红肿渗液者，用3%硼酸溶液冷湿敷，渗液减少后换用皮质类固醇激素霜和氧化锌油。亚急性期选用皮质类固醇乳剂、糊剂；慢性期可选用软膏、硬膏或涂膜剂。

2. 全身治疗 可选用抗组胺药，影响睡眠时可加用镇静安定药，亦可以用非特异性脱敏疗法，急性期皮损较广泛时可用糖皮质激素，湿疹合并感染时给予抗生素治疗。

【护理评估】

（一）健康史和相关因素

1. 一般情况 患者的性别、年龄、婚姻、职业、个人嗜好。

2. 湿疹的病因和诱因 有无与遗传相关的过敏体质，有无相同的反复发病史；有无影响神经、精神的因素；是否接触过致变态反应的食物、吸入物、化学物品等过敏原；有无慢性感染病灶、代谢和内分泌紊乱、末梢循环障碍等相关因素。

3. 皮疹发生的时间，有无伴随症状如疼痛、瘙痒、烧灼感等。

4. 治疗经过 发病以来是否就诊过，用过何药或做过何处理，效果如何。

5. 既往史 有无过敏史和类似发作，发病前有无精神紧张、失眠、内分泌疾病、肠道寄生虫、慢性扁桃体炎等病史。

（二）身体情况

1. 皮肤情况 皮损的部位，是否对称分布，有无丘疹、红斑、水疱、糜烂和渗出，有无苔藓样变，是否有剧烈瘙痒。

2. 全身情况 有无因继发感染引起的淋巴结肿大或发热等全身症状。

3. 辅助检查 斑贴试验或真菌检查是否呈阳性。

（三）心理和社会支持情况

患者是否由于皮损的反复发作、长期不愈以及剧烈的瘙痒而感到忧郁和焦虑，对治疗失去信心。

【主要护理诊断】

1. 皮肤完整性受损 与湿疹引起的皮损有关。

2. 焦虑 与瘙痒明显、症状反复发作有关。

3. 有感染的危险 与搔抓、皮肤防御能力下降有关。

4. 睡眠型态紊乱 与瘙痒有关。

5. 自我形象紊乱 与外观改变有关。

6. 个人应对无效 与健康知识缺乏有关。

【护理措施】

（一）减轻局部炎症反应

1. 保持皮肤清洁 ①避免接触刺激物或致敏物质，若已接触应立即以温水冲洗；②勤清洗患部，避免分泌物污染邻近皮肤，必要时应进行创面换药；③避免涂擦任何化妆品。

2. 间歇性冷湿敷 以4～6层纱布浸入药液中，取用时以挤至不滴水为度，按范围大小，平整紧贴皮损区，每日4～6次，每次持续1～2h，湿敷面积不能超过体表面积的1/3，以防药物吸收中毒。

（二）避免各种外界刺激

如用力搔抓、热水烫洗、碱性肥皂洗涤，以及不适当的外用药物治疗等。

（三）饮食护理

避免刺激性和易致敏的食物，忌食辛辣、酒、浓茶、鱼、虾、海鲜、牛奶等。

（四）减轻瘙痒不适

1. 注意其瘙痒的部位和性质，分散患者对痒的注意力，使用止痒的药水、乳霜、油膏和药浴，提供有效的护理措施，使瘙痒不适症状减至最低程度。

2. 按医嘱给予抗组胺药和镇静剂，以减轻瘙痒症状，保证睡眠。

（五）心理护理

由于湿疹病程较长，易于复发，患者往往缺乏治疗信心，如果皮损在暴露部位，影响外观，还可使患者情绪低落，缺乏自信，这些精神因素都可使湿疹加重，痒感加剧。因此护士应态度和蔼，善解人意，主动介绍有关的防病治病知识，设法消除疾病给患者带来的紧张心理，争取其家属的通力协作。

【健康教育要点】

1. 通过护士患者交流和心理护理，让患者了解湿疹的病因和预防方法，解除紧张心理，安定情绪，注意休息，消除疲劳，保持良好的生活规律。

2. 忌食致敏和刺激性食物。

3. 注意个人卫生，保持皮肤清洁。

4. 避免各种外界刺激，注意调整环境温度与湿度。

5. 选用宽松、柔软之棉质内衣，不可过暖。

6. 用药期间，耐心坚持，按时用药，直至治愈。

三、药疹

药疹又名药物性皮炎，是药物通过吸收、注射、吸入或使用栓剂等不同的途径进入人体，引起皮肤、黏膜的炎症反应，轻者仅皮损瘙痒可无其他显著不适，重者可畏寒、发热、全身不适，休克甚至死亡。

【病因】

1. 产生药疹最重要的原因是变态反应性体质，因药疹只发生于少数对药物过敏的用药者，对多数人则不发生反应。

2. 临床常见的引起药疹的药物有：①抗生素类，以青霉素、链霉素最多；②磺胺类；③解热镇痛类，主要成分为阿司匹林、氨基比林和非那西丁等；④催眠药、镇静药及抗癫痫药，如苯巴比妥、甲丙氨酯、苯妥英钠等；⑤异种血清制剂及疫苗，如破伤风抗毒素、蛇毒免疫血清、狂犬疫苗等。值得注意的是，极少数病例发生药疹可能与中草药或果酒类、饮料有关。

3. 用药不当或滥用药　源于患者的因素是有病不求医，一知半解滥用自备药物。老年人由于排泄功能较弱，剂量过大，也易发生药疹。患者不清楚曾过敏的药物，未被医生告知而重复用药，这是非常危险的。

【发病机制】 发病机制有变态反应、毒性作用和光感作用等。

（一）变态反应

大多数药疹的发生由变态反应引起，包括IgE依赖型（Ⅰ型）、细胞毒型（Ⅱ型）、免疫复合物型（Ⅲ型）、迟发型（Ⅳ型）变态反应均与药疹的发生有关。变态反应所致的药疹有如下特点：

1. 有一定的潜伏期，一般首次用药后4～20天，平均7～8天发病，已致敏者再次用药后数分钟至24 h之内即可发病。

2. 药疹与药物剂量间不一定有相关性，大剂量或小剂量均可诱发，皮损与药物的药理作用无关。

3. 痊愈后再次用该药，可再次发病。

4. 某些病例可用致敏药物脱敏。

5. 交叉过敏，即再用与致敏药物化学结构式近似的药物，常再次发病。

6. 抗过敏药物治疗有效。

（二）毒性作用

如长期使用碘、溴、甲氨蝶呤等药物，因剂量过大或有肝肾功能障碍，药物易在体内蓄积，产生毒性作用。

（三）光感作用

某些药物如磺胺类、四环素类、酚噻嗪类、氯丙嗪、口服避孕药等进入机体后，经日光或紫外线照射转变为抗原性物质可引起药疹。

【临床表现】 药疹的症状复杂，一种药物对不同患者可引起不同的皮疹和症状，而同一症状及皮疹也可由不同的药物诱发。常见药疹的类型有：

1. 固定型药疹 是最常见的一型，皮疹为圆形或椭圆形紫红色斑，单个或数个，边界清楚，重者表面形成水疱或大疱、破裂、糜烂、渗出，可伴发热。皮损好发于口唇周围、龟头、肛门等皮肤黏膜交界处，手、足、背及躯干也易发生，再次发疹通常在原部位或新发部位，一般7～10日可消退，并留有色素沉着斑。常由磺胺类、解热镇痛类或巴比妥类等药物引起。

2. 荨麻疹型药疹 较常见，以风团为主要皮损，可同时伴有血清病样症状，如发热、关节疼痛、淋巴结肿大、血管性水肿甚至蛋白尿等，处理不及时可出现喉头水肿、声嘶、胸闷、腹痛甚至休克。主要由青霉素类及其他抗生素、血清制品、呋喃唑酮及水杨酸盐等药物引起。

3. 麻疹样或猩红热样药疹 较常见，前者皮损为针帽或粟粒状红色、密集的小斑丘疹，后者皮损为红斑从小片至全身发展，并相互融合，常伴畏寒、发热等全身症状，少数患者肝功能可出现一过性异常。皮损一般1～2周可好转，但若处理不及时可向重型发展。多由解热止痛类、巴比妥类、青霉素及磺胺类药物引起。

4. 多形红斑型药疹 皮损为红斑、丘疹，中心呈紫红色或有水疱，边界清楚，可全身性、四肢对称广泛发疹。重者可在口腔、鼻孔、眼部、肛门、外生殖器及全身泛发大疱及糜烂，疼痛较剧，可伴高热、关节痛、肝肾功能障碍及并发肺炎、眼炎，病情险恶，称为重症多形红斑。常由磺胺类、巴比妥类及解热止痛药引起。

5. 紫癜型药疹 皮损为瘀点或瘀斑，散在或密集分布，常首先发生在双小腿，重者四肢躯干均可累及，甚至黏膜出血、贫血等。常由巴比妥类、甲丙氯脂酸、口服利尿药、新霉素、奎宁等引起。

6. 大疱性表皮松解型药疹　是严重的药疹，皮损为弥漫性紫红斑，松弛性大疱，糜烂面，大面积表皮坏死松解，征阳性。坏死表面呈灰红色，剥露面疼痛，像浅Ⅱ度烫伤，口腔颊黏膜、眼结膜、呼吸道、胃肠道黏膜也可糜烂溃疡，严重者因继发感染，肝肾功能障碍，电解质紊乱或内脏出血等而死亡。常由磺胺类、解热止痛剂（水杨酸、保泰松）、抗生素、巴比妥类等引起。

7. 剥脱性皮炎型药疹　为严重型药疹，多数病例是长期用药后发生，首次发病者潜伏期约 20 天左右。皮损为全身弥漫性红肿，可有糜烂、丘疱疹、渗液、结痂、大量鳞屑不断形成后脱落，手足部位则呈手套或袜套状剥脱，甚至有毛发、指（趾）甲脱落，口唇颊黏膜潮红、糜烂、眼结膜损害，重者可发生角膜溃疡。常伴高热，全身浅表淋巴结肿大，合并支气管肺炎、败血症、中毒性肝炎或肾炎，白细胞数增高或降低，甚至粒细胞缺乏等，若处理不及时，病程可持续 2～3 个月，危重者因全身衰竭或继发感染而死亡。常由巴比妥类、磺胺类、苯妥英钠、青霉素、链霉素等引起。

【辅助检查】 药物过敏性试验，分体内和体外两类：

1. 体外试验　安全性高，包括嗜碱性粒细胞脱颗粒试验、淋巴细胞转化试验、放射变应原吸附试验和琼脂弥散试验等。

2. 体内试验　体内试验包括皮肤试验和口服药物激发试验，这些试验应在皮肤破损消退半个月后进行，有一定的危险性，应慎重。

【治疗原则】 立即停用一切可疑致敏药物，鼓励患者多饮水或静脉补液，以促进致敏药物的排出。对症治疗，预防和积极治疗并发症。对轻型药疹适当给予抗组胺药、钙剂和维生素 C，必要时短期口服泼尼松。局部一般可用粉剂或保持清洁、干燥。固定性药疹有糜烂及渗液时可用 3％硼酸溶液进行湿敷。

【护理评估】

（一）健康史和相关因素

1. 患者有无变态反应性体质。
2. 是否服用过易引起变态反应的药物。
3. 是否未按医嘱用药，造成用药剂量过大、时间过长。
4. 患者有无肝肾功能不全。
5. 皮疹发生的时间，有无伴随症状如疼痛、瘙痒、烧灼感。
6. 既往史　有无过敏史和类似发作史。
7. 治疗经过　发病以来是否就诊过，用过何药或做过何处理，效果如何。

（二）身体情况

1. 局部　皮损的部位，是否常发生在同一部位；皮疹是否为多形性，数量，是局限在一处还是泛发全身；是否有口腔白斑，有无尼氏征阳性。脱屑的程度，是否呈大片状。有无瘙痒，程度如何。

2. 全身　有无畏寒、发热、呼吸困难、恶心呕吐、腹泻、血尿等全身中毒症状。

3. 辅助检查　药物过敏试验是否发现可疑的致敏物质。

（三）心理和社会支持状况

患者对所患疾病及相关知识的了解程度、心理承受能力，能否积极面对和配合诊治。

【主要护理诊断】

1. 皮肤完整性受损　与药疹引起的皮损有关。

2. 舒适的改变 与瘙痒不适有关。

3. 继发感染 与搔抓、皮肤破损有关。

4. 有体液不足的危险 与药疹大量渗液有关

5. 焦虑 与病情难以控制有关。

6. 潜在并发症 电解质紊乱、肝肾功能障碍、感染、内脏出血。

【护理措施】

（一）重症患者的护理

1. 将患者安置在重症监护室，密切观察生命体征的变化，定时监测体温、血压、脉搏、呼吸，记录每日液体出入量。

2. 严格执行消毒隔离制度，各项治疗和护理，必须按无菌技术操作进行。

3. 关心和安慰患者，通过心理护理，鼓励患者保持良好情绪，主动配合治疗。

4. 给予高蛋白、高热量、高维生素、易消化饮食，配合支持疗法，促进皮损的修复。

5. 创面一般采用暴露疗法，护士注意保持室内恒定的温度和湿度，并及时观察皮损的变化，保持创面清洁干燥，抽尽大疱内液体，或全身撒布大量灭菌的单纯扑粉，创面有脓性渗出物时，应注意局部和全身感染，及时报告医师处理。

6. 黏膜损害的护理 如眼部受累，必须予以重视，定时滴眼药水及涂眼膏，防止结膜粘连。注意查看口腔黏膜有无破溃或感染，每日做好口腔护理和漱口等。保持皱褶部位皮肤的清洁卫生，身体各受压部位用消毒棉垫或海绵垫做铺垫，并做局部按摩，定时翻身，以防褥疮发生。

7. 遵医嘱进行补液、输血，应用大剂量糖皮质激素时，防治并发症的发生。

（二）加强预防措施

1. 用药前仔细询问有无过敏史，如有某种药物过敏史，应在病历首页用红笔写明。已确诊为药疹者，应记入病历并嘱患者牢记致敏药物，每次看病时告诉医师勿用该药。

2. 应用青霉素、链霉素、普鲁卡因或破伤风抗毒素等药物前，应按规定方法做皮肤过敏试验。作皮试前，应备有急救药物，以备急需。

3. 用药过程中，应注意药疹的早期反应症状，如突然出现瘙痒、红斑、发热等反应，应立即停药并及时处理。

【健康教育要点】

1. 教会患者预防发病的措施，避免重复用药，排除病因。

2. 指导瘙痒时的自护。

3. 预防感染，保持皮肤清洁和完整。

4. 指导家属给予患者协助及心理支持。

四、荨麻疹

俗称“风疹块”。由于皮肤、黏膜上血管扩张及渗透性增加而出现的一种局限性水肿性发疹。是一种较常见的皮肤黏膜过敏性疾病。

【病因】 荨麻疹病因复杂，尚未完全明确，常见病因如下：

1. 食物 以鱼、虾、蟹、蛋、海鲜最常见，其次为肉类、草莓、可可、番茄或大蒜、茄子、竹笋、菠菜、苹果及李子等蔬果，加入食物中的颜料、调味品、防腐剂等。

2. 药物 能产生变态反应的药物，常见的有青霉素、血清制剂、各种疫苗、呋喃唑酮

（痢特灵）、磺胺类等；组织胺释放物的药物如阿司匹林、吗啡、可待因、奎宁、肼苯达嗪等。

3. 吸入物　如花粉、动物皮屑、羽毛、真菌孢子、灰尘、甲醛、丙烯醛、化妆品、除虫菊、气体等吸入均可发生荨麻疹，且这些患者常伴有呼吸道症状。

4. 感染　包括细菌感染，如急性扁桃体炎、咽炎、脓疱病、疖、胆囊炎、胰腺炎、阑尾炎、副鼻窦炎等；病毒感染，如病毒性肝炎、柯萨奇病毒感染等；寄生虫感染，如疟原虫、蛔虫、钩虫、蛲虫、溶组织阿米巴、旋毛虫、血吸虫、丝虫等。

5. 昆虫叮咬　蜜蜂、黄蜂等虫咬所致的变态反应；毛虫、甲虫、袋蜘蛛及飞蛾等的毛鳞刺入皮肤亦可发生风团。

6. 物理因素　如冷、热、日光、摩擦及压力等物理性刺激。

7. 精神因素　如精神紧张、情绪激动等可引起乙酰胆碱释放。

8. 其他疾病　单疹性红斑狼疮、风湿病、恶性肿瘤、甲状腺功能亢进、代谢障碍、内分泌功能紊乱等。

9. 遗传因素　有遗传性家庭性荨麻疹综合征、家庭性冷荨麻疹等。

【发病机制】　荨麻疹发病机制有变态反应性和非变态反应性两种。

1. 变态反应性　多数属Ⅰ型变态反应，其次为Ⅱ型及Ⅲ型变态反应。Ⅰ型变态反应其抗体通常是IgE，吸附于肥大细胞，当再次接触抗原后便在这些细胞表面发生抗原抗体反应。Ⅱ型变态反应，为IgG或IgM与抗原在红细胞上起反应，激活补体，产生过敏休克性毒素及各种炎症介质，引起红细胞破碎及过敏性休克和荨麻疹。Ⅲ型变态反应，其抗原抗体免疫复合物沉积于血管壁，激活补体，使肥大细胞及中性粒细胞释放组胺等炎症介质，引起血管通透性增加及水肿而产生荨麻疹型血管炎。

2. 非变态反应性　某些食物、药物、发热、受冷或运动等因素均可直接或间接刺激肥大细胞释放组胺、激肽等引起荨麻疹。

【临床表现】

（一）急性荨麻疹

起病较急，皮肤突然瘙痒，很快出现大小不等的鲜红色风团，呈圆形、椭圆形或不规则形，风团持续约数分钟至数小时，少数可长至数天后消退，不留痕迹，皮疹反复或成批出现，以傍晚发作者多，风团常泛发，亦可局限，剧痒，仅极少数人不痒。病情严重者伴有心慌、烦躁、恶心、呕吐甚至血压降低等过敏性休克样症状，部分可累及胃肠，引起黏膜水肿，出现腹痛，似急腹症。如累及喉头黏膜，则呼吸困难，甚至窒息。如合并严重感染如败血症，可出现高热、寒战、脉速等全身中毒症状。

（二）慢性荨麻疹

全身症状一般较轻，风团时多时少，反复发生，常达数月或数年之久。

（三）特殊类型的荨麻疹

1. 胆碱能荨麻疹　即小丘疹性荨麻疹，多于青春期发病。皮损好发于躯干和四肢，掌跖很少发生，有时唯一症状是剧痒而无风团。损害持续半小时至1小时左右消退，少数患者可伴发乙酰胆碱的全身反应，如头痛、流涎、眩晕、衰弱等全身症状，本病可反复发作数月或数年，但可自发性缓解。

2. 寒冷荨麻疹　分两种：①获得性寒冷荨麻疹：常见于浸入冷水或接触寒冷处，数分钟内发生局部有瘙痒的水肿或风团，也可以继发于某些疾病。如冷球蛋白血症、冷纤维蛋白原血症、冷溶血素症、巨球蛋白血症、梅毒、结缔组织病和骨髓恶性肿瘤等。冰块试验阳性。②家族寒冷性荨麻疹：为常染色体显性遗传，自幼时发病，常持续终生。在受冷后半小时至4h发生迟发性反应。皮疹为不痒的风团，有烧灼感，并伴有发热、关节痛、白细胞增多等全身症状。冰块试验阴性。

3. 皮肤划痕症　亦称人工荨麻疹。患者对外来较弱的机械性刺激引起生理性反应增强，于皮肤上产生风团，沿划痕发生条状隆起，伴有瘙痒，不久自动消退。

【辅助检查】 血常规可见嗜酸性粒细胞增多。为寻找诱因可作冰块、运动、日光、热水试验和皮肤变应原检测。

【治疗原则】 寻找和去除病因，避免各种诱发因素，若病因不明时可先对症处理。由于荨麻疹多次突然发生，又迅速消退，一般不必用外用药，对少数风团持续时间较长的患者可服用抗组织胺药物，外涂炉甘石洗剂或曲安西龙（去炎松）、尿素霜等糖皮质激素类霜，以减少瘙痒引起的不适。

【护理评估】

（一）健康史和相关因素

1. 是否接触致敏物质及药物；是否有过感染；是否被昆虫叮咬过；是否受到物理因素刺激；有无精神紧张与情绪波动；有无患过红斑狼疮、恶性肿瘤或风湿病等全身疾病。

2. 患者有无过敏史和类似发作史，家族中有无类似病患与变态反应性疾病。

3. 发病以来是否就诊过，用过何药或做过何处理，效果如何。

（二）身体状况

1. 局部　患者体表是否有风团出现，其部位、大小、颜色，皮损持续多长时间，皮损消失后是否留有痕迹，用钝器划过皮肤后，划痕是否隆起，是否伴有剧烈瘙痒。

2. 全身　患者有无发热、恶心、呕吐、呼吸困难、发绀、心率加快或血压下降等。

3. 辅助检查　血常规是否见嗜酸性粒细胞增多、白细胞总数及中性粒细胞增多。皮肤变应原检测是否明确变应原。

【主要护理诊断】

1. 舒适的改变　与皮肤瘙痒有关。

2. 皮肤完整性受损　与皮疹发生有关。

3. 自我形象紊乱　与皮损在暴露部位影响外观有关。

4. 知识缺乏　与不了解疾病诱发因素及预防知识有关。

5. 气体交换障碍　与喉头水肿、呼吸困难有关。

6. 缺乏应对能力　与患者骤起的病情及急剧改变有关。

【护理措施】

1. 停用可疑致敏药物或食物，饮食注意清淡易消化，鼓励多饮水，通便利尿，以加速排泄。

2. 遵医嘱给予抗组胺药，给药时间一般应根据风团发生的时间予以调整，如晨起风团较多，临睡前大剂量给药；若临睡时风团多，则晚饭后即给药。风团控制后，再持续服药月余，并逐渐减量。常用的有特非那丁、阿司咪唑（息斯敏）、酮替芬、马来酸氯苯那敏（扑尔敏）等。

3. 密切配合急救处理　对病情急、泛发性荨麻疹，应立即监测血压、脉搏、呼吸。发现脉压缩小，血压下降，立即取平卧位，解开衣领，保持呼吸道通畅，皮下注射肾上腺素

0.5～1.0 mg，迅速建立静脉通路，先静脉注射地塞米松 5 mg，再在 5%～10%葡萄糖溶液中加入地塞米松 10 mg，快速滴注，同时密切观察生命体征和皮疹的变化。伴有喉头水肿、呼吸困难者，应立即吸氧，必要时作气管切开。

4. 寒冷性荨麻疹可试用寒冷脱敏疗法，开始时采用约 20℃冷水浸泡手足，每日 1～2 次，每次 15～20 min，每两周后降温 3℃，直至 8℃为止，以后长期坚持 8℃左右的水洗脸、洗足、擦身等，此法可减轻寒冷性荨麻疹的风团发生。

【健康教育要点】

1. 指导患者经常注意起皮疹的方式、时间以及与饮食的关系，以利发现致病原因。
2. 避开可疑致病的化学物质和物理因素。
3. 避免刺激性或可疑致病的食物。
4. 指导患者控制瘙痒的方法。
5. 消除精神紧张，保持良好的心理状态。

第三节 感染性皮肤病

一、单纯疱疹

单纯疱疹是由单纯疱疹病毒（herpes simplex virus，HSV）引起的病毒性皮肤病。

【病因与发病机制】 人类单纯疱疹病毒分为两型，即单纯疱疹病毒Ⅰ型（HSV-Ⅰ）和单纯疱疹病毒Ⅱ型（HSV-Ⅱ）。Ⅰ型主要引起生殖器以外的皮肤、黏膜（口腔黏膜）和器官（脑）的感染。Ⅱ型主要引起生殖器部位皮肤黏膜感染。

人是单纯疱疹病毒的唯一自然宿主。病毒经呼吸道、口腔、生殖器黏膜及破损皮肤进入体内，潜居于人体正常黏膜、血液、唾液及感觉神经节细胞内，每当机体抵抗力下降时，如发热、胃肠功能紊乱、月经、妊娠、病灶感染和情绪改变时，体内潜伏的 HSV 被激活而发病。

【临床表现】

（一）原发型单纯疱疹

指初次感染 HSV 病毒，潜伏期为 2～12 天，平均 6 天，约 90%的人无不适感，仅少数人可发生倦怠、发热等全身症状和皮肤、黏膜上发生单处或多处水疱，表现有以下几型：

1. 疱疹性口龈炎 是最常见的原发型单纯疱疹。可发生于任何年龄，但以 1～5 岁儿童多发。特征是在口唇、颊黏膜、上腭等处发生水疱和糜烂，局部炎症明显，疼痛感明显，可伴有全身症状，如发热、倦怠、食欲缺乏等。3～5 日后症状减轻，整个病程约 2 周。

2. 生殖器疱疹 主要为 HSV-2 亚型感染所致，生殖器、会阴及外阴部周围的大腿和臀部皮肤均可受累，出现疱疹、溃疡及点状或片状糜烂。男性患者多发生在龟头、包皮、阴茎等处，亦可累及阴囊，患者可感局部疼痛不适。女性患者则多见于大、小阴唇，阴蒂、阴道、宫颈，亦可波及尿道。

3. 其他 如水痘样疹、接种性疱疹、疱疹性角膜结膜炎、播散性单纯疱疹等均属原发型。但在老年人少见，仅见于严重营养不良、肿瘤、免疫功能低下、长期应用免疫抑制剂者。

（二）复发型单纯疱疹

原发感染后，在某些诱发因素如发热、受凉、消化不良、经期，局部刺激等影响下复发，且在同一部位有多次复发倾向。根据发病部位不同临床表现亦不同，常较原发感染的症状轻，且无全身症状。

【辅助检查】 疱底刮取涂片做细胞学检查可见到多巨核细胞和核内包涵体，疱液接种于家兔角膜可引起树枝状角膜炎，另外，还可选用免疫荧光检查及血清免疫抗体测定。

【治疗原则】 缩短病程，防止继发细菌感染和全身播散，减少复发和传播。

1. 局部治疗 疱疹未破时选用5%硫黄炉甘石洗剂或1%阿昔洛韦软膏涂擦局部，糜烂时可用莫比罗星软膏或2%甲紫溶液涂擦。

2. 全身治疗 可用吗啉胍、阿昔洛韦、板蓝根等抗病毒药，重症者可同时选用丙种球蛋白或干扰素等，以提高疗效。

【护理评估】

（一）健康史和相关因素

患者年龄，既往发病及诊治经过，是否存在使机体免疫力下降的因素。

（二）身体状况

1. 鼻周、口周、口腔黏膜、面颊及外阴等处是否可见簇集状水疱、溃疡及糜烂。

2. 水疱周围有无红晕；皮损处有无疼痛以及是否伴有局部淋巴结肿痛及咽痛。

3. 患者皮损有无化脓感染。

4. 有无全身症状和体征。

【主要护理诊断】

1. 皮肤完整性受损 与发生疱疹有关。

2. 焦虑 与疾病反复发作，迁延不愈有关。

3. 潜在并发症：有继发细菌感染、全身散播、复发的可能。

4. 自我形象紊乱 与暴露部位皮肤损害有关。

【护理措施】

1. 加强局部皮肤的护理 劝告患者不要搔抓已干涸、结痂的皮损，应使之自行脱落。保持局部皮损清洁、干燥，讲解并演示如何正确使用外用药。对疱疹性口龈炎的患者，加强口腔护理，并协助和指导患者进食流质饮食，以减轻疼痛。

2. 合理饮食，忌食辛辣等刺激性食物。

3. 注意休息，避免劳累。

【健康教育要点】

1. 向患者介绍相关知识，解释本病复发的原因，介绍减少复发的方法。

2. 指导患者进行体育锻炼，提高机体抵抗力。

3. 保持局部皮肤的清洁和完整。

二、脓疱疮

俗称“黄水疮”，是一种常见的由化脓球菌引起的急性化脓性皮肤病。

【病因及发病机制】 凝固酶阳性的金黄色葡萄球菌为本病的主要致病菌，其次为乙型溶血性链球菌，亦可为二者混合感染。闷热多汗、皮肤浸渍或瘙痒性皮肤病搔抓后皮肤屏障功能破坏、长期使用皮质类固醇激素及免疫功能缺陷及儿童皮肤发育不健全等均可使皮肤细菌入侵而引起本病。

【临床表现】 根据临床主要症状，可分为寻常性脓疱疮和大疱性脓疱疮。此外，尚有两种特殊类型的脓疱疮，葡萄球菌性烫伤样皮肤综合征和深脓疱疮。

1. 寻常性脓疱疮　常为金黄色葡萄球菌感染或溶血性链球菌混合感染。多见于2～7岁儿童。夏秋季发病较多。皮损好发于头面、耳鼻周围和四肢。初期为红斑和小丘疹，迅速转变为脓疱，周围有明显的红晕，脓疱破后，渗液干燥结成蜜黄色厚痂，还可因自我传播向周围蔓延，融合成片。自觉瘙痒，常因搔抓而不断将细菌接种到其他部位，发生新的皮疹。一般5～10天自然脱痂而愈，不留瘢痕。重症者可伴发热、淋巴管炎及其他全身症状，甚至并发败血症。有链球菌感染者还可并发急性肾炎。

2. 大疱型脓疱疮　主要由金黄色葡萄球菌引起。多见于较大的儿童。夏季好发。皮损为散在的水疱，1～2天水疱迅速增大到指头大小，疱内溶液呈淡黄色而清澈。数日后，疱液渐浊，脓液沉积于疱底部，外观为上清下浊的半月状，这是大疱型脓疱疮的主要特征。疱破裂后形成大片糜烂面，干燥后结成黄色脓痂，有时大疱中央自愈，脓疱边缘向四周扩展呈环状。好发于面部、四肢等暴露部位，自觉瘙痒，一般无全身症状。

3. 葡萄球菌性烫伤样皮肤综合征　是由金黄色葡萄球菌引起的婴儿急性表皮棘层坏死的严重皮肤感染，亦称新生儿剥脱性皮炎。常始发于病儿的口腔及眼周，1～2日延及躯干及四肢，在大片红斑基础上出现松弛性大疱或大片表皮松解现象，轻轻摩擦可致表皮脱落，呈鲜红糜烂面，尼氏征阳性，局部有疼痛。轻者1～2周皮损干燥结痂痊愈，重者可伴高热、呕吐、腹泻或并发败血症而危及生命。

4. 深脓疱疮　又称臁疮。主要由乙型溶血性链球菌引起，多见于营养不良的儿童或老年人。皮损好发于小腿及臀部，初起为炎性水疱或脓疱，损害逐渐扩大向深部发展，中心坏死，表面形成黑色痂，如蛎壳状，不易剥去，去痂后可见不规则溃疡。自觉疼痛或烧灼感，可有发热、全身不适等症状，2～4周愈合，可形成瘢痕。

【辅助检查】 血常规检查示白细胞计数及中性粒细胞比例增高。脓液培养可明确是金黄色葡萄球菌或溶血性链球菌感染，并可做菌型鉴定。

【治疗原则】 主要是消毒隔离，清洁、保护创面，对症支持，重症患者予以抗感染治疗。

1. 局部治疗　脓疱未破时，可外用10%硫黄炉甘石洗剂；脓疱较大可用无菌注射器抽吸脓液，再涂抗生素软膏；溃疡处可用红外线、紫外线或氦-氖激光照射。

2. 全身治疗　给予有效抗生素，对体弱及病情较重的患儿应加强营养及支持疗法。

【护理评估】

（一）健康史和相关因素

1. 是否有本病接触史。
2. 居住环境是否潮湿、不通风。
3. 患者皮损发生的症状。

（二）身体状况

1. 皮损发生部位　多见于面部、四肢。
2. 水疱及脓疱特点　薄壁脓疱，周围有红晕，有自身接触传播。
3. 评估患者血细胞总数及中性粒细胞检查的结果，脓液分离培养结果。

【主要护理诊断】

1. 睡眠型态紊乱　与皮肤瘙痒有关。

2. 皮肤完整性受损 与脓疱壁破糜烂有关。

3. 潜在并发症：败血症、肺炎、急性肾炎等。

4. 舒适的改变 与高热有关。

5. 应对无效 与保健知识缺乏有关。

【护理措施】

(一) 消毒隔离

本病为接触传染性皮肤病，应做好消毒隔离工作，患者所用的物品，如衣服、被褥、玩具等均应及时清洗、煮沸或日光暴晒消毒。

(二) 注意局部清洁，防止感染加重

注意清洁卫生，保持皮肤清洁干燥，及时更换污染的衣物和床上用品；剪短患者的指甲，嘱其勿过度搔抓皮肤；剧痒者可根据医嘱给予抗组胺药，用药后观察药物的不良反应，如有无嗜睡、头晕等。

(三) 预防并发症

1. 密切监测生命体征和辅助检查结果；注意有无体温过高或过低，有无败血症征象。

2. 观察咳嗽、咳痰情况，警惕肺炎的发生。

3. 注意患者有无水肿，监测尿常规，警惕急性肾炎的发生。

【健康教育要点】

1. 注意个人卫生，勤洗澡，勤换衣，保持皮肤清洁与干燥。

2. 指导患者及时治疗自身感染性病灶及瘙痒性皮肤病，避免因搔抓造成皮肤感染。

3. 指导患者及家属做好个人、家庭、集体单位的消毒隔离工作，以免交叉感染。

4. 指导患者正确用药。

5. 婴儿室、托儿所、幼儿园等儿童集体单位在发现本病时，应立即采取隔离措施，消毒病儿的被褥、衣服、玩具等。

第四节 其他皮肤病

一、疥疮

是由疥螨引起的一种接触性传染性皮肤病。

【病因】 疥螨是一种皮肤内的寄生虫，分为人型疥螨、动物型疥螨，人的疥疮主要是由人型疥虫引起的。雌虫在交尾后钻入皮肤角质层，边掘隧道边产卵，引起局部出现丘疹、水疱等。

疥疮传染性很强，传播途径主要是直接接触，比如与患者同卧、同床共被、握手、抱过患疥疮的小孩等。尤其发生性关系时，身体的密切接触，更易传染，所以WHO也把疥疮作为性传播疾病之一；另外是间接接触，比如接触了被疥虫污染的衣服、毛巾、鞋袜、被褥、浴巾等。

【临床表现】

1. 皮疹主要发生在皮肤的薄嫩和皱褶处，如指缝、腕肘屈侧、腋窝、肘窝、乳房下、脐周、腰、腹、股内侧、外生殖器等处，多对称分布。

2. 婴幼儿可累及全身皮肤及掌、跖及头面部。

3. 皮损为粟粒大小红色丘疹、丘疱疹、水疱、隧道和结节，常有抓痕、结痂、色素沉着和苔藓样变等继发损害，水疱常见于指缝。隧道是疥螨直接形成的损害，长约3～15 mm，呈灰白色或浅黑色，末端常有丘疹或水疱。

4. 结节常见于阴囊、阴茎或大阴唇等处，直径3～5 mm，暗红色。

5. 自觉剧痒，夜间尤甚。

【辅助检查】 可通过寻找隧道、针挑和刮片法来确诊。

【治疗原则】 杀虫、止痒、消炎和防止继发感染，以外用药为主。

1. 局部治疗　常用药物有20%苯甲酸苄酯、10%～20%硫黄（婴幼儿用5%）等。搽药前先洗澡换衣，然后除头面部外从颈部向下全身涂搽，尤其需注意指间、腕部、肘部、腋窝、乳房、臀部及外阴部等好发部位，每天早晚各1次，连续3天为一疗程，搽药期间不洗澡，不换衣，第4天洗澡，更换衣服、被褥。2周后发现新皮损者，重复第2个疗程。其次，亦可用1%丙体666霜，只需搽药1次，8～12小时后彻底洗去。因有毒性，婴儿禁用。疥疮结节可外用激素软膏或皮损内注射激素。

2. 全身治疗　瘙痒严重可在睡前服用抗组胺药和镇静剂。

【主要护理诊断】

1. 知识缺乏：缺乏疥疮的传染性和治疗方法的知识。

2. 睡眠型态紊乱　与夜间的剧烈瘙痒有关。

3. 潜在并发症：继发感染。

【护理措施】

1. 介绍疾病相关知识，采取自我隔离措施，在未治愈前应避免与他人身体接触。

2. 对被污染的衣服、被褥、床单等要煮沸消毒，如不能煮沸者，要放置于阳光下曝晒。

3. 指导用药方法　第一次搽药前必须用热水、肥皂洗澡，先将好发部位及皮损密集处擦药1次，然后再广泛地涂搽全身，期间不洗澡，不换衣，直至疗程结束。

4. 控制瘙痒　因剧烈瘙痒影响睡眠者，可遵医嘱给予镇静、安眠类药物。

5. 预防继发性感染　劝告患者尽量减少对皮肤的搔抓，以避免继发感染；如发现局部有脓性渗出等继发化脓性感染现象时则按医嘱给予抗感染治疗。

【健康教育要点】

1. 注意个人卫生，杜绝不洁性交。

2. 做好消毒隔离工作。

3. 正确用药。

二、银屑病

俗称牛皮癣，是一种常见的慢性红斑鳞屑性皮肤病。发病机制尚未完全明了，但无传染性。

【病因及发病机制】 银屑病的病因复杂，主要与下列因素有关：

1. 遗传因素　银屑病具有遗传倾向，系常染色体显性遗传，伴有不完全外显率，亦有认为是常染色体隐性遗传。目前认为银屑病受多基因控制。

2. 感染因素　部分点滴型银屑病患者有咽喉急性链球菌感染史，应用抗生素治疗后皮损可明显好转或消失。

3. 免疫因素　皮损处朗格汉斯细胞和吞噬性巨噬细胞的数量与分布改变及T细胞的浸

润，提示免疫系统与本病的发生、发展有关。

4. 精神因素 精神创伤及情绪过度紧张等，可引起本病的发作或加重。

5. 外伤、手术、妊娠等也可发生或加重银屑病。

6. 其他物理性、化学性和药物刺激及气候变化均与发病有一定关系。

【临床表现】 根据临床表现，银屑病一般可分为寻常型、脓疱型、关节病型及红皮病型四种。

（一）寻常型银屑病

最为常见，大多急性发病，基本损害为炎性斑丘疹，表面有银白色鳞屑，轻轻刮去表面鳞屑，露出一层淡红发亮的半透明薄膜，称为薄膜现象，再刮去此膜则出现小的出血点，称为点状出血现象，又称奥斯皮茨征。白色鳞屑、发光薄膜现象和点状出血现象是本病的临床特征。皮损好发于头皮、四肢伸侧，尤其是肘膝伸侧及腰骶部，亦可发生在全身各处，呈对称分布。皮疹的形态表现为有如点滴状、钱币状、花瓣状、地图状等。患者自觉有不同程度的瘙痒。发生在头皮的皮疹为暗红色丘疹和斑片，边界清楚，鳞屑厚积，头发成簇，但不脱发。按病情发展可分为三期：

1. 进行期 不断有新出皮疹，皮损色潮红，鳞屑厚积，周围有炎性红晕、痒感较著。一遇刺激如针刺、注射、外伤、摩擦后，皮肤破损后可在患处出现皮疹，这种现象称同形反应，又称为人工银屑病。

2. 稳定期 病情稳定，炎症减轻，基本无新发皮疹，旧皮疹也不见消退。

3. 消退期 红斑浸润逐渐消退，鳞屑减少，皮疹缩小变平，周围出现浅色晕，皮损消退后留有暂时性浅色白斑，或有留有色素沉着者。

（二）脓疱型银屑病

分为泛发性及掌跖型两种。

1. 泛发性脓疱型银屑病 是银屑病中最重的一型，大多急性发病，可在数周内泛发全身，常伴高热、关节痛和肿胀不适及白细胞增高等全身症状。皮损在炎性红斑上出现密集的针头至米粒大小浅在无菌性小脓疱，脓疱常融合，成为片状“脓湖”，并迅速增多增大，全身各处均可发疹，但以四肢屈侧及皱襞部位多见，脓疱于数日后干涸脱屑，但其下又可再发新的脓疱。口腔颊黏膜亦可见小脓疱，舌面常有较深的沟纹，称为沟纹舌。患者以中青年居多，病程可达数月或更久，易复发，常并发肝、肾等系统损害。亦可因继发感染、电解质紊乱或衰竭而危及生命。

2. 掌跖脓疱型银屑病 皮损局限于掌跖部，常对称发生，损害在红斑上发生淡黄色针头至粟粒大小脓疱，皮疹成批出现，疱壁不易破裂，1～2 周脓疱干涸、结痂，形成脱屑，以后又出现新皮损。伴有疼痛和瘙痒，病情顽固，反复发作，对一般治疗反应不佳。

（三）关节病型银屑病

又名银屑病性关节炎。一般发生类风湿性关节炎样症状，往往与皮肤症状同时加重或减轻，以指、腕、趾、关节为多见，早期关节红肿疼痛，呈梭形肿胀，长久以后，关节可强直变形，活动逐渐受限，严重者大关节可积液红肿，引起功能障碍。患者以男性为多见。慢性病程，关节病变呈渐进性发展。

（四）红皮病型银屑病

又名银屑病性剥脱性皮炎，这是较少见的一种严重类型，皮损表现为全身皮肤弥漫性潮红，伴大量糠秕样鳞屑为剥脱性皮炎，不断脱落。初起时可在原发皮损部位潮红，逐渐发展至全身，可有片状正常"皮岛"。头皮鳞屑厚积，指（趾）甲混浊增厚变形或剥离而脱落。常伴发热、畏寒等全身不适，浅表淋巴结肿大，由于全身皮肤每日有大量鳞屑脱落，潮红充血致散热很快。大量蛋白质丢失导致低蛋白血症，易并发呼吸道感染和肺炎等。多见于成人，儿童极少见。病情顽固，呈慢性病程，且易反复发作。

【辅助检查】

1. 实验室检查　继发感染时血常规检查可见白细胞计数和中性粒细胞比例增多；红皮型银屑病发作时白细胞计数亦可增多，红细胞沉降率加快；关节病型银屑病类风湿因子多为阴性；脓疱型银屑病的脓疱细菌培养为阴性。

2. X线检查　关节病型银屑病者可见骨、关节的改变，软骨消失、受累关节面侵蚀性破坏，关节间隙变窄，骨质溶解疏松。

3. 组织病理学检查　皮损处的活组织病理学检查发现具有银屑病特征性的改变有助于银屑病的诊断。

【治疗原则】　解除患者思想顾虑，避免各种诱发因素。轻者以外用药治疗为主，重症患者根据病情进行全身治疗。

1. 局部疗法　在寻常型银屑病的治疗中，占有重要地位。局部用药依病期及皮损情况而定。进行期应用温和药物，如3%～5%硼酸软膏，2%～5%水杨酸硼酸软膏，以免引起红皮病；稳定期或消退期可采用浓度较高的外用药；皮质激素霜剂对各期皮损均可应用。红皮病型和脓疱型银屑病的皮损可分别外用单纯霜剂或单纯扑粉。也可用紫外线照射或温泉浴、药浴等。

2. 全身疗法　对泛发性银屑病，其他治疗方法效果不满意者可用免疫抑制剂，如甲氨蝶呤、乙亚胺、乙双吗啉等。注意毒性反应和副作用，应用过程中应定期检查血尿常规、肝功能等。免疫调节剂选择左旋咪唑与氨肽素合用，可连服较长时间。维生素类药常用维生素A、B_6、B_{12}、D_2、E、C等。中成药有复方青黛丸、阿维A酯（银屑灵）等。

【护理评估】

（一）健康史和相关因素

1. 有无感染史，患者是否存在精神创伤或过度紧张。

2. 患者家族中是否有同类病史。

（二）身体情况

1. 评估患者头皮、躯干、四肢、足跖等部位有无皮损，有无自觉瘙痒，局部有无抓痕。

2. 皮损处鳞屑特点，有无银白色油状鳞屑。

3. 有无薄膜现象、奥斯皮茨征、同形反应等。

4. 评估有无全身伴发症状，如头痛、食欲缺乏、电解质紊乱。

【主要护理诊断】

1. 皮肤完整性受损　与皮肤出现鳞屑改变有关。

2. 精神困扰　与瘙痒不适，无法安心休息、工作有关。

3. 自理能力下降　与关节活动障碍有关。

4. 焦虑　与疾病反复、容易复发有关。

【护理措施】

（一）减轻瘙痒不适

1. 冬天宜适当保暖，避免寒冷的刺激，选择无刺激性且可以保暖的衣服。

2. 若瘙痒严重，则遵医嘱使用止痒药物。使用免疫抑制剂者，告知患者每周检查一次白细胞，如果白细胞计数过低应停药，并按医嘱加服升白细胞药。

3. 多参加社会活动，发展个人兴趣，以分散对瘙痒的注意力。

（二）干燥皮肤的护理

1. 告诉患者避免抓伤皮肤，因银屑病可以沿着抓伤部位向其他部位播散。

2. 避免过度沐浴，因患者常为洗去皮肤上之鳞屑，增加沐浴次数，而造成皮肤过度干燥，劝导患者减少沐浴次数，并在洗澡水中加入少许油脂，以润滑皮肤。

（三）增进关节活动度

若银屑病发生在关节部位，常会影响关节的屈伸运动，应制订运动计划，每天规律地施行肢体运动，以维持关节活动度，预防因关节活动障碍而导致自我照顾困难的问题。

（四）指导患者局部用药

耐心教会患者涂药方法，宜从低浓度、小面积用起，注意观察，发现皮肤不良反应立即停用，糖皮质激素类药宜选择两种交替使用，每日 2 次，涂药前宜洗热水浴，尽量去除鳞屑。皮损广泛时应分区涂药，防止吸收中毒。

（五）提供饮食指导，养成良好的饮食生活习惯

正常每天饮食中，增加 1～2 个鸡蛋，以补充蛋白质。劝告患者避免饮酒、不喝浓茶和咖啡，尽量少食高脂肪、海鲜、辛辣食品和其他刺激性食物。

（六）提供精神支持

银屑病是慢性复发性皮肤病，顽固难治，患者常有急躁、悲观、抑郁等各种不良心理状态，关心和体贴患者，介绍疾病知识，让患者了解经过治疗是完全可以控制病情的，尤其在病情有所改善时，应及时给予鼓励，使其慢慢产生信心。对于皮肤鳞屑多的患者，应随时协助清理，以免于卧床或步行中掉落，使患者感到难为情。并向患者家属说明此病无传染性。

【健康教育要点】

1. 指导局部及全身用药的方法。

2. 指导患者去除诱发因素，如消除精神创伤，防止过度疲劳和外伤，忌刺激饮食，控制上呼吸道感染，治疗感染病灶。

3. 不滥用药物。

本章小结

本章介绍了皮肤的解剖、组织、生理及常见皮肤病的症状、治疗及护理方法。接触性皮炎是由于皮肤、黏膜接触某些具刺激或致敏的物品后，在接触部位所发生的皮肤炎症反应，表现为在接触部位发生边缘清楚的损害，轻者表现为红斑、肿胀，较重者可有丘疹、水疱，更重者表皮松解坏死，治疗以寻找病因、脱离接触、积极对症处理为主；湿疹是由多种内外因素所引起的一种常见表皮及真皮浅层的炎症性皮肤病，皮疹多样性，急性阶段以丘疱疹为主，慢性阶段以表皮浸润、肥厚苔藓样变为主，瘙痒剧烈，易复发，治疗上以去除病因，避免过度搔抓和其他有害因素的刺激，对症治疗为主；药疹是药物通过吸收、注射、使用栓剂或吸人等不同的途径进入人体，引起皮肤、黏膜的炎症反应，轻者仅皮损瘙痒可无其他显著不适，重者可畏寒、发热、全身不适、休克甚至死亡，治疗上以停用致敏药物，促进致敏药物的排出，对症治疗，预防和积极治疗并发症为主；荨麻疹是皮肤、黏膜上血管扩张及渗透性增加而出现的一种局限性水肿性发疹，表现为迅速出现和消退的瘙痒性风团，治疗上以去除病因，避免各种诱发因素，对症处理为主；单纯疱疹是由单纯疱疹病毒引起的病毒性皮肤病，簇集性水疱为其主要临床特征，易复发，有自限性，治疗上以缩短病程，防止继发细菌感染和全身播散，减少复发和传播为主；脓疱疮是一种常见的由化脓球菌引起的急性化脓性皮肤病，以迅速发生的脓疱为主要症状，治疗上以消毒隔离，清洁、保护创面，对症支持治疗为主；疥疮是由疥螨引起的一种接触性传染性皮肤病，表现为粟粒大小红色丘疹、丘疱疹、水疱、隧道和结节，治疗上以杀虫、止痒、消炎和防止继发感染，外用药为主；银屑病是一种常见的慢性红斑鳞屑性皮肤病，临床上分寻常型、脓疱型、关节病型及红皮病型四种，治疗上应避免各种诱发因素，轻者以外用药治疗为主，重症患者根据病情作全身治疗。

（常德职业技术学院　刘　黎）

参考文献

1. 郭应禄，祝学光. 外科学. 北京：北京大学医学出版社，2003.
2. 孙衍庆. 外科学. 北京：北京大学医学出版社，2005.
3. 吴在德，吴肇汉. 外科学. 7版. 北京：人民卫生出版社，2008.
4. 曹伟新，李乐之. 外科护理学. 4版. 北京：人民卫生出版社，2010.
5. 陈月琴，申小青. 外科护理学. 北京：北京大学医学出版社，2005.
6. 陈孝平. 外科学. 2版. 北京：人民卫生出版社，2010.
7. 党世民. 外科护理学. 北京：人民卫生出版社，2005.
8. 王宇，姜洪池. 外科学. 2版. 北京：北京大学医学出版社，2009.
9. 熊云新. 外科护理学. 2版. 北京：人民卫生出版社，2010.
10. 路潜，王兴华. 外科护理学. 2版. 北京：北京大学医学出版社，2008.
11. 王兴华. 外科护理学. 北京：人民卫生出版社，2010.
12. 赵群，陈金宝，孙田杰. 外科护理学. 上海：上海科学技术出版社，2010.
13. 李观华. 外科护理学. 北京：科学出版社，2009.
14. 刘伟，任素杰. 外科护理学. 北京：北京科学技术出版社，2009.
15. 谭进. 外科护理学. 长沙：中南大学出版社，2008.
16. 黄秋学，郭伟. 外科护理学. 北京：高等教育出版社，2010.
17. 叶志香. 外科护理学. 北京：军事科学出版社，2008.
18. 李定梅，李兵. 护理技能学. 西安：第四军医大学出版社，2008.
19. 姜保国，王洪，张旭. 外科学. 北京：北京大学医学出版社，2008.
20. 季素珍. 皮肤病性病护理学. 北京：北京大学医学出版社，2009.
21. 许蕊凤. 实用骨科护理技术. 北京：人民军医出版社，2009.
22. 杜克，王守志. 骨科护理学. 北京：人民卫生出版社，1995.
23. 李军改. 皮肤性病学. 北京：人民军医出版社，2007.
24. 全国护士执业资格考试指导. 北京：人民卫生出版社，2010.
25. 全国护士执业资格考试指导. 北京：人民卫生出版社，2011.

中英文专业词汇对照索引

H

J

K

L

M

N

P

Q

R

S

T

W

X

Y

Z